E. VON HERRATH | BAU UND FUNKTION DER NORMALEN MILZ

BAU UND FUNKTION DER NORMALEN MILZ

VON DR. MED. ERNST VON HERRATH

O. Ö. PROFESSOR DER ANATOMIE

DIREKTOR DES ANATOMISCHEN INSTITUTS DER FREIEN UNIVERSITÄT BERLIN

MIT 124 ABBILDUNGEN UND 2 MEHRFARBIGEN TAFELN

WALTER DE GRUYTER & CO. · BERLIN 1958

VORMALS G. J. GÖSCHEN'SCHE VERLAGSHANDLUNG · J. GUTTENTAG, VERLAGS-BUCHHANDLUNG · GEORG REIMER · KARL J. TRÜBNER · VEIT & COMP.

 — Archiv-Nr. 51 53 58. — Satz: Walter de Gruyter & Co., Berlin W 35 — Druck: Franz Spiller, Berlin SO 36.

VORWORT

Eine zusammenfassende Darstellung des Milzbaues ist nach der letzten anatomischen (J. Sobotta, 1914) und histologischen (A. Hartmann, 1930) angesichts des vielen Neuen dringlich. Sie soll hier, wo immer angängig in ihren Beziehungen zur Physiologie und Pathologie der Milz gegeben werden. Daher sind neben den normalanatomischen auch die physiologischen und die pathologisch-anatomischen Veröffentlichungen weitgehend berücksichtigt und von den Darstellungen durch E. Lauda (1933) bzw. O. Lubarsch (1927) an in das Literaturverzeichnis aufgenommen.

Die vielfältigen, größtenteils noch ungeklärten regulatorischen Aufgaben der Milz fordern geradezu eine umfassendere Betrachtung morphologischer Gegebenheiten. So ist die Aufgabe dieses Buches entsprechend dem Stand der Milzfrage zunächst Darstellung und Diskussion, nicht Kritik. Die meisten Milzprobleme sind noch nicht reif zu vorwiegend kritischer Betrachtung und Sichtung, und eine solche hätte der Anatom ohnehin nur anatomischen Teilproblemen zuwenden können.

Deren Kenntnis wird mehr und mehr zur unerläßlichen Voraussetzung für den vergleichenden und experimentierenden Forscher und Kliniker. Daher sind der bewußt konzentrierten Darstellung viele Hinweise, Tabellen, sorgfältig ausgewählte fremde und eigene Abbildungen und ein umfassendes Literaturverzeichnis und Sachregister beigegeben.

Fräulein Dr. H. Lentz danke ich besonders für das Mitlesen der Korrekturen und ebenso wie Frau B. Trantow, Fräulein Dr. K. Noerthen und Herrn Dr. R. Willnow für Mithilfe bei der Zusammenstellung des Literaturverzeichnisses. — Herrn Privatdozenten Dr. H. J. Clemens und Herrn Dr. H. Richter danke ich für Hinweise, den Herren cand. med. K. Raabe, R. Herbst und A. Schlag für ihre Abbildungsbeiträge. — Frau G. Vester gebührt mein Dank für zahlreiche Fotografien, Frau L. Foerster und Fräulein B. Frenz für die Herstellung einzelner Präparate.

Dem Verlag bin ich für die ebenso zweckmäßige wie gediegene Ausstattung des Werkes besonders dankbar.

Berlin-Dahlem, im Dezember 1957 *E. von Herrath*

INHALT

A. Überblick über Entwicklung, Bau, Funktion und Stellung der Milz im Organismus

Die *Milz* (lien, spleen, bazo) ist bei allen Vertebraten, mit Ausnahme des Amphioxus, der auch keine Erythrozyten besitzt, nachweisbar. Form, Größe und Farbe des Organs sind in der Tierreihe und im individuellen Fall sehr verschieden, denn normalerweise entwickelt sich die Milz in erster Linie bei den Zyklostomen, aber auch in der weiteren aufsteigenden Tierreihe von diffusen, in der Wandung des Darmrohres und längs des Darmrohres ausgebreiteten Formen zum abgegrenzten und schließlich abgekapselten Einzelorgan. Ferner nimmt die Milz, die ursprünglich ein nicht immer großes blutbildendes Organ ist, besonders bei den Säugern durch Übernahme noch anderer Aufgaben sprunghaft an Gewicht und Umfang zu. Dementsprechend sind alle Milzen von Nichtsäugern verglichen mit der Säugermilz verhältnismäßig klein, und die artlich und individuell wiederum verschiedene Größe der letzteren dürfte sich zunächst nach ihrer Stellung im Kreislauf richten. Die artlichen und teilweise auch individuellen Größenunterschiede der Säugermilz hängen somit davon ab, ob sie mehr Stoffwechselaufgaben dient (*Stoffwechselmilz*) oder Erythrozytenspeicher ist (*Speichermilz*). Die Stoffwechselmilz ist, etwa beim Menschen und Kaninchen, relativ klein. Die Speichermilz, bei den Fleischfressern und Huftieren extrem ausgebildet, ist in enger Abhängigkeit vom Ausmaß ihres Erythrozytenspeichers relativ groß; sie ist die relativ und absolut größte Milz.

Die *arterielle Versorgung* der Milz ändert sich grundlegend mit dem Auftreten der Erythrozytenspeicherfunktion. Denn während die Milzarterie bei den Nichtsäugern durchweg ein kleiner Seitenast verschiedenster Darmarterien ist, wird sie bei den Säugern schließlich zum stärksten Ast der A. coeliaca. Sie ist der Milzarterie der Nichtsäuger nicht mehr homolog. Auch andere Gefäßverhältnisse, wie besonders die Beziehung der Milzarterien zur Milzvenenlichtung, ferner Bau und Proportionen der Gefäße im Organinnern, dürften von der Speicherfunktion der roten Milzpulpa direkt mitbestimmt sein.

Die Milz ist besonders beim Säuger wenn auch in wechselndem Anteil zugleich *Blutbildungsstätte*, *Stoffwechsel-* und *Speicherorgan*, und als solche in viele *Regulationen* eingeschaltet. Die fetale Milz ist ganz überwiegend blutbildendes Organ und bleibt es auch beim Säuger in geringem Maße und abnehmend bis zum Lebensende. Die Stoffwechselleistung der Milz (Abwehrfunktion, Eisenstoffwechsel, Inkretion usw.) ist zwar teilweise immer noch sehr umstritten, aber sicher bei den einzelnen Spezies und Altersstufen unterschiedlich. Das Vermögen zur *Erythrozytenspeicherung* steigt bis zu einem gewissen Lebensalter und sinkt dann im Alter wieder ab. Der Milztyp, das Alter, die augenblickliche Stoffwechsel- und Kreislauflage bestimmen in jedem Falle das Reaktionsvermögen und die Reaktionsbreite der Milz. Dazu ist ihre Stellung im Pfortadersystem der Säuger (kontraktiles *Pfortaderherz*, Nebengeleise mit Drainage- und Speichermöglichkeit usw.) eine artlich und individuell ganz unterschiedliche. Bestimmten *Milztypen* bzw. Baueigentümlichkeiten dürften auch bestimmte *Pfortadertypen* entsprechen. Die milzeigenen Besonderheiten des Gefäßsystems und der quantitativ wechselnde Anteil der die Milz aufbauenden Gewebe und deren räumliche Anordnung bedingen die für die Funktion ausschlaggebenden typologischen und individuellen Unterschiede des Organbaues. Diese müssen beachtet werden, weil sonst Fehlschlüsse unvermeidlich sind. So lassen sich Kreislauf- und Speicherfragen nur schlecht an einer ausgesprochenen Stoffwechselmilz bearbeiten und umgekehrt.

Als Anteil des *R.E.S.* speichert die Milz in den Retikulumzellen, weniger in den Sinusendothelzellen, elektronegative Kolloide, fängt Erreger und Fremdkörper ab. Aufgaben, die nach Milzexstirpation, ähnlich den zytopoetischen, auch von anderen Teilen des *R.E.S.* übernommen werden. — Die Beziehung der Milz zum *Eisenstoffwechsel* ist noch nicht ganz geklärt. Die Milz hält wahrscheinlich die im Kreislauf gealterten Erythrozyten in den Retikulumwegen der Pulpa fest, wo der Blutfarbstoff zu Bilirubin abgebaut wird. Zeitweise auch dürften die in der Milz irgendwie veränderten Erythrozyten der Leber zur Gallenfarbstoffbildung zugewiesen werden. Es ist dagegen unwahrscheinlich, daß das *R.E.S.* unter normalen und auch pathologischen Voraussetzungen gesunde Erythrozyten aktiv zerstören kann. Als eisenhaltiger Erythrozytenrest findet sich in meist kleinen Ansammlungen goldgelbes Pigment, *Hämosiderin*, in feinkörniger bis grobscholliger Form intra- und extrazellulär im Retikulum nur der roten Pulpa, nur sehr wenig und selten auch in den Sinusendothelien. Auch von experimentell zugeführtem Eisen wird nur das biologisch inaktive dreiwertige abgelagert. Der Hämosideringehalt der normalen Menschenmilz ist sehr geringfügig und dürfte auch mit dem Alter kaum zunehmen. Ein merkliches Ansteigen des Milzeisens muß als pathologisch gewertet werden. Dagegen besteht bei manchen Säugern (Pferd) aus bisher ungeklärten Gründen eine normale, im Laufe des Lebens stark zunehmende Hämosiderose.

Die Farbe der *Leichenmilz* spielt von blaß-grau-rot über braun-rot bis zu dunkelrot-braunviolett. Sie ist zunächst vom Inhalt an unreifen und reifen Blutzellen, vor allem an Erythrozyten, dann auch von der Dicke der an sich grauen Milzkapsel abhängig und entsprechend variabel. Die oft schnell wechselnde Farbe der *lebenden* Säugermilz wird von vielen Faktoren, unter ihnen besonders vom Strombahnquerschnitt, vom Tonus und der Innervation bestimmt. Der Zellen- und Flüssigkeitsgehalt und bei den Säugern die Ausbildung des Trabekelnetzes und des Gitterfasergerüstes bestimmen die jeweilige Organkonsistenz.

Die Milz des *erwachsenen Menschen* ist in der Leiche etwa 90 bis 200 g, durchschnittlich 160 g schwer. Die Form der Milz *des Kindes* entspricht der eines regelmäßigen Tetraeders mit aufwärts gerichteter Spitze. Die Erwachsenenmilz ist dagegen länglicher, oft angenähert kaffeebohnenförmig. Beide haben aber im groben dennoch dieselbe Topographie.

Die *Facies diaphragmatica* der Milz projiziert sich zwischen der 9. bis 11. Rippe auf die *Pars costalis diaphragmatis*, so daß sie durch den *Recessus costodiaphragmaticus* und durch den respiratorisch beweglichen unteren Rand der linken Lunge von der Thoraxwandung getrennt wird. Auf diese projiziert folgt die Milz mit ihrer Längsachse ziemlich genau der 10. Rippe, lagert sich von dorsokranial nach ventrokaudal. Obwohl diese Lage durch den Zwerchfellstand und den Füllungszustand von Magen und *Colon transversum* wesentlich beeinflußt wird, erreicht die normal große und befestigte Milz dorsalwärts nicht die Wirbelsäule und überschreitet ventralwärts nicht die Verbindungslinie zwischen der linken *Articulatio sternoclavicularis* und der Spitze der 11. Rippe (*Linea costo-articularis*). Das *Milzprojektionsfeld* läßt sich ventral und kaudal gegenüber der Lunge und dem Magen perkutorisch abgrenzen, nicht aber auch dorsal gegen den *Erector trunci*. Bei leiser Perkussion und tiefer Inspiration entspricht die oberste Grenze der Milzdämpfung etwa der untersten Lungen-Zwerchfellgrenze. Die *Milzpunktion* soll 6 bis 7 cm unterhalb dieser Stelle innerhalb der absoluten Dämpfungszone erfolgen, die 4 bis 5 cm lateral vom Rippenbogen zwischen der vorderen und mittleren Achsellinie im 9. bis 10. Interkostalraum liegt.

Die Milz des Menschen entwickelt sich in die linke Hälfte des *Mesogastrium dorsale* hinein und ist dementsprechend mit Ausnahme des Hilus und eines sich abwärts anschließenden kleinen Feldes für die Anlagerung der *Cauda pancreatis* völlig vom Peritoneum eingehüllt. Die befestigenden Bauchfellduplikaturen sind als ursprüngliche Anteile des *Mesogastrium dorsale* sekundär mit dem Zwerchfell, dem Magenfundus und dem *Colon transversum* verbunden und entsprechend benannt. Sie bilden gleichzeitig teilweise die Wandung der *Bursa omentalis*, vor allem die ihres *Recessus lienalis*. Die Milz selbst liegt ganz außerhalb des Netzbeutels. Die *Vasa lienis* und die *Cauda pancreatis* ziehen eingeschlossen in das *Lig. phrenicolienale* zum Milzhilus. Das *Lig. gastrolienale* spannt sich zwischen Milzpforte und *Curvatura ventriculi major*, enthält u. a. die 3 bis 4 aus der *A. lienalis* kurz vor deren Eintritt in die Milz zum Magenfundus abzweigenden *Aa. gastricae breves* und setzt sich nach unten in das *Lig. gastrocolicum* fort. Die Milz wird weniger durch diese drei Duplikaturen, als vielmehr durch den Eingeweidedruck und das von der *Flexura coli sinistra* zum Zwerchfell ziehende *Lig. phrenicocolicum* auf dem der untere Milzpol ruht, in ihrer Lage gehalten. — Die *Milzlymphgefäße* ziehen zu den im Hilus beginnenden und sich längs der Milzarterie bis zu den *Lymphonodi coeliaci* erstreckenden *Lymphonodi pancreaticolienales*. Die Milzlymphknoten und die Lymphgefäße außer- und innerhalb der Milz sind bei den einzelnen Säugern ganz verschieden stark entwickelt, gebaut und gelagert. Hier bestehen ähnlich variable, wenn auch nicht parallele Verhältnisse wie etwa im Aufbau und der Aufteilung der Milzschlagader.

Die Milz des Menschen besteht unter einem auf dünner bindegewebiger Grundlage sitzenden *Peritonealüberzug* aus einem groben Gerüst aus *Kapsel* und *Balken* (*Trabekeln*), aus *weißer Pulpa*, wie das gesamte längs des Arterienbaumes aus Lymphscheiden und einzelnen Follikeln (*Malpighi*sche Körperchen) angeordnete Milzlymphgewebe heißt, und aus *roter Pulpa*, die aus einem retikulären Gerüst mit den eingebauten feineren, teils eigenartigen Gefäßen aufgebaut ist.

Die *Balken* oder *Trabekel* bestehen etwa je zur Hälfte aus elastischen Netzen und spärlichen, stets einzeln liegenden glatten Muskelzellen einerseits, aus kollagenen Bündeln andererseits. Sie verteilen sich vom Hilus aus, wo sie die Hilusgefäße und Nerven als Gefäßscheiden umgeben, mit vergleichsweise geringen Durchmesserunterschieden über das ganze Organ bis zur gegenüberliegenden Kapsel. Diese hat insgesamt etwa denselben quantitativ-geweblichen Aufbau wie die Trabekel, jedoch sind die einzelnen Gewebsformen nicht gleichmäßig über den Querschnitt verteilt. Die verschieden dicken gefäßlosen Trabekel strahlen in ungleichen Abständen — sich meist etwas kegelförmig verbreiternd — in die Kapsel ein, wobei die einzelnen Gewebsformen in bestimmter Weise in der Kapsel fortgesetzt werden. Die gefäßlosen Trabekel zeigen verhältnismäßig geringe Schwankungsbreiten ihrer Durchmesser, sind im Querschnitt rundlich bis längsoval, formen bisweilen auch kürzere, oft lückenhafte Scheidewände und verbinden sich immer wieder untereinander zu einem groben Gerüstwerk. Feinste spitz zulaufende Bälkchen enden nur gelegentlich frei in der Pulpa.

Beim Neugeborenen, viel weniger deutlich beim Erwachsenen, umschließt dieses Gerüst unregelmäßige Pulpabezirke von etwa 1 mm Kantenlänge, die sog. *Milzläppchen* (*lobuli splenis*), die aber wohl keine selbständigen oder unabhängigen anatomisch-funktionellen Einheiten sein dürften. Wenig unter der Kapsel grenzt eine Lage feiner, oberflächen-parallel verlaufender Bälkchen einen schmalen subkapsulären, nur von dichtem Retikulum ohne Sinus erfüllten Raum mit besonderen Abflußwegen gegen das tieferliegende eigentliche Parenchym ab. In selteneren Fällen und unter offenbar besonderen Kreislaufbedingungen, entwickeln sich auch in diesem subkapsulären Gebiet Milzsinus.

Die während der Entwicklung verhältnismäßig spät auftretenden und zunächst zarten und muskelarmen Trabekel vermehren, verlängern, verdicken und differenzieren sich langsam während des Wachstums. Dabei scheinen einzelne rhythmisch aufeinanderfolgende, fortlaufende Wachstums- und Differenzierungswellen wirksam zu sein. Daher sind die einzelnen Durchmesserbreiten der Trabekel ungleich vertreten und scheinen in ihrem schwankenden Verteilungsbild besonders von der Kreislauflage abhängig. Verglichen mit anderen, meist wesentlich trabekelreicheren Säugermilzen, besitzt aber auch die Milz des Erwachsenen schließlich nur eine mittlere (4 bis 7 Vol.%) Trabekelmenge. Auch die sonst bei der Säugermilz überall festzustellende gewisse Parallelität zwischen der Trabekelmenge und dem Muskelgehalt der Trabekel besteht für die des Menschen nicht. Diese Eigenart hängt möglicherweise mit dem aufrechten Gang und der Domestikation zusammen. Gelegentlich fehlen den Trabekeln glatte Muskelzellen. Die quantitativ und qualitativ dem Balken gleichende Kapsel hat soviel Muskulatur wie dieser; jedoch kann das wechseln. In solchen Fällen scheint die Kapselmuskulatur durchweg geringer zu sein. Kollagen- und Elastinfasern sind gleichmäßig über den Trabekelquerschnitt verteilt. Dabei liegen die elastischen Netze aus verhältnismäßig gleichdicken Fasern mit ihren stark verlängerten Maschen in der Verlaufsrichtung des Trabekels. Ebenso verlaufen die von spärlichen Fibrozyten begleiteten, etwa gleichstarken kollagenen Bündel. Andere Zellen, vor allem die unreifen und reifen des Blutes, sind im Bindegewebsgerüst der Milz normalerweise kaum anzutreffen; dagegen sind Gewebsmastzellen beschrieben. — In der Kapsel nehmen die Dichte der elastischen Maschen und die Dicke der einzelnen elastischen Faser von außen nach innen gleichmäßig zu; das Kollagen verhält sich umgekehrt. Über die feinere räumliche Ausrichtung der Gewebe in Kapsel und Balken ist nichts Abschließendes bekannt. So bleibt es umstritten, wie das Stützgerüst die auch beim Menschen besonders starken physiologischen Volumenschwankungen der Milz im einzelnen zuläßt. Denn die normale Menschenmilz kann durchschnittlich etwa 100 bis 250 ccm Flüssigkeit fassen. Der noch unbekannte Bau des feinen subserösen Bindegewebes ist von dem der übrigen eigentlichen Kapsel verschieden.

Als überall kontinuierliche Grundstruktur der gesamten Milzpulpa funktioniert das in den Lücken des Trabekelwerkes ausgespannte, aus *Retikulumzellen* und *Retikulinfasern* und *-fibrillen* bestehende *retikuläre Bindegewebe*, dessen beide Komponenten als genetische und funktionelle Einheit betrachtet werden müssen. Der synzytiale Zusammenhang der Retikulumzellen wird neuerdings bezweifelt. Die zelluläre Anordnung würde der ursprünglichsten Milzaufgabe, der Bildung und Abrundung von Blutzellen aus dem retikulären Verband, gerecht. Damit zusammenhängend ist das zellbildende Retikulum der roten Pulpa der Nichtsäugermilz und der fetalen und jugendlichen Säugermilz relativ zellreich und faserarm, das immer mehr seine Zellbildung einschränkende und zum Anteil der Gefäßwandung werdende Retikulum der erwachsenen Säugermilz relativ zellarm und faserreich. Diese Differenzierung des Retikulums in mechanischer Richtung erreicht beim Menschen ihr Ziel im Aufbau des Sinusendothels, dessen Zellen normalerweise keine Blutzellen mehr bilden und dessen zellbildende Potenzen auch im pathologischen Geschehen hinter denen des Retikulums zurückbleiben. Vor allem die Entwicklung des Erythrozytenspeichers stellt die konstanter werdenden, aus dem Retikulum herausmodellierten Blutwege in der Milz mehr und mehr der wechselnden Mechanik des Milzkreislaufes zur Verfügung und vermehrt und ordnet den Faseranteil. In den Knötchen der weißen Pulpa, dem steten Sitz lebhafter Zellenbildung, ist das Retikulum dagegen fast rein zellig, die sehr spärlich entwickelten Fasern können in den Zentren der proliferierenden Knötchen ganz fehlen.

Die einzelnen, in der Milz etwa 0,1 bis 0,3 μ dicken *Retikulumfasern* bestehen nach elektronenoptischen Beobachtungen aus Längseinheiten, *Retikulumfibrillen*, deren unterschiedliche Dicke unter 65 mμ liegt; sie lassen unfixiert eine Querstreifungsperiode mit gleicher Periodenlänge und H- und D-Teil wie das Kollagen erkennen und sind in nur wenig Kittsubstanz eingebettet. Nach Versilberung unterscheiden sich Kollagen und Retikulin, deren chemische Trennung bisher nicht überzeugend gelang, insofern, als bei letzterem grobe Silberkörnchen der Fibrille periodisch entsprechend ihrer Querstreifung aufgelagert, bei ersterem feinkörniges Silber mit steigender Fibrillendicke mehr und mehr hauptsächlich im Innern des D-Teiles eingelagert werden. Das zellige Retikulum ist von feinen Bündeln von Retikulumfibrillen und von sich aus diesen abzweigenden einzelnen Fibrillen durchzogen. Solche Bilder vermitteln den Eindruck, daß die Fibrillen in den Zellen entstehen und sich bündeln. Die lichtoptisch leeren Retikulummaschen und Lücken zwischen den Sinusendothelien sind von den feinsten protoplasmatischen und fibrillären Anteilen dieses Netzes durchzogen. In dieser Größenordnung gibt es mehr einzeln verlaufende und weniger feinst gebündelte Retikulinfibrillen, die auch beide weniger straff geometrisch geordnet sind als in lichtoptischer Größenordnung. In den Maschen des elektronenoptisch sichtbaren Plasma- und Fasernetzes befindet sich vermutlich noch eine makromolekulare, bisher unsichtbare Membran. Beide zusammen dürften dem *Grundhäutchen* entsprechen, das ältere Untersucher für das Sinusendothel der Milz forderten.

Das *Retikulum* und das *Sinusendothel* wären insofern als eine sehr ursprüngliche Gefäßwandung zu betrachten, als die Endothel- bzw. Retikulumzellen mit ihren Kernen und dem Grundhäutchen in einer Ebene, und nicht wie bei den differenzierteren gewöhnlichen Kapillaren übereinanderliegen. Das Retikulum der roten Pulpa ist auch dadurch eindeutig als Gefäßwand gekennzeichnet, daß es in der Menschenmilz in bestimmter Weise als Strombahnanteil jeweils restlos einem Sinus mantelartig zugeordnet ist. Anders wäre ein Milzkreislauf in den Milzen, deren Pulpa nur aus einem Retikulum ohne Sinus besteht (Katze, Pferd), nicht denkbar. Das submikroskopische Grundhäutchen ist wohl als semipermeable Membran zu werten. Es ist jedenfalls vorstellbar, daß einzelne Retikulumbahnen oder Sinuslichtungen durch Ausbreitung und Verschmälerung, Quellung und Entquellung, Schließung und Lückenbildung dieser feinsten submikroskopischen Anteile völlig in sich abgeschlossen, dann nur für Plasma und schließlich auch für Zellen passierbar werden könnten. An dieser Veränderlichkeit in elektronenoptischer und makromolekularer Größenordnung dürften die Faser- und Fibrillenanteile durch momentanes Entstehen und Vergehen teilnehmen.

Die besondere *Kreislauf-* und *Stoffwechselleistung* des *Retikuloendothels* dürfte zunächst darauf beruhen, daß diese Membranen vom kernnahen Teil der Retikulum- und Endothelzellen stets gebildet und zurückgebildet werden können. Somit ist das R.E.S. von dem gewöhnlichen Kapillarendothel dadurch unterschieden, daß es zwischen den Endothelzellen und mit diesen zusammenhängend ein sehr ursprüngliches und veränderliches Grundhäutchen besitzt, dessen Permeabilität von der des gewöhnlichen höher differenzierten und selbständigen Kapillargrundhäutchens verschieden sein müßte. Das sehr ursprüngliche Verhalten der retikulo-endothelialen Gefäßwandung dürfte auch die bei der Milz im Gegensatz zu anderen Organen stets erfolgreiche Homotransplantation ermöglichen. — Die argyrophilen Fasern und Fibrillen der weißen und roten Pulpa setzen sich durch Abzweigung in die Sinuswand, das arterielle System, in die kollagenen Bündel der Kapsel und Trabekel und der Venen fort.

Der Aufbau der weißen wie der roten Pulpa erscheint durch die Eigenheiten des Gefäßsystems sehr verwickelt und veränderlich. Im verschieden geformten, langgestreckten *Hilus* der Menschenmilz bilden von der dortigen Kapsel abgehende Trabekelröhren um die muskelkräftigen Äste der *A. lienalis**, um die in deren Adventitia verlaufenden Nerven und Lymphgefäße, und um den seitlich davon liegenden

---

*) Die *A. lienalis* als Stamm ist beim Menschen eine *A. gastro-pancreatico-omento-lienalis* und dementsprechend gewöhnlich der stärkste Ast der *A. coeliaca*. Die Verästelung der Milzarterie und die Form des Milzhilus zeigen gewisse klassifizierbare Regelmäßigkeiten. Die *A. lienalis* ist

Venenast eine *Gefäßscheide*, die sich samt ihrem Inhalt im Organinnern noch mehrfach gabelt. Noch in Hilusnähe trennen sich die Gefäßscheidenarterien und ihre adventiellen Begleiter von den dann allein bleibenden Venen, so daß die Gefäßscheide bald als *Arterienscheide* bzw. *Venenscheide* unterschieden werden könnte. Die in den Gefäßscheiden liegenden Gefäßabschnitte heißen entsprechend *Trabekelarterie* bzw. *Trabekelvene*. Letztere, als Gefäßscheidenvene zunächst noch mit derselben Wandung wie die Hilusvenen versehen, stellt schließlich als Trabekelvene nur noch ein vom Balken umgebenes Endothelrohr dar. Da sich die Balkenarterien beim Menschen öfter gabeln als die Balkenvenen, sind sie auch häufiger im Schnittbild anzutreffen. Die Arterien von 0,1 bis 0,2 mm Durchmesser verlassen die Balkenscheiden und verlaufen dann, sich noch mehrfach aufzweigend, als *Pulpaarterien* in die Pulpa, wo sich bald Lymphozyten in ihre Adventitia einlagern (*Lymphscheidenarterie*). Von diesen Arterien zweigen kleinere Äste in die rote Pulpa ab, die ebenso wie die groben nicht anastomosieren und schließlich in 3 bis 4 von derselben Aufteilungsstelle ausgehende (sog. *Penicillus*) *Pulpaarteriolen* übergehen.

Die *weiße Pulpa* der reifen Menschenmilz besteht aus *Lymphscheiden* um die Arterien und Arteriolen und aus *Lymphknötchen* (*Malpighi*sche Körperchen). Letztere entwickeln sich auf der Grundlage eines jeweils neugebildeten Gefäßsystems vorwiegend in den Astwinkeln der mittleren Lymphscheidenarterien. Die peripher im Follikel verlaufende *Follikelarterie* ist nicht unmittelbar an der Versorgung des Knötchens beteiligt, sondern gibt Gefäße ab, die dem Knötchen eine äußere und innere Kapillarversorgung sichern. Erstere besteht aus den gegen das Knötchen rückläufig werdenden Kapillaren eines Teiles des Penicillus und denen der sog. *Hofarterie* und ist unabhängig vom Entwicklungszustand des Follikels konstant vorhanden. Die inneren Gefäße des Follikels setzen sich aus radiären, von einer bogenförmigen Arterienschlinge ausgehenden Kapillaren zusammen. Sie bestehen nur im lymphoblastischen Blütestadium des Lymphknötchens. Die sehr engen Kapillaren beider Gebiete lassen hauptsächlich nur Blutplasma passieren und münden alle ohne Bildung von Kapillarhülsen in die Retikulumgänge der Knötchenrandzone aus, wobei sie vielfach gegeneinander gekehrt sind. So dürften in der Knötchenrandzone eigenartige Stromverhältnisse durch einen dauernd das Knötchen umspülenden Plasmastrom gegeben sein, die für die Stoffwechselaufgaben des Lymphgewebes bedeutungsvoll sein müßten.

Die weiße Pulpa erreicht in beiden Anteilen bereits kurz nach der Pubertät ihre höchste quantitative Ausbildung. Danach macht sie die frühzeitige, wenn auch langsam einsetzende allgemeine Involution des Körperlymphgewebes mit, die bis etwa zum 50. Lebensjahre nicht auffällig ist. Knötchen, vor allem *Sekundärknötchen*, finden

---

physiologischerweise schon in der Jugend eigenartig geschlängelt und gelegentlich gewunden, weil sich die Milz bei jeder Volumenzunahme dem Abgang der *A. lienalis* aus der *A. coeliaca* nähern muß. Auf der Grundlage der Windungen können frühzeitige und charakteristisch lokalisierte Altersveränderungen und auch pathologische Prozesse auftreten. Die Milzarterie und ihre Äste scheinen besonders bei der Frau und während der Schwangerschaft unter wechselnden hormonalen und nervösen Einflüssen zu stehen, woraus sich die bei Frauen viel häufigeren Gefäßveränderungen mit ihren Folgen (Aneurysmen, Infarkte, Blutungen, Rupturen) erklären könnten. Ebenso wie die *A. lienalis* selbst haben auch alle ihre extra- und intralienalen Äste eine besonders dicke muskulöse Media, während die Elastika in einer sehr ausgeprägten, zumeist mehrschichtigen *Elastica intimae* vertreten ist, die noch in den Arteriolen deutlich bleibt und erst ganz zuletzt an ihnen zu schwinden scheint. Dieser Bau des Arterienbaumes ist indessen an einzelnen Abschnitten, zunächst wohl den Aufzweigungsstellen, verändert. Die Arterien können dem oft plötzlich wechselnden Organvolumen nach Länge, Querschnitt und Tonus sofort angepaßt werden. Sie können die Strombahn an vielen Stellen zeitweilig teilweise oder ganz sperren. Diese Fähigkeit dient dem Rhythmus des Milzkreislaufes.

sich ganz vorwiegend in jugendlichen Milzen; sie sind später spärlich, fehlen im hohen Alter. Auch die beim Kind und Jugendlichen dicken und kontinuierlichen Lymphscheiden sind späterhin schmaler, immer häufiger streckenweise unterbrochen und asymmetrisch um die Arterien angesammelt. Im hohen Alter bestehen nur noch inselförmige Reste der Lymphscheiden. Während zunächst fast $^1/_3$ der menschlichen Milz aus Lymphgewebe besteht, beträgt sein Anteil an der Erwachsenenmilz nur noch etwa 15 bis 20%, um vor allem nach dem 50. Jahre weiterhin schneller abzunehmen. Die Menschenmilz zählt als Stoffwechselmilz in jedem Alter zu den vergleichsweise lymphgewebsreichen Säugermilzen.

Die aus den immer noch sehr muskulösen und elastischen präkapillaren Arteriolen der Penicilli hervorgehenden gestreckten engen *arteriellen Kapillaren* sind im Verlaufe von etwa 0,2 mm von einer schmalen *Kapillarhülse* aus hauptsächlich faserig verdichtetem Retikulum umscheidet, dessen Zellkerne die zentral gelegene *Hülsenkapillare* in 2 bis 3 Lagen umgeben. Die artlich mannigfach geformten Kapillarhülsen sind bei den meisten Säugern stärker und länger als beim Menschen, beim Schwein am mächtigsten; den Nagern fehlen sie. Demnach scheinen die Hülsen stärker in den retikulumreichen, schwächer in den sinusreichen Milzen entwickelt. Die Kapillare gabelt sich gelegentlich noch in der Hülse, wobei diese entsprechende Fortsätze haben kann. Die Mächtigkeit der Kapillarhülsen ist unabhängig vom Alter, auch individuell verschieden, in ein und derselben Milz aber die gleiche. Stets finden sich hier und da mit dem Kapillarlumen zusammenhängende Lücken im *Hülsenretikulum*, desgleichen weiße, und seltener als bei manchen Tieren auch rote Blutkörperchen.

Die Funktion der Kapillarhülsen wird noch immer uneinheitlich beurteilt, wozu ihr artlich verschiedenes Aussehen verleitet. Vielfach werden die Hülsen als Filterorgan für Blutplasma angesprochen, andererseits sollen sie als Sphinkteren am Ende des arteriellen Schenkels der Strombahn den Zufluß regulieren bzw. unter Umständen völlig abriegeln können. Daneben sind in der ganzen Tierreihe die phagozytierenden und speichernden Eigenschaften der bald mehr im Verband, bald freier auftretenden Hülsenzellen erwiesen. So erscheinen sie als spezialisierte Histiozyten mit besonderer Stoffwechselleistung.

Aus den Kapillarhülsen treten etwa 60 bis 90 μ lange, gestreckt verlaufende *arterielle Endkapillaren* aus, deren Lichtung im durchspülten Organ weiter ist als die der Hülsenkapillaren. Diese letzte arterielle Wegstrecke dürfte erweiterungsfähiger als die proximaler gelegene sein. Die arteriellen Endkapillaren stellen im histologischen Präparat, in dem sie unter lang-trichterförmiger, seltener ampullärer Erweiterung ihrer Lichtung in die Retikulumgänge der roten Pulpa eingehen, das milzspezifische Ende der arteriellen Bahn dar, wenn das Retikulum zunächst außer Betracht bleibt. Sie bestehen aus langen flachen, durch Querverbindungen zusammenhängenden Endothelzellen, die durch ein Gitterfasernetz abgestützt sind.

Die venöse Bahn beginnt mit spezifisch gebauten weiten Kapillaren, den *Milzsinus*, deren Netz den größten Teil der roten Pulpa der Menschenmilz einnimmt. Vielfach liegen die Sinus unmittelbar umfassend den Kapillarhülsen an. Die um die Sinus liegenden Retikulumgänge und -röhren formen wie die unterhalb der Kapsel um die Trabekel und Milzknötchen gelegenen, besondere Strom-, speziell wohl Zu- und Abflußwege für die Sinus. In diese Abflußwege öffnen sich die arteriellen Endkapillaren. Das *Endothel* der Sinus geht in der Säugerreihe aus einem zunächst ungeordneten, flächenhaften Retikulum hervor, das durch fortschreitende Umordnung beim Menschen und den Primaten schließlich am regelmäßigsten gebaut ist. Dabei haben sich die Zelleiber der Retikulumzellen zu Längsleisten mit nur spärlichen Querverbindungen und in der Stromrichtung liegenden ovalen Kernen differenziert.

Die lichtungwärts vorspringenden Kerne dieser *Sinusendothelzellen* sind oft breiter als die Zelleiber. Der faserige Anteil des ursprünglichen Retikulums ist an den Sinus zu in konstanten Abständen angeordneten, die Sinusendothelien von außen reifenartig zusammenhaltenden *Ringfasern* geworden, die nur selten durch schräge kurze Fasern verbunden sind und besonders dicke Bündel von Retikulumfibrillen darstellen. In den Lücken zwischen den Sinusendothelien lassen sich ebenso wie in den Retikulummaschen elektronenoptisch feinste protoplasmatische und fibrilläre Züge, Membranen, nachweisen, die in dieser Größenordnung sehr vergänglich sein dürften. Diese funktionell als semipermeabel zu betrachtenden Membranen verfeinern sich scheinbar bis in makromolekulare Bereiche. Sie sind ein primitives, noch im Endothelzellenverband steckendes Grundhäutchen, das die Permeabilität der Sinus für Flüssigkeit und Zellen bestimmt. So gesehen erscheint das eigenartig differenzierte Sinusendothel, obwohl vom Retikulum herleitbar, als ein anatomisch und funktionell in sich geschlossener Anteil des Milzgefäßsystems, der mehr ist als nur der Beginn des venösen Schenkels des Milzkreislaufes; er scheint diesem vielmehr zur besonderen Veränderung des Blutes vorgeschaltet.

Der *Milzkreislauf* dient in einer rhythmisch wechselnden *Arbeitsteilung* jeweils nur zum kleinsten Teil der Erhaltung des Organs, zum größten Teil dessen mannigfachen Aufgaben. Dabei ist jeweils ein Teil des Sinusnetzes als *Stromsinus* durch Vermittlung der dem Sinus zugeordneten Retikulumwege temporär an den arteriellen Schenkel des Milzkreislaufes angeschaltet. Diese zeitweise passierbare Bahn stellt wie anderswo den Ernährungsstrom dar, den das sonst unveränderte Blut von der Arterie zur Milzvene auf dem kürzesten Wege durchmißt. Durch diesen Ernährungsstrom können gleichzeitig in der Milz angesammelte und gebildete Zellen und Stoffe ausgeschwemmt werden. Andere Sinusstrecken füllen sich gleichzeitig dadurch mit Erythrozyten, daß zunächst die Einmündungen der Pulpa- in die Balkenvenen geschlossen werden, während die abhängigen Sinusstrecken von der arteriellen Seite her mit Blut angefüllt und gedehnt werden. Dabei fließt das Blutplasma dauernd durch das Grundhäutchen des Sinusendothels auf den perisinuösen und peritrabekulären Retikulumwegen in die Venen und längs der periarteriellen Lymphgefäße ab. Das Blutplasma könnte teilweise auch schon durch die Lücken der Kapillarhülsen einzelnen Abflußwegen zugeführt werden. In dieser *Speicherphase* wird das Blut durch die aktive Tätigkeit des Retikuloendothels in Plasma und Erythrozyten gesondert und durch Abströmen des Plasmas auf etwa die Hälfte eingedickt, so daß die Eryrthozyten in den Sinus zusammengepackt werden; die Hämoglobinwerte des Pulpablutes betragen bis zu 187%. Der arterielle Zustrom hört nach Füllung der Sinus schließlich durch Betätigung eines wohl in der Kapillarhülse oder auch in der Pulpaarteriole zu suchenden arteriellen Sphinkters auf. Die gespeicherten Erythrozyten können jetzt stunden- und tagelang verweilen. Die *Entspeicherung* erfolgt durch Öffnen der beiden Sphinkteren und durch nachfolgende Leerspülung der Speichersinus von der arteriellen Seite her. Der Speichersinus wird wieder zum Stromsinus, die Speicherphase weicht der Durchströmungsphase. Die Erythrozyten bleiben in den Speichersinus abgesehen von ihrer physiologischen Alterung sonst unverändert. Eine Zerstörung von Erythrozyten durch die aktive Tätigkeit des Retikuloendothels ist nicht erwiesen. Die Milz ist als einziger Erythrozytenspeicher des Säugerorganismus beim Menschen lange nicht so kreislaufwirksam wie bei Säugern mit ausgeprägter Speichermilz. In Milzen, denen Sinus fehlen, übernehmen die Retikulumwege deren Aufgabe; entsprechend könnte von einem *Speicherretikulum* bzw. der Speicherphase des Retikulums gesprochen werden. — Andere Sinus- bzw. Retikulumwege können gleichzeitig mit Blut angefüllt werden, ohne daß das Plasma abfließt und bleiben dann ebenso aus dem Kreislauf ausgeschaltet wie die Erythrozytenspeicher. Blutplasma und Blutkörperchen werden in diesen *Arbeitssinus* bearbeitet, verändert, was sich morphologisch in Diapedese, Phagozytose, Makrophagenbildung ausdrückt. Diese Vorgänge können als Teilerscheinung der Antikörperbildung und der Aussonderung gealterter Erythrozyten aufgefaßt werden. Schließlich kann die Arbeitsphase ebenso beendet werden wie die Speicherphase.

Das Bestehen der Durchströmungs- und Speicherphase scheint durch Lebendbeobachtung gesichert. Der *Arbeitsrhythmus* des Retikuloendothels der Milz ist von seinem Tonus, d. h. auch von der Innervation abhängig. Ein Nachlassen dieses Tonus bedingt eine Rhythmusstörung, die bei Infektionskrankheiten zu charakteristischen Milzkreislauferscheinungen führt, die unter dem Begriff der *Milzdekompensation* beschrieben wurden. Bei septischen Infekten ist neben dem R.E.S. auch das Trabekelnetz weniger erregbar, so daß sich die Milz unter passiver Dehnung in ihren Arbeitssinus stark mit Blut anschoppt (*reflektorische Milzkreislauf-Dekompensation*). — Der Sinus-

und Retikuluminhalt wird durch initiale Kontraktion des R.E.S. und nachfolgende des Trabekelnetzes in die Milzvene entleert. Der *Lymphweg* spielt dabei als Nebengeleise mit Stapelmöglichkeit im abhängigen, oft besonders gebauten Lymphknotengebiet, weniger bei der Menschenmilz, mehr bei einigen Tiermilzen eine Rolle. Es gibt charakteristische pathologische Erscheinungen, die diese Bedeutung der periarteriellen Lymphwege auch der Menschenmilz vor allem bei chronischen Pfortaderstauungen erweisen. Die periarteriellen Plexus sind in der an und für sich lymphgefäßarmen Menschenmilz viel stärker als die spärlichen weitmaschigen subserösen Netze der Kapsel und erstrecken sich bis zu den Milzknötchen. Beide Plexus dürften in die Pulparäume übergehen.

Bei der Menschenmilz kann man wegen der geringen Trabekelmuskulatur kaum von Kontraktion der Trabekel als etwas Aktivem, sondern eher von Ausdehnung und Zusammenziehung als vorwiegend Passivem sprechen. Das beim Menschen in den Sinusendothelien sehr geordnete R.E.S. ist für den Kontraktionsvorgang bedeutungsvoller als das muskelarme Trabekelnetz. Die Verarmung an Trabekelmuskulatur ist wahrscheinlich sogar eine Voraussetzung für die immer stärkere quantitative und qualitative Ausbildung des Sinusnetzes und seine immer straffere räumliche Anordnung und abgestimmten Durchmesser. Bei den Säugern ist eine gleichmäßig fortschreitende gegensinnige Entwicklung des Sinus- und Trabekelnetzes festzustellen. — Die quantitative und qualitative Zusammensetzung des in den Pulpa- und kleineren Balkenvenen naturgemäß noch aus verschiedenen unvermischten Anteilen bestehenden Milzvenenblutes wird jederzeit vom Verhältnis der entleerten Strom-, Speicher- und Arbeitssinus bestimmt und wechselt dementsprechend sehr.

Das durch nervös-humorale Reflexe gesteuerte Verhalten der muskelkräftigen Arterien beherrscht den Milzkreislauf. *Größe, Form, Konsistenz* und *Farbe* der ganzen Milz und ihrer einzelnen verschieden großen Abschnitte sind in ihrem oft schnellen und starken Wechsel jeweils das Produkt der wechselseitig bedingten reflektorischen Tätigkeit der Arterien, des Trabekelnetzes und der Arbeitsteilung des R.E.S. der Pulpa. Die biologischen Vorgänge in der Pulpa regeln reflektorisch die Blutzufuhr entsprechend dem funktionellen Zustand eines mehr oder weniger großen Parenchymabschnittes, der sich keineswegs an die Grenzen des sog. anatomischen Milzläppchens zu halten braucht.

Die als kurze Verbindungsstrecke zwischen Sinus und Balkenvenen eingeschobenen *Pulpavenen* bestehen als geschlossenes Endothelrohr, leiten also zum gewöhnlichen Kapillarendothel der Vene über. Sie münden an den engen, wahrscheinlich verschlußfähigen *Stigmata Malpighi* in die Balkenvenen ein. Die sich spitzwinklig zu immer größeren Venen vereinigenden Balkenvenen sind lediglich einfache in die Trabekelsubstanz eingelassene Endothelrohre. Erst in den Gefäßscheiden erhalten die Milzvenenäste hiluswärts zunehmend eine eigene muskelschwache, dreischichtige Wandung, was auch für die relativ weite *Milzvene* selbst gilt.

Die fetale Milz ist etwa bis zur Schwangerschaftsmitte abnehmend *blutbildendes Organ* und beherbergt bis zu dieser Zeit alle Vorstufen der Erythrozyten und Granulozyten und mit letzteren zusammen auch Megakaryozyten. Während sich die myeloische Zytologie der roten Pulpa bei Säugern, deren Milz zeitlebens Blutzellen bildet, mehr oder weniger erhält, kommen Bildungszellen in der normalen Milz des Neugeborenen und Erwachsenen kaum noch vor. Eine myeloische Metaplasie der roten Pulpa gehört bei gewissen Blutkrankheiten zum Krankheitsbild. Da die Milz immer Lymphozyten bildet, die in die rote Pulpa abwandern, enthält auch ein *Milzpunktat* beim Menschen regelmäßig 80 bis 90% Lymphozyten, der Rest besteht aus Erythrozyten, reifen Granulozyten — unter denen die Eosinophilen gewöhnlich angereichert sind — Retikulum- und Endothelzellen, Monozyten, Makrophagen und Serosazellen. Ganz gelegentlich finden sich auch Bildungszellen der Granulozytenreihe, die örtlich in der Pulpa entstehen. In den Trabekeln sind außer Fibrozyten Gewebsmastzellen gefunden worden. Die immer zahlreichen Blutplättchen sollen von den Sinusendothelien, bei winterschlafenden Tieren sogar periodisch, gebildet werden.

Das Verhalten der extra- und intralienalen *Milznerven*, die Segmentinnervation der menschlichen Milz und ihre Körperzonen sind nur annähernd bekannt. Durchschnittlich entstammen die *Rr. lienales* (5 bis 14) hauptsächlich der linken Seite des *Plexus coeliacus*, ferner bilden die *Nn. splanchnici major* et *minor*, gelegentlich auch das *Ganglion semilunare sinistrum* — das rechte aber nur ganz ausnahmsweise und dann schwach — und dessen Zweige zur Nebenniere *Rr. lienales* bzw. Milznerven. Umgekehrt können von den *Rr. lienales* auch Äste zur linken Nebenniere abzweigen. Beim Hund und der Katze ist die Versorgung der Milz mit sensiblen Fasern nur von der linken Körperhälfte her auffällig. — Die *Rr. lienales* sind parallel dem Vorliegen des konzentrierten oder dispersen Typus des *Plexus coeliacus* mehr oder weniger zahlreich, sehr unterschiedlich dick, von feinsten Fäden bis zu 1 bis 1,5 mm. Sie konfluieren reichlich anastomosierend (*Plexus lienalis*) schließlich zu dickeren, weniger zahlreichen Zweigen, *Rr. lienales*. Anastomosen zwischen den *Nn. vagi* und dem *Plexus lienalis* sind teils beschrieben, werden teils bestritten. Gewöhnlich tritt der rechte *N. vagus* oberhalb des Abganges der *Rr. lienales* in den *Plexus coeliacus* ein. — Die Milznerven, die stets nur mit der Arterie verlaufen, liegen dieser meist seitlich, viel seltener ventral und dorsal an. Das stets von Ganglienzellen freie, aus bis zu 20 Ästen bestehende Milzgeflecht ist um so ausgeprägter und kräftiger, je länger der das Geflecht beherbergende Milzhilus ist. In einzelnen Fällen, in denen der *Plexus lienalis* fehlt, verlaufen die Nervenzweige mit den Arterien fast ohne zu anastomosieren in die Milz, so daß am Milzhilus ebenso wie beim *Plexus coeliacus* ein konzentrierter oder ein disperser Typus der Nervenverteilung vorliegen kann. — Der individuelle, je nach Alter und Art so verschiedene Aufbau der Eingeweidegeflechte scheint weder topographisch noch funktionell zufällig zu sein. Die kurzen, vorzugsweise subperitoneal mit den Gefäßen von Organ zu Organ ziehenden Äste sind vielmehr mit den Nebennieren verbunden und in ihrer variablen Ausbildung vom Entwicklungszustand und der Dispersität des Nebennierensystems abhängig. Dieses konzentriert sich mit dem Alter und bedingt dadurch eine Vermehrung der kurzen Bahnen, die daher bei den Arten und den Altersstufen mit vollendet ausgebauten Nebennieren maximal ausgebildet zu erwarten sind. — Die Hauptmasse der *Milzkapselnerven* entstammt den *Hilusnerven*. Die Fasern für die *Facies renalis* kommen hauptsächlich von den neben den Arterien laufenden Hilusgefäßen, während die periarteriellen Fasern die *Facies gastrica* versorgen. Die Kapsel der *Facies diaphragmatica* erhält Nerven aus dem *Lig. phrenicolienale*, in dem je nach Entwicklungszustand Nerven vorhanden sein oder fehlen können. Ist es lang und gefäßreich, so verlaufen die der abdominalen Fläche des Zwerchfells entstammenden Nerven mit den Gefäßen, können neben symphatischen Fasern auch noch solche des *N. phrenicus* führen. — Im ganzen innerviert der *Plexus lienalis* die linke Hälfte des *Corpus pancreatis*, die Milz, das *Lig. gastrolienale*, den *Fundus ventriculi* von der *Cardia* bis zur Mitte der *Curvatura major* und den linken Teil des großen Netzes.

Die *Milzanlage* entsteht bei menschlichen Feten von etwa 7 bis 11 mm Gesamtlänge, wohl unter Beteiligung von abwandernden Zellen des darüber liegenden Zölomepithels, als dichte Mesenchymmasse in einer präformierten Anschwellung des *Mesogastrium dorsale*. Die Anlage grenzt sich schrittweise vom Mesenchym des *Mesogastrium dorsale* und dem Zölomepithel ab. Dieses behält über der Milzanlage seinen primitiven Charakter viel länger bei als anderswo. Bei Embryonen von 50 mm Sch. St. L. beginnt die Entwicklung der Milzkapsel; unter dem Peritonealepithel lassen sich azanblaue Fäserchen darstellen. Bei 85 mm Sch.St.L. treten zwischen diesen Fibrillen spindelförmige als Myo- und Fibroblasten aufzufassende Zellen auf; bei 120 mm Sch.St.L. ist die Kapsel bereits gut differenziert, und die Trabekelanlagen sind sichtbar. — Während die Anlage noch in der 5. Fetalwoche eine einfache Anhäufung rundlicher Mesenchymzellen ohne nachweisbare Beteiligung von Gefäßen darstellt, tritt bei etwa 0,8 cm N.S.L. ein feines als Vorläufer eines Kapillarnetzes zu deutendes Spaltensystem auf. Die in der 5. bis 7. Woche (N.S.L. 1,13 bis 1,50 cm) innerhalb der Milzanlage auftretenden Gefäße lassen sich bis zur Aorta bzw. Pfortader verfolgen. Wie überall sind dabei im Venensystem primäre von den Arterien unabhängige und mehrere sekundäre die Arterien begleitende Venen unterscheidbar. Die primäre *V. lienalis* ist ein mächtiger Ast der *V. portae*, der nur ab und zu mit dem Venengeflecht im Pankreas zusammenhängt und im Milzhügel einen ausgedehnten Venenplexus, dessen Zweige nahe der Oberfläche laufen, bildet. In Begleitung der *A. lienalis* zieht ein weiteres aus kleineren anastomosierenden Pfortaderästen bestehendes sekundäres Venengeflecht zur Milz, aus dem später die *V. lienalis* entsteht. Da diese Venenäste mit den Arterien vom Hilus gegen die Milzoberfläche vordringen, kreuzen sie sich mit den Ästen der primären Milzvene nahezu senkrecht. Beide venösen Geflechte anastomosieren reichlich im Milzinnern und sind auch vor dem Hilus durch eine starke Anastomose verbunden. Während zunächst die primäre überwiegt, wird das Blut beim Erwachsenen ausschließlich der sekundären Vene zugeleitet. Wahrscheinlich kommt beim Menschen kein geschlossener venöser Milzkreislauf zustande, weil sich die Venen nur in Form blind endigender Kapillarbuchten in die Anlage einsenken. — Die *A. lienalis* dieser frühen Stadien bildet am Hilus mit der *A. gastroepiploica sinistra* eine Gefäßschlinge, die vier Äste in die Milz schickt. Die Ausbildung der Arterien bleibt zunächst weit hinter der der Venen zurück, so daß die Milzanlage zuerst als retikulierter Blindsack des Pfortadersystems erscheint. Die relativ dicken Arterienäste gehen unvermittelt in dünne sich im Parenchym verlierende Kapillaren über, die keine Beziehung zu den Venen haben. In diesem Stadium ist die Arterienwandung außerhalb des Endothelrohres mesenchymal, die Venen sind einfache Endothelrohre, die Venenplexus Mesenchymspalten. Das übrige Parenchym ist undifferenziertes Mesenchym. Im 2. bis 4. Monat wachsen vor allem die Gefäße heran, bilden sich die Sinus. Bei Sch.St.L. von 2,4 cm hat die Milz schon ihre äußere Gestalt. Die Frage, ob die wachsenden arteriellen Kapillaren durch eine Umordnung des zwischen den Sinus liegenden, jetzt schon retikulären Mesenchyms erfolgt, oder ob ein Sprossungsvorgang vorliegt, ist offen. Die sich schnell ausbreitenden Venenplexus sind mit reichlich kernhaltigen und vereinzelten kernlosen Erythrozyten gefüllt, die dort entstanden sind. Nur unter der Kapsel bleibt noch eine dichte undifferenzierte Mesenchymschicht. Zu Beginn des dritten Monats erhalten die Hilusarterien eine Adventitia aus feinen Faserzügen mit zwischengelagerten Zellen; die arteriellen Kapillaren bekommen einen Mantel aus jungen mesenchymalen Retikulumzellen, aus denen sich stellenweise die Kapillarhülsen differenzieren. Im subkapsulären Mesenchym entwickeln sich als feinste Faserzüge mit Zellreihen die Trabekel. Bis zum Ende des dritten Monats mißt die stark wachsende Milz 0,6 : 0,6 : 0,2 cm. Der Arterienbaum differenziert sich von proximal nach distal. Die Endothelauskleidung der Sinus stellt sich nur sehr langsam ein. Hier finden sich herdförmig verteilt blutbildende Zellen. Am Ende des vierten Monats fehlen noch das Lymphgewebe und die Sinusendothelien; das Retikulum ist fast noch rein zellig, in seinen Maschen liegen vielfach noch Normoblasten und Myeloblasten. Mit der Differenzierung der Sinus geht eine lebhafte Myelopoese einher, die bei Feten von 18 cm ihr Maximum hat, bei solchen von 24 cm schon viel geringer, und bei solchen von 30 cm unbedeutend ist. Die Sinuslichtung bildet sich wahrscheinlich so, daß ein großer Teil der Zellen bei der Umwandlung des ursprünglich sehr engporigen Mesenchyms in ein grobporiges vollständig aus dem Gerüst losgelöst wird und sich zu Hämozytoblasten ausdifferenziert. Über die weitere Ausdifferenzierung der Milz in späteren Fetalmonaten und nach der Geburt fehlen eindeutige und umfassende Übersichten.

B. Die Entwicklung der Milz

1. Die Entwicklung und Histogenese der Milz

Eine Reihe teils sehr eingehender Arbeiten kann über die noch immer vorhandene Lückenhaftigkeit unserer Kenntnisse auf einem wenig bearbeiteten und offenbar schwierigen Gebiet nicht hinwegtäuschen.

Léon (1932) untersuchte bei Salmoniden (Trutta fario, Salmo iridens, Salmo salar) das Auftreten und die *Histogenese* der Milzanlage. Er wollte klären, ob in die zunächst gefäßfreie Milzanlage wie beim Hühnchen (vgl. *Dantschakoff*; zit. bei *Hartmann*, 1930) später Venen und dann auch Arterien eindringen, oder ob die Milzanlage wie bei Knochenfischen (vgl. *Laguesse*; zit. bei *Hartmann*, 1930) von Anfang an mit der *V. subintestinalis* in Verbindung steht. Bei Embryonen von 10 mm erscheint die Milzanlage als Endothelverdichtung der *V. subintestinalis*. Die zunächst 0,3 mm messende Verdickung zieht an der linken Seite des Darmes entlang und mißt bei Trutta fario von 20 mm Länge schon 0,5 mm. Die Verdichtung entsteht in der Vene dorsal durch Endothelproliferation, an der sich die äußeren Wandteile nicht beteiligen. Sehr schnell gewinnt jetzt das vordere Milzende dadurch, daß sich die kranialen Milzteile mehr und mehr von der Vene lösen und entfernen, die kaudalen aber immer mit ihr verbunden bleiben, seine endgültige Gestalt und Größe. Hierdurch bildet die Milzanlage mit der Vene einen nach kaudal immer offener werdenden Winkel. Während dieser Ablösung bildet sich die *V. pancreatico-lienalis* und führt das Milzblut in die *V. subintestinalis*. An gewissen Stellen berührt die Milz fast das Pankreas, was *v. Kupffer* (zit. bei *Hartmann*, 1930) zu der irrigen Meinung führte, daß die Milz vom Pankreas aus entstünde. Unter mehreren 100 Exemplaren von Trutta fand sich in 2 bis 3% der Fälle eine Verdopplung der *V. subintestinalis*, die sich in zwei aufsteigenden Ästen über dem Darm vereinigte. Stets trug jeder dieser Äste eine eigene Milzanlage. So ist das Gebundensein der Milzanlage an einen bestimmten Endothelpunkt der Vene die Ursache der bei Trutta fario stets mit der der Vene einhergehenden *Milzverdopplung*. Die Histogenese beginnt bei Embryonen von 28 bis 32 Tagen (10 bis 12 mm Länge). Um den Darm befindet sich ein von Gefäßen durchsetztes Mesenchymlager, das oft direkt an das Peritoneum grenzt. Dort wo sich die nach dorsal wendende *V. subintestinalis* vom Darm etwas abhebt, finden sich zahlreiche Mitosen im Venenendothel, die schließlich eine Zellansammlung, die Milzanlage, ergeben. Die ersten Milzzellen gehen direkt und allein aus dem Venenendothel hervor. Die neugebildeten, mit größeren runden Kernen versehenen Zellen drängen in die Lichtung der Vene vor, während das Endothel nach außen streng vom Peritonealüberzug der Vene getrennt bleibt. Diese Zellansammlung bildet später das vordere Milzende. Einige Tage vor dem Ausschlüpfen verdichtet sich die Milz zu einem retikulären Organ. Es formen sich die Trabekel, die mit Blut gefüllte sinusartige Hohlräume abgrenzen. Die Milz besteht jetzt aus Retikulum und sich schnell vermehrenden Zellen mit stark färbbarem Kern und azidophilem Zytoplasma. Die Untersuchung vital gefärbter Präparate ergibt das Vorhandensein zahlreicher Makrophagen offenbar endothelialen Ursprungs. *Léon* gibt zu, daß später Mesenchymzellen in die zunächst rein endotheliale Milzanlage eindringen könnten, die besonders die freien Zellen bilden. Das als Leber bekannte Organ ist beim Karpfen (*Cyprinus carpio*) nicht nur eine Leber, sondern ein verästeltes Pankreas, das seinerseits eine Milz einschließt (*Smallwood* und *Derrickson*, 1933/34). Die Autoren untersuchten eine Reihe von Embryonen von 3,8 bis 41 mm Länge. Beim Embryo von 5 mm liegt eine geringe Mesenchymansammlung in der dorsalen Darmwand und ist von einigen Zellen umgeben, die sich später zur Kapsel differenzieren. In früheren Stadien konnten die Untersucher keine Milzanlage nachweisen und auch keine Zeichen einer etwaigen Verbindung dieser mit der Darmwandung feststellen. Die Befunde unterstützen somit die Ansicht vom mesodermalen Ursprung der Milz. Die erste Anlage besteht aus undifferenzierten, außen und etwas rechts von der dorsalen Darmwandung liegenden Zellen. Beim Embryo von 5,5 mm Länge dreht sich die Anlage mit dem Darm leicht nach links. Die Milzanlage liegt in dem den Darm umgebenden Bindegewebe und steht mit dem undifferenzierten Lebergewebe in keinerlei zellulärer Verbindung. Bei 9 mm langen Embryonen ist die schon größere und längliche Milz durch das starke Wachstum der Leber nach hinten gedrängt und zeigt mit Erythrozyten und mesodermalen Zellen gefüllte Blutgefäße. Die Leber und das Pankreas umschließen bei Embryonen von 12 mm von links bzw. rechts völlig die mitosenreiche Milz, die aber von beiden Organen stets durch ihre Kapsel getrennt bleibt. Im Trabekelnetz entstehen die Pulpa und die *Malpighi*schen Körperchen. Die Pulpa enthält jetzt viele Sinus und Gefäße, während die *Malpighi*schen Körperchen aus lymphoidem Gewebe bestehen, das kleine Arterien umgibt. Die Milzdifferenzierung ist bei 41 mm langen Embryonen abgeschlossen. Das Organ zeigt schließlich einen Kern von lymphoiden Zellen, der von einer sinusreichen Pulpa und von der Kapsel umgeben ist.

Nach *Weilacher* (1933) besteht die Milzanlage bei *Gymnophionen* (*Syphonops indistinctus*) aus einseitig vorhandenem hohem Peritonealepithel, Mesenchymzellen und einigen Gefäßen. Die Mehrzahl der Mesenchymzellen entsteht unzweifelhaft aus Zellteilungen des Zölomepithels. aber außer dieser Quelle sollen noch aus den hintersten Abschnitten des Darmes auswandernde Entodermzellen zu Mesenchym werden. Die Annahme teilweise entodermalen Ursprunges der Milzzellen erklärt die Verbindung mit dem Darm und die Hämatopoese, die ebenfalls vom Entoderm ihren Ursprung nimmt (vgl. *Marcus*, 1932, 1932/33). Die asymmetrische, stets linksseitige Verdickung des Zölomepithels ist durchaus typisch, wird stets in den hinteren Darmabschnitten angetroffen und bleibt auch in späteren Stadien bis zum Erscheinen einer deutlichen Milzanlage bestehen. Die Anlage ist von vornherein gefäßhaltig, indem sich sogar Kapillaren zwischen die auswandernden Entodermzellen drängen. Die *V. mesenterica* sendet einen starken Ast in den hinteren Milzpol, der sich dort auflöst, so daß man von einem *Milz-Pfortader-Kreislauf* sprechen kann. Aus der Milz treten mehrere Gefäße aus, die teils direkt zum Darm ziehen, sich teils mit den Gefäßen des Pankreas verbinden und erst dann als Pfortader in die Leber eintreten. Jetzt erscheint die *V. lienalis* als kleines Nebengefäß der großen *V. mesenterica*. Die späte Entstehung der Milz ist verständlich, wenn sie als Ersatzorgan des Dotters für die Blutbildung aufgefaßt wird (vgl. *Marcus*, 1945). Damit stimmt überein, daß die Dottervene das hämatopoetische Organ durch ein venöses Wundernetz, den Milzsinus, mit entodermalen Zellen, die aus dem Darm auswandern, neu aufbaut. In späteren Entwicklungsstadien scheint die Blutbildung ähnlich wie im erwachsenen Zustand geringer zu werden. Dafür bildet sich von der Arterie ausgehend der primäre *Malpighi*sche Körper der Milz, in dem Blutkörperchen zerstört werden. Die Arterie verbindet sich mit den Milzsinus auf doppelte Weise, durch direktes Einmünden der muskelstarken Gefäße und durch eigenartig durchlöcherte Partien, welche den *Billroth*schen Gefäßen entsprechen, die bei Gymnophionen jedoch dem arteriellen System zugerechnet werden müssen. Die Milz steht primär mit den *Dottervenen* in Beziehung, von denen die linke zur Zeit des Auftretens der Milzanlage noch vorhanden ist. Sie entsteht neben der Dotterhöhle im dorsalen Mesenterium und hat zur Pankreasanlage nur nachbarliche Beziehungen. Ihr Bildungsmaterial ist ein sehr frühzeitig nur links vorhandenes hohes Zölomepithel und Mesenchymzellen, die teilweise aus der Darmwand ausgewandert sein dürften. *Nakajima* (1929, 1) kommt nach dem Studium von neun Stadien (12 bis 30 mm lange Larven) von *Megalobathrachus japonicus* zu folgenden Ansichten. Bei Larven von 12 bis 13,5 mm Länge ist noch keine Milzanlage nachweisbar. Bei Larven von 19 mm Länge erscheint die Milz als spindelförmiges Gebilde an der dorsalen Magenwand, etwas links von der Mittellinie. Ihre linke Fläche ist longitudinal aufgetrieben, ihre rechte eingezogen. Die Anlage besteht zu diesem Zeitpunkt an der dorsalen Magenwand als eine von Zölomepithel überzogene mesodermale Vorwölbung in die linke Bauchhöhle. Kaudalwärts trennt sich diese Vorwölbung schließlich ganz von der Magenwand ab und kommt im Mesenterium dorsal zu liegen. *Nakajima* findet keine Verdickung oder Wucherung des Zölomepithels. Obgleich Milz- und Magenmesoderm nicht abgegrenzt sind, ist doch noch keine Zellwucherung vom Entoderm ins Mesoderm nachweisbar. Die Milzanlage ist mit einschichtigem Serosaepithel bekleidet. Ihr Parenchym besteht aus spärlichem Retikulum mit rundlichen Kernen und reichlich Dotter enthaltenden Zellen und ist noch gefäßfrei. Bei Larven von 20 mm Länge betragen die Maße der Milzanlage 0,4 : 0,24 : 0,12 mm. Sie besteht aus Retikulum und aus Zellen, die einen relativ großen, helleren und elliptischen oder einen mehr länglich-runden, dunkleren Kern besitzen. In der Ansatzstelle der Milz am Magen findet sich ein kleines endothelausgekleidetes Lumen. Solche Lichtungen sind auch im dorsalen und mittleren Milzabschnitt erkennbar; sie hängen dorsokranial mit der *V. mesenterica,* ventrokaudal mit Blutgefäßen des Magens zusammen. Bis zu einer Larvenlänge von 30 mm wächst die Milz, ohne sich histologisch zu verändern. In diesem Stadium besteht das Parenchym aus dem Retikulum und freien Zellelementen. Retikulumfasern sind spärlich nachweisbar. Unter den freien, sich öfter mitotisch teilenden Zellen unterscheidet *Nakajima* Lymphozyten, Erythrozyten, Erythroblasten und eosinophile Zellen. Die Milzanlage, die bei *Megalobathrachus* an derselben Stelle entsteht wie bei anderen *Urodelen,* entwickelt sich ausschließlich durch Verdichtung des Mesenchyms an der dorsalen Wand des Magens. Ähnlich untersuchte *Nakajima* (1929, 2) auch die Entwicklung der Milz von *Hynobius fuscus,* wo die Anlage bei Larven von 11 mm Länge auftritt. Das Zölomepithel über ihr ist etwas verdickt und trägt plumpere, rundliche oder ovale Kerne als an anderen Stellen, wuchert aber nicht. Der kaudale Abschnitt der Milzanlage erscheint im *Mesenterium dorsale* als eine Zellanhäufung um die *V. mesenterica* und liegt dem Pankreas nahe, von dem sie indessen scharf geschieden ist. Bei Larven von 13 mm erfolgt eine allmähliche Abtrennung von der Magenwand. Bei Larven von 16 bis etwa 40 mm Länge finden sich in den Maschen des Retikulums Erythrozyten und Lymphozyten. Bei 41 mm langen, bereits metamorphosierten Exemplaren sind daneben noch Erythroblasten, Eosinophile, Phagozyten und Pigmentzellen vertreten. Die im allgemeinen diffus liegenden Lymphozyten ordnen sich hier und da um die Gefäße an und zeigen bisweilen deutliche Follikelbildung. Auch bei *Hynobius fuscus* ist die Milz mesodermalen Ursprungs; die Beteiligung des Zölomepithels erscheint *Nakajima,* weil es nur bei 12 mm langen Larven verdickt ist, zweifelhaft. *Hartmann* (1933) schildert eingehend die Milzentwicklung von *Pleurodeles* vom ersten Auftreten der Anlage bis zur Differenzierung zum fertigen Organ. Sie hebt hervor, daß noch keine Einigung über die Herkunft des Milzparenchyms aus dem Mesenchym des Mesogastriums, oder dessen epithelialem Überzug besteht, während die älteren Ansichten einer Mitbeteiligung des Entoderms kaum mehr aufrechterhalten werden können. Die erste Milzanlage tritt bei Larven von 10 bis 12 mm Gesamtlänge, d. h. 5 bis 6 mm Mund-After-Länge, zu einer Zeit, zu der die benachbarten Organe schon weit vorgeschritten sind, auf (Abb. 1). Vor allem sind bereits Magendrüsen und Muskelzellen in der Magenwand vorhanden, so daß eine Beteiligung des Darmentoderms am Aufbau der Milzanlage, wie auch die Einverleibung entodermaler Wanderzellen in diese, sehr unwahrscheinlich sind. Das Mesothel setzt sich unmittelbar rechts von der Ansatzlinie des *Mesogastrium dorsale,* hart über der Anlage der Magenarterie auf einer Strecke von 0,13 mm aus viel dichter gelegenen kubischen Zellen zusammen. Dieser verdickte, an der hinteren Magenwand in kraniokaudaler Richtung verlaufende Mesothelstreifen stellt die *erste Milzanlage dar.* Das Mesothel bildet hier ein vielkerniges Flächensynzytium, das einerseits mit dem Mesogastrium, andererseits mit dem viszeralen Zölomblatt zusammenhängt. Die sehr unterschiedlich großen und dichten Zellkerne des Mesothels teilen sich nicht häufiger als an anderen Stellen. Die ungleiche Zellkerngröße könnte allerdings auf Wachstum durch Volumenzunahme hindeuten. Bei Larven von 12 bis 13 mm (6 bis 7 mm Mund-After-Länge; Abb. 2) schieben sich die Kerne des einreihigen Synzytiums mehr und mehr übereinander, und nicht an allen Stellen kann von einem typischen epithelialen Bau gesprochen werden. Die Größenunterschiede der Kerne nehmen zu, möglicherweise ist hierin der Beginn einer histologischen

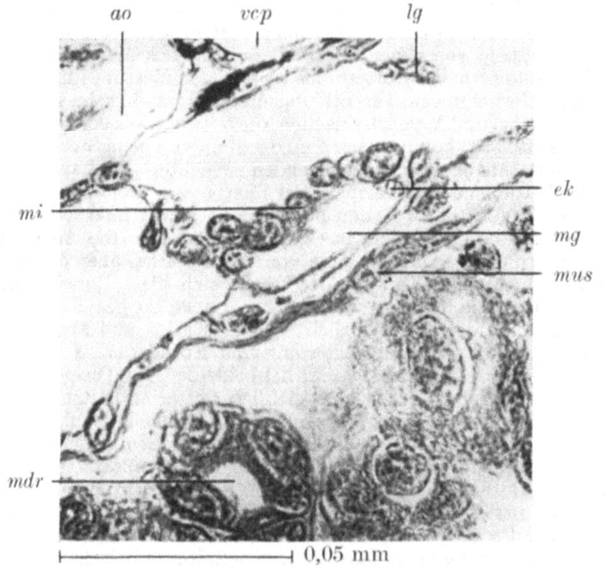

Abb. 1: Pleurodeleslarve von 11,5 mm Länge. Zenker-Eisessig, Brasilin. *ao* Aorta, *vcp* Vena card. post., *lg* linke Lunge, *mg* Magengefäß, *ek* Endothelkern, *mus* Muskelzelle, *mi* Milzanlage, *mdr* Magendrüse. (Nach *A. Hartmann*, Zschr. mikrosk.-anat. Forsch., Leipzig, 34, 1933, Abb. 3)

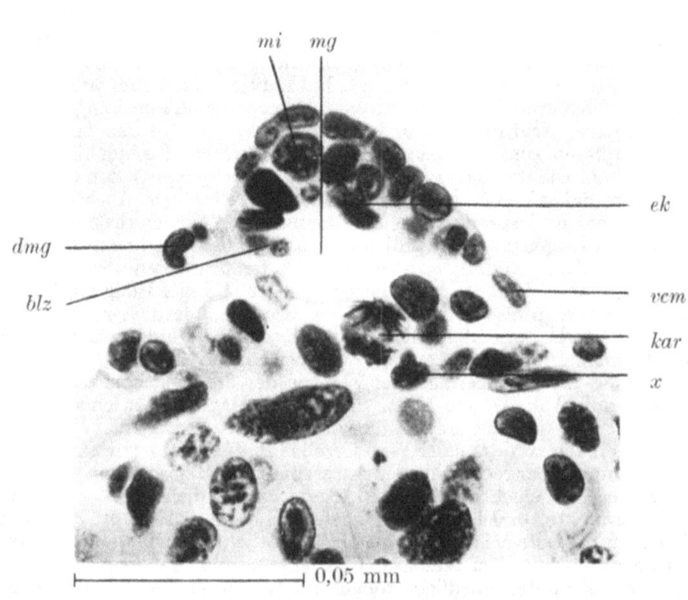

Abb. 2: Pleurodeleslarve von 12 mm Länge. Zenker-Eisessig, H.-E.-Orange G. *mi* Milzanlage, *dmg* distaler Stumpf des dorsalen Mesogastriums, *vcm* viscerales Cölomblatt des Magens, *ek* Endothelkern, *blz* Blutzelle, *mg* Magengefäß, *kar* Karyokinese einer Mesenchymzelle der Magenwand, *x* durch die Muskelschicht wandernder Mesenchymzellkern. (Nach *A. Hartmann*, Zschr. mikrosk.-anat. Forsch., Leipzig, 34, 1933, Abb. 5)

Differenzierung in retikuläre und hämatopoetische Elemente gegeben. Das Mesothel beginnt sich von den von ihm gelieferten, nunmehr ein erstes embryonales dichtzelliges Mesenchym darstellenden Zellen wieder loszulösen, um einen Überzug zu bilden. Dabei werden hin und wieder Zellgrenzen deutlich. Die Vaskularisation der Anlage erfolgt von einer zunächst an der Basis der Milz liegenden, später in das Organinnere einbezogenen Gefäßschlinge aus, deren Lichtung durch Auflockerung der Endothelwand in die Lücken zwischen den Mesenchymzellen übergeht. Diese Lücken bilden sich unter Abplattung der Mesenchymzellen zu Endothelzellen zu Gefäßen um. Schon frühzeitig besteht das Gefäßsystem der Anlage aus 3 bis 4 kranial zuführenden und einem kaudal ableitenden Gefäß. Bei der Larve und beim ausgewachsenen Tier ist der Kreislauf stets dadurch ein offener, daß sich die arteriellen Kapillaren in das Retikulum öffnen, aus dessen Lücken andererseits die Venenwurzeln hervorgehen. *Hartmann* hebt hervor, daß die Gefäßentwicklung wegen der sehr beträchtlichen artlichen Verschiedenheiten kaum einem einheitlichen Gesichtspunkt unterzuordnen sein dürfte. Die Unterschiede im Bau des Gefäßsystems des fertigen

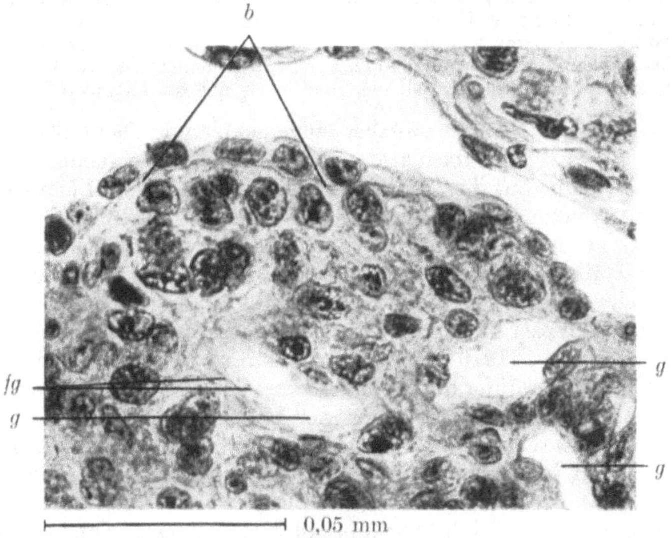

Abb. 3: Milz einer Pleurodeleslarve von 25 mm Länge. Zenker-Eisessig, Azanfärbung. *b* Basalmembran, ihr aufsitzend die epithelial angeordneten Mesothelzellen, *g* Gefäßlücken, *fg* Fasern in deren Wand. (Nach *A. Hartmann*, Zschr. mikrosk.-anat. Forsch., Leipzig, 34, 1933, Abb. 21)

Organs müssen sich schon während seiner Entwicklung geltend machen. Die Pleurodelesmilz differenziert sich verhältnismäßig spät. Die Ausbildung retikulärer und kollagener Fibrillen freilich erfolgt noch während des Larvenstadiums, wobei nur in der Kapsel und um die größeren Gefäße dickere Fasergeflechte entstehen, denen nach der Metamorphose elastische Fasern zugesellt werden.

Evans (1934) ergänzt die wenigen Arbeiten über die Entwicklung der *Reptilienmilz* durch eine Untersuchung an 46 Embryonen des Gecko (*Gymnodactylus Kotschyi*). Die Milzentwicklung geht in vier unmerklich ineinander übergehenden Phasen vor sich, deren einzelne Stadien der Autor auf die Normentafel von *Peter* (loc. cit.) für *Lacerta agilis* bezieht, da die Entwicklungsstadien der einzelnen Eidechsen sich sehr stark angleichen. Die Milzanlage erscheint im Stadium 22 als einfache Zellage an der Peritonealoberfläche des *Mesenterium dorsale*, dorsal der Magenanlage und nahe dem *Pancreas dorsale*. Diese Zellplatte färbt sich dunkler als das umgebende Mesenchym und grenzt sich von diesem schnell membranös ab; die basalen Zellen der Milzanlage liegen so eng nebeneinander, daß sie als besondere Membran erscheinen. Diese Anordnung der Milzanlage scheint um so eigenartiger, als die Menschenmilz nach *Evans* Auffassung wenigstens teilweise aus den tieferliegenden Zellen des Mesenteriums entsteht. Die Milzzellen stammen nicht vom Dorsalpankreas ab. In der zweiten Entwicklungsphase wölbt sich die sich langsam verdickende Zellplatte in das Zölom vor. Ein Ast der dorsalen Aorta tritt am vorderen Milzende ein und zieht in der Anlage geschlängelt kaudalwärts. Am hinteren Ende tritt dieses wohl arterielle Gefäß nach unten und verbindet sich mit dem des dorsalen Pankreas. Die Milzzellen an der Oberfläche des Peritoneums vermehren sich lebhaft und bleiben dabei mehr oder weniger an Ort und Stelle.

Das Mesenchym spielt für das Wachstum der Milzanlage dieses Stadiums eine nur untergeordnete Rolle, indem es nur durch die Bildung von Blutkapillaren zur Vergrößerung der Milz beizutragen scheint. Die dann oval werdende Anlage liegt unmittelbar vor den Gonaden und bildet ihr eigenes Gekröse aus. Bei fortschreitender Gefäßentwicklung sind venöse und arterielle Kapillaren noch nicht zu unterscheiden. Im letzten Entwicklungsstadium erscheint die größer gewordene Milz birnförmig. Am vorderen Ende, wo die Arterie eintritt, und die Vene zum *Ductus venosus* zieht, ist das Gekröse am breitesten. Die sich verzweigenden Kapillaren sind an der Dorsalfläche der Milz am engsten, ventral, wo sie in die Vene münden, am weitesten; hier bilden sie kleine Sinus. Die engeren Kapillaren gehören möglicherweise zur arteriellen, die weiteren sicher zur venösen Seite. Das Blut tritt schließlich nicht mehr durch die Pankreasvenen in den *Ductus venosus*, sondern erreicht ihn direkt nach Verlassen der Milz. Die außerordentlich kleinen Milzzellen und Kapillarendothelien scheinen in dieser vierten Phase, die bis zum Ausschlüpfen dauert, die Milz allein zu bilden.

Nach *Tomioka* (1933) entsteht die Milzanlage bei der Taube (*Columba domestica*) nach 31 bis 32 Bruttagen und einer Keimlingslänge von 5,5 mm. Sie befindet sich als Zellanhäufung, welche vom viszeralen Zölomepithel ausgeht, an der linken Seite des Mesenterium dorsale. Die ganze Anlage ist stäbchenförmig, kranial spitz, kaudal abgerundet. Das die Milzanlage deckende Epithel besteht aus 2 bis 3 Zellschichten mit rundlichen sich oft teilenden Kernen.

Die *Entwicklung* der *Menschenmilz* ist eingehender von *Ono* (1930) erforscht, der unter Benutzung der Karminpräparate von *K. Rabl* Untersuchungen an 52 Embryonen anstellte. Ohne auf die Herkunft der am Aufbau der Milzanlage beteiligten zelligen Elemente einzugehen, beschreibt *Ono* zunächst die Bildung des Milzhügels bei Feten bis zu einer Nacken-Steiß-Länge (*N.S.L.*) von 1,5 cm. Noch in der 5. Woche besteht die fetale Milzanlage aus einer einfachen Anhäufung rundlicher Mesenchymzellen ohne nachweisbare Beteiligung von Gefäßen. Bei einem Feten von 0,8 cm *N.S.L.* hat sich in dieser Zellanhäufung ein feines Spaltennetz gebildet, das *Ono* ähnlich wie *Dantschakoff* (1916: zit. nach *Hartmann*, 1930), die es bei *Tropidonotus natrix* beschreibt, als Vorläufer des Kapillarnetzes deuten möchte. *Lewis* (1956) zeigte an durch Nabelarterien-Injektion gewonnenen Milzpräparaten der fetalen Ratte, daß der primäre Milzkreislauf in den Mesenchymspalten erfolgt. Bei einer *N.S.L.* von 1,13, 1,35, 1,5 cm, d. h. in der 5. bis 7. Woche, treten nach *Ono* die ersten Gefäße innerhalb der Milzanlage auf und lassen sich bis zur Aorta bzw. Pfortader verfolgen. Das Venensystem der Milz läßt wie überall eine primäre, von den Arterien unabhängige, und mehrere sekundäre, die Arterien begleitende Venen unterscheiden. Die primäre *V. lienalis* ist ein mächtiger Pfortaderast und anastomosiert ab und zu mit den Venenplexus in der Pankreasanlage. Sobald sie den Milzhügel erreicht hat, bildet sie in ihm einen ausgedehnten Venenplexus, dessen Äste nahe der Milzoberfläche und zu ihr parallel laufen. Der *A. lienalis* eng angeschlossen findet sich ein weiteres aus kleineren anastomosierenden Pfortaderästen bestehendes Venensystem, das zur Milz zieht. Es handelt sich um die sekundären Venen, aus denen die spätere *V. lienalis* hervorgeht. Sie begleiten die Arterien bis zum Hilus; ihre Äste dringen als *Vv. comitantes* mit den Arterienästen vom Hilus gegen die Milzoberfläche vor. Ihre Verlaufsrichtung kreuzt sich daher mit den Ästen der primären Milzvene nahezu rechtwinklig. Beide venösen Plexus, die besonders in der buckelförmigen Ausbuchtungsstelle der Milzanlage stark entwickelt sind, anastomosieren reichlich im Milzinnern. Auch außerhalb der Milz, kurz vor dem späteren Hilus, sind beide Venensysteme durch eine starke Anastomose verbunden. Zunächst überwiegt bei weitem die primäre Vene, während beim Erwachsenen, vielleicht unter Benutzung der erwähnten Anastomose, alles Blut der allein erhalten gebliebenen sekundären Vene zugeleitet wird. *Ono* kann nicht entscheiden, ob in der Menschenmilz in frühen Stadien ein rein venöser Kreislauf auch besteht, wie ihn *Janošik* (1922; zit. nach *Hartmann*, 1930) für *Spermophilus* beschreibt. Wahrscheinlich senken sich die Venen beim Menschen nur in Form blind endigender Kapillarbuchten in die Milzanlage ein, ohne daß es zur Ausbildung einer geschlossenen Zirkulation kommt. Auch *Laguesse* (1890; zit. nach *Hartmann*, 1930) fand in der Milzanlage von Fischen stets zwei sich ähnlich wie beim Menschen verhaltende Hauptvenen (*veine pancréatico-splénique* und *veine gastro-splénique*). Die Milzanlage wird auch beim Menschen durch eine aus zwei Gefäßen versorgte Arkade erreicht. In den vorliegenden Stadien bildet die *A. lienalis* mit der *A. gastroepiploica sinistra* am Hilus einen Gefäßbogen, von dem aus sich vier Äste in die Milzanlage einsenken. Wie andere Autoren beobachtete auch *Ono*, daß die Ausbildung der Arterien bei schon weit fortgeschrittener venöser Versorgung noch unvollkommen ist. Dieser Umstand veranlaßte bereits *Laguesse*, die Milzanlage als *retikulierten Blindsack des Pfortadersystems* zu bezeichnen. Die relativ dickwandigen Arterienäste gehen plötzlich in dünne Kapillaren über, die sich im Milzgewebe verlieren, ohne daß *Ono* ihre Endigung sicher feststellen konnte. Er fand jedoch keinerlei Beziehung zum Venenplexus. Die Arterienwandung ist in diesem frühen Stadium außerhalb des Endothelrohres mesenchymal, die Venen stellen nur zarte Endothelröhrchen dar. Sie enden bald im Milzparenchym, so daß die venösen Plexus einfache unregelmäßig begrenzte Mesenchymspalten darstellen. Während die Arterien blutgefüllt sind, sind die venösen Plexus fast blutleer. Außerhalb der Gefäße besteht das Milzparenchym noch fast ganz aus undifferenzierten Mesenchymzellen. Das embryonale Retikulum differenziert sich nach Potenz und Umwelt entweder hämatopoetisch, histiozytisch, fibroblastisch oder endothelial (*Klemperer*, 1938). Die weitere vom Ende des 2. bis 4. Monats reichende Entwicklungsperiode bezeichnet *Ono* als die des Gefäßwachstums und der Sinusbildung. Bei einer *N.S.L.* von 2,4 cm hat die Milz schon ihre äußere Gestalt, und der zunächst mehr kubische oder hochprismatische Zölomepithelüberzug wird platt. Die Hilusarterien sind durch ihre dicke mesenchymale Gefäßscheide von den Venen deutlich zu unterscheiden. *Ono* läßt die Frage, ob die vorwachsenden arteriellen Kapillaren durch eine Umordnung des zwischen den Sinus bereits retikulär umgewandelten Mesenchyms entstehen oder ob ein Sprossungsvorgang vorliegt, offen. Überall sind die arteriellen Kapillaren von den Venenplexus durch Mesenchym geschieden, so daß eine anatomisch geschlossene Kapillarverbindung zwischen beiden nicht nachweisbar ist. Die Venenplexus breiten sich in dieser Entwicklungsperiode schnell aus und sind mit reichlich kernhaltigen und vereinzelten kernlosen Erythrozyten gefüllt, die am Ort entstanden sein müssen. Nur noch dicht unter der Oberfläche besteht eine kompakte Mesenchymschicht aus rundlichen Zellen, überall sonst ist schon eine retikulumähnliche Anordnung in Form eines feinmaschigen Verbandes, der von feinsten azanblauen Fasern umsponnen wird, sichtbar. Zu Beginn des 3. Fetalmonates erhalten die Hilusarterien eine Adventitia aus feinen Faserzügen mit zwischengelagerten ovalen Kernen. Auch die arteriellen Kapillaren erhalten als Anlage der Kapillarhülsen einen Mantel junger mesenchymaler Retikulumzellen. *Dustin* (1938) untersuchte die Entwicklung der Kapillarhülsen einiger Klassen. In der noch undifferenzierten oberflächlichen Mesenchymschicht unter der Kapsel finden sich von der Oberfläche senkrecht nach innen ziehende Zellreihen mit blasigen langgestreckten Kernen. Es handelt sich wahrscheinlich um sich entwickelnde Trabekel. Bis zum Ende des 3. Monates nimmt die Milz sehr an Größe zu und besitzt die Durchschnittsmaße 0,6 : 0,6 : 0,2 cm. Die Wandung der arteriellen Hauptstämme ist schon gut ausdifferenziert, im distalen Abschnitt des Gefäßbaumes ist sie noch undeutlich. Auch das Pulparetikulum hat sich weiterentwickelt. Die Venensinus zeigen nur an den wenigsten Stellen eine Endothelauskleidung, die sich langsam einzustellen beginnt. Im Bereiche des Venensystems sind herdförmig verteilte blutbildende Zellen häufig. Milzkapsel und -balken sind schon deutlich ausgeprägt. Am Ende des 4. Fetalmonates ist der arterielle Gefäßstamm bereits mächtig entwickelt, während das Lymphgewebe und die Wandauskleidung der Sinus noch fehlen. Obwohl das mesenchymale Gewebe schon deutlich retikulären Bau hat, ist es wesentlich noch zellig. Die an der Oberfläche des retikulären Verbandes liegenden Fasern sind noch sehr zart. In den Retikulummaschen liegen oft einzelne rote und weiße Blutzellen. In oft lakunenartig ausgeweiteten Maschen liegen Normoblasten und Myeloblasten. Mit dieser Lakunenbildung beginnt die Entwicklung der ersten Venensinus, mit deren weiterer Ausbildung eine lebhafte Myelopoese einhergeht, die bei Feten von 18 cm ihr Maximum hat, bei solchen von 24 cm schon geringer und bei 30 cm großen unbedeutend ist. Es bestehen offenbar Zusammenhänge zwischen Sinusbildung und Hämatopoese. Die Sinuslichtung bildet sich dabei wahrscheinlich so, daß ein großer Teil der Zellen bei der Umwandlung des ursprünglich sehr engporigen Mesenchyms in ein grobporiges aus dem Gerüst losgelöst wird und sich zu Hämoblasten ausdifferenziert. Die Sinusbildung schreitet dadurch fort, daß benachbarte weite Poren durch Schwund ihrer Zwischenwände zu mehr oder weniger zylindrischen Rohren konfluieren und netzartig zusammentreten (vgl. auch *Hueck*, 1927; 1928; 1930). — *Bergel* und *Gut* (1934) weisen auf die Ansicht *Hartmanns* (1930; 1933) hin, daß das Mesenchym zwischen dem Darmrohr und dem Zölomepithel ausschließlich von dem letzteren geliefert werden soll. Das Zölomepithel würde damit für die Bereitstellung des Materials der Milzanlage indirekt wichtig, weil sich die Milz später in diesem Mesenchymbezirk entwickelt. Daher ist die Frage, ob das Zölomepithel auch noch nach der Entstehung des Milzhügels Milzzellen liefert, für *Hartmann* zunächst nebensächlich. Die Verfasser stellten Beobachtungen an 60 Schnittserien (43 Embryonen der Wiener Sammlung) an. Eine Milzanlage ist stets erst bei einer Körpergröße von 7 bis 11 mm größter Länge feststellbar, eine Milzkapsel bei 50 mm *gr. L.* In den Entwicklungsstadien zwischen dem Auftreten der Milzanlage und der Ausbildung der Milzkapsel ist die Grenze zwischen dem Zölomepithel und dem von ihm bedeckten Milzparenchym stets erkennbar. Bereits bei 7 bis 11 mm langen Feten trägt das Epithel eine deutliche azanblaue Basalmembran, die auch unter den Einstülpungen des Zölomepithels stets nachweisbar ist. Ebensowenig finden sich im Zölomepithel die für die Bereitstellung des Milzgewebes nötigen Mitosen. *Bergel* und *Gut* konnten im Gegensatz zu *Hartmann* (1930; 1933) in allen jungen Milzanlagen ohne Kapsel keinen Unterschied der Form und Färbbarkeit zwischen den Zölomepithelzellen und den Milzparenchymzellen feststellen. Bei Embryonen von 50 mm *Sch.St.L.* beginnt die Entwicklung der Milzkapsel; unter dem Peritonealepithel lassen sich deutliche Fasern darstellen. Bei 85 mm *Sch.St.L.* treten zwischen diesen Fibrillen spindelförmige, als Myo- und Fibroblasten aufzufassende Zellen auf. Bei 120 mm *Sch.St.L.* ist die Kapsel bereits gut ausgebildet, und die Trabekelanlagen sind sichtbar. Das das Parenchym der Milzanlage darstellende Mesenchym entsteht zwar als Teil des viszeralen embryonalen Bindegewebes wie dieses aus der viszeralen Seitenplatte, also dem späteren Zölomepithel; dieses ist aber schon bei 5 mm *gr. L.* vom Mesenchym deutlich abgegrenzt und bei 8 mm *gr. L.* durch eine Basalmembran von ihm geschieden. Da erst von diesen Stadien an von einer Milzanlage gesprochen werden kann, beteiligt sich das Zölomepithel demnach nicht an der Bildung der Milzpulpa, sondern liefert vielmehr nur das Epithel des die Milz überziehenden Peritoneums. Nach *Bergel* und *Gut* sind die Autoren, die zu anderen Schlüssen kamen, durch Flachschnitte, fehlende Spezialfärbungen, zu große Schnittdicke getäuscht worden. Unter besonderer Berücksichtigung der Mesenterialverhältnisse vor dem Erscheinen der Milzanlage untersuchte *Holyoke* (1936) beim Menschen und Schwein die Rolle des primitiven Mesothels in der Entwicklung der Milz. Bei menschlichen Feten von 3 mm *Sch.St.L.* findet sich noch keine Andeutung einer

Milzanlage. Die in 3 bis 4 Lagen übereinanderliegenden Zellen des Zölomepithels färben sich ebenso wie die darunterliegenden Mesenchymzellen und hängen an vielen Stellen protoplasmatisch mit ihnen zusammen. Die Möglichkeit des Abwanderns von Zellen des Zölomepithels in das Mesenchym ist auch daran erkennbar, daß sich an der Grenze beider Mitosen finden, deren Spindeln senkrecht zur Oberfläche stehen. Diese zunächst für das Schwein geltenden Bedingungen lassen sich auch beim menschlichen Keimling bis zu 6 mm Länge nachweisen. Inzwischen beginnt der schon sehr große Magen seine Drehung und nimmt dabei eine Mesenterialfalte mit, die eine scharfe Krümmung macht. In der Mitte dieses Mesenteriumabschnittes hat sich eine Anschwellung aus proliferierenden Mesenchymzellen nach links hin entwickelt. Die Mesenchymzellen bilden keine eigentliche Verdichtung, und das Zölomepithel hat alle Eigenschaften aus früheren Stadien beibehalten, so daß zwischen beiden — abgesehen von einer etwas intensiveren Zytoplasmafärbung der oberflächlichen Zellen — keine zellulären Unterschiede bestehen. An anderen Stellen aber hat sich das Zölomepithel zu einem isoprismatischen, von der Unterlage scharf durch eine Basalmembran abgesetzten Epithel entwickelt. Andererseits finden sich zu dieser Zeit entlang des Darmes ganz unregelmäßig Stellen, an denen das Epithel zunächst noch seine ursprüngliche Unordnung beibehält. Dieselben Verhältnisse zeigen sich bei 7,5 bis 8 mm langen Schweinefeten. Die beschriebene Zellansammlung kann nicht als definitive Milzanlage, sondern nur als präformierte Anschwellung betrachtet werden. Denn eine endgültige viel weniger dichte Zellansammlung erscheint bei 10 bis 12 mm großen Tieren an derselben Stelle und ist mit dem Mesothel der linken Seite und dem Mesenchym in Verbindung. Vom rechten Mesothel ist sie durch lockeres Mesenchym getrennt. Bei 10 mm großen Schweinen fehlt links jede Trennung zwischen Mesothel und Mesenchym. An der Oberfläche und in der Tiefe finden sich zahlreiche, teilweise zur Oberfläche senkrecht orientierte Mitosen, die darauf schließen lassen, daß Zellen in die Tiefe zur Anlage gelangen. Die zentralen Zellen dieser sind so dicht zusammengepackt, daß ihre typische Sternform verdeckt ist. Ebenso wie die oberflächlichen Zellen färben sie sich stark basisch, und ihre verhältnismäßig blassen Kerne besitzen noch zwei Nukleolen wie auf jüngeren Stadien. Dasselbe Verhalten zeigt sich bei menschlichen Embryonen von 8 bis 9 mm Länge. Der Zeitpunkt des Auftretens der endgültigen Milzanlage scheint demnach bei vielen Säugerarten relativ konstant zu sein. Das Zölomepithel grenzt sich nunmehr über der schnell wachsenden Anlage ab; seine einschichtig gelagerten Zellen färben sich in einer kernfreien basalen Zone heller (Schwein 12 mm). Die Zölomepithelkerne bekommen allmählich eine feinere Chromatinverteilung als die Kerne der Mesenchymzellen. Die Abgrenzung des Zölomepithels wird bei menschlichen Feten von 10 bis 12 mm und beim Schwein von 14 bis 15 mm durch die Ausbildung einer Basalmembran vollendet. Bei menschlichen Embryonen von 13,5 mm findet ein Zellaustausch nur noch an wenigen Stellen der Milzanlage statt. Gleichzeitig grenzt sich die Milz schärfer vom umgebenden Mesenterium ab; ihre Grenzen sind beim 13,5 mm großen Embryo und beim 14 mm großen Schweinefeten sehr deutlich. Die Milz dehnt sich in die linke Hälfte des Mesenteriums aus und wächst um das lose Mesenchym in dessen rechter Hälfte herum. Die großen Milzgefäße finden sich in dieser Milzfalte, die zum Hilus wird (Mensch 15 bis 16 mm). *Holyoke* stellt zusammenfassend fest, daß sich die Milzanlage beim Menschen von 7,5 mm, beim Schwein von 10 mm als dichte Mesenchymmasse in einer präformierten Anschwellung des Mesogastrium dorsale entwickelt und zunächst mit dem Zölomepithel und dem Mesenchym des Mesenteriums zusammenhängt, von dem sie sich schrittweise abgrenzt. Vor dem Erscheinen der Milzanlage besteht das Zölomepithel als Mesenchymverdichtung, die mit dem unter ihr liegenden Mesenchym verbunden ist. Die Milz bildet sich an der Basis dieser Randverdichtung des Zölomepithels und stammt teils von diesem, teils vom darunterliegenden Mesenchym ab. Eigenartigerweise behält das Epithel über der Milz seinen primitiven Charakter viel länger bei als das Zölomepithel im allgemeinen. Auch *Hartmann* (1930; 1933) stellte, wenn auch wegen Materialmangels unvollständige Untersuchungen über die Entwicklung der Menschenmilz an. Sie hebt hervor, daß das Zölomepithel beiderseits des kranial von der Leberanlage gelegenen Darmabschnittes zu einer Zeit, in der noch keine Milzanlage nachweisbar ist, aus unregelmäßig ineinander verschobenen synzytialen Zellreihen ohne scharfe Grenze nach innen besteht. Demnach müßte es auch Mesenchym zur Milzanlage liefern.

Bazzocchi (1933) berichtet einiges über die postfetale Weiterentwicklung der Menschenmilz. *Saller* (1931) skizziert die postfetale histologische Differenzierung der Milz der weißen Maus. *Reißner* (1929) bringt Bemerkungen zur Entwicklung und Ausdifferenzierung des Trabekelnetzes bei einigen Haussäugern.

Die Mehrzahl der in der Literatur mitgeteilten Fälle von Wandermilz dürfte entwicklungsgeschichtlich bedingt sein, wobei vor allem die Hemmungsbildung des Magengekröses ätiologisch wirksam ist (vgl. *Lubarsch*, 1927). *Catsaras* (1928) und *Rummel* (1939) berichten über zwei Fälle von Wandermilz, die auch Rückschlüsse auf den normalen Entwicklungsgang erlauben. Letzteres gilt gelegentlich auch vom Auftreten und der Differenzierung von Nebenmilzen (vgl. *Wiltschke*, 1929).

Die Zahl der vorliegenden auch neueren Untersuchungen ist, in einen größeren vergleichenden Rahmen gestellt, zu gering, um die Frage einer generellen Beteiligung des Darmendothels, des Zölomepithels, des Mesenchyms an der Milzanlage zu entscheiden. Die verschiedenen Angaben verdeutlichen die Schwierigkeit, aus mikroskopischen Zustandsbildern auf Lebensvorgänge zu schließen. Es kann dabei auch nicht entscheidend sein, daß einige Autoren weniger spezifisch gefärbte Schnittserien benutzten. Die unterschiedlichen Befunde scheinen bei dem individuell und artlich verschiedenen Bild, das die erwachsene Milz bietet, verständlich. Auch die Milzentwicklung könnte, was die Herkunft, den Zeitpunkt der Bereitstellung des Materials für die Anlage, die Herkunft und die Differenzierung des Gefäßsystems angeht, artlich verschieden sein. Die Milz der Nichtsäuger ist dazu von der Säugermilz typologisch unterschieden. Diese Unterschiede könnten schon während der Entwicklung mehr und mehr heraustreten. Wahrscheinlich gibt es bei den Säugern verschiedene Pfortadertypen, denen jeweils eine besonders differenzierte Milz entspricht. Die mangelnde Kenntnis über die Milzentwicklung und -differenzierung erscheint zu einem Zeitpunkt, an dem die Entwicklung aller übrigen Organe fast restlos aufgeklärt ist, somit durch das Fehlen einer genügend breiten Vergleichsgrundlage bedingt.

2. Die Regeneration der Milz

Es liegen zahlreichere Berichte über die *Milzregeneration* bei Amphibien vor. *Jolly* und *Lieure* (1929) fanden bei 85 milzexstirpierten *Triton cristatus* nach 4 Monaten in 11%, nach 4½ Monaten in 36%, nach 5 Monaten in 16% der Fälle eine Milzregeneration. Diese wird durch gleichzeitige Homotransplantation der Milz nicht begünstigt oder irgendwie beeinflußt. Das Regenerat sitzt nach 5 Monaten als 1 bis 5 mm großes rundliches Knötchen an, oder unweit der Stelle der entfernten Milz und ist histologisch immer eine solche. Es steht mit der bei der Operation unterbundenen *V. gastrolienalis* in Verbindung. Die Verf., die schon vorher (1928) bei 35 splenektomierten *Triton cristatus* nach 3 Monaten zugleich mit dem Angehen der autotransplantierten Milz eine Milzregeneration feststellten, vermuten eine echte Regeneration und lehnen die Entstehung des Regenerates aus belassenen kleinen

Milzresten ab. Nach *Heberlein* (1930/31) beansprucht das Regenerationsvermögen der Milz beim Axolotl längere Zeit (3 bis 20 Wochen) als das der Leber. Die Abtragung von Milzteilen wird durch hypertrophisches Wachstum des Restes oder durch umfangreiche Wucherungen kompensiert, die nicht am normalen Ende des Stumpfes auftreten. Die Ränder der Regenerate sind stärker und unregelmäßiger gekerbt als normale Organe. Nach vollständiger Milzexstirpation ist weder Ersatz- noch Nebenmilzbildung feststellbar. Dagegen wachsen selbst kleine belassene Gewebsteilchen stets zu ansehnlichen Gebilden heran. *Kuriyama* (1931) entfernte die Milz bei 20,2 cm langen Bufolarven (erstes Auftreten der Milzanlage bei 1,8 cm langen Larven) mit scharfer Pinzette und beobachtete danach die Regeneration einer kleineren Milz an gleicher Stelle. *Toryu* (1931) fand dagegen bei acht splenektomierten Brieftauben 15 bis 210 Tage p. o. keine Milzregeneration. Auch *Bloom* und *Taliaferro* (1938) teilen mit, daß die Milz der Säuger und des Menschen nach teilweiser Entfernung, Infarzierung und Inzision nicht regeneriert. Dagegen kommt es beim Kanarienvogel nach experimenteller stellenweiser Infarzierung der Milz durch Infektion mit *Plasmodium cathemerium* (Vogelmalaria) und Verbrennung regelmäßig zu einer vollständigen Wiederherstellung der Struktur an den nekrotischen Stellen. Dabei erscheinen zunächst von Lymphozyten, Monozyten und Retikulumzellen abstammende Makrophagen am Rande der Nekrose. Das weiterhin entstehende feine Narbengewebe aus Fibroblasten, Fasern und Makrophagen wird vom Rande aus mit Lymphozyten und Gefäßen durchsetzt. Ein Teil der Lymphozyten entsteht auch örtlich aus Fibroblasten. Andere Fibroblasten werden zu Retikulumzellen der neuen roten und der sich aus Lymphozyten und Gefäßen allmählich kondensierenden weißen Pulpa. Die neuen Venensinus gehen ebenfalls aus den eingesproßten Kapillaren hervor. Die Milz höherer Wirbeltiere regeneriert sich nach *Capelli* (1929) nach vollkommener Abtragung nicht. Der Autor fand nach kleinen herdförmigen Abtragungen und Verletzungen bei Kaninchen, Meerschweinchen und Hunden außer einer lebhaften Milzreaktion nur die normale, in gewissen Grenzen verlaufende Wundheilung. Auch das spontan oder künstlich in die Milzwunde eingedrungene Netz blieb frei von Regeneraten. *MacKay* und *Scott Polland* (1931) riefen bei jungen erwachsenen Ratten, nicht aber beim Kaninchen, nach Entfernung einer Milzhälfte eine Hypertrophie der anderen hervor und führen dieses gegenteilige Verhalten auf die artlich verschiedene Größe und Wertigkeit der Milz zurück. Die völlig entfernte Menschenmilz regeneriert nach *MacDonald* (1934) nicht, während ein zurückgelassener Stumpf durch seine Hypertrophie eine echte Regeneration vortäuscht.

Jármai (1933/34) beschreibt sonst im allgemeinen bei Haustieren seltene *Milzschädigungen* beim Pferd als gewöhnliche Vorkommnisse, ohne auf die Ursachen einzugehen. Unter 680 Pferden waren 80 mit Zeichen einer früheren Milzschädigung. Nebenmilzen entwickeln sich nach *Jármai* beim Hunde nur dann, wenn sich Milzpartikel nach experimentellen Milztraumen am Bauchfell implantieren können. *Yoshida* und *Hayakawa* (1927) fanden die Milz bei einem vorher laparotomierten Hund bis auf eine kleinere Narbe am oberen Pol normal. Daneben fanden sich im Netz zahllose, verschieden große und regellos verstreute Knötchen. Die schwache und lockere Kapsel der größeren war von zahlreichen mit Erythrozyten gefüllten Kapillaren und von wenigen Lymphozyten und mit Blutpigment beladenen histiozytären Zellen durchsetzt. Ein eigentlicher Hilus fehlte. Statt der Balken zweigten spärliche Septen von der Kapsel ins Innere ab, die keine Gefäße trugen. Die Arterien waren in der Kapsel verstreut. Die Sinus fanden sich in sehr ungleicher Weite ausschließlich in einer subkapsulären Schicht, das Innere bestand aus einem Retikulum. Zwischen den Sinus lagerten pigmentbeladene Histiozyten, im Retikulum daneben auch neutrophile Leukozyten, eosinophile Leukozyten und Megakaryozyten. Einige Follikel, vielfach mit Kerntrümmern in den Zentren, fanden sich oft. Das Retikulum um die Follikel war oft kapselartig verdichtet. In den kleineren dieser *Autotransplantate* fehlten Follikel, Pigmente und Megakaryozyten.

Perla (1936) studierte den Einfluß der Hypophyse auf die Milzregeneration an lange Jahre reingezüchteten weißen Ratten. Dazu injizierte er hypophysektomierten und zu $^{4}/_{5}$ splenektomierten Tieren frische Hypophysenvorderlappen-Emulsionen. Das nach Hypophysektomie stetig absinkende Milzgewicht läßt sich dadurch halten. Der Milzstumpf regeneriert sich beim normalen Tier nach etwa einem Monat bis zu $^{1}/_{3}$ und wächst dann nicht mehr weiter. Bei hypophysektomierten Ratten atrophiert der Milzstumpf noch um 3 bis 4%. Bei diesen Tieren tritt nach Vorderlappen-

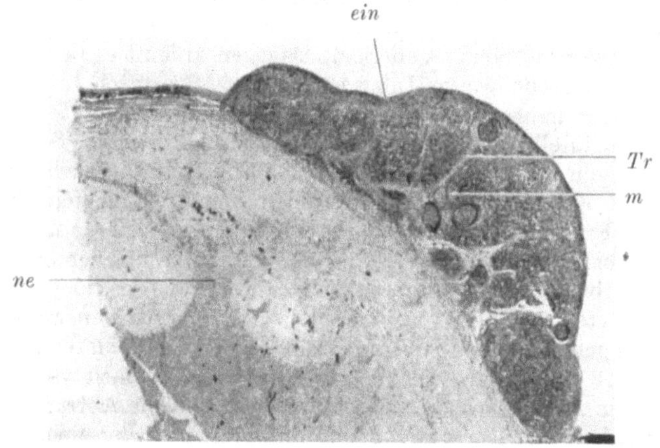

Abb. 4. Vollständige Nekrose einer Wandermilz mit kompensatorischer peripherer, vielknotiger *Hyperplasie* von Milzgewebe. *ne* nekrotische Milz; *m Malpighisches* Körperchen; *Tr* trabekelartiger Bindegewebszug; *ein* Einziehung der Kapsel. (Nach J. *Catsaras*, Virchows Arch. path. Anat. 268, 1928, Abb. 4.)

behandlung eine Regeneration des Stumpfes, wenn auch nicht so stark wie bei normalen auf. Das Stumpfregenerat normaler Tiere besteht aus Retikulum mit in kleinen Inseln verteilten Lymphozyten.

Catsaras (1928) fand auf der blutdurchtränkten Kapsel einer völlig nekrotischen, im Douglas eingeklemmten Wandermilz bei einer 48jährigen 5para, die vorher eine Malaria überstanden hatte, viele verstreute, milzfarbige bis zu walnußgroße Höcker. Diese waren als regenerative Wucherung aus den am Leben gebliebenen subkapsulären Milzschichten hervorgegangen, die durch die bestehende Verwachsung mit Bauchfell und Netz vaskularisiert wurden. Die blutige Durchtränkung der Kapsel dieser Höcker und deren sehr wechselnde Größe erklären sich zwanglos aus der unterschiedlichen Gefäßversorgung. Die äußere fibröse Hülle war reich elastisch. Die gut entwickelten, meist mit Zentren versehenen Knötchen hatten indessen keine Zentralarterien. Auch fehlten Pinselarterien. Die erweiterten Sinus waren mit Erythrozyten und Lymphozyten gefüllt. Daneben gab es zusammengefallene lumenlose Sinus, die in einer normalen Milz nie zu beobachten sind. *Lubarsch* (1927) und *Catsaras* (1928) zitieren die älteren Meinungen über Umfang und Art der einzelnen Formen von Regeneraten.

Da über den feineren histologischen Bau, und damit über die Abgrenzung von Nebenmilzen, Splenoiden und Autotransplantaten noch nicht volle Übereinstimmung besteht, ist es schwer, regenerative Vorgänge richtig zu beurteilen. Sehr kleine Nebenmilzen brauchen m. D. nicht unbedingt die volle Ausdifferenzierung des Hauptorgans zu besitzen, ohne deshalb genetisch den Splenoiden gleichgestellt werden zu können. Es fehlt bisher eine mit allen Methoden und über einen längeren

Zeitraum an verschiedenen Wirbeltieren durchgeführte Beobachtung der Ausdifferenzierung und der Alterung echter Regenerate.

Oltmanns (1919; zit. bei *Lubarsch*, 1927) will 5 Gruppen von *Nebenmilzen* unterscheiden: 1. die durch Kerben- und Lappenbildung des Hauptorgans entstandene; 2. die durch Hemmungsbildung entstandene; 3. atavistische Bildungen; 4. die durch intrauterine Keimversprengung entstandene; 5. die durch Autoimplantation nach postfetalen Traumen entstandene. *Lubarsch* (1927) fordert für diese 5 Gruppen charakteristische Unterscheidungsmerkmale. In der ersten Gruppe fehlt eine normalgeformte Hauptmilz. In der zweiten Gruppe müssen die Nebenmilzen in der Nähe des Hauptorgans liegen. Zur dritten Gruppe können nur an den phylogenetischen Anlageorten liegende Nebenmilzen gezählt werden. In der vierten und fünften Gruppe sind die Nebenmilzen regelmäßig über die ganze Bauchhöhle verstreut und unterscheiden sich nur dadurch, daß sie in der vierten Gruppe typischen Milzbau, in der fünften dagegen nur Splenoidbau besitzen.

3. Die Transplantation der Milz

Nach *Putschar* (1931) entstehen milzähnliche Bildungen in der Bauchhöhle nach *Autotransplantation*: 1. durch Vergrößerung von Milzresten; 2. durch echte Nebenmilzen; 3. durch Anheilen des Transplantates; 4. durch Vergrößerung von Lymphknoten und Hämolymphknoten; 5. durch Neubildung von *Splenoiden* aus dem Peritoneum.

Jolly und *Lieure* (1928) beobachteten bei 35 splenektomierten *Triton cristatus* nach drei Monaten zugleich mit dem Angehen der Autotransplantate eine Milzregeneration. Im ganzen begünstigt aber die gleichzeitige Transplantation die Regeneration nicht; denn diese tritt auch vielfach bei negativen Transplantaten ein. Dagegen hatte die Injektion von Milzbrei-Aufschwemmungen in die Bauchhöhle von *Triton alpestris* keinerlei Effekt. Bei 12 von 25 *Triton cristatus*, denen die ganze Milz ins Abdomen autotransplantiert wurde, war das Transplantat nach 6 Wochen bis zu 4 Monaten angegangen. In 8 von 13 Fällen heilten homotransplantierte Milzfragmente bei vorher splenektomierten Molchen an. Die Autotransplantation der ganzen Milz am Magen oder in die Milzgegend gelingt immer; dagegen war die Heterotransplantation einer ganzen Milz an den Magen des entmilzten Wirtes nach 4 Wochen in nur 4 von 24 Fällen erfolgreich. Die Autotransplantation des ganzen Organs und von Organstücken gelingt weit öfter als die Homotransplantation (48% : 10% bzw. 61% : 48%). — In der rot aussehenden, erfolgreich transplantierten Milz, die mit einer beliebigen Stelle ihrer Oberfläche entweder zu den Mesenterialgefäßen oder öfter zu den Magen-Milz-Gefäßen in Beziehung getreten ist, finden sich intaktes Lymphgewebe ohne Kernveränderungen und sich teilende Erythroblasten. Nach *Kuriyama* (1930) werden Homotransplantate der Milz von Bufolarven unter die Hornhaut im Laufe von 30 Tagen immer lockerer und schließlich resorbiert. — Transplantate erwachsener Hühnermilz wachsen auf der Chorio-Allantoismembran des Hühnchen an (*Sandstrom*, 1932). Das mit zahlreichen kleinen Lymphozyten versehene, aus typischem Milzgewebe bestehende Transplantat regt oft in der sich dann vergrößernden Wirtsmilz Granulopoese an.

Hamazaki und *Aibara* (1928) autotransplantierten bei der Ratte Milzgewebe in das Netz und untersuchten speziell die Beziehung der Transplantate zu den besonders zahlreichen Milchflecken. Die an einzelnen oder gruppierten Milchflecken angeheilten Milzstücke entwickelten sich stets besser als die an freien Stellen des Netzes angewachsenen. Die Entwicklung geht von restlichen Retikuloendothelien des sonst nekrotisierenden Transplantates aus und ist beim entmilzten Tier lebhafter als beim normalen. Die Milchflecken in der Umgebung des Transplantates verkleinern sich durch Abwandern der Histiozyten zu diesem hin. Die Verf. nehmen entgegen *Kreuter* (loc. cit.) an, daß Splenoide nach Entmilzung ohne Milzkeime durch Umwandlung der Milchflecken entstehen können. *Faltin* und *Stubenrauch* (loc. cit.) wollen das Peritoneum dafür verantwortlich machen. Nach *Perla* (1936), der bei 24 drei Monate alten bartonellenfreien weißen Ratten ein Milzstück in einen Bauchwandbeutel einnähte, degeneriert das Transplantat bereits am ersten Tage so, daß nur eine dünne Schicht von Retikulumzellen überlebt, die am dritten Tage

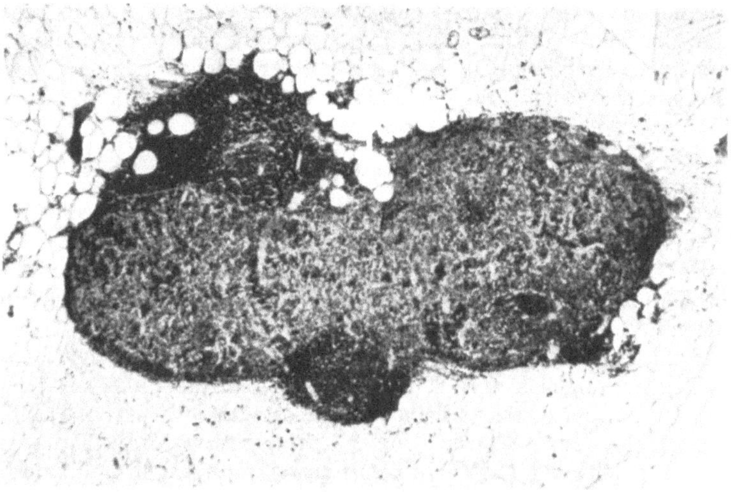

Abb. 5: Im Mesotestis reizlos eingeheiltes 163 Tage altes Rattenmilz-Autotransplantat. Carnoy, H.-E. (Nach *E. Knake*, Virchows Arch. path. Anat. 321, 1952, Abb. 1).

proliferiert und schließlich die nekrotische Mitte völlig durchsetzt. Am 3. bis 4. Tage erscheinen Lymphozyten, und zwischen dem 12. bis 21. Tage erfolgt mit dem Auftreten einer Kapsel und von Trabekeln eine vollständige Regeneration. Die Retikulumzellen können somit alle Strukturelemente der Milz bilden.

Silberberg (1935) führte bei 24 Meerschweinchen Auto- und Homotransplantationen von 4 : 4 mm großen Milzstückchen in eine subkutane Bauchwandtasche durch. Während die Autotransplantation nach 16 bis 21 Tagen stets erfolgreich war, war das Resultat bei allen übrigen Formen öfter zweifelhaft. *Lifshitz* (1937) erhielt in 14 von 16 Fällen von in die Bauchhaut homotransplantierter Milz bei vorher entmilzten Ratten nach 4 Monaten ein positives Resultat. Es zeigten sich nach dieser Zeit an Stelle des früheren Transplantates rötlich-braune Knötchen funktionstüchtigen Milzgewebes. Nach *Knake* (1952, 1953, 1955) überleben bei homo- und heterozygoten Ratten in das die Hoden umgebende Fettgewebe homotransplantierte Milzstückchen regelmäßig nur als Narbe. Dagegen wahren Autotransplantate und solche zwischen Wurfgeschwistern eines Inzuchtstammes stets die Organstruktur der Milz und vergrößern sich in einem Jahr um das Vielfache. Bei Homotransplantaten sollen nur so viele Gefäße erhalten bleiben, als nötig sind, um das gänzliche Schwinden des Transplantates zu verhindern. Die übrigen kollabieren, obliterieren und degenerieren bei Kontakt mit dem sonst nicht reagierenden Wirtsgewebe regel-

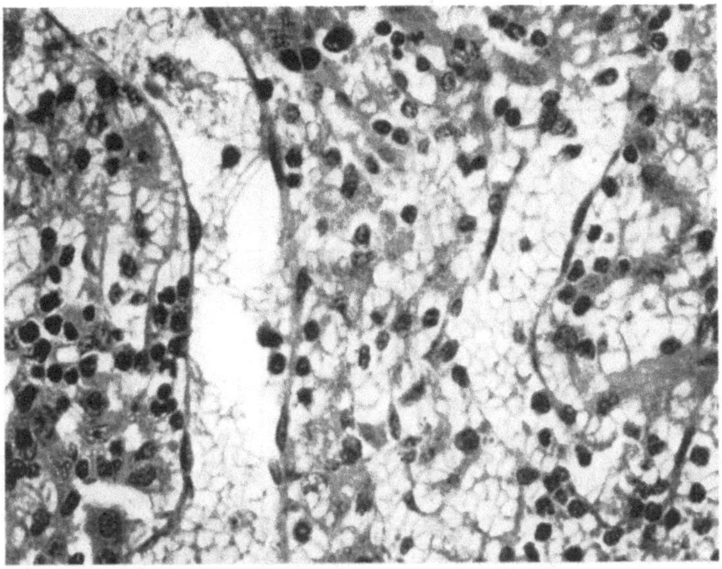

Abb. 6: Im Mesotestis organtypisch gewachsenes, 163 Tage altes Rattenmilz-Autotransplantat. Die weit geöffneten Sinus der roten Pulpa sind endothelial begrenzt. Carnoy, H.-E. (Nach *E. Knake*, Virchows Arch. path. Anat. 321, 1952, Abb. 5).

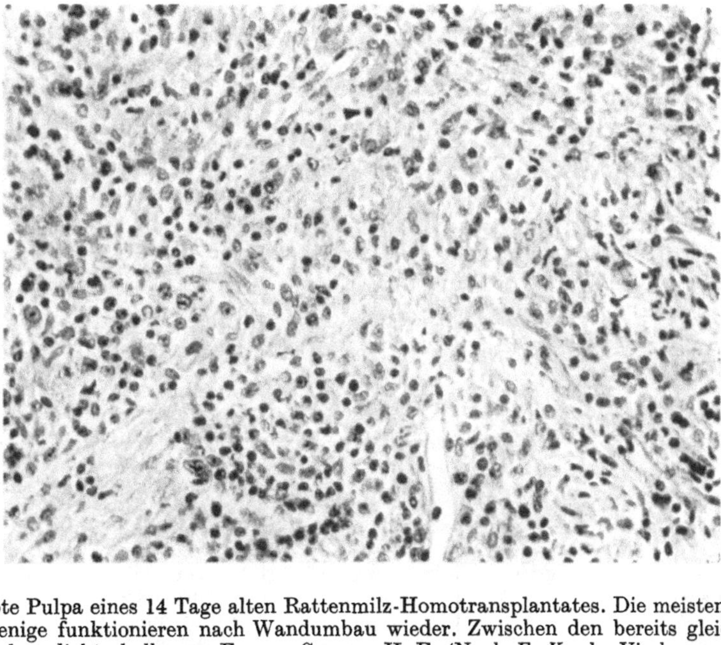

Abb. 7: Rote Pulpa eines 14 Tage alten Rattenmilz-Homotransplantates. Die meisten Sinus sind verödet, wenige funktionieren nach Wandumbau wieder. Zwischen den bereits gleichförmigen Zellen bestehen dichte kollagene Fasern. Carnoy, H.-E. (Nach *E. Knake*, Virchows Arch. path. Anat. 324, 1953, Abb. 5)

Tabelle 1: Vergleich des Endzustandes von Rattenmilz-Transplantaten bei verschiedenen Graden genetischer Ähnlichkeit von Spender und Empfänger. Beobachtungsdauer: bei I und IV mehr als ein Jahr, bei II sieben und bei III sechs Monate. (Nach *E. Knake*, Z. Naturforsch. 8b, 1953, Tabelle 1)

	I Auto- transplantat	II Transplantat zwischen Inzucht-Brüdern	III Transplantat zwischen Inzucht-Vettern	IV Transplantat zwischen heterozygoten Ratten
A Größe der Transplantate	wächst	bleibt mindestens gleich groß	schrumpft stark	schrumpft sehr stark
B Aufbau aus roter und weißer Pulpa	bleibt erhalten	bleibt erhalten	wird undeutlich	wird undeutlich
C Zell-zusammensetzung der weißen Pulpa	qualitativ und quantitativ richtig	qualitativ und quantitativ richtig	typischer Aufbau geht verloren. Reste bestehen vorwiegend aus Plasmazellen	wie III
D Zell-zusammensetzung der roten Pulpa	qualitativ und quantitativ richtig	qualitativ richtig, aber zahlenmäßig reduziert	die zellarmen Reste enthalten Fibrozyten, einige Granulozyten und Reticulumzellen	die zellarmen Reste enthalten vorwiegend Fibrozyten
E Reticuläres System a) Zellen	bleiben zahlreich	bleiben erhalten, aber spärlicher als bei I	werden sehr spärlich	verschwinden
b) Fasern	bleiben erhalten	bleiben erhalten, etwas rarefiziert	bleiben stark rarefiziert länger als bei IV erhalten	verschwinden
F neugebildete kollagene Fasern*	wenig	wechselnd viel	sehr viel, dabei zarter als bei IV	sehr viel und im Alter recht grob
G Arterien	richtig aufgebaut wenn auch nicht vollzählig erhalten	teils verdickt, hyalin degeneriert, teils Wachstumsprozesse zeigend	nur wenige hyalin veränderte Arterien bleiben offen	verschlossen
H Sinus	zum größten Teil offen und in Funktion	zum größten Teil offen und in Funktion, Endothel oft fehlend oder geschädigt	die meisten verschlossen. Die durchströmten mit flachem Endothel oder ohne Wandbekleidung	wie bei III
J Pigment-makrophagen	mäßig viel	mäßig viel	sehr viel, besonders am Rande des Transplantats	massenhaft, im Transplantat und am Rande

* Die kollagenen Fasern von Trabekeln und mitverpflanzter Kapsel werden nicht berücksichtigt.

Tab. 2: Histologische Beschaffenheit von Milztransplantaten (Rasiermesserschnitten) während der ersten zwei Wochen. (Nach *E. Knake*, Virchows Arch. path. Anat. 327, 1955, Tabelle 1).

	Arteigen		Artfremd
	körpereigen	körperfremd	körperfremd
	I *Auto*transplantat	II *Homöo*transplantat	III *Hetero*transplantat von Maus auf Ratte
Beginn der neuen Durchblutung	spätestens 2. Tag	wie bei I	wie bei I
Art der neuen Durchblutung	direkte Gefäßverbindung zwischen Wirt und Transplantat	wie bei I	wie bei I
Stärke der neuen Durchblutung	gut; auch Durchblutung von Trabekel- und Zentralarterien	spärlich; nur Durchblutung von wenigen in Capillaren umgewandelten Sinus	wie bei II
Trabekel- und Zentralarterien histologisch	zum großen Teil intakt	fibroblastisch verschlossen oder degeneriert, nekrotisch	wie bei II
Sinus- und Pulpavenen histologisch	zum großen Teil intakt	fast restlos verödet	wie bei II
*Malpighi*sche Follikel	zum großen Teil intakt	im Untergang	wie bei II
Rote Pulpa	intakt, nur etwas zellarm	in kollagener Verödung	wie bei II
Organstruktur	erhalten	im Untergang	wie bei II

mäßig. Homotransplantate überleben mit voller Organstruktur, wenn das Kollabieren der Gefäße des Transplantates durch chronische Histaminvorbehandlung des Spendertieres verhindert wird (*Knake*, 1953, 2). Bei Autotransplantation und bei Homotransplantation unter genetisch identischen Partnern könnte bei der Berührung zwischen Spender- und Wirtsgewebe ebenfalls Histamin frei werden, das die Gefäße des Transplantates offen hält. Bei anderen Transplantationsformen könnten histaminähnliche Stoffe entweder nicht frei oder zerstört werden. — *Williams* (1950) beobachtete bis zu 6 Monaten die lebenden Gefäße von in das Kaninchenohr autotransplantierten Milzstückchen. Die Transplantate gehen bei allen milzlosen Tieren an oder vergrößern sich nach Entmilzung um ein Vielfaches. Isoliert transplantierte Follikel und Trabekel überleben nicht. — In den Transplantaten entwickelt und verändert sich ein eigenartiges, aus der Umgebung einwachsendes Gefäßsystem. Die Zirkulation beginnt in diesen nach 36 Stunden zuerst im Zentrum des Stückes feststellbaren Gefäßen schon nach 48 Stunden. Venen umgeben die 2 bis 3 eingewachsenen, sich im Zentrum verzweigenden Endarterien. Arteriendurchmesser und Transplantatgröße sind nach 6 bis 8 Wochen stabil. Die von diesen zentralen Arterien ausgehenden radiären Äste verbinden sich durch enge, endothellose, nur von Plasma durchströmte Kanäle. Die Arterien gehen im äußeren Drittel des Stückes unvermittelt in weite, oft blinde Kanäle über, deren Inhalt durch enge, den *Stigmata Malpighi* ähnelnde Abflüsse langsam in die Venen abfließt. Diese wochenlang rhythmisch tätigen Öffnungen schwinden und machen anderen Platz. Bei starkem arteriellem Druck und Zustrom wird ein anderer Weg mit weiter entfernten Abflüssen benutzt. Es handelt sich um im peripheren Drittel liegende 15 bis 25 μ weite, sinusartige, starre Gefäße mit engen Abflüssen und ohne aktive Zu- und Abflußregelung. Die mit typischem Endothel versehenen Sinus sind bald von Plasma, bald von Blutkörperchen durchflossen und können Erythrozyten speichern. Sie sind aber wegen Fehlens der Nerven nicht zyklisch tätig.

Holyoke (1940) bediente sich bei der Transplantation von 16 bis 30 mm großen Stückchen fetaler Kaninchenmilz in das große Netz erwachsener Kaninchen der Technik von *Waterman* (1932). Danach zeigten sich bereits nach 7 bis 13 Tagen immer Transplantate, die manchmal gelappt, d. h. aus verschiedenen verschmolzen sind. Die umgebenden Wirtsgewebe wachsen und betten das Implantat mehr oder weniger tief ein. Bisweilen aber sind die Transplantate mit Ausnahme der Stelle der eintretenden Blutgefäße völlig vom Wirt getrennt. Es ließ sich nicht eindeutig entscheiden, ob die das Transplantat umgebende, oft einige Millimeter dicke bindegewebige Kapsel von diesem selbst oder, wahrscheinlicher, vom Wirt stammt. Die Gefäße scheinen ausweislich ihrer Struktur vom Wirt her gebildet, jedoch liefert auch das Implantat Gefäße.

In ihm und in seiner unmittelbaren Umgebung finden sich große, blutgefüllte, angiomatöse Gefäße mit undifferenzierter Wandung. Vor allem in von älteren Feten stammenden Transplantaten lief der Gefäßbildung ein zweiter Vorgang mehr oder weniger parallel, der schließlich zur Zerstörung und Entfernung des Transplantates führte. Dabei setzte sich das Wirtsgewebe durch lokale Zellenbildung (kleine und große Lymphozyten, Histiozyten, Monozyten, Eosinophile, einige Makrophagen) vom Transplantat ab. Bindegewebsreaktionen, wie Kalkeinlagerung und Verschleimung, kommen im Wirtsgewebe und im Transplantat häufig vor.

Die vor dem 17. Tage transplantierten Rudimente fetaler Milz entwickeln dabei stets dieselben Zelltypen (Mesenchym, einige Hämoblasten) wie die normale Milzanlage, ohne daß aber eine histotypische oder organtypische Anordnung erfolgt. Das Transplantat manifestiert vielmehr stets nur die Potenzen des ganzen überpflanzten dorsalen Mesogastriums. Erst die Transplantate 17 Tage alter und älterer fetaler Milz liefern typisches Milzgewebe, das nicht vom extralienalen dorsalen Mesogastrium gebildet werden kann. Die Milzanlage ist also erst vom 17. Tage an zu organtypischem Wachstum fähig. Das späte Erscheinen dieser Potenz mag davon abhängen, daß die einzelnen noch indifferenten Gewebskomponenten der Milz ihre Fähigkeit erst in der spezifisch werdenden Organisation erweisen können. Mit fortschreitendem Wachstum differenziert sich die transplantierte Milz durch in loco entstehende Zellen, besonders Eosinophile. Das Transplantat besitzt die Fähigkeit zur Granulopoese, die der normalen fetalen Kaninchenmilz abgehen soll.

Shaw und *Shafi* (1937) ergänzten die Reihe von Beobachtungen über *Milz-Autotransplantation* (vgl. bei *Lubarsch*, 1927) durch einen Fall, bei dem Jahre nach der wegen traumatischer Ruptur erfolgten Splenektomie über 80 Milztransplantate bei der Sektion gefunden wurden. Die Kapsel und die nur septenartig vorhandenen Trabekel waren muskellos und nur sehr wenig elastisch. Jeder Trabekel enthielt Arterie und Vene, so daß normale gefäßlose Balken nicht vorhanden gewesen sein dürften. *Naegeli* (1938) berichtet, daß bei nach früherer Milzruptur relaparotomierten

Patienten gelegentlich eine große Zahl (bis zu 100) von angewachsenen Autotransplantaten auf der Darmserosa und im Netz gefunden wurde.

Neben dem Verhalten der Transplantate selbst interessiert zunächst ihr Einfluß auf das Wachstum und auf den Stoffwechsel anderer Organe und Tumoren. — Die bei der entmilzten Ratte frühzeitig auftretende Eisenreaktion in der Leber und Niere wird durch Autotransplantation von blutfreiem Milzbrei auf das Netz fast völlig verwischt (*Hamazaki* und *Aibara*, 1928). Auch die bei nur splenektomierten Tieren vorhandene Wucherung der Sternzellen fehlt. Die spätere Eisenreaktion wird durch ein Transplantat dagegen nicht beeinflußt. Frühe und späte Eisenreaktion sind daher wohl nicht gleichwertig. Das in der Leber und Niere entmilzter Ratten früh auftretende Hämosiderin weist daher nicht ausschließlich auf den Ersatz der Milzfunktion hin. Das Milzgewebe ist vielmehr in gewisser Weise spezifisch. Diese Wirkungen des Transplantates sind von seiner Größe unabhängige, wohl humorale. Nach *Meerson* (1931/32) ist eine in die Muskulatur transplantierte Mäusemilz nicht mehr imstande, die ihr im chemotherapeutischen Effekt eigene Funktion auszuüben. Eine in die Bauchhaut homotransplantierte Rattenmilz verhindert ebenso wie eine normale durch humoralen Einfluß die postoperative neutrophile Leukozytose (*Lifshitz*, 1937). Nach *Pozzan* (1935) beeinflußt weder die Splenektomie noch die homoplastische Überpflanzung der Milz irgendwie das Körperwachstum neugeborener Hunde. *Tinozzi* (1932) implantierte entmilzten Ratten und Mäusen Mäuse- bzw. Rattenmilz in die Bauchhöhle. Danach übertrug er Tumoren und blockierte dazu in einer Versuchsreihe mit Tusche. Das regelmäßig nach 3 bis 5 Wochen resorbierte, nekrotisierende Milztransplantat hemmt stark das Tumorwachstum. Gleichzeitige Tuscheblockade fördert dagegen das Tumorwachstum nach Homo- und Heterotransplantation.

4. Die Explantation der Milz

Das morphologische Verhalten der als ganzes Organ explantierten oder anderweitig an den Kreislauf angeschlossenen Milz wurde bisher noch nicht systematisch verfolgt. Die angewendete Technik ist dabei wesentlich, weil die Milzleistung von den Kreislaufverhältnissen abhängt (vgl. *Heilmeyer*, 1955). Hand- und Lehrbücher der Gewebezüchtung geben einige brauchbare technische Anregungen (vgl. *A. Fischer*, 1930; *J. Fischer*, 1942 und *K. F. Bauer*, 1954). Sonst liegen nur wenige technische Angaben vor. So beschreiben *Brüll* und *Roersch* (1933) eine operative Methode, die denervierte Hundemilz an den Zervikalkreislauf anzuschließen. *Guillery* und *Petersen* (1933) diskutieren die bekannten Methoden und Instrumente zur Volumetrie, Onkometrie und zur Messung der zu- und abfließenden Blutmenge der Milz und geben eine eigene Apparatur an, die es gestattet, die Volumenänderung des überlebenden künstlich durchströmten Organs gleichzeitig plethysmographisch mengenmäßig und auch zeitlich zu messen. *Bauer* (1938/39) durchströmte die Milzen erwachsener Katzen nach der Technik von *Carrel* mit der von *Lindbergh* entwickelten Apparatur. *Raabe* (1958) gibt eine Methode zur Untersuchung der überlebenden durchströmten bzw. der lebenden durchströmten Milz an.

Lebendes Milzgewebe für die *Gewebekultur* kann, insbesondere fortlaufend, nur durch Punktion gewonnen werden. Während *Moeschlin* (1947) ausführlich über Technik und Gefahren der *Milzpunktion* beim Menschen berichtet, ist das bei den gebräuchlichsten Laboratoriumstieren sicherlich recht verschiedene Vorgehen noch nicht zusammenfassend dargestellt. *Balozet* (1932) beschreibt die Technik bei der Punktion der Hundemilz. *Weigner* (1930) kontrollierte die perkutorisch ermittelte Milzgröße anatomisch.

Bock (1932) studierte die Blutzellenbildung in der isolierten überlebenden, an ein *Starlingersches Herz-Lungen-Präparat* angeschlossenen Hundemilz. Die Milzdurchblutung läßt sich 3 Stunden lang gut durchführen. Danach wird sie jedoch — abgesehen von der Lungenödembildung — dadurch schwierig, daß sich einzelne Organabschnitte ohne lokale Thrombenbildung aus dem Kreislauf ausschalten. Weiterhin kann die Milz durch spontane Schwellung auf das 5- bis 6fache Volumen dem Herzen beträchtliche Blutmengen vorenthalten, da der Abfluß aus der Milzvene dabei völlig aufhören kann. — In 11 Fällen fand *Bork* keine dauernd absinkende *Linksverschiebungskurve* des roten Blutbildes, sondern nach dem initialen Abfall ein Pendeln zwischen bestimmten Werten. *Bork* erklärt das damit, daß die sonst im Knochenmark entkernten Normoblasten zu diesem Zweck in der Milz zurückgehalten werden. Da die Granulozyten unter Absinken der Linksverschiebung stetig und stark abnehmen, lehnt *Bork* auch die Leukopoese für die normale Milz ab, obwohl zu bedenken bliebe, daß das geringe Ausmaß einer normalerweise bestehenden Milz-Granulopoese einen so weitgehenden Schluß in dem gegebenen experimentellen Zusammenhang kaum gestattet. Aus dem besonders steilen Abfall der Linksverschiebungskurve, die dem einfach in vitro stehenden Blut fehlt, läßt sich aber schließen, daß die Milz die Ausreifung und Segmentierung der Granulozyten begünstigt. Die Linksverschiebungskurve der Lymphozyten steigt entsprechend der laufenden Zunahme der Lymphoblasten, die im Ausgangsblut fehlten, an. Da jeder Reizzustand fehlte, läßt sich daraus schließen, daß der Lymphoblast auch normalerweise die Vorstufe der in der Milz gebildeten jungkernigen Lymphozyten ist. Die im defibrinierten Ausgangsblut fehlenden Thrombozyten finden sich in etwa gleichbleibenden Zahlen zur Hälfte als große und Riesenplättchen und stets wohlerhalten immer im Durchströmungsblut der Milz, das dementsprechend stark gerinnungsfähig wird. Da die wenigen Milz-Megakaryozyten die großen Plättchenmengen nicht gebildet haben können, rechnet *Bork* noch mit einer Depotausschüttung durch die Milz. Die Milzblutplättchen sind auch widerstandsfähiger als die Knochenmarksblutplättchen. — Es lassen sich keine lebhafteren Zellbildungen in den Follikeln der durchströmten Milz nachweisen. Diese hält gelöstes Hämoglobin des Durchströmungsblutes zurück.

Die verwickelten *genetischen Beziehungen* zwischen Blut- und Bindegewebszellen sind in der Milzkultur wegen des artlich verschiedenen Baues und der vielseitigen Leistungen vielfach noch schwieriger zu übersehen. Die bestehenden Probleme sind durch *Maximow* 1926, *Lubarsch* 1927, *Büngeler* 1927, *Hartmann* 1930, *W. v. Möllendorff* 1931, *M. v. Möllendorff* 1931, *Tannenberg* 1931, *Huzella* 1931, *Hoepke* 1932 zusammengestellt bzw. unter besonderen experimentellen Bedingungen eingehend erörtert worden.

Die Milz der Nichtsäuger wurde bisher in nur bescheidenem Umfang und nicht systematisch *in vitro* gezüchtet. *Pfeiffer* (1935) stellte an mit verschiedenen spannungsändernden Zusätzen versehenen Kulturen von *Petromyzonmilzen* die Abhängigkeit der Formen der auswandernden Lymphozyten von Oberflächenkräften fest. — Nach *Fazzari* (1926) wandern die ein echtes mitotisches Wachstum zeigenden Zelleelemente embryonaler Hühnermilzkulturen schneller aus als die erwachsener Milz. Die sich in den ersten Stunden lebhaft bewegenden und amitotisch teilenden Lymphozyten sterben bereits nach einem Tage ab. Die sich langsamer bewegenden Mono- und Granulozyten erhalten sich länger. Embryonale Lymphoblasten können sich *in vitro* fortentwickeln. Die Retikulumzellen embryonaler und erwachsener Milzen gleichen sich völlig und phagozytieren stark. Dagegen sind die durch eine besondere Kern- und Zytoplasmastruktur ausgezeichneten Endothelzellen in embryonaler und erwachsener Milz strukturell verschieden; beide können sich zu Retikulumzellformen entwickeln. Die Mesenchymzellen und embryonalen Fibroblasten unterscheiden sich von den in der Kultur erwachsener Milzen spärlich vorkommenden Formen. *Fischer* und *Dolschansky* (1929) heben hervor, daß die von Anfang an geringe Proliferation des Stromas in Milzkulturen erst nach einigen Passagen beginnt, wenn die Emigration freier Blut- und Lymphzellen abgeschlossen ist. So liegt nach etwa acht Passagen eine reine Bindegewebskultur vor. In Milzkulturen eines 14 Tage alten Hühnerembryos treten, wenn die Kultur schon rein fibroblastenähnlich ist, spontan und periodisch massenhaft kleine leicht basophile, feinst azidophil punktierte, bewegliche Zellen auf, die sich in Gruppen zu 6 bis 8 peripher ansammeln. Diese Zellen sind auch öfter in Milzstromazellen eingeschlossen, in die sie aktiv symbiotisch einwandern. Für das Zustandekommen dieser — durch Zusammenbringen verwandter Zellarten nicht reproduzierbaren — Symbiose möchten die Verf. eine spezifische Verwandtschaft der beiden Zellarten voraussetzen. Denn die kleinen Zellen können weder Blut- noch Extraktzellen sein, noch sich reproduzieren. Vielmehr müssen die in Milzkulturen oft örtlich auftretenden Erscheinungen der *Kernfragmentation* und *Klasmatose* der fibrozytären Gerüstzellen mit der Bildung der kleinen Zellen zusammenhängen. — *Meyer* (1928) teilt mit, daß eine Reinkultur von großen Mononukleären resultiert, wenn das Milzstück nach dem Schwinden der Blutzellen und vor dem Wachsen der Retikulumzellen und Fibroblasten entfernt wurde. *Huzella* (1931) betont das überaus schnelle Tempo der Zellbewegung in frühen Kulturen embryonaler Hühnermilzen. Mit dem Zeitrafferfilm zeigte er, daß es nicht angängig ist, aus dem zeitlichen und räumlichen Neben- und Nacheinander von Zellen genetische Schlüsse zu ziehen, daß es sich dabei vielmehr um *individuellen Gestaltswechsel* im Rahmen von Bewegungsstadien, Funktionsphasen und Teilungsphasen handelt. Auch aus dem strömenden Blut kann eine Reinkultur von Monozyten mit Übergang in Fibroblasten gezüchtet werden. Blutmonozyten bilden sich *in vivo* und *in vitro* nach Einbringen von Kollodiumröhrchen in die Blutbahn zu Endothelzellen um. Mechanische Faktoren müßten daher auch in den Wechselbeziehungen zwischen freien Pulpazellen und zelligem Retikulum ausschlaggebend sein. Eine besondere Unterscheidung von *Endothel-* und *Uferzellen* des Milzretikulums erscheint nicht gerechtfertigt, da bei dem durch die Volumenschwankungen der Milz bedingten steten Wechsel von Spannung und Entspannung, von Verengerung und Erweiterung der Pulparäume, ein Austausch zwischen monozytären freien und wandständigen retikulären Zellen vorausgesetzt werden muß. Das histioide Wachstum, die Vereinigung sonst abgerundeter isolierter Zellen in einem Gewebsverband ist an die Ausbildung eines faserigen Stützgerüstes geknüpft, das wiederum durch eine Zunahme der Interzellularsubstanz und durch eine mit Druckerhöhung einhergehende Abgeschlossenheit bedingt ist. — Nach *Llombart* (1931) bilden Kulturen von Milzen neugeborener Ratten Bindegewebs-, Endothel- und Blutzellen, die sich in Makrophagen und wiederum in Blutzellen umwandeln. *Morosow* (1931) explantierte Stücke von an der Luft und in hypertonischen Lösungen getrockneten Milzen von *Rana temporaria* und vom *Axolotl*. Embryonale Gewebe und Organe sind ohne artliche Unterschiede gegen Wasserverlust im allgemeinen empfindlicher als die erwachsener Tiere. Axolotlmilz kann bis zu 55 Minuten in hypertonischer Lösung aufbewahrt werden, wenn die nachfolgende Kultur noch erfolgreich sein soll. Kulturen aus vorher getrockneter Milz bestehen aus Fibroblasten. *Freifeld* und *Ginsburg* (1931) erzielten ein *organtypisches* Wachstum von Hühnerembryonenmilz (8. bis 18. Tag) ausschließlich bei Züchtung auf Serum (langsam geronnenes Plasma) mit Zugabe einer sehr geringen Menge stark verdünnten Embryonalextraktes. Die Anzahl der Präparate mit organtypischem Wachstum ist nicht groß. Das auswachsende Synzytium wiederholt vollkommen die retikuläre Milzstruktur mit Kernen in den Knotenpunkten. Hier werden Makrophagen und auch große lymphoide Zellen gebildet, die sich beide als freie Zellen ablösen können. Kulturen mit myeloiden Elementen sind sehr selten. Die Verf. räumen aber ein, daß eine Emigration aus dem Stück nicht auszuschließen ist. *Herzog* (1931) beobachtete, daß sich die Fibroblasten einer 14 Tage alten Milzkultur dicht mit vorhandenem Glimmerstaub beladen hatten und hält daher eine Umwandlung von Fibroblastenformen in echte Makrophagen je nach Herkunft und Züchtung der Zellen für gegeben. *Yamaguchi* (1931) züchtete mit der Reinigungsmethode von *Erdmann* Milzgewebe neugeborener Ratten in Plasma und Plasma mit Milz- und Knochenmarksextrakt, um das Schicksal der Gerüstelemente zu untersuchen. Die Zellausschwemmung und -auswanderung ist so groß, daß die Stückchen schon nach dem ersten Umbetten als gereinigt betrachtet werden können. Die Gerüstelemente wachsen bereits vom zweiten Tage an.

Die in embryonaler Milz zahlreichen mehrkernigen Riesenzellen emigrieren, liegen aber immer in der Nähe des Explantates. Die von *Erdmann, Laser* und *Eisner* (1926) als mit groben Körnchen beladen bezeichneten Retikulumzellen und mononukleären Zellen erscheinen frühzeitig und sind ganz mit Neutralrotgranula erfüllt. Entwicklungsstufen von Retikulumzellen zu diesen retikulären Makrophagen sind nachweisbar. Wie alle Forscher, die sich mit Milzkulturen beschäftigen, fand auch *Yamaguchi* eine starke *Verflüssigung* des Plasmagerinnsels durch die auswandernden Blutlymphozyten. Die Mesenchymzellen des nach der Reinigung neu entstandenen Wachstumshofes können je nach den örtlichen Bedingungen synzytial in Zellnestern oder als an ihren Enden verzweigte, getrennte oder verbundene Fäden oder endothelial bzw. mesothelial wachsen. Die feinere Struktur der die einzelnen Wachstumsformen aufbauenden Zellen ist gleich; das Zytoplasma ist homogen-feinwabig und schwach basophil mit feinen perinukleären Fetttröpfchen und spärlichen stäbchenförmigen Mitochondrien; der zart konturierte Kern besitzt zwei und mehr Nukleolen. Während sich die nach mehrfachem Umbetten nur noch spärlichen Blut- und Lymphzellen offenbar nicht mehr progressiv verändern, wachsen die fibroblastenähnlichen Zellen und Retikulumzellen sehr stark. Dabei neigen die Retikulumzellen in Zellterritorien am Deckglas zu oft ausgedehnten Riesenzellbildungen mit großer azidophiler Sphäre im Zytoplasma. Die Retikulumzellen wandern schon am ersten Tage auch als Makrophagen aus. Zwischen diesen etwa den *Polyblasten Maximows* entsprechenden Zellen und Lymphozyten konnte *Yamaguchi* im Gegensatz zu *Maximow* und *Chlopin* (1925) keine Übergänge finden. Diese vakuolig und grobkernig werdenden Zellen mit sich deutlich verbreiterndem Zytozentrum phagozytieren lebhaft, vermehren und vergrößern auch ihre Fetttropfen und Neutralrotgranula und entwickeln Pseudopodien aus durchsichtigem Ektoplasma. Sie unterscheiden sich durch große Vakuolen, Pseudopodien und Zytozentrum von Fibroblasten. Es fanden sich zwischen Fibrozyten und Retikulumzellen keine Übergangsformen; auch in Serienschnitten konnte *Yamaguchi* die reversible Umwandlung ausgebildeter Retikulumzellen in Fibrozyten nicht bestätigen. Die unterschiedliche (synzytiale, verzweigte und membranöse) Wachstumsform der Mesenchymzellen soll den Anstoß zu einer erneuten Zytogenese *in vitro* geben. Aus den Verzweigungsformen sollen Fibrozyten, aus den membranösen Endothelzellen, aus den synzytialen wieder Retikulumzellen hervorgehen, sobald sich die Zusammenhänge lockern. Die Mesenchymzellen besitzen nur Tonofibrillen, die Fibrozyten dagegen kollagene Fasern. Der Verf. konnte ebensowenig wie auch *Maximow* und seine Schule eine Blutzellenbildung aus einem gereinigten Stück zeigen. — Auch *Börner* (1932) beobachtete in Kulturen erwachsener Meerschweinchenmilz nach dem Auftreten zahlreicher amöboider Lymphozyten von der 5. Stunde an gelapptkernige Leukozyten und größere lymphozytäre, polyblastenähnliche Formen. Von der 16. Stunde an treten sich mitotisch vermehrende Retikulumzellen mit häufigen Pigmenteinschlüssen und Neutralrotgranula auf. Die Granulozyten gehen bald zugrunde, die pseudoeosinophilen Granulozyten zeigen nur ganz vereinzelt Mitosen. Die hier und da bereits in den Follikeln des Mutterstückes zu polyblastischen Formen anschwellenden kleinen Lymphozyten entwickeln sich nie zu retikulären. Eine Nachgerinnung des Plasmas begünstigt von der dritten Passage ab örtlich das mitotische Wachstum sternförmig zusammenhängender Elemente. Große, oft in langen Ketten angeordnete Amöbozyten gehen vorwiegend von Sinusendothelien aus und können sich namentlich nach mitotischer Teilung in retikuläre Amöbozytenformen umwandeln. Die unter Umständen in Einzelformen übergehenden Zellen des retikulären Gerüstes sind von diesem oft nur schwer zu unterscheiden. In den Follikeln der in Schnittserien untersuchten Mutterstücke teilen sich immer nur die größeren Zellformen und liefern größtenteils die später im Schleier erscheinenden polyblastischen. Die Zellen der kleinen Gefäße, namentlich die früh sprossenden Sinusendothelien, beteiligen sich hervorragend an den Wucherungen. Die Oberfläche der Stücke wird von ihnen, hier und da mehrschichtig, oft über längere Strecken überzogen. Auch aus diesen Endothelwucherungen können sich amöboide phagozytierende Zellen, besonders reichlich in länger nicht umgesetzten Medien, ablösen. Die *Peroxydasereaktion* dieser Makrophagen verstärkt sich proportional der Aufnahme von Resten zugrunde gehender Granulozyten und erlaubt daher keinen Schluß auf die Zugehörigkeit der Makrophagen zum granulozytären System. Die Bindegewebszellen der Trabekel und Gefäßscheiden gehen teils zugrunde, teils liefern sie große Spindelzellen, die später nicht mehr von den aus den Endothelsprossen abstammenden zu unterscheiden sind. Von der vierten Passage an organisieren große spindelige Sprossungen allmählich das nekrotische Zentrum des Mutterstückes. Die Zellfolgen erinnern an die bei der Resorption und Organisation von fremden Substanzen auftretenden und sind sicher nicht allein durch das Nährmedium, sondern auch funktionell bedingt. Weitgehendere Umbildungen, wie die kleiner Lymphozyten in phagozytierende Retikulumzellen, kommen nicht vor. Die Lymphozyten gehen auch nach Anwachsen zu größeren Lymphozytenformen früher oder später alle zugrunde. Eine direkte oder indirekte Granulopoese konnte ebenfalls nicht gefunden werden (vgl. dagegen *Chlopin*, 1925). Nach eingehenderen Literaturstudien befaßt sich die Arbeit von *Gieschen* (1932) hauptsächlich mit der Herkunft der fibrozytären und histiozytären Zellformen in Kulturen erwachsener Kaninchenmilz. Drei fließend aufeinanderfolgende Perioden: des Wachstums der Granulozyten und Lymphozyten, der Histiozyten und der reinen Fibrozytenkultur lassen sich unterscheiden. Die in jeder normalen Kaninchenmilz vorkommenden eosinophilen Myelozyten, polychromatischen Erythroblasten und Normoblasten, ein- und mehrkernigen Riesenzellen, entwickeln sich *in vitro* nicht weiter. Dagegen teilen sich die in geradzahligen Gruppen liegenden Myelozyten mitotisch und reifen nach 20 bis 24 Stunden bis zu polymorphkernigen Formen aus, die im Schleier degenerieren. Unter den zunächst vorherrschenden Lymphozyten verschwinden die großen Formen zuerst, nach drei Tagen sind nurmehr wenige kleine Lymphozyten nachweisbar. Auch die immer spärlichen Plasmazellen kommen danach nur noch sehr selten vor. Bei den schon in den ersten Stunden als absterbende Formen auftretenden Histiozyten handelt es sich zunächst um die im Mutterstück reichlich vorhandenen Milzmakrophagen mit Zelltrümmern und Pigmenttropfen, dann um reichlichere runde Zellen mit schwach azidophilem Plasma, nieren- bis stabförmigem Kern und einer stark azidophilen Sphäre, die sicher größtenteils freie präformierte *Milzhistiozyten* sind. Diese sich teilenden, vornehmlich am Rande des Schleiers hypertrophierenden und phagozytierenden Formen will *Gieschen* nicht als Monozyten auffassen. Die dann auftretenden amöboiden und phagozytierenden großen vielgestaltigen Zellen mit oft eingeschnürtem Kern und leicht vakuolisiertem Zelleib sind Retikulumzellen (*große Amöbozyten*: *Börner*, 1932; *Herzog*, 1931), die nach peripher zunehmend das Aussehen von Makrophagen gewinnen. Nach 40 Stunden sind aus dem Mutterstück bereits typische Fibrozyten mit großem, ovalem, hellem und zartkonturiertem Kern und dunklen eckigen Nukleolen ausgewachsen. Später nehmen auch große einschlußreiche Formen eine fibrozytäre Form an, so daß sich Makrophagen und Fibrozyten im Einzelfall oft nicht unterscheiden lassen. Beim Absinken ins Plasma nehmen die Makrophagen vielfach die ihnen anliegenden, meist schon abgestorbenen kleinen Lymphozyten mit. Durch Konfluenz von am Deckglas abgeplatteten oder um Fremdkörper gelagerten Makrophagen können sehr große Komplexe mit 70 und mehr Zellkernen entstehen, die *Gieschen* nicht als Riesenzellen, sondern als Synzytien bezeichnet haben möchte. Diese nur zwischen Deckglas und Mutterstück liegenden Synzytien finden sich nur bei reichlich Zelltrümmern, vor allem in weniger lebenskräftigen Kulturen, und fehlen daher nach der zweiten Passage. *Gieschen* lehnt die Bezeichnung Endothelzellen für die *membranöse Wachstumsform* der Fibrozyten (*Yamaguchi*, 1930) ab. — Nach etwa 20 Stunden treten auch im Mutterstück Vorgänge auf, die als starke Lebensäußerungen der Lymphozyten gedeutet werden müssen. Es entstehen keimzentrenähnliche Ansammlungen großer und mittlerer Lymphozyten, während kleine Lymphozyten sehr spärlich sind. — Bei den in den ersten 24 Stunden erfolgenden regressiven Veränderungen des Milzgerüstes sind die glatten Muskelzellen noch am widerstandsfähigsten. Erst danach lösen sich aus dem im ganzen *in loco* beharrenden Retikulum einzelne deutlich azidophile Makrophagen ab, deren Entstehung aus Sinusendothelien nicht sicher auszuschließen ist. Etwa einen Tag nach der Explantation verändert eine Vergrößerung und Aufhellung der Kerne der Gerüstzellen das Mutterstück völlig. Diese Zellen wandeln sich später in Fibrozyten um, aus denen offenbar keine Phagozyten werden. Die Kernstruktur solcher Zellen ist bald mehr fibrozytär, bald mehr retikulär, so daß meist nicht entschieden werden kann, welche zukünftige Zelle gerade vorliegt. *Pigmentgehalt* bezeichnet weder eine bestimmte Zellart noch eine bestimmte Herkunft. Für spätere Passagen ist die Zunahme extra- und intrazellulären Eisenpigmentes bezeichnend. Retikulumzellen und Makrophagen sind lediglich zwei Erscheinungsformen ein und derselben Zellart. Retikulumzellen wie Fibrozyten entwickeln sich zunächst aus dem Retikulum der roten und weißen Pulpa und später auch aus den Sinusendothelien. *Delorenzi* (1933) fand die von *Fischer* und *Dolschansky* (1929) in Milzkulturen von 14 Tage alten Hühnchen beschriebenen extrem kleinen Zellen in Hühnermilzkulturen vom 12. bis 18. Tage bereits bei der zweiten Umpflanzung wieder und deutet sie als *Thrombozyten*. Diese den Fibrozyten oft oberflächlich anklebenden Formen sind irregulär, spindelig bis ovoid gestaltet und haben ein granuliertes Endo- und ein hyalines Ektoplasma. In weiteren Passagen nehmen die Thrombozyten aus noch unbekannten Gründen ab. Die granulierte amöboide Form stellt nach *Delorenzi* (1935) im Gegensatz zur normalen hyalinen offenbar eine Anpassung an die Bedingungen der Kultur dar. Die Thrombozyten dringen aktiv für längere Zeit in die Fibroblasten ein und verlassen sie dann wieder. Während dieses symbiotischen Verweilens nehmen sie die Zytoplasmastruktur der Wirtszelle an. Die Thrombozyten der Kultur sollen teilweise aus dem Explantat, teilweise aus extrem schrumpfenden kleinen Lymphozyten hervorgehen. *Haszler* (1933/34) untersuchte die Herkunft und Entstehung des *Fettes* in den Zellen der Gewebekultur. Aus verschiedenen Organen stammende Fibrozyten sind stets unterschiedlich mit Fett beladen. Daher muß die *Verfettung* durch spezifische Zelleigenschaften bedingt sein; daneben ist der Sauerstoffmangel bedeutsam. Verfettung und Phagozytose verlaufen nicht parallel, wenn auch Fett des Nährbodens in die Zellen aufgenommen und dort verbrannt werden kann. Die Entstehung von Fett aus Kohlenhydraten konnte nicht demonstriert werden. Die *degenerative Verfettung* spielt in der Gewebekultur eine nur untergeordnete Rolle. *Schopper* (1934) fand im Zeitrafferfilm Bewegungen, Formen und Schicksal der kleinen Lymphozyten explantierter junger Meerschweinchenmilzen identisch mit denen der Thymozyten. *Parkas* (1935) berichtet, daß Kulturen von *Amyloidmilzen* im Wachstum stark zurückbleiben.

Stieve (1938/39, 1939) untersuchte die Menschenmilz (22- bis 56jährige Erwachsene) *in vitro* und erzielte die besten Ergebnisse mit Milzen von 22- bis 29jährigen Männern und einer 56jährigen Frau. Die Milzstückchen von 1 bis 2 mm Durchmesser wurden 20 bis 40 Minuten p. m. entnommen und als Deckglas- oder Flaschenkulturen fortgezüchtet. Die sehr langsam wachsenden Kulturen konnten nur schwer öfter überpflanzt werden und hielten sich nie länger als 34 Tage. Schon bald nach der Explantation werden kleine 5 bis 9 μ messende Rundzellen, meist kleine und mittlere, nur

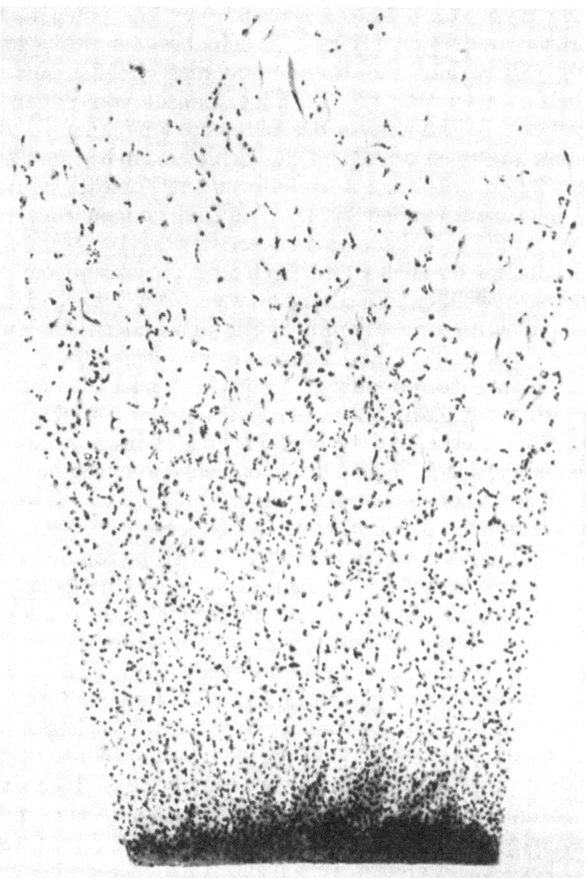

Abb. 8. Teil des Randschleiers aus der *Gewebekultur* der Milz eines 24 Jahre alten Mannes, 48 Stunden nach der Auspflanzung in Hühnerembryonalextrakt und Meerschweinchenplasma 1 : 1. Formoldampf, Hämalaun. Vergr. 130fach. Noch zahlreiche Lymphozyten und weniger Erythrozyten, bereits einige Fibrozyten. (Nach H. *Stieve*, Zschr. mikrosk.-anat. Forsch., Leipzig, 45, 1939, Abb. 2.)

vereinzelt auch große Lymphozyten, ausgeschwemmt. Stets finden sich auch einzelne polymorphkernige neutrophile und eosinophile Leukozyten und ganz selten Mastzellen. Die Erythrozyten liegen meist in der Nähe des Mutterstückes. Hier und da treten auch Zellen mit breiterem Plasmasaum und mit gelbem Pigment auf. — Nach 24 bis 48 Stunden ist der Randschleier 1 bis 1,5 mm breit. Die amöboiden Lymphozyten teilen sich ebenso wie die aus ihnen entstehenden Makrophagen nicht (vgl. das gegenteilige Verhalten der Kaninchenmilz; *Gieschen*, 1932). In den ersten

Tagen fehlen im Randschleier Mitosen. Dagegen gehen am ersten und zweiten Tage zahlreiche Lymphozyten unter Schrumpfung des Zelleibes und an *Amitose* erinnernder Lappung zugrunde. Ihre Überreste werden früher oder später von Makrophagen oder Fibrozyten aufgenommen. Vielfach lösen sich kleine Stückchen des Zytoplasmas der Lymphozyten ab (vgl. *Lewis* und *Webster*, 1921; loc. cit.). — Vom zweiten Tage an sind im Randschleier neue größere Zellen zu finden, die teilweise einen kleinen dunklen rundlichen Kern von 5 bis 6 μ Durchmesser und einen 10 bis 12 μ messenden, feinst gekörnten und pigmentierten Zelleib besitzen. Gelegentlich sind diese Zellen mehrkernig. *Stieve* hält die Entstehung dieser Zellen aus Einzelzellen für wahrscheinlich, betont aber, daß die im Milzexplantat von Tieren häufigeren vielkernigen Riesenzellen in der Milzkultur des Erwachsenen fehlen. — Vom 2. bis 3. Tage an treten, besonders zahlreich am Rand des Schleiers, neben den amöboiden Lymphozyten größere Zellen mit 2 bis 4 zipfelförmigen Fortsätzen und einem mittelständigen 5 bis 7 μ großen, runden bis lang-walzenförmigen Kern auf. Diese offenkundig aus den Lymphozyten hervorgehenden Histiozyten wandeln sich entweder zu Makrophagen oder zu länglich-spindeligen und sternförmigen Zellen um. Während dieser Vorgänge zerfallen die Erythrozyten. Der Nährboden wird oft stark verflüssigt, vor allem wenn viele Lymphozyten auswandern. In Kulturen, in denen wenig Lymphozyten auswandern und Erythrozyten ausgeschwemmt werden, bilden sich massenhaft längliche, walzen- oder sternförmige bis zu 200 bis 300 μ lange Zellen. Sie liegen meist radiär zur Längsachse der Kultur. Der Durchmesser dieser Zellen beträgt 5 bis 10 μ, ihre Kerne sind 10 bis 20 μ lang, 4 bis 6 μ dick. Die am Mutterstück dicht, am Rande spärlich liegenden Zellen gehen allenthalben in die Retikulumzellen des Mutterstückes über. Es handelt sich um Fibrozyten, die sehr wahrscheinlich aus Retikulumzellen und Sinusendothelien des Stückes hervorgehen und dann auswandern. Einzelne Fibrozyten dürften auch aus Histiozyten des Randschleiers umgewandelt werden, da in derselben Kultur leicht alle Übergänge zwischen beiden Zellformen nachweisbar sind. Aus dem sich immer mehr auflockernden Mutterstück wandern auch Fibrozyten aus. In einigen Kulturen bleibt dieser Zustand bis zum Absterben erhalten. Dabei können verschmelzende sternförmige Zellen am Rande des Schleiers größere Synzytien gestalten. In sehr kleinen Zytoplasmaresten sind kleine dunkle Chromatinbrocken erkennbar. Größere isoliert liegende Zellen erinnern in ihrer Form an abgestoßene Plattenepithelien. In vielen Kulturen fehlen die Fibrozyten völlig, ihr Mutterstück stirbt unter Kernzerfall und Zellverfettung langsam ab. In den meisten Explantaten aber bildet sich das zunächst von anderen Zellen verdeckte Fibrozytennetz in 8 bis 12 oder mehr Tagen aus. Fibrozytenmitosen finden sich erst vom 12. Tage an; daneben weisen die Kernformen aber immer wieder auf Amitose hin. Dieser soll später auch eine Teilung der Zytoplasmabezirke folgen. An der Oberfläche des Nährbodens und unterhalb des Deckglases breiten sich die sonst netzförmig wachsenden Fibrozyten häufig auch flächenhaft aus (vgl. *Yamaguchi*, 1931). Als Zeichen des Unterganges tritt örtlich Kernfragmentation auf (vgl. *Benninghoff*, 1923; loc. cit. und *Fischer* und *Dolschansky*, 1929). Die sich rhythmisch vorwiegend in Gruppen, nur selten einzeln teilenden Fibrozyten haben im Mittel 48, gelegentlich auch bis zu 68 Chromosomen. Die Zellen fügen sich nach der Teilung durch Wiederausstrecken ihrer Fortsätze wieder in den synzytialen Verband ein (vgl. *Kemp* 1929; loc. cit.). Mitose und Rückbildung sind gleicherweise bei beiden Formen des Fibrozytenwachstums zu beobachten, was für deren schon von *Huzella* (1929; loc. cit.) demonstrierte äußere Bedingtheit spricht. Offenbar lösen sich Mitose und Amitose an den Fibrozyten ab. — Nach dem 18. Tage kommt das Wachstum mehr oder weniger vollständig zum Stillstand. Die Zellen im Stück werden undeutlich und verfetten. Schließlich werden auch die Zellen des Schleiers zu großen fetthaltigen Makrophagen isoliert. Es bestehen im Verhalten des Milzexplantates des Erwachsenen keine Altersunterschiede.

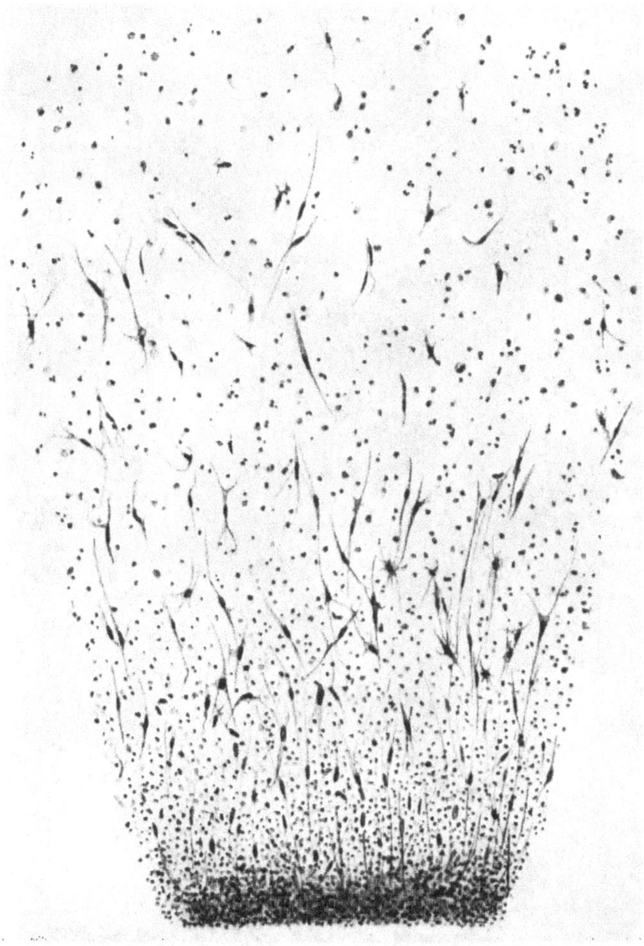

Abb. 9. Teil des Randschleiers mit vielen Fibrozyten aus der *Gewebekultur* der Milz eines 24 Jahre alten Mannes, 48 Stunden nach der Auspflanzung in Hühnerembryonalextrakt und Rattenplasma 1 : 1. Formoldampf, Hämalaun. Vergr. 130fach. (Nach *H. Stieve*, Zschr. mikrosk.-anat. Forsch., Leipzig, 45, 1939, Abb. 3.)

Zahlreiche Arbeiten befassen sich mit der Frage der Einwirkung von speicherfähigen *Farbstoffen* auf das Wachstum und das Bild des Milzexplantates. Die grundlegende Abhandlung von *Zeiger* (1935) macht mit der allgemeinen Methodik und Lehre der Färbung und Vitalfärbung bekannt.

Für die Frage des allgemeinen Verhaltens von Bindegewebskulturen nach *Farbstoffzusatz* sind besonders die Arbeiten von *W.* und *M. v. Möllendorff* (1931, 1932) aufschlußreich. Für beide Forscher sind die einzelnen Bindegewebszellformen kein genetischer, sondern in ihrer Umwandelbarkeit ein funktioneller Begriff. So treten in Fibrozytenkulturen erwachsener

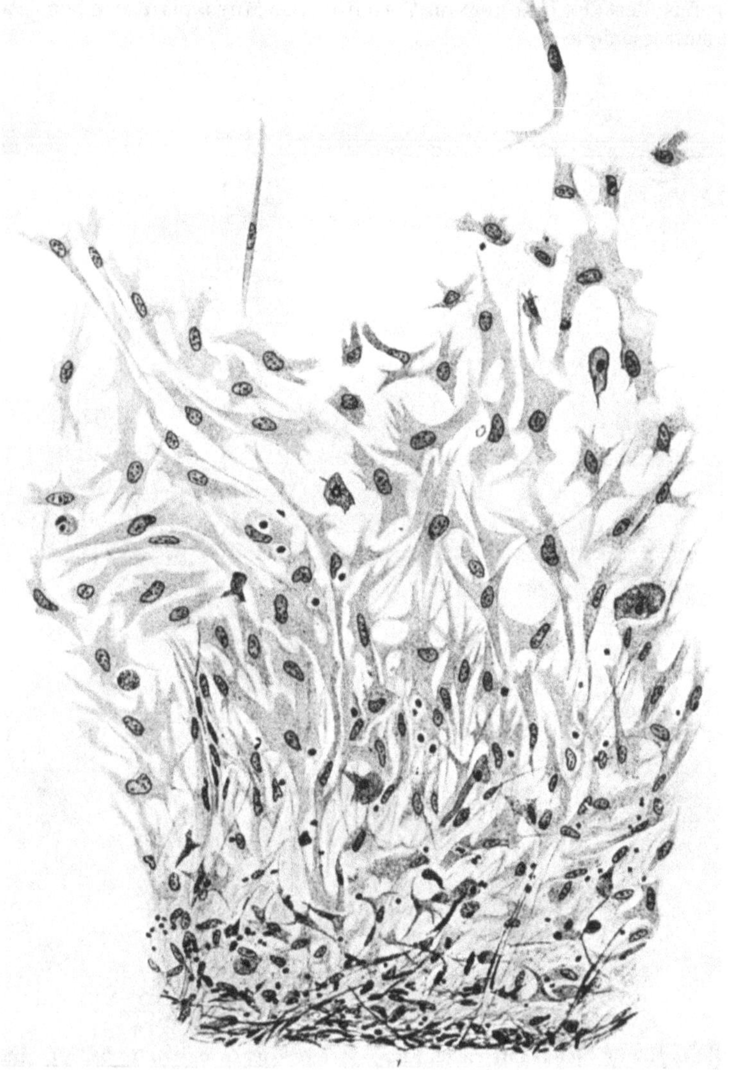

Abb. 10. Flächenhaft ausgewachsene Fibrozyten aus der *Gewebekultur* eines 24 Jahre alten Mannes vom 15. Tage, 5 Tage nach der zweiten Übertragung in Meerschweinchenplasma und Hühnerembryonalextrakt 1 : 1. In der Mitte oben eine Mitose. Ammoniummolybdat, vitale Methylenblaufärbung, Hämalaun nachgefärbt. Vergr. 130fach. (Nach *H. Stieve*, Zschr. mikrosk.-anat. Forsch., Leipzig, 45, 1939, Abb. 10.)

Kaninchen nach Zusatz von $^1/_8$%iger Trypanblaulösung oder von Arsen epithelartig wachsende histiozytäre Formen auf und erhalten sich auch nach Aussetzen des schwachen Reizes noch länger. *W. v. Möllendorff* betrachtet die inkonstante undulierende Membran als das wichtigste Merkmal der Histiozyten. Sie findet sich auch an aus Fibrozyten hervorgegangenen Histiozyten. Ein weiteres Merkmal ist die auch im Explantat ausgebildete stärkere Basophilie des Endoplasmas der Histiozyten. Dagegen soll die Form der Mitochondrien lediglich mit dem

Dehnungszustand der Zelle wechseln. Bei stärkerer Trypanblauzufuhr runden sich in Fibrozytenkulturen Zellen ab, die stärker speichern als die Fibrozyten. Diese sind somit keine ausdifferenzierte Endform, sondern eine Art Mesenchym des Erwachsenen. — Nach Trypanblauzusatz können wesentlich mehr und wahrscheinlich auch größere Kulturen erzielt werden, die auch reicher an histiozytären, in späteren Passagen epithelartig wachsenden und sich meist amitotisch teilenden Formen sind. Diese verhalten sich gegenüber Neutralrot ebenso wie die Fibrozyten; die Granula sind in den kontrahierten histiozytären Zellen nur dichter gelagert. — Nach *Smyth* (zit. bei *M. v. Möllendorff*, 1932) phagozytiert unter verschiedenen Hühnerembryonalgeweben nur die Milz *in vitro* Tuberkelbazillen so, daß deren Entwicklung verhindert wird. Im ganzen verhalten sich Bindegewebskulturen gegen Tusche ebenso wie gegen Trypanblau. Nach zwei Passagen bilden sich nur in stark beladenen mehrkernigen Zellkomplexen Vakuolen, die von einem Tuscheniederschlag ausgekleidet sind. Nach Tierkohlezusatz werden die kleineren Partikel bevorzugt aufgenommen. Stark wachsende Kulturen phagozytieren selten, bei geringem Wachstum dagegen steigt die Fähigkeit der Fibrozyten, Fremdkörper, etwa Froscherythrozyten, aufzunehmen. Vorher mit Trypanblau, Tusche oder Teer in ihrer *Oberflächenspannung* veränderte epithelartig wachsende Fibrozyten können mehr Froscherythrozyten aufnehmen als normale. Erythrozytenhaltige Kulturen zeigen nach dem Umsetzen neuen Erythrozyten gegenüber die stärkste Phagozytose. Nach allen Erfahrungen auch anderer Autoren muß die *Phagozytose-Fähigkeit* in der Wechselwirkung der Oberflächenspannung der Zellen und der Objekte gesehen werden. Durch entsprechende Beeinflussung der *Oberflächenaktivität* muß ein Fibrozyt in einen Phagozyten umwandelbar sein. Der Annahme *W. v. Möllendorffs*, daß die Phagozytose-Tätigkeit nicht auf einer Steigerung, sondern auf einer Herabsetzung der Zelltätigkeit beruhen muß, kommt die Beobachtung *Kniselys* (1936) entgegen, der Milzphagozytose im Leben nur kurz *ante mortem* beobachten konnte. In den aus dem Kreislauf ausgeschalteten Milzsinus würde die Vorbedingung zur Phagozytose m. D. in der örtlichen *Hypoxämie* gegeben sein können. Dafür, daß der Viskositätsgrad der Rundzellen ungünstig für eine Phagozytose sein muß, spricht der Umstand, daß die meisten runden Zellen des Organismus, wie die Lymphozyten, nicht phagozytieren. In der Milz besteht nach Verf. durch die vielen Abbauprodukte der Zellzustand, der gleicherweise zur Phagozytose und Riesenzellenbildung befähigt. Die jahreszeitlichen Unterschiede in der Zahl der Milz-Riesenzellen (*Hoepke*, 1932; *Watzka*, 1937) könnten daher damit zusammenhängen, daß der Zellabbau verschiedene Giftstoffe mehr oder weniger anreichert.

Die Eosinophilen im Bindegewebe des Meerschweinchens speichern erst nach Entmilzung Lithionkarmin (*Mayr* und *Moncorps*, 1927). Die Verf. nehmen arbeitshypothetisch Zusammenhänge zwischen Milz, Hypereosinophilie und Allergie an. — Nach *Loeffler* (1928) ist die körnige Ablagerung von Farbstoffen im Retikuloendothel nur als ein unter ganz bestimmten Verhältnissen und auch dann nicht isoliert auftretender Sonderfall aufzufassen. Es geht aber nicht an, bestimmte Zellen aus ihren örtlichen und entfernteren Relationen in eine Sonderstellung herauszuheben, in der sie als alleinige Träger physiologischer und pathologischer Funktionen erscheinen. — In mit Lithionkarmin vitalgefärbten Milzexplantaten speichern erst die nach dem Auftreten der Leukozyten, Lymphozyten und Monozyten wachsenden Retikulumzellen, die spät erscheinenden Fibroblasten hingegen nicht (*Meyer*, 1928, 2). — *Singer* und *Hoder* (1929) explantierten Milzstückchen von 24 Stunden vorher intrakardial mit 1 ccm 5%iger Tusche injizierten Meerschweinchen, um den Einfluß der Blockade auf das Wachstum zu studieren. In der Wachstumszone der sonst völlig normal wachsenden Kulturen finden sich große stark gespeicherte Makrophagen mit beweglicher undulierender Außenschicht und dreieckige, weniger gespeicherte Pulpazellen. Auch die Fibroblasten zeigen Tuschekörnchen. Nach vorheriger Vitalfärbung mit Lithionkarmin dagegen befinden sich trotz stärkster Speicherung im Mutterstück im Schleier der sonst normal wachsenden Kultur nur wenige Zellen mit mehr als vier Karmingranula. Diese Zellen sind stets abgerundet, bewegungslos und im Absterben begriffen. Das Lithionkarmin wirkt anscheinend stark schädigend auf die Zellen, so daß nur die weniger gespeicherten beschränkt wachsen. Nach intravitaler Gabe von Elektrargol, Kollargol, Trypaflavin, Rivanol, Argochrom bleibt ein Wachstum der Milz *in vitro* aus. Dagegen behindern Tusche und Trypanblau die Bewegungs- und Vermehrungsfähigkeit der Zellen nicht.

Die *Aufnahme-* und *Ausscheidungsbedingungen* für Vitalfarbstoffe durch die lebende Milz sind aus praktischer Fragestellung experimentell untersucht (vgl. *Lubarsch*, 1927 und *Hartmann*, 1930). — Nach *Bibinowa* (1930) beeinträchtigt Stauung durch Pfortaderunterbindung beim Kaninchen die Speicherung von in die Aorta injizierter Tusche. Über den Einfluß der Thorotrastspeicherung auf die Milz vgl. *Oka*, 1930; *Harris* und *Friedrichs*, 1931; *Cavallaro*, 1932; *Hanke*, 1933; *Barbieri*, 1933; *Held*, 1933; *Milla*, 1936.

Wallbach (1931) will zur Unterscheidung der einzelnen Zelltypen in der Gewebekultur die Zeitverhältnisse der Farbstoffablagerung mit herangezogen wissen. Die Zellen einer bestimmten Zellart verhalten sich hinsichtlich der Trypanblauablagerung nicht so gleichartig, daß es zu vollkommen systematischen Farbspeicherungen kommt. Eine solche betrifft nur den größten Teil der Zellen, während andere unabhängig von ihrer örtlichen Lage und von ihrer Struktur frei von Farbstoff bleiben. Trypanblau wird in der Milzkultur in derselben Zeit abgelagert wie in der lebenden Milz.

Lediglich *Gieschen* (1932) beobachtete systematisch allgemeine *Wachstumsmodifikationen* der Milzkultur im *Trypanblauplasma* (Zusatz eines Tropfens einer 1%igen Lösung). Eine progressive mitotische Entwicklung zunächst der lymphozytären und granulozytären Formen wird unterdrückt, die amöboide Bewegung fast ganz verhindert. Nach 20 Stunden zeigen die fast völlig degenerierten kleinen Lymphozyten entgegen den Angaben von *Wallbach* (1931) eine Trypanblaudiffusfärbung ihres Zellleibes. Die sonst nach 28 bis 30 Stunden das Bild beherrschenden mittelgroßen amöboiden Formen fehlen. Statt ihrer erscheinen nach 32 Stunden große stark mit Farbstoff beladene Makrophagen im Schleier, die auch in dem bis dahin tiefblauen und undurchsichtigen Mutterstück den Farbstoff auf sich konzentrieren. Sie bilden am Rande des Stückes einen Wall und wandern auch nach 6 Tagen kaum ins Plasma aus. Die Bildung großer Synzytien unterbleibt in Trypanblaukulturen. Dagegen verschmelzen mehrkernige Makrophagen ebenso wie in normalen Kulturen. Die stark wachstumsgehemmten Fibrozyten erscheinen etwas verspätet. — Die eigentümlich verschiedene Form der Trypanblauspeicherung in den Makrophagen veranlaßte *Gieschen* zu untersuchen, inwieweit es sich dabei um eine Anfärbung *präformierten* Materials handelt (vgl. *W. v. Möllendorff*, 1928, 1929; *Wallbach*, 1928; *de Haan*, 1923, 1928; loc. cit.). Bei den etwa 30 Stunden nach Zusatz von Trypanblau aus dem Mutterstück herausgelangenden präformierten Milzhistiozyten und Makrophagen, die um die Sphäre angeordnete, spärliche dunkelblaue Granula zeigen, dürfte es sich um eigentliche granuläre Speicherung handeln. Daneben enthalten diese Zellen meist auch größere fleckige Brocken, offenbar angefärbtes phagozytiertes Material. Als dritte Möglichkeit finden sich in den Zellen große ungleich blau gefärbte Kugeln zweifelhafter Deutung. Die später auftretenden großen Makrophagen demonstrieren die Anfärbbarkeit präformierten Materials am deutlichsten. Gelegentlich kann auch eine von einem Makrophagen aufgenommene Zelle mit echter granulärer Speicherung zerfallen und dann eine granuläre Speicherung vortäuschen. Wenn die Kulturen frei von sonst phagozytierten kleinen Lymphozyten sind, gelingt es selbst mit hohen Trypanblaudosen nicht, das Bild der groben Speicherung in den Makrophagen zu erzeugen. Die in jedem Makrophagen vorkommenden gelben Pigmenttropfen färben sich mit Trypanblau manchmal schmutzig-grün an. Dieselben Einschlüsse stellen sich auch im Turnbullblau-Präparat dar. Alle Teilchen werden von den Makrophagen als bereits angefärbte aufgenommen, es findet aber auch eine intrazelluläre Nachfärbung statt.

Rumyantsew (1939) schließt aus Lithiumkarmin- und Tuschespeicherungen nach intravasaler Injektion auf einen verschiedenen Differenzierungsgrad der Retikuloendothelien im Pro-, Meso- und Metanephros und in der Milz von Teleostiern (*Leuciscus cephalis L.*, *Perca fluviatilis* und *Acerina cernua*). Der Befund von *Patsouri* (1937) spricht für eine Veränderung bzw. Leistungsminderung des *R.E.S.* unter dem Einfluß einer Blockade. Tuscheblockierte Kaninchen zeigen eine erhebliche Verminderung des natürlichen Widerstandes gegen Abkühlung. Nach *Messina* (1931) senkt Trypanblau die Toleranzgrenze für Insulin und sensibilisiert den Organismus für seine Wirkung. Im Gegensatz dazu hebt Glukosegabe beim mit Insulin und Trypanblau vorbehandelten Kaninchen den durch das Pankreashormon gesenkten Blutzuckerspiegel. *Messina* (1934) beobachtete beim trypanblauinjizierten Kaninchen auch eine nach Splenektomie ausbleibende Zunahme der Blutplättchen im Kreislaufblut (vgl. auch *Ishida*, 1934). Tägliche Tuscheinjektionen verändern erheblich den Purinstoffwechsel des sich im Stoffwechselgleichgewicht befindlichen Hundes im Sinne einer Verlangsamung der oxydativen Vorgänge. Es liegen analoge Beobachtungen über die Hemmung oxydativer Prozesse in anderen Stoffwechselgruppen vor (*Chrometzka* und *Kühl*, 1935). Während der Gestation und im mensuellen Zyklus ist u. a. eine verzögerte Farbstoffelimination aus dem Blut der Ausdruck eines herabgesetzten Funktionszustandes des Retikuloendothels (*Eufinger*, 1932). Mit kolloidalem Kupfer intravenös vorbehandelte Tiere speichern weniger Thorotrast und saure Vitalfarbstoffe (*Balduini*, 1933; *Held*, 1933; *Held* und *Behr*, 1935). Kongorot verschwindet beim Hunde 3 bis 10 Tage nach Entmilzung langsamer aus dem Blut als vor der Operation (*Goebel* und *Miller*, 1935). Die überlebende durchströmte Milz nimmt bei Zusatz von Eiweiß, Serum, Gelatine weniger Kollargolsilber auf, das hauptsächlich in der Pulpa abgelagert wird (*Lee, Kap-Soo*, 1935). *Beküwe* (1938) konnte an 24 bis 72 Stunden im Brutschrank aufbewahrter Milz von vorher tuscheinjizierten Kaninchen keinerlei Einfluß von Zeitpunkt und Grad der Speicherung auf die autolytischen Vorgänge feststellen.

Da die Kenntnis der Wirkung von *Milzextrakten* auch für die Fragestellung in der Gewebezüchtung erforderlich ist, soll auf eine Reihe morphologisch besonders interessierender Arbeiten hingewiesen werden. Ältere Befunde sind vor allem von *Lauda* (1933) und von *Vercellana* (1940) zusammengetragen und diskutiert. — Milzextrakt vermindert bei splenektomierten Kaninchen die Kalkausscheidung stärker als bei normalen (*Iwado*, 1933/35; vgl. auch *Donati*, 1935). Der Adrenalingehalt in der Nebenniere des Kaninchens wird durch Milzextrakt sehr erhöht, nach Splenektomie noch weiter gesteigert (*Tuzioka*, 1933/34). Wässerige Milzextrakte steigern nach *Judina* (1933) *in vivo* und *in vitro* den opsonischen Index des Serums und scheinen auch die Leukozyten-Phagozytose anzuregen. Nach subkutanen Milzextrakt-Injektionen und Staphylokokkenzufuhr treten meist mononukleäre Zellen in der Peritonealflüssigkeit auf. Die phagozytäre und hämolisierende Fähigkeit wird durch Injektionen artfremden Serums in der Milz viel stärker angefacht als im Lymphknoten (*Drouet* und *Florentin*, 1930). Nach *Bittersohl* und *Neidhardt* (1933) steigert injizierter eisenfreier Leberextrakt die Vitalspeicherung von Trypanblau vor allem in der Milz, wo auch die Art der Speicherung, die in den Kapsel- und Pulpazellen erfolgt, anders als bei den normalen Kontrollen ist. *Latta* und *Johnson* (1934) züchteten mesenteriale Lymphknoten der weißen Ratte in verschiedenen Medien mit und ohne Zusatz frischen und autolysierten Milzextraktes. Nach Zusatz frischen Milzextraktes zum Plasma vermehren sich die Mitosen und wandeln sich die kleinen Lymphozyten hypertrophisch in monozyten- und makrophagenartige Zellen mit häufigen Übergangsformen um. Zellen mit eosinophilen Granula finden sich ausschließlich in mit Milzextrakten angesetzten Kulturen (vgl. *Maximow*, 1923; loc. cit.); Embryonalextrakt wirkt in gleicher Richtung noch stärker. Milzextrakte scheinen den Abbau der Intermediärprodukte des Kohlenhydratstoffwechsels zu begünstigen (*Polonowski, Warenbourg* und *Driessens*, 1935; vgl. *Fuziwara*, 1932; 1933, 1 und 2). Auch ätherische Milzextrakte reizen das Retikuloendothel, verdicken das Retikulum besonders der Milzfollikel und vermehren die histiozytären Zellen der Pulpa (*Torrioli* und *Pusic*, 1936; *Del Zoppo*, 1937). Bezüglich des Milzschutzes bei der Bartonellenanämie der Ratten vgl. *Flaum*, 1931; *Lauda*, 1933; *Benzoni*, 1936; *Sauerbruch* und *Knake*, 1936. Der beim splenektomierten Kaninchen erhöhte Blut-Cholesterinspiegel wird durch Milzextrakt gesenkt (*Del Zoppo*, 1936). *Telges* (1936) stellte fest, daß bei der wäßrigen Extraktion frischer Säugermilzen u. a. Adenylsäure in Lösung geht. *Toyoda* (1931) immunisierte die Zellen von Meerschweinchenmilz-Kulturen durch Zusatz von Tetanustoxin zu sechs Passagen, so daß eine früher tödliche Dosis schließlich nur noch deutlich das Wachstum hemmte. Milzgewebe von vorher mit Typhus-Vakzine sensibilisierten Kaninchen bildet auch *in vitro* bei Anwesenheit von O_2 noch 3 Tage lang Antikörper (*Mountain*, 1955). Deren Bildung wird durch Zugabe von NaCN, von unentbehrlichen Aminosäuren und Kortison verhindert. Nach *Smith, Marston, Ruth* und *Cornfield* (1954) geht die Sterblichkeit röntgenbestrahlter Mäuse durch eine experimentelle Infektion nach Injektion von Milzhomogenaten bereits nach einigen Tagen stark zurück. Diese Schutzwirkung soll in einem Desoxyribonukleoproteid liegen (*Cole* und *Ellis*, 1954). — Nach *Bouisset, Soula* und *Taillard* (1930) ruft besonders eine geringe intravenöse Gabe von wässerigem Milzextrakt und Lipoidextrakt eine starke und nur langsam zurückgehende Hyperthermie und auch Hyperglykämie beim Kaninchen, nicht auch beim bisweilen entgegengesetzt reagierenden Hund hervor. Während die Erregbarkeit des Atemzentrums nach Milzexstirpation bekanntlich erhöht ist, wird sie durch Milzextrakt herabgesetzt (*Schürch*, 1935). — Im unverseifbaren Extrakt verschiedener Organe, besonders wirksam in dem der Milz, finden sich Lipoide, unter deren Einwirkung sich die Milz noch stärker kontrahiert als unter der des Cholesterins (*Bouisset* und *Soula*, 1928). Nach *Giuffrida* (1932, 1933) verstärken Milzextrakte die Kontraktion des Uterus und der Tube beim Meerschweinchen; die wirksame Substanz soll aber nicht in der Milz entstehen. — Milzextrakte üben nach *Tutajew* und *Philippowa* (1931) keinen merklichen Einfluß auf die durch Schilddrüsengaben beschleunigte Metamorphose des Axolotl aus. *Kostič* und *Vlatkovič* (1936) möchten die Beobachtung, daß splenektomierte Salamanderlarven stets verzögert wachsen, mit frischer Mäusemilz ernährte aber stets im Wachstum voraneilen, mit einem endokrinen Einfluß der Milz erklären. Milztransplantation und Milzextrakte fördern bei der weißen Maus die Innenkörperbildung der Erythrozyten (*Walter* und *Müller*, 1952).

Erdmann (1931) beobachtete bereits 1920, daß die Retikulumzellen des Milzexplantates nach Zusatz von Tumorextrakten reichlicher auswandern und sich fast unvermittelt in Makrophagen und Riesenzellen umwandeln. — Ein *Flexner-Jobling*-Rattenkarzinom entsteht nach *Erdmann* bei Überimpfung eines zellfreien Filtrates nur dann, wenn die Tiere konstitutionell geeignet sind und vorher mit Tusche in bestimmter Weise vorbehandelt werden. Ganz selten entstehen Tumoren auch ohne Tuschevorbehandlung. — Adrenalin und Ephedrin fördern in schwachen Konzentrationen das Wachstum von Kulturen embryonaler Hühnermilzen, dabei wirkt das Adrenalin kurz, das Ephedrin anhaltender (*Fueyama*, 1937). Ebenso fördern die Salze des 3- und 5wertigen Arsens, Atoxyl und Neosalvarsan, in geringer Konzentration das Wachstum embryonaler Hühnermilz-Kulturen, während hohe Konzentrationen schließlich ausgesprochen wachstumshemmend wirken. Diese Hemmung tritt beim arsenigsauren Natrium und Atoxyl ein (*Okada*, 1935). *Takeguti* (1937) stellte fest, daß sieben gebräuchliche Narkotika in verschiedenem Grade wachstumshemmend auf Milzkulturen wirken.

In vitro kultivierte Milzzellen sind gegen *Röntgenstrahlen* sehr widerstandsfähig (*Roffo*, 1927). Die Bestrahlung beeinflußt weder das Wachstum noch den mikroskopischen Charakter der Zellen. Auch die lebende Milz von Winterfröschen und des Axolotl wird erst durch hohe Röntgendosen verändert (*Ssipowsky*, 1932). Dagegen sah *Wendrowsky* (1933) das Wachstum von Kulturen halberwachsener Axolotlmilzen durch unfiltrierte Röntgenstrahlen stark, bis auf $^1/_4$ der normalen Intensität gedrosselt, die Dichte der Wachstumszone verringert. Die Zahl der Retikulumzellen und Erythrozyten nimmt dabei am stärksten, die der Fibrozyten und Phagozyten kaum ab. Ebenso sind Makrophagen und Monozyten unempfindlich. Die Dichte der hauptsächlich aus flächenhaft wachsenden Fibrozyten bestehenden, gefiltert bestrahlten Kulturen ist zunächst geringer als die der unfiltriert bestrahlten. Mit der Zeit nimmt die Wachstumshemmung auch in den filtriert bestrahlten Kulturen zu. Diese und andere spezifische Effekte der monochromatischen Bestrahlung waren in den untersuchten Grenzen von der Wellenlänge unabhängig. Die monochromatische Bestrahlung muß daher wohl stärker oder selektiver wirken. *Hassler* und *Faragò* (1935) explantierten die Milz 3 Monate alter Meerschweinchen 3 Tage nach Totalbestrahlung. Das Plasma solcher Kulturen zeigt sich nach 24 Stunden stärker verflüssigt als normal. Die schmale Auswanderungszone besteht meist aus Makrophagen und etwas gequollenen polymorphkernigen Rundzellen und aus nur wenigen Lymphozyten. Auch nach 48 Stunden herrschen im Gegensatz zu dem normalen Rundzellenbild die Makrophagen vor, die ebenso wie die polymorphkernigen Rundzellen bedeutend mehr Fett enthalten. Die Wachstumszone der nach 48 Stunden umgesetzten Kultur zeigt reichlich verfettete Makrophagen und Fibroblasten, die ebenfalls lebhaft phagozytieren. Letztere herrschen nach der zweiten Passage mehr und mehr vor. Die mehrkernigen Riesenzellen sollen im allgemeinen Makrophagen und nicht hypertrophierten Lymphozyten entstammen (*Herzog*, 1931). Die spät auftretenden Lymphozyten sollen aus den Knötchen des Mutterstückes ausgewandert sein. — Die mit 5 r bestrahlte Rattenmilz ist schon nach 30 Minuten deutlich geschädigt (Lymphozyten- und Erythrozytenzerfall). Diese nach 6 Stunden untersuchten Schädigungen klingen nach einem Tage ab. Die Milzkörperchen sind selbst nach Dosen von 1000 bis 5000 r nach drei Tagen wiederhergestellt (*Pohle* und *Bunting*, 1936). In der isoliert mit 7200 r bestrahlten Kaninchenmilz sind die Follikel geschwunden, die Pulpa retikulär gewuchert und stellenweise bindegewebig durchsetzt, Kapsel und Trabekel erheblich verdickt. Nach Bestrahlung des ganzen Organismus hingegen zeigt sich neben dem Schwund der freien Zellen der weißen und roten Pulpa eine Erweiterung und starke Blutfüllung der Sinus und eine hochgradige Hämosiderose, die das Ergebnis einer primären Strahlenwirkung auf das Blut mit sekundärer Speicherung der eisenhaltigen Zerfallsprodukte in der Milz darstellt. — Nach *Ségre* (1938) sinkt die Zahl der Plättchen 6 bis 8 Stunden nach der Milzbestrahlung beim Kaninchen plötzlich ab und kehrt erst nach 15 bis 20 Tagen zur Norm zurück. *Derman* und *Leites* (1934) studierten den Einfluß unbestrahlter und röntgenbestrahlter *Autolysate* normaler und kranker Milzen auf den Organismus von Kaninchen und Meerschweinchen. Die Milzautolysate wirken gegenüber denen anderer Organe insofern relativ spezifisch, als sie eine starke Stimulierung des *R.E.S.* bewirken. Die Histohormone erkrankter Milzen rufen in der gesunden Milz die für die bestimmte Erkrankung bezeichnenden Veränderungen hervor. Die Bestrahlung mit geringen und mittleren Dosen ultravioletter Strahlen verstärkt beim Kaninchen im Gegensatz zu hochdosierter Bestrahlung die Aufnahmefähigkeit von Leber und Milz für Lithionkarmin (*Patsouri*, 1936). Vorausgehende *Sensibilisierung* mit Eosin verstärkt die Speicherung beträchtlich.

Über den Einfluß der Milz auf das Knochenmark, die Zahl und Beschaffenheit der Erythrozyten, den Blutfarbstoffwechsel, ist in *Laudas* (1933) und *Heilmeyers* (1955) kritischer Darstellung Grundsätzliches festgehalten.

Die Injektion von *Extrakten* zerkleinerter Milz vermehrt bei entmilzten und in verdünnter Luft gehaltenen weißen Mäusen die Blutzellenbildung stärker als bei normalen Tieren (*Drastich*, 1928). Auch ist das Volumen des einzelnen Erythrozyten bei entmilzten, mit Milzextrakt injizierten Mäusen größer als bei normalen Kontrolltieren. Nach *Marino* und *de Bonis* (1930) hämolysieren wässerige Milzextrakte weder Erythrozytensuspensionen desselben, noch die eines anderen Hundes. Nach *Pennati* (1932) treten bei splenektomierten Kaninchen jugendliche Erythrozyten im Kreislaufblut auf und vermindern sich nach subkutaner oder intraperitonealer Injektion von Milzextrakt wieder. — *Pando* (1934) teilt mit, daß der nach den Angaben von *Perla* und *Marmorston-Gottesman* (1931) hergestellte Milzextrakt splenektomierte Ratten ebensowenig vor der Bartonellenanämie schützt wie die vorherige Behandlung mit Kupfer. — *M. Ellis*, *Motley* und *M. D. Ellis* (1935) berichten, daß salz- und alkohollösliche Säuger- und Geflügelmilzextrakte arteigene und artfremde Erythrozyten hämolysieren. Milzextrakt bewirkt nach *Tateishi* (1935) eine *Gallensäureretention* im Organismus. *Lepel* (1937) stellt mit *Lauda* (1933) fest, daß keine zwingenden Gründe vorliegen, beim Normalen eine erheblichere Milzhämolyse anzunehmen. Der Milzextrakt von an hämolytischem Ikterus Erkrankten hämolysiert unvollständig gesunde und kranke Erythrozyten. Ein gleichzeitiger Zusatz von Blutserum verhindert diese Hämolyse nicht, sondern schwächt sie nur ab. Das alleinige Zusammensein von normalen Erythrozyten und krankem Serum und umgekehrt führt keine Hämolyse herbei. Die Resistenz der bei diesen Versuchen intakt gebliebenen Erythrozyten ist nicht vermindert. Es ist daher anzunehmen, daß nur die ein gewisses Alter aufweisenden Erythrozyten durch Milzextrakte hämolysiert werden. Die übriggebliebenen nicht hämolysierten Erythrozyten werden durch den Milzextrakt unter gleichzeitiger Verringerung ihres Durchmessers der Kugelform angeglichen. Auch Krankenserum bringt normale Erythrozyten unter Quellung in die Kugelform. Diese Befunde harmonieren mit den Beobachtungen von *Heilmeyer* (1937), der in Fällen von hämolytischem Ikterus zwischen den Erythrozyten des Milzarterien- und Milzvenenblutes eine Größenabnahme von 0,3 μ, eine Resistenzverminderung von 10% und nach Milzpassage ein Ansteigen des Blut-Bilirubinspiegels um 15% feststellte. Nach *Lepel* (1937) ergibt ein Extrakt gesunder Menschenmilz weder mit gesunden noch mit kranken Erythrozyten eine Hämolyse. Auch Serum Malariakranker hämolysiert normale Erythrozyten ebensowenig wie es ihre Größe ändert. *Lepel* schließt aus seinen Befunden auf einen bestimmten, in der Milz von an hämolytischem Ikterus Erkrankten vorkommenden hämolysierenden Stoff, der aber auch in den verschiedensten Organen der Kranken nachgewiesen werden kann. Da das gesamte *R.E.S.* beim hämolytischen Ikterus für die Störung verantwortlich gemacht werden muß, kann seine verschiedene Reizung auch die Ausschüttung hämolysierender Stoffe, und damit die Auslösung einer hämolytischen Krise bedingen. Der gewonnene hämolysierende Stoff gehört in die Gruppe der Fette bzw. Lipoide. — Nach *Foà* (1938) fördert der Leberextrakt entmilzter Kaninchen die *Erythrozyten-Regeneration* weniger als der normaler Tiere. — Erst nach 1 bis $1\frac{1}{2}$ *H.E.D.* Röntgenstrahlen ist die Anzahl degenerierter Erythrozyten in der Milz von Winterfröschen und vom Axolotl bedeutend größer als in der normalen Milz. Die Hämozytoblasten, deren Übergangsformen zu Retikulumzellen, und die Pigmentzellen vermehren sich um so stärker, je länger das Tier nach der Bestrahlung noch weiterlebt. Die Hämozytoblasten hatten sich jedoch auch nach 20 Tagen noch nicht fortentwickelt. Während das *Eisen* in der normalen Frosch- und Axolotlmilz fast oder ganz fehlt, sammelt es sich in der bestrahlten immer stärker diffus oder körnig im Plasma fast aller Pigmentzellen und in einigen Retikulumzellen, seltener extrazellulär an. Das Eisen wird also in denselben Zellen, die auch Farbstoffe aufnehmen, abgelagert. Auch *Windholz* (1938) stellte nach isolierter Bestrahlung der Kaninchenmilz mit 7200 r eine geringe Eisenspeicherung in der Pulpa fest. Dagegen treten nach Bestrahlung des ganzen Organismus in den erweiterten Milzsinus sehr reichlich hämosiderinspeichernde Zellen auf, so daß die Milz-Hämosiderose die auffälligste Bestrahlungsfolge ist. Sie dürfte durch Speicherung der eisenhaltigen Zerfallsprodukte von im Kreislauf strahlengeschädigten Erythrozyten zustande kommen. — Die Röntgenbestrahlung der Kaninchenmilz oder die Splenektomie bedingen (entgegen *Asher*, loc. cit.) eine verminderte *Eisenausscheidung* (*Arkussky*, 1934). Sonst aber wird der Eisenstoffwechsel des Kaninchens durch diese Maßnahmen offenbar wenig beeinflußt, wobei zu beachten ist, daß die Kaninchenmilz unverhältnismäßig klein ist. Mit gelöstem Hämoglobin versetzte Kulturen von Hühnerembryonen- und Meerschweinchenmilz reagieren am 4. bis 5. Tage mit Hilfe der indirekten *Diazoreaktion* in 90% der Fälle positiv (*v. Balogh*, 1931). Im Eisschrank zeigte sich am 1. bis 8. Tage keine Bilirubinreaktion, bei Zimmertemperatur wurden bedeutend schwächere positive bzw. negative Reaktionen erzielt; bei 56° gehaltene Kulturen reagierten stets negativ. *Sümegi* (1931) konnte in mit hämolysiertem Hühner- bzw. Froschblut versetzten Kulturen von Hühnerembryonen- bzw. Froschmilz während der ersten drei Tage keine Gallenfarbstoffbildung nachweisen; erst vom 4. Tage an wird die indirekte Diazoreaktion blaßrosa, vom 5. Tage an ausgesprochen positiv. Eine direkte Diazoreaktion war nicht nachzuweisen. Auch aus den ungelösten Erythrozyten des Mutterstückes kann gelegentlich eine minimale Menge an Bilirubin gebildet werden.

Bei der Züchtung von Rattenmilz in *Tumorplasma* (*Jensens* Rattensarkom, *Flexner-Jobling*-Karzinom) treten alle gewöhnlichen Erscheinungen beschleunigt auf (*W. v. Möllendorff*, 1932). Viele große Rundzellen sind schon am ersten Tage auffällig. Die Stücke sind dementsprechend eher erschöpft und degenerieren bald. Die bereits am ersten Tage im Zellhof einsetzende Vermehrung der eosinophilen und polynukleären Granulozyten ist bemerkenswert. Nach Zusatz von Tumorplasma degenerieren besonders alle kleinen Lymphozyten. Die in Größe und Kernbau völlig den kleinen Lymphozyten ähnelnden Eosinophilen nehmen bis zum 5. Tage so zu, daß fast alle kleinen Rundzellen mehr oder weniger eosinophile Granula aufweisen. Die myeloiden Zellformen und auch lymphoide Formen scheinen unter dem Einfluß des Tumorextraktes in großer Zahl zu eosinophil färbbaren Zellen zu werden. *v. Möllendorff* nimmt an, daß der Tumorextrakt die schon vorhandene Fähigkeit der genannten Zellen, eosinophile Granula zu bilden, auslöst. Viele Zellen scheinen das eosinophile Stadium unter dem Einfluß von Zellgiften gleichsam als Degenerationserscheinung zu erreichen. Im Laufe der Züchtung bildet sich um den Kern der Retikulumzellen eine homogene Zone, das Plasma färbt sich azidophil, die Zelle belädt sich mit Hämoglobin, der immer kompakter gewordene Kern schwindet. Die aus dem Gerüst hervorgehenden kleineren Retikulumzellen und Zellen mit feinkörnigem Plasma können myeloische Granula bilden, jedenfalls wandeln sie sich unter diesen Bedingungen nicht in Lymphozyten um. *Okamoto* und *Kikitsu* (1930) sahen in Kulturen von embryonalen Hühnermilzen, denen Arsensäure oder Kohlenteer zugefügt war, im Rahmen eines allgemein beschleunigten Wachstums sehr schnell Fibrozyten auftreten, die Blutzellen schwinden. Nach *Brüda* (1928, 1929) hemmt die Milz *in vivo* wie *in vitro* das Blastomwachstum. Ein solcher Einfluß ist nicht nur bei der Zusammenzüchtung von Tumor- und Milzgewebe, sondern auch umgekehrt bei der Züchtung von Geschwulstgewebe in Plasma entmilzter Tiere zu bemerken. Auch *in vivo* gehen die *Impfgeschwülste* der Maus auf der entmilzten Ratte und umgekehrt in gewisser Zeit nach der Entmilzung an. Der Schutz des Milzträgers wird auf das parabiotische entmilzte Tier übertragen. Derselbe Effekt läßt sich nach Schädigung des Retikuloendothels durch elektronegative Kolloide und hohe Röntgendosen erzielen. Die auf Vermehrung des Lymphgewebes und der Riesenzellen beruhende *Milzhyperplasie* als Folge einer Geschwulstentwicklung ist bei weißen Ratten mit Impfgeschwülsten während der ersten Tage des Tumorwachstums am ausgesprochensten und geht nach 20 Tagen wieder zurück. Das Blut tumortragender Ratten ruft diese Milzhyperplasie bei gesunden Ratten hervor. Auch die subkutane Injektion von Tumorgewebe führt dieselbe Milzvergrößerung herbei. Weiteres über den vermutlich humoralen bzw. hormonalen Tumorschutz durch die Milz vgl. bei *Lauda* 1933; *Amersbach*, *Walter* und *Sperti* 1948; *Macfarlane*, *Schmock* und *Nadeau* 1948; *Fardon*, *Prince* und *Berning*, 1948; *Diller* und *Watson*, 1949; *Katzberg*, 1952; *Hoepke*, 1954; *Hoepke* und *Fluhr*, 1955.

5. Die Entwicklungsstörungen der Milz

Genaueres über *Entwicklungsstörungen* der Milz und ihre möglichen Ursachen findet sich in den speziellen Abhandlungen von *Lubarsch* (1927), *Hirschfeld* und *Mühsam* (1930) und besonders *Putschar* (1927, 1934, 1954, 1956). Da dieses Kapitel von entwicklungsgeschichtlichen und histologischen Standpunkten aus interessiert, seien neuere Angaben kurz zusammengestellt.

Das sehr seltene völlige Fehlen (*Agenesie*) der Milz wurde in einigen Fällen als einzige Mißbildung, und mit anderen, bisweilen schweren, zusammen beobachtet. Abweichungen des Gefäßsystems scheinen bei Agenesie der Milz nicht selten. Die *A. lienalis* kann ganz fehlen und auch bis zu einem gewissen Umfang vorhanden sein. *Sakurai* (1927) fand *Milzaplasie* bei einem 5 Monate alten Mädchen mit *Situs inversus partialis*. *Hu* (1929) beschreibt bei einem siebenmonatigen chinesischen Kinde Agenesie der Milz. *Peterman* (1932) sah bei einem 8 Monate alten Knaben Fehlen der linken Niere, der Nierenarterie und der Milz. Bei anderen schweren Mißbildungen fehlte bei einem Mädchen, das 133 Tage lebte, die Milz, und die Milzarterie war anomal (*Barge* und *van Oijen*, 1932). *Benecke* (1933) erwähnt einen Fall von Milzaplasie bei der Ratte. *Pana* (1934) führt die bisher bekannten Fälle tabellarisch auf. Bei einem zwölfmonatigen, an purulenter Meningitis verstorbenen Mädchen fand sich als einzige Mißbildung Fehlen der Milz. *Ivemark* (1955) weist nach Untersuchung von sechs 9 bis 12 mm großen, etwa 30 bis 36 Tage alten menschlichen Embryonen darauf hin, daß sich die Milzanlage gleichzeitig mit der Septierung der venösen und etwa auch der arteriellen Ostien des Herzens manifestiert. Er stellt 69 Fälle (darunter 14 eigene) von mit verschiedenen Herzmißbildungen kombinierter Milzagenesie zusammen (vgl. dazu auch die beiden Fälle von *Baumann*, 1954, und *Putschar*, 1954). Das Fehlen der Milz traf in 41 Fällen mit Transposition der großen Gefäße zusammen. Auch Mehrfach- und Rudimentärbildungen der Milz können mit denselben Herzfehlbildungen gemeinsam vorkommen. Der Verf. äußert sich nicht zur Problematik dieser kombinierten Mißbildungen.

Bogliolo (1934) und *Ceelen* (1939) sahen äußerste *Hypoplasie* der Milz bei einem 6 Tage alten Kind mit *Situs inversus partialis* und bei einer 72jährigen Frau, die nie ernstlich erkrankt war.

Doppelmilzen, *Nebenmilzen*, *Autotransplantate* und *Fehlbildungen* wurden bei Mensch und Tier unter den verschiedensten Umständen beschrieben. *Schmidt-Nielsen* (1939) beobachtete bei *Salmo trutta* von der Hauptmilz infolge einer Spaltung der Anlage abgekerbte Nebenmilzen. Bei Forellen und Saiblingen fanden sich 6 bzw. 5,6% Doppelmilzen. *Weilacher* (1933) findet bei *Siphonops indistinctus* zwei oder drei Nebenmilzen dicht am rechten Magenrand im Gekröse. *Lloyd* (1928) stellt Anomalien bei *Rana temporaria* zusammen und erwähnt eine gelegentliche Verdopplung der Milz. *Clara* (1928) beschreibt akzessorische Milzen bei einigen Vögeln (*Passer domesticus*, *Turdus norula*, *Fringilla coelebs*, *Gallus domesticus*, *Turdus viscivorus*); beim Huhn fanden sie sich sogar bei 4 von 10 Exemplaren. *Hellner* und *Kallius* (1929) berichten, daß Ratten nach älteren Angaben von *Schoenbauer* und *Sternberg* in 20% der Fälle Nebenmilzen haben. Bei 8 Schweinen traten 1 bis 3 Nebenmilzen grau-rötlicher Farbe, von 3½ cm bis zu Erbsengröße im stark verfetteten Milzmagengekröse auf (*Schönberg*, 1926). In vier Rotlauffällen gingen die Nebenmilzen dieselben histologischen Veränderungen ein wie das Hauptorgan. Ein durch Entmilzung beseitigter Hypersplenismus kann durch Hyperplasie einer Nebenmilz rezidivieren (*Evans*, *Spinner*, *Piccolo*, *Swirsky*, *White* und *Kiesewetter*, 1953). Nach *Halpert* und *Eaton* (1954) sind die verschiedensten krankhaften Veränderungen in Milz und Nebenmilz (1000 Sektionen) stets die gleichen. In das Parenchym der Milz eingeschlossene Pankreaszellgruppen fanden sich in zwei Fällen. Die Nebenmilzen waren andererseits von Pankreasgewebe umgeben, das durch Bindegewebe von der Nebenmilz getrennt blieb. Neben der 60 g schweren Milz sahen *Limousin* und *Bouffanais* (1927) bei einem sechsmonatigen Lamm 25 rötliche Ansammlungen von Nuß- bis Kleinapfelgröße im Netz, die zusammen etwa 260 g wogen. Da die Milz normal war, handelte es sich nicht um akzessorische Milzen im Sinne von *v. Haberer*, sondern um multiple Milzen, deren Entstehung sich entwicklungsgeschichtlich und phylogenetisch erklären lassen müßte. *Li*,

Garven, Mole (1929) erwähnen zwei große akzessorische Milzen und eine große Zahl sich histologisch auch als Milz erweisender roter Knötchen im Mesenterium. *Kühne* (1937) bringt Angaben über das Vorkommen von Doppel- und Nebenmilzen beim Schwein. Er selbst fand in nur 3 der von ihm untersuchten 500 Fälle Nebenmilzen. Das kann eine Rassen- oder Züchtungseigentümlichkeit sein; denn auch *v. Herrath* (1937) erwähnt das seltene Vorkommen von Nebenmilzen bei rassereinen deutschen Schäferhunden. Im gleichen Wurf sind auch erheblichere Größenunterschiede der Milz seltener als gewöhnlich. *Steger* (1939) berichtet über die Häufigkeit des Vorkommens von Nebenmilzen bei einer Reihe von Haustieren (Pferd, Schaf, Ziege, Rind, Hund, Katze, Kaninchen, Meerschweinchen). Lappungen und Nebenmilzen erklären sich nach ihm als

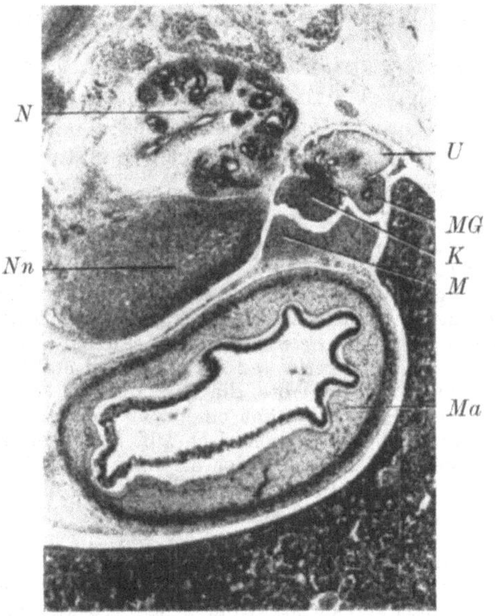

Abb. 11. Querschnitt durch die hintere Leibeswand in der Gegend der Milz und des Magens. Embryo von 23,44 mm gr. L. Vergr. 25fach. *N* Niere; *Nn* Nebenniere; *U* Urniere; *MG* Müllerscher Gang; *K* Keimdrüse; *M* Milz; *Ma* Magen. (Nach *L. Wiltschke*, Virchows Arch. path. Anat. 273, 1929, Abb. 3.)

atavistischer Rückschlag. Beides kommt häufig, besonders bei Tieren mit zerstreutem Typus der *A. lienalis*, z. B. bei Hund und Katze vor. Eine Teilung der Milz in zwei Teile kann sich hier unschwer einstellen, da die beiden *Rr.* der *A. lienalis* im Organinnern nicht anastomosieren. *Kossmag* (1934) erwähnt einen Bullen von 23 Zentnern Lebendgewicht mit zwei Milzen.

In einem Falle von partiellem *Situs inversus* fanden sich nach *Pernkopf* (1928) zahlreiche, vollständig voneinander isolierte Milzen verschiedener Größe und Form. Zumeist waren sie kugelrund oder oval. Die Aufteilung der Milz in einzelne Teilstücke stellt nach *Pernkopf* bei partieller Inversion der Eingeweide keine Seltenheit dar. *Rotter* (1926) beschreibt bei einer Splenomegalie mit Kalk- und Eiseninkrustationen eine Nebenmilz in der außer subkapsulären Blutungen jede Veränderung fehlte. *Wiltschke* (1929) fand bei einem neugeborenen Mädchen einen 77 mm langen, von der Milz zur Mesosalpinx ziehenden Strang, der mit Ausnahme eines kurzen Stückes aus Milzsubstanz bestand. *Hoeglund* (1933) beschreibt eine extraperitoneal in der rechten Beckenhälfte in der Gegend des breiten Uterusbandes gelegene Milz. *v. Hochstetter* (1953) fand bei einem menschlichen weiblichen *Thorakopagus* im linken Individualteil einen größtenteils aus Milzgewebe bestehenden Strang, der die Milz mit den Adnexen verband. Dazu schloß das linke Ovarium zwei Milzgewebskörper ein (vgl. auch *Putschar*, 1927). Als Ursache dieser Mißbildungen kommen eine frühembryonale Verwachsung von Milzanlage und Urogenitalfalte (vgl. die Lagebeziehungen auf Abb. 11) oder die Ausbildung von Milzgewebe an der Unterfläche des sich bildenden linken *Septum pleuroperitoneale mediale* in Betracht. *Putschar* und *Manion* (1956) stellten 26 Mitteilungen über gewebliche Zusammenhänge zwischen Milz und Keimdrüsenanteilen zusammen, denen sie vier eigene Beobachtungen anfügten. Diese in der 5. bis 8. Embryonalwoche entstandenen Bildungen bestehen entweder als zusammenhängende band- oder fadenartige Verbindung von Milz- und Milzkapselgewebe zum Ort mesonephrischer Derivate oder als örtliche Verbindung von Milzansammlungen — auch Nebenmilzen — mit Urnierenderivaten. Als *teratologisches Syndrom* läßt sich die in 5 von 30 Fällen gleichzeitig bestehende *Peromelie* bzw. *Mikrognathie* deuten. Unter fünf untersuchten Ainumännern hatten drei Nebenmilzen (*Nakano*, 1933). Nach *Beaver* (1933) bestanden bei einem 7 Tage alten Knaben neben Aplasie der linken Niere und des linken Ureter zwei Nebenmilzen im Pankreasschwanz. *Naegeli* (1934) sah eine bohnengroße Nebenmilz in einem Falle von Aneurysma der sklerotischen Milzarterie, *Faßrainer* (1934) eine solche bei tumorartiger Tuberkulose der Milz und *Zenkel* (1934) bei *Mikrognathia otocephalica*. *Carl* (1935) beschreibt bei einer Totgeburt mit *Situs inversus* am Ende der Schwangerschaft die seltene Aufteilung der Milz in mehrere stecknadelkopf- bis bohnengroße Milzen. Die Lappung der Säugermilz entspricht nach ihm etwa der der Monotremen. Bei den Marsupialiern ist diese Teilung in verschiedene Lappen schon weniger gut ausgeprägt. Das stärkste Konzentrationsbestreben weist die Milz der Plazentalier auf, aber dennoch läßt sich die ursprüngliche Lappung bis zu den Primaten nachweisen. Unter sechs von *Testa* (1936) mitgeteilten Nebenmilzfällen fand sich einer mit Morbus Banti, bei dem die Nebenmilz nicht dieselben Veränderungen aufwies, sondern Zeichen vikariierender Hyperfunktion. Der Autor meint, daß die Nebenmilz denselben Veränderungen unterliegen müßte wie die Hauptmilz, wenn die Ursache des Morbus Banti eine generelle wäre. *Freese* (1936) sezierte bei *Situs solitus* zwei normale Milzen von 185 und 135 g, daneben noch sieben Nebenmilzen, die alle durch Gewebsbrücken verbunden waren, von insgesamt 45 g Gewicht und je etwa Erbsengröße. Nach *Freese* bestehen keine gesetzmäßigen Zusammenhänge zwischen dem Körperkonstitutionstyp und der Häufigkeit und Art der Milzkerbung und Nebenmilzbildung. Über die zu unterscheidenden Unterformen der akzessorischen Milzen unterrichtet auch *Paul* (1937). *Muscatello* (1938) beschäftigt sich ausgehend von der Beschreibung zweier typischer Fälle von Doppelmilz mit der Frage der Bedeutung und Entwicklung von Milzeinkerbungen und Nebenmilzen. Die Doppelbildung erklärt er mit dem Verhalten des Arteriensystems, das dazu beiträgt, die einzelnen embryonalen Milzanlagen voneinander getrennt zu halten.

Milzautotransplantate, multiple Milzen, beschreiben *Helwig* (1929) in zwei Fällen und *Ruppanner* (1942); es fanden sich 10 bzw. 14 getrennte Milzen. Es wird eine intraabdominelle Schädigung angenommen. *Ajillo* (1933) sah bei einer sechsjährigen Hündin sehr viele Knötchen im Netz, die nach Milzquetschung mit Gewebsabsprengung entstanden sein dürften. *Shaw* und *Shafi* (1937) sezierten einen 20jährigen Ägypter, der früher einen Unfall hatte und lange danach an einer anderen Erkrankung starb. Sie fanden über 80 bis zu 2 cm im Durchmesser große, milzähnliche Gebilde im Bereich des Bauchfells, die sie als Autotransplantate nach Milzruptur und Austritt von Pulpa in die Bauchhöhle deuten. Ein Hilus fehlte, die Gefäße traten am ganzen Umfang der Knötchen ein und aus. *Yoshida* und *Hayakawa* (1927) beschreiben bei einem Hunde als Folge einer Aussaat aus kleiner Milzwunde nach Laparotomie große und kleine *Splenoide*. Die baulichen Unterschiede zwischen ihnen und der eigentlichen Milz ergaben, daß die Splenoide gemeinhin nicht als Nebenmilzen gelten dürfen. Nach *Ravenna* (1929) kommen Knoten von Milzgewebe in der Milz selbst beim Hunde häufiger vor als beim Menschen. *Guccione* (1931), der bei einem 47jährigen Mann 20 linsen- bis bohnengroße, unscharf begrenzte hellere Knoten in der Milz fand, hält sie für Mißbildungen. *Monari* (1932) berichtet über *Hamartome* der Hundemilz. Nach meinen eigenen Erfahrungen dürften diese in den Speichermilzen (Hund, Katze) vorwiegend vorkommen, jedoch liegt eine vergleichende Untersuchung oder Betrachtung dieser Frage bisher nicht vor. *Ravenna* (1929) hebt aber hervor, daß abgegrenzte Knoten von Milzgewebe in der Milz beim Hund häufig, beim Menschen seltener anzutreffen sind (vgl. auch den Fall von *Videbaek* 1953 beim Menschen). *Jármai* (1933/34) betont, daß sich multiple Milzen beim Hund nach experimentellem Trauma nur dann entwickeln, wenn sich die zerquetschten und abgerissenen Milzteile am Bauchfell implantieren können; er berichtet über sechs Fälle. Nach *Mordasini* (1936) sind die *Splenome* z. T. als einfache angeborene Fehlbildungen der Milz, als Hamartome aufzufassen. Häufiger stellen sie aber geschwulstartige, auf dem Boden von *Hamartien* entstandene Bildungen dar, die man Hamartome im Sinne *Albrechts* nennen kann. Sie können einzeln und gehäuft auftreten, wobei beide Formen nebeneinander vertreten sein können. Diese Bildungen nehmen an den Aufgaben der Milz teil und machen deren Reaktionen und Involutionen mit. *Musotto* (1938) beschreibt als Hamartome zu bezeichnende Knoten, die histologisch aus verdickten Pulpasträngen bestehen.

Die teilweise zu den zystischen Lymphangiomen zu rechnenden *Milzzysten* interessieren insofern, als sie das Vorhandensein von Lymphgefäßen in der Milz beweisen. Zysten verschiedener Art werden erwähnt von *Gatersleben* (1928), *Schneider* (1929), *Pohle* (1929), *Dinand* (1930), *Sindoni* (1933) und *Hertel* (1956). *Viikari* (1954) beschreibt ein großes zystisches Hämangiom der Milz und konnte aus der Literatur nur 33 Fälle zusammenstellen.

C. Die makroskopische Anatomie der Milz in ihrer Beziehung zum Feinbau

Mit fortschreitenden vergleichend-histologischen und -physiologischen Erkenntnissen werden die äußeren Eigenschaften der Milz immer mehr über ihre Tätigkeit und ihren Zustand im Leben und nach dem Tode aussagen können. Damit muß die äußere Betrachtung der Milz, die jetzt fast ausschließlich am Sektionstisch geübt wird, zunehmend an Bedeutung gewinnen. Neuere Angaben sind meist nur kurze einleitende Anmerkung; eine eingehendere Betrachtung mit besonderer Fragestellung findet sich nur bei *Krogh* (1936) und *Steger* (1938, 1939).

Die Erörterung makroskopischer Milzeigenschaften erscheint heute nur bei oberflächlicher Betrachtung als isoliertes anatomisches Thema, weil in den beiden letzten Jahrzehnten die Abhängigkeit vieler äußerer Merkmale von der quantitativen und qualitativen Milzhistologie festgestellt werden konnte. Allein dadurch wird die noch immer schwebende Frage der artlich und individuell verschiedenen Milzgröße zu einer wesentlich histologischen. Da die makroskopische Literatur aber seit dem Handbuchbeitrag *Sobottas* (1914) nicht mehr zusammengestellt wurde, muß das hier zur Klärung erkannter Zusammenhänge nachgeholt werden. So lassen sich die sich ergebenden Fragen ausreichend formulieren und für eine weitere Bearbeitung klären.

1. Die Lage der Milz

Das ganze dorsale Mesenterium kann Milzgewebe bilden; so erklärt sich die wechselnde Lage der Milz in verschiedenen Ordnungen und Familien (*Klemperer*, 1938). *Jordan* (1935) und *Jordan* und *Speidel* (1930, 1931) beschreiben die phylogenetische Lageentwicklung und Abgrenzung der Fischmilz. Bei den *Cyclostomen* ist die Milz durch verstreute Stränge hämatopoetischen Gewebes in der Wandung des Verdauungsapparates dargestellt (*Myxine*). Im Ammocoetesstadium ähnelt die Milz von *Lampetra wilderi* der von *Myxine*, liegt aber in der Spiralfalte. Beim erwachsenen Tier ist sie fast verschwunden. Beim Neunauge ist sie schon besser und enger lokalisiert und in einer in der Spiralfalte gelegenen Masse angesammelt, die sich in die dorsale Darmwand vorbuchtet. Bei *Protopterus* zeigt sich ein weiterer Fortschritt, indem die Milz durch eine Kapsel abgegrenzt und von Peritoneum bedeckt in der Magenwand liegt. Das Pankreas liegt unmittelbar neben ihr und hat zum Magen eine ähnliche Beziehung. Bei den Haien (*Elasmobranchier*) verläßt die Milz den Darmtraktus und wird frei mit einem Gekröse. Die Milzlage bei *Protopterus* bedeutet also ein Zwischenstadium. *Dustin* (1934) bestätigt für *Protopterus Dolloi* die Angaben von *Laguesse* (1890). *Cocquio* (1929) findet die Milz beim Aal im vorderen Teil der Bauchhöhle hinter dem Darm und der Schwimmblase. Bei *Gambusia patruelis* liegt die Milz nach *Potter* und *Medlen* (1935) hinter und ventral der Gallenblase. Das im Mesenterium liegende Pankreas dringt in die Milz ein, indem es den die Milz versorgenden Arterien folgt. *Stromsen* (loc. cit.) stellt bei *Ictalurus punctatus* ein ähnliches Verhalten der Milz und des Pankreas fest. — Die Angaben über die Lage der Milz bei den Amphibien sind zahlreich und nicht sehr eingehend. *Locchi* (1928) studiert die Milztopographie bei *Bradypus tridactylus*, *Nakajima* (1929, 1 und 2) beschreibt kurz die Lageentwicklung der Milz von *Megalobatrachus japonicus* und *Hynobius fuscus*. Nach *Heberlein* (1930/31) liegt das Organ beim Axolotl dem Magen fast der ganzen Länge nach an. *Weilacher* (1933) demonstriert die Milztopographie bei Gymnophionen, *Hartmann* (1933) die vom erwachsenen *Pleurodeles* (vergleichende Betrachtung des Milzgekröses bei anderen Amphibien). — Bei *Lacerta muralis, viridis, agilis* und *pityensis* liegt die Milz am linken Magenrand nahe der Wirbelsäule (*Dünzen*, 1939). — Bei *Tropidonotus natrix* findet sich häufig ein direkter Zusammenhang zwischen Pankreas und Milz, auch können abgesprengte Teile des einen Organes im anderen auftreten (*Scatizzi*, 1930). *Clara* (1928) bringt, ausgehend von eigenen Feststellungen bei Vögeln, Angaben aus der Literatur über die Lage der Milz und des Pankreas und ihre Variationen. — Nach *Basir* (1931/32) liegt die aus drei Abschnitten bestehende Milz von *Echidna* im Omentum majus entlang der großen Magenkrümmung gegen den Ösophagus gerichtet. Der ventrale Fortsatz ist beweglicher als die beiden anderen. — *MacKenzie* (1930) beschreibt die peritoneale Befestigung der Milz bei *Echidna*, einer Opossumart, bei Affen und beim Menschen. *Dolgo-Saburoff* (1929) beschreibt die Hundemilz als sehr beweglich, weil ihr das *Lig. phrenicolienale* fehlt. Das *Lig. pancreaticolienale* ist dagegen sehr entwickelt. Der Hund besitzt einen freien axialen Abschnitt des *Mesogastrium dorsale*, der sich zwischen *A. lienalis* und Magenfundus bis zur Kardia zieht. Für *Schabadasch* (1935) sind die verschiedenen Typen der syntopischen Lage der Milz von der Länge und Verschieblichkeit ihres Aufhängeapparates abhängig. Die Reduktion kranialer und kaudaler Abschnitte der Milz ist zur Erklärung ihrer verschiedenen Lage in der Tierreihe abzulehnen, da die Blutversorgung der Milz sogar bei den Formen, bei denen die Autoren von einer Reduktion der kranialen Abschnitte sprechen, immer durch die kranialen Darmarterien und nicht durch die kaudalen erfolgt.

Die Angaben über die Topographie der Menschenmilz sind am zahlreichsten. *Pernkopf* (1928) beschreibt in einem Fall von partiellem *Situs inversus* die Lage der einzelnen gefundenen Milzen. *Catsaras* (1928) findet bei einer 48jährigen Frau nach Malaria und mehrfachen Geburten eine nach Gefäßabknickung völlig nekrotische Wandermilz im Douglas. *Weigner* (1928/29) beschreibt die wechselnde Milzlage beim Lebenden und an der Leiche und erörtert dabei den Einfluß von Größe und Füllungszustand der Nachbarorgane auf die Milztopographie. *Rummel* (1929) bespricht ausgehend von einem Fall von eingekeilter *Wandermilz* (33jährige Viertgebärende) deren Ursachen. Die Milz hing lediglich an einem dicken, Gefäße und Pankreas einschließenden Stiel, der die *Ligg. gastrolienale* und *phrenicolienale* enthielt. Das letztere inserierte nicht an der hinteren Bauchwand, sondern nahe der Medianlinie. Die Wandermilz ist nicht ausschließlich eine Eigentümlichkeit des weiblichen Geschlechtes. Starke Erschlaffung der Bauchdecken, wiederholte Geburten, Enteroptose, finden sich oft gleichzeitig. Nicht nur pathologisch vergrößerte Milzen können zu Wandermilzen werden. *Rummel* möchte die Mehrzahl der mitgeteilten Fälle für entwicklungsgeschichtlich bedingt erklären (vgl. auch *Hoeglund*, 1933; *Sachodnik*, 1934). Unter den verschiedenen im Einzelfalle wirkenden Ursachen dürften die topographischen und hormonalen Einflüsse, denen die Milz während und nach der Schwangerschaft untersteht, das stark überwiegende Vorkommen der Wandermilz bei der Frau mitbedingen, wofür auf die hier nur zitierten Befunde von *Barcroft* und *Stevens* (1928, 1 und 2) und *Beneke* (1937), die Erklärungsmöglichkeiten enthalten, hingewiesen werden muß. Weiteres über die Lageanomalien der Milz findet sich bei *Putschar* (1934). — Die Milztopographie wird sehr kurz auch von *Hirschfeld* und *Mühsam* (1930) und *Naegeli* (1938) skizziert. *Ssokolow* (1930), der die Milzumrisse bei 130 Leichen verschiedenen Alters auf die Körperoberfläche projizierte, findet die bekannten starken individuellen Lageschwankungen. Der obere Milzrand entspricht gewöhnlich der 5. bis 6. Rippe. Bei Erwachsenen ist das Organ häufiger im Hypochondrium verborgen, kann aber mitunter teilweise in das Epi- bzw. Mesogastrium vorragen. Bei Neugeborenen liegt die Milz seltener ganz im Hypochondrium, fast in der Hälfte der Fälle tritt sie in das Epigastrium vor, was vielleicht mit dem stumpferen Rippenwinkel und der verhältnismäßig weiteren unteren Thoraxapertur zusammenhängt. Die Milz kann sich senkrecht, schräg und waagerecht in querer Richtung einstellen. Die erste und zweite Lage sind bedeutend häufiger, die dritte findet sich öfter bei Kindern als bei Erwachsenen. Die zwei erstgenannten Lagetypen fallen gewöhnlich mit einer engen unteren Thoraxapertur zusammen. *La Rocca* (1933) untersuchte das Milzgekröse bei 20 Kindern und Erwachsenen. Er läßt eigentlich nur die *Ligg. gastrolienale* und *phrenicolienale* gelten, die er als *Lig. phrenicogastro-lienale* bezeichnet wissen möchte. *Benhamou* (1933) erörtert in seinem speziellen Werk die normale Milztopographie mit ihren Abweichungen. *Omegna* (1935) schildert bei 40 Erwachsenen und 11 Kindern die Beziehungen von Kolon, Niere, Milz, Leber und Zökum zur Lendengegend.

2. Form, Farbe und Konsistenz der Milz

P. Dustin jr. (1934) bestätigt für die *Form* der Milz des Dipneusten *Protopterus Dolloi* die Angaben von *Laguesse* (1890). Das Organ besteht aus Lappen gleichen Baues. *Potter* und *Medlen* (1935) beschreiben die Milz von *Gambusia patruelis* als kleines ovales Organ von rötlich-gelber Farbe mit kleinen, überall verteilten rötlichen Flecken. Nach *Cocquio* (1929) ist die dunkelrote Aalmilz länglich-oval oder gleicht einer dreieckigen Doppelpyramide mit drei Flächen und drei Kanten. — *Weilacher* (1933) schildert die Milzform von Gymnophionen und bestätigt die Angaben von *Wiedersheim*, nach denen die braunrote Milz von *Coecilia lumbricoides* spindelförmig mit spitzem hinterem Ende, die von *Siphonops indistinctus* weißlich ist und hinten keulenförmig anschwillt. Die Axolotlmilz (*Heberlein*, 1930/31) ist länglich mit einem breiteren kranialen Abschnitt, verjüngt sich allmählich und läuft schließlich nahe dem Dünndarmanfang in eine stumpfe Spitze aus. *Nakajima* (1929) schildert Form und Formentwicklung des Organes bei *Megalobatrachus japonicus* und *Hynobius fuscus*. Bei Megalobatrachus tritt die Milz bei Larven von 19 mm Länge als spindelförmiges Gebilde an der dorsalen Magenwand auf. — Die bohnenförmige Milz von *Lacerta muralis* und *viridis* ist nach *Dünzen* (1939) am kranialen Pol stets plumper gestaltet als am kaudalen. Die dunkelrot-braune Milz von *Basiliscus americanus* wird von *Ferner* (1940) als bohnenförmig beschrieben. Die Milz des Sperlings zeigt nach *Tironi* (1937) jahreszeitlich bedingte Farbunterschiede. Für die jahreszeitlichen Veränderungen der Milzform konnten somit die Ergebnisse von *Krause, v. Skramlik* und *Riddle* (loc. cit.) bestätigt werden. Der Schwarzspecht und die Dendrokopusarten haben nach *Sólymosy* (1935) dieselbe länglich-ovale Milzform mit abgerundeten Enden. Die Grün- und Grauspechtmilz ist dagegen rundlich, etwas birnförmig, dreieckig. Es können somit zwei Formtypen unterschieden werden, deren Vertreter die Picus- bzw. Dendrocopusarten sind. — Die Y-förmige Echidnamilz ist durch leichte Einziehungen ihrer Oberfläche in unregelmäßige Lappen unterteilt (*Basir*, 1931/32). Sie bestand in einem Falle aus drei gut ausgeprägten Abschnitten (Körper, dorsolateraler und ventraler Teil). Die Milz des neugeborenen Igels ist im Querschnitt dreieckig und besitzt einen tief gefurchten Hilus mit 3 bis 4 Gefäßeintritten (*Hoepke*, 1932). *Heggenhaugen* (1932) beschreibt die Milz zweier Finnwale (*Balaenopterus physalus*) als dreieckige Platte mit abgerundeten Rändern. *Herrlinger* (1938) mißt die durchschnittliche Länge der Milz der erwachsenen weißen Ratte zu 3 bis 5 cm; der ungleichseitig dreieckige Querschnitt hat die Seitenlängen 8,5 und 5 mm. *Tehver* und *Grahame* (1931) machen Form- und Farbangaben der Milzen vom Pferd, Ochsen, Schaf, Schwein, Hund und der Katze. Die Farbe soll nicht unwesentlich von der Dicke und Dichte der Milzkapsel abhängen. Beim Schwein verbinden sich die Basen der von der dünnen Kapsel abgehenden Trabekel wabenartig untereinander zu flachen Leisten, wodurch das bezeichnende marmorierte Aussehen der Schweinemilz entsteht. *Steger* (1938) findet beim Rinde in der Außenfarbe und Konsistenz der Milz einen Geschlechtsunterschied. Bei Bullen und Ochsen ist die Milz rotbraun bzw. dunkelrot, bei Kühen dagegen grau-bräunlich. Die Konsistenz ist bei Bullen und Ochsen derb, bei Kühen schlaff. In einer weiteren eingehenden Arbeit beschreibt *Steger* (1939) Milzform, Farbe und Konsistenz bei Pferd, Rind, Schaf, Ziege, Schwein, Hund, Katze, Kaninchen und Meerschweinchen und geht dabei auch auf das Aussehen und die Beschaffenheit der Schnittflächen ein. — *Kleinschmidt* (1950) findet die 18 : 7 : 3 cm große, längliche Milz eines Gorillas am einen Ende zugespitzt, am anderen breit und kolbig verdickt; den *Margo acutus* zweifach gekerbt, den *Margo obtusus* nur von queren Falten oberflächlich durchschnitten, die *Facies diaphragmatica* von einem Längsfaltensystem durchzogen.

Nach den von *Wetzel* (1928) gesammelten Angaben ist die Milzfarbe beim Neugeborenen kirschrot-weinhefenrot, beim Erwachsenen schiefergrau-weinhefenrot. Die fetale Menschenmilz ist bei 26 g schweren Feten wegen des steigenden Blutgehaltes dunkler als bei 14 bis 16 g wiegenden (*Latimer*, 1952). *Westenhöfer* (1923) weist auf die meist zahlreichen, oft tiefen Einkerbungen der Neugeborenenmilz hin, die das Organ manchmal fast in einzelne Lappen zerlegen. Im Gegensatz dazu hat die Erwachsenenmilz meist nur einen *Margo crenatus*. Unter den *Progonismen* nehmen nach *Westenhöfer* einige dadurch eine Sonderstellung ein, daß sie fast regelmäßig gemeinsam vorkommen; es handelt sich um den trichterförmigen Wurmfortsatz, die gelappte Niere und die mehrfach gekerbte Milz. — *Weigner* (1928/29) beschreibt beim Lebenden und an der Leiche vergleichend die Milzflächen und ihre Projektion auf die Körperoberfläche. Nach Vergleich der an 32 Sektionsleichen perkutorisch abgegrenzten Milz mit dem Situs schließt er, daß Form und Lage wegen des wechselnden Verhaltens der umgebenden Eingeweide (starkes Netz, gefüllter Magen, großer linker Leberlappen, gefüllte Kolonflexur) perkutorisch nicht hinreichend genau ermittelt werden können. *Salmon* und *Dor* (1933) unterscheiden an 60 Milzen erwachsener Menschen folgende vier Formen: viereckig (48% der Fälle), dreieckig (36%), oval (10%), rautenförmig (6%). Nach dem Grad der Abplattung sind die Milzen keulen- oder fladenförmig. Die Abweichungen in der Anzahl der Leisten und Kanten werden beschrieben. Der Hilus bildet oft ein offenes V (36%), öfter eine gerade Linie (60%), selten einen rechten Winkel (4%). *v. Krogh* (1936) gibt auf der Grundlage von Abgüssen gehärteter Milzen eine eingehende Formbeschreibung bei 2 Prosimiern, 23 Simiern (7 Anthropomorphen ohne Gorilla), 5 Menschen. Dazu berechnet er einen besonderen *Dickenindex. v. Krogh* findet, daß sich die zuerst mannigfach erscheinenden Formen zu einer phylogenetischen Reihe ordnen lassen, wobei die Milzform beim Orang und Schimpansen zu der des Menschen überleitet. Diese hat einen vergleichsweise gleichmäßig ovalen Umfang. Die Querrisse der Menschen- und Schimpansenmilz ähneln sich sehr. Die Neugeborenenmilz hat offenbar noch keine ausgesprochene Form. *v. Krogh* fragt sich, ob die verschiedene Lokomotion für die Entwicklung der Milzformen ursächlich wirksam wird. Aber selbst unter dieser Voraussetzung dürfte ein gleichsinniger und verstärkter Umwelteinfluß auch in jugendlichem Alter kaum formativ wirksam werden können, denn *v. Herrath* (1937, 1939) fand die Milzform junger, im Laufen trainierter Schäferhunde gegenüber der der Kontrollen nicht beeinflußt. Die Milz dürfte in erster Linie durch Vererbungseinflüsse geprägt werden. *Michels* (1942) unterscheidet zwei Formen der Menschenmilz; eine kompakte mit engem Hilus und glatten Rändern und eine zerstreute mit gekerbtem Vorderrand, daumenähnlichem Lappen am unteren Pol und verdicktem oberem Pol.

3. Maße, Fassungsvermögen, Größe und Gewicht der Milz

Nach *Cocquio* (1929) ist die länglich-ovale als dreieckige Doppelpyramide zu beschreibende Milz beim mittelgroßen Aal 2,5 cm lang, 7 bis 8 mm dick. Das Milzgewicht von Aalen und Stichlingen kann nach *Steger* (1938) beim Übergang von Süß- in Salzwasser binnen 24 Stunden bis zur Hälfte abnehmen, und die Milz des Rheinlachses soll kurz nach der Wanderung $1/3$ bis $1/2$ der gesamten Blutmenge aufgenommen haben. Nach *Potter* und *Medlen* (1935) haben *Gambusia patruelis* und *Iktalurus punctatus* eine kleine Milz, Maß- und Gewichtsangaben fehlen. Die Milz von *Torpedo ocellata* und *marmorata* ist 1 bis 3 cm lang (*Schlarb*, 1953). Die Milz von *Scyllium canicula* ist 2,5 bis 4; 1 bis 2,5; 0,5 bis 1 cm lang, breit und dick. Sie hat einen 3 bis 4 cm langen, nur einige Millimeter dicken Fortsatz. Einer großen konvexen, stehen zwei kleine, konkave, dachartig gewinkelte Flächen, an deren First der Hilus verläuft, gegenüber (*Loerbroks*, 1953). Das anteilige Gewicht der Milz der Nichtsäuger ist bei den Fischen am größten, bei den Vögeln am kleinsten (*McNee*, 1931, 1). Nach *Schmidt-Nielsen* und *Schmidt-Nielsen* (1939, 1 und 2) ist die Milz von 8 Teleostierarten weniger groß als die der Forelle, bei der das durchschnittlich mit dem Körpergewicht wachsende relative Milzgewicht im Juli und August zwischen 0,03 bis 0,86% schwankt. — *Weilacher* (1933) beschreibt die Milzgröße bei Gymnophionen (*Siphonops, Ichthyophis, Hypogeophis*). Nach *Heberlein* (1930/31) macht die verhältnismäßig große Milz des Axolotls etwa $1/_{150}$ des Körpergewichtes aus. *Ohuye* (1932) fand die Milz bei 20 im Frühsommer getöteten Wassermolchen (*Diemyctylus pyrrhogaster*) sehr verschieden groß. *Goleff* (1937) stellt an *Rana temporaria* und *esculenta* den normalen Ausschlag der Volumenschwankungen der Milz als viel bedeutender fest als beim Säuger. Das hängt damit zusammen, daß beim Frosch unter bestimmten Bedingungen eine extreme Verkleinerung der Milz eintreten kann. Bei frisch gefangenen Eskulenten hat die Milz häufig Erbsengröße, bei anämischen, durch die Gefangenschaft geschädigten Temporarien ist sie oft nur stecknadelkopfgroß. Dabei ist auch an jahreszeitlich bedingte Schwankungen der Hämatopoese zu denken, die Beschaffenheit und Größe der Milz beeinflussen. Ferner fand *Goleff* die Milzen bei in trockener Luft gehaltenen Fröschen durchschnittlich nur halb so schwer wie die der Naßfrösche. Sie wog bei je 30 Tieren durchschnittlich 7,3 bzw. 19,6 mg. Die Milz der Naßfrösche ist umgekehrt wie die der Trockenfrösche erheblich erythrozytenreicher als das strömende Blut. Wasserverschiebungen führen bei Trockenfröschen zu einer Ausschwemmung von Erythrozyten aus kapillarreichen Organen wie der Milz in den Kreislauf, so daß die Froschmilz insofern als Erythrozytenspeicher zu werten sein dürfte. Die Milz des Weibchens ist beim Krallenfrosch (*Xenopus laevis*) doppelt so groß wie die des Männchens (*Sterba*, 1950). — *Solymosy* (1935) fand bei 20 Spechten sieben verschiedener Arten die Milz von *Dryocopus* etwas größer als die des Grauspechtes. *Kobliha* (1930) gibt das durchschnittliche absolute Milzgewicht 9 normaler Hennen mit 1,76 g, d. h. $1/_{890}$ des Körpergewichtes an. *Norton* und *Wolfe* (1949) verfolgten das relative und absolute Wachstum der Milz bei über 1000 weißen Leghorn-Hühnchen. Die Milz wächst bis zur 10. Woche nach dem Ausschlüpfen so rasch, daß sie schon bis zur 6. Woche um das 50fache, der Körper nur um das 10fache zugenommen hat. Dann verdreifachen sich Körper- und Milzgewicht zwischen der 6. bis 12. Woche. Während der Körper danach noch bis zum 3. bis 4. Monat weiterwächst, nimmt die Milz, wenn überhaupt, nur noch geringfügig zu. Die Autoren bringen das Wachstum der Milz mit der Präzipitin-Bildung in Zusammenhang. *Bjørreboe* und *Gormsen* (1943) fanden eine Übereinstimmung zwischen dem Milzvolumen und dem Antikörpereiweiß-Titer im Serum. Nach *Norton*, *Wolfe* und *Crow* (1950) beruht die starke Gewichtsvermehrung junger Hühnchenmilzen nach einmaliger oder wiederholter Antigengabe auf einer Hyperplasie des Retikulums. Die jahreszeitlichen Veränderungen der Milzzytologie verursachen beim Sperling nach *Tironi* (1937) auch Farb-, Form-, Größen- und Gewichtsveränderungen. Am deutlichsten sind die jahreszeitlichen Längenunterschiede ausgeprägt. Die Milz wird vom Frühjahr zum Sommer deutlich länger, im Herbst wieder kürzer und ist im Winter am kürzesten; jeweils entsprechend der sich in der Zellenzahl ausdrückenden Intensität der Milztätigkeit. Auch die übrigen Milzmaße ändern sich konform, wenn auch nicht so ausgeprägt wie die Milzlänge.

An fast 1000 durch Enthaupten getöteten erwachsenen geschlechtsreifen Tauben (*Streptopelia risoria*) beider Geschlechter untersuchte *Riddle* (1928) Geschlechts- und Saisonunterschiede im Milzgewicht. Die Milz der weiblichen Tiere ist immer um etwa 23,5% schwerer als die der männlichen; denn sie wog bei den Männchen und Weibchen (in Klammern) in den vier Jahreszeiten bei einem durchschnittlichen Körpergewicht von 158 (155); 155 (153); 160 (157); 160 (158) g jeweils durchschnittlich 0,039 (0,053); 0,042 (0,048); 0,037 (0,044); 0,037 (0,046) g. Den Schwankungen des Milzgewichtes entsprechen gleichsinnige der Keimdrüsen, während das Schilddrüsengewicht sich umgekehrt wie das Milzgewicht verhält. Bei beiden Geschlechtern sind die Milzen ebenso wie beim Edelfasan (*Kirkpatrick*, 1944) im Frühjahr und Sommer am schwersten. Die Erklärung dafür ist nach *Krause* (1932; zit. bei *Nitsche*, 1929) darin gegeben, daß im Frühling und Sommer die im Winter kaum nachweisbaren *Malpighi*schen Körperchen größer werden, und daß gleichzeitig sehr lebhaft Erythrozyten zerstört werden Nach *Kirkpatrick* (1944) steigt das absolute Milzgewicht beim männlichen Edelfasan aus unbekannten Gründen zwischen dem 87. bis 172. Lebenstag sehr viel stärker an als beim weiblichen. An der sehr kleinen Zeisigmilz konnte auch *Nitsche* (1929) wiederholt Vergrößerungen nach der Nahrungsaufnahme feststellen. Die Milz maß im Mittel 3 : 0,5 bis 1,5 mm.

Bei zwei Finnwalen war die Milz nach *Heggenhaugen* (1932) 30 cm lang und 10 cm dick. *Jackson* (1913/14) und *Hatai* (1913/14) bringen Übersichten über das Milzgewicht weißer Ratten aller Lebensalter. Die Gewichtsangaben beziehen sich auf teilweise bluthaltige (*Hatai*) Milzen. Die außerdem häufiger gefundenen vergrößerten Milzen müssen wohl auf Bartonellenbefall der Ratten zurückgeführt werden (vgl. *Lauda*, 1926). *Jackson* wählte, weil sich in ihnen das Körpergewicht jeweils etwa verdoppelt, folgende Altersklassen: Neugeborene, 7 Tage, 20 Tage, 6 Wochen, 10 Wochen, 5 Monate, 1 Jahr (größtes Gewicht). Das relative Milzgewicht steigt von 0,16% bei einem Körpergewicht von 5 g auf 0,30%/10 g, und zu einem Maximum von 0,32%/20 g. Dann fällt das Relativgewicht bei einem Körpergewicht von 50 g auf 0,27%, 120 g: 0,28%, 200 g: 0,27%, 300 bis 500 g: 0,26%. Bei männlichen Tieren steigt das relative Milzgewicht von 0,22% des Körpergewichtes beim Neugeborenen bis zu maximal 0,41% am 7. Tage. Nach der ersten Lebenswoche besteht kein Geschlechtsunterschied im Relativgewicht mehr, das sich auch mit zunehmendem Alter bis zu einem Jahre nicht mehr ändert. Neben großen individuellen, zeigt die Rattenmilz auch in ihren Beziehungen zum Körpergewicht von allen untersuchten Organen die bei weitem größten Gewichtsschwankungen. Die Rattenmilz gehört nach *Jackson* zu den Organen, die in ihren Gewichtsschwankungen weniger stark vom Körpergewicht abhängig sind, was für ihre Klassifizierung als Erythrozytenspeicher bedeutsam sein könnte. Die Milz ist in der zweiten Woche nach der Geburt neben der Lunge relativ am größten. Die Unterschiede im relativen Gewicht der Organe werden von *Jackson* dadurch erklärt, daß ein Organ in gewissen Grenzen etwas größer als nötig sein soll, um den schwankenden normalen Anforderungen zu genügen (*Sicherheitsfaktor*). 3 bis 4 Monate alte weiße Ratten haben ein relatives Milzgewicht von 1 : 130 bis 1 : 110 (*Roffo*, 1930); *Perla* (1936) errechnet 0,37% bei lange Jahre reingezüchteten Stämmen. Das anteilige Milzgewicht erwachsener, allerdings unterschiedlich entbluteter Ratten beträgt 0,3 bis 0,5% (*Hamre* und *Miller*, 1935). *MacKay* und *Scott Polland* (1931) nehmen im Hinblick auf das besonders hohe Relativgewicht an, daß die Rattenmilz für den Körper wesentlicher ist als die kleine Kaninchenmilz. *Holmgren* (1938) bemängelt die fast allgemeine Außerachtlassung des funktionellen Zustandes bei der Beurteilung von Organgewichten und weist auf den 24-Stunden-Rhythmus der Leber und anderer Organe hin (*Jores*, 1935, 1937; loc. cit.). *Holmgren*, der der generellen Meinung beipflichtet, daß das postmortale Milzgewicht dem des lebenden Organes nicht annähernd entspricht, macht andererseits darauf aufmerksam, daß große und kleine Milzen nach dem Tode in ihrem Gewicht nahezu parallel sinken. Damit kann das *Postmortalgewicht* als Vergleichswert dienen. Abgesehen von dem starken Einfluß der Todesart wird gerade das Milzgewicht auch dann von Infektionen und anderen pathologischen Zuständen mitbestimmt, wenn diese durch eine durchschnittliche Autopsie nicht festgestellt werden können. Bei weißen Ratten (*Mus norvegicus albinus*) unterliegt das Milzgewicht bestimmten Tagesschwankungen. Die Ergebnisse werden jedoch bei Beachtung der *Hesse*schen (1921) Reihenregel sicher dadurch etwas beeinflußt, daß zufällig gegen 18 Uhr relativ kleine, um 14 und 16 Uhr große Tiere getötet wurden. Danach tritt das höchste relative Milzgewicht um 16 Uhr mit $5{,}62 \pm 0{,}489‰$ des um Brust- und Baucheingeweide reduzierten Körpergewichtes auf. Das Minimum von $4{,}23 \pm 0{,}382‰$ findet sich um 6 Uhr früh. Bei 256 männlichen und 218 weiblichen Ratten gleichen Stammes weist die Milz bei 100 Tage alten Tieren ihr höchstes, dann länger konstantes Gewicht auf, das bei männlichen Tieren um durchschnittlich 300 bis 400 mg größer ist (*Reinhardt*, 1946). *Webster*, *Liljegren* und *Zimmer* (1947) konnten dagegen bei Ratten zweier Stämme keine Geschlechtsunterschiede im Milzgewicht feststellen. — Bei mit Hafer und Milch ernährten weißen Hausmäusen untersuchte *Saller* (1931) das extrauterine Wachstum der Milz. Das relative Milzgewicht wurde nach der Formel

$$\frac{\text{Milzgewicht} \times 10000}{\text{Körpergewicht}}$$

bestimmt, die Altersbewegungen des Milzgewichtes nach den 1927 von *Saller* aufgestellten Lebenszyklen (1. Zyklus: Geburt bis 15. Tag p. p.; 2. Zyklus: 16. bis 35. bzw. 40. Tag; 3. Zyklus: 40. Tag bis zum Abschluß des Wachstums) festgestellt. Die bei den einzelnen Tieren ermittelten absoluten und relativen Gewichte schwanken so, daß größere Zusammenhänge nur durch Mittelwerte zu übersehen sind. Das absolute Milzgewicht zeigt sich bereits im 1. Zyklus ähnlich stark variabel wie bei erwachsenen Tieren. Innerhalb der großen Schwankungsbreite stehen so am 10. Tage Milzgewichte von 33 mg neben solchen von 10 mg. Ebenso wie *Tietze* (1926) für die erwachsene Hausmaus, erwähnt auch *Saller* bereits für die Tiere des 1. Zyklus, daß die Übereinstimmung der Milzgewichte in jedem Alter innerhalb des gleichen Wurfes größer als zwischen Tieren verschiedener Würfe ist (vgl. *v. Herrath*, 1937). Das absolute, deutlicher noch das relative Milzgewicht stehen offenbar bis zu einem gewissen Grade mit dem Gesamtkörpergewicht in Zusammenhang. Anscheinend wächst die Milz bereits im 1. Zyklus etwa 2,5mal schneller als das Gesamtkörpergewicht. Die weiblichen Tiere haben schon hier eine relativ und wahrscheinlich auch absolut beträchtlichere Milzgröße als die männlichen. Dieser Geschlechtsunterschied tritt in den späteren Zyklen noch deutlicher hervor. Während des 2. Zyklus steigert sich die Variabilität der absoluten Milzgewichte (extrem: 27 bzw. 155 mg) eher noch, das relative zeigt — wohl abhängig von der Korrelation zum Körpergewicht — nicht so große Unterschiede. Auch hier beweist die fortgesetzte Zunahme des relativen Milzgewichtes das dem Körperwachstum vorauseilende Milzwachstum, wobei die Geschlechtsunterschiede weiterbestehen. Die Schwankungsbreite (extrem: unter 100 bzw. über 300 mg) des absoluten Milzgewichtes ist im 3. Zyklus bei fortgesetzter Zunahme gegenüber der geringeren des relativen Milzgewichtes auffällig. In höherem Lebensalter sinkt das relative Milzgewicht, wohl weniger durch Verminderung des absoluten als durch Zunahme des Körpergewichtes. *Saller* kann jedoch eine Abnahme des absoluten Milzgewichtes an seinem Material nicht sicher ausschließen. Die Milz weiblicher Tiere ist schließlich relativ, vielleicht auch absolut erheblich schwerer als die männlicher. *Jackson* und *Hatai* (1913/14) konnten für das Milzgewicht der weißen Ratte keinen Geschlechtsunterschied ermitteln. Dagegen sahen sie das relative Milzgewicht übereinstimmend mit *Saller* bei 7 Tage alten männlichen Tieren von 0,22% bei der Geburt bis zu einem Maximum von 0,41% ansteigen, bei Tieren von 50 g Körpergewicht auf 0,33%, bei 120 g auf 0,23%, bei 200 g auf 0,27% und bei 300 bis 500 g auf 0,26% abfallen. Da der Geschlechtsunterschied im absoluten und relativen Milzgewicht bereits im 1. Zyklus unabhängig von dem Wirksamwerden der Geschlechtshormone auftritt, ist er wahrscheinlich als ein *unabhängiges Geschlechtsmerkmal* zu werten, das unter dem Einfluß der Hormone später noch deutlicher wird. Während das relative Milzgewicht der Ratte nach *Jackson* mit dem Alter gleichbleibt, nimmt es bei der Maus fortlaufend zu. Somit dürfte die Milz bei Ratte und Maus eine verschiedene Korrelation zum Körpergewicht haben. Weiße Hausmäuse haben nach *Rothe* (1934) wesentlich größere Milzen als graue. Weiße weibliche Tiere haben im Gegensatz zu grauen weiblichen auch ein höheres Milzgewicht als männliche Tiere. — *Gordon* und *Kleinberg* (1937) geben das relative Milzgewicht bei jungen Meerschweinchen höher als bei älteren an. Bei 350 bis 400 g schweren Tieren beträgt es 0,15 bis 0,30% des Körpers, also etwa dasselbe wie beim Menschen und Affen, und soll daher größer als bei der Ratte und Katze sein. Letztere Feststellung trifft für die Katze nicht zu. *Jaffé* (1931) und *Steger* (1939) geben ein durchschnittliches Absolutgewicht von 0,5 bzw. 0,495 g für die Meerschweinchenmilz an; dem letzteren entspricht ein durchschnittliches Relativgewicht von 0,098%, das im übrigen bei jüngeren Tieren höher als bei älteren gefunden wurde. *Webster* und *Liljegren* (1949) konnten im Gegensatz zu *Andreasen* (1946) keine Geschlechtsunterschiede im Gewicht der kleinen (1 : 1300) Meerschweinchenmilz feststellen. Das Kaninchen hat bekanntlich eine relativ und absolut sehr kleine Milz (vgl. u. a. *Saller*, 1931; *v. Herrath*, 1935, 3; 1938, 2; *Hoffmann*, 1938). *Brown*, *Pearce* und *van Allen* (1925, 1926) bestimmten Organgewichte an 350 männlichen, zwischen 6 Monate bis zu 2 Jahre alten Kaninchen verschiedener Aufzucht, die wechselnd lange bei ziemlich konstanter Stalltemperatur gehalten waren. Das mittlere Milzgewicht betrug bei einem mittleren Körpergewicht von 2225 g: 0,99 g, auf 1 kg Körpergewicht: 0,531 g (nach *Schabadasch*, 1935: 0,8 g). Die auch hier großen Schwankungen des relativen und absoluten Milzgewichtes drücken sich in den Minimalwerten (0,08 bzw. 0,035 g) und Maximalwerten (3,20 bzw. 1,714 g) aus. Auch in der aus anderem Anlaß durchgeführten Reihenuntersuchung von *Kunz* und *Zacherl* (1932) treten solche Unterschiede deutlich hervor. Die Milz junger Kaninchen ist nach *Steger* (1939) relativ schwerer als bei älteren Tieren. Bei wilden Kaninchen wiegt sie (*Daubenton*, zit. nach *Steger*, 1939) 0,18 bis 0,43 g, bei zahmen durchschnittlich (*Meckel*, zit. nach *Steger*, 1939) 0,65 g. Alle den Lymphozytenvorrat verändernden Faktoren müssen das Gewicht der Kaninchenmilz, die zu durchschnittlich einem Drittel aus weißer Pulpa besteht, maßgeblich beeinflussen (*v. Herrath*, 1935, 2; 1939, 1). Diese Annahme ist durch die Berechnungen von *Krause* (zit. nach *Steger*, 1939), die beim Kaninchen 8 Stunden nach der Mahlzeit ein relatives Milzgewicht von 0,0392%, 12 Stunden danach ein solches von nur 0,0277% ergaben, gut kommentiert.

Die Untersuchungen an Haus- und Schlachttieren sind am umfangreichsten und wertvollsten. Leider sind die angegebenen Relativgewichte nicht immer ohne weiteres vergleichbar, da sie sich auf unterschiedliche Vergleichswerte beziehen. Jedoch ist es s illschweigende Übereinkunft, Maß- und Gewichtsvergleiche wegen des sonst unwägbaren Anteiles des Blutes am Milzgewicht an ausgebluteten Organen durchzuführen. Die Verblutung dürfte das Gewicht der Speichermilz stärker senken als das der Stoffwechselmilz. So finden *Webster* und *Liljegren* (1949) das Milzgewicht verbluteter Meerschweinchen unbeeinflußt. Nach *Boyd* (1933) ist das Gewicht der Menschenmilz nach Verblutung bedeutender vermindert. Das Milzgewicht verschieden narkotisierter und entbluteter Hunde vermindert sich, ausgelöst durch Blutdrucksenkung, proportional dem Blutverlust (*Greef, Koch, Plewa* und *Thauer*, 1954). *Colombi* (1933) meint, daß ein direkter Einfluß des arteriellen Druckes auf das Milzvolumen durch die Einscheidung der Milzgefäße in relativ schwer dehnbare Manschetten im allgemeinen nicht besteht. Dafür soll die venöse Abflußstauung das Milzvolumen vorwiegend beeinflussen. Bei Pflanzenfressern muß der oft erhebliche Inhalt des Verdauungsschlauches vom Körpergewicht abgezogen werden. Dazu vernachlässigen z.B. *v. Herrath* (1937; 1939, 1; 1939, 3) und *Steger* (1939) die Blutmenge der durch Entbluten getöteten Tiere als weiteren unsicheren und nur schwer exakt zu erfassenden Faktor. Gelegentlich sind sogar *Verblutungsmilzen* nicht gleichzustellen, weil die Milz bei schnellster Verblutung durchaus noch blutreich bleiben kann. Hier sind die Ansichten von *Rössle* (1928) beachtenswert, der beim Menschen neben anderen Formen von Verblutungsmilzen eine *kleine, blasse, runzlige Verblutungsmilz* unterscheidet. Bei seinem Versuch, die wechselnde Blutfülle der Leichenmilz ursächlich zu erklären, fiel *Giese* (1935) eine Gruppe von Milzen auf, die im Einzelfalle bei fast blutleerer roter Pulpa kleine blutungsartige Flecken etwa gleicher Größe zeigen. Dabei handelt es sich um Blutansammlungen in normalen Räumen, den Pulpavenen und größeren in diese einmündenden Sinus. Dieser Typus der Blutverteilung findet sich am häufigsten bei zerebralen Todesursachen, tödlichen endogenen Vergiftungen, diffuser und im Oberbauch lokalisierter Peritonitis und bei verschiedenen Formen des Erstickungstodes (vgl. Abb. 12). Die Blutansammlungen deutet *Giese* als reflektorisch bedingte Einflußstauung in die Pulpavenen an den *Stigmata Malpighi*. Beim Neugeborenen und Kleinkind indessen findet sich diese *Erstickungsmilz* in gleichen Fällen nicht, wohl weil die Reflexe hier noch anders verlaufen; es besteht vielmehr die gleichmäßig gefüllte, dem Kreislauftode eigene Milz. Die experimentellen Untersuchungen *Polosucchins* (1937, 1 und 2; 1938) am Hund über die Entwicklung der *humoral- und nervösreflektorischen Steuerung des Milzvolumens* dürften dafür eine vorläufige Erklärung bieten. Zwischen dem 46. bis 60. Jahr nimmt das Milzgewicht nach CO-Vergiftung wegen der abnehmenden Elastizität des Organs und der dadurch vermehrten Stauungshyperämie zu; bei Leptosomen wegen ihrer geringeren allgemeinen Elastizität stärker als bei Athletikern und Pyknikern (*Im Obersteg*, 1951). *Giese* teilt die blutreichen Milzen in zwei Gruppen ein: 1. chronische Stauungsmilzen mit starker Sinusfüllung, 2. akute Stauungsmilzen beim Versagen des Herzens mit diffuser Blutüberfüllung in Pulpamaschen und Sinus. In diesem Zusammenhang sind die Arbeiten von *Hueck* (1930) und *Jäger* (1937) zu einer Einteilung der Splenomegalieformen zu berücksichtigen. Bei akuter Verblutung findet auch *Giese* eine blutarme Milz, deren spärliche Erythrozyten diffus über die ganze rote Pulpa verstreut sind. Weitere technische Einzelheiten der Gewichtsbestimmung finden sich in den meisten Veröffentlichungen. *Gierke* (1932) setzt für Sektionszwecke das halbe Produkt aus Länge, Breite und Dicke in Zentimetern dem Gewicht in Gramm gleich, ein für feinere Untersuchungen indessen unzulängliches Verfahren. *Boyd* (1935) gibt eine Methode zur Berechnung der wahrscheinlichen Grenzen normaler Organgewichtsschwankungen an. Die Festlegung bestimmter Vergleichsnormen ist wünschenswert, aber für den Menschen kaum nutzbar.

Unter den Methoden, die *Milzmaße* am Lebenden zu ermitteln, wurde das Thorotrast-Verfahren schon vor Jahren für den Menschen einstimmig abgelehnt, da Thorotrast praktisch nicht mehr ausgeschieden oder vom Körper unschädlich gemacht wird, sondern das *R.E.S.* blockiert und schließlich zu Fibroadenie der Milz führen kann. Auch ist eine kleine und sehr bewegliche Milz wie die des Kaninchens und gelegentlich auch die des Menschen so kaum hinreichend zu erfassen (vgl. *Kadrnka* und *Martin*, 1932 entgegen *Baumann* und *Schilling*, 1932). Für Versuchstiere bleibt daher die seit *Barcroft* geübte Beobachtung der Milz durch ein Zelluloidfenster in der Bauchwand, die temporäre Verlagerung des ganzen Organs nach außen und die weniger sichere unphysiologische röntgenologische Darstellung der an ihren Rändern mit Metallklammern versehenen Milz (Literatur bei *Lauda*, 1933). *König* und *Weber* (1932) berichten zusammenhängend über die Darstellbarkeit der Milz im Röntgenbild. *Chiancone* (1935), *Palitz* und *Morse* (1936) geben Methoden zur graphischen Registrierung des Milzvolumens an. — *Koch* und *Thauer* (1954) bestimmen Volumen und Gewicht der Milz elektrometrisch mit leicht eichbarem Gerät.

Die Milzmaße und -gewichte bei Fleischfressern wurden bisher nur für die Katze und den Hund genauer bestimmt. Es besteht Übereinstimmung darüber, daß die Fleischfresser im allgemeinen relativ größere Milzen als die Pflanzenfresser besitzen (*Sobotta*, 1914). *Latimer* (1952) findet im Gewicht der Milz fetaler und neugeborener Hunde (über 200 Tiere) keine bestimmten Geschlechtsunterschiede. Die Katzenmilz ist verglichen mit der des Menschen, Schweines und Hundes schon während der Fetalzeit weitaus größer. Die fetale Hundemilz wächst zunächst langsam, dann gegen Ende schneller. Für den Hund sind besonders die alten Angaben von *Mintzlaff* (1909; zit. nach *Steger*, 1939) verwertbar. Entsprechend den starken Größenunterschieden zwischen den Tieren fand *Mintzlaff* auch die absoluten Milzmaße und -gewichte des Hundes verschieden. So schwankte die Milzbreite zwischen 4,6 und 2,5 cm, die Länge zwischen 9,7 bzw. 24,3 cm, das Gewicht zwischen 8 und 147 g, das relative Milzgewicht bewegte sich zwischen 0,08 und 0,377%, bei einem Durchschnittsgewicht von 40,159 g, einem durchschnittlichen Relativgewicht von 0,207%. *McCane* und *Widdowson* (1955) geben das mittlere Relativgewicht der Hundemilz an einem größeren Material am 1. Tage mit 0,22%, am 17. Tage mit

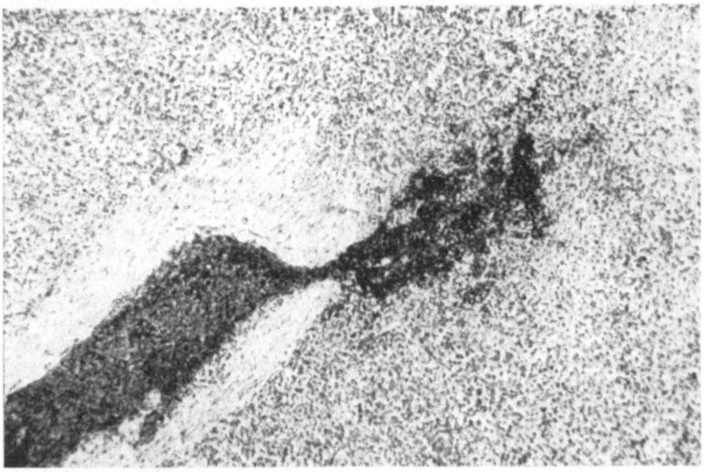

Abb. 12. Durch starke Balkenkontraktion bewirkte Einflußstauung von der Pulpa- in die Balkenvene. (Nach *Giese*, Verh. Dtsch. Path. Ges. 1935, S. 268, Abb. 2.)

0,71%, nach 38 Wochen mit 0,33% und beim erwachsenen Hund mit 0,22% an. Die Autoren führen das hohe Milzgewicht der Jungtiere auf die wegen der noch gering entwickelten Trabekelmuskulatur mangelhafte postmortale Kontraktion der Milz und auf reichlich unreife Blutzellen zurück. Bei Hunden, die nach absolutem Hunger und nach Eiweißmangelkost starben, hält neben Herz und Lungen auch die Milz ihr normales Gewicht, weil ihre Erythrozyten-Depotfunktion bis zuletzt voll aufrechterhalten wird (*Gülzow*, 1949).

Houssay und *Lascano Gonzalez* (1935) geben Milzmaße und -gewichte von 68 normalen Hunden an und heben ebenfalls die großen individuellen Gewichtsdifferenzen hervor. Bei *v. Herrath* (1937; 1939, 3; 1941, 1) finden sich Gewichtsangaben für die Milz des rassereinen deutschen Schäferhundes. Die spärlichen Angaben über die Katzenmilz finden sich bei *Barcroft* (1925; zit. nach *Steger*, 1939), *Steger* (1939) und *v. Herrath* (1941, 1). *Barcroft* (1925) gibt als Durchschnittsgewicht der ruhenden Katzenmilz 23,93 g, als solches der Milz des sich in Bewegung befindenden Tieres nur 9,9 g an. An 15 gesunden Katzen ermittelte *Steger* (1939) bei einem mittleren Körpergewicht von 3,913 kg ein durchschnittliches absolutes Milzgewicht von 11,12 g, was einem durchschnittlichen Relativgewicht von 0,299% entspricht. Dabei betrug das kleinste absolute Milzgewicht 5,46 g, das größte 31,91 g, das Relativgewicht schwankte zwischen 0,156 und 1,064%. Die von Beginn an große fetale Katzenmilz vergrößert ihr prozentuales Gewicht bis zur Geburt im vollen Gegensatz zur Menschenmilz am wenigsten (*Latimer*, 1948). Das absolute und relative Milzgewicht des Katers ist höher und unregelmäßiger als das der Katze (*Latimer*, 1940). Bei beiden ist das Milzgewicht sehr eng mit dem Körpergewicht korreliert.

Die Literaturangaben über Maße und Gewichte der Schweinemilz sind nur summarisch. Die Rasse der Tiere wird selten angegeben. Dabei sind gerade beim auf Fett gezüchteten Hausschwein alle Umweltangaben wegen ihres Einflusses auf das stark schwankende Körpergewicht besonders wichtig. Ausgedehntere Gewichtsangaben finden sich nur bei *Zimmerl*, *Bruni*, *Mannu* und *Preziosu* (1930). Die Milzlänge beträgt nach verschiedenen Angaben bei großen Schlachtschweinen etwa 38 bis 45 cm, die Breite 5 bis 10 cm *Steger* (1938) ermittelte an 100 gesunden Schweinen die durchschnittliche Milzlänge zu 38,3 cm, die durchschnittliche Breite zu 5,7 cm, wobei die kleinste Milzlänge 24 cm, die größte 54 cm, die kleinste Milzbreite 3,5 cm, die größte 12,5 cm betrug. Das Verhältnis der mittleren Milzlänge zur mittleren Milzbreite ist 6,7 : 1. Für dieselben Tiere gibt *Steger* auch die absoluten und relativen Milzgewichte an. Danach schwankt das absolute Gewicht der Schweinemilz zwischen 90 und 335 g. Mit vielen Ausnahmen haben schwere Schweine im allgemeinen ein größeres absolutes Milzgewicht als leichte. Auch gleich schwere Schweine zeigen nach *Steger* öfter eine große Differenz ihrer absoluten Milzgewichte. Das relative Gewicht der Schweinemilz ist nach *Steger* vom Körpergewicht unabhängig und schwankt in recht weiten Grenzen. Auch scheint das relative Milzgewicht beim Schwein keine Beziehungen zu den verschiedenen Stufen des Körpergewichtes zu haben. Innerhalb der Variationsbreite des relativen Milzgewichtes verteilen sich die meisten Milzen um den Mittelwert von 0,115%, extreme Varianten sind nur ganz selten. Bestimmte Regeln oder Gründe für das in weiten Grenzen schwankende Absolut- und Relativgewicht der Schweinemilz konnte *Steger* (1939) nicht angeben. Außer den individuellen scheinen noch andere Faktoren, wie Ernährungszustand und Alter von Einfluß zu sein. Die fetale Schweinemilz ist relativ kleiner als die des Menschen und Hundes und wächst am uniformsten (*Latimer*, 1952). — *Steger* (1939) macht als einziger Angaben über die Ziegenmilz (7 Tiere). Er errechnete im Mittel eine Länge von 11,2 cm, eine Breite von 7,5 cm und eine Dicke von 2,3 cm. Das von ihm an nur 3 Fällen errechnete mittlere absolute Milzgewicht beträgt 71,7 g, entsprechend einem Relativgewicht von 0,197%. Für die Schafsmilz sind die älteren Maßangaben von *Sisson* (1910; zit. nach *Steger*, 1939) brauchbar. Danach beträgt die Länge der Schafsmilz 8 bis 13 cm, die Breite 6 bis 11 cm. *Steger* (1938) ermittelte bei 20 Schafen eine durchschnittliche Länge von 10,6 cm und eine Breite von 7,75 cm der Milz. Das durchschnittliche Körpergewicht, absolute und relative Milzgewicht der leichtesten bzw. schwersten Tiere betrug: 42,3 kg, 70 g, 0,165%; 51,4 kg, 88,6 g, 0,174%. Das relative Milzgewicht schwankte auch hier innerhalb weiter Grenzen, so daß *Steger* dieselben Forderungen wie für die Schweinemilz auch für die des Schafes erhebt. Die Ziegenmilz dürfte sich ebenso verhalten. Nach *Spöttel* (1932) beeinflußt die Quantität und Qualität der Fütterung das absolute Milzgewicht der Schafe nicht. Das Relativgewicht zeigt rassische Unterschiede. Bei jugendlichen Heidschnucken fand *Spöttel* ein hohes Milzgewicht, das er auf die Wachstumskorrelationen des Organismus beziehen möchte.

Für das Rind liegen die älteren, auf das Körpergewicht bezogenen Messungen von *Schneider* (1904) und die neueren von *Gierke* (1932) vor, der Rinder vom 3. Fetalmonat an untersuchte. Das absolute bzw. relative Milzgewicht beträgt nach *Schneider* im Mittel beim Ochsen 1155 g (0,159%), beim Bullen 875 g (0,152%), bei der Kuh 789 g (0,171%) und beim Jungrind 744 g (0,163%). Ebenso liegt nach *Gierke* das durchschnittliche absolute Gewicht der Milz männlicher Rinder mit 869 g etwas höher als das weiblicher mit 663,9 g; das Relativgewicht dagegen umgekehrt bei männlichen Tieren tiefer, was zutreffend mit dem Zurückbleiben der Milz bei stärkerer Körpergewichtszunahme erklärt wird. Das absolute Milzgewicht des Rindes steigt nach *Gierke* bis zum 4. Jahre stetig an, die Geschlechtsunterschiede im Milzgewicht stellen sich bei über zwei Jahre alten Tieren allmählich ein. Das Relativgewicht der Milz steigt nicht gleichmäßig, sondern geht z. B. im letzten Drittel des fetalen Lebens bis zur Geburt zurück und steigt dann wieder etwas an Schließlich fällt es am Ende des 1. Lebensjahres ziemlich stark.

Nach verschiedenen Literaturangaben ist die Pferdemilz 40 bis 67, durchschnittlich 52 cm lang, 17 bis 33 cm (22 cm) breit und 2 bis 6 cm (3,1 cm) dick. *v. Brandenstein* (1923) stellte als erster rassische Unterschiede in den Milzmaßen und im Milzgewicht beim Pferd fest. Er untersuchte 11 englische Vollblüter und ermittelte bei 7 von ihnen das durchschnittliche Absolutgewicht der Milz mit 2023 g, die durchschnittlichen Maße mit 60 : 30 bzw. 2 bis 6 cm. Dagegen beträgt das durchschnittliche Gewicht der Kaltblutmilz nur 1000 g, bei 45 : 21 : 2 bis 3 cm Ausmaßen. *Steger* (1939) gibt als Durchschnittsgewicht der Pferdemilz 950 bis 1680 g, entsprechend einem Relativgewicht von 0,375% des Gesamtkörpergewichtes an. *v. Herrath* (1937) bezieht die von ihm an 97 Warm- und Kaltblutpferden ermittelten Gewichte auf das Lebendgewicht des Tieres. Die Milzen von Pferden zwischen 10 bis 15 Jahren wiegen mehr als die noch älterer Tiere, und das Relativgewicht fällt mit zunehmendem Körpergewicht graduell ab. Die absoluten und relativen Milzgewichte betrugen bei Pferden bis zu 450, 550 bzw. über 550 kg Lebendgewicht: 1,073 kg = 0,286%; 1,279 kg = 0,253%; 1,405 kg = 0,228%. Die Angaben von *Hartwig* (1949), der die an 20 Fohlen und Pferden ermittelten Maße und Gewichte auf das Schlachtgewicht bezieht, sind wegen der Berücksichtigung aller Altersstufen aufschlußreich. Bei 4 durchschnittlich $1^3/_4$ Jahre alten und 233 kg schweren Fohlen wog die Milz 0,999 kg (= $^1/_{225}$); bei 3 durchschnittlich 6 Jahre alten und 431 kg schweren Pferden: 1,193 kg (= $^1/_{361}$); bei 5 durchschnittlich über 10 Jahre alten Pferden: 1,290 kg (= $^1/_{366}$); bei 5 durchschnittlich über 15 Jahre alten Pferden: 1,238 kg (= $^1/_{366}$); bei 3 durchschnittlich über 20 Jahre alten Pferden: 1,213 kg (= $^1/_{369}$). — Die fixierte Milz eines weiblichen indischen Elefanten wog 3,85 kg und besaß damit ein Relativgewicht von 1 : 494 (*Tischendorf*, 1953).

Es ist anzunehmen, daß die in den Maßverhältnissen und in der Form der des Menschen am nächsten stehende Affen- bzw. *Anthropomorphenmilz* auch im absoluten und relativen Gewicht mit der Menschenmilz etwa gleichzustellen sein dürfte. Diese Vermutung läßt sich mangels ausgedehnterer Wägungen vorerst nicht erhärten, um so weniger, als *v. Krogh* (1936), der 2 Prosimier, 23 Simier (7 Anthropomorphe ohne Gorilla) und 5 Menschen untersuchte, die Milzmaße stark wechselnd fand und dafür das verschiedene Alter und die unterschiedliche Ernährung verantwortlich machen möchte. Die Zusammenstellung einiger weniger Gewichte von Affenmilzen, die ich dem Entgegenkommen des Pathologen *W. Koch*, Berlin, verdanke, bekräftigt nur die Mitteilung *v. Kroghs*. Bei 2 männlichen über 25 Jahre alten Orang Utan mit 95 bzw. 47 kg Körpergewicht betrugen die Milzgewichte 85 g (= 0,089%) und 50 g (= 0,106%). Bei 2 weiblichen, 9 bzw. 25 Jahre alten, 31 bzw. 41 kg schweren Schimpansen wogen die Milzen 100 g (= 0,323%) und 90 g (= 0,219%). Bei einem 8jährigen, 40 kg schweren, und bei einem $10^1/_2$jährigen, 266 kg (Adipositas) wiegenden männlichen Gorilla waren die Milzen 13 g (= 0,033%) und 165 g (= 0,062%) schwer (vgl. *Kleinschmidt*, 1950).

Alte Maß- und Gewichtsangaben für die *Menschenmilz* finden sich in *Vierordts* Tafeln und Tabellen (1906), bei *Sobotta* (1914) und in sehr vielen neueren Untersuchungen, so bei *Wetzel* (1928), *Rössle* und *Roulet* (1932) und *Jakobs* (1934), der auch die ältesten Gewichtsangaben zusammenstellt. Die ein größeres Material umfassende Zusammenstellung von *Hellman* (1926) ist besonders verläßlich und auswertbar, weil sie nur Individuen berücksichtigt, die aus voller Gesundheit durch Unglücksfall oder Mord einen raschen Tod erlitten und bei denen die Obduktion keine Krankheit nachwies (s. Tabelle 1). *Hellman* weist nach, daß die Gewichtstabellen *Vierordts* (1906) zum größten Teil von einem nicht normalen Material stammen müssen. Da die Variationen der Milzgewichte innerhalb der verschiedenen Altersklassen bedeutend sind, ist man nach *Hellman* zur Ermittlung möglichst konstanter Durchschnittswerte für das Gewicht der Milz auf die Untersuchung einer für jede Altersgruppe großen Zahl von Organen angewiesen. Aus der Tabelle ist im einzelnen die Zunahme des absoluten Milzgewichtes bis zur Zeit zwischen dem 20. und 30. Jahr zu entnehmen; eine sichere, auf langsamer normaler Altersatrophie beruhende Gewichtsabnahme findet sich erst im Alter von 50 Jahren. *Hellman* widerspricht der lehrbuchmäßigen Meinung, nach der die menschliche Milz etwa im 40. Lebensjahre ihr höchstes Absolutgewicht erreichen soll, nicht. Die Körpergröße dürfte indessen als Ursache berücksichtigt werden müssen, da *Hellman* die Milzgewichte bei Frauen geringer als bei Männern fand, und die Frauen durchschnittlich kleiner als die untersuchten Männer waren. — Das Milzgewicht und seine Veränderbarkeit sind vom Körperbautypus und vom Alter abhängig (*Im Obersteg*, 1951). Das Relativgewicht der Milz ist bei Leptosomen höher (0,287%) als bei den beiden anderen Körperbautypen (0,224%). — *Bean* (1926; vgl. *Bean* und *Baker*, 1919; loc. cit.) stellte an 4871 Sektionsfällen verschiedener großer Prosekturen Untersuchungen über das Verhalten des Milzgewichtes bei weißen und farbigen Nordamerikanern an. Die Studie gründet sich hauptsächlich auf Fälle, in denen anderweitige pathologische Veränderungen das Milzgewicht kaum beeinflußt haben dürften. Das durchschnittliche Absolutgewicht der Milz des weißen Amerikaners wird von *Bean* für den Mann zu 141,3 g, für die Frau zu 115,3 g errechnet. Für den farbigen Amerikaner (meist Neger, gelegentlich Indianer) gibt *Bean* 122,1 g bzw. 97,2 g an. Das Milzgewicht der weißen und farbigen Männer nimmt auf durchschnittlich 89,2 g im Alter von 85 Jahren ab. Dabei ist übereinstimmend mit *Hellman* der Gewichtsverlust bis zum 50. Jahre zunächst nicht groß; dann aber sinkt das

Tabelle 3: Quantitative Anatomie gesunder Menschenmilzen.

Nr.	Alter Todesursache	Geschlecht	1. Milzgewicht 2. Parenchymgewicht	Rote Milzpulpa 1. Gewicht 2. Prozent	Weiße Milzpulpa 1. Gewicht 2. Prozent	Index	Bindegewebe 1. Gewicht 2. Prozent	Sekundärknötchengewebe 1. Gewicht 2. Prozent d. w. P.	Sekundärknötchen Anzahl 1. in der Milz 2. in ccm Parenchym
1	8 Monate Intra partum gestorben	♂	3,5 3,44	3,08 88,01	0,36 10,33	1,05	0,06 1,66		
2	8 Monate Intra partum gestorben	♀	2,8 2,74	2,49 88,96	0,25 8,76	0,90	0,06 2,28		
Gruppe von Feten. Durchschnittswerte.			*3,15* *3,09*	*2,79* *88,49*	*0,31* *9,55*		*0,06* *1,97*		
3	Neugeboren Erstickung	♂	11,0 10,69	9,56 86,88	1,13 10,30	1,05	0,31 2,82		
4	Neugeboren Ertrinkung	♂	6,5 6,44	6,05 93,05	0,39 5,99	0,57	0,06 0,96		
5	Neugeboren Intrakraniale Blutung	♂	12,5 12,12	11,62 92,99	0,50 4,00	0,38	0,38 3,01		
6	Neugeboren Erdrosselung	♀	6,5 6,22	5,07 77,96	1,15 17,73	2,03	0,28 4,31		
7	Neugeboren. Tod während der Geburt	♀	11,0 10,54	10,06 91,43	0,48 4,40	0,43	0,46 4,17		
8	Neugeboren Intrakraniale Blutung	♂	8,0 7,83	7,28 91,03	0,55 6,80	0,68	0,17 2,17		
9	Neugeboren Ertrinkung	♀	4,0 3,82	3,17 79,31	0,65 16,19	1,83	0,18 4,50		
10	Neugeboren. Tod während der Geburt	♀	5,9 5,71	5,34 90,42	0,37 6,32	0,62	0,19 3,26		
11	Neugeboren Ertrinkung	♂	8,0 7,68	6,25 78,17	1,43 17,81	2,04	0,32 4,02		
12	Neugeboren Intrakraniale Blutung	♂	6,5 6,21	5,08 78,17	1,13 17,40	1,98	0,29 4,43		
Gruppe von Neugeborenen. Durchschnittswerte.			*7,99* *7,73*	*6,95* *85,94*	*0,78* *10,69*		*0,26* *3,37*		
13	1 Jahr Benzinvergiftung	♂	50,0 48,05	37,20 74,40	10,85 21,69	1,05	1,95 3,91	3,50 32,24	72900 1520
14	$1^1/_3$ Jahr Zerschmetterung	♂	54,0 51,77	40,85 75,64	10,92 20,22	0,96	2,23 4,14	2,86 26,19	140200 2710
Gruppe von 1 Jahr. Durchschnittswerte.			*52,0* *49,91*	*39,02* *75,02*	*10,89* *20,95*		*2,09* *4,03*	*3,18* *29,22*	*106600* *2120*
15	2 Jahre Gasvergiftung	♂	62,0 59,51	43,59 70,31	15,92 25,67	1,18	2,49 4,02	2,58 16,21	97700 1640
16	3 Jahre Ertrinkung	♂	31,0 29,29	25,07 80,86	4,22 13,62	0,54	1,71 5,52	0,33 7,86	32600 1110
17	$3^1/_2$ Jahr Überfahrenwerden	♂	45,0 42,22	31,81 70,69	10,41 23,14	1,06	2,78 6,17	1,29 12,41	109000 2580

(Nach *T. Hellman:* Zschr. Konstit.-lehre, Berlin 12,330, (1926)).

Nr.	Alter Todesursache	Geschlecht	1. Milzgewicht 2. Parenchymgewicht	Rote Milzpulpa 1. Gewicht 2. Prozent	Weiße Milzpulpa 1. Gewicht 2. Prozent	Index	Bindegewebe 1. Gewicht 2. Prozent	Sekundärknötchengewebe 1. Gewicht 2. Prozent d. w. P.	Sekundärknötchen Anzahl 1. in der Milz 2. in ccm Parenchym
18	4 Jahre Überfahrenwerden	♂	70,8 67,02	49,97 70,58	17,05 24,08	1,10	3,78 5,34	2,34 13,75	213 200 3 180
19	4 Jahre Überfahrenwerden	♂	45,0 40,84	31,28 69,52	9,56 21,24	0,99	4,16 9,24	2,74 28,70	132 100 3 230
20	5 Jahre Überfahrenwerden	♂	51,0 48,88	38,08 74,66	10,80 21,18	0,91	2,12 4,16	2,20 20,41	168 800 3 450
Gruppe von 2 bis 5 Jahren. Durchschn. Alter 3²/₃ Jahr. Durchschnittswerte.			*50,80* *47,96*	*36,63* *72,77*	*11,33* *21,49*		*2,84* *5,74*	*1,91* *16,56*	*125 600* *2 530*
21	6 Jahre Ertrinkung	♂	87,0 82,19	63,19 72,63	19,00 21,84	1,20	4,81 5,53	5,37 28,27	206 000 2 510
22	6 Jahre Überfahrenwerden	♂	94,0 89,75	76,70 81,60	13,05 13,88	0,68	4,25 4,52	2,51 19,26	172 200 1 920
23	7 Jahre Ertrinkung	♂	60,5 55,67	47,71 78,86	7,96 13,16	0,67	4,83 7,98	0,68 8,54	94 400 1 700
24	8 Jahre Überfahrenwerden	♂	34,0 31,21	25,03 73,61	6,18 18,19	0,98	2,79 8,20	1,46 23,67	79 600 2 550
25	10 Jahre Überfahrenwerden	♂	54,0 50,94	40,33 74,69	10,61 19,64	1,05	3,06 5,67	2,64 24,91	111 600 2 190
26	10 Jahre Überfahrenwerden	♂	135,2 127,86	100,62 74,42	27,24 20,15	1,08	7,34 5,43	2,66 9,75	221 600 1 730
27	10 Jahre Überfahrenwerden	♂	83,7 78,63	58,93 70,41	19,70 23,53	1,33	5,07 6,06	1,89 9,61	177 800 2 260
Gruppe von 6 bis 10 Jahren. Durchschn. Alter 8¼ Jahr. Durchschnittswerte.			*78,34* *73,75*	*58,93* *75,17*	*14,82* *18,63*		*4,59* *6,20*	*2,46* *17,72*	*151 800* *2 120*
28	11 Jahre Ertrinkung	♂	141,0 131,88	112,52 79,80	19,36 13,73	0,88	9,12 6,47	0,28 1,44	68 000 520
29	11 Jahre Ertrinkung	♂	80,5 74,43	61,65 76,59	12,78 15,88	1,06	6,07 7,53	2,15 16,83	145 800 1 960
30	12 Jahre Zerschmetterung	♂	122,5 116,43	99,41 81,15	17,02 13,89	0,88	6,07 4,96	0,45 2,67	65 600 560
31	15 Jahre Ertrinkung	♂	89,0 82,88	65,84 73,98	17,04 19,15	1,33	6,12 6,87	1,27 7,48	231 400 2 790
Gruppe von 11 bis 15 Jahren. Durchschn. Alter 12¼ Jahr. Durchschnittswerte.			*108,25* *101,41*	*84,86* *77,88*	*16,55* *15,66*		*6,85* *6,46*	*1,04* *7,11*	*127 700* *1 460*
32	16 Jahre Verblutung	♂	130,0 121,46	99,85 76,81	21,61 16,62	1,31	8,54 6,57	1,54 7,14	166 300 1 370

Nr.	Alter Todesursache	Geschlecht	1. Milzgewicht 2. Parenchymgewicht	Rote Milzpulpa 1. Gewicht 2. Prozent	Weiße Milzpulpa 1. Gewicht 2. Prozent	Index	Bindegewebe 1. Gewicht 2. Prozent	Sekundärknötchengewebe 1. Gewicht 2. Prozent d. w. P.	Sekundärknötchen Anzahl 1. in der Milz 2. in ccm Parenchym
33	18 Jahre. Zerschmetterung des Schädels	♂	224,5 213,57	190,22 84,73	23,35 10,40	0,75	10,93 4,87	1,87 8,01	188000 880
34	18 Jahre. Kohlenoxydvergiftung	♂	125,4 114,17	94,81 75,61	19,36 15,44	1,24	11,22 8,95	0,26 1,35	54100 470
35	18 Jahre Überfahrenwerden	♂	139,5 132,67	111,95 80,25	20,72 14,85	1,12	6,83 4,90	2,30 11,11	231300 1740
36	19 Jahre Ermordet	♀	104,0 98,99	79,68 76,61	19,31 18,57	1,47	5,01 4,82	1,04 5,41	131800 1330
37	20 Jahre Elektrischer Strom	♂	150,0 141,69	125,01 83,34	16,68 11,12	0,81	8,31 5,54	0,61 3,63	91200 640
	Gruppe von 16 bis 20 Jahren. *Unglücksfälle.* Durchschn. Alter $18^1/_{12}$ Jahr. Durchschnittswerte.		*145,6* *137,09*	*116,92* *79,56*	*20,17* *14,50*		*8,47* *5,94*	*1,27* *6,11*	*143800* *1070*
38	18 Jahre Schußverletzung	♂	163,0 155,44	137,41 84,30	18,03 11,06	0,79	7,56 4,64	1,29 7,13	163500 1050
39	19 Jahre Ertrinkung	♀	99,0 93,91	84,56 85,42	9,35 9,44	0,67	5,09 5,14	0,12 1,33	16700 180
40	19 Jahre. Carbolsäurevergiftung	♀	112,0 105,0	93,83 83,78	11,17 9,97	0,72	7,00 6,25	0,63 5,64	83500 800
41	19 Jahre Schußverletzung	♂	107,5 98,87	78,20 72,74	20,67 19,23	1,60	8,63 8,03	0,55 2,66	100200 1010
	Gruppe von 16 bis 20 Jahren. *Selbstmord.* Durchschnittl. Alter $18^2/_3$ Jahr. Durchschnittswerte.		*120,38* *113,31*	*98,50* *81,56*	*14,81* *12,43*		*7,07* *6,02*	*0,65* *4,19*	*91000* *760*
	Gruppe von 16 bis 20 Jahren. *Sämtliche Fälle.* Durchschnittl. Alter $18^1/_3$ Jahr. Durchschnittswerte.		*135,5* *127,58*	*109,55* *80,36*	*18,03* *13,67*		*7,91* *5,97*	*1,02* *5,34*	*122700* *947*
42	21 Jahre Schußverletzung	♂	139,0 130,09	109,82 79,01	20,27 14,58	1,65	8,91 6,41	0,57 2,81	95000 730
43	24 Jahre Basisfraktur	♂	169,0 154,90	123,08 72,83	31,82 18,83	2,31	14,10 8,34	0,73 2,30	146800 950
44	24 Jahre Ertrinkung	♂	118,0 109,24	94,92 80,44	14,32 12,19	1,35	8,70 7,37	0,23 1,61	32700 300
45	25 Jahre Ertrinkung	♂	185,0 174,66	165,21 89,30	9,54 5,11	0,52	10,34 5,59	0,04 0,47	8500 50
46	25 Jahre Ermordet	♀	78,0 72,48	65,46 83,92	7,02 9,00	0,95	5,52 7,08	0,01 0,12	2100 30

Nr.	Alter Todesursache	Geschlecht	1. Milzgewicht 2. Parenchymgewicht	Rote Milzpulpa 1. Gewicht 2. Prozent	Weiße Milzpulpa 1. Gewicht 2. Prozent	Index	Bindegewebe 1. Gewicht 2. Prozent	Sekundärknötchengewebe 1. Gewicht 2. Prozent d. w. P.	Sekundärknötchen Anzahl 1. in der Milz 2. in ccm Parenchym
47	26 Jahre Erstickung	♂	225,0 208,58	190,24 84,55	18,34 8,15	0,86	16,42 7,30	0,17 0,94	38400 180
48	27 Jahre. Zerschmetterung des Schädels	♂	93,0 87,58	80,58 86,64	7,00 7,53	0,78	5,42 5,83	0,10 1,45	15400 180
49	28 Jahre. Kohlenoxydvergiftung	♂	200,0 187,76	178,40 89,20	9,36 4,68	0,46	12,24 6,12	Fehlt	
50	28 Jahre Überfahrenwerden	♂	95,0 85,63	78,03 82,14	7,60 8,00	0,87	9,37 9,86	0,20 2,58	44800 520
51	28 Jahre Gasvergiftung	♂	215,0 199,78	185,40 86,23	14,38 6,69	0,70	15,22 7,08	0,10 0,68	15700 80
52	29 Jahre. Zerschmetterung des Schädels	♂	120,0 115,25	103,03 85,86	12,22 10,18	1,06	4,75 3,96	0,01 0,09	1400 12
53	30 Jahre. Zerschmetterung des Schädels	♂	134,0 120,52	108,49 80,96	12,03 8,98	0,99	13,48 10,06	Fehlt	
54	30 Jahre Ermordet	♂	110,0 103,17	93,89 85,35	9,28 8,44	0,88	6,83 6,21	0,28 3,02	68000 660
55	30 Jahre. Bruch der Halswirbelsäule	♂	173,0 158,66	139,79 80,80	18,87 10,91	1,20	14,34 8,29	1,85 9,78	196200 1240
	Gruppe von 21 bis 3o Jahren. *Unglücksfälle.* Durchschn. Alter 26¾ Jahr. Durchschnittswerte.		*146,7* *136,31*	*122,60* *83,37*	*13,71* *9,52*		*10,40* *7,11*	*0,31* *1,85*	*47500* *350*
56	23 Jahre Ertrinkung	♀	78,0 71,81	65,32 83,74	6,49 8,32	0,88	6,19 7,94	Nicht meßbar	
57	23 Jahre. Zerschmetterung des Schädels	♂	191,0 178,41	158,66 83,07	19,75 10,34	1,10	12,59 6,59	0,42 2,14	79100 440
58	23 Jahre Gasvergiftung	♀	192,0 179,46	169,54 88,30	9,92 5,17	0,53	12,54 6,53	0,20 2,01	84300 470
59	24 Jahre Erhängen	♂	183,0 173,82	163,24 89,20	10,58 5,78	0,58	9,18 5,02	Fehlt	
60	25 Jahre Schußverletzung	♀	64,0 57,98	52,50 82,03	5,48 8,57	0,93	6,02 9,40	Nicht meßbar	
61	26 Jahre Schußverletzung	♂	148,0 137,12	121,12 81,84	16,00 10,81	1,18	10,88 7,35	0,04 0,26	7500 55
62	26 Jahre Schußverletzung	♂	150,0 142,91	123,18 82,12	19,73 13,15	1,43	7,09 4,73	1,00 5,06	201100 1410
63	27 Jahre KCN-Vergiftung	♂	200,0 190,10	169,40 84,70	20,70 10,35	1,09	9,90 4,95	Fehlt	

Nr.	Alter Todesursache	Geschlecht	1. Milzgewicht 2. Parenchymgewicht	Rote Milzpulpa 1. Gewicht 2. Prozent	Weiße Milzpulpa 1. Gewicht 2. Prozent	Index	Bindegewebe 1. Gewicht 2. Prozent	Sekundärknötchengewebe 1. Gewicht 2. Prozent d. w. P.	Sekundärknötchen Anzahl 1. in der Milz 2. in ccm Parenchym
64	28 Jahre Erhängen	♂	76,0 70,90	59,02 77,66	11,88 15,63	1,79	5,10 6,71	Fehlt	
	Gruppe von 21 bis 30 Jahren. *Selbstmord.* Durchschnittl. Alter 25 Jahre. Durchschnittswerte.		*142,4* *133,61*	*120,22* *83,63*	*13,39* *9,72*		*8,83* *6,58*	*0,18* *1,05*	*41300* *260*
	Gruppe von 21 bis 30 Jahren. *Sämtliche Fälle.* Durchschnittl. Alter $26^{1}/_{12}$ Jahre. Durchschnittswerte.		*145,04* *135,25*	*121,67* *83,47*	*13,58* *9,62*		*9,79* *6,91*	*0,26* *1,54*	*45100* *320*
65	31 Jahre Zerschmetterung	♂	110,0 101,33	94,06 85,51	7,27 6,61	0,66	8,67 7,88	Fehlt	
66	31 Jahre. Geborstenes Aneurysma	♀	117,0 109,19	92,76 79,28	16,43 14,04	1,51	7,81 6,68	0,06 0,38	12400 110
67	32 Jahre Leberruptur	♂	116,0 104,21	88,74 76,50	15,47 13,34	1,49	11,79 10,16	Fehlt	
68	32 Jahre Basisfraktur	♀	134,0 119,84	105,26 78,55	14,58 10,88	1,19	14,16 10,57	0,47 3,24	57100 480
69	34 Jahre. Kohlenoxydvergiftung	♂	169,0 155,97	145,58 86,14	10,39 6,15	0,61	13,03 7,71	Nicht meßbar	
70	35 Jahre Zerschmetterung	♂	110,0 102,06	91,18 82,89	10,88 9,89	1,02	7,94 7,22	0,21 1,94	38300 370
71	36 Jahre HCl-Vergiftung	♂	110,0 99,27	92,42 84,02	6,85 6,23	0,63	10,73 9,75	Fehlt	
72	36 Jahre Überfahrenwerden	♂	122,0 111,50	90,50 74,18	21,00 17,21	1,98	10,50 8,61	0,69 3,28	98200 880
73	38 Jahre. Zerschmetterung des Schädels	♂	96,0 89,35	79,63 82,95	9,72 10,12	1,04	6,65 6,93	0,11 1,15	25000 280
74	38 Jahre. Zerschmetterung des Schädels	♂	138,2 124,53	114,97 83,19	9,56 6,92	0,71	13,67 9,89	0,06 0,61	16600 130
	Gruppe von 31 bis 40 Jahren. *Unglücksfälle.* Durchschnittl. Alter $34\frac{1}{4}$ Jahre. Durchschnittswerte.		*122,22* *111,73*	*99,51* *81,32*	*12,22* *10,14*		*10,49* *8,54*	*0,16* *1,06*	*24800* *225*
75	31 Jahre Erhängen	♂	174,0 163,49	141,84 81,52	21,65 12,44	1,31	10,51 6,04	0,67 3,11	122100 750
76	34 Jahre Erhängen	♂	133,0 123,96	112,96 84,93	11,00 8,27	0,83	9,04 6,80	Nicht meßbar	

Nr.	Alter Todesursache	Geschlecht	1. Milzgewicht 2. Parenchymgewicht	Rote Milzpulpa 1. Gewicht 2. Prozent	Weiße Milzpulpa 1. Gewicht 2. Prozent	Index	Bindegewebe 1. Gewicht 2. Prozent	Sekundärknötchengewebe 1. Gewicht 2. Prozent d. w. P.	Sekundärknötchen-Anzahl 1. in der Milz 2. in ccm Parenchym
77	36 Jahre. Zerschmetterung des Schädels	♂	219,0 199,84	178,36 81,44	21,48 9,81	1,03	19,16 8,75	1,29 6,01	156700 780
78	37 Jahre Ertrinken	♀	170,0 163,00	146,34 86,08	16,66 9,80	0,97	7,00 4,12	0,67 4,04	105600 650
79	38 Jahre Gasvergiftung	♀	115,0 107,26	95,71 83,23	11,55 10,04	1,03	7,70 6,73	Nicht meßbar	
80	38 Jahre KCN-Vergiftung	♂	200,0 185,36	172,14 86,07	13,22 6,61	0,66	14,64 7,32	Fehlt	
81	39 Jahre Ertrinken	♂	130,0 119,89	108,51 83,47	11,38 8,75	0,90	10,11 7,78	0,03 0,22	2200 20
	Gruppe von 31 bis 40 Jahren. *Selbstmord.* Durchschnittl. Alter $36^1/_{12}$ Jahre. Durchschnittswerte.		*163,0* *151,83*	*136,55* *83,82*	*15,28* *9,39*		*11,17* *6,79*	*0,38* *1,91*	*55200* *310*
	Gruppe von 31 bis 40 Jahren. *Sämtliche Fälle.* Durchschn. Alter 35 Jahre. Durchschnittswerte.		*139,01* *128,24*	*114,76* *82,35*	*13,48* *9,83*		*10,77* *7,82*	*0,25* *1,41*	*37300* *260*
82	43 Jahre. Zerschmetterung des Schädels	♂	140,0 126,89	115,79 82,71	11,10 7,93	1,01	13,11 9,36	Fehlt	
83	45 Jahre Elektrischer Strom	♂	251,0 235,64	220,05 87,67	15,59 6,21	0,75	15,36 6,12	0,10 0,66	23600 100
84	49 Jahre Überfahrenwerden	♂	45,0 38,16	32,44 72,09	5,72 12,70	1,85	6,84 15,21	Fehlt	
85	50 Jahre Überfahrenwerden	♂	163,0 151,27	141,57 86,85	9,70 5,95	0,67	11,73 7,20	Fehlt	
86	50 Jahre Nitrobenzolvergiftung	♂	90,0 76,14	67,55 75,06	8,59 9,54	1,34	13,86 15,40	0,23 2,71	40600 530
	Gruppe von 41 bis 50 Jahren. *Unglücksfälle.* Durschchnittl. Alter $47^1/_3$ Jahre. Durchschnittswerte.		*137,80* *125,62*	*115,48* *80,87*	*10,14* *8,47*		*12,18* *10,66*	*0,07* *0,67*	*12800* *130*
87	41 Jahre. Carbolsäurevergiftung	♂	180,0 157,19	148,53 82,52	8,66 4,81	0,61	22,81 12,67	Fehlt	
88	42 Jahre Erhängen	♀	224,5 207,46	183,01 81,52	24,45 10,89	1,41	17,04 7,59	0,08 0,33	16400 80
89	43 Jahre Gasvergiftung	♂	147,0 134,65	129,48 88,08	5,17 3,52	0,42	12,35 8,40	0,03 0,60	12000 90
90	46 Jahre Erhängen	♂	250,0 227,27	211,25 84,50	16,02 6,41	0,80	22,73 9,09	Fehlt	

Nr.	Alter Todesursache	Geschlecht	1. Milzgewicht 2. Parenchymgewicht	Rote Milzpulpa 1. Gewicht 2. Prozent	Weiße Milzpulpa 1. Gewicht 2. Prozent	Index	Bindegewebe 1. Gewicht 2. Prozent	Sekundärknötchengewebe 1. Gewicht 2. Prozent d. w. P.	Sekundärknötchen Anzahl 1. in der Milz 2. in ccm Parenchym
91	47 Jahre Ertrinken	♂	120,5 110,31	94,34 78,29	15,97 13,25	1,78	10,19 8,46	Nicht meßbar	
92	49 Jahre Erhängen	♀	144,0 135,26	127,17 88,31	8,09 5,62	0,67	8,74 6,07	do.	
93	50 Jahre Zerschmetterung	♂	212,0 191,99	165,72 78,17	26,27 12,39	1,67	20,01 9,44	0,13 0,50	28000 150
	Gruppe von 41 bis 50 Jahren. *Selbstmord.* Durchschnittl. Alter $45^1/_3$ Jahre. Durchschnittswerte.		*182,6* *166,30*	*151,36* *83,06*	*14,95* *8,13*		*16,27* *8,82*	*0,03* *0,20*	*8100* *50*
	Gruppe von 41 bis 50 Jahren. *Sämtliche Fälle.* Durchschnittl. Alter $46^1/_{12}$ Jahre. Durchschnittswerte.		*163,9* *149,35*	*136,41* *82,15*	*12,94* *8,27*		*14,56* *9,58*	*0,05* *0,40*	*10100* *80*
94	51 Jahre Überfahrenwerden	♂	113,0 100,85	91,21 80,72	9,64 8,53	1,71	12,15 10,75	Nicht meßbar	1300 13
95	54 Jahre Erstickung	♀	91,0 78,69	72,65 79,83	6,04 6,64	1,34	12,31 13,53	0,12 2,03	27900 360
96	64 Jahre Gasvergiftung	♂	132,0 114,96	107,95 81,77	7,01 5,31	0,79	17,04 12,91	0,25 3,51	81000 710
97	84 Jahre. Kohlenoxydvergiftung	♀	52,0 46,22	42,36 81,45	3,86 7,43	1,11	5,78 11,12	Fehlt	
	Gruppe von über 50 Jahre. *Unglücksfälle.* Durchschnittl. Alter 63¼ Jahre. Durchschnittswerte.		*97,0* *85,18*	*78,54* *80,94*	*6,64* *6,98*		*11,82* *12,08*	*0,09* *1,39*	*27500* *270*
98	51 Jahre KCN-Vergiftung	♂	190,0 179,86	174,67 91,93	5,19 2,73	0,48	10,14 5,34	Fehlt	
99	61 Jahre Erhängen	♂	115,0 102,62	93,02 80,89	9,60 8,35	1,26	12,38 10,76	Fehlt	
100	63 Jahre Gasvergiftung	♀	110,0 95,63	88,98 80,89	6,65 6,05	0,91	14,37 13,06	Nicht meßbar	
	Gruppe von über 50 Jahre. *Selbstmord.* Durchschnittl. Alter 58¼ Jahre. Durchschnittswerte.		*138,3* *126,04*	*118,89* *84,57*	*7,15* *5,71*		*12,30* *9,72*		
	Gruppe von über 50 Jahre. *Sämtliche Fälle.* Durchschnittl. Altei 61¼ Jahre. Durchschnittswerte.		*114,7* *102,69*	*95,83* *82,50*	*6,86* *6,43*		*12,02* *11,07*	*0,05* *0,79*	*15700* *150*

Milzgewicht schneller. Das durchschnittliche Milzgewicht der weißen und farbigen Frauen nimmt von 110,2 g (22½ Jahre) bis auf 71,4 g (85 Jahre) ab. Bei den Frauen sinkt das Milzgewicht schon nach dem 40. Jahre sehr schnell ab; im ganzen nimmt das Milzgewicht langsam schon vom 20. Jahre, gelegentlich schon früher, ab. Das absolute Milzgewicht ist in allen Altern beim Weißen größer als beim Farbigen, wobei die zwischen 8 bis 25% betragende Differenz vom 20. bis 50. Jahre weniger groß als nachher ist. Für die Frauen betragen die Unterschiede zugunsten der weißen sogar 1 bis 36%. Die Gewichte aller übrigen großen Organe zeigen unter gleichen Bedingungen bei Weißen und Farbigen keine so großen Verschiedenheiten wie die Milz. Das Milzgewicht scheint stärker vom Wuchs abhängig zu sein als das Nierengewicht. Bei kleinem bzw. hohem Wuchs finden sich mehr extrem kleine bzw. große Milzen als Lebern oder Nieren. Obwohl das Material *Beans* vom Sektionstisch stammt, dürften seine Feststellungen für den normalen Fall grundsätzlich zutreffen. — Nach klinischen Untersuchungen von *Bleyer* (1927) kommt eine Milzvergrößerung bei scheinbar gesunden Kindern gewöhnlich vor und ist daher von geringem diagnostischem Wert. Das gilt vor allem für die mittleren Monate des 1. Lebensjahres, in denen eine Milzvergrößerung in einem Viertel der normalen Fälle feststellbar ist, die im 2. Lebensjahre nur noch halb so häufig vorkommt. *Åkerrén* (1939, 1941) bestätigt durch tägliche klinische Untersuchung von 144 Neugeborenen in 77% der Fälle eine durch Blutanschoppung bedingte normale Milzschwellung, die am deutlichsten am 2. bis 4. Tage ausgeprägt ist und dann langsam zurückgeht. Sie soll dadurch bedingt sein, daß die in den ersten Lebenstagen vermehrt zugrunde gehenden Erythrozyten in der Milz festgehalten werden. *Hueck* (1928) bestimmte das Fassungsvermögen normaler Leichenmilzen zu durchschnittlich 200 ccm. Danach dürfte das normale Absolutgewicht der Milz beim Erwachsenen etwa zwischen 100 bis 300 g in den bekannt weiten Grenzen schwanken. Wie *Bean* benutzte *Moon* (1928) zu seinen Untersuchungen der *rassischen Unterschiede* Sektionsmaterial von 1000 weißen und 1000 schwarzen Nordamerikanern über 18 Jahre. Dabei wurden wahrscheinlich alle pathologisch vergrößerten, vor allem alle über 350 g wiegenden Milzen, wie auch einige sehr kleine Milzen, ausgeschlossen. Das Durchschnittsgewicht der Negermilz ist nach *Moon* 106,25 g gegen 144,74 g beim Weißen. Es macht daher nur 73,5% des Gewichtes der Weißenmilz aus. Dazu muß berücksichtigt werden, daß der größte Teil der Neger der Altersgruppe von 18 bis 50 Jahren angehörte, deren Milzgewicht sowieso größer ist als in späteren Jahren, während der größte Teil der Weißen über 50 Jahre alt war. So beträgt das durchschnittliche Gewicht der Negermilz zwischen 18 bis 49 Jahren nur 66,6% des Gewichtes beim Weißen. Das Verhältnis des Milzgewichtes zum Körpergewicht kann nicht als normal gelten, da das Körpergewicht in sehr vielen der untersuchten Fälle durch Abmagerung während der Erkrankung sicher viel stärker gesunken sein dürfte als das Milzgewicht. Die wenigen histologischen Untersuchungen von *Moon* ergaben keinerlei Beziehungen zu den mitgeteilten rassisch bedingten Gewichtsunterschieden. — *Lewin* (1929) liefert Maß- und Gewichtsangaben von 85 Milzen von Feten und von an Asphyxie verstorbenen Neugeborenen und bezieht die Milzgewichte auf die Körperlänge. Bei einer Körperlänge von 30 bis 35, 36 bis 40, 41 bis 45, 46 bis 50, 51 bis 55 cm wiegt die Milz 2,5; 3,4; 4,8; 6,8; 10,1 g. Die Milz japanischer Männer und Frauen wiegt durchschnittlich 100 bzw. 98 g (*Nishikawa* und *Kawagita* 1926). Nach *Amano* (1929), der die Organe von 74 Japanern aller Altersstufen untersuchte, erreicht die Milz zwischen dem 20. und 25. Jahre ihr maximales Gewicht von 100 bis 150 g. *Hartwig* (1930) ermittelte das Durchschnittsgewicht der normalen Milz an einer Reihe von 67 Selbstmord- und Unglücksfällen zu 169 g und bestätigt die Angaben *Huecks* (1928) über die normale

Kapazität des Organs. *Sitsen* (1931) stellte Maß- und Gewichtsuntersuchungen an Verunglückten und Ermordeten an und bezog das relative Milzgewicht mangels Angaben über das Körpergewicht auf die Körperlänge. Danach steigt das Milzgewicht, das im übrigen bis zum 45. Jahre bereits etwas sinkt, ziemlich parallel der zunehmenden Körperlänge. Dieser Befund dürfte dem anderer Autoren gleichzusetzen sein (vgl. *Jakobs*, 1934), die für den Menschen und einige Säuger eine festere Korrelation zwischen dem Körper- und Milzgewicht finden oder annehmen. Eine ältere Mitteilung von *Sitsen* (1927) über das Normalgewicht verschiedener Organe bei 120 verunglückten männlichen Malayen ist gerade für die Milz nicht auswertbar, da sie wegen tropischer Infekte meist vergrößert war. Auch *Rössle* und *Roulet* (1932) betonen die Schwierigkeiten von Normbestimmungen an der Milz (Bestehen verborgener Infekte, veränderlicher Blutgehalt, agonale-postmortale fermentative Vorgänge). Die Autoren kommen zu fast denselben Werten wie *Lubarsch* (1927) und konnten mit diesem entgegen *Neugarten* (1921) keinen geschlechtsbedingten Gewichtsunterschied der Milz finden. Das Milzgewicht soll schon beim reifen Neugeborenen unabhängig von der Körpergröße oder anderen leicht ersichtlichen Faktoren erheblich schwanken. — *Bray* (1932/33) bestimmte die Beziehungen zwischen dem Gewicht einiger Eingeweide und den äußeren Maßen der entsprechenden Körpersegmente und fand diese Korrelation für Leber, Milz, Herz bez. der Vorn-, Hinten- und Querdurchmesser größer als bez. der vertikalen Maße. Während die anderen Organe manchmal (besonders Uterus) entsprechend dem zugehörigen Körpersegment zu- oder abnehmen, ist diese Beziehung für die Milz nur sehr gering ausgeprägt. Ähnliche Untersuchungen stellte in anderem Zusammenhang *Bazzocchi* (1933) an den Milzen von 24 an akuten Krankheiten verstorbenen Kindern (Neugeborene bis 6 Jahre) beider Geschlechter an. *Jakobs* (1934) stellt die meisten älteren Wägungen von Kindermilzen bis zum 8. Jahre zusammen (*Smidt*, 1859; *Oppenheimer*, 1880; *Vierordt*, 1880, 1906; *Lorey*, 1890; *Sassuchin*, 1900; *Holt*, 1914; *Hellman*, 1926; *Lubarsch*, 1927; *Rössle* und *Roulet*, 1932) und kommt auch an eigenem Material zu dem Schluß, daß die von *Wetzel* (1928) angegebenen Milzgewichte für den Neugeborenen zu hoch sein müssen. *Jakobs* fand beim Neugeborenen für das relative Milzgewicht ein Durchschnittsmaximum von 1 : 512 und Durchschnittsminimum von 1 : 273 zum Körpergewicht. Schon von der Geburt an hält das Milzgewicht wie das keines anderen Organes mit dem Körpergewicht Schritt. Nach *Wetzel* (1928), der ältere und neuere Angaben zusammenstellte und verglich, nimmt die fetale Milz vom 3. bis Ende des 7. Monats um das 20fache, bis zur Geburt noch um das 4fache zu. In den letzten Fetalmonaten verhält sich die Milz insofern anders als fast alle übrigen Organe, als sie relativ stärker als der Körper wächst (Abb. 13). Das durchschnittliche Milzgewicht steigt so von 1:533 im 7., auf 1:343 im 10. Fetalmonat (ähnlich, wenn auch nicht so ausgeprägt, verhält sich der Thymus; weitere Diskussion bei *Wetzel*, 1928). Nach *Wetzel* dient das besondere Verhalten des fetalen Milzgewichtes der Vorbereitung zweier Aufgaben: der Bereitstellung von Blutzellen und eines ausreichenden Abwehrorgans für die erste Zeit nach der Geburt. Dazu ist die starke Körpergewichtszunahme in den letzten Fetalmonaten nach *Wetzel* vorwiegend durch Ausbildung des Hautfettpolsters verursacht, das eine reichliche Blutversorgung benötigt, so daß die blutbildenden Organe auch dadurch im Gegensatz zu den übrigen konform mitwachsen müßten. — Nach verschiedenen Angaben mißt die Neugeborenenmilz bei 3000 g Körpergewicht durchschnittlich 5 : 3 : 1 cm. Die Darstellung der Schwankungen des Milzgewichtes bei Feten bis zum Neugeborenen durch *Zangemeister* (1911) erlaubt eine schnelle Ermittlung des Durchschnitts und der Grenzwerte. Im 1. Lebensjahre nimmt die Milz um etwa das 6fache zu und verdoppelt dann bis etwa zum

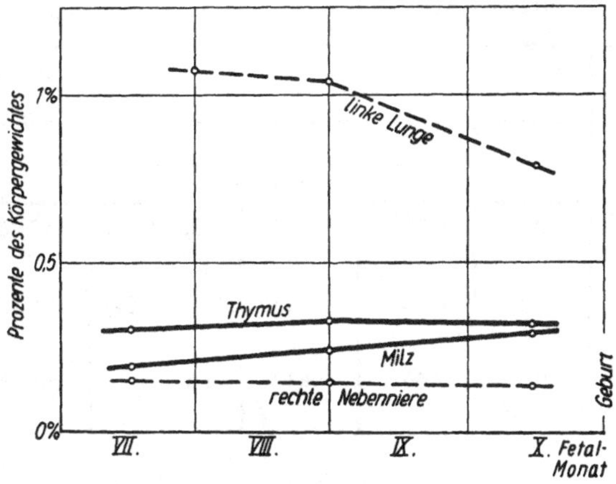

Abb. 13. Die Gewichtskurven der Milz, des Thymus, der linken Lunge und der rechten Nebenniere in Prozenten des Körpergewichtes männlicher Feten vom 7. Monat bis zur Geburt. (Nach Angaben von *Cruickshank* und *Miller*, loc. cit. 1924, zusammengestellt von *G. Wetzel*, 1928, Abb. 62.)

14. bis 15. Jahre nochmals ihr Gewicht. In der frühen Pubertätszeit erfolgt ein nochmaliger steiler Anstieg des Milzgewichtes. Das ist schon aus den alten Angaben von *Beneke* (1878) zu erkennen, der das Milzvolumen mit der Verdrängungsmethode maß. *Wetzel* (1928) errechnet ein Vergleichsvolumen der kindlichen Milz bis etwa zur Pubertät, durch das sich die von *Hellman* (1926) für die Milz angegebene Gewichtskurve in gewissen Altersstufen noch besonders verdeutlichen läßt. Leider läßt sich das Relativgewicht mangels Aufzeichnung des Körpergewichtes aus dem *Hellman*schen Material nicht ermitteln. Daher scheint es noch am besten, die Übersicht von *Sassuchin* (1899; zit. bei *Wetzel*, 1928) für die Kindermilz zu übernehmen. —

Tabelle 4: Zusammengestellt aus den Angaben von *L. Dentici*, Boll. Soc. ital. Biol. sper. 1935.

Altersstufen:	Durchschnittl. Milzgewicht: g	Durchschnittl. Milzvolumen: ccm	Durchschnittl. Milzarteriendurchmesser: mm	Durchschnittl. Milzvenendurchmesser: mm
1. Geburt—6. Monat	9,20	9,66	1,11	1,91
2. 6. Monat—2. Jahr	24,20	23,00	1,67	2,44
3. 2.—6.Jahr	36,75	38,50	2,86	3,97
4. 6.—10. „	62,25	61,16	4,24	5,24
5. 10.—15. „	81,50	85,50	5,40	6,81
6. 15.—25. „	148,00	152,60	7,62	8,53
7. 25.—45. „	168,00	170,80	7,56	8,43
8. 45.—90. „	—	—	Es stellt sich zwischen Arterien- und Venendurchmesser wieder das Verhältnis 1:2 her.	

Tabelle 5: Milzgewichte vom 7. bis 10. Fetalmonat (Nach *Cruickshank*

Alter in Fetalmonaten:	A. Durchschnittsgewicht in g:			B. Körpergewicht und Masse (weibliche in Klammern):		
	Männlich	Weiblich	Männlich und Weiblich	Körpergewicht	Körperlänge	Sitzhöhe
X. (301 Fälle)	10,73	10,73(?)	10,06	3182 (3019)	52,3 (50,7)	36,0 (35,7)
IX. u. VIII. (82 Fälle)	5,10	6,86	5,98	1857 (1764)	44,7 (43,5)	30,8 (30,0)
VII. (66 Fälle)	2,77	3,50	3,13	1220 (1176)	38,8 (38,8)	26,3 (26,4)

Dentici (1935) prüfte bei 60 offenbar gesunden Individuen aller Altersstufen und beider Geschlechter das Verhältnis zwischen dem Milzgewicht und dem durch Wasserverdrängung ermittelten Milzvolumen einerseits, und der Lichtung der Milzarterie und Milzvene andererseits (Tabelle 4). Hier ist der starke Gewichtsanstieg im 2. Jahre und in der Pubertät hervorzuheben. Nach *Dentici* gibt es keine Geschlechtsunterschiede im Milzgewicht und Milzvolumen; auch soll die Schwangerschaft das Milzgewicht des Menschen entgegen den für den Hund bzw. das Huhn geltenden Angaben von *Barcroft* (1930) und *Beneke* (1937) nicht beeinflussen. Die letzte große Reihenuntersuchung führten *Krumbhaar* und *Lippincott* (1939) an den Milzen von 2000 an verschiedenen Krankheiten ohne Milzaffektion verstorbenen und an 2000 gewaltsam zu Tode gekommenen Menschen durch. In allen 4000 Fällen beträgt das durchschnittliche Absolutgewicht zwischen 16 und 20 Jahren 170 g, zwischen 26 und 65 Jahren 155 bis 160 g, und im höheren Alter 100 g. Das auf das Körpergewicht bezogene Relativgewicht ist bei der Geburt am größten und fällt dann dauernd, bis die Milz ihr maximales absolutes Gewicht erreicht hat, und auch danach noch, wenn auch in anderem Maßstab, weiter. Im allgemeinen sind bei großen individuellen Schwankungen die Milzen der Männer schwerer als die der Frauen, die der Weißen schwerer als die der Neger.

Lewin ermittelte für die letzten Fetalmonate wesentlich niedrigere Absolutgewichte als *Cruickshank* und *Miller* (1924). Ebenso liegen die Angaben für den Neugeborenen bei *Sassuchin*, *Dentici* und *Jakobs* (1934) deutlich unter denen von *Rössle* und *Roulet*, die im Vergleich mit *Dentici* auch für die ersten Lebensjahre bis etwa zum 6. bis 8. Jahre, im Vergleich mit den Zahlen *Jakobs* bis zum 14. Jahre, höhere Gewichte anführen. Die Sammelwerte *Jakobs* sind bis zum 6. Jahre niedriger als die von *Rössle* und *Roulet*, danach gleichbleibend leicht höher; dasselbe gilt vom 6. bis 8. Jahre ab für die Messungen *Denticis*. Die Beurteilung der Absolutgewichte der Milz der sicher durchweg normalen Fälle *Hellmans* (1926) und ihr Vergleich mit denen anderer Autoren ist leider wegen Fehlens der Körpergewichtsangaben bei *Hellman* vielfach erschwert. Auch dürfte die Art des Gewalttodes (extreme akute Verblutung, Erstickung) — besonders angesichts des oben über die reflektorische Steuerung des Milzvolumens Mitgeteilten —, das Milzgewicht der *Hellman*schen Fälle unterschiedlich beeinflußt haben. So sind gerade *Hellmans* Fälle zu ungleichwertig für einen summarischen Vergleich mit durchschnittlichen Sektionsergebnissen; die akuten Verblutungsmilzen müßten wenigstens ausgenommen werden, gerade die und *Miller*, loc. cit. 1924, aus *G. Wetzel*, 1928, Tabelle 53).

C. Maximum und Minimum (Weibliche Gewichtszahlen in Klammern):				D. Anteiliges Gewicht in Bruchteilen des Körpergewichtes Milz = 1/n Körpergewicht n =		
Milzgewicht	Körpergewicht	Körperlänge	Sitzhöhe	Männl.	Weibl.	Männl. u. weibl.
33,7 —2,10	5457—1892	61,0—43,8	44,5—30,5	336	413	375
	(5266—1446)	(57,8—35,6)	(40,7—29,2)			
14,30—2,00	2679—1113	50,2—40,0	34,3—26,7	418	376	397
(20 —1,7)	(3218—1184)	(48,3—38,7)	(34,3—26,7)			
9,40—0,90	1779—583	43,8—28,6	29,2—19,1	514	477	495
(17 —1,0)	(1800—513)	(42,5—34,9)	(28,6—24,8)			

Milzen, deren Gewicht am normalsten ist und die den genauesten Vergleich mit ausgebluteten Säugermilzen ermöglichen würden.

Die *Relativgewichte* der Menschenmilz schwanken noch stärker als die Absolutgewichte, weil bei ihnen neben den Fehlerquellen in der Gewichtsbestimmung der Milz auch die in der Bestimmung des Körpergewichtes hervortreten müssen. Es ist daher wenig wissenschaftlich, zwischen den Angaben verschiedener Autoren vergleichen zu wollen oder Durchschnittsnormen aufzustellen, die auch praktisch nicht verwertbar sind. Leider erlauben die bisher vorliegenden Messungen keine Stellungnahme zu der Frage nach dem Verhalten des relativen Milzgewichtes des Menschen auf gleicher Altersstufe und bei verschiedenem Körpergewicht. Beim Menschen müßte das Relativgewicht zwischen dem 18. bis 40. Jahre herangezogen werden, um eine ungefähr zutreffende Vergleichsgrundlage mit dem relativen Milzgewicht größerer Säuger, besonders der in frühem Alter sterbenden Schlachttiere zu gewinnen. Es beträgt nach *Moon* (1928) für den weißen Amerikaner etwa 1 : 300, für die Amerikanerin 1 : 272; für den amerikanischen Neger bzw. die Negerin 1 : 392; 1 : 385. Das relativ höhere Milzgewicht der weißen Frau ist vielleicht ebenso zu deuten wie allgemein beim Säuger; jedenfalls dürfte das relative Milzgewicht auch beim Menschen mit steigendem Körpergewicht gesetzmäßig sinken. Nach *Sassuchin* bleibt das Relativgewicht von der Geburt bis etwa zum 15. Jahre gleich; nach *Moon* sinkt es im höheren Alter stark ab. In den letzten Fetalmonaten wächst die Milz stärker als der Körper.

Das *spezifische Gewicht* der Milz wurde bisher ebenso wie das anderer Organe wenig beachtet und untersucht. *Hegglin* (1934) stellte mit der Wasserverdrängungsmethode Volumenmessungen an Herz, Nieren, Leber, Gehirn und Milz an, und diskutiert dabei auch allgemein die Größenbestimmungsmethoden. Der verschieden starke Blutgehalt der Organe ist auch bei der Bestimmung des spezifischen Gewichtes die wichtigste Fehlerquelle, wenn diese Bestimmung auch andererseits ein Mittel ist, den Blutgehalt zu kontrollieren. *Hegglin* betont, daß bei gleichem Milzgewicht und -volumen erheblich verschiedene Längen-, Breiten- und Dickenmaße vorkommen, so daß die Angabe der linearen Maße für die Größenbestimmung kaum ausreicht. Für den Erwachsenen errechnet *Hegglin* als Durchschnitt 11 : 7 : 3 cm. Nach *Vierordt* und *Nadesdin* (zit. bei *Hegglin*, 1934) beträgt das spezifische Gewicht der Menschenmilz 1,0579 bzw. 1,0575. Stärkerer Blutgehalt senkt, stärkerer Bindegewebsgehalt hebt das spezifische Gewicht. *v. Herrath* (1935, 2) meint im Rahmen seiner quantitativen Untersuchungen die ermittelten Volumenanteile der verschiedenen Gewebsformen am Milzvolumen wegen ihres möglicherweise differenten spezifischen Gewichtes nicht ohne weiteres in Gewichtsanteile umrechnen zu dürfen. *Gierke* (1932) gibt das spezifische Gewicht der Milz bei einem Kalb mit 1,090 höher als bei einem Ochsen (1,000) an, und *Steger* (1939) möchte diesen Befund mit der Zunahme der spezifisch leichteren Milzmuskulatur und der Abnahme des Lymphgewebes mit zunehmendem Alter erklären. *Steger* ermittelte das spezifische Gewicht des Lymphgewebes (Rachenmandel des Rindes) zu 1,22553, das der Kapsel und der Trabekel der Pferdemilz zu nur 1,06628, das der trabekelarmen Milz eines eintägigen Kätzchens mit 1,066, das der trabekelreichen Milz eines 9 Jahre alten Katers mit 1,023. Das spezifische Gewicht der lymphgewebsreichen und trabekelarmen Meerschweinchenmilz beträgt bei 4 Wochen alten Tieren 1,167 und bei alten Tieren 1,112, bei einem neugeborenen Lamm 1,166, bei einem zweijährigen Bock 1,113. Das nicht unbeträchtliche Differieren des spezifischen Gewichtes der einzelnen, die Milz aufbauenden Gewebsformationen ist damit erwiesen. *Hartwig* (1949) findet beim Vergleich der Milzgewichte und Milzmaße bei Pferden ein paralleles Ansteigen beider bis etwa zum 15. Jahre. Das Gewicht der Pferdemilz nimmt aber bei Eintritt der physiologischen Altersinvolution weniger schnell ab als die Außenmaße; das spezifische Gewicht steigt demnach im Alter entsprechend an. *Hartwig* erklärt dieses Ansteigen aus der beträchtlichen, mit dem Alter zunehmenden physiologischen Hämosiderose, die nach *v. Skramlik* (1927) bei alten Pferden bis zu 5% des Organgewichtes betragen kann. Ähnliche Bedingungen bestehen bei den Wiederkäuern, vor allem beim Rind.

Die Untersuchungen *Huecks* (1930) über den Mechanismus des Zustandekommens *chronischer Milzvergrößerungen* (Splenomegalieformen) sind zu erwähnen, weil sie den pathologischen Vorgang als exzessiv gesteigerten normalen erkennen lassen und experimentelle Untersuchungen der Veränderungen des normalen Milzbildes kaum vorliegen. Die *Milzvergrößerungen* lassen sich morphogenetisch gliedern als: 1. durch Veränderung der Weite und Anordnung der Poren des Pulpaschwammwerkes; 2. durch Veränderung der Beschaffenheit des Schwammwerkes selbst; 3. durch Hyperplasie der Bestandteile des Schwammwerkes bedingte. — In die erste Gruppe gehören nach *Hueck* die Milzvergrößerungen durch *Ödeme*, *arterielle* oder *venöse Hyperämie*. Entgegen *Lubarsch* (1927), der das Milzödem für eine reine Leichenerscheinung hält, hat *Hueck* es an lebenden frischen Milzen mehrfach beobachten können. *Hueck* rechnet dazu die Auseinanderdrängung der Pulpastränge durch eine feinkörnige Masse (offenbar Lymphe), Auflockerung und Spaltbildung in den Keimzentren der Follikel, Erweiterung der Pulpamaschen ohne entsprechende Zellanhäufung, Auflockerung der Fasern in den Gefäßscheiden und Trabekeln, in der Nähe von arteriell- oder venöshyperämischen Pulpabezirken. Jedenfalls werden schon die physiologischen Schwankungen im Flüssigkeitsgehalt des Pulpaschwammes durch die von *Hueck* geschilderten Vorgänge verständlich, deren Steigerung bei Zunahme der arteriellen oder venösen Hyperämie zum Milzödem führen kann. — Der Grad der *arteriellen Hyperämie*, deren Zustandekommen *Hueck* ebenso wie das der venösen diskutiert, ist zunächst vom Gefäßnervennetz abhängig. Alle Anschoppungen, die mit Zertrümmerung der Pulpakammern einhergehen, sind als eigentliche Blutungen abzutrennen. Aber auch diese können durch Milzkontraktion in die Venen abfließen; sie werden nur nach dauernder Wiederholung und längerem Bestehen zu Wucherungen führen. — Zu der *venösen Hyperämie* kommt es bei erschwertem Abfluß aus der *V. lienalis*, wobei das Blut zunächst in den Sinus angeschoppt wird. Nach einiger Zeit werden aber unter wachsendem arteriellem Druck und durch Austritt aus den Sinus auch die Pulpakammern gefüllt. In späteren Stadien ist das Bild nicht mehr von der arteriellen Hyperämie zu unterscheiden. Solche Milzen finden sich bei an Herz- und Gefäßlähmungen Verstorbenen häufig. Aber auch dieser Milzzustand erscheint wenigstens anfangs als Extrem eines normalen Vorganges, wenn man mit *Guillery* (1935), *Guillery* und *Petersen* (1935, 1937), *v. Herrath* (1941, 3) bei einigen Säugern und auch beim Menschen schon unter gewissen normalen Bedingungen einen Rückfluß von der Pfortader in die Milz annehmen will. — Auch die venöse Hyperämie ist nach Beseitigung des Abflußhindernisses grundsätzlich restloser Rückbildung fähig, wenn sie auch häufig chronisch wird. In diesem Falle ist der Zustand der Milz bei *zentraler* ein anderer als bei *portaler Stauung*. Denn bei ersterer besteht das Abflußhindernis jenseits der Leberschranke und setzt daher alle Abflußwege der Milz unter dauernd erhöhten Druck. Bei letzterer liegt das Hindernis vor oder in der Leber, so daß nicht alle Abflußwege der Milz gesperrt, sondern die *Vv. gastrici breves*, *V. gastroepiploica sinistra* und das Anastomosengebiet mit der *V. cava inferior* frei sein können (vgl. *Jäger*, 1937, 1). So ist das Milzblut bei zentraler Stauung aus dem Kreislauf ausgeschaltet und stagniert, nicht aber bei portaler Stauung. Daher atrophiert die Milz bei zentraler Stauung unter Schwund der roten und weißen Pulpa und kollagener Verdickung des ganzen Fasersystems, besonders der Trabekel. Eine solche Milz ist gut durchspülbar, aber nicht dehnbar. Bei portaler Stauung ist nicht Atrophie, sondern echte Hyperplasie der Milz der Ausgang; dazu kann das Organ noch Fett und Eisenpigment speichern. — Es erscheint möglich, daß das normale quantitative Bild der Milz, das Verhältnis ihrer einzelnen Gewebsanteile zueinander, von normalen Schwankungen der Kreislauflage zwischen diesen pathologischen Extremen *Huecks* mitgeformt und daß damit auch das absolute, relative und spezifische Milzgewicht mitbestimmt wird. Ebenso dürfte die Splenomegalie durch Vermehrung und Speicherung des Retikulums und durch Hyperplasie auch in normalen Vorgängen zeitweise (fetale Blutzellenbildung) ein Gegenstück haben. Das von *Hueck* auf Gefäßlähmung zurückgeführte initiale Stadium der infektiösen, septischen Milzschwellung mit Blutfüllung aller Pulparäume und Sinus nimmt *v. Herrath* (1935, 4) ähnlich für den normalen Immunisierungsvorgang in Anspruch; damit dürfte auch dieser Vorgang das Milzgewicht beeinflussen (Abb. 14—17).

Lubarsch (1927) diskutiert das Splenomegalieproblem, dessen Kenntnis für die weitere Abgrenzung des Begriffes der normalen Milz dienlich sein wird. *Petroff* (1927) errechnet das Durchschnittsgewicht der Milz bei 34 Fällen verschiedener ausschließlicher Tuberkulose zu 188 g; *Leidel* (1930) lehnt den Begriff der primären Milztuberkulose ab. *Ugriumow* (1928) stellt Maß- und Gewichtsangaben bei Splenomegalien zusammen, *Müller* und *Boles* (1927) bei Morbus Hodgkin. *Roffo* (1930) weist darauf hin, daß eine spontane und experimentelle Geschwulstentwicklung immer mit einer beträchtlichen Milzvergrößerung einhergeht, die durch das Auftreten diffusen Lymphgewebes und von Riesenzellen bedingt ist. Zu ähnlichen Resultaten kommt *Romhányi* (1936/37), der die Milzvergrößerung bei experimentell erzeugten Tumoren (Ratte) studierte. *Koppenhöfer* (1935) rief durch intravenöse Injektion kolloidaler Kieselsäure eine sehr beträchtliche Vergrößerung der Kaninchenmilz durch Bindegewebsneubildung hervor.

Während diese Mitteilungen für die Frage des Normalgewichtes nur indirekt wichtig sind, beleuchten andere die Vielfalt der das *normale Milzgewicht* mitbestimmenden Faktoren. — Die ältere Literatur über die pharmakologische Beeinflussung der Milzgröße, insbesondere durch Narkotika, ist bei *Lauda* (1933) und *Vercellana* (1940) zusammengestellt. *Henschen* und *Reissinger* (1928) untersuchten den Einfluß kombinierter Narkotika und der Herzbeuteltamponade auf das Verhalten des Milzvolumens des Hundes; ähnlich arbeiteten *Hausner*, *Essex* und *Mann* (1938) mit der Metallklammermethode am gleichen Versuchstier. *Volicer* und *Věsin* (1932) stellten artliche Unterschiede im Ausmaß der Milzkontraktion auf Adrenalin fest; die Milzverkleinerung beträgt beim Hund durchschnittlich 45%, beim Kaninchen dagegen nur 13% des Ausgangsvolumens. *Letterer* (1937) erzielte bei der Maus durch chronische Gaben von Phenylhydrazin eine hochgradige, auf Hyperplasie des *R.E.S.* beruhende Milzvergrößerung. *v. Ludány* (1935/36) rief beim Hund durch intravenöse Gaben von Blasengalle, Na-taurocholat und Na-glykocholat Milzkontraktionen hervor; die Galle und ihre Salze verursachen Blutdrucksenkung, die ihrerseits zur Milzverkleinerung führende sympathische Erregungen auslöst. Es ist vorstellbar, daß ein solcher Reflexvorgang die Milzgröße beim chronischen Ikterus schließlich auch durch Umbau beeinflussen könnte. Ferner sind die Untersuchungen von *Hodgson* und *Olmsted* (1933) und von *Bariéty* und *Kohler* (1938) zu erwähnen, weil sie weitere, die Milzmaße beeinflussende Reflexmechanismen aufdecken. Die erstgenannten Autoren untersuchten bei Hunden und Katzen den Einfluß von

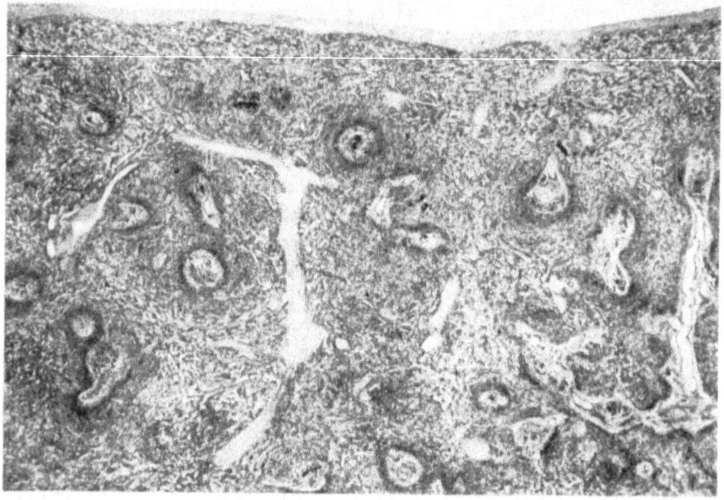

Abb. 14. Normal gebaute, leergespülte *Menschenmilz* (28jähriger Verunglückter, Milzgewicht 180 g). (Nach *W. Hueck*, Beitr. path. Anat., Jena, 83, 1930, Abb. 5.)

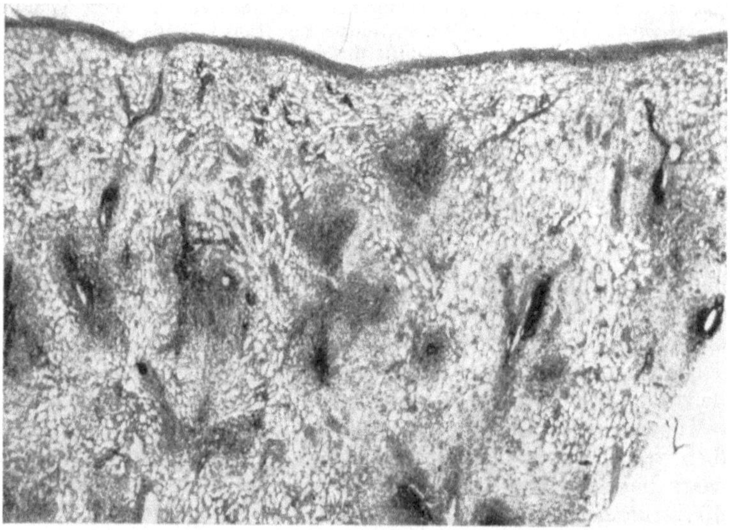

Abb. 15. Splenomegalie (450 g), leergespült, bei längerer *portaler Stauung* durch Leberzirrhose. Stark erweiterte Sinus, die aus hyperplastischem Retikulum allmählich aufgebaut sind. (Nach *W. Hueck*, Beitr. path. Anat., Jena, 83, 1930, Abb. 8.)

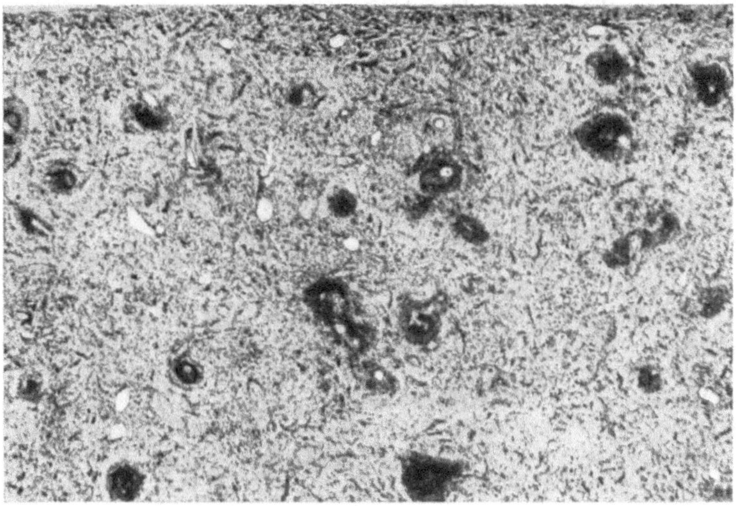

Abb. 16. Splenomegalie (390 g), leergespült, bei *chronischer Sepsis* mit Hyperplasie des myelo- und erythropoetischen Retikulums. Die zellreichen Hülsen treten hervor. (Nach *W. Hueck*, Beitr. path. Anat., Jena, 83, 1930, Abb. 6.)

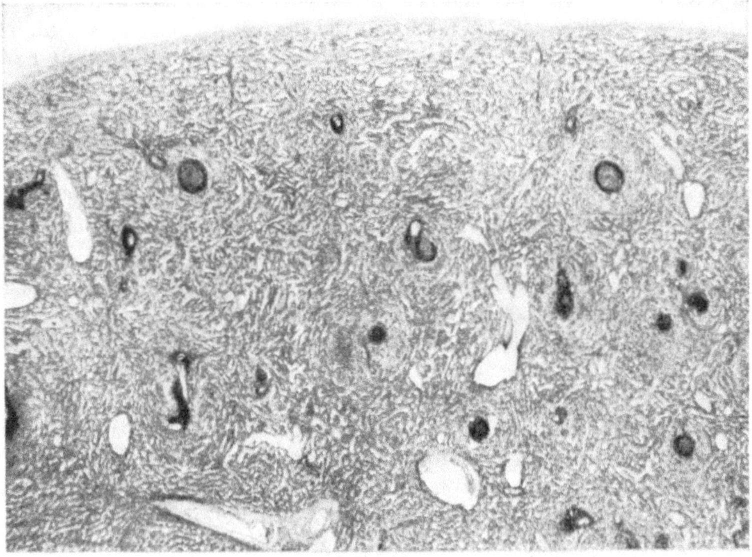

Abb. 17. Splenomegalie (265 g), leergespült, bei *chronischer Anämie*. Hyperplasie der Pulpastränge mit vielen Makrophagen. (Nach *W. Hueck*, Beitr. path. Anat., Jena, 83, 1930, Abb. 7.)

Pharmaka auf das Volumen der mit bestimmten Stromqualitäten gereizten Milz, die letzteren riefen beim Hund nach verschiedener Reizung des Ureters eine Milzverkleinerung hervor, die durch verschiedene Pharmaka verhindert, gehemmt oder gefördert wird. — Die Milz curarisierter, künstlich beatmeter Hunde wird nach Labyrinthreizung durch reflektorische Adrenalinabgabe verkleinert (*Bozzi* und *Ciurlo*, 1936). Intravenöse Gaben von Urease vergrößern die Katzenmilz durch Blutfüllung um das 4- bis 10fache Volumen, das durch Adrenalin nicht beeinflußbar ist (*Mellanby* und *Suffolk*, 1939). Nach *Henschen* und *Howald* (1929) führt die dauernde Entnervung der Hundemilz durch passive Überstauung der subkapsulären Flutkammern zu dauernder Gewichtsvermehrung.

Es ist zu erwarten, daß das Gewicht der Milzen (Nager), die auch postnatal noch hämatopoetisch tätig sind, von allen Faktoren abhängt, die die Blutzellenbildung steuern. So studierten *Hamre* und *Miller* (1935) das Verhalten der Milzgröße durch reine Milchnahrung anämisierter Ratten nach Gaben von Eisen und Kupfer verschiedener Form. Die Milzen anämischer Tiere werden offenbar durch die starke Verminderung der weißen Pulpa verkleinert. Eine Zugabe von Eisen und Kupfer ruft sofort eine starke Milzregeneration hervor, die die Milz durch die Ausbildung von Lymphgewebe mit Knötchen und durch ausgedehnte Zentren erythropoetischer Herde in der roten Pulpa stark vergrößert. Dabei bedingt nur das Kupfer eine Zellproliferation, so daß die nur mit Eisenzugabe ernährten anämischen Tiere dasselbe Milzbild und Milzgewicht zeigen wie die nur mit Milch gefütterten. Milzgewicht und Milzbild ändern sich während der postanämischen Rekonvaleszenz streng mit dem Hb-Gehalt und den Hämatokritwerten, mit deren Normalisierung sinkt auch das Milzgewicht zur Norm. Die bedeutende Vergrößerung der Milz des unter Sauerstoffmangel (Unterdruckkammer) gehaltenen Meerschweinchens ist nach *Saathoff* (1951) der Zunahme der roten Pulpa durch erythropoetische Herde proportional (vgl. *van Liere*, 1936). — Durch Beeinflussung der Zellbildung nimmt auch die Zusammensetzung der Nahrung Einfluß auf die Milzmaße. Während indessen *Wätjen* (1935) nach Grünzeug-Kartoffelfütterung bzw. Haferfütterung keine wesentlichen Größen- und Gewichtsunterschiede der Meerschweinchenmilz fand, beschreiben *Hoepke* und *Hempfing* (1938) bei mit saurer Nahrung ernährten weißen Mäusen eine durch Lymphozyteneinsparung bedingte Milzvergrößerung gegenüber basisch gefütterten Tieren. — *Schuijl* und *Groen* (1938) fanden bei 2 bis 9 Monate lang laktoflavinfrei ernährten Ratten eine bedeutende Milzverkleinerung. Möglicherweise dürfte sie der von *Goldammer* (1939) beobachteten entsprechen. Mangel an Vitamin B_1 verursacht bei der weißen Maus durch Einschmelzen des Lymphgewebes ein starkes Absinken des Milzgewichtes, das aber nach Vitamin-B_1-Injektion schon nach knapp zwei Tagen wieder um 50% ansteigt und damit dem Körpergewicht um einen Tag vorauseilt. Die Milzreduktion durch Hunger ist nicht so hochgradig und läßt sich durch B_1-Gaben während des Hungerns mildern. Bei normal ernährten Mäusen verändert eine zusätzliche B_1-Gabe das Milzgewicht offenbar nicht. *Goldammer* macht für diese Veränderungen nicht eine direkte Einwirkung des Vitamins am lymphatischen Gewebe, sondern örtlich wirkende Ansammlungen von Zwischenprodukten des gestörten KH-Stoffwechsels verantwortlich. Bei weißen Ratten ist die Milz nach Vitamin-A-Mangelkost in etwa 40% der Fälle unter Schwinden der Leukozyten und bindegewebiger Induration verkleinert (*Gebauer*, 1954). — Über die Beziehungen zwischen endokriner Funktion und Milzgröße liegen teilweise widerspruchsvolle Arbeiten vor, die bisher vielfach keine anerkannten Befunde erbrachten (ältere Literatur bei *Lauda*, 1933; *Aßmann*, 1931). *Tietze* (1926) fand ebenso wie *Cameron* und *Sedziak* (loc. cit.) bei weißen Mäusen bzw. Ratten nach Fütterung von Schilddrüsensubstanz eine auf allgemeine Vermehrung des lymphatischen Gewebes beruhende Milzvergrößerung. Nach *Hammett* (1927) hängt die postnatale Entwicklung des Milzgewichtes der weißen Ratte ebenso wie das Leber- und Nierengewicht nicht von der Aktivität der Schilddrüse ab. *Aßmann* (1931) stellt die Literaturangaben zum Korrelationsproblem Milz—Schilddrüse zusammen und spricht die bei Morbus Basedow auch ohne Lebervergrößerung selbständig auftretende Milzvergrößerung als Folge der Hyperplasie des lymphatischen Gewebes an. Diese wiederum könnte als Symptom des allgemein erhöhten Stoffwechsels aufgefaßt werden, der eine vergrößerte Lymphozytenzahl erfordert, so daß vor allem das Gewicht der Stoffwechselmilz (*v. Herrath*, 1947), weniger oder kaum das der Speichermilz beeinflußt wird. Dabei dürfte die Wechselbeziehung Schilddrüse — Milz keine direkte, sondern eine indirekte sein. — Von allen Autoren wurde die Milz nach Hypophysektomie kleiner gefunden, so von *Smith* (1930), der neben der Milz auch andere Eingeweide leichter fand. Nach *Houssay* und *Lascano Gonzalez* (1935) entspricht dem allgemeinen Wachstumsstillstand des Körpers nach Hypophysektomie ein Wachstumsstillstand der Milz, so daß nicht nur die Milzgewichte gleich schwerer normaler, sondern auch die gleich schwerer hypophysektomierter Hunde ähnlich sind. Die *Malpighi*schen Körperchen waren bei hypophysektomierten Tieren zahlreicher, nicht aber größer als normal, der Kontraktionsrhythmus der Milz verlangsamt. Während *Houssay* und *Lascano Gonzalez* von Wachstumsstillstand sprechen, atrophiert die Milz bei hypophysektomierten erwachsenen weißen Ratten innerhalb zweier Wochen auf die Hälfte ihres Umfanges (*Perla*, 1936). Die Hypophysektomie hat ein stetes Absinken des an einem normalen Kontrollmaterial zu durchschnittlich 0,37% ermittelten Relativgewichtes der Milz zur Folge. Es beträgt 1 Woche p. o. durchschnittlich: 0,31%; nach 2 bis 7 Wochen: 0,213%; nach 8 bis 18 Wochen nur noch 0,189%. Es findet sich eine progressive Milzatrophie mit Follikelschwund, Kollaps der auffallend leeren Sinus, Zunahme des Pulpabindegewebes. Die Injektion alkalischer frischer Vorderlappen-Emulsionen, die auch die Wachstumshormone enthalten, restituieren diese Milzatrophie größtenteils; nach vorheriger Injektionsbehandlung sinkt das Milzgewicht nach Hypophysektomie nicht so stark ab. Die Milz normaler Ratten hypertrophiert unter der Wirkung 10 Tage langer Gaben von Vorderlappen-Emulsion, die von Bartonellen-Ratten fast auf die doppelte Größe, ein durchschnittliches Relativgewicht von 0,80%. Dieses Verhalten ist analog der Wirkung der bekannten hormonalen Faktoren des Vorderlappens, die in den ersten zwei Wochen die größte Wirkung entfalten. Die Milzvergrößerung beruht dabei auf Hyperplasie des *R.E.S.* der roten Pulpa und auf Follikelvergrößerung. Es ist anzunehmen, daß die von *v. Herrath* (1937; 1938, 1; 1939, 1) mitgeteilte normale enge Wachstumskorrelation Körper — Herz — Milz bei Trägern einer Speichermilz auf diesem Wege zustande kommt.

Barcroft (1930) faßt die bisherigen Veröffentlichungen über den Einfluß der Schwangerschaft auf die Milzgröße zusammen. Die Milzvergrößerung in der Schwangerschaft ist als echter Wachstumsvorgang zu begreifen, wenn auch für ihren Beginn eine akute Hyperämie erklärend herangezogen wird. Aber nach *Spirito* (1926; vgl. auch *Montpellier* und *Chiapponi*, 1930) haben Injektionen von Follikelflüssigkeit eine Vermehrung des Milzgewichtes und eine Hypertrophie der weißen Pulpa zur Folge. *Barcroft* und *Stephens* (1928, 1 u. 2) beobachteten an der Milz einiger schwangerer Hündinnen die akuteren gesetzmäßigen Veränderungen der Milzmaße. Gegen die Mitte der Schwangerschaft zieht sich die Milz allmählich zusammen und ist 2 bis 3 Tage vor dem Wurf am kleinsten und blassesten. Danach dilatiert sie sich wieder und bleibt schließlich etwas größer als je zuvor. Bei einer Hündin zog sich die Milz während der Läufigkeit auf $^3/_4$ ihrer Größe zusammen und erschlaffte unmittelbar danach wieder. *Barcroft* und *Stephens* machen die Vergrößerung des Strombahnquerschnittes in den Genitalien für diese Milzkontraktionen verantwortlich. Demgemäß ist die Arbeitskontraktion der Milz während der Läufigkeit und Schwangerschaft deutlich herabgesetzt. In Übereinstimmung damit möchte *Shen* (1928) die Milzverkleinerung nach experimenteller Blutung beim Kaninchen und Meerschweinchen eher auf Ischämie als auf Anämie zurückführen. *Roffo* (1935) konnte durch Injektion von Schwangerenblut eine ebensolche auf Hyperplasie beruhende Milzvergrößerung hervorrufen wie durch Injektion von Blut Geschwulstkranker. Er macht dafür ein im Blut vorhandenes lipoidogenes Stimulans verantwortlich, für das er einen komplizierten Wirkungsmechanismus aufzeichnet. *Beneke* (1937) macht darauf aufmerksam, daß bereits *Aschner* (1924) die Vergrößerung der Milz schwangerer Frauen der bei schwangeren Kaninchen und Meerschweinchen nachgewiesenen zur Seite stellt. Diese Milzen zeigen akute Pulpavermehrung, die nach *Beneke* in Übereinstimmung mit den Ansichten *Huecks* (1930) durch eine akute aktive Hyperämie zustande kommt. — So scheinen sich im Milzgewicht etwa bestehende Geschlechtsunterschiede entwickeln zu können; wiederholte Schwangerschaften könnten durch das veränderte Reflexverhalten der Milz dauernden Ausdruck in einem besonderen Milzgewicht finden. Es ist schwer, dieses beim Menschen nachzuweisen und in seinen Schwankungsbreiten festzulegen. *Lierse* (1955), der zur Klärung der Ursachen der *Spontanruptur der Milz in der Schwangerschaft* weibliche Kaninchen und Katzen periodisch mit Östradiolbenzoat und Proluton behandelte, fand vor allem die Kaninchenmilz durch stärkste Blut- und Plasmafüllung sehr vergrößert. *Dentici* (1935) hingegen zieht aus der Untersuchung einiger Fälle den Schluß, daß die Schwangerschaft beim Menschen das Milzgewicht nicht beeinflußt. — *Cirillo* und *Guardavaccaro* (1933) fanden bei kastrierten, bei 20° C unter gleichen Bedingungen gezogenen Meerschweinchen, insbesondere bei den weiblichen Tieren, eine durchschnittlich hohe Milzgewichtssteigerung. — Die Untersuchungen *Guillerys* (1935) brachten Aufschlüsse über die Beziehungen zwischen dem Strombahnquerschnitt in der Milz und der Milzgröße und über die Beeinflussung dieser durch den intraabdominellen Druck. Besonders bedeutet eine Größenzunahme der Milz nach *Guillery* nicht ohne weiteres auch ein Anwachsen ihres Strombahnquerschnittes. Der intraabdominelle Druck hat bei verschiedener Durchströmungslage der Milz für deren Volumen eine durchaus unterschiedliche Bedeutung. Während der arterielle Druck das Milzvolumen bei freiem arteriellem Zufluß und bei erschlafftem Trabekelnetz maßgebend bestimmt, herrscht bei vermindertem arteriellem Zufluß der Venendruck im Organinnern vor, der jetzt durch die Bauchpresse übertroffen werden kann, was zu einer passiven Auspressung von Blut aus der Milz führt. In solcher Kreislauflage kann sich die Milz offenbar mit nicht unbedeutenden Mengen Pfortaderblutes anschoppen. Nach *v. Herrath* (1941, 3) läßt sich die umstrittene Vergrößerung der Milz nach Nahrungsaufnahme durch einen venösen Rückfluß und durch ein venöses Pendel zwischen Leber und Milz erklären.

Von der Auffassung ausgehend, daß *körperliche Arbeit* das Erythrozytendepot der Milz entleert und daß diese wiederholte ausgiebige Entleerung schließlich einen Wachstumsreiz für die Milz darstellen könnte, trainierte *v. Herrath* (1937; 1939, 1 und 2; 1955) heranwachsende deutsche Schäferhunde im Schnell- und Dauerlauf. Nach monatelangem Training ist das absolute und relative Milzgewicht deutlich größer als das der nichttrainierten Geschwister. Dieser Wachstumsreiz dürfte über das Adrenalsystem und den Sympathikus verlaufen. — *v. Herrath* (1937) hatte schon vorher die bekannte enge Korrelation zwischen Körper-, Herz- und Milzgewicht beim Säuger besonders für die Speichermilz beansprucht und wies deren paralleles Verhalten zum Herzgewicht beim Pferd und Hund nach. Die Gewichte von Körper, Herz und Speichermilz verändern sich auf entsprechende Reize hin relativ gleich stark; das ist nach Lauftraining der Fall (vgl. *v. Herrath*, 1939, 2). Es ist anzunehmen, daß das genaue Abgestimmtsein des Milzspeichers auf die Kreislauflage diese Gewichtskorrelationen und deren parallele Reaktionsbereitschaft bedingt. — Der kleinen Stoffwechselmilz des Kaninchens fehlen nach *v. Herrath* (1939, 1 u. 2; 1947) diese Gewichtsbeziehungen, weil die Kaninchenmilz keinen kreislaufwirksamen Erythrozytenspeicher hat und daher nicht auf Reize ansprechen kann, die Erregungen über den Speicher setzen. So erhöht sich beim Kaninchen nach Lauftraining wohl das absolute und relative Herz-, nicht aber das Milzgewicht, das vielmehr durch Abnahme des Lymphgewebes beträchtlich sinkt. Auch die Speichermilz des

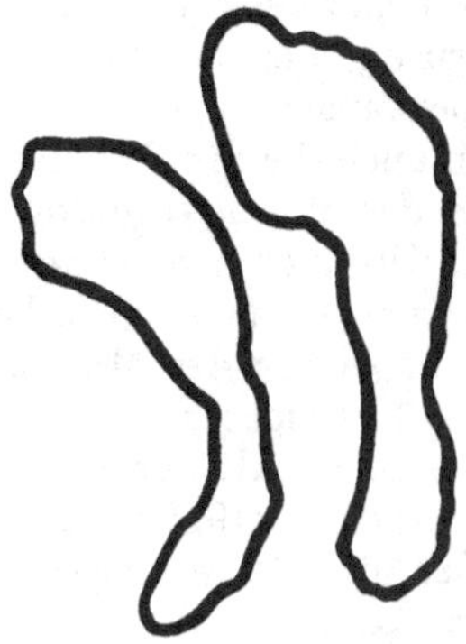

Abb. 18.
Umrißzeichnung der Milzen zweier heranwachsender, etwa gleichschwerer, 6 Monate alter Katzen (Geschwistertiere). Tier links 16 Wochen lang bei etwa 20° C Außentemperatur im Stall, Tier rechts gleichzeitig bei etwa 1° C im Freien gezogen. ½. Siehe Text.

Hundes verarmt im Training an Lymphgewebe; jedoch drückt sich diese Abnahme wegen dessen geringer Ausbildung nicht gewichtsmäßig aus. Bereits *Krzywanek* (1929) bringt Berechnungen über das Verhältnis der Milzgröße zu der Ergiebigkeit als Erythrozytenspeicher.

Nach der sogenannten *Hesse*schen Reihenregel (*Hesse*, 1921; *Stieve*, 1934; 1938) steigt das relative Herzgewicht beim Warmblüter bei Individuen derselben Art mit sinkendem Körpergewicht an, weil bei kleineren Lebewesen die relativ größere Körperoberfläche auch relativ höhere Ansprüche an die wärmeregulatorische Arbeit des Kreislaufs, zunächst des Herzens, stellt. *v. Herrath* (1941, 1 u. 2) folgerte daraus, daß die engen Gewichtskorrelationen zwischen Körper, Herz und Milz bei Säugern mit Speichermilz durch diesen Umstand mitbedingt sein müssen, daß hier der Reihenregel für das Herz eine solche für die Milz parallel geht, während das bei der Stoffwechselmilz nicht der Fall ist. Die Aufzucht bei niedriger Außentemperatur ergab bei jungen Katzen und Hunden eine wesentlich schnellere und ausgiebigere Erhöhung des absoluten und relativen Herz- und Milzgewichtes (Abb. 18) als nach körperlicher Arbeit; beim Kaninchen aber nur eine geringere Erhöhung des absoluten und relativen Herzgewichtes und keine oder eine vergleichsweise nur unbedeutende Erhöhung des Milzgewichtes (*v. Herrath*, 1941, 1 und 2; 1955). — *Herrmann* (1925/26; 1929) stellte fest, daß das Herz bei Rennpferden und Rennwindhunden durch *Zuchtwahl* von Geburt an nicht nur besonders groß ist, sondern auch ungewöhnlich stark hypertrophieren kann. Beim Kaninchen dürfte diese angeborene Fähigkeit des Herzens viel geringer sein als bei der Katze und beim Hund. — Bei einem im

Winter im Schnellauf trainierten Schäferhund fand sich ein besonders hohes Herz- und Milzgewicht, weil sich Training und Temperatureinfluß als gleichsinnig wirkende Reize verstärkten. — Somit dürfte der Erythrozytenspeicher der Milz wesentlich im Dienste der Wärmeregelung stehen, die Außentemperatur das Milzgewicht stärker festlegen als die körperliche Arbeit. Gewisse Anzeichen sprechen dafür, daß die Speichermilz dabei eher mit Wachstum reagiert als das Herz (*v. Herrath*, 1941, 1; 1955). Die Herz- und Milzgewichtsveränderungen der Speichermilz im Gefolge körperlicher Arbeit können vielleicht auch unter dem Gesichtspunkt wärmeregelnder Vorgänge betrachtet werden; sie wären damit wesensmäßig den temperaturbedingten gleichzustellen. *v. Herrath* zieht den allgemeinen Schluß, daß die Größe des relativen Milzgewichtes bei Säugern mit Speichermilz dem Ausmaß des Erythrozytenspeichers parallel geht.

Bei der Frage nach dem *Reflexweg*, auf dem die Wachstumsreize die Milz erreichen, ist bemerkenswert, daß die Hormone zweier an der Wärmeregelung beteiligter Drüsen, der Schilddrüse und der Nebenniere, bekanntlich starke Milzkontraktionen auslösen und den *Milzrhythmus* (Systole — Diastole) vertiefen. Daher könnten auch die Stoffwechselbeziehungen zwischen der Milz und diesen Drüsen im Rahmen der Wärmeregelung betrachtet werden, besonders wenn die sich entspeichernde Milz auch noch spezifische Wirkstoffe abgeben sollte. Die entspeichernde Milzkontraktion dürfte noch unbekannte Stoffwechselaufgaben ausüben. Wenn der Erythrozytenspeicher der Milz wärmeregelnden Vorgängen dient, würde der Vergleich des Milzgewichtes mit der Körperoberfläche engere und besser abgestufte Relationen ergeben als der mit dem Körpergewicht. — Nach *v. Herrath* (1939, 1; vgl. auch *Hartwig*, 1949) ist das Relativgewicht der Speichermilz in der Säugerreihe um so größer und um so enger an Körper- und Herzgewicht angeschlossen, je bedeutender der Erythrozytenspeicher ist. So läßt sich für die ausgeprägten Speichermilzen von Pferd und Katze das Bestehen einer strikten Reihenregel des Milzgewichtes, für die Milzen mit weniger hervortretendem Erythrozytenspeicher (Wiederkäuer, Mensch) im einzelnen und im ganzen eine weniger straffe Reihenregel feststellen. Bei der Schweinemilz kann kaum von ihr gesprochen werden, der Kaninchenmilz fehlt sie (Tabelle 6 und 7). Daher dürfte die Milz des Menschen der ausgeprägten Stoffwechselmilz näher stehen als der Speichermilz. — *v. Herrath* (1937) hält es für möglich, daß das bei einigen Speichermilzen auf einzelnen Altersstufen verschiedene Relativgewicht durch ein entsprechend verschiedenes Ausmaß des Erythrozytenspeichers bedingt ist. Die von *Hartwig* (1949) für das Pferd mitgeteilten Relativgewichte der Milz und die von *Richter* (1953) für verschieden alte Hunde und Kaninchen ermittelten Erythrozytenwerte für das Pulpablut legen die Annahme eines Wachsens des Erythrozytenspeichers in der Jugend und einer Verringerung mit eintretendem Alter nahe.

Es findet sich eine Reihe von Anhaltspunkten für eine Einschaltung des Milzdepots in die *Wärmeregelung*, die *v. Herrath* (1941, 1; 1955) anführt. Neuerdings berichteten *Tschernigowski* und *Kellman* (1940) über den Einfluß *thermischer Reize* auf die Milz. *Barcroft*, dessen erste Mitteilungen eine Einbeziehung der Milz in den Fragenkreis der Wärmeregelung nahelegen, studierte zusammen mit *Elliott* (1936) das Verhalten der normalen und denervierten Hundemilz unter Temperaturänderungen. Erhöhte Außentemperatur ruft an der intakten Milz eine Kontraktion, an der denervierten hingegen eine leichte Volumenvergrößerung hervor. Niedrige Außentemperatur bringt die normale und die entnervte Milz zur Zusammenziehung; ebenso bedingt eine Arbeitsleistung in beiden Fällen eine kräftige Kontraktion. *Sasybin* (1934) beobachtete bei Hund und Katze nach Einwirkung hoher Temperaturen in der Wärmekammer (38° bis 60° C) eine durch starke Blutfülle bedingte Vermehrung des Milzvolumens um das 1- bis 1½fache. Diese Beobachtungen unterstreichen die Annahme *v. Herraths*, der die Vergrößerung der Speichermilz nach Einwirkung niedriger Außentemperaturen auf die vergrößerte Amplitude zwischen Systole und Diastole der Milz zurückführen möchte. Dementsprechend sollen weniger die absolute Temperatur als die Temperaturschwankungen die wechselnde Blutfülle und damit den Wachstumsreiz abgeben. Die Befunde von *van Liere* (1936) können in diesen Fragenkreis einbezogen werden. Meerschweinchen, die täglich 20 Minuten lang in der Unterdruckkammer einer Höhe von etwa 4000 m und einer entsprechenden Anoxämie ausgesetzt waren, zeigten eine als Arbeitshypertrophie gedeutete Herzvergrößerung und eine im wesentlichen durch Blutfüllung der stark erweiterten Sinus verursachte Milzvergrößerung. *Romeis* (1923) liefert das Gegenstück zu diesen Beobachtungen. Bei weißen Mäusen, die zufällig monatelang bei konstant auf 30° bis 34° C erhöhter Temperatur an einem Heizrohr gehalten wurden, ist die Milz unter Schwund der blutleeren roten Pulpa und unter starker Verdickung der Kapsel und Trabekel stark verkleinert. Man darf wohl annehmen, daß die konstant erhöhte Temperatur die Amplitude der zunächst passiv hyperämischen Milz dauernd stark herabsetzte, und dann schließlich unter Blutabbau, dessen Anzeichen *Romeis* beschreibt, zur Fibroadenie führte. Dieser Schluß ist erlaubt, da *Romeis* angibt, daß alle beobachteten Veränderungen innerhalb von 2 bis 3 Monaten nach Aussetzen der Hitzeeinwirkung fast restlos zurückgehen. Damit drängt sich die Erkenntnis auf, daß *Huecks* (1930) Ansichten über den Mechanismus der Entstehung der einzelnen Stadien und Formen pathologischer Milzvolumen-Änderungen auch für die Norm Geltung haben. Dafür spricht auch, daß der seinerzeit so verteidigte Begriff der spezifischen *Banti*-Milz heute allgemein abgelehnt wird.

Folgende Autoren machen weiter hier nicht näher zu erörternde Angaben über Milzgröße und Milzvolumen; 1. beim Tier: *Vollmer* und *Serebrijski* (1926); *Scheunert* und *Krzywanek* (1927); *H. K. Müller* (1928); *Hoshi* (1928); *McRobert* (1928); *Gohrbandt* (1929); *Barcroft* (1929/30); *Barcroft* und *Florey* (1929/30); *Kobliha* (1930); *Naegeli* und *v. Scanzoni* (1931); *Lauda* und *v. Haam* (1932); *Colombi* (1933); *v. Haam* und *Beard* (1934); *Storti* (1934); *Schabadasch* (1935); *Rich* (1935); *Di Macco* (1936); *Watzka* (1937); *Kühne* (1937); *Dustin* (1938); *Holmgren* (1938); *Herrlinger* (1938); *Bauer* (1938/39); — 2. für den Menschen: *Korbsch* (1929); *Straus* (1930); *Baba* (1934); *Molnár* (1936); *Jäger* (1937, 1); *Ahronheim* (1937); *Binet* (1930); *Strotmann* (1933); *Lauda* (1933); *Heimann* (1936); *Vercellana* (1940) und *Klemperer* (1938) bringen Übersichten zur Frage der Depotfunktion. — Folgende vorwiegend anatomische Untersuchungen liegen vor; an Nagern von: *Brann* und *Bischoff* (1927); *McRobert* (1928); *Lintzel* (1930); *Simoes-Raposo* und *Fevereiro* (1930); an Karnivoren von: *Scheunert* und *Krzywanek* (1927); *Krzywanek* (1929); *Barcroft* (1929/30); *Barcroft* und *Florey* (1929/30); *Bouisset, Bugnard* und *Soula* (1930); *Bames, Garcia, Ginsburg* und *Simons* (1932); *Lauda* und *Haam* (1932); *Ludwig* (1932); *Flaum* und *Schlesinger* (1933); *Schulz* (1935); *Barcroft* und *Elliott* (1936); *Guillery* und *Petersen* (1937); *Baer* (1938); an Huftieren von: *Combres* (1933); *Krzywanek* und *Berge* (1933); *Fehlings* (1936); *Haring* (1936); für den Menschen von: *Hueck* (1928); *Müller* (1928); *Eppinger* (1928); *Cesaris-Demel* (1929).

Die Lückenhaftigkeit der dazu mit einer Reihe von kaum vermeidbaren Fehlerquellen behafteten bisherigen Messungen lassen einen vergleichenden Gesamtüberblick über die Bedingtheit der normalen Milzmaße und des normalen Milzgewichtes heute noch nicht zu. Über metrische Angaben hinaus haben sich relativ wenige Untersucher um das Größenproblem der Milz bemüht. So muß dieser Versuch einer Zusammenfassung einseitig erscheinen. Als erster unternahm es *Hartwig* (1949) bei einem Tier (Pferd), die das Milzgewicht bedingenden Faktoren zusammenzustellen. Alter, Körpergewicht, körperliche Betätigung, Temperatureinflüsse und rassische Eigenarten beeinflussen das Gewicht der Pferdemilz, wozu im höheren Alter auch noch der physiologische Eisengehalt in steigendem Maße hinzukommt. Die Maße und Gewichte der hauptsächlich als blutbildende Organe zu betrachtenden Kaltblütermilzen haben andere Bedingtheiten als die der Säugermilzen. Bei diesen werden Maße und Gewichte der Speicher- und Stoffwechselmilz von unterschiedlichen Faktoren abhängen, die teilweise noch unbekannt sind. Denn nicht nur die hier breiter dargestellten kreislaufmechanischen Faktoren, sondern vor allem die noch unbekannten Aufgaben der einzelnen Pulpazellen, speziell der Lymphozyten, dürften das Milzgewicht maßgebend und gesetzmäßig beeinflussen. So ist die Gesamtmenge des lymphatischen Gewebes der Milz nach *Andreasen* (1946) bei jungen weiblichen geschlechtsreifen Meerschweinchen größer als bei männlichen. Bei der Menschenmilz dürfte es sich in vergleichender Betrachtung um eine absolut und relativ mittelgroße Säugermilz handeln, die einen nur mäßig großen Erythrozytenspeicher darstellt und wesentlicher als Stoffwechselmilz betrachtet werden muß. Ihr absolutes und relatives Gewicht dürfte sich lockerer als bei den Speichermilzen an die Reihenregel halten, und im Zusammenhang damit vom Körperwachstum einigermaßen abhängig, auf den einzelnen fetalen und postfetalen Entwicklungs- und Altersstufen charakteristisch verschieden sein. Dabei dürften Geschlechtsunterschiede nicht durchweg bestehen, sondern kurzfristig und weniger markant auf gewisse Entwicklungsübergänge beschränkt sein oder flüchtiger durch den Menstruationszyklus, nachhaltiger durch die Schwangerschaft mithervorgerufen werden. An dem Bestehen rassischer Unterschiede im Absolut- und Relativgewicht der Menschenmilz ist kaum zu zweifeln. Aber sie werden nach dem heutigen Stand unserer Kenntnisse nicht unwesentlich durch die Verschiedenheit der Umwelt erklärt werden können. Von einer *Altersmilz* muß im allgemeinen bereits vom 50. Jahre an gesprochen werden.

4. Die funktionellen Typen der Säugermilz

Die großen artlichen Verschiedenheiten der Größe und der quantitativen Anatomie der Säugermilz sind keine regellosen, sondern gewisse Merkmale treten immer gemeinsam auf und fehlen einer anderen Art mehr oder weniger. Die Kombination solcher Merkmale gestattet die reihenmäßige quantitative Gruppierung der Säugermilzen, wobei die beiden Extreme der quantitativen Reihe fluktuierender Variationen als entgegengesetzt differenzierte *Milztypen* aufgefaßt werden können (*v. Herrath*, 1935, 1, 2, 3, 4; 1936; 1938, 1 und 2; 1939, 1; 1947; 1953).

Die relativ und absolut großen, trabekel- und muskelreichen, lymphgewebsarmen Milzen sind als sehr kreislaufwirksame Erythrozytenspeicher *Speichermilzen*. *Hoepke* (1951/52) vermutet, daß Arten mit einer großen Gesamtblutmenge eine Speichermilz haben und umgekehrt und zitiert dazu einige Maßangaben von *Tigerstedt* (1923; loc. cit.). Die relativ und absolut kleinen, trabekel- und muskelarmen, dagegen lymphgewebsreichen Milzen können ihnen als *Abwehr-* bzw. *Stoffwechselmilzen* gegenübergestellt werden (Abb. 19—22). Zu diesem Typus zählt die Menschenmilz.

Das Ausmaß des Erythrozytenspeichers ist 1. vom relativen Milzgewicht, 2. vom Prozentgehalt der Milz an Balken, 3. vom Prozentgehalt des Balkens an glatter Muskulatur, 4. vom Gehalt der Milz an roter Pulpa abhängig (vgl. auch *Hartwig*, 1949). Ein relativ und absolut hohes Gewicht (*Mus rattus norvegicus*) reicht für sich allein nicht hin, eine Milz als Speichermilz anzusprechen; denn gleichzeitig kann die weiße Pulpa so stark ausgeprägt sein, daß die rote trotz des hohen Organgewichtes als Speicher stark zurücktritt (*v. Herrath*, 1938, 2).

Die kleine, der ursprünglichsten Aufgabe der Zellenbildung dienende Stoffwechselmilz ist phylogenetisch älter und daher auch ontogenetisch früher ausgeprägt (*v. Herrath*, 1947). Sie dürfte während des Lebens mit der Altersinvolution des Lymphgewebes laufend an Wirksamkeit verlieren. Die phylogenetisch jüngere Speichermilz dagegen entwickelt sich bis zum Erwachsensein immer kreislaufwirksamer, um nach Zeiten der Konstanz im Alter allmählich nachzulassen. Da auch die Speichermilz in der Jugend stets reichlicher Lymphgewebe besitzt als später, beinhaltet sie zunächst gewissermaßen auch eine Stoffwechselmilz, aus der heraus sie sich entwickelt. So sind das Trabekelnetz und die Trabekelmuskulatur einerseits, die weiße Pulpa andererseits bei den Typen *entgegengesetzt* entwickelt. Das Trabekelnetz und die Trabekelmuskulatur der Speichermilz nehmen während des Wachstums bei gleichzeitiger hoher Ausdifferenzierung der einzelnen Muskelfaser und des Bindegewebes laufend zu (*Hartwig*, 1949). Im hohen Alter werden die Balken der Speichermilz durch Rückbildung der Muskulatur und durch gleichzeitige, unabhängig von

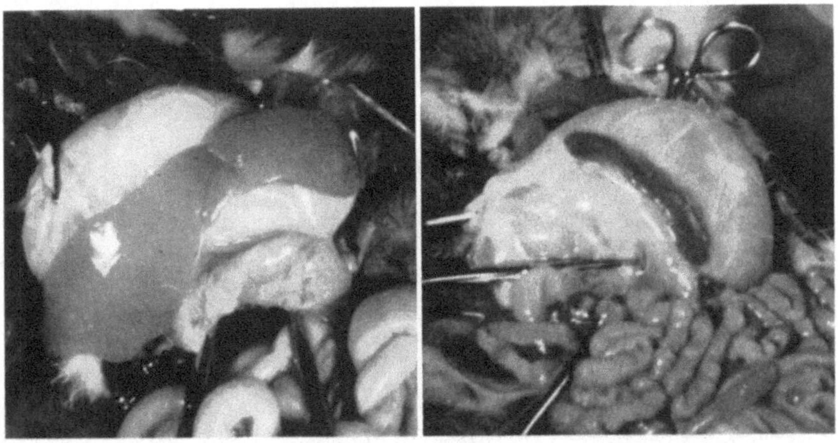

Abb. 19. Maximal gefüllte Katzenmilz (links) und Kaninchenmilz (rechts) während der unter gleichem Druck erfolgten Durchspülung mit Kochsalzlösung. Die Milzen liegen auf dem gefüllten Magen. Die beiden Tiere hatten etwa gleiches Körpergewicht. Der artliche Unterschied in den Milzmaßen tritt an zwei Extremen deutlich hervor. Die Katzenmilz ist eine „Speichermilz", die Kaninchenmilz eine „Stoffwechselmilz".

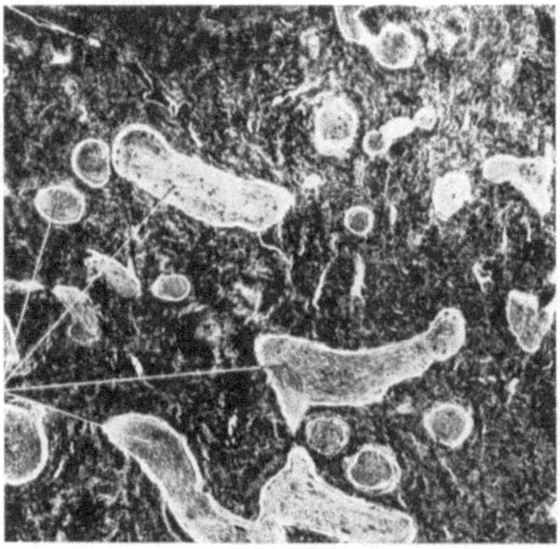

Abb. 20a

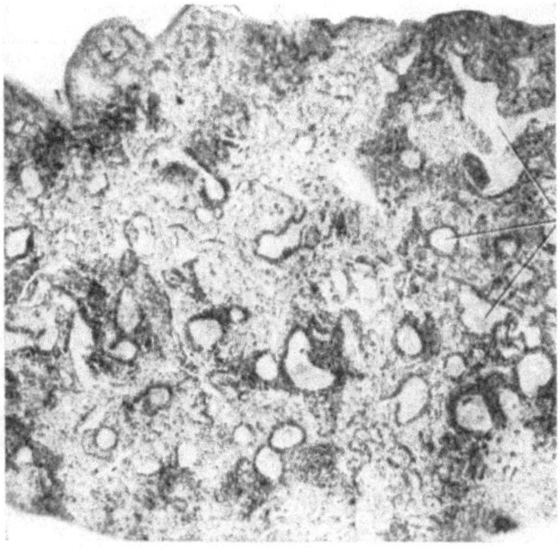

Abb. 20b

Abb. 20a. Übersichtsbild der Milz eines erwachsenen Pferdes. Speichertyp der Säugermilz in extremer Ausbildung. *T* Trabekel. Panoptische Färbung nach *Pappenheim.* Vergr. 15fach. (Nach *E. von Herrath,* Verh. Anat. Ges., Jena, 1938, S. 248, Abb.1.)

Abb. 20b. Übersichtsbild der Milz eines erwachsenen Kaninchens. Stoffwechseltyp der Säugermilz in extremer Ausbildung. *L* Lymphgewebe. Panoptische Färbung nach *Pappenheim.* Vergr. 15fach. (Nach *E. von Herrath,* Verh. Anat. Ges., Jena, 1938, Abb. 2.)

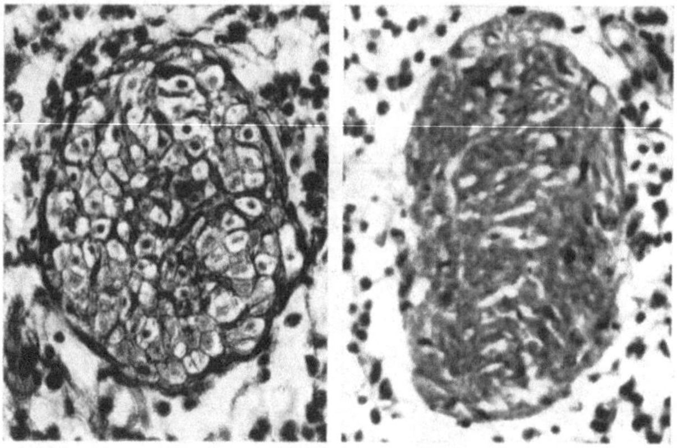

Abb. 21. Links: stark muskulöser Trabekel einer *Speichermilz* (Schwein). Rechts: überwiegend kollagener, muskelfreier Trabekel einer *Stoffwechselmilz* (Mensch). Querschnitte, H.-E. Vergr. 360fach.

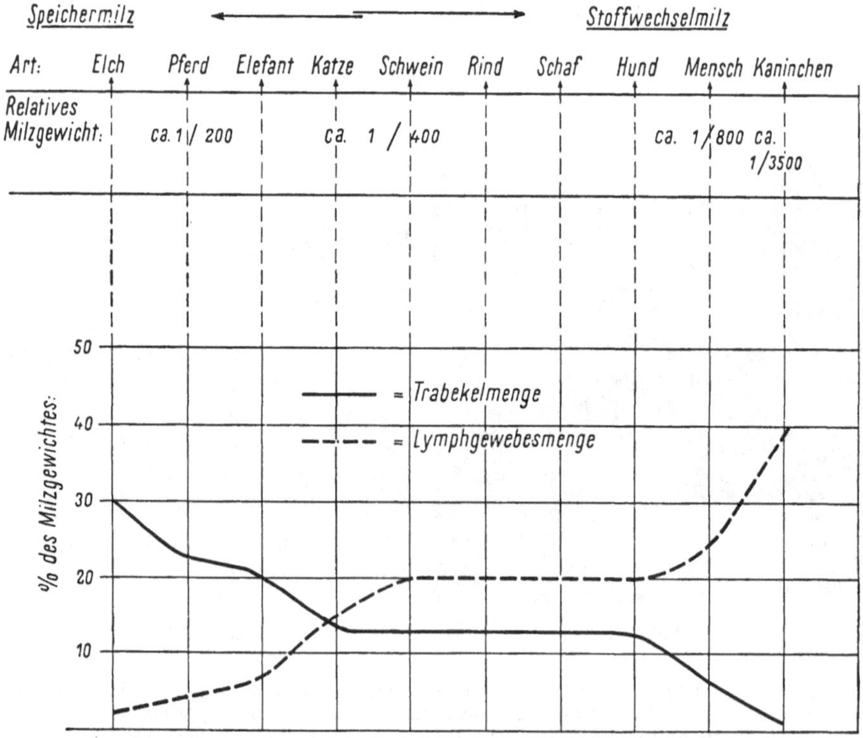

Abb. 22. Artliche Verteilung, relatives Gewicht und ungefährer Trabekel- und Lymphgewebsgehalt der beiden entgegengesetzten *Typen* der Säugermilz. (Nach *E. von Herrath*, Verh. Dtsch. Ges. Path. 37, 1953, Abb. 2.)

pathologischer Fibrose erfolgende Vermehrung des Kollagens bindegewebsreicher. Die Speichermilz wird bis zu einem gewissen Alter nicht nur absolut, sondern wahrscheinlich auch relativ größer. Die Stoffwechselmilz dürfte sich dagegen weitgehend parallel der Altersinvolution ihres stark entwickelten Lymphgewebes schließlich verkleinern. Die altersmäßige Einschmelzung des Lymphgewebes wirkt sich an der mit nur geringer weißer Pulpa ausgestatteten Speichermilz nicht gewichtsmäßig aus und dürfte zudem durch die gleichzeitige, der Stoffwechselmilz weitgehend fehlende quantitative Ausgestaltung der roten Pulpa überdeckt werden.

Die Ursachen für die *entgegengesetzte Größen- und Gewebsentwicklung* der beiden Typen müssen in jedem Alter verschiedene sein. Die Funktion der Speichermilz als Kreislauforgan wird vor allem durch ihre feste Gewichtsrelation zum Herzen

Tabelle 6:
Verhalten des relativen Gewichtes einer extremen *Speichermilz*. (Nach *E. von Herrath*, Verh. Anat. Ges., Jena, 1938, Tabelle 2).

Pferde	Anzahl	Durchschnittliches			
		Alter, Jahre	Körpergewicht kg	relatives Herzgewicht	relatives Milzgewicht
bis 450 kg	25	14,4	373,4	$\frac{1}{135}$	$\frac{1}{350}$
bis 550 kg	38	16,5	505,5	$\frac{1}{146}$	$\frac{1}{395}$
über 550 kg	34	13,2	612,3	$\frac{1}{153}$	$\frac{1}{439}$

unterstrichen, die der Stoffwechselmilz abgeht (*v. Herrath*, 1937; 1939, 1). — Für das Milzgewicht gilt die *Hesse*sche Reihenregel (*Hesse*, 1921), nach der bekanntlich kleinere Individuen relativ größere Herzen haben als größere Individuen derselben Art. Die wesentlichste Ursache für das Zustandekommen der Reihenregel ist nach *Stieve* (1934) in den höheren Anforderungen zu suchen, die die Wärmeregelung an Herz und Kreislauf des kleineren Organismus stellt. Bei Arten mit Speichermilz geht der Reihenregel für das Herz eine solche für die Milz etwa entsprechend der Größe des Erythrozytenspeichers parallel (*v. Herrath*, 1937; 1938, 1; 1955). Die Depotfunktion der Milz dürfte damit wesentlich der Wärmeregelung dienen. *Knisely* (1936, 2), *McKenzie*, *Whipple* und *Wintersteiner* (1941) und *Peck* und *Hoerr* (1951) stellten die Entspeicherung der Milz unter dem Einfluß erniedrigter Außentemperatur durch Lebendbeobachtungen sicher. Diese und auch entsprechende Temperaturschwankungen müssen die *Rhythmen des Milzkreislaufes* vertiefen und als adäquate Reize das Wachstum und die Differenzierung der jugendlichen Speichermilz beeinflussen. So reagiert die junge Speichermilz auf wochenlange Beanspruchung ihres Erythrozytenspeichers durch Aufzucht bei niedriger Außentemperatur mit einem wesentlich höheren Gewichtsanstieg und einer Vermehrung der Trabekel- und Muskelmenge als die der gleichzeitig in gleichmäßiger Wärme gehaltenen Geschwistertiere (*v. Herrath*, 1941, 1; 1955). Dabei steigt zunächst das Milzgewicht schnell an; dann folgen die Vermehrung der Trabekel- und Muskelmenge und eine schwache Verminderung des sonst zellulär unveränderten Lymphgewebes.

Der abweichende Quantitativbau der Stoffwechselmilz bedingt ihre andere Stellung im Organismus. Diese drückt sich zunächst im Fehlen der bei der Speichermilz so engen Gewichtsbeziehung zwischen Körper, Herz und Milz aus. Denn die

Reihenregel besteht wegen des Fehlens eines kreislaufwirksamen Erythrozytenspeichers nicht, und das relative Gewicht der aus diesem Grunde kleinen Milz ist bei großen und kleinen Kaninchen etwa gleich niedrig. Demgemäß verändern sich das Gewicht und die Differenzierung der Kaninchenmilz im Temperaturversuch nicht, weil Temperaturänderungen kein adäquater Reiz sind.

Körperliche Arbeit stellt ebenfalls nur für die Speichermilz einen Wachstums- und Differenzierungsreiz dar. Schon die dosierte Reizung eines Muskels ist bei der Katze jeweils von einer entsprechenden entspeichernden Milzkontraktion gefolgt (*Rein*, 1933). Daher zeigt sich der Gewichtsanstieg der Milz und der Balken- und Muskelmenge nach Lauftraining von der Leistung in der Zeiteinheit abhängig. Wie wirksam und unabdingbar dabei der Reiz körperlicher Arbeit für die Trabekel-

Tabelle 7:
Verhalten des relativen Gewichtes einer extremen *Stoffwechselmilz*. (Nach *E. von Herrath*, Verh. Anat. Ges. Jena, 1938, Tabelle 4).

Kaninchen	Anzahl	Durchschnittliches Alter, Monate	Durchschnittliches Körpergewicht g	Durchschnittliches relatives Herzgewicht	Durchschnittliches relatives Milzgewicht
bis 2000 g	12	8,7	1829	$\frac{1}{386}$	$\frac{1}{2371}$
bis 3000 g	11	9,4	2489	$\frac{1}{403}$	$\frac{1}{2642}$
über 3000 g	14	9,8	3434	$\frac{1}{421}$	$\frac{1}{2386}$

differenzierung sein muß, erhellt aus der Beobachtung von *Hartwig* (1949), der die Balken und die Balkenmuskulatur der Milz eines Fohlens, das wegen Mißbildung beider Vorderfüße lange untätig im Stall gestanden hatte, stark unterentwickelt fand. Bei im Laufen trainierten Kaninchen steigt nur das Herzgewicht an, während das Milzgewicht durch Reduzierung der weißen Pulpa stark fällt (*v. Herrath*, 1937; 1939, 3; *Hoffmann*, 1938). — *Külbs* (1929) sah bei entmilzten jungen Hunden nach Lauftraining keine Zunahme des Herzgewichtes. Bei normalen und splenektomierten Meerschweinchen hypertrophiert das Herz nach Schwimmtraining dagegen gleich stark (*Frank* und *Husten*, 1952). Die Erklärung für diese entgegengesetzten noch nachzuprüfenden Befunde könnte in der verschiedenen Wertigkeit der Milz, vielleicht in dem unterschiedlichen Anfall des Hypoxie-Lienins (*Rein*, 1949; *Rein*, *Mertens* und *Bücherl*, 1949) liegen. Denn die Splenektomie müßte mit dem Fortfall des Hypoxie-Lienins eine schlechtere O_2-Versorgung des dazu im Training noch überdurchschnittlich beanspruchten Herzmuskels bedeuten. *Lauda* (1955) hält die Annahme *Reins* vom Wirkungsmechanismus des Hypoxie-Lienins durch die Untersuchungen von *Beickert* und *Putzler* (loc. cit.) für widerlegt.

Gewicht und Differenzierung der Stoffwechselmilz werden wesentlich durch solche Faktoren bestimmt, die ihren starken Gehalt an weißer Pulpa beeinflussen bzw. regeln.

Die rote Pulpa der stärksten Speichermilzen (Elch, Elefant, Pferd, Katze) besteht ausschließlich aus einem Retikulum und hat keine Sinus im Sinne eigenartig gebauter anastomosierender Kapillaren, sondern nur spärliche baumartig verästelte Pulpavenen. Die Stoffwechselmilzen (Mensch, Kaninchen) dagegen werden, abhängig vom anteiligen Organgewicht und vom abnehmenden Erythrozytenspeicher, immer sinusreicher. Die *Speichermilz* ist eine *Retikulummilz*, die *Stoffwechselmilz* eine *Sinusmilz*. Die Trabekelmuskulatur scheint umgekehrt wie die Sinus ausgebildet zu sein. So sind die Sinusnetze in der verhältnismäßig muskelstarken Hundemilz noch schwächer entwickelt und mit großen Lichtungsunterschieden unregelmäßig angeordnet. Bei der muskelschwachen Kaninchenmilz überwiegt das regelmäßig angeordnete und gleichmäßig weite Sinusnetz quantitativ bereits das Retikulum. Am dichtesten und regelmäßigsten ist das Sinusnetz der Menschenmilz, deren Trabekelmuskulatur unverhältnismäßig schwach ausgebildet ist und oft vermißt wird. Das *Retikulum* scheint daher mehr *Kreislaufaufgaben*, das *Sinusendothel* als fortentwickeltes Retikulum mehr *Stoffwechselaufgaben* zu dienen. Die Milztypen dürften sich damit auch durch unterschiedliche Permeabilität ihrer Kapillarwandungen unterscheiden, deren Innervation ebenfalls typologisch verschieden zu sein scheint (*Harting*, 1952; *Tischendorf*, 1948; 1956, 1 und 2; *Lentz*, 1952; *Noerthen*, 1955). Die Kapillaren bestimmen durch ihre Quantität und Qualität Richtung und Maß der Milzleistung.

Ein typologisch bestimmter funktioneller Einbau der Milz in den Pfortaderkreislauf und ihre entsprechend verschiedene Wertigkeit für diesen und den allgemeinen Kreislauf ist sicher (*v. Herrath*, 1937; 1938, 2). Das anatomische Detail muß erst erarbeitet werden. *Hartwig* (1949) hat versucht, die anatomische Stellung der Pferdemilz im Pfortader- und Körperkreislauf zusammenhängend darzustellen. *Brendle* (1950) machte einige quantitative Angaben zum Bau der Pfortaderäste beim Menschen. Das Verhältnis des Milzarterienlumens zu dem der Milzvene ist bei der Speichermilz weit größer als bei der Stoffwechselmilz.

Hoepke (1951/52) und *Tischendorf* (1956, 2) schlagen vor, statt von *Milztypen* von einem *Speicher*- bzw. *Stoffwechselzustand* zu sprechen, weil beide Zustände in einer Milz nebeneinander vorkommen, der eine oder andere zeitweise überwiegen kann. Dabei würde aber nur der augenblickliche quantitativ-zytologische Befund im Parenchym der Beurteilung zugrunde liegen; die jedenfalls auch unabhängig von funktionellen Zuständen gegebenen artlich-quantitativen Merkmale würden unberücksichtigt bleiben. Wachstum und Differenzierung liefern die vererbte typologische Grundlage der Milz, an der sich die Zustandsbilder im Rahmen der auf jeder Altersstufe verschiedenen typologischen Reaktionsmöglichkeiten und -breiten abspielen. Funktionelle Zustandsbilder können geradezu nur unter Berücksichtigung des Typus richtig gedeutet und gewertet werden. Die Bedeutung des vererbten und durch entsprechende Zuchtwahl herausentwickelten Typus erhellt am besten aus den innerhalb einer Art vorhandenen rassischen Unterschieden. *Hartwig* (1949) wies nach, daß sich die Pferdemilz unter Beibehaltung ihrer Gewichtsbeziehung zum Körper und zum Herzen vom Kalt- über das Warm- zum Vollblut absolut und relativ bedeutend vergrößert. Das englische Vollblut nimmt dabei wegen seiner sicherlich durch besondere Zuchtwahl bedingten großen Milz noch eine Sonderstellung ein.

D. Die Kapsel und Trabekel der Milz

Yoffey (1929) untersuchte *Kapsel* und *Trabekel* der Fische. Bei *Scylliorhinus canicula* besteht die Kapsel aus kubischen Zellen über einer dünnen bindegewebigen Unterlage mit spärlichen elastischen Fasern. In der Kapsel verschiedener Teleostierarten liegt oft Pankreasgewebe, das manchmal den Gefäßen ins Milzinnere folgt; besonders bei *Pleuronectes* und *Gadus*, am ausgesprochensten bei *Molva molva*. Das Pankreas ist jedoch immer bindegewebig von der Milz getrennt. Nur bei *Trigla gurnandus* lassen sich einige zarte bindegewebige Septen weiter in die Milz verfolgen. Kapsel und Trabekel sind immer muskelfrei. Dagegen besteht die Milzkapsel bei erwachsenen Exemplaren von *Chimaera monstrosa* nach *Scatizzi* (1931/32) aus kollagenen und elastischen Fasern, retikulären Netzen und Muskelfasern. In der Milz von *Protopterus aethiopicus* fanden *Jordan* und *Speidel* (1931) bindegewebige Scheidewände, die die rote Pulpa von der Kapsel aus in einzelne Abschnitte teilen und bis zur zentralen Lymphmasse reichen. Die Milzkapsel ist beim zweimonatigen Fetus noch nicht zu unterscheiden. Bei der Schleie enthält die feine Kapsel nach *Vairel* (1933) keine Muskelfasern; *de Bruine-Harvey* (1937) findet bei *Amia calva* keine Trabekel. *Rumyantsew* (1939) teilt das Vorkommen feiner glatter Muskelfasern in den Trabekeln einiger Teleostiermilzen mit. Die Milzkapsel von *Torpedo ocellata* und *marmorata* ist je nach dem Dehnungszustand mit platten bis hochprismatischen Serosazellen überzogen, deren Kern zwei Nukleolen hat (*Schlarb*, 1953). Darunter besteht die 14 bis 30 μ dicke Kapsel fast ausschließlich aus dicken, sich spitzwinklig schneidenden kollagenen Strängen, einzelnen zarten elastischen Fasern und ist frei von Muskulatur. Die Bündel weichen nach innen zu großen, mit Erythrozyten gefüllten Hohlräumen auseinander. Eine Arterie mit Begleitvene kann vom Hilus aus eine lange Strecke mitten in der Kapsel ziehen, ehe sie in die Pulpa eintritt. In den Lücken zwischen den Bündeln finden sich Lymphozyten, aber auch eosinophile Zellen und gelegentlich Erythrozyten. *Weilacher* (1933) findet die Milzkapsel von *Siphonops ichthyophis* und *Hypogeophis* aus kollagenen Bündeln und einem dichten Netzwerk elastischer Fasern bestehend; die sehr spärlichen feinen und gleichgebauten Bälkchen betrachtet er als Vorstufe des Gerüstes der Säugermilz. Bei seinen Untersuchungen über die jahreszeitlichen Veränderungen im histologischen Aufbau der Urodelen- (*Megalobathrachus japonicus, Diemictylus pyrrhogaster, Hynobius fuscus, Onychodactylus japonicus*) und Anurenmilz (*Rana nigromaculata, Rana japonica*) berücksichtigt *Nakajima Akira* (1928) auch Kapsel- und Trabekelbau. Bei *Megalobathrachus japonicus* findet er in und unter der Kapsel zahlreiche Gefäße. Gröbere Trabekel kommen nicht vor, sondern es dringen nur feine Bindegewebsbündel von der Kapsel aus in die Pulpa ein. *Diemictylus pyrrhogaster* hat durchschnittlich eine etwas dickere muskelfaserfreie Kapsel, und auch die Trabekel sind etwas dicker als bei *Megalobathrachus japonicus*. Die Milzkapsel von *Hynobius fuscus*, von der relativ gut entwickelte Balken abgehen, ist durchschnittlich dünner als bei Triton. *Onychodactylus japonicus* besitzt unter den Urodelen das zarteste Bindegewebsgerüst. Bei den Anuren, vor allem bei *Rana nigromaculata*, ist die Kapsel im ganzen dünner als bei Triton und enthält sehr reichliche feine elastische Netze. Die Balken sind durchweg weniger entwickelt als bei den Urodelen. Die Kapselelastika ist bei Urodelen im ganzen spärlich und dick, bei Anuren reichlich und fein. *Ohuye* (1932) erhebt bei *Diemyctylus pyrrhogaster* an Frühsommertieren etwa denselben Befund wie *Nakajima Akira*. Beide Autoren fanden keine mitteilenswerten jahreszeitlich bedingten Unterschiede im Kapsel- und Trabekelaufbau. *Dawson* (1932) beschreibt für *Necturus maculosus* eine feine muskelfreie Kapsel, von der keine stärkeren Bindegewebszüge ins Innere ziehen. Die Kapsel der erwachsenen Pleurodelesmilz besteht nach *Hartmann* (1933) aus kollagenen Bündeln und elastischen Fasern und aus dichter gelegenen Mesenchymzellen, die sich epithelartig zusammenschließen, ohne jedoch ihren typischen Bau und ihren synzytialen Verband vollständig aufzugeben. Diese Zellen bilden an ihrer Unterfläche eine Membran aus, in welcher es zur Differenzierung fester kollagener Faserstrukturen kommt. Ein eigentliches Balkengerüst fehlt der Milz von Pleurodeles ebenso wie der von Axolotl, Triton und Salamandra. Bei Pleurodeles sind nicht einmal die spärlichen derben Bindegewebsbündel vorhanden, welche in der Milz der letztgenannten Urodelen wenigstens noch die größeren Gefäßstämme begleiten. Im Parenchym der erwachsenen Pleurodelesmilz lassen sich mit Orceinfärbung feinste Fäserchen nachweisen, über deren Natur die Verf. nichts Sicheres aussagt, die sie aber nicht für kollagen hält. Im Retikulum der Urodelenmilz (Axolotl) beschreibt *Hartmann* (1926) gleiche elastische Fasern. *Hartmann* schildert in Einzelheiten die Entwicklung des auf einer primitiven Stufe stehenbleibenden Milz-Stützgerüstes von Pleurodeles. Am frühesten lassen sich elastische Fasern in der Kapsel nachweisen, aber erst dann, wenn es bereits zur Abscheidung eines dickeren fibrillären Häutchens um die Mesenchymzellen gekommen ist. Glatte Muskelfasern fehlen stets. *Jordan* (1925) schildert flüchtig den Bau des Milzgerüstes vom Frosch. Die trabekellose Milz des Krallenfrosches (Xenopus laevis) hat eine derbe kollagen geflochtene Kapsel mit elastischen Fasern (*Sterba*, 1950). — *Jordan* und *Speidel* (1929) fanden bei *Phrynosoma solare* Kapsel und Trabekel äußerst zart. *Fujimoto* (1934) findet die Eidechsenmilz fast balkenfrei. Nach *Dünzen* (1939) erreicht die bindegewebige Milzkapsel bei *Lacerta muralis* und *viridis*, von der nur feine spärliche Züge ins Innere gehen, die nicht als eigentliche Balken betrachtet werden können, eine Dicke von etwa 7 μ. Im Innern verdichtet sich das Bindegewebe unterschiedlich nur um die Arterien und Venen. Die Bindegewebsscheide der Arterien enthält Retikulumzellen und freie Zellen, während sich das Bindegewebe der Venen strangartiger anordnet. Muskelzellen konnten nicht gefunden werden. Im Gegensatz dazu findet *Ferner* (1940) in der kräftigen Milzkapsel eines Leguans (*Basiliscus americanus*) große Mengen sich verflechtender glatter Muskelfasern, die als einheitliche Schicht dem Parenchym unmittelbar aufliegt. Nach außen folgt eine etwa gleichstarke bindegewebige Kapselschicht, die besonders dort, wo sie ins Gekröse übergeht, neben Nerven und Gefäßen auch noch stärkere Züge glatter Muskulatur aufweist. Die Kapsel entsendet keine Balken ins Innere, und nur am Hilus zieht die bindegewebige Gefäßadventitia in das Parenchym. — *Nitsche* (1929) findet Kapsel und Trabekel in der gesunden und malariakranken Zeisigmilz äußerst fein. Nach *Sólymósy* (1935), der 28 Spechtmilzen 7 verschiedener Arten untersuchte, ist die Milzkapsel aus Bindegewebe, elastischen Fasern und glatten Muskelelementen aufgebaut. Bei den einzelnen Arten und bei derselben Art können quantitative und qualitative Verschiedenheiten beobachtet werden. So zeichnen sich die Spechte, am ausgeprägtesten die Dendrocopus-Arten, vor anderen Vogelgruppen durch eine besonders reichliche glatte Muskulatur der Kapsel aus. Es kann ein dünner und dicker Kapseltypus unterschieden werden; Dendrocopus zeigt den dünnen Kapseltypus. Bindegewebe und Muskulatur verlaufen hier in einer Richtung, und die dicht aneinanderliegenden Muskelfasern sind charakteristisch. Die Muskulatur ist beim großen Buntspecht am stärksten. Bei Dryocopus ist die Milzkapsel am dicksten, und die einzelnen Bauelemente verlaufen in mehreren Richtungen, so daß eine äußere longitudinale und eine innere zirkuläre Kapselschicht entstehen, die streng getrennt, aber nicht überall gleich deutlich ausgeprägt sind. Auch die dünne Milzkapsel von Picus ist sehr muskelreich, wenn auch die Kapselschichtung nur stellenweise zu beobachten ist. Die Kapselmuskulatur ist entweder eine breite, die ganze Kapseldicke ausmachende Schicht oder eine gut entwickelte Muskellage oder ist in der ganzen Kapsel gleichmäßig dicht verstreut. *Tironi* (1937) fand die Trabekel beim Sperling im Herbst besser sichtbar. Nach *Beneke* (1937) enthalten Milzkapsel und -trabekel des Huhnes reichlich glatte Muskulatur. Trabekelscheiden begleiten die Gefäße ins Innere. — Bei *Echidna* besteht die Milzkapsel nach *Basir* (1931/32) aus dichten kollagenen Zügen, einigen elastischen Fasern und zahlreichen Muskelzellen. Die kräftigen von der Kapsel ins Innere strahlenden Trabekel bilden ein Netzwerk und für die Gefäße eine Hilusscheide. Nach *Hoepke* (1931) sind die Fibrozyten in den Trabekeln winterschlafender Igel und Fledermäuse amitotisch in mehrere hintereinanderliegende kleine, sich schlängelnde Zellen zerfallen, die aus den Trabekeln auswandern und sich im Pulparetikulum ansiedeln sollen. Das Gerüst der Igelmilz unterscheidet sich nur wenig von dem anderer Tiere; Muskelfasern sind nur spärlich vorhanden (*Hoepke*, 1932). *Costa* und *Mariotti* (1931) finden bei *Vesperugo pipistrellus* eine sehr feine Milzkapsel aus feinen kollagenen Bündeln, deutlichen elastischen Lamellen und wenig Muskelfasern; denselben Befund erheben sie für *Erinaceus europaeus* und *Talpa europaea*; nur sind die Muskelzellen noch seltener. *Heggenhaugen* (1932) beschreibt die Milzkapsel von *Balaenoptera physalus* als dick und fest, das Trabekelsystem als wenig ausgesprochen.

Zahlreichere und eingehendere Angaben über das *Trabekelwerk der Milz höherer Säuger* machen *Reißner*, 1929; *Hartmann*, 1930; *Tehver* und *Grahame*, 1931; *v. Herrath*, 1935, 4; *Steger*, 1938; *Hartwig*, 1949. — *Reißner* (1929) mißt den Kapseldurchdurchmesser und den der gröbsten Balken der *Meerschweinchenmilz* zu 0,01 mm. Die nicht geschichtete Kapsel besteht hauptsächlich aus feinen kollagenen Bündeln, reichlich elastischen Fasern und gegen die Pulpa hin aus wenigen einzelnen zarten Muskelzellen. Sie dürften dort wohl ein weitmaschiges flaches Netz bilden. Die Balken besitzen etwas reichlichere, einzeln liegende Muskelfasern. Die weit auseinanderliegenden Balken sind nur selten gefäßhaltig. Bei der *weißen Maus* bilden die sehr spärlichen langen und dünnen Kapselmuskelzellen nie Netze. Auch hier haben die Trabekel reichlicher Muskelzellen als die Kapsel, und in Kapsel und Balken ist die Elastika viel dichter und dicker als beim Meerschweinchen. Gelegentlich zweigen einzelne elastische Fasern von der Balkenoberfläche ab und verlieren sich in der Pulpa. Milzkapsel und Trabekelnetz der weißen Maus verstärken sich bereits bis zum 15.Tage p. p. mit kollagenen Bündeln (*Saller*, 1931). In der Milz der neugeborenen Maus sind Gefäßtrabekel sehr selten. Nach den Angaben *Kniselys* (1936) erscheinen Kapsel und Trabekel der lebenden Milz der weißen Maus im durchfallenden Licht praktisch durchscheinend und lassen daher ohne weiteres keine Einzelheiten erkennen. Die Lage der größeren Trabekel kann nach dem Verlauf der groben Gefäße vermutet werden. Das Trabekelwerk der *Rattenmilz* nimmt eine Mittelstellung zwischen dem des Meerschweinchens und der weißen Maus ein. Der Kapsel fehlen Muskelzellen fast völlig, in den Trabekeln sind sie reichlicher. Die elastischen Fasern in Kapsel und Balken sind feiner und viel weniger dicht als bei der Maus. Ein Übertritt elastischer Fasern in die Pulpa kommt nicht vor. Nach *Costa* und *Mariotti* (1931) haben die Trabekel der *Kaninchenmilz* nur wenig Muskelzellen. *Porsio* (1932) findet in der Kapsel der Kaninchenmilz ähnlich wie in der des Menschen eine äußere Schicht fast frei von elastischen Fasern, eine innere mit reichlicher Elastika. Die Muskelfasern sind durchschnittlich weniger selten als beim Menschen. *v. Herrath* (1935, 2) ermittelte den

Balkengehalt einer Reihe von Säugermilzen (Tabelle 8). Die Kapsel der Kaninchenmilz ist nach ihm (1935, 4) bei einzelnen Tieren verschieden dünn. Ihre stets aus Einzelfasern bestehende Muskulatur ist noch spärlicher als die des Balkens und nimmt pulpawärts etwa in demselben Maße zu, in dem die kollagenen Bündel abnehmen. Die mit feinen Fasern bis unmittelbar unter das Peritonealepithel ziehende Elastika ist vergleichsweise unentwickelt und hat in Kapsel und Balken dieselbe Faserdicke. An den unregelmäßig verteilten Abgangsstellen der Balken ist die Kapsel auf eine längere Strecke hin flach kegelförmig verdickt. Nur die untersten Muskelfasern biegen dort in den abgehenden Balken ein. Das Balkenwerk ist mengenmäßig weit schwächer entwickelt als in den übrigen untersuchten Säugermilzen. Die Balken gehen von der Kapsel senkrecht in die Pulpa ab, verlaufen hier immer gerade, verzweigen sich sehr selten und verbinden sich immer wieder. Querschnitt und Dickenunterschiede des Balkens schwanken in nur geringem Grade. Der manchmal in die Follikelrandzone hereinreichende Balken ist gleichmäßig über das ganze Organ verteilt. Venenbalken sind nur in Hilusnähe entwickelt. Nach *Canna* (1938) sind die einzeln im Bindegewebe liegenden Muskelfasern in Kapsel und Trabekeln der Kaninchen-, Affen- und Rattenmilz nur spärlich. *Herrlinger* (1938) gibt die Dicke der Milzkapsel bei der *weißen Ratte* mit 10 μ an, wobei die Kapsel an den Milzpolen und -kanten verdickt ist und nur spärlich Muskelzellen enthält. Die Milz der weißen Ratte ist relativ balkenarm. *Reißner* (1929) hält die Form des Gerüstwerkes der *Hundemilz* zu Unrecht der des Menschen für ähnlich. Es gibt nach *Reißner* beim Hund keine die ganze Dicke des Organs durchsetzenden Balken. Senkrecht in die Kapsel einstrahlende Züge sind nur kurz. Die Kapsel in der Hilusgegend mißt zwischen 0,1 bis 0,15 mm, die gefäßlosen Balken messen 0,5 bis 0,1 mm. Die ungeschichtete Kapsel besteht hauptsächlich aus derben kollagenen Zügen, die unter der Serosa am gröbsten sind und sich in der Kapselfläche durchflechten. Die zunächst zu größeren Bündeln vereinigten reichlichen Kapselmuskelzellen lockern ihre Verbindung pulpawärts mehr und mehr und treten schließlich vereinzelt auf. Die Muskelbündel bilden ähnlich wie bei der Ziege ein lockeres Flechtwerk. Die elastischen Fasern der Kapsel formen ein ziemlich weites Netzwerk mäßig dicker Fasern ohne beträchtlichere Dickenunterschiede. Die Elastika in den Balken verhält sich ebenso. Die Muskelzellen herrschen dort vor. Auch in den Trabekeln bilden die Muskelbündel Netze, die besonders in sehr kleinen Balken und an den Knotenpunkten erkennbar sind. Die große Zahl der Venenbalken ist für den Hund charakteristisch. Das Trabekelwerk der *Katzenmilz* ist nach *Reißner* wie beim Hund geformt, nur noch stärker verästelt. Die Milzkapsel der Katze ist zwischen 0,02 bis 0,04 mm dick. Die dünneren gefäßlosen Balken haben denselben Durchmesser; einzelne sind noch feiner. Die elastischen Netze der Kapsel grenzen sich unter der Serosa etwas stärker durch dickere und dichtere Fasern ab als beim Hund. Die dünnwandigen Balkenvenen sind auch bei der Katze sehr zahlreich. *Costa* und *Mariotti* (1931) finden in der dichten Milzkapsel der Hauskatze reichlich Kollagen. Die Elastika soll gegen das Peritoneum in Lamellen stärker entwickelt sein. Die reichlichen gleichmäßig verteilten Muskelzellen bilden keine Lagen; ähnlich sollen sich die Trabekel verhalten. Beim Hund sind bei gleicher Kapseldichte alle Elemente feiner. *Tehver* und *Grahame* (1931) fanden bei den Karnivoren (Hund, Katze) pro qcm Kapselunterfläche etwa 500 Trabekelabgänge. Die durchschnittliche Dicke der Milzkapsel der *Karnivorenmilz* liegt um 50 μ. Die Anordnung der in Form und Dicke außerordentlich variierenden Trabekel soll der des Pferdes ähneln. Der histologische Bau der Trabekel gleicht dem der unteren Kapsellage, die sich bei den Karnivoren allerdings kaum scharf von der oberen subperitonealen Schicht abgrenzen läßt. Die Autoren bestimmten an jeweils nur wenigen Tieren das durchschnittliche Verhältnis

Tabelle 8: Quantitativer Aufbau einiger Säugermilzen.
(Nach *E. von Herrath*, Zschr. mikrosk-. anat. Forsch., Leipzig, 37, 1935).

Art	Volumenprozent der Milz an Kapsel und Trabekeln	Differenzierung der Balken	Volumenprozent der Milz an	
			Weißer Pulpa	Roter Pulpa
Kaninchen $^1/_4$jährig	2,01	—	33,70	64,29
Kaninchen 5 Monate	1,01	—	35,23	63,76
Kaninchen $^1/_2$jährig	2,11	—	28,20	69,69
Kaninchen $^3/_4$jährig	1,29	13,22% Musk. 62,78% Bindegw.	28,07	70,64
Kaninchen 1 Jahr .	0,95	20,56% M. 79,44% B.	25,47	73,57
Mensch	7,06	—	18,93	74,01
Mensch	4,47	8,98% M. 91,01% B.	17,45	78,08
Schwein	6,40	74,43% M. 25,57% B.	10,66	82,94
Schwein	7,69	73,19% M. 26,81% B.	10,04	82,27
Schaf.	5,91	59,27% M. 40,73% B.	22,43	71,66
Schaf.	6,90	69,17% M. 30,83% B.	23,73	69,37
Schaf.	4,41	68,67% M. 31,33% B.	14,47	81,12
Kalb (wenige Wochen alt)	8,51	31,44% M. 68,56% B.	6,40	85,09
Rind	5,10	62,93% M. 37,07% B.	20,27	74,63
Rind	6,77	58,24% M. 41,76% B.	21,43	71,80
Katze	6,99	49,48% M. 50,52% B.	8,38	84.63
Katze	9,06	86,27% M. 13,73% B.	39,60	51,34
Hund 1$^3/_4$jährig . .	16,73	50,92% M. 49,08% B.	3,01	80,26
Hund 6jährig . . .	15,49	57,29% M. 42,71% B.	11,25	73,26
Hund 12jährig. . .	11,55	37,22% M. 62,78% B.	5,09	83,36
Pferd.	14,41	69,65% M. 30,35% B.	5,30	80,29
Pferd.	19,80	71,44% M. 28,56% B.	4,29	75,91

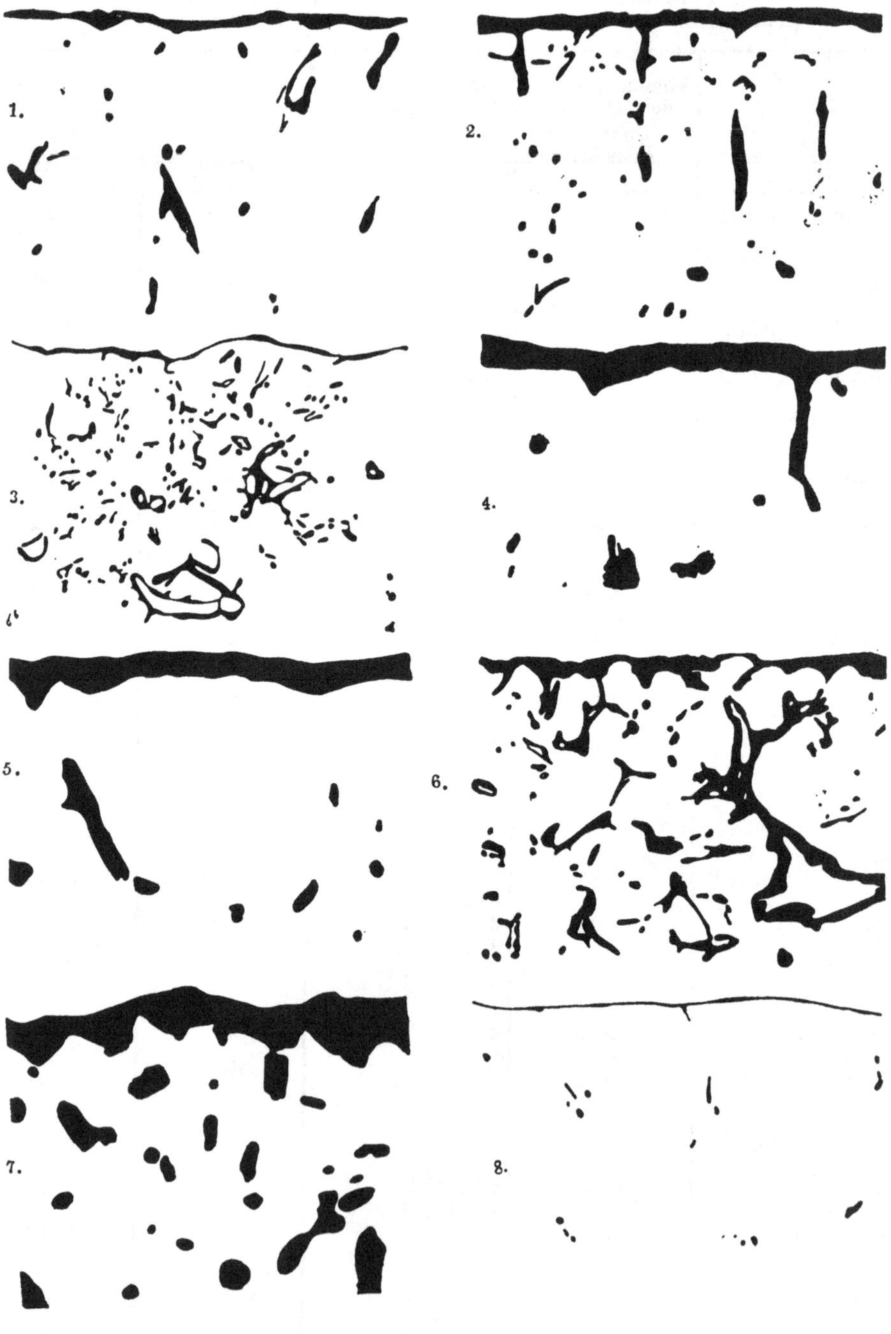

Abb. 23. Die Kapsel- und Balkenflächen sind bei 23facher Vergrößerung umrissen. 1 Schwein. 2 Mensch, 3 Katze, 4 Rind, 5 Schaf, 6 Hund, 7 Pferd, 8 Kaninchen. (Nach *E. von Herrath*, Zschr. Zellforsch., Berlin, 23, 1935, Abb. 22.)

des Trabekelgewichtes zu dem der roten und weißen Pulpa: Pferd 1:3,5; Hund und Katze 1:5; Schaf 1:10; Ochse 1:13; Schwein 1:18. Die Pferde- und Karnivorenmilz besitzen die größte Trabekelmenge. Nach *Porsio* (1932) ist die Hundemilz im ganzen viel reicher an Elastika und Muskulatur als die des Menschen. Die Elastika geht gleichmäßig durch die ganze Kapseldicke, es ist nicht möglich, in der Anordnung der Elastika wie beim Menschen zwei Kapselschichten zu unterscheiden. Unter der Serosa indessen bilden die elastischen Fasern eine Art *Lamina elastica* für den Serosaüberzug. Die sehr zahlreichen Muskelfasern bilden etwa $^1/_3$ des Kapseldurchmessers, finden sich aber immer in den tieferen parenchymnahen Teilen der Kapsel. Die reichlichen Trabekelmuskelfasern liegen in der Längsrichtung der Trabekel. In der Katzenmilz findet *Porsio* durchschnittlich etwas weniger Elastika und Muskulatur als beim Hund. Die Muskelfasern der Kapsel formieren eine vollständige muskuläre Umhüllung des ganzen Organes. Die feinen Bälkchen der Katzenmilz bestehen fast ausschließlich aus Muskelfasern. *v. Herrath* (1935, 2; 1935, 4; 1936; 1937; 1938, 1; 1939, 3; Tabelle 8) ermittelte den Volumengehalt der Milz an Kapsel und Balken. Nach ihm (1935, 4) und *Tehver* und *Grahame* (1931) ist die Hundemilz nächst der des Pferdes die balkenreichste Säugermilz. Der Balken ist über das ganze Organ gleichmäßig verteilt. Auffällig sind die zahlreichen Balkenvenen, die großen Dickenunterschiede zwischen den einzelnen Balken, ihr großer Formenreichtum, ihre starke Verzweigung. Ähnliches findet *v. Herrath* nur noch bei der Katze. Die Venenbalken der Hundemilz haben eckige und buchtige Umrisse, die feineren gefäßlosen Balken sind rundlich und glatt. Nur die feinsten Bälkchen endigen fast regelmäßig frei. Ganz gelegentlich treten solche als längere *Muskelseile* an eine Pulpaarteriole oder an eine Hülse heran. Dabei gehen die Bindegewebsfasern in die Hülse über, während die Muskulatur scharf am Rand der Hülse endigt. Der Balken entspringt kegelförmig in ziemlich unregelmäßigen Abständen von der nicht allzu dicken Kapselunterfläche und geht meist senkrecht in die Pulpa ein. Auch nach *Tehver* und *Grahame* (1931) sollen die Durchmesser der *Balkenabgänge* in allen Milzen mit Ausnahme des Pferdes beträchtlich schwanken. Der Muskelgehalt der Balken beträgt beim Hund durchschnittlich über 50%. Beträchtliche, zunächst wohl altersbedingte individuelle Unterschiede sind hier vorhanden. *v. Herrath* nimmt an, daß die Balkenmuskulatur in der Jugend bis zu einer endgültigen Menge zu- und im Alter wieder allmählich abnimmt (vgl. hierzu den Muskelgehalt des Balkens der Kälber- und Rindermilz; Tabelle 8). Der dem Balken entsprechende Teil der Kapsel ist ebenso muskulös wie dieser. In Kapsel und Balken sind die Muskelzellen in einer für den Hund sehr bezeichnenden Weise in gröberen und feineren Bündeln angeordnet und ziemlich gleichmäßig über den Balkenquerschnitt verteilt. Der feinere Balken ist mit individuellen Schwankungen durchschnittlich muskulöser als der gröbere. Die dickeren Fasern der gut entwickelten und gleichmäßig verteilten Balkenelastika bilden ein Netz, dessen lange Maschen in der Längsrichtung des Balkens verlaufen. In den größeren gefäßhaltigen Balken verlaufen die elastischen Längsmaschen nicht in der Balkenrichtung, sondern rechtwinklig zu ihr. Je feiner und muskulöser der Balken ist, desto spärlicher ist die Elastika. Der dem Balken entsprechende untere Kapselteil ist weniger elastisch als der grobe Balken. Die elastischen Fasern des subperitonealen oberen Kapselteiles sind viel feiner als die des Balkenteiles der Kapsel, so daß sich beide Kapselanteile durch das Verhalten ihrer Elastika scharf abgrenzen lassen. Das sonst dem des Hundes ähnliche Balkennetz der Katzenmilz ist viel dünner, wobei die Dickenunterschiede zwischen groben und feinen Balken noch größer als beim Hund sind. Der Venenbalken hat, weil wieder Balken von ihm seitlich entspringen, verzweigte Formen. Der feinere und feinste gefäßlose Balken ist lang, dünn und rund. Feine, frei im Retikulum endigende Bälkchen sind noch häufiger als beim Hund. Im Durchschnitt ist der Balken muskelreicher als beim Hund, wobei der feinere wenig mehr Muskulatur hat als der grobe Balken. Der Balken tritt weitgehend in Beziehung zum arteriellen System, oft treten Balken an die Pulpaarterie, vor allem dort wo sie in den Follikel eintritt, heran. Häufiger ist auch eine Verbindung des Balkens mit den Pulpaarteriolen, bisweilen auch mit deren besonders weitem Abschnitt unmittelbar vor der Hülse. Viel öfter als beim Hund treten Bälkchen an die Hülse heran. Die Balkenelastika ist stets gut entwickelt, das Kollagen ist auch in den groben Balken weit schwächer als beim Hund. Die ungleiche Dicke der Kapsel ist durch die vielen Balkenabgänge bedingt. Die Kapsel scheint im allgemeinen wenig muskelschwächer als der grobe Balken. Wo Balkenabgänge fehlen und die Kapsel am dünnsten ist, ist die Muskulatur in zwei dünnen, sich rechtwinklig kreuzenden Lagen angeordnet und gleichmäßig in der Kapsel verteilt. Die Elastika verhält sich wie im Balken, und ihre Faserdicke und Netzdichte sind in den oberen Kapselschichten größer als in den unteren. Das spärliche Kollagen ist in der Kapsel gleichmäßig verteilt. Auch *Canna* (1938) hebt die Bündelung der Muskulatur im Trabekelnetz von Hund und Katze hervor. — Am Hilus mißt die Milzkapsel des *Schweines* 0,1—0,2 mm (*Reißner*, 1929). Die Trabekeldurchmesser schwanken zwischen 0,4 bis 0,1 mm. In der oberen, scharf von der unteren getrennten Lage der Kapsel überwiegen derbe kollagene, stark wellig verlaufende Bündel, in der unteren Kapsellage die glatte Muskulatur. Sie ist nur stellenweise zweischichtig. In der obersten Kapselschicht kommen spärliche feine Muskelbündel vor, die jedoch auch Bestandteil der Wandung hier vorkommender Gefäße sein könnten. Abgesehen von der Hilusgegend sind beide Kapselschichten etwa gleich dick. Am Hilus finden sich oft nicht unbedeutende subseröse Fetteinlagerungen. Die Kapsel ist im allgemeinen weniger elastisch als beim Rind und beim Menschen. Dichte und Faserstärke der Elastika nehmen von außen nach innen allmählich zu. Die Arterien- und Venenbalken kommen in etwa gleicher Zahl und häufiger als beim Rind und Pferd vor. Die Trabekel bestehen aus ziemlich plumpen Muskelzellen, die durch kollagene Bündel und dicke gleichmäßig verteilte elastische Fasernetze gebündelt werden. Nach *Tehver* und *Grahame* (1931) beträgt der mittlere Kapseldurchmesser der Schweinemilz 125 μ; minimal 50 μ, maximal 165 μ. Beim Schwein verschmelzen die Basen der Trabekelabgänge an der inneren Kapselfläche zu unregelmäßigen Leisten, die durch den Peritonealüberzug der frischen Milz als weißliches Wabenwerk durchschimmern bzw. der Kapseloberfläche ein marmoriertes Aussehen geben. Die Trabekel der Schweinemilz sind speziell an den Organenden rundlich, auch oft abgeplattet, sehr verzweigt und stark mit den Gefäßen verbunden. Der quantitative Aufbau der Trabekel gleicht bei allen Haustieren dem der unteren Kapsellage. *Tehver* und *Grahame* finden das Verhältnis des Trabekelgewichtes zu dem des restlichen Organes 1 : 18. Die Balken der Schweinemilz liegen nicht so dicht beisammen wie in der Menschenmilz. *v. Herrath* (1935, 4) findet die Durchmesser etwa wie bei dieser, die Dickenunterschiede jedoch nicht so groß. Gefäßbalken sind verhältnismäßig selten und, abgesehen vom Hilus, nur in der Mitte des Organes anzutreffen. Die Durchflechtung zweier sich verbindender Balken vollzieht sich auf einer längeren Balkenstrecke. So kann es vorkommen, daß ein Balkenquerschnitt zwei oder mehr Faserrichtungen zeigt. Der feine Venenbalken ist im Verhältnis zum Venenlumen sehr viel dünner als bei Hund und Katze. Die sehr kräftige Balkenelastika zeigt mit individuellen Unterschieden alle Übergänge von sehr dicken bis zu feinsten Fasern. Zwischen den Balkenabgängen ist die untere Kapselschicht oft in zwei dünne Lagen glatter Muskulatur mit sich rechtwinklig kreuzender Faserrichtung eingeteilt. Die Balken gehen senkrecht oder schräg in die Pulpa ab, und die Kapsel ist zwischen den starken kegelförmigen Balkenabgängen flach vertieft. Nur die unteren bis mittleren Muskelschichten der Kapsel biegen in den Balken ein, die oberen ziehen über die Balkenabgänge hinweg. Kollagen ist nur äußerst spärlich in der unteren Kapselschicht und in den Trabekeln vertreten, so daß die glatte Muskulatur etwa 70%, die Elastika die restlichen 30% des Balkenvolumens ausmacht. — *Reißner* (1929) stellt für die *Kälbermilz* fest, daß zwar die Dicke der Kapsel und die Größenverhältnisse der Trabekel bereits denen des erwachsenen Tieres entsprechen, die Anzahl der Milzkämmerchen aber eine weit geringere als beim erwachsenen Tier ist. Es ist daher anzunehmen, daß mit fortschreitendem Organwachstum noch eine weitere Neubildung von Trabekeln stattfindet. Die zur Oberfläche senkrechte Orientierung der Balken tritt deutlicher als beim ausgewachsenen Organ hervor, weil die Kälbermilz noch flacher und dünner als die *Rindermilz* ist. Die Gesamtmenge der glatten Muskulatur ist noch geringer als beim Rind. Nach *Reißner* mißt der Kapseldurchmesser der *Schafmilz* 0,2 bis 0,3 mm, der der *Ziegenmilz* 0,1 bis 0,2 mm. Bei beiden findet sich auch fern vom Hilus subseröses Fett in der Kapsel. Besonders beim Schaf gleichen Verteilung und Aufbau der Trabekel denen des Rindes. Der Balkendurchmesser schwankt zwischen 0,4 bis 0,1 mm, es kommen aber noch feinere Bälkchen vor. Auch bei Schaf und Ziege ist die senkrechte Orientierung der Trabekel zur Kapsel namentlich in den dünnen Randpartien des Organs deutlich. Hier gehen ganze Bälkchen oft von der einen Seite zur anderen durch das Organ und sind durch mehr oder weniger regelmäßige Querspreizen verbunden. Die Milzkapsel ist trotz ungleichmäßiger Gewebsverteilung nicht ausgesprochen geschichtet. Die Muskulatur wird vielmehr zur Serosa hin besonders beim Schaf immer spärlicher, wobei die Mächtigkeit der Muskelschicht im ganzen sehr wechselt. Bei der Ziege reicht die etwas reichlichere Muskulatur fast überall bis unter die Serosa. Die Muskulatur liegt in lockeren, durch reichlich Bindegewebe getrennten Bündeln, die sich durchkreuzen und durchflechten, jedoch nicht netzförmig angeordnet sind. Die einzelne Muskelzelle ist beim Schaf länger und schmaler, bei der Ziege kürzer und plumper. Beim Schaf ist die Kapselelastika ziemlich gleichmäßig dick und verteilt; bei der Ziege dagegen bleibt eine schmale obere und untere Zone fast frei von elastischen Fasern, während sie in den mittleren Kapselteilen sehr stark entwickelt ist und oft in dickeren, den kollagenen entsprechenden Bündeln einherzieht. In dieses Netzwerk strahlt auch die Balkenelastika ein. Die Kapselgefäße sind bei Schaf und Ziege klein und spärlich. Beim Schaf machen die Muskelzellen die Hauptmasse des Balkens aus, Kollagen und Elastika sind gleichmäßig verteilt und dick. Bei der Ziege dagegen finden sich neben Balken, die fast ganz aus Muskulatur bestehen, solche, die nur wenig Muskelfasern besitzen. Auch im gleichen Trabekel gibt es Stellen, an denen die Muskelzellen nur einzeln und durch größere Zwischenräume getrennt eingelagert sind; an anderen sind sie dichter gebündelt. Muskulatur und Bindegewebe scheinen ziemlich regellos abzuwechseln. Die elastischen Fasern sind in den Trabekeln der Ziegenmilz allgemein feiner als in der Kapsel und verlaufen nicht so ausgeprägt in der Längsrichtung wie beim Schaf. An den muskelreichen Stellen treten sie ganz zurück und werden sehr fein. Bei den Wiederkäuern und beim Pferd sind die beiden Kapselschichten nur lose miteinander verbunden und können leicht getrennt werden (*Sobotta*, 1914; *Tehver* und *Grahame*, 1931). Bei den *Wiederkäuern* ist die Peritonealschicht der Kapsel dünner als beim Pferd und dünner als die zweite Schicht. Beim Schaf ist die Peritonealschicht besonders im ventralen Organabschnitt dünn. Bei den Wiederkäuern ist die Basis der Anheftungsstelle der Trabekel an der Kapsel eng. *Tehver* und *Grahame* fanden beim Ochsen 20 bis 50, beim Schaf 40 bis 20 Trabekelabgänge pro qcm

Kapselfläche. Beim Pferd und den Wiederkäuern ist die rein bindegewebige äußere Peritonealschicht der Kapsel überall gefäßreich. Die eigentliche Kapsel besteht dagegen hauptsächlich aus Muskelfasern mit spärlichem Bindegewebe. Die Richtung der Muskelfasern wechselt, abgeschlossene Lagen sind häufig erkennbar. Die Grenze zwischen Muskel- und Peritonealschicht ist scharf, wenn auch Bindegewebszüge in die Muskelschicht übergehen. Elastische, in der Peritonealschicht spärlichere und dünnere Fasern finden sich durch die ganze Kapseldicke. Sie verlaufen zwischen den Muskelbündeln, diesen parallel. Die Kapseldicke beträgt beim Ochsen 400 μ, beim Schaf 250 μ, wobei die Peritonealschicht im ersteren Falle etwa $^1/_3$, im letzteren weniger der Gesamtdicke ausmacht. Die rundlichen, gelegentlich auch abgeplatteten und senkrecht zur Kapsel angeordneten Trabekel sind bei den Wiederkäuern sehr unregelmäßig verteilt und gehen in den dünneren Organabschnitten von Kapsel zu Kapsel. Die Trabekel des Organinnern sind viel dicker als die der Peripherie. Das Trabekelgewicht verhält sich zum übrigen Organgewicht beim Ochsen wie 1 : 13, beim Schaf wie 1 : 10. *Costa* und *Mariotti* (1931) teilen die Milzkapsel von *Bos taurus* in drei Schichten ein, wobei die muskulösen und elastischen Trabekel den Bau der innersten Kapselschicht aufweisen. Die Trabekel sind in der Schaf- und Rindermilz etwa in der gleichen Menge wie beim Menschen vertreten (*v. Herrath*, 1935, 4). In Übereinstimmung mit *Reißner* (1929) fand *v. Herrath* in einer Kalbsmilz eine wesentlich schwächere Trabekelmuskulatur als in den untersuchten Rindermilzen. Der Balken der Organmitte ist gröber und weniger verzweigt als der der Peripherie. Die Balken sind beim Rind durchschnittlich dicker als beim Schaf, und auch die Dickenunterschiede sind größer. Außer in nächster Nähe des Hilus fehlen Gefäßbalken, vor allem Venenbalken. Frei endigende Balken kommen ebenso wie beim Menschen nicht vor. Die Balken sind rund oder bilden seltener kleinere Scheidewände. In den Randteilen verlaufen die Trabekel in drei Vorzugsrichtungen (Abb. 24). Die gleichmäßig verteilte Muskulatur bildet mit individuellen Schwankungen den Hauptbestandteil des Balkens. Die einzelne Muskelfaser ist gröber als beim Schwein. Beim Kalb sind die Muskelfasern wesentlich dünner als beim Rind. Die Balkenelastika ist aus unverhältnismäßig dicken Fasern dicht gewebt. Das Kollagen ist etwas reichlicher als beim Schwein. Die Peritonealschicht der Kapsel macht beim Schaf $^1/_3$, beim Rind $^2/_5$ der Kapsel aus. Sie besteht aus dem Peritonealepithel, einem mächtigen Lager lockeren Kollagens mit reichlich Lymphgefäßen und Venen, und einem feinfaserigen, weitmaschigen elastischen Netz, dessen Dichte beim Rind subperitoneal unvermittelt zunimmt. Beim Schaf, nicht auch beim Rind, finden sich vereinzelte Muskelzellen, die organwärts zahlreicher werden. Die untere, dem Balken strukturell entsprechende Kapselschicht zeigt — beim Rind häufiger als beim Schaf — eine mehrfach rechtwinklig gekreuzte Muskelschichtung. Bestehen drei Muskellagen, so ist die mittlere die mächtigste, besonders beim Rind. Die Balken gehen von der Kapsel in unregelmäßigen Abständen senkrecht in die Pulpa ab. Wenn drei Muskellagen vorhanden sind, biegen die Fasern der peripheren Balkenteile in die unterste Muskellage, die Fasern inmitten des Balkens in die mittlere Lage der Kapsel ein.

Costa und *Mariotti* (1931) finden in der *Pferdemilzkapsel* grobe und unregelmäßig verteilte Bindegewebsbündel. Die feinen elastischen Netze werden gegen die Serosa hin dichter. Die zahlreichen Muskelzellen sollen regelmäßig wie in einer muskulären Arterie angeordnet sein, formieren vor allem eine mächtigere innere und eine dünnere äußere Lage, die rechtwinklig zueinander angeordnet sind. In der *Eselmilz* sind die Kapsel und die muskelreichen Trabekel ähnlich gebaut. *Tehver* und *Grahame* (1931) stellen die stärkste Verankerung zwischen Kapsel und Parenchym beim Pferd fest. Die Anheftungsstelle der Trabekel an der Kapsel verbreitert sich beim Pferd zu einem keilförmigen Ursprung. Der Durchmesser der Anheftung der Trabekel steigt in folgender Reihe: Karnivoren, Schaf, Rind, Pferd. Beim letzteren ist dazu der Durchmesser der Abgangsstellen im ganzen Organ konstant, bei den übrigen Tieren gibt es in den einzelnen Organabschnitten hierin beträchtliche Unterschiede, die bisher noch nicht näher untersucht sind. Beim Pferd gehen pro qcm Kapselfläche 75 bis 100 Trabekel ab. Die Kapsel ist sehr ungleich dick, ihr Durchmesser schwankt zwischen 100 bis 500 μ. Dabei ist die mehr oder weniger gleichmäßig dicke Peritonealschicht im ganzen ebenso dick wie die eigentliche Kapsel unter ihr. Die bindegewebige äußere Peritonealschicht ist wie bei den Wiederkäuern überaus gefäßreich.

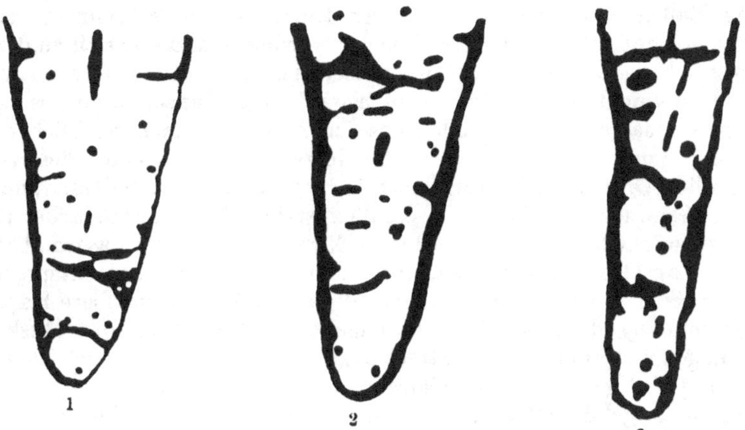

Abb. 24. Verlauf der Balkenzüge in drei Raumrichtungen in den Randteilen der Milz 1. des Schafes, 2. des Rindes, 3. des Pferdes. Vergr. 8fach. (Nach *E. von Herrath*, Zschr. Zellforsch. Berlin, 23, 1935, Abb. 14.)

Die eigentliche Kapsel besteht dagegen hauptsächlich aus Muskelfasern wechselnder Richtung, die aber häufig abgeschlossene Lagen erkennen lassen, und sehr spärlichem Bindegewebe. Die Grenze zwischen beiden Schichten ist scharf. Die elastischen Fasern sind in der Peritonealschicht spärlicher und dünner. — Die im ganzen Organ regelmäßig verteilten dicken und rundlichen Trabekel sind so innig mit den Gefäßen verbunden, daß die Gefäße nur nach Opferung des Trabekelwerkes dargestellt werden können. Das Verhältnis des Trabekelgewichtes zu dem der gesamten Pulpa beträgt für das Pferd durchschnittlich 1 : 3,5. Der mit Ausnahme der Verlaufsrichtung in den Randteilen des Organs in allen Raumrichtungen verlaufende Balken ist gleichmäßig verteilt, wobei eine senkrechte Orientierung zur Kapsel fehlt. Eigenartig winklig gebogene Balken sind häufig und für die Pferdemilz charakteristisch (Abb. 23). Freies Enden von Balken kommt nicht vor. Die Pferdemilzbalken haben gemeinsam mit denen des Elefanten (*Tischendorf*, 1953) und Elches (*Blumenthal*, 1952) den weitaus größten Durchmesser; *Reißner* (1929) gibt ihn zu 0,1 bis 0,6 mm an. Die Dickenunterschiede sind nach *v. Herrath* (1935, 4) geringer als bei allen anderen Säugern, das Kaninchen ausgenommen. Während Venenbalken spärlich sind, sind Balkenscheiden mit Arterien, Nerven und Lymphgefäßen viel häufiger anzutreffen. Die Balken werden von Lymphspalten durchzogen, die in die Pulpamaschen übergehen (vgl. *Hartwig*, 1949, und Abb. 87). Die starke Balkenmuskulatur nimmt von der Peripherie des Balkenquerschnittes, wo sie am stärksten ist, zur Mitte des

Balkens hin deutlich ab (*Reißner*, 1929; *Hartwig*, 1949). Die einzelnen elastischen Fasern sind nur im Balkeninnern so dick wie in den Balken der Wiederkäuermilz. Die Dicke der elastischen Fasern nimmt gegen die Peripherie des Balkenquerschnitts zunächst sprunghaft, dann, ganz peripher, nur noch wenig ab. Die Netzdichte dagegen ist peripher nur wenig lockerer, wobei die stärkeren Fasern in der Balkenlängsrichtung verlaufen, die feineren mehr quere verbindende Züge herstellen. Das Kollagen bildet im Zentrum des Balkens mehr oder weniger grobe zusammenhängende Faserbündel, die das Lymphgefäß umschließen. Die kollagenen Bündel nehmen zur Peripherie des Balkenquerschnittes schnell an Menge und Bündelstärke ab, so daß sie schließlich fehlen. Muskulatur : Elastika : Kollagen verhalten sich im gefäßlosen Balken etwa wie 7 : 2 : 1. Der Durchmesser der sehr dicken Kapsel schwankt schon auf ganz kurzen Strecken außerordentlich, da sie sich an den Balkenabgängen steil kegelförmig verdickt und zwischen diesen zu tiefen Gruben einsinkt. — Die Peritonealschicht der Kapsel macht etwa $^4/_7$ des Kapseldurchmessers aus und zeigt subperitoneal ein dickes kollagenes Lager, in das noch reichlicher als beim Rind Venen, Lymphgefäße und elastische Netze eingelagert sind. Diese Schicht ist in durchspülten Organen sehr aufgelockert, ihre Gefäße sind gedehnt und entleert. Unter dem Peritoneum verläuft ein parallelfaseriges Netz mittelstarker elastischer Fasern, organwärts folgt ein ungeordnetes Netz von dickeren Fasern. Die Muskelschicht der Kapsel entspricht quantitativ dem Balken und hat entsprechend den Balkenabgängen eine sehr wechselnde Mächtigkeit, während die obere Kapselschicht immer gleichmäßig dick ist. Eine durchgehende Schichtung der Muskulatur in einzelnen Lagen ist nur auf kurzen Strecken zu beobachten, dann wechseln die Fasern ihre Richtung und gehen in eine höhere oder tiefere Muskellage über. Die Balkenmuskulatur biegt gebündelt in die untersten und mittleren Muskellagen der Kapsel ein. — *Hartwig* (1949) stellt den Kapsel- und Trabekelbau des Pferdes unter Berücksichtigung der Wachstumsjahre und der normalen Altersveränderungen dar. Danach betragen die Maximal-Minimalwerte der Kapseldurchmesser bei je einem Fohlen von 1,2 bzw. 3 Jahren: 0,14 bis 0,99; 0,08 bis 0,85; 0,07 bis 0,92 mm; beim erwachsenen 10jährigen Pferd: 0,13 bis 1,25 mm; beim 20 Jahre alten Pferd: 0,09 bis 1,35 mm. Die Balkenabgänge stehen zur Kapsel in einem bestimmten Winkel und sehen mit ihrem ovalen Querschnitt wie konische Zapfen aus. Aus der äußeren subperitonealen Kapselschicht beiderseits des Hilus entwickelt sich nach *Hartwig* (1949) nach außen eine dritte Schicht, die ausschließlich aus elatischen Fasern besteht und etwa 450 μ dick wird. Diese Schicht wird zu einem elastischen Band, welches sich über den Hilus wie ein Dach erhebt und ihn so mit den darin laufenden Gefäßen und Nerven gegen den Bauchraum abschließt. Dieses elastische Band hält wahrscheinlich die oft schweren blutgefüllten Milzhilusgefäße in der richtigen Lage zum Organ. Das Kollagen bildet bei einem Balkenabgang eine Art Kegel, dessen Basis in der inneren Kapselschicht liegt und dessen Spitze in den Balken hineinragt. Daher ist der quantitative Aufbau der inneren Kapselschicht an den Abgangsstellen der Balken ein anderer als an den Stellen ohne Balkenabgang. Gleichzeitig ist auch der quantitative Aufbau des Balkens an seiner Abgangsstelle ein anderer als der des Balkens im Organinnern. Erst etwa 200 μ von der Abgangsstelle bekommt der Balken vor allem durch Einlagerung stärkerer elastischer Fasern seine für das Organinnere charakteristische Struktur. *Hartwig* hält aus funktionellen Gründen für die Pferdemilz im Gegensatz zu *Reißner* (1929) und *Hartmann* (1930), nach denen die Balken in die Kapsel einstrahlen, an dem Begriff Balkenabgang fest. Die innere Kapselschicht ist beim Fohlen lockerer als bei älteren Pferden, bei denen die Muskelzellen enger gebündelt erscheinen. In der Fohlenmilz ist die innere Kapsel-

Tabelle 9:
Quantitatives Verhalten des Stützgerüstes der weißen und roten Pulpa der Pferdemilz in verschiedenem Alter. (Nach *H. Hartwig*, Zschr. mikrosk.-anat. Forsch. 55, 1949, Tabelle 2).

	Fohlen 1 $^3/_4$ Jahre	Fohlen 2 1 Jahr	Fohlen 3 2 Jahre	Pferd 4 10 Jahre	Pferd 5 20 Jahre
Gehalt an Trabekeln und Kapsel	10,6%	9,8%	9,7%	19,8%	24,9%
Durchschnittl. Trabekeldurchmesser	136	106	116	172	203
Anzahl der Trabekelanschnitte in hundert Gesichtsfeldern* .	969	901	609	653	690
Gehalt der Trabekel an glatter Muskulatur	53,3%	47,1%	42,9%	64,1%	46,8%
Gehalt an weißer Pulpa	6,9%	5,8%	5,8%	3,8%	2,6%
Anzahl der Lymphfollikelanschnitte in hundert Gesichtsfeldern	565	471	456	220	229
Gehalt an roter Pulpa	82,5%	84,4%	84,5%	76,4%	72,5%

* (Vergr. 64fach).

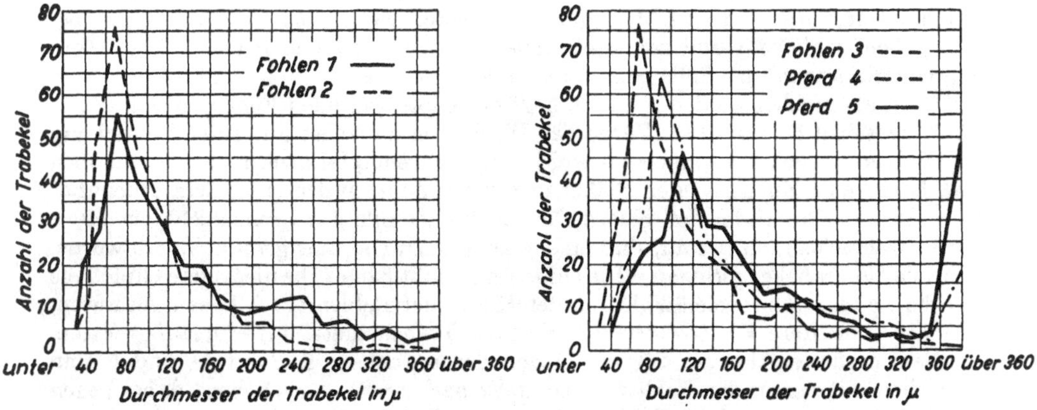

Abb. 25. Durchmesserkurven des Trabekelwerkes einiger Fohlen- und Pferdemilzen. (Nach *H. Hartwig*, Zschr. mikrosk.-anat. Forsch., 55, 1950, Abb. 4 und 5.)

schicht relativ dicker als beim ausgewachsenen Pferd. Hier enthält die äußere subperitoneale Schicht mehr Lymphgefäße und Kollagen. *Hartwig* bestätigt für die grobe Verteilung der Trabekel die von *Reißner* (1929), *Tehver* und *Grahame* (1931) und *v. Herrath* (1935, 4) mitgeteilten Befunde. Venenbalken findet er nur in Hilusnähe; in den übrigen Organabschnitten sind die Venen nur wechselnd an die Balken angelagert, ohne völlig umschlossen zu werden. Im Anschluß an die vergleichenden und experimentellen Untersuchungen von *v. Herrath* (1935, 3; 1935, 4; 1937; 1939, 3) beschäftigt sich *Hartwig* mit der Frage des prozentualen Vorkommens von Balken bestimmter Dicke in verschiedenen Altersstufen, mit der Feststellung der Verzweigung des Balkennetzes und der seines Dickenwachstums mit zunehmendem Alter.

Hartwig (1949) kommt zu folgenden allgemeinen Folgerungen. — Die absolute und relative Balkenmenge nimmt erwartungsgemäß mit steigendem Alter zu, wobei äußere Einflüsse wie die Arbeit und die Außentemperatur die Differenzierung mitbestimmen. Die Balken der Pferdemilz verzweigen sich ungleichmäßig; ihre Durchmesser verringern sich nicht gleichbleibend. Die *Verzweigung* ist vielmehr nur bis zu einem bestimmten Querschnittswert gleichmäßig, dann erfolgen eine schnellere Querschnittsverringerung und Aufzweigung. Das sich laufend verjüngende Trabekelnetz zweigt sich dann wieder weniger stark auf, bis der Trabekeldurchmesser noch 30 μ beträgt. Solche Trabekel verzweigen und verjüngen sich nicht mehr. Mit dem Alter erfolgt ein Ansteigen der absoluten Trabekelmenge, der eine Zunahme des durchschnittlichen Balkendurchmessers parallel geht. Dementsprechend verschieben sich mit dem Alter die Gipfelpunkte der Durchmesserkurven laufend nach rechts, wobei gleichzeitig die Zahl der Balkenanschnitte mit über 340 μ Durchmesser zunimmt. Das Ansteigen des durchschnittlichen Trabekeldurchmessers ist somit durch ein Dickenwachstum aller Trabekel bedingt. Würde sich dieses nur an Trabekeln bestimmten Durchmessers vollziehen, so müßten neue Gipfelpunkte in der Kurve auftreten. Ein gleichmäßiges Wachstum würde eine ebensolche Rechtsverschiebung der Durchmesserkurve im ganzen zur Folge haben. Dabei müßten auch die Gipfel, von individuellen Verschiedenheiten abgesehen, auf gleicher Höhe bleiben. Diese nimmt aber mit zunehmender Rechtsverschiebung ab. Gleichzeitig prägt sich eine Stufenbildung in den niederen Querschnittswerten aus. Demnach wachsen zwar alle Durchmesserbreiten, aber nicht in gleichem Maße. Die *Dickenzunahme* beginnt bei den groben Trabekeln und schreitet wellenförmig bis zu den feinsten fort. Denn während die Anzahl der Balkenanschnitte über 200 μ bei der Fohlenmilz 1 erheblich größer ist als bei den Fohlen 2 und 3, liegt der Gipfel bei allen Fohlenmilzen gleichmäßig zwischen 60 bis 80 μ. Würde das Wachstum zunächst mit einer Verdickung der feineren Trabekel beginnen, so würde der Kurvengipfel nach rechts verschoben sein, bevor eine Zunahme der Balkenanschnitte höheren Durchmessers erkennbar wäre. Der zweite Gipfel der Kurve für die Fohlenmilz 1 zwischen 240 bis 260 μ beruht wahrscheinlich darauf, daß eine Wachstumswelle hier gerade fixiert wurde, bevor sie die Trabekel geringeren Durchmessers erfaßt hatte. Die niedrigere Gipfellage und die weiteren Unregelmäßigkeiten der Kurve der Fohlenmilz 1 lassen vermuten, daß bereits mehrere *Wachstumswellen* über das Trabekelnetz hinweggelaufen waren. — Die Durchmesserkurven für die Milzen der erwachsenen Pferde 4 und 5 sind verglichen mit denen der Fohlenmilzen stark nach rechts verschoben; dabei liegen die Gipfel niedriger, und die Zahl der Balkenanschnitte über 360 μ ist größer als bei den Fohlen. In beiden erwachsenen Pferdemilzen ist die Gesamtzahl aller Balkenanschnitte geringer als bei den Fohlen, weil das gesamte Organ entsprechend gewachsen ist. *Hartwig* (1949) beschreibt die *Altersveränderungen* des Balkenwerkes der Pferdemilz. *Nemiloff* (1936) beobachtete am Trabekelnetz von 12 bis 16 Jahre alten Hunde- und Katzenmilzen eine Anschwellung, hyaline Degeneration und schließlich Zerfall der Trabekelmuskelfasern, Auflockerung ihrer Bündel, Verdichtung des sie umhüllenden Retikulums, fast überall Mastzellen wechselnder Zahl in den Trabekeln, und hält diese Befunde für *normale Altersveränderungen*. *Tischendorf* (1953) gibt die mittlere Dicke der Milzkapsel bei einem 17jährigen weiblichen indischen Elefanten mit 1 mm, im Hilusgebiet mit 1,5 mm an. Die deutlich zweischichtige Kapsel ist auf lange Strecken hin gleichmäßig dick. Die Serosa und Subserosa ist mit der gleichstarken Muskelschicht fest verbunden. Die Subserosa enthält neben weiten Lymphgefäßen weiter einwärts teilweise große Kapselarterien, Venen und Nerven. An eine schmale feinfaserige subperitoneale Verschiebeschicht schließt sich

Tabelle 10:

Alter	Anzahl der Fälle			Gewicht des Bindegewebes			Prozent des Bindegewebes von der ganzen Milz		
	Unglücks-fälle	Selbst-morde	Sämtl. Fälle	Unglücks-fälle	Selbst-morde	Sämtl. Fälle	Unglücks-fälle	Selbst-morde	Sämtl. Fälle
Feten	2	—	2	0,06	—	0,06	1,97	—	1,97
Neugeborene	10	—	10	0,26	—	0,26	3,37	—	3,37
1 Jahr	2	—	2	2,09	—	2,09	4,03	—	4,03
2—5 „	6	—	6	2,84	—	2,84	5,74	—	5,74
6—10 „	7	—	7	4,59	—	4,59	6,20	—	6,20
11—15 „	4	—	4	6,85	—	6,85	6,46	—	6,46
16—20 „	6	4	10	8,47	7,07	7,91	5,94	6,02	5,97
21—30 „	14	9	23	10,40	8,83	9,79	7,11	6,58	6,91
31—40 „	10	7	17	10,49	11,17	10,77	8,54	6,79	7,82
41—50 „	5	7	12	12,18	16,27	14,56	10,66	8,82	9,58
Über 50 „	4	3	7	11,82	12,30	12,02	12,08	9,72	11,07

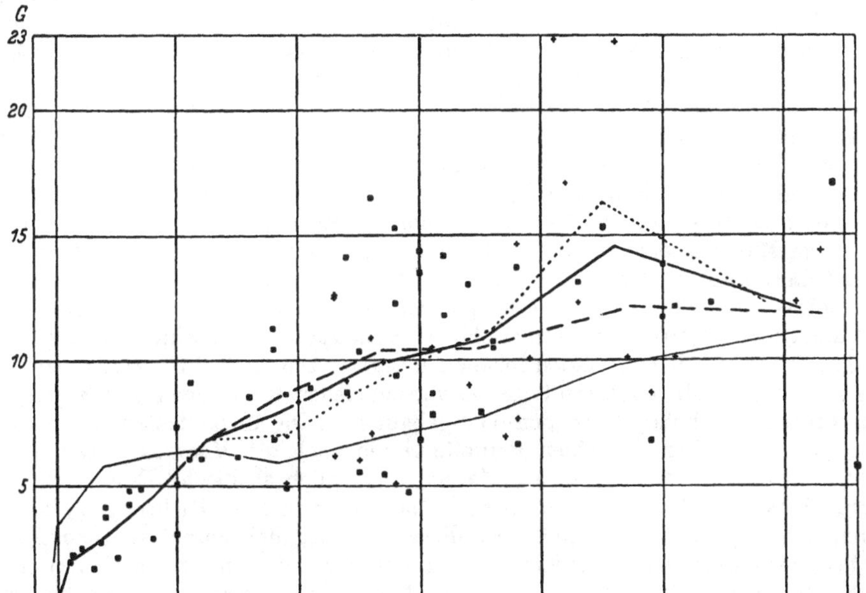

Abb. 26. Bindegewebe der Menschenmilz. Absolutes Gewicht. Unglücksfälle: ◆ — — —. Selbstmordfälle: +-----------. Sämtliche Fälle: ———. Prozent des Milzgewichts: ——— (Nach *T. Hellman*, Zschr. Konstit.lehre, Berlin, 12, 1926, Tabelle 24 und Abb. 30.)

ein derber kollagener Faserfilz mit sich in die Muskelschicht fortsetzenden elastischen Netzen an. Muskelzellen finden sich nur in der Subserosa der Seitenränder. Der innere Kapselteil umfaßt wenigstens 7 Lagen glatter Muskulatur, die das ganze Organ quer umgreifen, und in die spärliche Längsmuskelzüge unregelmäßig eingefügt sind. Dieser Kapselteil gleicht im Feinbau dem gröberen Balken. — Die Trabekel sind gleichmäßig verteilt und dick und weniger plump als beim Pferd. Frei endigende Balken scheinen zu fehlen. Eine bevorzugte Verlaufsrichtung der Trabekel findet sich in dreidimensionaler Ausrichtung nur in den seitlichen Randteilen (vgl. *v. Herrath*, 1935, 4). Die Trabekel sind sehr muskulös, ihr kollagener und elastischer Anteil ist jedoch größer als beim Pferd. Die Muskulatur reichert sich in der Peripherie des Balkenquerschnitts ebenso wie die Elastika stark an. Das Kollagen konzentriert sich besonders in den Arterienbalken im Innern. Die feineren Balken werden mit der Verringerung ihres Durchmessers zunehmend muskulöser, und die Muskelfasern verteilen sich gleichmäßig über den Querschnitt. Die gröberen Gefäßbalken verhalten sich etwa wie die der Pferdemilz.

Die Kenntnisse vom Balkengerüstwerk der *Menschen-* und *Affenmilz* wurden durch eine Reihe neuerer Untersuchungen gefördert. — Nach den quantitativen Untersuchungen *Hellmans* (1926; s. Tabelle 10 und Abb. 26) und *v. Herraths* (1935, 4) kommt der menschlichen Milz verglichen mit anderen Säugermilzen eine nur geringe bis mittlere Menge an Trabekeln zu. *Hellman* bemerkt, daß die *Variationen* der Kapsel- und Trabekelmenge in den einzelnen Fällen recht groß sein können, sich aber im ganzen doch innerhalb nicht zu weiter Grenzen halten. Die *absoluten Gewichtswerte* steigen unablässig mit zunehmendem Alter bis über 50 Jahre hinaus an, wonach eine mäßige Senkung auftritt. Die Werte für die 40 bis 50jährigen liegen in dem *Hellman*schen Material wahrscheinlich zu hoch, so daß diese Senkung nur relativ gewertet werden kann. Im Gegensatz zur absoluten steigt die *relative Gewichtskurve* bis ins höchste Alter an. Dabei ist die Steigerung innerhalb der jüngsten Altersgruppen bis zu 5 Jahren am raschesten, scheint in der Zeit vom 5. bis zum 20. Jahre mäßiger zu sein und wird nach dem Alter von 20 Jahren wieder kräftiger. Hieraus ergibt sich, daß die *Bindegewebsbestandteile* der menschlichen Milz mit zunehmendem Alter absolut und relativ zunehmen. Ebenso wie bereits *Glaser* (1928) nur wenige Muskelfaserzüge in der Milzkapsel des Menschen antraf, berichtet auch *Canna* (1938), daß die *Muskelfasern* beim Affen und Menschen in Kapsel und Trabekeln nicht gebündelt sind sondern spärlich einzeln im Bindegewebe liegen. Nach *Costa* und *Mariotti* (1931) ist die menschliche *Milzkapsel* hauptsächlich kollagen. Das Kollagen ist außen dichter, innen lockerer gelagert. Die Kapsel ist wenig elastisch, und ihre einzelnen Muskelfasern liegen in verschiedenen Richtungen. Die Kapsel soll schon während des Fetallebens ebenso aufgebaut sein. Die Muskelfasern der Trabekel sind etwas zahlreicher. Dieselben Befunde gelten auch für *Macacus rhesus. Porsio* (1932) findet in der Milzkapsel des Menschen reichlich elastische Fasern. In einer äußeren Schicht sind sie fein und spärlich und laufen in allen Richtungen; in einer inneren Schicht aber so reichlich, daß diese hauptsächlich aus elastischen Fasern besteht. Hier sind sie auch verschieden stark und verbinden sich netzartig mit engen zur Oberfläche parallelen Maschen. Dabei sind die dem Parenchym benachbarten Fasern gewellt und nicht zu einem Netz verflochten. Unmittelbar über dem Parenchym enthält die Kapsel spärliche Muskelfasern, die sich aber ebenso auch zwischen den kollagenen Bündeln verstreuen. Die Trabekel enthalten einzelne in ihrer Längsrichtung verlaufende Muskelfasern. Die elastischen Fasern und Muskelfasern der Trabekel zweigen sich aus der unteren Kapselschicht ab. Nach *Ghigi* (1932, 1) mischen sich von der Geburt an feine argyrophile Fasern den kollagenen Bündeln der Kapsel und der Trabekel bei. *Ghigi* (1932, 2) bestätigt die quantitativen Angaben *Hellmans*. In der Kapsel der Neugeborenenmilz findet er feinste kollagene Bündel, die aber mit 18 Monaten schon beträchtlich an Dicke und Dichte gewonnen haben und hier fast wie beim Erwachsenen aussehen. Vom 18. Monat an verdickt sich die Kapsel nur noch langsam bis etwa gegen das 10. Lebensjahr hin. Die feinen Trabekel sind beim Neugeborenen an die Gefäße gebunden und nicht immer deutlich von deren Wandung abzugrenzen. Im 4. Lebensmonat sind sie schon merklich dicker, am Ende des 1. Jahres werden sie etwa so dick wie beim Erwachsenen und setzen sich auch aus einer geringeren Zahl einzelner kollagener Bündel zusammen. Gegen das 10. Jahr erreichen sie die endgültigen Außenmaße und den bleibenden Aufbau. *Hellman* konnte zu keinem Zeitpunkt nach der Geburt Neubildung von Trabekeln feststellen. Auch treten merkliche Veränderungen des normalen Trabekelnetzes nach dem 10. Lebensjahr nicht mehr auf. Dagegen findet sich nach dem 60. Jahre meistens eine fortschreitende *Kapselverdickung*, während die Dicke der Trabekel bis in das höchste Alter fast unverändert bleibt. Die Verdickung der Kapsel und Trabekel kommt beim Neugeborenen fast ausschließlich durch *Vermehrung* der kollagenen Bündel, nicht durch Verdickung schon vorhandener, zustande. Die Verdickung der Bündel spielt vom 8. bis 10. Monat an eine größere Rolle. Sie scheint auf einer Fibrillenvermehrung zu beruhen. Die Verdickung der Kapsel vom 60. Jahre an führt *Ghigi* (1932, 2) fast ausschließlich auf eine *Hypertrophie* vorhandener Bündel und Fibrillen zurück. Alle diese Vorgänge begrenzen sich auf die äußeren $^2/_3$ der Kapsel und fehlen im inneren $^1/_3$ völlig. Dieselben Vorgänge gelten auch für die Trabekel. Die parallel zur Oberfläche verlaufenden elastischen Netze nehmen in der Kapsel mit dem Heranwachsen an Dicke und Zahl zu und schwinden in den oberen Kapselschichten. Schon mit 5 Jahren ist die Elastika wie beim Erwachsenen angeordnet. Die einzelne elastische Faser wird bis etwa zum 15. bis 18. Jahre langsam dicker. Die *Greisenmilz* zeigt hierin kaum Unterschiede, wenn auch dickere, an den Rändern variköse, sich stärker windende und färbbare elastische Fasern, wie sie für andere Organe beschrieben wurden, vorhanden sind. Diese Veränderungen sind in der Kapsel ausgeprägter als in den Trabekeln. In den tiefen Schichten der Milzkapsel der Greisenmilz sammeln sich Pigmentzellen an (*Pierangeli*, 1954). Kapsel und Trabekel der Neugeborenenmilz zeigen zahlreiche fixe Zellen, die später und besonders im höchsten Alter weniger hervortreten. Die Verminderung der Zellenzahl ist bis zum Abschluß des Wachstums eine relative, später in der 2. Lebenshälfte stärker und eine absolute. Sie fehlt im inneren Kapseldrittel fast völlig. Die spärlichen Muskelfasern erscheinen nach *Gighi* erst gegen das 18. Lebensjahr und verändern sich danach weder quantitativ noch qualitativ. *Orsos* (1930) berichtet erstmalig über eine späterhin auch von anderen Autoren (*v. Herrath*, 1935, 4; *Faller*, 1945; *Hofmann*, 1949), beobachtete besondere Anordnung der Trabekel in einer subkapsulären Schicht. Die etwa 1 mm dicke Pulpaschicht entsteht dadurch, daß nicht alle Trabekel die Kapsel erreichen sondern in diesem Abstand von der Kapsel oberflächenparallel laufen. Der schmale Pulpastreifen bis zur Kapsel wird von nur spärlichen zur Kapsel senkrecht stehenden Balken, Speichenbalken, durchzogen. Follikel kommen gewöhnlich hier nicht vor. Auch besitzt diese Schicht unmittelbar unter der Kapsel kaum Sinus, besteht ausschließlich aus Retikulum (Abb. 27). *Bazzocchi* (1933) stellte an den anscheinend normalen Milzen von 24 Kinderleichen beider Geschlechter den Durchmesser der Milzkapsel fest (Tabelle 11). Nach *v. Herrath* (1935, 4) ist der gleichmäßig über das Organ verteilte Balken rundlich bis stark länglich-oval und im Umriß stets glatt. Seine Aufzweigung ist geringer als in der Karnivoren-Milz. Nur ganz gelegentlich enden feinere Bälkchen frei in der Pulpa. Bisweilen bilden die Balken flächenhafte Scheidewände. Die Balken dringen in unregelmäßigen Abständen von der Kapsel aus meist senkrecht in die Pulpa ein, wobei die Abgangsstellen verschieden kegelförmig verbreitert sind. Der Anteil der glatten Muskelzellen an der Balkenmasse ist unverhältnismäßig gering. Die zarten Muskelfasern sind immer einzeln gleichmäßig über den Balkenquerschnitt verteilt. Die Kapsel scheint im allgemeinen ebenso muskulös wie der Balken. Nach *Hueck* (1928) ist der Balken im Organinnern muskelreicher als in der Peripherie (vgl. dagegen *v. Herrath*, 1935, 4). Nach letzterem sind Kollagen

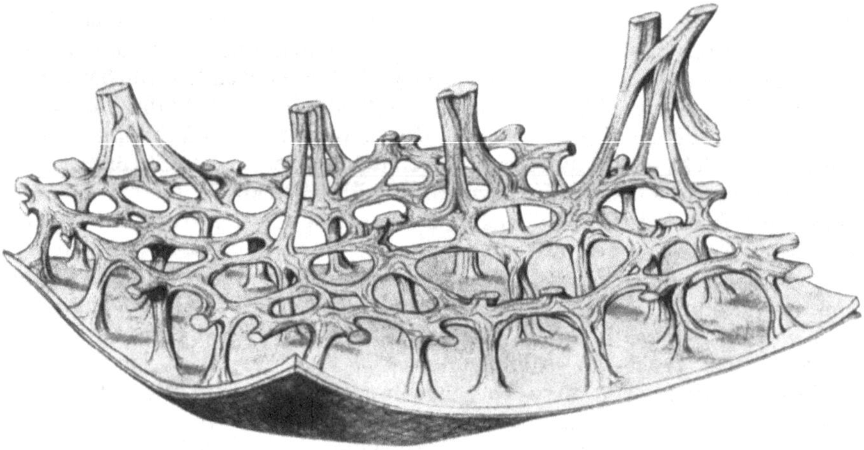

Abb. 27: Schema der Milzkapsel mit angrenzendem Trabekelwerk. (Nach *H. Hofmann*, Morph. Jb., Leipzig, 90, 1949, Abb. 10).

Tabelle 11:
Die durchschnittliche Dicke der Milzkapsel und des Gehaltes an roter und weißer Pulpa von Kindermilzen bis zum 6. Lebensjahr. (Nach *G. Bazzocchi*, Arch. ital. Anat. Embriol., 31, 1933, Tabelle 7, verändert).

Alter der Fälle:	Dicke der Milzkapsel in micr.:	Prozentanteil der roten Pulpa:	Prozentanteil der weißen Pulpa:
22 Tage (Frühgeburt)	37	91,15	5,90
Neugeborener	32	83,10	13,75
Neugeborener	23	90,02	7,40
2 Tage	38	82,50	14,10
4 Tage	88	85,80	10,10
5 Tage	22	86,25	9,15
9 Tage	19	89,97	7,27
10 Tage	32	89,45	8,15
17 Tage	51	88,50	7,30
26 Tage	63	86,55	8,80
2 Monate	55	85,80	10,55
3 Monate	55	86,65	10,80
11 Monate	56	85,55	11,10
1 Jahr	62	80,40	12,23
1 Jahr	63	84,60	11,50
1 Jahr	65	80,45	12,15
1 Jahr	50	81,80	12,25
1 Jahr	50	83,00	11,50
2 Jahre	69	80,80	13,40
4 Jahre	76	87,55	8,95
5 Jahre	53	85,10	11,10
5 Jahre	78	87,85	9,05
6 Jahre	109	85,50	11,80
6 Jahre	97	79,78	16.52

und Elastin gleichmäßig im Balken verteilt. In der Kapsel dagegen nehmen die Dichte der elastischen Netzmaschen und die Dicke der einzelnen elastischen Faser nach innen zu; das Kollagen verhält sich entgegengesetzt. Die Kapselelastika reicht mit feinsten Fasern an das Peritonealepithel. Eine früher vermutete antagonistische Entwicklung von glatter Muskulatur und Elastika läßt sich nicht bestätigen. Die Elastika und die Muskulatur zusammen und das Kollagen für sich machen je etwa die Hälfte des Balkenvolumens aus. *Carere-Comes* (1938) findet in allen Milzen mit *Gamna*-Knötchen eine ausgedehnte herdförmige umschriebene Hypertrophie und Hyperplasie der Milzmuskulatur. Derselbe Verf. berichtet bereits vorher (1937) über eine vor allem bei Splenomegaliefällen mit Bindegewebsbildung und Trabekelverdickung deutliche Metachromasie der Trabekelmuskulatur besonders bei Färbung mit *Unna*schem polychromem Methylenblau. Er hält diese Erscheinung für spezifisch. *Faller* (1945, 1946) ermittelte den *Spaltlinienverlauf* in der Milzkapsel des Menschen. Die bogenförmigen Spaltlinien laufen tangential gegen das Hilusfeld; der Hilus scheint der Fixpunkt für das sich entfaltende Organ zu sein. Es lassen sich undeutlich zwei Typen herausarbeiten, die neben übereinstimmenden Grundzügen an manchen Stellen fast rechtwinklig zueinander laufende, auf die kräftigere Ausbildung der oberflächlichen oder der tiefen Kapselschicht zurückführbare Liniensysteme zeigen. Die Faserrichtungen überkreuzen sich bei praller Milzfüllung fast rechtwinklig. Der einzelne Faserbügel geht von einer Schicht in die andere über, taucht entweder in das Hilusfeld oder in die in die Kapsel einstrahlenden Milzbalken ein. Demnach ist die Kapsel eine *Auffangstruktur*, die den Binnendruck als Zugspannung aufnimmt. Das Trabekelnetz geht vom Gefäßbaum aus, indem die gefäßfreien Balken von dort nach allen Seiten ausstrahlen. Dabei entstehen dort, wo mehrere Milzbalken zusammentreffen, verdickte Knoten. Die Balken verlaufen gestreckt von Knoten zu Knoten und ändern dabei kaum ihren Durchmesser. Die verhältnismäßig spärlichen *Speichenbalken*, die pinselartig verbreitert rechtwinklig in die Kapsel einstrahlen, sind dünner und rundlicher. Eine *spannungstrajektorielle* Anordnung als Ausdruck einer einfachen funktionellen Struktur konnte auch *Faller* nicht nachweisen (vgl. *Hartmann*, 1930 und Schleicher 1941; Abb. 28).

v. Herrath (1935, 4; 1937; 1938, 1; 1939, 1, 2, 3; 1947; 1951, 1955) untersuchte die *Entwicklung* des Trabekelwerkes der Speicher- und Stoffwechselmilz unter dem Einfluß von Außenweltbedingungen, die den Milzerythrozytenspeicher beanspruchen, wie körperliche Arbeit (Lauftraining) und niedrige Außentemperatur. Schnellauf wie Dauerlauf vermehren in der Milz junger Hunde die Anschnitte der gefäßlosen Trabekel (Abb. 29,30). Die während des Wachstums fortschreitende Verzweigung der gefäßlosen Balken, die dabei gegen die Wachstumsenden allmählich feiner werden, wird unter dem Einfluß des Trainings offenbar beschleunigt und verstärkt. Demgemäß steigt der Prozentgehalt der Milz an Balken bei den trainierten Hunden stärker an als bei nichttrainierten Geschwistertieren; jedoch wegen der fortschreitenden Verfeinerung der aussprossenden Balken nicht in dem Maße, wie es die Vermehrung der Trabekelanschnitte erwarten ließe. Daher ist auch der *durchschnittliche Trabekeldurchmesser* bei den Lauftieren wesentlich geringer als beim Vergleichstier. Beim Hund verteilen sich die Trabekel schon normalerweise nicht gleichmäßig auf die Masse bis 100 μ Durchmesser und mehr. Die *Verteilung der Trabekeldurchmesser* zeigt für Dauerläufer, Schnelläufer und Vergleichstiere bezeichnende Eigenheiten. Die Durchmesserkurve dürfte mit der Intensität und der Dauer des Trainings wegen der gleichmäßigen Belastung des Trabekelwerkes durch den Dauerlauf von links nach rechts immer steiler abfallen und abflachen. Bei plötzlicher und kurzer Beanspruchung der Trabekel durch Schnellauf verläuft die Kurve zackig und zeigt verstärkte Maxima und Minima an bestimmter Stelle. Kürzere Arbeit und andere Anlässe scheinen bestimmte Durchmesserbreiten des Balkennetzes vorzugsweise zu beanspruchen. Bei langsamer und erschöpfender Entspeicherung der Milz aber, wie sie im Gefolge akuter Blutverluste und langer körperlicher Arbeit auftritt, wird das Balkennetz in allen Durchmessern gleichmäßiger beansprucht. So entwickeln sich bei langer Einwirkung entsprechender Reize charakteristische Durchmesserkurven. Das Trabekelnetz der Hundemilz wird demnach je nach Art und Dauer der Speicherung—Entspeicherung, oder über-

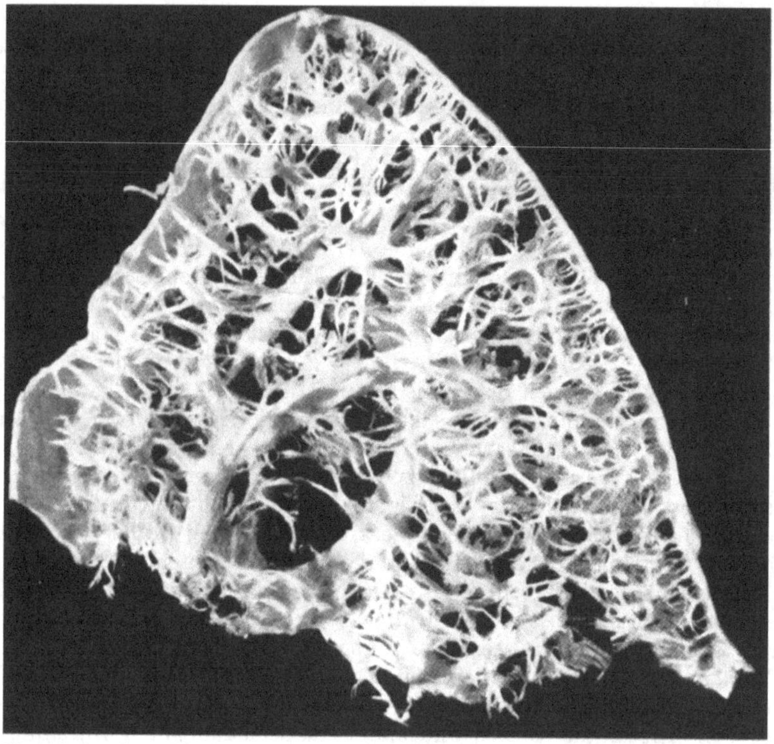

Abb. 28: Trabekelwerk und Kapsel einer Menschenmilz. Vergr. 4fach; Dicke des Stückes: 0,5 cm. (Nach *E. M. Schleicher,* Anat. Rec., Philadelphia, 79, 1941, Abb. 1).

haupt jeder Milzkontraktion, die nicht immer nur Entspeicherung zu bedeuten braucht, entweder in seiner ganzen Länge gleichmäßig oder in bestimmten Durchmesserbreiten vorwiegend beansprucht. Die Milz von im Laufen trainierten Hunden scheint auch retikulumreicher im Vergleich mit der sinusreicheren nichttrainierter Geschwister und kontrahiert sich beim langsamen Verblutungstod auch stärker (vgl. Abb. 29 und 30). — *Hartwig* (1949) stellte beim Pferd während des Wachstums keine stärkere Aufzweigung, sondern nur eine bestimmte Verdickung des Trabekelwerkes als Ursache der Zunahme der Balkenmenge fest. In der Hundemilz sind jedoch schon normalerweise immer frei endigende feinste gefäßlose Bälkchen anzutreffen, die in der Pferdemilz fehlen. Es ist denkbar, daß unterschiedliche Wachstumsformen dem artlich so verschiedenen Bild des Trabekelnetzes zugrunde liegen. — Die *Durchmesser* der gefäßlosen Trabekel liegen in der Katzenmilz alle zwischen 0 bis 50 μ. Die Durchmesserkurve zeigt ihr einziges verschieden großes Maximum zwischen 11 bis 20 μ und fällt dann gleichmäßig stark ab. Im Gegensatz zur Pferde- und zur Hundemilz hat die der Katze nur einen Gipfelpunkt in der Durchmesserkurve. Gleiches gilt auch für die der Kaninchenmilz, die ihren einzigen etwas breiteren Gipfel stets zwischen 20 bis 40 μ hat. Die gefäßlosen Balken der Kaninchenmilz umfassen dabei Durchmesserwerte bis über 70 μ, sind also im ganzen grober als die der Katze. Wachstumsreize, wie körperliche Arbeit und Temperaturunterschiede, können die Kurven in bestimmter und bezeichnender Weise verändern (*v. Herrath,* 1955 und Abb. 33). Vielleicht ist die eingipflige Kurve (Katze) für besonders muskulöse und die mehrgipflige für bindegewebsreichere Balken bezeichnend. Auch die fast nur bindegewebigen Trabekel der Menschenmilz haben übereinstimmend eine mehrgipflige Durchmesserkurve (Abb. 34). Eine gleichmäßig fortschreitende Verjüngung ist beim muskulösen Balken jedenfalls eher vorstellbar als beim bindegewebigen. Dabei ist die Häufigkeit der Aufzweigungen bedeutungslos, weil sich der Trabekeldurchmesser an der Aufzweigungsstelle selbst nicht verändert. Der Muskelgehalt der feinen gefäßlosen Trabekel der Hundemilz wird durch Training nicht vermehrt. Dagegen zeigt sich der Muskelgehalt der Venenbalken nur bei den im Dauerlauf trainierten Hunden hyperplastisch vergrößert. So haben nur die Dauerläufer einen erhöhten durchschnitt-

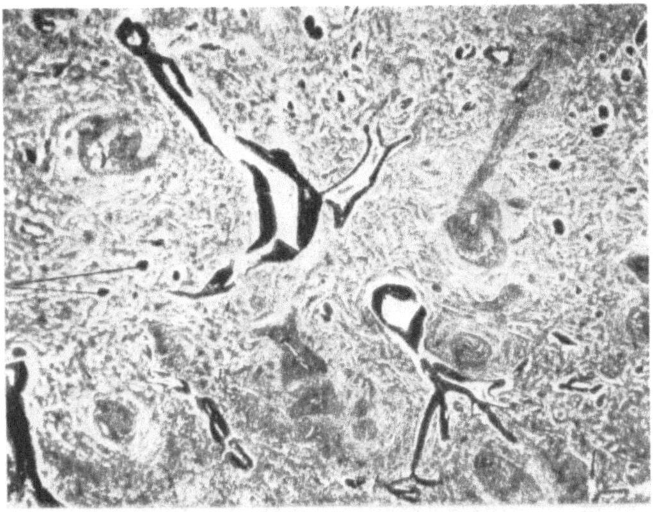

Abb. 29. Übersichtsbild der Milz eines nicht trainierten, monatelang in körperlicher Bewegungslosigkeit gehaltenen jungen heranwachsenden Schäferhundes (Geschwister von Abb. 30). 86 Trabekelanschnitte im Gesichtsfeld. *T* Trabekel. Azanfärbung. (Nach *E. von Herrath*, Verh. Anat. Ges., Jena, 1938, S. 423, Abb. 2.)

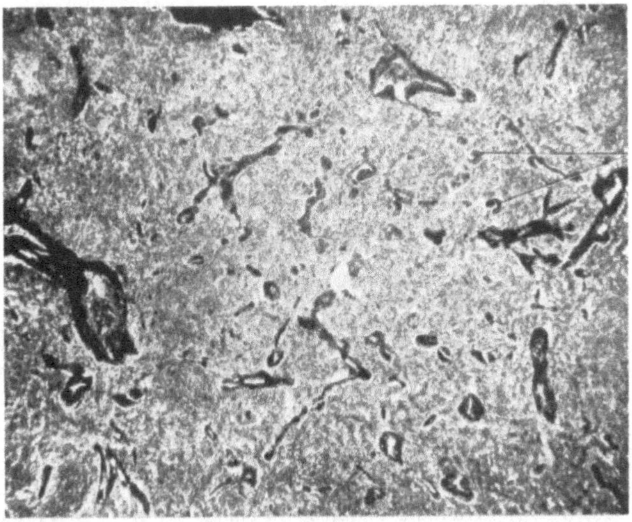

Abb. 30. Übersichtsbild der Milz eines im Dauerlauf trainierten jungen heranwachsenden Schäferhundes. 146 Trabekelanschnitte im Gesichtsfeld. *T* Trabekel. Azanfärbung. Vergr. 15fach. (Nach *E. von Herrath*, Verh. Anat. Ges., Jena, 1938, S. 422, Abb. 1.)

lichen Anteil der Muskulatur am Trabekelnetz. Der Muskelgehalt des ganzen Organs, der bei allen Läufern 8,5 bis 9%, bei den Vergleichstieren aber nur etwa 6,5% des Organvolumens ausmacht, ist bei den Lauftieren vornehmlich deshalb größer, weil ihre Milzen balkenreicher sind. Die normale Trabekelmuskulatur hypertrophiert demnach auch bei einseitiger physiologischer Mehrbelastung nicht; eine *Hypertrophie* ist wohl immer pathologisch (*v. Herrath*, 1937). Tatsächlich finden sich in den Milztrabekeln alter Hunde als Alterserscheinung oder als Ausdruck gewisser Kreislaufstörungen hypertrophierte, manchmal asymmetrisch am Balkenquerschnitt

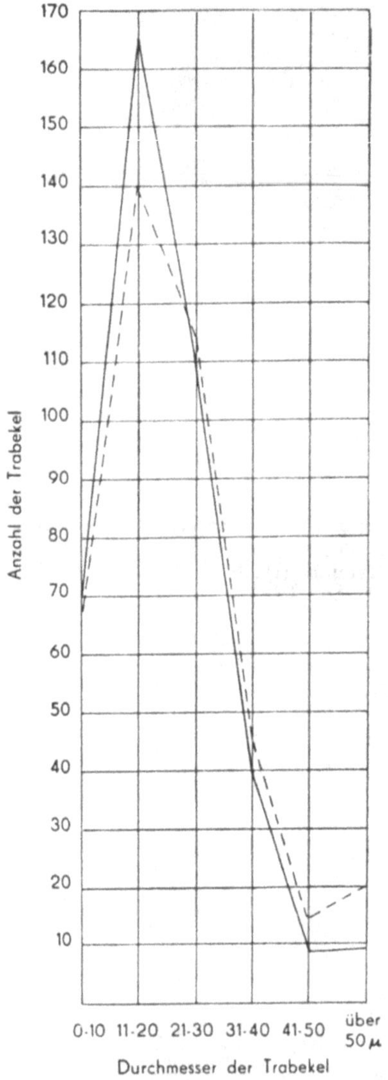

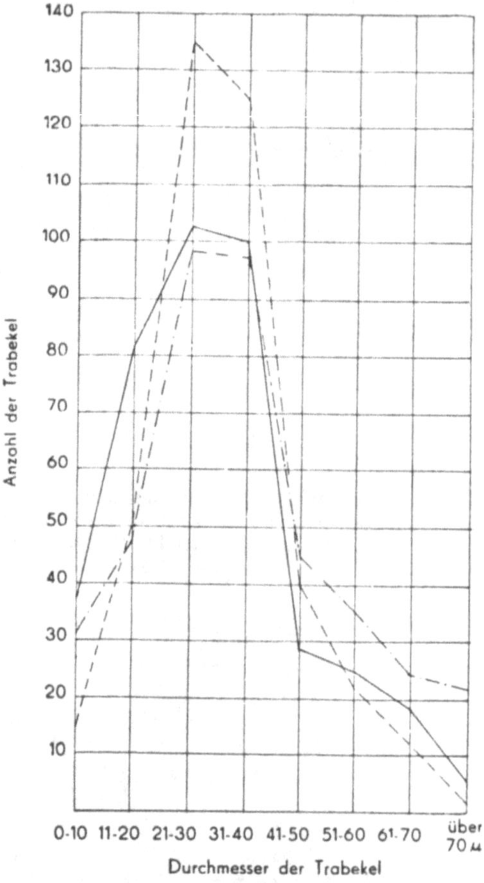

Abb. 32.
Verteilung der Durchmesser von je 400 *gefäßlosen Trabekeln* in den Milzen dreier, junger, erwachsener *Kaninchen* (Geschwister). (Nach *E. von Herrath*, Morph. Jb., Leipzig, 96, 1955, Diagramm 3.)

Abb. 31. Verteilung der Durchmesser von je 400 *gefäßlosen Trabekeln* in den Milzen zweier junger erwachsener *Katzen* (Geschwister). —: in der Kälte, - - -: bei Zimmertemperatur aufgezogenes Tier. (Nach *E. von Herrath*, Morph. Jb., Leipzig, 96, 1955, Diagramm 2.)

angeordnete Muskelbündel, die sich oft abwegig färben. — *v. Herrath* (1935, 4; 1937) folgert aus dem Vorkommen leichter Hyperplasie an der Venenbalkenmuskulatur nach Training und aus dem Fehlen hyperplastischer Vorgänge an den gefäßlosen Trabekeln, daß die Entleerung der Pulpa gegen das Venenbalkensystem ohne Drucksteigerung in der Pulpa, die der Venenbalken nach Verschluß der Stigmata *Malpighi* aber gegen den Pfortaderdruck erfolgen muß. Möglicherweise führt derselbe Vorgang bei älteren Tieren zu einer Hypertrophie der Venenbalkenmuskulatur. *v. Herrath* (1937; 1938, 1; 1939, 3) nimmt an, daß das normale *Milzwachstum* beim Hund mit einer *Verlängerung* und *Verzweigung* des gesamten Trabekelnetzes einhergeht. Organ- und Trabekelwachstum erfolgen nicht immer gleichzeitig (vgl. *Hartwig*, 1949). In den Milzen von im Dauerlauf trainierten Hunden sind Venenbalken wesentlich zahlreicher und feiner als bei den

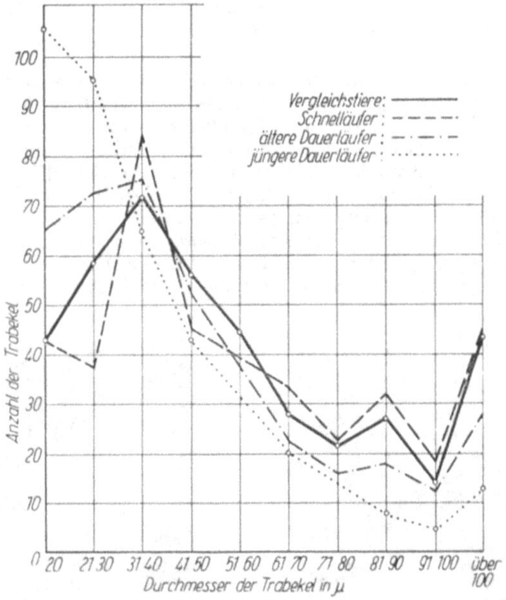

Abb. 33. Verteilung der Durchmesser von je 400 *gefäßlosen Trabekeln* in den Milzen von im Laufen trainierten *Schäferhunden* (1 Schnelläufer, 4 ältere und 4 jüngere Dauerläufer) und einiger (3) Vergleichs-Geschwister. (Nach *E. von Herrath*, Zschr. mikrosk.-anat. Forsch., Jena, 45, 1939, Diagramm 3.)

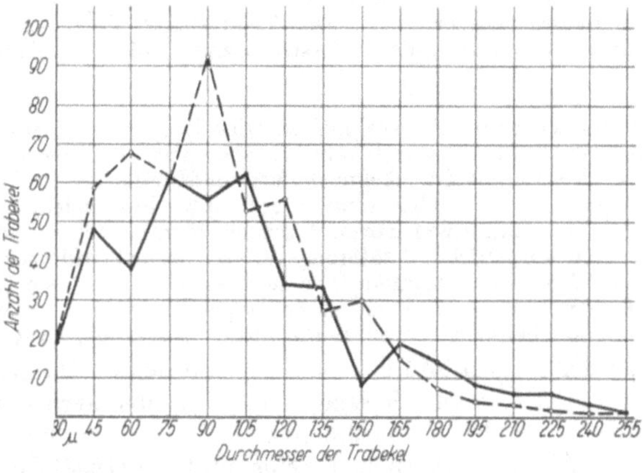

Abb. 34. Verteilung der Durchmesser von 500 gefäßlosen Trabekeln in den Milzen von zwei Erwachsenen von 21 (- - -) bzw. 38 (—) Jahren.

Vergleichstieren (*v. Herrath*, 1937; 1939, 3). Dabei ist die Wandung der feinsten Venenbalken noch verhältnismäßig dünn, enthält feinste elastische Netze und bereits wenig Muskelfasern. Die in die dazugehörigen Balkenvenen einmündenden größeren Sinus zeigen oft eine retikulär verdickte Wandung. So scheint die *Verlängerung des Venenbalkensystems* während des Wachstums mit allmählicher Einbeziehung der in die feinen Balkenvenen einmündenden Sinus einherzugehen. In einem allmählichen Umbauprozeß, in dessen Verlauf in der verdickten Sinuswandung schließlich glatte Muskelfasern auftreten, könnten so aus den Wandungen der größeren Sammelsinus bzw. Pulpavenen die feinen Venenbalken entstehen (vgl. Abb. 35, 36). — Bei der Stoffwechselmilz stellt die körperliche Arbeit mangels eines kreislaufwirksamen Erythrozytenspeichers keinen Entwicklungsreiz für das dürftig entwickelte Trabekelwerk dar.

Die Reaktionsbereitschaft und das Reaktionsvermögen der *Kreislaufmuskulatur* müssen als äußerst fein angesehen werden (vgl. *Rein*, 1933). *Hartwig* (1949) beobachtete in der Milz eines Fohlens, das wegen Mißbildung beider Vorderfüße über ein Jahr untätig im Stall gestanden hatte, ein verhältnismäßig geringer entwickeltes und weniger muskulöses Balkennetz. Die Gesetzmäßigkeiten des Verhaltens der glatten Muskulatur, von der die der Milz einen unter besonderen mechanischen und nervösen Bedingungen stehenden Sonderfall darstellt, sind noch weitgehend unbekannt. *Lange* (1940) zeigte an Organen der Ratte, daß die glatte Muskulatur bei Belastung durch reine *Hyperplasie* bei Erhaltung der Kern-Plasma-Relation bis zum 8fachen Volumen zunehmen kann. Die relativ gering entwickelte Muskulatur der Milz des Menschen und Kaninchens wird als phylogenetisch junges und fetales Merkmal möglicherweise bis zum Erwachsenenalter

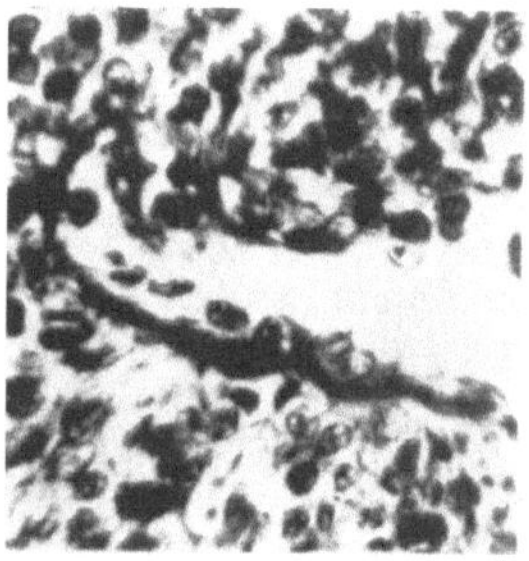

Abb. 35

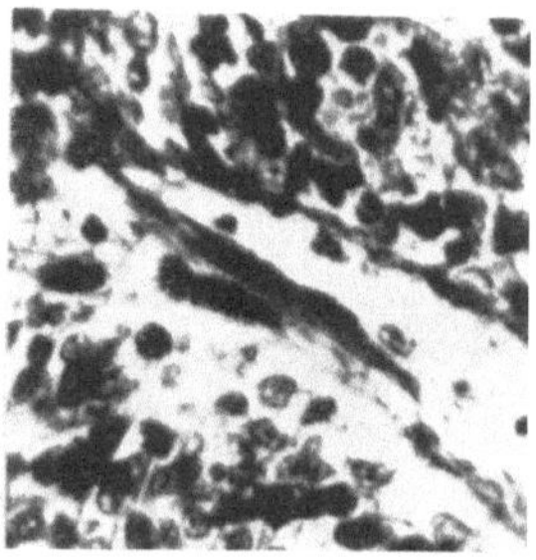

Abb. 36

Abb. 35. Bindegewebig verdickte Sinuswandung aus der Milz eines im Laufen trainierten Hundes. Azanfärbung. Vergr. 450fach. (Nach *E. von Herrath*, Zschr. mikrosk.-anat. Forsch., Leipzig, 45, 1939, Abb. 2.)

Abb. 36. Durch Bindegewebe- und Muskelfasereinlagerung einseitig verdickte Sinuswandung aus der Milz eines im Laufen trainierten Hundes. Azanfärbung. Vergr. 450fach. (Nach *E. von Herrath*, Zschr. mikrosk.-anat. Forsch., Leipzig, 45, 1939, Abb. 3.)

beibehalten und zum bezeichnenden Artmerkmal entwickelt. Die Milz des Erwachsenen würde damit zwar wesentlich eine Stoffwechselmilz sein, daneben aber eine Speichermilz fetaler Form beinhalten. Dementsprechend ist die Trabekelmuskulatur in der Milz des Kindes und Erwachsenen nicht wie in allen anderen Milzen gebündelt, sondern besteht wie in allen fetalen Milzen aus einzeln gelagerten Muskelzellen wohl primitiver Form. Daneben könnten der aufrechte Gang und die durchschnittlich geringere körperliche Betätigung für die normal vorhandene *Hypoplasie* der Trabekelmuskulatur des Menschen verantwortlich sein. — Das Trabekelnetz der Speichermilz junger Hunde und Katzen verhält sich nach wochenlanger Einwirkung niedriger Außentemperaturen noch ausgeprägter ebenso wie nach Lauftraining (*v. Herrath*, 1941, 1, 2; 1947).

Der *Entwicklung* der Kapsel und des Balkens sind neuere Untersuchungen nicht gewidmet. Nach *Ono* (1930) treten die ersten Bindegewebsfasern unterhalb des Coelomepithels gegen die Mitte des 3. Fetalmonats auf und kennzeichnen die sich entwickelnde Milzkapsel. Ähnlich äußern sich *Bergel* und *Gut* (1934) für Embryonen von etwa 50 mm Sch.-St.-Länge. Ebensowenig sind wir über die postfetale Entwicklung, Ausdifferenzierung und räumliche Anordnung des Trabekelwerkes der Säugermilz orientiert. Die ältere Literatur findet sich bei *Bennet* und *Hartmann* (1927), *Reißner* (1929), *Hartmann* (1930) und *Martin* (1951). Letzterer fand die Milzkapsel beim Neugeborenen, die sich als derbe Haut wegen der überall einstrahlenden Bälkchen nicht ohne weiteres abziehen läßt, durchschnittlich 0,2 bis 0,3 mm dick. Er unterscheidet ebenso wie *Faller* (1946) und *Baud* (1946) in der Kapsel zwei kollagene, verschieden verlaufende Faserschichten und eine dritte innere Gitterfaserschicht. Die Faserbündel der beiden kollagenen Schichten sind von mittlerer Dicke und gleichmäßig angeordnet, wobei die Bündel der äußeren Schicht von feinen elastischen Netzen umfaßt werden. Glatte Muskelzellen konnten regelmäßig, wenn auch in sehr wechselnder Menge, beobachtet werden; sie liegen meist in der Tiefe der Faserschichten. Die Frage, ob sich die Trabekel von der Kapsel aus ins Milzparenchym hinein entwickeln oder aber vom Gefäßbaum ausgehend die Kapsel erreichen, scheint noch nicht entschieden (vgl. *Reißner*, 1929; *Hartmann*, 1930; *Hartwig*, 1949; *Tischendorf*, 1953). Die Rekonstruktionen von *Martin* (1951) zeigen indessen, daß die gefäßhaltigen Trabekel der Neugeborenenmilz gegenüber der Kapsel weitgehend selbständig sind und sich anscheinend erst sekundär mit ihr verbinden (Abb. 37). Die

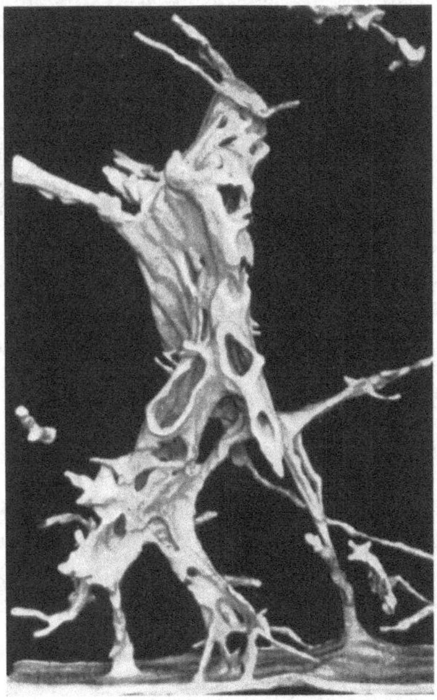

Abb. 37. Hominitmodell aus der Milz eines Neugeborenen. Venenbalken, die stellenweise bis an die Kapsel (unten) heranreichen. Die gefäßlosen Bälkchen gabeln sich häufig, bevor sie in die Kapsel einstrahlen. Die Verbindung von Trabekeln und Kapsel erfolgt meist spitzwinklig. (Nach *R. Martin*, Inaug.-Diss., Bern, 1950, Abb. 2.)

groben Gefäßbalken dringen beim Erwachsenen vom Hilus aus fast geradlinig ins Innere vor und geben dabei regelmäßig radiär verlaufende Seitenäste ab. Zwischen den Gefäßbalken und der Kapsel spannt sich das Netzwerk feiner gefäßloser Balken aus. So finden sich die größten Balkendurchmesser in Hilusnähe und übertreffen dort die Kapseldicke. Die in die Kapsel einstrahlenden schmalen Bälkchen verbreitern sich mit ihren pinselartig auseinanderstrebenden Faserzügen nach *Baud* (1946) nur in der inneren Kapselschicht. Nach *Faller* (1946) können sie auch in der mittleren Faserlage untertauchen, und sehr häufig ist beides verbunden. Danach bestimmt zunächst der Gefäßverlauf die Gestalt des Trabekelnetzes. Die Form der durchschnittlich 0,02 bis 0,03 mm dicken gefäßlosen Trabekel ist beim Neugeborenen rundlich (*Martin*, 1951). Abgeplattete Züge und flächenartige durchlöcherte Membranen, wie sie beim Erwachsenen häufig beobachtet werden (vgl. das Modell von *Bennet* und *Hartmann*, 1927 und *Hartmann*, 1930), fehlen beim Neugeborenen immer. Nach *Bennet* und *Hartmann* (1927) sind die subkapsulären Balken der Erwachsenenmilz dicker als der Kapseldurchmesser, beim Neugeborenen ist es eher umgekehrt. Auch Knotenbildungen unter sich verbindenden Balken sind viel seltener als beim Erwachsenen. Während der Balken beim Erwachsenen nach *Bennet* und *Hartmann* zwischen zwei Knotenpunkten kaum Durchmesserschwankungen zeigt, fand *Martin* in der Neugeborenenmilz sehr große und plötzliche Durchmesserschwankungen der gefäßlosen Balken und betont die häufig frei in der Pulpa endigenden Abzweigungen feinster Bälkchen (Abb. 38). *Martin* meint, daß die gefäßlosen Trabekel aus dem groben Netz der gefäßhaltigen aussprossen und diese sekundär mit der Kapsel verbinden. Im Gegensatz dazu vermitteln die gefäßlosen Balken beim Er-

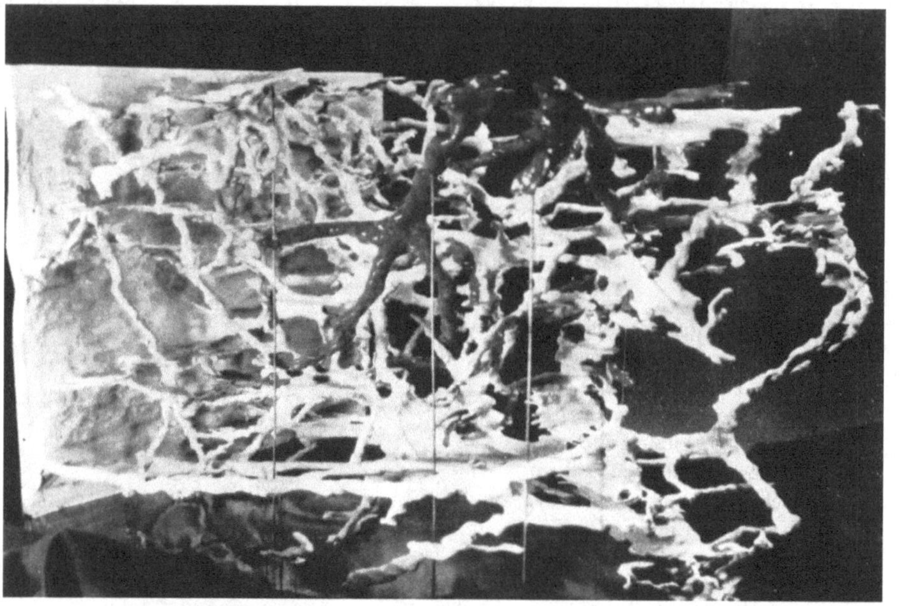

Abb. 38. Hominitmodell der Kapsel und des Balkenwerks aus der Mitte der Facies diaphragmatica der Milz eines Neugeborenen. Breite des rekonstruierten Milzstückchens: 1,3 mm; Gewebstiefe bis zur Kapsel: 1,6 mm. Schnittzeichnung bei 300facher Vergr. Dimensionen des Modells: 39 bzw. 48 cm. Die Form der gefäßlosen Trabekel ist rundlich, der einzelne Balken zeigt ausgesprochene Kaliberschwankungen. Das subkapsuläre Flechtwerk der Trabekel, welches die subkapsuläre Zone nach innen abgrenzt, ist deutlich zu erkennen. Die Arterie (dunkel) teilt sich in ihre Pinseläste. (Nach *R. Martin*, Inaug.-Diss., Bern, 1950, Abb. 3.)

wachsenen mehr den Eindruck eines zwischen Kapsel und Gefäßtrabekeln ausgespannten räumlichen Netzwerkes. Beim Erwachsenen gehen alle Bälkchen senkrecht in die Kapsel ein, beim Neugeborenen nur gelegentlich. Hier bilden sie meist wechselnd spitze Winkel, treten manchmal ausgesprochen tangential an die Milzkapsel heran und gabeln sich noch häufig vor dem Eingehen in die Kapsel. Die Verbindungen zwischen Kapsel und gefäßlosen Balken sind indessen beim Neugeborenen nicht sehr zahlreich. Die meisten gefäßlosen Bälkchen endigen in einem Flechtwerk, das der Innenfläche der Kapsel mit einem Abstand von 0,1 mm parallel läuft. Die großen Durchmesserschwankungen desselben gefäßlosen Trabekels und das Vorkommen vieler frei endigender Trabekel in der Neugeborenenmilz stehen in gutem Einklang mit den Vorstellungen von *v. Herrath* (1937; 1939) über das Wachstum des Trabekelnetzes bei jungen Hunden, das in einzelnen aufeinanderfolgenden, von den groben zu den feinen Trabekeln fortschreitenden Wachstumswellen erfolgen soll. Die in den peripheren Anteilen der Neugeborenenmilz liegenden Gefäßbalken enthalten nach *Martin* ausschließlich Venen und reichen im Gegensatz zum Verhalten beim Erwachsenen bis unmittelbar unter die Kapsel, sind gelegentlich sogar mit dieser verwachsen. Die Gestalt der gefäßhaltigen Trabekel wird vom Venensystem her bestimmt. Die kleinen Pulpavenen werden hohlkehlenartig vom Balken umfaßt und gestützt. Die Venenbalken bilden durch die zahlreichen Stigmata Malpighi eine sehr mannigfaltig gefensterte Hülle um die Balkenvenen (Abb. 39). Der gestaltende Ein-

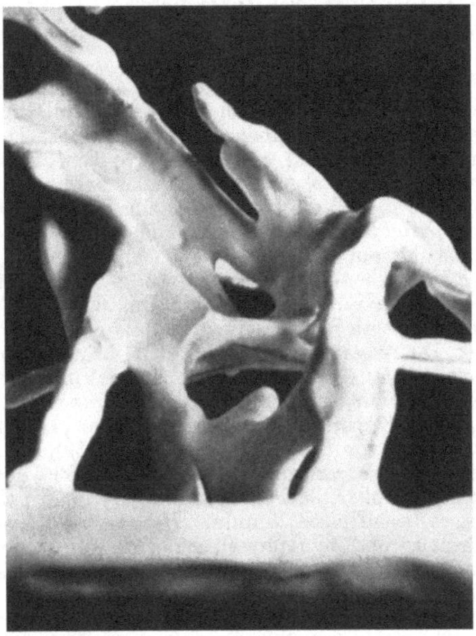

Abb. 39. Hominitmodell des in die Kapsel einstrahlenden subkapsulären Flechtwerkes der Trabekel aus der Milz eines Neugeborenen. In der linken oberen Bildecke Endigung eines Venenbalkens. Die Hohlkehle, in welcher die Vene bis zum subkapsulären Flechtwerk lief, ist deutlich zu erkennen. Kapsel im Bild unten. (Nach *R. Martin*, Inaug.-Diss., Bern, 1950, Abb. 4.)

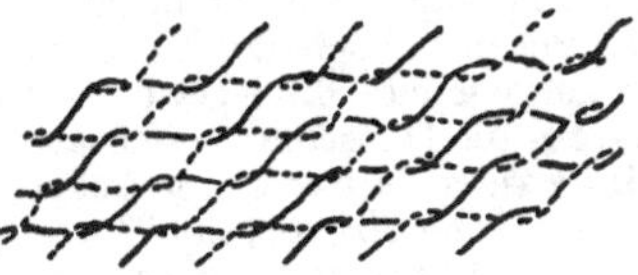

Abb. 40: Schema der Torsionen der kollagenen Fasern in der 1. subserösen Schicht der Kapsel der Menschenmilz. Die Bündel sind quer zur Verlaufsrichtung gespreizt. (Nach *H. Hofmann*, Morph. Jb., Leipzig, 90, 1949, Abb. 4).

fluß des Venensystems für das Trabekelnetz erhellt auch aus der Mitteilung *v. Heraths* (1939, 3), der die Eingliederung von Pulpavenen in das Venenbalkensystem beim Hund beschreibt.

Hofmann (1949) untersuchte den funktionellen Bau der Milzkapsel an Flächenpräparaten beim Menschen und vergleichsweise beim Kaninchen und Meerschweinchen. Das Peritonealepithel der Kapsel ist fast kubisch. Die groben gewellten kollagenen Bündel der *subperitonealen* Schicht zeigen *Torsionen* (Abb. 40), die in der zweiten *subserösen* Schicht fehlen. Diese verläuft rechtwinklig zur ersten; beide durchflechten sich nicht. Die *inneren* Kapselschichten lassen sich von den subserösen leicht abziehen, sind dicker, feiner gebündelt und in gewissen Winkeln durchflochten und überkreuzt. — Die im Gegensatz zum Kollagen einheitlichen elastischen Netze nehmen organwärts an Faserdicke zu, besitzen rhombische-polygonale Maschen und verdickte Knotenpunkte. — Die kollagenen Trabekelbündel verlieren sich radiär in den tieferen Kapselschichten. Durch Umordnung der Maschen bilden sich um die *Abgangsstellen* sternförmige Anordnungen von Kollagen und Elastin. Besondere kollagene Bündel mit verstärkten elastischen Netzen verbinden *leistenartig* die Fußpunkte der Trabekel, besonders charakteristisch beim Kaninchen. — Es finden sich vereinzelte oberflächenparallele Muskelfasern unter dem Peritonealepithel. Die wenigen in das Maschengitter eingefügten glatten Muskelzellen können das Gitter lediglich umstellen und seine Verformbarkeit ändern. *Wellung*, *Maschenbildung* und *Faltung* bedingen die Dehnbarkeit der Kapsel, die *Torsion* der Bündel die Zug- und Rißfestigkeit. Dabei steht das Elastin mit dem Kollagen in Wechselwirkung. Der Mechanismus der Milzvergrößerung und -verkleinerung ist als Zugwirkung der Trabekel auf die Kapsel aufzufassen. Nach *Pierangeli* (1954) durchflechten sich die kollagenen Bündel der Kapsel und Trabekel erst am Ende der Entwicklungsjahre; ähnliches gilt auch von den elastischen Netzen. Das in der Milz des Kindes spärliche Elastin vermehrt sich gleichmäßig mit dem Alter und bildet sich besonders in den Trabekeln senil zurück. Der Altersschwund der Muskelfasern ist in der Kapsel ausgeprägter als in den Trabekeln.

Das Verhalten der Milztrabekel bei Wundheilung, Transplantation, in der Gewebekultur und in Nebenmilzen ist in den entsprechenden Kapiteln erwähnt. — Eine Reihe von Arbeiten gibt gewisse Aufschlüsse über die Reaktionen des Trabekelnetzes auf veränderte Kreislauf- und Stoffwechselbedingungen und hormonale Einflüsse. *Marcheselli* (1930) findet die Kapsel und das Stroma in den ausgelagerten Milzen von im Laufen trainierten Hunden verdickt und vermehrt und hält diese Veränderung für eine Folge der vorgenommenen Milzpunktionen. *Berghoff* (1927) beschreibt die Bindegewebsbündel der Kapsel und der Trabekel in den Milzen teergepinselter Mäuse als aufgefasert, gequollen und kernarm. *Fontana* und *Stazzi* (1933) finden die Trabekel der Kaninchenmilz nach intravenösen Bleigaben sklerosiert, nach oraler Bleiverabreichung eine Neigung zu Fibroblastenbildung im *R.E.S.* *v. Wolff* (1934) stellte bei urämisierten Kaninchen unter anderen regenerativen Neubildungen eine Verdickung von Kapsel und Trabekeln der Milz fest. Die Arbeit von *Kunisho* (1935) bringt Einzelheiten zur Pharmakologie der Milzmuskulatur. *Koppenhöfer* (1935) rief durch Kieselsäureinjektionen eine ausgedehnte Bindegewebswucherung in der Kaninchenmilz hervor. Die bereits von *Romeis* (1923) für die Mäusemilz beschriebene ausgedehnte Kapsel- und Trabekelverdickung nach längerer Einwirkung stark erhöhter Außentemperatur wird von *Caillet* und *Simonds* (1929), die Mäuse einer trockenen Hitze von 60° aussetzten, bestätigt. Die Darlegungen von *Mertens* (1935) über den Milzkreislauf des Hundes geben einen guten Überblick über die Faktoren, die den funktionellen Zustand und die Ausbildung des Trabekelnetzes beeinflussen könnten. *Houssay* und *Lascano-Gonzalez* (1935) finden die Trabekelmenge normaler und hypophysektomierter Hunde gleichmäßig zu 23 bis 26% des Milzvolumens. Bei weißen Ratten verstärken sich Kapsel, Trabekel und das retikuläre Gerüst nach Vitamin-A-Mangelkost durch Vermehrung der kollagenen und elastischen Fasern (*Gebauer*, 1954). *Beneke* (1937) macht unter Hinweis auf ähnliche Äußerungen *Hartmanns* (1930) auf die Bedeutung des sich dauernd wiederholenden arteriellen Pulsstoßes für die Entfaltung des Trabekelwerkes von den starken Trabekelstämmen des Hilus bis zur feinsten Verzweigung in den subkapsulären Abschnitten aufmerksam. Das Trabekelnetz soll auf diese Weise vom Hilus aus von der ersten embryonalen Anlage an unausgesetzt durch den Pulsschlag geformt werden. *Beneke* stellt sich vor, daß der Pulsstoß von dem abschließenden Kapselgewebe gewissermaßen elastisch zurückgeworfen wird, wofür die besondere Stärke der elastischen Netze der innersten Kapselzone sprechen würde. Dabei sollen die von der Kapsel abgehenden Trabekel einer Überdehnung dieser durch den Stromstoß entgegenarbeiten. Die Zerteilung des arteriellen Blutstromes führt schließlich zu einem Ausgleich der Flüssigkeitsspannungen innerhalb der Pulpa und formt deren Netzwerk bis zu den feinsten Fasergerüsten, die sich nach den jeweiligen Schwankungen örtlicher Beanspruchung in einem beständigen Umbau befinden dürften (vgl. *Hueck*, 1928; 1930). — *Romanenko* (1928), *Naegeli* und *Meythaler* (1932) und *Geracitano* (1936) finden nach Abklemmung bzw. Unterbindung der Milzvene beim Hund übereinstimmend eine kollagene Verdickung bzw. spätere Sklerosierung der Trabekel. *Löffler* (1934) untersuchte beim Kaninchen nach vollständiger Unterbindung der Milzvene die Entwicklung eines Seitenkreislaufes, der durch Erweiterung bereits vorhandener Bahnen allmählich zustande kam, so daß die Milzen nach 60 bis 101 Tagen nicht degeneriert, sondern nur gestaut waren. Diese Stauung führt ebenso wie partielle Unterbindung oder Abklemmung zu einer Vermehrung des Pulpabindegewebes und zu einer kollagenen Verdickung von Kapsel und Trabekeln. *Henschen* und *Howald* (1929) konnten in der entnervten Hundemilz trotz strotzend gefüllter Trabekelgefäße keine Kapselveränderungen finden. — *Storti* (1934) bringt eine Übersicht der Milzarterienunterbindungen, ihrer Indikationen und Folgen bei Mensch und Tier. Die Kapsel der Hundemilz ist längere Zeit nach Unterbindung der Milzarterie strukturell unverändert, aber dreimal so dick wie normal; auch die Trabekel sind sehr verdickt und durch kollagene Bündel verbunden. Ebenso führen eine kontinuierliche Stauung und eine chronische Drosselung der Pfortader der Hundemilz nach ½ bis 2 Jahren zu einer beträchtlichen Verdichtung und Verdickung der Kapsel und Trabekel, in denen auch die Muskelfasern vermehrt und vergrößert sind (*Jäger*, 1931; vgl. Abb. 42, 43). — *Bhaskara Menon* (1938) studierte die Folgen verschiedener experimenteller venöser Splenomegalie. Nach vollständiger Ligatur sind die Trabekel von Ratten und Kaninchen in der stark vergrößerten Milz schmal und dünn, nach teilweiser Verlegung der Pfortader ist die bedeutend geschrumpfte Rattenmilz nach 2 bis $4\frac{1}{2}$ Monaten mit einer verdichteten Kapsel versehen, und die sehr verdickten und sklerosierten Trabekel haben eine ungleichmäßige Zusammenziehung und Lappung des Organs bewirkt, dessen Konsistenz durch leichte Fibrillenvermehrung in der Pulpa gestiegen ist. Ähnliche Befunde gelten auch für die Kaninchenmilz, in der schließlich Bindegewebsfasern von den verdickten Trabekeln aus in die Pulpa einstrahlen. Die Lappung der Milzen ist auf eine andauernde Trabekelkontraktion zurückzuführen. Auch experimentelle Phlebitis der *V. portae* und Unterbindung des linken Pfortaderhauptastes führen zu einer deutlichen Verdickung von Kapsel und Balken. Die chronische Stase nach teilweiser Unterbindung der Abflußwege zeigt nach *Storti* manche Übereinstimmung mit der Herzstauung beim Menschen, obwohl *Hueck* (1930), *Jäger* (1937, 1 und 2) und *Klemperer* (1938) die histologischen Veränderungen und den Mechanismus ihres Zustandekommens in beiden Fällen chronischer Milzstauung für verschieden halten.

In erweiterter Betrachtung können auch die Veränderungen des Milzgerüstes unter pathologischen Bedingungen für die Beurteilung des noch unklaren normalen Verhaltens bedeutsam sein. — *v. Schulz* (1937) bringt eine tabellarische Übersicht über die bisher bekannten Fälle von Hamartien (*splen in splene*) der Milz und betont das völlige Fehlen der Trabekel in drei eigenen Fällen. *Jores* (1932/33) unterscheidet bei menschlicher Leberzirrhose zwei Formen von Fasergerüstveränderungen. *Klages* (1932) beschreibt in einem 2 Jahre zurückliegendem Falle von Thrombophlebitis der Milzvene die Kapsel und Trabekel als verdickt und findet an einigen Stellen mächtige Bindegewebsmäntel um die Trabekelvenen. Bei durch primäre Blutgerinnung und Verlegung der Milzvenen entstandenen thrombophlebitischen Milztumoren ist das Trabekelnetz stets verdickt (vgl. *Bordasch*, 1936). *Jäger* (1937, 1 und 2) beschäftigt sich mit dem Zustandekommen der mächtigen Verdickung der Balken in den nach Milzvenenthrombose atrophierten Milzen. Es scheint nicht nur eine Verdickung, sondern vielleicht auch eine Vermehrung der Balkenanschnitte feststellbar (Abb. 44). Die Fibroadenie der Milz kann schließlich der aktiven Hyperämie und der remittierenden Stauung folgen. Bereits *Schulz* (1929) fand die Trabekel bei einem nicht embolisch entstandenen keilförmigen Milzinfarkt oft im gleichen Schnitt verschieden angefärbt (vgl. *Careré-Comes*, 1937). Bei akuter kardialer Stauung werden zunächst mit den ganzen Trabekeln auch die Muskelfasern wie die Elastika völlig gestreckt, so daß die Trabekel verschmälert scheinen (*Grassi*, 1935). Eine gewisse Zeit danach beginnen bei strotzend gefüllten Milzsinus die reaktiven Vorgänge am gestreckten Trabekelnetz, das der Milzfüllung gegenüber zunächst insuffizient geworden ist. Die Muskelfasern hypertrophieren im Rahmen dieser das funktionelle Gleichgewicht wiederherstellenden Reaktion und vermehren sich auch manchmal. In einem Falle zeigten sich sogar knötchenförmige, aus hypertropher glatter Muskulatur bestehende Verdikkungen der Trabekel. Dabei sind die Kerne der Muskelfasern länger als normal, die einzelne Faser selbst größer; stellenweise finden sich Anzeichen von Amitose, wogegen Mitosen nicht beobachtet wurden. Zwischen den Muskelfasern liegen ein spärliches, zellarmes Kollagen und reiche elastische Netze. Bei zunehmender Herzschwächung und Stase kann es zu einer fortschreitenden Sklerose der Pulpa kommen. In dieser letzten Phase degeneriert die Trabekelmuskulatur, verschwindet und wird narbig ersetzt; die elastischen Netze wuchern. *Grassi* unterscheidet nicht zwischen Venenbalken und gefäßlosen Balken. Die Kapsel- und Balkenmuskulatur verändert sich auch bei hepatogener Stauung stadienweise, wobei die Muskelzellen zunächst zur Überwindung des Hindernisses hypertrophieren, ihre Kerne vergrößern und sich spiralig winden. Auch hier wird das Trabekelnetz bei fortschreitendem Prozeß insuffizient und schließlich bindegewebig ersetzt. Dieses Bindegewebe aber ist nicht wie bei kardialer Stauung sklerosiert sondern verdickt Kapsel und Balken besonders durch Elastikavermehrung. *Gebauer* (1954) sieht die Vermehrung des Kollagens der Trabekel als typisch für Vitamin-A-Mangel an. Die *Gefäßmuskulatur* der Milz ist bei akuter kardialer und bei hepatogener Stauung nicht verändert. Während die Muskulatur atrophischer Milzen sonst schwindet, beobachtete *Grassi* in einigen Fällen Ansammlungen glatter Muskelfasern, die offenbar zur Muskulatur der Milzgefäße in Beziehung standen. Dieselben Muskelfaseransammlungen fanden sich oberflächenparallel auch in der Kapsel. Die Zellen stellten nach dem Aussehen ihrer Kerne einen Zwischenzustand zwischen Muskelzelle und Bindegewebszelle dar. *Feldman* (1928) beschreibt den einzigen bisher beobachteten Fall von *Leiomyosarkoma* der Milz. — *Kühne* (1937) schreibt der Kapsel, der Verteilung und dem geweblichen Aufbau der Trabekel eine Rolle für die Entstehung der Milzgewebshernien zu. Die Milzgewebshernien des Menschen, die sich gewöhnlich an der Stelle von Kapselrissen, an denen das Milzgewebe austritt, befinden, sind nach *Ramdohr* (1901, zit. bei *Kühne*, 1937) gewöhnlich von einem einschichtigen Epithel überzogen und sollen im Verlauf akuter Infek-

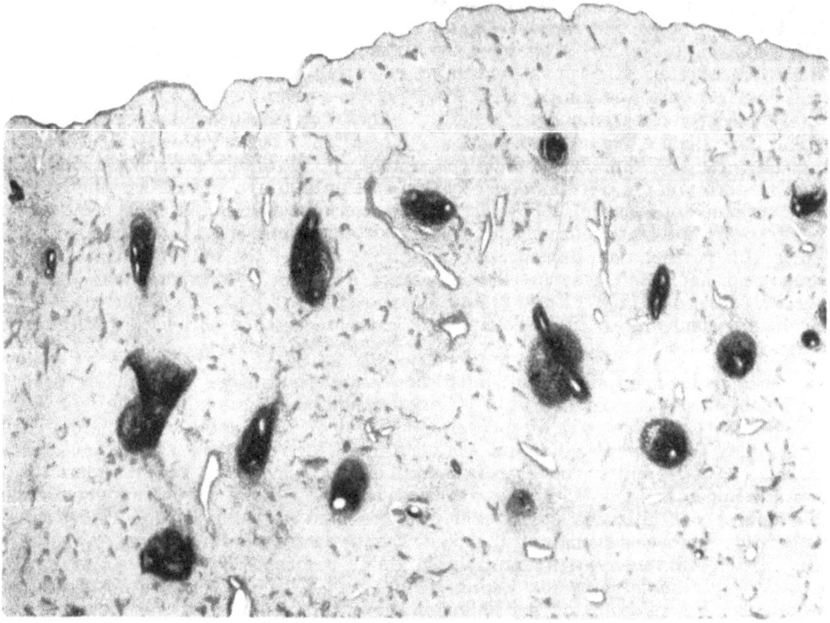

Abb. 41. Normale, mit Ringerlösung leergespülte Milz eines 2jährigen Hundes. Vergr. 14fach. (Nach *E. Jäger*, Verh. Dtsch. Path. Ges., 26, 1931, Abb. 1.)

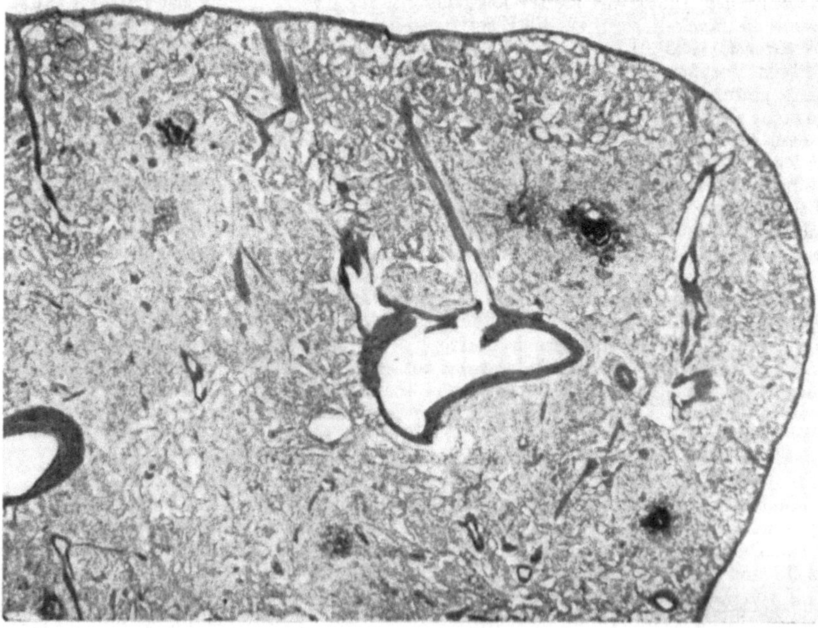

Abb. 42. Milz eines 5jährigen Hundes nach zwei Jahren *remittierender* Stauung durch umgekehrte *Eck*sche Fistel und Unterbindung der Pfortader. Umbau der roten Pulpa durch variköse Sinnserweiterung. Follikelatrophie. Vergr. 14fach. (Nach *E. Jäger*, Verh. Dtsch. Path. Ges., 26, 1931, Abb. 4.)

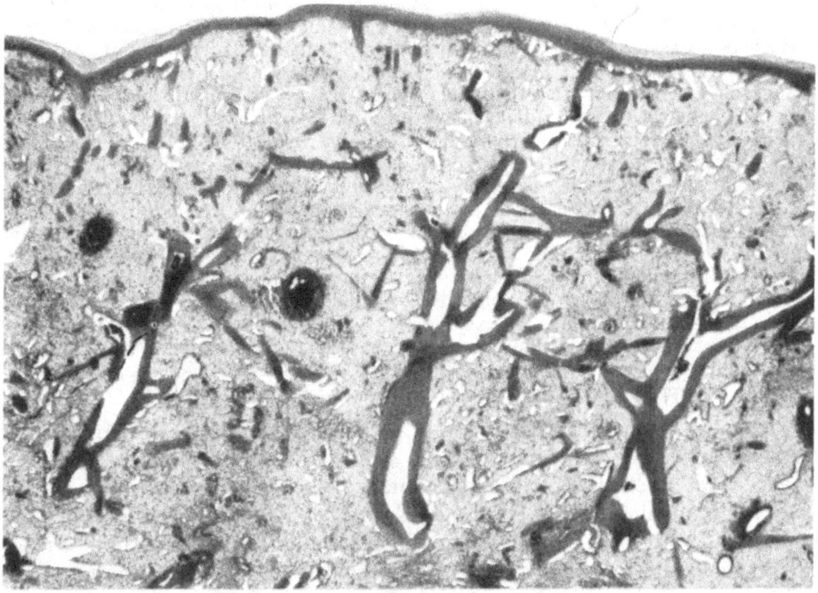

Abb. 43. Milz eines 3½jährigen Hundes nach einem Jahr *kontinuierlicher* Stauung durch Drosselung der Milzvene. Induration durch Trabekelverdickung. Follikelatrophie. Balken- und Pulpavenen erweitert. Vergr. 14fach. (Nach *E. Jäger*, Verh. Dtsch. Path. Ges., 26, 1931, Abb. 2.)

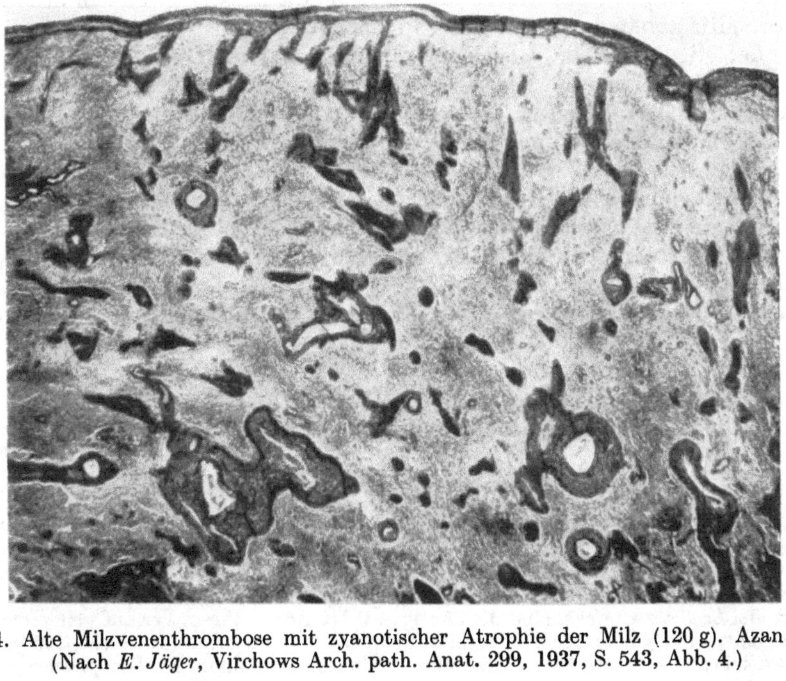

Abb. 44. Alte Milzvenenthrombose mit zyanotischer Atrophie der Milz (120 g). Azan 15fach. (Nach *E. Jäger*, Virchows Arch. path. Anat. 299, 1937, S. 543, Abb. 4.)

tionskrankheiten durch stärkste Schwellung entstehen. So konnte *Schmidt* (1910, zit. bei *Kühne* 1937) besonders im Puerperium und bei Typhus abdominalis Hernien nachweisen. Die an Zahl und Größe sehr wechselnden Hernien finden sich am häufigsten am Rand und an der viszeralen Fläche der Milz. *Schlegel* (1934) macht darauf aufmerksam, daß sie sich stets nur in unmittelbarer Nähe von Insertionsstellen der Balken an der Kapsel bilden. Milzgewebshernien wurden unter den Tieren bisher nur beim Schwein beobachtet, bei dem sie häufig vorkommen. *Kühne* fand sie unter 500 Fällen in 69,8%, besonders bei sehr fetten Schweinen und zunehmend mit stärkerer Füllung des Verdauungsapparates. *Kühne* sieht die Ursache in der besonders dünnen Kapsel und den zahlreichen stark muskulösen Trabekeln der Schweinemilz. Die starke plötzliche Kontraktion der gesamten Muskulatur bei der elektrischen Betäubung führt zu einem starken Druck auf die Bauchorgane, die innere Schicht der Milzkapsel reißt, und die äußere wölbt sich als Bruchsack vor. Eine weitere Mitteilung von *Naegeli* (1934) unterstreicht die enge Abhängigkeit zwischen Blutstrom und Trabekelnetz; bei Aneurysma der sklerotischen Milzarterie waren Kapsel und Trabekel im Hilus als Folge des verminderten Zuflusses und Druckes leicht verdickt. *Calò* (1932) beschreibt eine Wucherung der Balken weißer Mäuse bei durch Transplantationstumoren hervorgerufener allgemeiner Milzhyperplasie. Die Pulpamuskelzellen sind in den Milzen von Rind, Schaf und Schwein mit der Balken- und Kapselmuskulatur direkt verbunden (*Gosch*, 1931); das spricht für eine gemeinsame Aktion beider.

Vergleichend-entwicklungsgeschichtliche Bearbeitungen des Milzstützgerüstes fehlen bisher. — Die quantitative und qualitative Ausgestaltung des Trabekelnetzes wird von allen Faktoren mitbestimmt, die reflektorisch das Milzvolumen besonders im Sinne einer Speicherung und Entspeicherung beeinflussen. Zu diesen zählen in erster Linie die Erfordernisse der Wärmeregelung, die körperliche Arbeit, emotionelle Einflüsse, die gleichzeitig auch das Wachstum des ganzen Organs beeinflussen. Die Reflexwege für solche Wachstumsveränderungen dürften im Sympathikus und dem parallelen Adrenalsystem gegeben sein. Eine Vagusbeteiligung ist bisher schwer vorstellbar. — Die Entwicklung und Gestaltung der gefäßhaltigen Balken ist hauptsächlich vom Venensystem beeinflußt. Die Ursachen des artlich verschiedenen absoluten Trabekeldurchmessers, des verschiedenen Aufteilungsgrades der Trabekel sind teilweise bekannt. Die Stärke der Trabekel dürfte allgemein von der absoluten Größe der Milz abhängig sein. Dafür spricht, daß die meist recht kleinen *Autotransplantate* der Milz keine Trabekel besitzen. — Der Quantitativbau des Gerüstwerkes ist artlich und altersmäßig verschieden. Die Fibrose kann nicht allgemein als normale Altersveränderung gelten, besonders nicht für muskulöse Trabekelnetze, wie sie der Schweine-, Katzen- und Pferdemilz eigen sind. — Für die sicher vorhandene Beeinflussung des Trabekelaufbaues von der Pfortaderseite her gibt es bisher nur wenige Anhaltspunkte. Die Weite, die Länge und die Aufzweigungen des Balkenvenensystems müssen weitgehend oder ausschließlich von den örtlich-mechanischen Bedingungen der venösen Seite bestimmt sein, und sicher ist die wechselnde Größe und Lage der *Stigmata Malpighi* von ihr abhängig. Es scheint ein bestimmter Milztyp einem bestimmten Pfortadertyp und dessen Regulations- und Ausweichmöglichkeiten eingepaßt.

E. Die Milzgefäße und der Milzkreislauf

1. Die Arterien, Arteriolen und arteriellen Kapillaren der Milz

Hartmann (1930) und *Schabadasch* (1935) teilen Eingehenderes über den arteriellen Schenkel des Milzkreislaufes der *Nichtsäuger* mit. *Schabadasch* untersuchte vergleichend das makroskopische Verhalten der Milzarterie, insbesondere deren Herkunft und Verlauf und beurteilt ihre laufende Höherentwicklung im Zusammenhang mit der Form-, Lagen- und Größenentwicklung der Milz. Bei *Scyllium canicula* sind die häufigeren Arterien in ihrem Verlauf von verschiedenen Venen begleitet und von einer gemeinsamen Lymphscheide umgeben (*Loerbroks*, 1953). Arterien wie Venen teilen sich vorwiegend dichotomisch. Unmittelbar hinter der Lymphscheide splittert sich die Arteriole in zahlreiche Hülsenkapillaren auf. Bei *Raja batis* wird die kleine Milz durch den rechten Zweig der *A. coeliaca mesenterica*, die außer der *A. lienalis* die *Aa. curvaturae majoris dextrae*, *Rr. pancreatici* und Äste zum ganzen Dünndarm und zur Dickdarmkuppel schickt, versorgt. Die sich zum kranialen Milzpol begebende *A. lienalis* teilt sich unmittelbar vor dem Organ in 2 (3) Zweige, die dann auch die erwähnten Äste zu den Nachbarorganen abgeben. Bei *Esox lucius* stammen die Milzäste aus Gefäßen des Magen-Darm-Rohres, hauptsächlich aus der *A. curvaturae sinistrae* und den *Aa.* des Duodenumanfanges. Die *A. curvaturae sinistrae ventriculi* ist der *A. gastroepiploica sinistra* des Menschen analog. Ganz im Gegensatz zu diesem Verhalten wird die Milz von *Rana esculenta* von einem selbständigen Ast der *A. intestinalis* versorgt, der ausschließlich zur Milz zieht und sich bisweilen außerhalb der Milz noch in zwei ungleiche Äste teilt. Die Milzarterie des Krallenfrosches (*Xenopus laevis*) ist ein Ast der *A. mesenterica anterior* (*Sterba*, 1950). Die Milz von *Emys europaea* und *E. caspica* wird, wie außerdem der ganze Dünndarm, aus dem dritten, größten und kaudalsten Stamm der *A. coeliaca mesenterica* versorgt. Die *A. lienalis* entspringt gemeinsam mit einer der *Aa. intestinales*, die die distalsten Dünndarmabschnitte erreichen. Diese als *A. lieno-intestinalis* funktionierende Schlagader teilt sich vor dem Eintritt in die Milz noch dichotomisch. Bei *Lacerta viridis* zieht der kraniale, außerdem den Magen, das Pankreas und den proximalen Dünndarm versorgende Stamm der *A. coeliaca mesenterica* auch zur Milz. Dabei stellt die *A. lienalis* 2 (3) Zweige der *A. curvaturae sinistrae* dar, und von ihren kaudalsten Milzästchen zieht ein Zweig zum Pankreas. Bei *Agama caucasica* wird die Milz von 2 Ästen des langen *Truncus coeliacus* versorgt. Der Magen von *Tropidonotus natrix* empfängt durchschnittlich 4 große Stämme aus der Aorta, unter denen der kaudale gleichzeitig das Pankreas, die Gallenblase und die Milz erreicht; letztere mit zwei kleinen Zweigen.

Die Arterien der stets kleinen Milz der Kaltblüter sind damit äußerst mannigfaltiger Herkunft. Die *A. lienalis*, die in einem Falle als selbständiger Stamm auftritt, versorgt im anderen noch benachbarte Organe und ist im dritten nur ein kleiner Zweig irgendeines anderen arteriellen Stammes. *Schabadasch* hebt hervor, daß dieser Befund um so erstaunlicher ist, als der arterielle Wert des Blutes der *A. lienalis* bei Amphibien und Reptilien wegen des unvollständig getrennten Kreislaufes unvollkommen ist. Daher ist die *A. lienalis* beim Kaltblüter ein sehr enger anatomischer, nicht auch ein physiologischer Begriff. — Das verschiedenartige Verhalten der Milzarterien setzt sich bei den Vögeln fort. Bei den Raubvögeln (*Circus rufus*) ist die *A. lienalis* ein selbständiger Zweig des *Truncus coeliacus*, der in zwei ungleichen Ästen in die Milz eintritt. Auch bei den körnerfressenden Hausvögeln (*Anser domesticus*) ist die Milzarterie einzeln und tritt in das größere Kopfende der an und für sich kleinen Milz ein. Die Lichtung der Milzarterie ist hier im Verhältnis zur Organgröße aus unbekannten Gründen bedeutend. Bei *Larus cachinans* dagegen entsendet die *A. coeliaca* ebenso wie bei einigen Passeriformes zahlreiche (3 bis 5) *Rr. lienales*. Bei der Möwe sind die Milzgefäße Zweige der *A. coeliaca*, die in 4 bis 5 Stämmchen gegenüber dem Ursprung ihres zweiten Zweiges zum Magen entspringen. — Demnach ist eine laufende Vervollkommnung und Komplizierung der *A. lienalis* auch bei den Vögeln nicht vorhanden.

Nach *Yoffey* (1928/29) teilen sich die Arteriolen bei *Scylliorhinus canicula* in 3 bis 4 dickwandige Kapillaren, die Hülsen; dann öffnet sich die Bahn in die Pulpamaschen. Die Hülsen ihrerseits beginnen dort, wo die Lymphscheidenarteriolen enden. *Rumyantsew* (1939) bringt kurze Notizen über die Arterien der Teleostiermilz (speziell *Leuciscus cephalis*). Bei dem Dipnoisten *Protopterus Dolloi* dringt nach *Dustin* (1934) die ein Milzläppchen versorgende Arteriole zunächst, sich ein- bis zweimal dichotomisch teilend, in das Läppchenzentrum vor und sendet radiäre Zweige in die Pulpa. Die Arteriolen erhalten vor ihrer Öffnung in die Sinus Hülsen. In der Hülse teilen sich die Arteriolen dichotomisch in divergierende Äste, die sich nach Verlust der *Tunica muscularis* in die Sinus öffnen. *Schlarb* (1953) stellt die spärlichen älteren Angaben über den Arterienbau der Milz der Fische zusammen. Die in die Milz von *Torpedo* (*ocellata* und *marmorata*) eintretenden Arterien ziehen sogleich mit einer Lymphscheide umgeben zur Mitte des Organs. Die Lymphscheide setzt sich hier auf die sich abzweigenden Äste fort. Eine Arterie zieht vom Hilus aus subkapsulär. Die andere Organhälfte wird stets von einer Arterie aus versorgt, die an einem Nebenhilus eintritt, der dem Haupthilus gegenüberliegt. Der zwischen 80 bis 100 μ betragende Gefäßquerschnitt ist von der Milzgröße abhängig. Die *Elastica intimae* besteht aus spiralig laufenden elastischen Fasern. Die Arteriolen haben ein hochprismatisches, fast die Lichtung verlegendes Endothel, das einem dünnen Grundhäutchen aufsitzt. *Schlarb* sah die Lymphscheidenarteriolen in zwei Milzen von *Torpedo marmorata* unter streckenweisem Verlust der Media unvermittelt kesselartig weiter werden. Solche Kessel können mehrfach hintereinander geschaltet sein. In der Wandung anderer Kessel kommen wenig glatte Muskelzellen vor. *Weilacher* (1933) beschreibt die arterielle Versorgung der Gymnophionenmilz. *Hartmann* (1933) hebt das Fehlen glatter Muskulatur in den Milzgefäßen von *Pleurodeles* hervor. An das

Endothel der kleinen Arterien schließt sich, unmittelbar mit ihm verbunden, ein weitmaschiges Retikulum an, das von zahlreichen Zellen, auch Erythrozyten durchsetzt, der Hülse höherer Wirbeltiere entspricht. Die Aufteilung der *A. lienalis* ist bei *Lacerta muralis* und *viridis* verschiedenartig (*Dünzen*, 1939). Es kommt nämlich neben einer Aufteilung in zwei oder drei Äste von 60 bis 70 μ Durchmesser am Milzhilus eine erst im Organinnern erfolgende vor; manchmal legt sich die *A. lienalis* vor ihrem Eindringen in das Organ zunächst der Kapsel an und gibt von hier aus Äste in die Milz ab. Dabei durchsetzt ein Ast die Milz unverzweigt und geht zum anliegenden Pankreas. Die feinsten der stets dichotomischen Verzweigungen der Arterien im Milzparenchym ziehen hauptsächlich zu der am stärksten gewölbten Seite des Organes hin. Die pinselartigen Verzweigungen befinden sich ganz peripher am Gefäßbaum und sind schon Kapillaren. Die Wandung des Gefäßbaumes hat bei einem Durchmesser von 30 bis 40 μ bereits präkapillären Charakter; Muskulatur fehlt, obwohl die relativ große Lichtung noch der der Arterien entspricht. Die arteriellen Kapillaren sind vom Abgang von den Präkapillaren bis zu ihrer Ausmündung in die Retikulummaschen 40 bis 60 μ lang und annähernd konstant 5 bis 8 μ weit. Das Endothel ist stets gegen die Retikulumzellen abgegrenzt. Jede Kapillare ist von einem Fibrillenmantel, Endothelgrundhäutchen, eingehüllt, der sich gegen das Ende der Kapillare verliert. Gegen dieses hin gleichen sich auch die sonst spindelförmigen Endothelzellen den Retikulumzellen vor allem in der Kernform allmählich an. Die Kapillarenden sind regelmäßig etwas erweitert, jedoch nicht deutlich trichterförmig. Direkte Übergänge der arteriellen Kapillaren in die Venen sind nirgends nachweisbar. — Nach *McNee* (1931) haben alle Milzen einen lappigen Bau, bei *Varanus niloticus* ist jedes Läppchen von einer Endarterie versorgt. Beim Leguan (*Basiliscus americanus*) zerfallen die Arterien nach *Ferner* (1940) kurz nach dem Eintritt in den Hilus unvermittelt in zwei, häufig auch mehrere Äste, deren weitere Zweige gestreckt bis an die gegenüberliegende Milzoberfläche verlaufen. An den größeren intralienalen Arterienzweigen, besonders an den Abgangsstellen von kleineren Arterien, finden sich eigentümliche Sperreinrichtungen in Form mächtiger einseitiger Intimapolster, die die Gefäßlichtung halbmondförmig einengen. Die das Polster zusammensetzenden undeutlich abgegrenzten Zellen haben langgestreckte, stabförmige, chromatinarme Kerne; ihr Protoplasma erscheint bald hell und homogen, bald intensiv gefärbt. *Ferner* hält eine Drosselung und Absperrung des Blutstromes durch diese Einrichtung, die er abbildet, für möglich.

Basir (1931/32) beschreibt das Gefäßsystem der Milz von *Echidna*. Die zunächst in den Trabekeln verlaufenden Arterien treten schon bald in eine Adventitia eingeschlossen in die Pulpa über. Dabei wird die Adventitia mit Lymphozyten infiltriert, die um das Gefäß einen Mantel bilden. Danach teilt sich die Arterie dichotomisch, und auch diese Äste können noch Lymphscheiden besitzen und sich schließlich in das Pulparetikulum öffnen. Die Mehrzahl der Äste erreicht aber nicht das Retikulum, sondern bekommt ein durchbrochenes Endothel innerhalb der Lymphscheide, in deren Retikulummaschen sich das Blut ergießt. Dieser wandlungslose Blutsinus im Lympghewebe fehlt jungen Tieren; er dient beim älteren Tier möglicherweise der wachsenden Blutzerstörung. Eine Hauptarterie gelangt vom Lymphgewebe in die Pulpa, teilt sich an einem Punkte in zwei oder mehr Pinselarterien, die dichte aber schlecht begrenzte Hülsen erhalten. Die Hülsenkapillare verzweigt sich innerhalb der Hülse nicht. Nach Verlassen der Hülse wird das Gefäß trichterförmig und läßt sich schließlich nicht mehr vom Retikulum unterscheiden. Die Blutbahn scheint daher anatomisch offen zu sein, jedoch glaubt *Basir* gelegentlich einen direkten Übergang des arteriellen Schenkels in die Milzsinus beobachtet zu haben. Auch beim Alligator, Igel und bei Siphonops ist der Kreislauf offen, bei Python und Trachysaurus dagegen geschlossen.

Ono (1930) macht als einziger Angaben zur Entwicklung und Histogenese der Milzarterien beim *Menschen*. Die Mitteilung von *Barge* und *van Oijen* (1932) über das Verhalten der Milzarterie bei völliger Aplasie der Milz ist bemerkenswert. Die *A. lienalis* lief vom *Truncus coeliacus* aus am oberen Pankreasrand entlang, dabei ebenso wie dieses Organ zwischen den beiden Blättern der Hinterwand der *Bursa omentalis* liegend. Etwa in der Mitte des oberen Pankreasrandes wendete sich die Arterie nach oben, verlief zur großen Magenkurvatur und setzte sich dieser entlang als *A. gastroepiploica sinistra* fort. Wo die *A. lienalis* der Kurvatur entlang abbog, lag innerhalb der Peritonealduplikatur eine körnige wie Fett aussehende Bildung, die die Verf. ebenso wie die Arterie nicht mikroskopisch untersuchten. Kongenitale Defekte im Wandbau der Milzarterie scheinen vorzukommen. So beschreibt *Williams* (1937) eine tödliche Ruptur eines Milzarterienaneurysmas, dessen Ursachen kongenitale Mediadefekte der Milzarterie, nämlich Unterbrechung der

Mediamuskulatur an deren Gabelungsstellen, waren. Diesem Falle könnte ein weiterer von *Schuster* (1937) an die Seite gestellt werden. Bei einer 62jährigen Frau bestand ein aus mehreren sackartigen verkalkten Erweiterungen bestehendes Milzarterienaneurysma bei völligem Fehlen anderweitiger Arteriosklerose. Da sich auch an anderen Organarterien offenbar angeborene Defekte fanden, möchte *Schuster* das Aneurysma auf eine schlechte Anlage zurückführen. *Henschen* (1928) bringt in einer Betrachtung über die chirurgische Anatomie der Milzgefäße viele wichtige Feststellungen und Messungen aus älteren schwer zugänglichen Mitteilungen über das besondere Verhalten der Milzschlagader der Säuger. Er meint, daß vor allem die Auffüllung der Milzpulpa und die unter bestimmten Bedingungen, etwa bei toxischen Schädigungen eintretende plötzliche vaskuläre Abdrosselung der Milz so hohe mechanische Anforderungen an die Arterien stellen, daß schon deren *extralienale* Abschnitte in ihrem Bau der Abriegelung wie der Speicherfunktion angepaßt sein müssen. *Glaser* (1928) und *v. Herrath* (1935, 4) heben die sehr kräftige Muskulatur der *intralienalen* Arterienäste der Säugermilz hervor. Die im Verhältnis zur Masse des versorgten Organs so bedeutende Weite der Milzarterien ist schon den alten Anatomen aufgefallen. Auch *McNee* (1932) erwähnt die relativ weite Milzarterie der Säuger. *v. Herrath* (1935, 3, 4; 1939, 1; 1947) setzt bei der Säugermilz die artlich verschiedene Lichtungsweite der Milzarterie und das wechselnde Verhältnis zwischen Milzarterien- und -venenlumen zum Ausmaß ihres Erythrozytenspeichers in Beziehung und zitiert die Maßangaben älterer Autoren (1935, 4). Damit stünde das Kaliber der Milzgefäße in einem linearen Verhältnis zur Milzgröße und zum Milzgewicht. Die Milzarterie der Speichermilz ist sehr weit und das Verhältnis zwischen Milzarterien- und Milzvenenlichtung unverhältnismäßig größer als bei der Stoffwechselmilz. So betont schon *Montané* (1920; zit. bei *Steger*, 1939), daß das Lumen der *V. linealis* bei Pferd, Wiederkäuern, Hund und Katze außerordentlich weit ist. Die quantitative Ausbildung des Lymphgefäßnetzes darf bei der Aufstellung solcher Relationen nicht vernachlässigt werden. *Henschen* (1928) hat auch hier auf ältere Mitteilungen hingewiesen. *A. v. Haller* fand das Verhältnis der lichten Weite der Vene zu der der Arterie wie 676:156. *Giesker* (1835; zit. bei *Henschen*, 1928) bemerkt, daß die Wandung der Milzvene bei älteren Menschen verhältnismäßig schwächer sei als bei jüngeren, weil sich die Vene im Laufe der Jahre stark ausdehnt. *A. v. Haller* hatte schon vorher festgestellt, daß das Lumen der Milzvene im Verhältnis zur Milzarterie im Alter bis zu 5mal größer ist als in jüngeren Jahren. Die Verschiebung dieses Verhältnisses läßt auf eine mit dem Alter steigende Bedeutung der Milz als Erythrozytendepot schließen. *Home* (1808), *Bougèra* und *Cl. Bernard* (zit. bei *Henschen*, 1928) bestimmten das Verhältnis Arterie:Vene 1:5 bzw. 2:3. Dieses Übergewicht im Fassungsvermögen der Milzvene besteht in der ganzen Ausdehnung des Venensystems, vom Milzparenchym bis zur Ausmündung in die Pfortader. Die *Kapazität* der intra- und extralienalen Milzvenen ist sicher bedeutsam für das *Erythrozytendepot* in der Milz, die *Druckregulation* im arteriellen Milzkreislauf und die *Ausweichmöglichkeiten* im Pfortadergebiet. Der ryhthmische Druck der begleitenden Milzarterie soll die Blutströmung in der Milzvene begünstigen (vgl. *Hartwig*, 1949). Da außerdem noch die Trabekelmuskulatur hinter der Vene steht, braucht sie keine Klappen. Sie ist deshalb auch verhältnismäßig dünnwandig, muskelarm, weit und vor allem ausdehnungsfähig. *v. Herrath* (1935, 4) gibt das Verhältnis der Lichtungsweite der *A.* und *V. linealis* beim Kaninchen 1:1,1; beim Menschen 1:1,5 an. Die Lichtung der *V. lienalis* ist beim Pferd sogar 3- bis 4mal größer als die der Arterie, und mit der Aufzweigung der Gefäße im Hilusgebiet soll der Unterschied in den Lichtungsweiten beider Gefäße allmählich geringer werden (*Hartwig*, 1949). *Dentici*

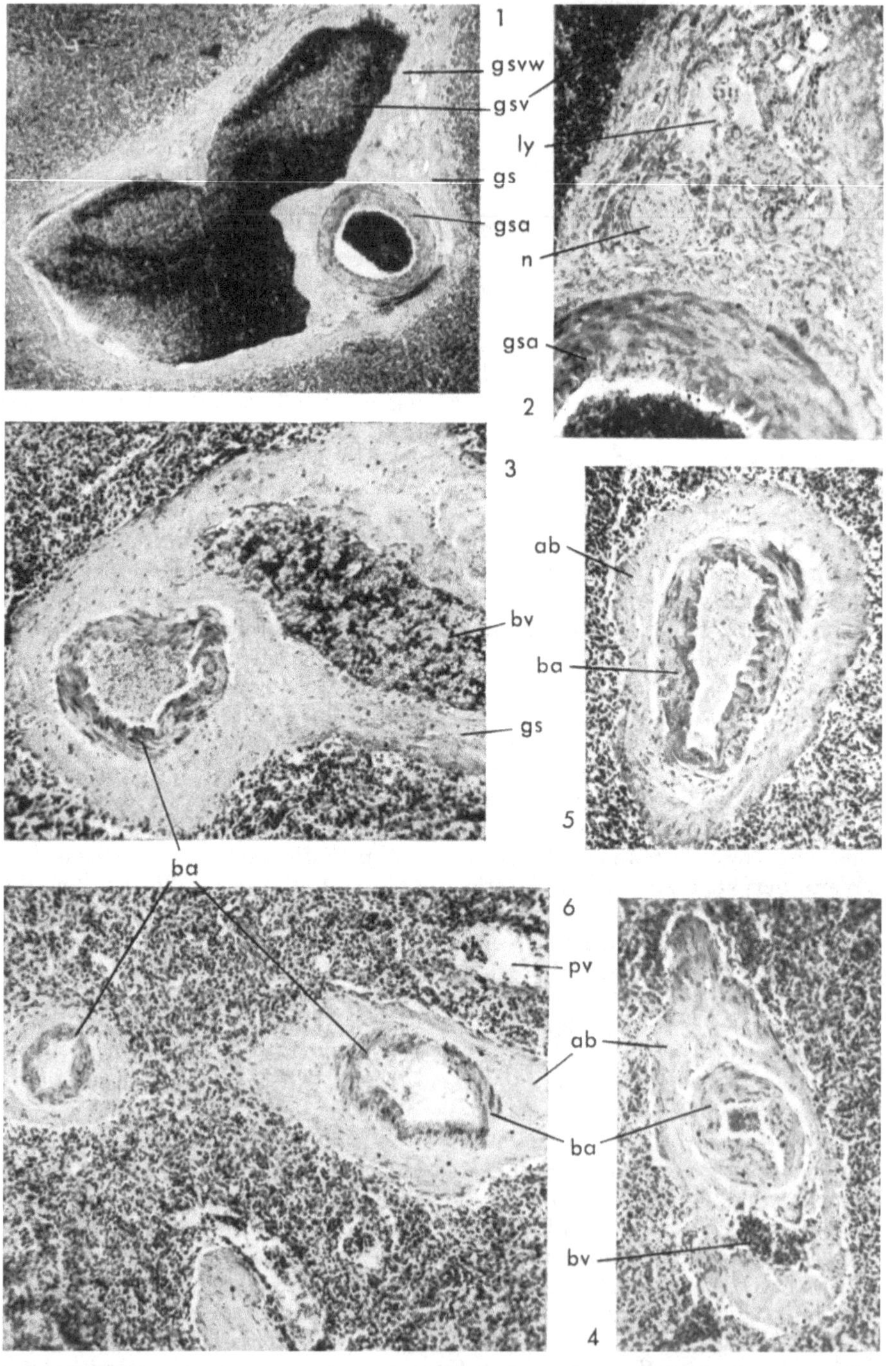

A

Abb. 45 A und B. Die verschiedenen Abschnitte der arteriellen Gefäßstrecke einer gesunden Milz vom 21jährigen Erwachsenen. — *1*: Gefäßscheide mit Anschnitten eines Milzarterien- und Milzvenenastes; *2*: Ausschnitt aus *1* mit periarteriellen Lymphgefäßen und marklosem Nervenast; *3*: Balkenarterie und Balkenvene in gemeinsamer Gefäßscheide; *4*: Dasselbe wie unter *3*, nur feinere Aufzweigung; *5*: Balkenarterie mit umgebendem Arterienbalken; *6*: Gruppierte Balkenarterien kurz nach der Aufzweigung; *7*: Gefäßscheide an einer Aufzweigungsstelle mit Balkenarterien- und Balkenvenenanschnitten; *8*: Feinere Balkenarterie kurz vor dem Verlassen des Balkens sich aufgabelnd; *9*: Pulpa-(Lymphscheiden-)arterien und Follikel-

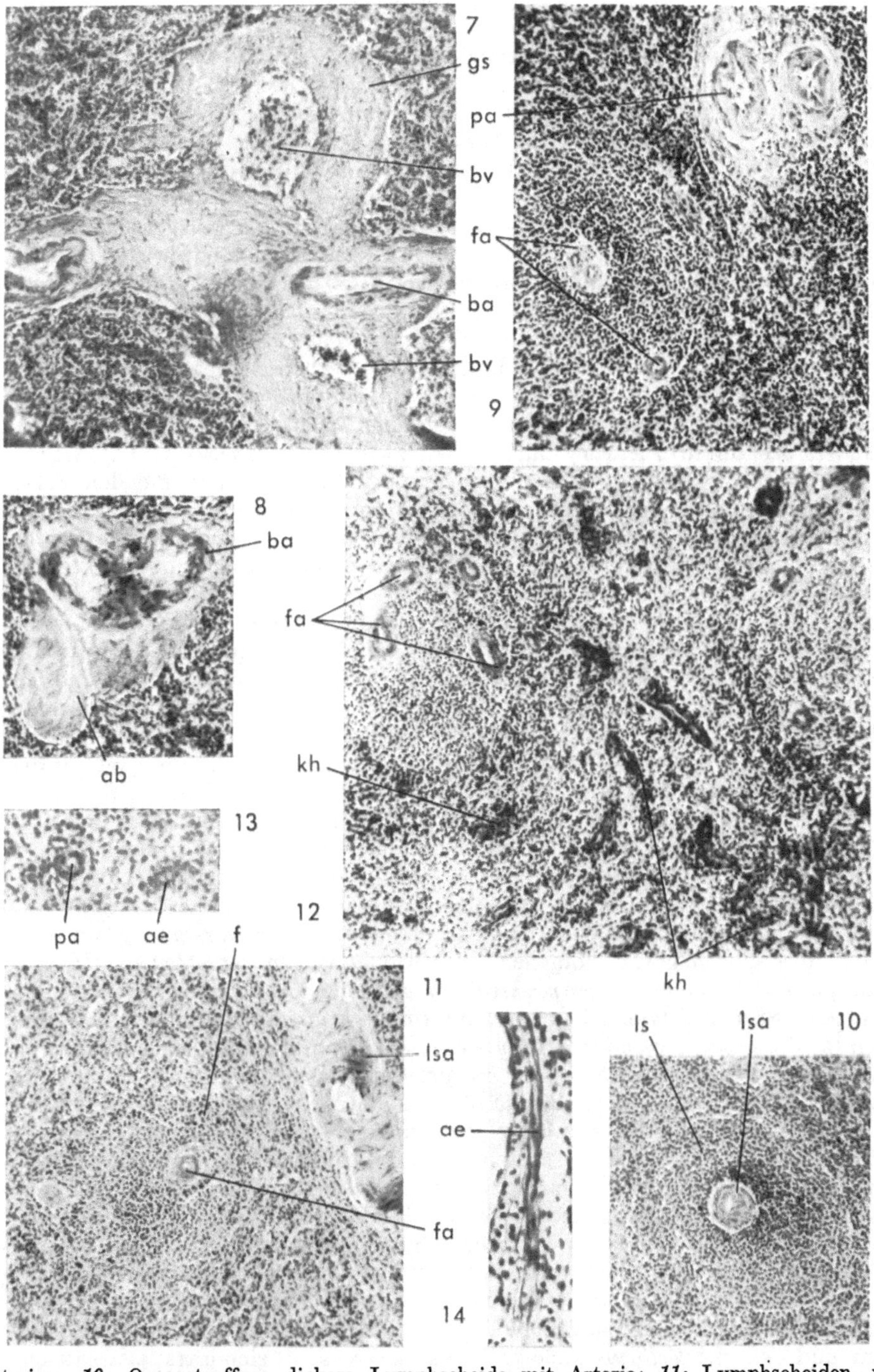

B

arterien; *10*: Quergetroffene dickere Lymphscheide mit Arterie; *11*: Lymphscheiden- und Follikelarterien; *12*: Follikelarterien und Kapillarhülsen; *13*: Quergetroffene Pulpaarteriole und arterielle Endkapillare; *14*: Längsgeschnittene arterielle Endkapillare.

Vergr.: Abb. 1: 26fach; Abb. 2, 3, 4, 5, 6, 7, 8, 9, 10, 11, 12: 196fach; Abb. 13,14: 420fach. Abb. 14, Formalin, versilbert nach *Gömöri*; alle übrigen Abb.: *Susa, H.-E.*

ab = Arterienbalken; ae = arterielle Endkapillare; ba = Balkenarterie; f = Follikel; fa = Follikelarterie; gs = Gefäßscheide; gsa = Gefäßscheidenarterie; gsvw = Gefäßscheidenvenenwandung; kh = Kapillarhülse; ls = Lymphscheide; lsa = Lymphscheidenarterie; ly = Lymphgefäß; n = Nerv; pa = Pulpaarterie; pv = Pulpavene.

(1935) stellte das Verhältnis der Lichtung der Milzarterie und Milzvene zum Milzvolumen und Milzgewicht in den einzelnen Altersklassen fest. Die Durchmesser der Arterie und der Vene verhalten sich von der Geburt bis zum 6. Monat bei einem durchschnittlichen Milzgewicht von 9,20 g fast wie 1:2. Dieses Verhältnis geht bei dem starken Gewichtsanstieg der Milz bis zum 2. Jahre bei einem durchschnittlichen Durchmesser der Arterie von 1,64 mm und dem der Vene von 2,44 mm verloren (mittleres Milzgewicht 24,2 g). Vom 2. bis 6. Jahre beträgt das Milzgewicht 36,75 g und das Verhältnis 2,86:3,97 mm; vom 6. bis 10. Jahre: Milzgewicht 62,25 g, 4,24:5,24 mm; vom 10. bis 15. Jahre: Milzgewicht 81,50 g, 5,40:6,81 mm; vom 15. bis 25. Jahre: Milzgewicht 148,6 g, 7,62:8,53 mm; vom 25. bis 45. Jahre: Milzgewicht 168 g, 7,56:8,43 mm. Im Alter von 45 bis 90 Jahren stellt sich wieder das Verhältnis 1:2 zwischen Arterien- und Venendurchmesser ein. Während aller Lebensalter bestehen in diesen Maßverhältnissen keine Geschlechtsunterschiede.

Henschen (1928) hebt hervor, daß die so auffälligen (schon durch die Maßangaben *A. v. Hallers* bekannten) Lichtungsunterschiede zwischen *A. hepatica* und *A. lienalis* zugunsten dieser für den Erwachsenen, nicht auch für das Kind und den Fetus gelten. Dieses Verhalten spricht für das phylogenetisch späte Auftreten der Depotfunktion der Milz und für ihre allmähliche ontogenetische Entwicklung bei den Säugern, wenn man das Erythrozytendepot für die Vergrößerung der *A. lienalis* verantwortlich machen will. Auch *Henschen* und *Testut* heben die *A. lienalis* als den stärksten Ast des *Truncus coeliacus* hervor. — Die Wandschichten der Milzarterien sind stark gebaut. *Wintringham* (zit. bei *Henschen*, 1928) fand die Wandung der Milzarterie bei seinen Messungen im ganzen stärker als selbst die der Aorta und berechnet das Verhältnis der Dicke der *A. lienalis* zu der der Aortenwandung oberhalb des Abganges der Nierenarterien auf etwa 13:10 oder 14,8:16 oberhalb der Teilung der Aorta in die *Aa. ilei*. Das Verhältnis der Wandstärke der Milzarterie zu der der Milzvene beträgt nach *Wintringham* 18:10, in einem anderen Falle etwa 43:10. *Henschen* rechnet die *A. lienalis* zu einem gemischt elastisch-muskulösen Arterientypus, in deren *Membrana elastica intimae* besondere isolierte, oder zu kleinen Bündeln gruppierte, längs verlaufende muskuläre Verstärkungen eingebaut sind.

Die Äste der Milzarterie zweigen fast immer rechtwinklig oder nahezu rechtwinklig ab. *Henschen* unterteilt die Milzarterie nach *radiographischer* Darstellung, um eine Übersicht über das mögliche Vorgehen bei Milzoperationen verschiedener Indikation zu gewinnen, in ein *suprapankreatisch* gelegenes Anfangssegment und ein *pankreatisches* Segment. Hier gibt es 1. den *extrapankreatischen* Verlaufstyp mit drei Abarten (a: der Stamm verläuft *suprapankreatisch*; b: der Stamm verläuft in etwa 8% der Fälle *retropankreatisch*; c: der Stamm verläuft seltener [nach *Ssoson* und *Jaroschewitz* 3%, loc. cit.] *präpankreatisch*); — 2. die sehr seltene *intrapankreatische* Lage der Milzarterie, die dabei nur selten ganz, meist nur auf ihrer mittleren Strecke im Pankreas liegt. Diese Verlaufsart kann sich mit einer *Dopplung* des Stammes verknüpfen; die Schwesterarterie liegt dabei extrapankreatisch. *Henschen* selbst unterscheidet folgende Aufzweigungsformen der *A. lienalis*: 1. eine ausnahmsweise milzinnere Aufteilung in die Organäste; 2. die gebräuchliche Aufteilung außerhalb der Milz: a) einen Hilus- oder Palmstammtypus in 10% der Fälle; b) einen pedunkulären Typus mit Endaufteilung zwischen Hilus und Pankreasschwanz in 40% der Fälle; c) einen parapankreatischen Typus mit Verzweigung zwischen Pankreasschwanz und *Truncus coeliacus* außerhalb des Pankreas; d) eine intrapankreatische Aufzweigung. Sodann stellt *Henschen* die möglichen Äste der *A. lienalis* zusammen und erwähnt dabei die Ansicht von *Ssoson* und *Jaroschewitz* (zit. bei *Schabadasch*, 1935), nach der der *Magistraltypus* am *Truncus coeliacus* wie an der *A. lienalis* der progrediente, der *zerstreute Typus* hingegen der phylogenetisch ältere, durch die ursprüngliche Polysplenie in der Organphylogenese bedingte ist. *Henschen* betont, daß der magistrale Typ gemäß dem *Poiseuille*schen Gesetz (Steigerung der Stromwiderstände mit Verengerung und Verlängerung der Gefäßbahn), welches wenigstens für laminäre gleitende Strömungsbedingungen gilt, einen fortgeschritteneren Zustand, dessen Bauform die Widerstände vermindert, darstellt. Bei früher Aufteilung der Milzschlagader in ihre Endäste finden sich gelegentlich bald nur feine, bald bedeutende, quer oder schräg verlaufende extralienale *Anastomosen*, sowohl zwischen der *A. terminalis superior* et *inferior* und deren Ästen als auch weniger bedeutende zwischen dem Stamm und seinen Ästen und der *A. polaris superior*. Ein zweites sehr wichtiges Anastomosensystem besteht konstant in Hilusnähe im Milzparenchym. *Henschen* konnte jenseits dieser Zone der Gefäßtransversalen in keinem Falle intralienale Anastomosen injizieren.

Bei der konzentrischen Altersatrophie wird die Rinde der Milz auffällig gefäßarm, wobei die über den Bandapparat kommende Nebenversorgung an Bedeutung gewinnt. *Henschen* läßt es dahingestellt, ob die perisplenitischen und intralienalen Arterien zu diesem Zeitpunkt anastomosieren. Die *A. lienalis* ist beim Kind und in einem gewissen Prozentsatz auch beim Erwachsenen noch geradlinig; sie schlängelt sich gleich der *A. temporalis superficialis* von einem gewissen Alter an (*Henschen*, 1928). Nach *Henschen* erklärt sich das mit der Beweglichkeit und den Volumenschwankungen der Milz, wobei Zahl und Grad der Windungen in einem direkten Verhältnis zur Größe der *Bewegungsfelder*, der *Gesamtbeweglichkeit* und der *Volumenänderungen* der Milz stehen sollen. Der Krümmungskonvexität entsprechen verstärkende Einbauten, der Konkavität Verdünnungen in der Arterienwandung. Außer der hämodynamischen Belastung der *A. lienalis* dürfte auch ihre Verankerung durch die *Rr. pancreatici* für die Entstehung der Schlängelung mitverantwortlich sein. Aus der Schlängelung, die zu einer temporären, und der schraubenförmigen Windung, die zu einer dauernden wirbelnden Strömung in der Arterie führt, erklärt sich die Neigung zum Umbau ihrer Wandung, der zunächst zu hypertrophischen Vorgängen, später zu einer Wanddegeneration führt. Die Aneurysmen der *A. lienalis* treten im allgemeinen nicht im frühen Alter auf. Offene und subkutane Verletzungen führen vor allem bei der Arterie der *Schwangerschaftsmilz*, die zu umschriebenerer oder ausgedehnterer Lipoideinlagerung oder Frühsklerose neigt, zu Aneurysmen. Das ist bei der stark gesteigerten nervös-reflektorischen Belastung des Milzkreislaufes unter der Schwangerschaft verständlich (vgl. *Beneke*, 1937). *Beneke* beschreibt den Zustand der Milzarterien nach spontaner Milzruptur bei einem Huhn in der Legeperiode. Die oft geschlängelten Milzarteriolen fielen durch die Dicke ihrer Media und Adventitia auf. Vor allem die Trabekelarterien zeigten eine besonders breite elastische Adventitia, eine Gesamtvermehrung der Elastika und eine hypertrophierte Muskulatur. Die extralienalen Äste der Milzschlagader bis zur A. coeliaca hin verhielten sich ebenso. Auch an den Trabekelarterien des Menschen kommen vielfache, hintereinandergeschaltete Ketten- oder Perlschnuraneurysmen von Kirsch- bis Hühnereigröße vor. *Lierse* (1955) konnte durch periodische Gaben von Östradiolbenzoat und Proluton in der Milz weiblicher Kaninchen Arterienobliterationen und in der Katzenmilz dazu intralienale Arterienrupturen erzeugen. *Wassiljeff* und *Protassewitsch* (1931) fanden das Endothel der Pulpakapillaren bei diffuser Hämangiomatose der Milz kubisch; die Endothelmasse verlegte stellenweise das Lumen. — Auch *Herxheimer* (zit. nach *Spier*, 1931; vgl. *Nixon*, 1931; *Ask-Upmark*, 1937) sah in den eigenartigen Kreislaufbedingungen den Grund für die häufige Sklerose der Milzarteriolen. Solche Bedingungen bewirken neben Gefäßverletzung, Arteriosklerose und Toxin das Zustandekommen der Fleckenmilz (*Nicod,* 1930; *Laufer*, 1933). Die Veterinäre halten die *Milzruptur* beim Pferd vielfach für ein nicht seltenes normales Vorkommnis (*Dittmar*, 1934). Wenn dabei auch die Kontraktion der glatten Muskulatur vorherrscht, darf die des Retikulums nicht außer Betracht bleiben. *Niessing* (1938/39) hat einige Bedingungen für die Kontraktilität des Zytoplasmas an den Deckzellen des Netzes untersucht. Erhöhung der *Grenzflächenspannung* (Adrenalin, Ergotamintartrat) führt zur Kontraktion, Erniedrigung (Atropin) zur Erschlaffung.

Springorum (1933) stellte an Injektionspräparaten von 50 Milzarterien Untersuchungen über die Form und Ursachen der so überaus häufigen *Schlängelung* der Milzarterie und ihrer Beziehung zum Verhalten der Milz, zur Arteriosklerose im übrigen Gefäßsystem und zu der der *A. lienalis* an. *Springorum* setzt die Luftlinie C vom Ursprung bis zur letzten Teilung der Milzarterie gleich 100. Der Index I gibt die darauf in Prozent bezogene wahre Länge der Arterienachse A zwischen diesen Punkten an:

$$I = \frac{100 \times A}{L}.$$

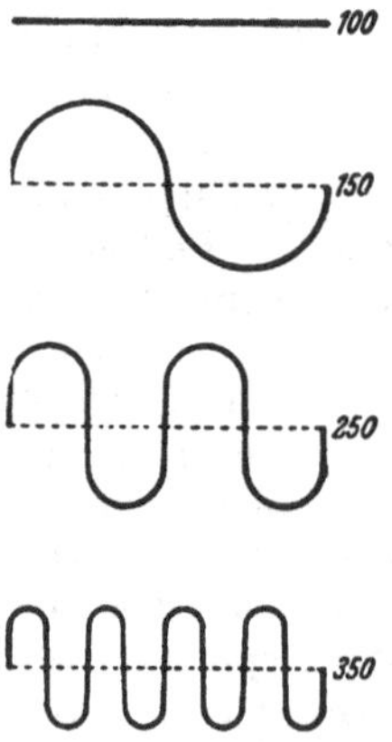

Abb. 46. Einige *Indexwerte* ($I = \frac{100 \cdot A}{L}$; siehe Text) der *Schlängelung* der Milzarterie. (Nach *W. Springorum,* Virchows Arch. path. Anat. 290, 1933, Abb. 1.)

Die geschlängelte Milzarterie kann bis über das $3^1/_2$fache des direkten Weges verlängert sein. Bei stärkster Schlängelung lassen sich zwei Typen unterscheiden: dünne, zartwandige mit stetig gesetzmäßiger Krümmung, und dicke, durch arteriosklerotische Veränderung unregelmäßig knotig geknickte. Das Mißverhältnis zwischen Arterienlänge und Luftlinie scheint zunächst durch Längsdehnung verursacht, wobei ein hohes Alter, der Einfluß durchgemachter Erkrankungen, der Grad einer bestehenden allgemeinen Arteriosklerose in der Milz selbst nicht ursächlich wirksam werden. Mit der Dickenzunahme der Arterie, wie sie das Milzwachstum begleitet, scheint ein *aktives Längenwachstum* verbunden zu sein. Wenn die an ihren Endpunkten fixierte Arterie durch solche zunächst geringfügige Verlängerung in Bogen gelegt ist, wirken die in den Krümmungen auftretenden Druckwirkungen als zusätzlicher Reiz zum Längenwachstum. Eine *passive Schlängelung* der Milzarterie entsteht auch durch jede Verlagerung des Milzhilus zur Medianlinie hin, wie sie notwendig jede Milzvergrößerung begleitet. So steht die vergleichsweise häufige und oft hochgradige Schlängelung der Milzschlagader in Zusammenhang mit der Milzfunktion. Die knotige Arteriosklerose, die bei starker Schlängelung häufiger gleichzeitig vorhanden ist, ist nicht deren Ursache, sondern ein häufigerer, wenn auch nicht notwendiger Folgezustand. Denn die nodöse Arteriosklerose tritt später als die Schlängelung auf und wird zweifellos durch sie begünstigt. Die *stetige Krümmung* wird unter dem Einfluß der sklerotischen Intimabeete in die unregelmäßige Form, die *unstetige Krümmung*, umgewandelt. — *Springorum* findet einen niedrigen Index bis 120 in nur 4 Fällen von 50. Wenn auch die Verkürzung der Luftlinie ein Grund für eine relativ zu lange Arterie sein kann, spielt doch die Arterienverlängerung bei einem Index über 200 die Hauptrolle. Eine Verlängerung ist durch Dehnung mit Verlust der Elastizität oder durch Längenwachstum möglich. Eine Abhängigkeit der Längsdehnung vom Lebensalter als Folge eines gleichmäßigen Nachgebens des Gefäßrohres (Altersabnutzung) war nicht nachweisbar (*Springorums* Material enthält nur 4 Fälle unter 40 Jahren). Die Lichtung der Milzarterie wird mit dem Alter deutlich weiter, wobei zwischen Lichtung und Verlängerung keine Beziehung besteht. Unter den allgemeinen hämodynamischen Bedingungen mag die arterielle Stauung der Milzarterie eine Schlängelung mitverursachen. Die arterielle Stauung ist bei Durchströmungsbehinderung in den Milzarteriolen am stärksten. Die dehnende Längsspannung kann dabei bis zur Höhe des auf die Gefäßwand wirkenden Seitendruckes ansteigen. Diese Bedingung scheint *Springorum* zunächst bei der Hyalinose der Milzarteriolen gegeben, wenn er auch keine regelmäßigen Beziehungen zwischen der

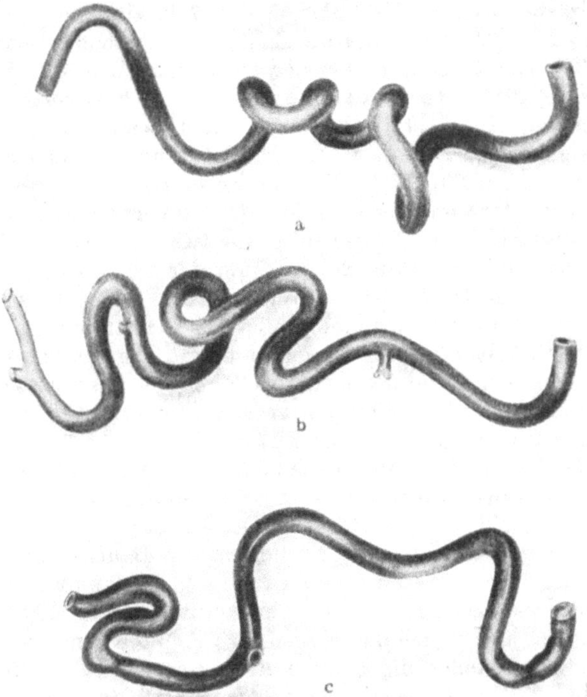

Abb. 47. *a*) und *b*) *stetige* Windungsformen, *c*) *unstetige* Knickung der Milzarterie. (Nach *W. Springorum*, Virchows Arch. path. Anat. 290, 1933, Abb. 2.)

häufigen Hyalinose und dem Schlängelungsindex fand. Mir scheint weniger der speziellere Fall der Hyalinose, als vielmehr die dauernde rhythmisch-reflektorische Abdrosselung der Milzarteriolen, die für die gröberen Gefäße von *Henschen* (1928) direkt beobachtet werden konnte, den Schlängelungsindex zu beeinflussen. Auch *Springorum* spricht von der Wirksamkeit plötzlicher Arteriolenkrämpfe. Dehnung allein führt nur zu niedrigen Indices; eine stärkere Verlängerung ist stets auf Längenwachstum zurückzuführen.

Ähnlich wie *Henschen* bespricht auch *Michels* (1942) kurz die Literatur über die Nomenklatur der *Milzarterienäste, Milzarterienanastomosen* und der *Ursprungsvarietäten.* Er untersuchte an 100 Erwachsenen (32 bis 82 Jahre) und 25 Kindern Zahl, Verteilung und Varietäten der Äste der *A. lienalis.* Die *A. lienalis* entspringt regulär rechts aus dem *Truncus coeliacus* und muß die Aorta nach links kreuzen. Ihre Länge schwankt bedeutend zwischen 8 bis 32 cm, ihre Dicke beträgt 5 bis 11 mm. *Michels* unterscheidet wie *Henschen* 4 Verlaufsabschnitte der *A. lienalis*: 1. *suprapankreatisch*

(1 bis 3 cm lang); 2. *pankreatisch.* — Hier ist die *A. lienalis* am stärksten gewunden. Wenn die *A. gastroepiploica sinistra* von diesem Abschnitt entspringt, gehört die *A. lienalis* gewöhnlich zum zerstreuten Typus; 3. *präpankreatisch.* — Hier verzweigt sich der zerstreute Typus. — 4. *prähilär.* So heißt der Abschnitt zwischen Pankreasschwanz und Milzhilus. Die Aufteilung des magistralen Typus erfolgt erst hier. — Die Milzäste der Arterien zeigen solche Varietäten, daß nicht zwei Fälle übereinstimmen. Rechtwinkliger Abgang, sehr verschiedener Durchmesser, unterschiedliche Länge und sehr häufige außerhalb des Hilus gelegene Anastomosen zeichnen die eigentlichen Milzäste aus. Die Zahl der in die Milz eintretenden Äste schwankt von 6 bis 36. Die Milzgröße bestimmt die Zahl der eintretenden Arterien nicht (vgl. *Schabadasch*, 1935). Die *A. lienalis* teilt sich trotz aller Varietäten in 80% der Fälle in 2 milznahe Äste, die *A. terminalis superior* und *A. terminalis inferior* (d. h. *R. lienogastricus* und *R. lieno-gastro-epiploicus*). Dazu besteht in 20% der Fälle als dritter Ast noch eine *A. terminalis media. Michels* fand den zerstreuten Typus viel öfter als den magistralen (70:30%). Die *Aa. terminales* selbst verzweigen sich gewöhnlich noch in Endäste und treten sehr selten unverzweigt in die Milz ein. Polarterien der Milz sind wie die der Niere häufig. Ihr Auftreten hängt sicher mit der noch nicht genügend erforschten ersten Entwicklung der Milz zusammen. Die unteren Polarterien versorgen in der Regel zu zweien einen Abschnitt zwischen zwei Einkerbungen. Gekerbte Milzen haben eine größere Zahl eintretender Arterienäste und eine verwickeltere Gefäßversorgung als glattrandige. Die Endverästelung der Milzarterien hängt so von der Form der medialen Fläche — besonders des Hilus — ab, daß man den Typus der Gefäßversorgung voraussehen kann. *Michels* beschreibt abschließend einzelne Windungsformen der *A. lienalis.*

Schabadasch (1935) bringt auch für die Säugermilz eine umfassende *vergleichende* Darstellung des Verhaltens der Milzarterien. Die kaum 0,8 bis 1 cm lange *A. lienalis* der Igelmilz zerfällt bald in zwei Stämme. Der kraniale Stamm entsendet die *A. gastrica sinistra*; sie gibt nur kleinste Ästchen zu den Bauchfellblättern, geht dann zum Milzpol und tritt sich gabelnd in das Organ ein. Der kaudale Stamm hat mehr Äste und ein größeres Versorgungsgebiet; er entspricht insofern der ganzen Milzarterie des Menschen, als er auch den Magen, das Pankreas und das große Netz versorgt. Seine Endzweige stellen die größere *A. gastroepiploica sinistra* dar, die auch Milzzweige abgibt. — Die *A. lienalis* ist bei *Spalax typhlus* ein linker Seitenzweig der *A. gastrica sinistra,* der aber in erster Linie das Pankreas versorgt, in dem er verläuft. Er gibt 6 bis 9 *Rr. lienales,* die zum kleineren Teil in den Milzpol, zum größeren in die kaudale Organhälfte eintreten, ab. Die Milzarterie von *Spalax typhlus* ist somit trotz gleicher Gattung in Form und Verzweigung von der des Igels sehr verschieden. Die *Rr. lienales* haben bei den Nagern (*Lepus caniculus*) gegenüber den Ästen zum Magen und Pankreas einen sekundären Charakter. Dementsprechend verläuft auch der Stamm der Milzschlagader zwischen Milz und Magen letzterem genähert, und die 6 bis 8 *Rr. lienales* sind nur kleine seitliche Äste dieses magistralen Stammes. Auch bei *Cavia cobaya* ist die Milzarterie ein Achsenstamm, der seitliche Zweige auch zur Milz sendet. Er liegt jedoch am oder im Pankreas und ähnelt im ganzen einer sog. *A. pancreatica longa* des Menschen. Die 3 bis 5 *Rr. lienales* entspringen als linke Seitenzweige vom Stamm. Bei der Ratte (*Mus decumanus*) verläuft die aus dem *Truncus coeliacus* stammende *A. lienalis* auf dem Pankreas und versorgt in erster Linie die Milz. Die in drei Gruppen zu unterteilenden *Rr. lienales* sind entsprechend der relativ großen Milz bedeutend. Der kraniale *R. lienalis* entspringt aus der *A. lienalis* bei deren Ursprung aus dem Dreifuß und geht zum kranialen Milzpol. Zwei kaudale *Rr. lienales* stellen hingegen Endzweige der *A. lienalis* dar, von denen der letztere noch *Rr. pancreatici* abgibt. Die Ratte besitzt keine *A. gastroepiploica sinistra.* — Die aus dem *Truncus coeliacus* stammende, zunächst einheitliche *A. lienalis* teilt sich bei den Karnivoren (Hund) spitzwinklig in zwei Hauptstämme, deren kleinerer kranialer sich wiederum in 3 bis 5 Äste verzweigt, die sich fortwährend weiter teilen und schließlich als *Rr. lienales* in die kraniale Milzhälfte eintreten. Der Isthmus der Milz begrenzt das Versorgungsgebiet dieser Äste nach kaudal, die ersten großen Äste des kaudalen Hauptstammes der *A. lienalis* gehen zum Pankreas. Danach teilt sich der Stamm in zwei gleichgroße Äste, von denen der linke 8 bis 12 *Rr. lienales* in die kaudale Milzhälfte und 2 bis 4 *Rr.* zum großen Netz entsendet, der rechte aber zur *A. gastroepiploica sinistra* wird. — Die Milzarterie der Katze stammt bisweilen zusammen mit der *A. gastrica sinistra* aus dem *Truncus coeliacus* und teilt sich in der zweiten Weghälfte in 2 Hauptstämme, deren kranialer den Kopfpol der Milz und den Magen, deren kaudaler die Milz, das Pankreas, den Magen und das große Netz versorgt. Die Milzarterie des Hundes verhält sich auch in Einzelheiten ähnlich. — Bei den Huftieren (*Equus caballus*) versorgt die *A. lienalis* vorzugsweise den Magen und die Milz, sendet nur wenige Äste zum großen Netz und keine zum Pankreas. Im ganzen sind 35 bis 40 kurze und verschiedenkalibrige *Rr. lienales* und 18 bis 20 *Rr. gastrici* vorhanden. Die Milzarterie ist also eine *A. gastro-lieno-epiploica.* — Die *A. lienalis* des Schweines erreicht als linker Zweig des *Truncus coeliacus* längs des Pankreas den Kopfpol der Milz, läuft hier entlang und gibt eine Reihe *Rr. lienales* ungleichen Kalibers ab. Auf der Hälfte der Hiluslänge entspringt eine *A. gastroepiploica sinistra.* Das große Netz wird von dieser und von der *A. lienalis* selbst versorgt. Die *A. lienalis* besitzt keine *Rr. pancreatici.* — Aus dem Anfangsabschnitt der Milzarterie des Kalbes entspringen zwei Arterien, die rechte zum Pansen, die linke zum Netz; dazu ein Stämmchen zum Pankreas. Die *A. lienalis* ist hier hauptsächlich für die Milz bestimmt, auch weil die übrigen Äste unbedeutend sind. — Die arterielle Versorgung der Milz von *Macacus rhesus* nähert sich schon weitgehend der des Menschen; die *A. lienalis* entsendet vor allem *Rr. pancreatici* und teilt sich im letzten Drittel in zwei Äste. Der stärkere kraniale zerfällt wieder in zwei Zweige, die *Rr. lienales* und *Rr. gastrici breves superiores,* abgeben. Der schwächere kaudale Ast gibt 2 bis 5 *Rr. lienales, Aa. epiploicae, Aa. gastricae breves inferiores* (2 bis 5) und die *A. gastroepiploica sinistra* ab. Die Gesamtzahl der *Rr. lienales* beträgt 11 bis 16. *Schabadasch* unterscheidet innerhalb der Tierreihe bei Säugern und Nichtsäugern formal zwei Typen der *A. lienalis*: 1. die *A. lienalis* stellt einen kleinen engen Seitenzweig des großen regionalen Gefäßes dar; sog. *einfache A. lienalis* (Fische, Amphibien, Reptilien, Vögel); 2. bei den Säugern ist die *A. lienalis* ein großer Schlagaderast entsprechender regionaler Bedeutung. Sie ist eine *komplizierte A. lienalis. Schabadasch* und andere russische Autoren (*Schewkunenko*, 1922, 1928; *Melnikow*, 1923/24; *Ssoson-Jaroschewitsch*, 1922, 1927; zit. bei *Schabadasch*, 1935) unterscheiden bei der komplizierten *A. lienalis* entsprechend der Form und Länge des Hauptstammes und dem Charakter seiner Abzweigungen einen *magistralen* von einem *zerstreuten Typ.* Der magistrale Typus charakterisiert ein Gefäß, das vom Ursprung bis zum Ende einen ununterbrochenen Stamm darstellt, der seine Individualität und Richtung trotz aller Seitenäste beibehält. Beim zerstreuten Typus geht der Stamm dagegen sofort in Zweige I. Ordnung über. Es gibt Übergänge zwischen beiden Typen. (Im Gegensatz zu anderen russischen Autoren legt *Schabadasch* seiner Typeneinteilung die ganze *A. lienalis* einschließlich aller Äste zu den Nachbarorganen zugrunde; vgl. Tab. 12.) Es handelt sich um zwei hämodynamisch verschiedene Aufbautypen des Blutbettes, die die Geschwindigkeit und das Ausmaß der Blutzufuhr zur ganzen Milz und zu ihren Teilen beeinflussen müssen.

Tabelle 12:

Typologie der Säuger-Milzarterie. (Nach *A. Schabadasch*, Zschr. Anat. Entw.gesch. 104, 1935, Seite 539, Tabelle 2).

Gattung	Tier	Zahl der aa. gastricae breves		Länge der Milz	Magentypus
		Magistraler Typus der a. lienalis	Zerstreuter Typus		
Insektivora	Igel	—	10—12	lang	einfach
	Spalax	1—2	—	mittelmäßig	Übergangstypus
Carnivora	Hund	—	8—12	lang	einfach
	Katze	—	7—12	„	„
	Fuchs	—	8—12	„	„
Rodentia	Kaninchen	3—4*	—	mittelmäßig	„
	Meerschweinchen	2—3*	—	„	„
	Ratte	—	1—2	lang	Übergangstypus
Ungulata	Pferd	10—14	—	mittelmäßig	einfach
	Kalb	1—2	—	lang	kompliziert
	Schwein	4—5	—	„	Übergangstypus
Simiae	Macacus	—	10—12	kurz	einfach
Primates	Mensch	—	2—7	„	„

* Übergangstypus der A. lienalis

Die Verteilung der Typen ist nicht an die zoologische Ordnung gebunden. Die vom Typus der Milzarterie unabhängigen *Aa. gastricae breves* sind den Säugern eigen. Die Arterientypen sind durch sprunghafte Veränderungen in der phylogenetischen Reihe entstanden. Ein solcher Sprung ist aber weder im Übergang zum Landleben, noch in der völligen Trennung des arteriellen und venösen Kreislaufes, noch im Auftreten der konstanten Körpertemperatur gegeben. So läßt sich die allgemeine Evolution des ganzen Organismus im Rahmen der Formenreihe aus den Veränderungen der Milzarterie nicht ablesen. Auch ist die in sich gleichförmige einfache Milzarterie der Nichtsäuger der komplizierten der Säuger nicht homolog. *Schabadasch* denkt sich für die Entwicklung der *A. lienalis* der Säuger kainogenetische, in der Milz selbst liegende Einflüsse wirksam; die *A. lienalis* kann in ihrer Typisierung und in jeder individuellen Abwandlung als eine sich durch Um- und Anpassung verändernde Struktur aufgefaßt werden, die örtlich-formativen Einflüssen unterliegt. Es darf auch als erwiesen gelten, daß die Arterien und Venen ihre geeignete Größe durch Anpassung an den Bedarf des Organs und dessen Kapillarbett erhalten und nicht umgekehrt. — *Schabadasch* benutzt zur vergleichenden Analyse des Aufbaus der *A. lienalis* fünf Zeichen: Anzahl, Größe und Zeitpunkt der embryonalen Anlage der durch die *A. lienalis* versorgten Organe; Anzahl der Zweige der *A. lienalis*; Ort und Zeit der Milzanlage; relatives Gewicht (Volumen) der Milz. *Schabadasch* erklärt das Zustandekommen der *Milzarterientypen* auch in Abhängigkeit von dem relativen Milzgewicht und der Größe des Milzkreislaufes. Das Kaliber der Milzgefäße würde dann durch den Umfang des Milzstrombettes bestimmt. Die *A. lienalis* ist ein Zweig irgendeiner magistralen Arterie, die sich in Abhängigkeit von der Kapazität des Milzstrombettes durch Hypertrophie fortentwickelt. — Die Zahl der Arterien ist bei den Nichtsäugern von der Organform abhängig, aber unabhängig von der Zugehörigkeit des Tieres zu einer Klasse. Die runde Frosch- und Gansmilz

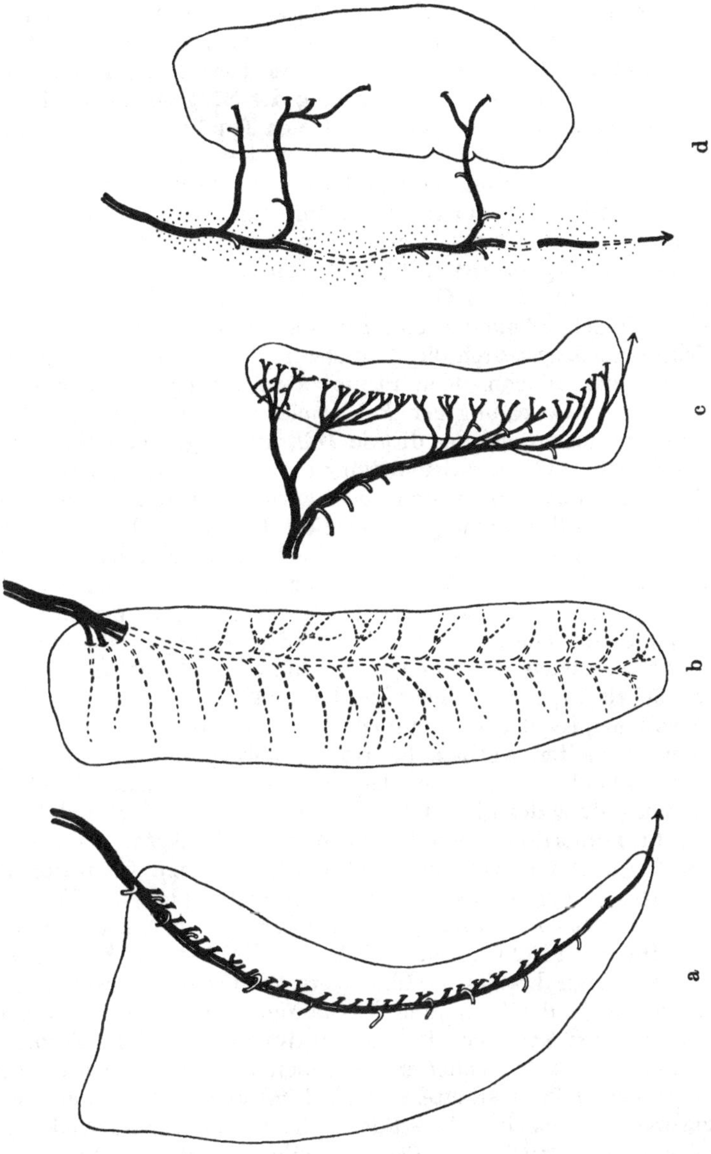

Abb. 48. *Typen* der *A. lienalis* des Säugers. *a*) und *b*) die *magistralen* Typen von Pferd und Rind, *c*) der *zerstreute* Typ beim Hunde und *d*) der Übergangstyp des Meerschweinchens. Die außerhalb der Milz verlaufenden Abschnitte der *A. lienalis* sind tiefschwarz hervorgehoben, die *Aa. gastricae breves* hohl, und die intrapankreatischen Strecken beim Meerschweinchen gestrichelt (Pankreas punktiert). In *b*) sind die subkapsulären Abschnitte gestrichelt. (Nach *G. Steger*, Morph. Jb. Leipzig, 83, 1939, Abb. 11.)

wird von einer Arterie versorgt; die Verlängerung der Milz etwa bei *Agama*, *Passeriformes* geht mit der Entstehung von 2 bis 4 parallelen kleinen Arterien einher. Dabei wird die Milz bei Entstehen ihrer Anlage im Niveau der Mittelabschnitte des Darmrohres (Knochenfisch, Schildkröte, Frosch) von der *A. mesenterica anterior* oder *A. coeliaca mesenterica* erreicht; bei Entstehen im Magenniveau aber von den Magenzweigen des *Truncus coeliacus* oder von der *A. coeliaca mesenterica.* — Die Milzarterie der Säuger muß ausschließlich innerhalb dieser Tierklasse erforscht und verglichen werden. Die phylogenetische Umwandlung der Säugermilz-Arterie verläuft nicht vom ursprünglichen zerstreuten zum magistralen Typ hin, der übrigens keineswegs als der vollkommenere gelten kann. Beide Typen sind indessen hämodynamisch in mancher Beziehung unterschieden. Das Blut wird bei gleicher bewegender Kraft und unter sonst auch gleichen Voraussetzungen im magistralen Gefäß schneller als im zerstreuten fließen. — Auf die Frage, warum in dem einen Falle der magistrale, im anderen der zerstreute Typ verwirklicht ist, gibt die *Zahl* der durch die *A. lienalis* versorgten Organe, der *Zeitpunkt* der Organentstehung und die *Milzgröße* wegen des Vorhandenseins von Regelmäßigkeiten eine gewisse Antwort. Die Milzarterie wird in frühen Entwicklungsstadien durch die *A. gastroepiploica sinistra* dargestellt. Mit dem Wachstum und der zunehmenden Strombettentfaltung der Milz hypertrophiert der proximal der Abzweigung der *Rr. lienales* liegende Teil der Schlagader der großen Magenkurvatur, so daß der distale Teil, der Magen und Netz versorgt, schließlich nur einen Seitenzweig des Grundstammes darstellt. Der proximale Gefäßabschnitt erhält entsprechend der endgültigen Form- und Lageentwicklung des Magens die systematische Bezeichnung *A. lienalis.* Sie entwickelt einen kranialen und kaudalen Ast, die beide *Aa. gastricae breves* entsenden. Der kaudale versorgt stets die Milz; der kraniale hingegen kann entweder ausschließlich den Magen versorgen oder als *A. polaris superior lienis* zur Milz gehen und dazu Magenzweige abgeben, in selteneren Fällen beide Organe gleichmäßig versorgen. Die einfachsten, embryonalem Verhalten nächststehenden Verhältnisse zeigt die *A. lienalis* des Pferdes, bei dem sie als typische Schlagader der großen Kurvatur mit Ästen zu Magen, Milz und Netz magistral ausgebildet ist. Ähnlichen, wenn auch entsprechend der Organform abgewandelten Aufbau, besitzt die Milzschlagader des Schweines. Die Mitversorgung des Pankreas verändert den Aufbau der *A. lienalis* grundsätzlich, wobei aber in der Beurteilung des Einzelfalles der Aufbau des Magens und die Dichte seines Blutnetzes, die proportionale Größe von Milz und Pankreas, das embryonal frühere Auftreten des letzteren, berücksichtigt werden müssen. Denn die schließliche Lage und Aufteilung der *A. lienalis* spiegeln in erster Linie die Unterschiede in der Reihenfolge des embryonalen Auftretens der Organe wider. Die Zunahme des relativen Milzgewichtes beeinflußt in jedem Falle das Kaliber der *Rr. lienales.* Die Abgabe großer Zweige zum kranialen Milzpol erscheint bei gleichzeitiger Hilusverlängerung als Ursache für die Ablenkung des Stammes der *A. lienalis.* Somit stellt der zerstreute Typ nur einen speziellen Fall des magistralen dar, der sich unter dem Einfluß der ungleichmäßig nacheinander entstehenden und wachsenden Organkreisläufe verändert. (Diesen Befund erläutert *Schabadasch* auch metrisch an einzelnen im Original einzusehenden Beispielen.) — Nächst der artlich so verschieden großen Bauchspeicheldrüse muß die Ausbildung des erst bei den Säugern auftretenden und sich gelegentlich mächtig entwickelnden Netzes die Entwicklung der *A. lienalis* beeinflussen, da das Netz zum Versorgungsgebiet des kaudalen Arterienzweiges zählt. Das Blutbett des großen Netzes ist nach *Schabadasch* durchaus imstande, die Teilung der Milzarterie in zwei primäre Äste hervorzuheben, nicht aber durch etwa geringere Ausbildung oder Fehlen den Milzarterienstamm zu verändern. Eine solche ausschlaggebende Rolle käme dem Netz nur dort zu, wo sein Kreislauf an sich mächtiger als die übrigen in Frage kommenden örtlichen Organkreisläufe zusammen ist. Die Zusammensetzung der Milzanlage aus getrennten Mesenchyminseln (beim Menschen drei; vgl. *Pernkopf*, 1924; zit. bei *Schabadasch*, 1935) bedingt die Bildung einer entsprechenden Anzahl von *Rr. lienales*. Die *A. polaris superior lienis* versorgt beim Menschen hauptsächlich den Magen und erst dann die Milz. *Schabadasch* hält den zerstreuten Typus der *A. lienalis* (Ratte, Hund, Katze, Igel, Macacus, Mensch) für in verschiedenem Grade verwirklicht, wenn 1. eine große Bauchspeicheldrüse, 2. eine große, spät angelegte Milz, 3. eine gut ausgeprägte *A. gastroepiploica sinistra* und *Aa. epiploicae* vorhanden sind. Die *A. lienalis* stellt so gesehen ein viszerales Gefäß dar, das bald mehr der Versorgung der einen (Magen, Pankreas, Milz), bald mehr der der anderen (Pankreas, Magen, Milz, Netz) Organgruppe dient. — Die *A. lienalis* des Kalbes steht insofern, als sie fast ausschließlich die Milz versorgt, vereinzelt da. — Trotzdem ist sie auch, wie überall, noch der stärkste Ast des *Truncus coeliacus*. Hier ließe sich m. D. daher durch Vergleich des Arterienquerschnittes mit dem Milzgewicht am leichtesten prüfen, wie groß der Blutbedarf pro Einheit Milzparenchym ist.

Schabadasch untersuchte das *typologische* Verhalten der intralienalen Aufzweigungen der *A. lienalis* an verschiedenen, teilweise röntgenologisch dargestellten Injektionspräparaten. Die dabei besonders beim Vergleich der Hunde-, Kalbs- und Pferdemilz herausgestellten Unterschiede zwischen den beiden Arterientypen erscheinen mir nicht so klar. Es bestehen vor allem keine direkten Beziehungen zwischen diesen und der quantitativen Entwicklung des Retikulums bzw. der Sinus der Pulpa, wie *Schabadasch* vermutet. Die magistrale Arterie findet sich zwar vorwiegend bei retikulumreicher Pulpa (Kalb, Schaf, Pferd), die zerstreute bei sinusreicher (Hund, Affe, Mensch); aber beim Schwein und bei der Katze ist es umgekehrt. Die Differenzierung der roten Pulpa scheint mir daher in keinem direkten Abhängigkeitsverhältnis zur groben Aufzweigung des Arterienbaumes zu stehen. Ebenso wie *Barcroft* (1926) und *Schabadasch* (1935) betrachtet auch *v. Herrath* (1935, 2 und 3; 1936; 1937; 1938, 2; 1939, 1; 1947) die Erythrozytenspeicherfunktion als eine Neuerwerbung innerhalb der Säugerreihe. *Schabadasch* läßt die Frage, ob die mit einfacher Arterie versehene Milz der Nichtsäuger ebenfalls Erythrozyten speichert, offen. Er hält die Milz für das mit dem Splanchnikusgebiet verknüpfte *arterielle*, die Leber für das *venöse Ventil* der Bauchhöhle (vgl. auch *Gorjajew*, 1932, 1 und 2). *Barcroft* (1926) sieht die funktionelle Entwicklung der Milz darin, Nebenwege zu schaffen, in welchen das Blut stagnieren kann.

Hoepke (1932) beschreibt eingehend das Gefäßsystem der Igelmilz (Abb. 49). Die starkwandigen Arterien treten oft schon in Hilusnähe aus den Balkenscheiden in die Pulpa aus und werden dort von Lymphscheiden umgeben, die dem Gefäß stellenweise nur einseitig anliegen können (1). In den Lymphscheiden treten meist abwechselnd rechts und links in dichter Folge Knötchen auf. Die Arterie entsendet einen Ast in das Knötchen und löst sich dort teilweise kapillar auf, während zwei ihrer Äste unmittelbar nach dem Verlassen des Knötchens in das Pulparetikulum ausmünden. Diesen Kapillaren kommen die einer anderen Arterie entgegen, so daß das Knötchen ausnahmsweise von zwei Seiten arteriell versorgt wird. Die meisten Knötchen sind nur einseitig versorgt. Der andere schwache, nach links abgehende Ast der Arterie 1 besitzt eine kleine Lymphscheide und geht dann ohne Hülsen in Kapillaren aus, die in das Retikulum einmünden. Er gehört zu den ganz seltenen Gefäßen, deren Äste keine Hülsen tragen. Die Arterie 2 zeigt dagegen bereits das regelmäßige Verhalten. Nach kurzem Verlauf teilt sie sich in drei Äste, von denen nur einer hülsenlos bleibt. In diesem Falle sind fünf Kapillaren von einem Komplex von Hülsengewebe umgeben. Der Abgang der nächsten stärkeren Arterie liegt innerhalb der Lymphscheide und gibt zunächst einen sich rückwärts wendenden Ast 3 ab, der das proximal von seinem Ursprung gelegene Knötchen versorgt. *Hoepke* bestätigt damit *Jäger* (1929), der hervorhebt, daß kein Knötchen von der Arterie versorgt wird, die als sog. *Zentralarterie* durch die Lymphscheide hindurchzieht. Die beiden nach oben folgenden Knötchen zeigen denselben Typus der arteriellen Versorgung, nur liegen sie distal vom Ursprung der versorgenden Arterie. Die Arterien krümmen sich regelmäßig vor dem Abgang dieser Äste; *Hoepke* sieht darin eine Vorrichtung zur Bremsung des Blutstromes. Eine zweite Arterie 5 tritt unmittelbar nach der Krümmung 4 in das Knötchen ein und verbindet sich mit dem erstgenannten Gefäß. Die Kapillarverzweigungen innerhalb des Knötchens sind sehr stark, die Kapillaren bleiben nur zum kleinsten Teil im Knötcheninnern; die meisten verlassen es und endigen nach längerem oder kürzerem Verlauf mit oder ohne Hülsen in den Retikulummaschen der Pulpa. Die Hülsen sind in großer Zahl und in sehr wechselnder Größe um die Knötchen angeordnet. Die Hülsen fast aller aus den Knötchen heraustretenden Kapillaren liegen dem Knötchen eng an, so daß ihre Enden tangential gegen dessen Oberfläche gerichtet sind. Die Kapillarenden sind mit Retikulumfasern am Knötchenrand befestigt. Der *Plasmastrom* aus diesen Kapillarenden schwemmt den Lymphozytenwall des Knötchens ab (*Hueck*, 1928, 1930). Die aus der Krümmung bei 6 entstehende Arterie und die mit 10 bezeichnete legen sich der Knötchenrandzone (Knötchenhof) und einer Lymphscheide eng an. Diese Arterien tragen im Gegensatz zu den von *Jäger* (1929) beschriebenen Hülsen. Die die Lymphscheiden verlassenden Arterien teilen sich meistens, wenn auch nicht regelmäßig. Arterie 11 könnte ein *Penicillus* sein; stärkere Aufteilungen als hier sind selten. Die arteriellen Kapillaren münden ohne kolben- oder trichterförmige Auftreibung in die Retikulummaschen aus. Die in dem Lymphgewebe verlaufenden Kapillaren besitzen ein durchlöchertes Grundhäutchen. Auch *Hoepke* beobachtete während der Monate des Winterschlafs in allen Knötchen *Hyalin*. Es ist schollig, bald der Lymphscheidenarterie angelagert, bald im Knötchenzentrum, bald dicht an dessen Kapsel vorhanden. Die Kapillarwandung läßt sich stellenweise als zuerst hyalinisiert erkennen; manchmal bilden quellende Retikulumfasern den Ausgangspunkt. Das Hyalin färbt sich mit der Azanmethode leuchtend blau. Ende April findet sich das letzte Hyalin inmitten prall gefüllter Knötchen mit großen Zentren. Der Abbau des Hyalins und der Aufbau des Knötchens finden während des Winterschlafes als normale Vorgänge statt. Nach *Hesse* (1934; vgl. *Higuchi*, 1931) befällt die Hyalinose der kleinen Arterien die Milz öfter, früher und stärker als alle anderen Organe. Sie ist schon in normalen Kindermilzen zu beobachten, kommt aber besonders häufig bei Infektionskrankheiten des Kleinkindes vor. Hochdruck soll ihr Auftreten begünstigen. — Die Penicilli setzen sich beim Maulwurf aus Lymphscheidenarterien oder Knötchenarterien fort (*Snook*, 1950). Auch die arteriellen Endkapillaren gabeln sich kurz vor der Ausmündung in die Retikulummaschen noch öfter und biegen häufig gegen das dazugehörige Knötchen zurück. An der Milz der weißen Ratte finden sich nach *Herrlinger* (1938) entsprechend der langgestreckten Hilusform 8 bis 10 Gefäßeintrittsstellen, und die *A. lienalis* teilt sich schon 1 cm vor diesen in ihre Äste auf. Der Querschnitt der Milzarterienäste, die vom Hilus bis zum Beginn der Endkapillaren von Lymphscheiden umgeben sind, beträgt nur einen Bruchteil des Querschnittes der dazugehörigen Venen. Arterien und Venen verlaufen niemals gemeinsam in einer Balkenscheide, sondern die Arterie trennt sich im Hilus sofort von den Venen. *Herrlinger* bestätigt das Vorhandensein sog. *Hofarterien* (*Jäger*, 1929). Er fand im Gegensatz zu *Riedel* (1932) keine Hülsen in der Milz der weißen Ratte. Die Knötchenkapillaren münden am häufigsten in die Knötchenrandzone aus und müssen hier die gleich nach Durchspülungsbeginn einsetzende Ausschwemmung freier Zellen verursachen. Da diese Zone venenfrei ist, liegt bei der Ratte um jedes Knötchen ein etwa 120 μ breiter Retikulumring zwischen dem Ende des arteriellen und dem Beginn des venösen Schenkels des Milzkreislaufes. *Herrlinger* nimmt für diesen Ring eine immer offene Blutbahn an. Die arteriellen Endkapillaren verlaufen oft bis zu 50 μ gerade durch die Pulpa; in Kapselnähe sind sie oft senkrecht gegen die Organoberfläche gerichtet. Alle arteriellen Kapillaren enden trichterförmig im Retikulum. Die Endkapillaren biegen nicht gegen die Knötchen zurück. — Nach *Lambertini* (1931) zeigen die größeren Arterien der Kaninchenmilz in Intima und Media feine retikuläre Züge, die in der Adventitia wenig gröber sind, sich aufzweigend feiner werden und schließlich in das retikuläre Netz der Pulpa übergehen. Die ersten Äste der Penicilli enthalten beim Meerschweinchen viele retikuläre Fasern in der Media (*Snook*, 1944). Nach *Snook* (1944) durchstoßen die Milzarterien beim Meerschweinchen vom Hilus aus die Kapsel und werden sofort von Lymphscheiden umgeben. Die arterielle Versorgung der im Verlaufe der Lymphscheiden hintereinander zahlreich auftretenden Knötchen ist so, wie *Jäger* (1928) sie angibt. Die teilweise ampullären Endigungen der arteriellen Endkapillaren gehen stellenweise weit in umgebende Sinus über. Von anderen Ampullen sollen längere Gefäße entspringen, die *Snook* arterielle Sinus nennt. Die arteriellen Kapillaren gehen gelegentlich auch in die engere Verbindung zwischen zwei Sinus über. Wieder andere arterielle Kapillaren münden trichterförmig in Retikulummaschen aus. — Ähnlich untersuchte *Snook* (1950) das Gefäßsystem der Mäuse- und Rattenmilz. Bei der Maus ziehen die von Ästen der Zentralarterie entspringenden Knötchenkapillaren reichlich anastomosierend radiär durch das Knötchen und münden in einen perifollikulären Spaltraum. Dieser ist wenigstens teilweise mit flachen, das Kapillarendothel ersetzenden Zellen ausgekleidet. Die Penicilli treten aus den sich verjüngenden Enden der Lymphscheiden hervor und gehen ohne Hülsen in sich in die Retikulummaschen öffnende Kapillaren über. Die Lymphscheide umgibt auch bei der Ratte eine Zentralarterie. Die Penicilli und Endkapillaren verhalten sich ähnlich wie in der Mäusemilz. Die hülsenlose, trichterförmig endende Endkapillare ist durch ein eng gewobenes retikuläres Faserwerk gestützt. — Die Lymphscheidenarterien der Menschen- und Katzenmilz besitzen außen auf der *Tunica muscularis* eine dünne bindegewebige Schicht, welche diese von der lymphatischen Umhüllung trennt (*Hellsten*, 1928). Eine solche Schicht ist an den im übrigen

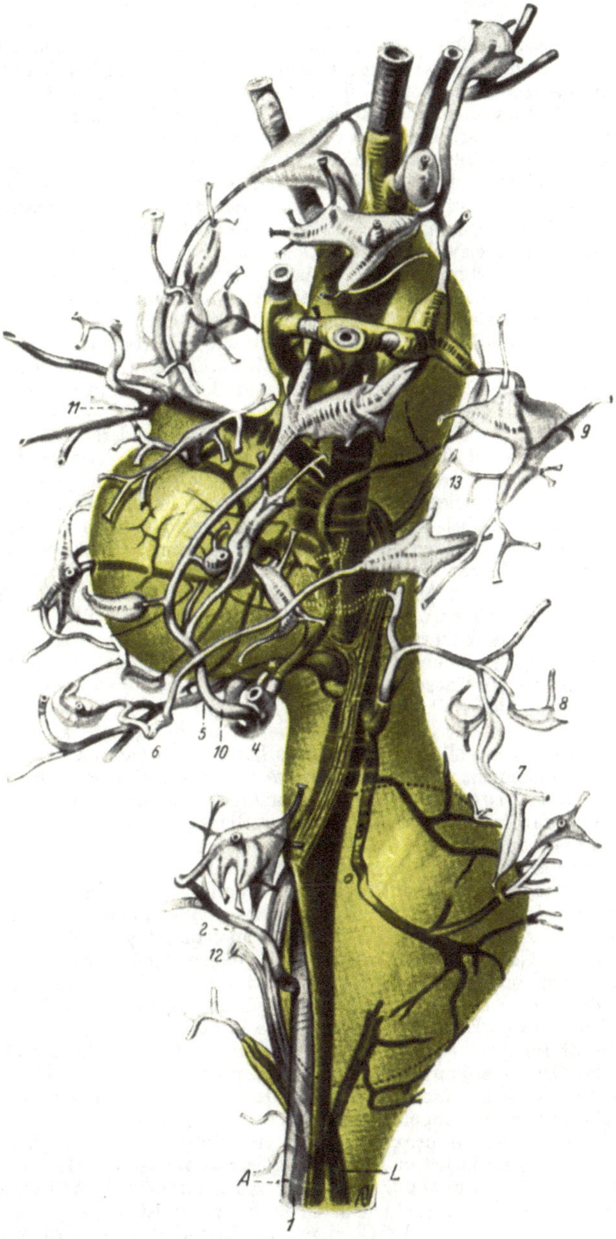

Abb. 49: Graphische Rekonstruktion des Arterienbaumes einer Igelmilz. (35 Schnitte von 10 μ Dicke, Vergr. 117fach, auf ½ verkleinert). Gelb: lymphatisches Gewebe. Grau: Hülsen. Schwarz: Lymphgefäße. A = Lymphscheidenarterie. L = Lymphgefäß. Erklärung der arteriellen Aufzweigung (Zahlen) im Text. 12 und 13: Ausmündung von Lymphgefäßen in Retikulummaschen. (Nach *H. Hoepke*, Zschr. Anat. Entw.-gesch. 99, 1932, Abb. 1.)

viel feinkalibrigeren Lymphscheidenarterien der Kaninchenmilz nicht auffindbar. *v. Hayek* (1935) vergleicht das in den Gefäßscheiden zwischen Arterien-Media und Balken gelegene lockere Gewebe (mit eingelagerten Balkenvenen) mit der *Verschiebeschicht* anderer Arterien und den in ihr gelegenen Venen. *Robinson* (1926) injizierte die Milzarterie bei Huhn, Schaf, Hund, Katze und beim Menschen mit gefärbter Gelatine und beschreibt die intralienalen Arterienäste als zentral in einem Milzläppchen (im Sinne von *Mall*, 1900; zit. bei *Hartmann*, 1930) verlaufend. *Riedel* (1932) beschreibt das Gefäßsystem der Katzenmilz. In Hilusnähe finden sich 6 bis 7 von Nerven begleitete Arterienzweige, die an ihrer ungewöhnlich kräftigen, aus einer mehrfachen Schichtenfolge glatter Muskelzellen bestehenden Media kenntlich sind. Die Intima wird durch eine breite *Elastica intimae* abgeschlossen. Diesen Hilusarterien ist eine deutliche Adventitia beigegeben. Die Arterien treten zusammen mit den Venen am Grunde gruben- bis kanalartiger Einsenkungen der Milzkapsel in das Parenchym ein. Auch in diesen Gefäßscheiden bleibt die Arterie von einem Mantel lockeren kollagenen Gewebes, das außen von der eigentlichen Gefäßadventitia liegt, umhüllt. Beide Hüllen sind durch Faseraustausch verbunden. Die adventitiellen Faserbündel umkreisen sich überkreuzend das Gefäß. Diese spiralige Anordnung steht nach *Benninghoff* (1930; zit. bei *Riedel*, 1932) in Beziehung zur Längsdehnbarkeit der Arterien. Daneben finden sich reichliche adventitielle elastische Netze, deren quantitativer Aufbau von der artlich unterschiedlichen Dehnungs- und Kontraktionsfähigkeit der Milz abhängen dürfte. Die Ausbildung eines besonderen Bindegewebsmantels zwischen Arterie und Balkenscheide spricht sonst für eine unabhängige Kontraktion von Gefäß- und Kapsel-Balkenmuskulatur. — Die Trabekelgefäße verlaufen noch eine Strecke gemeinsam, andererseits gehen besonders kleinere Trabekelarterien und -venen getrennte Wege. Die Trabekelarterien geben im ersten Verlaufsdrittel keine nennenswerten Äste ab. Zwischen mittlerem und letztem Drittel aber verzweigen sie sich spitzwinklig in mehrere Äste, deren Endstrecken dicht unter der Kapsel liegen. Die mittlere Verlaufsstrecke der Balkenarterien entsendet fast rechtwinklig mehrere kräftige Äste, die ebenso wie die oben erwähnten Endstrecken Beziehungen zu den Follikeln eingehen. *Nisimaru* und *Steggerda* (1932) beschreiben ähnliches. — Solche sich nochmals verzweigende Follikelarterien berühren einen oder mehrere, sich häufig in den Astwinkeln der Arterien entwickelnde Follikel. Jede Follikelarterie geht in eine Pulpaarteriole über, die allmählich kapillar wird. Alle Follikelarterien scheinen in gleicher Höhe aus den Balkenarterien zu entspringen. So lagern sich die Follikel an Milzquerschnitten um einen Kreismittelpunkt, der in der Gegend des Gefäßeintrittes am Hilus liegt. Das lymphatische Gewebe der Katzenmilz ist bekanntlich nur in Form von Follikeln entwickelt. Die volle Wandschichtung der Balkenarterie setzt sich, mit Ausnahme der Balkenscheide selbst, in die Follikelarterie fort. Von der Balkenscheide ziehen nur feine, sich bald verlierende kollagene Bündel in die Adventitia der Follikelarterie. Diese kann sich wiederum an von der Kapsel entspringende Bälkchen anlehnen. — Die Mediamuskulatur vermindert sich nach Passieren des Follikels auf eine Schicht; so entsteht die Pulpaarteriole, deren dünnere Adventitia sich dazu noch auffasert, die Anfärbbarkeit mit Anilinblau verliert und schließlich vom Retikulin nicht mehr unterscheidbar ist. Auch die übrigen Wandschichten der Pulpaarteriole bauen sich peripherwärts allmählich kapillar um. *Riedel* nennt diese Umbauzone, die besonders weit und geschlängelt ist, *Übergangsstück*. Es ist durch angelagerte vereinzelte Muskelzellen gelegentlich sanduhrförmig eingezogen. Die weite vor der Hülle liegende (*präglumäre*) Arteriole soll wohl einen plötzlichen starken Blutzufluß auffangen und eine gleichmäßige Blutzufuhr zum Retikulum gewährleisten. — Da die Gefäßbahn schon kurz vor Erreichen der Hülse kapillar ist, unterscheidet *Riedel* einen *prä-*, *intra-* und *postglumären* Abschnitt der arteriellen Endkapillare; ersterer ist erweitert. Das Endothelrohr baut sich aus langen, spiralig angeordneten Zellen mit homogenem Zytoplasma auf, dessen ovale Kerne weit in das enge Lumen vorspringen. Die engste Stelle liegt in der Hülse. Die oft im gleichen Organ regional verschiedene Weite der Milzgefäße ist vom Füllungszustand des Organs abhängig. Das Kapillarlumen ist nur in der Hülse relativ konstant und nicht so erweiterungsfähig. Das Endothelrohr der arteriellen Kapillare wird von einer zytoplasmatischen Hülle mit außen eingelagerten Retikulumkernen umscheidet — *Adventitia capillaris* im Sinne *Marchands* — die proximal in die Arteriolenmedia übergeht. Eine sich kräftig färbende Abgrenzung zum Endothel und äußeren Plasmasaum könnte als *Kapillargrundhäutchen* angesprochen werden, denn es bleibt auch an der Hülsenkapillare erhalten, wo die *Adventitia capillaris* in das Hülsengewebe übergeht. Das Grundhäutchen ist keine geschlossene Hülle mehr (vgl. für den Hund *Teitel-Bernard*, 1931); denn die Endothelzellen verlieren schon innerhalb der Hülse mehr und mehr den seitlichen Kontakt und sind durch schmale Spalträume geschieden. Diese Trennung verstärkt sich nach Verlassen der Hülse zum trichterförmigen Übergang der arteriellen Endkapillare in das Retikulum. Das Grundhäutchen hat sich hier in getrennte zytoplasmatische Lamellen mit eingelagerten Gitterfasern aufgelöst, die die Endothelzellen rings umfassen. Die Kapillaradventitia erscheint so als ein besonders differenziertes Pulparetikulum, das mit der Aufspaltung des Endothelrohres seine eigentliche Gestalt wiedergewinnt. Die Fest.

stellung *Onos* (1930), nach der die arteriellen Kapillaren zu gewisser Zeit von jungen mesenchymalen Retikulumzellen umgeben werden, spricht in diesem Sinne. *v. Herrath* (1935, 4) macht zum Bau des Arteriensystems einiger Säugermilzen kurze Angaben. Beim Kaninchen haben die Arterien ausschließlich innerhalb der nur sehr kurzen Balkenscheide eine eigene Adventitia. Die *Tunica media* ist sehr stark und die Elastika vor allem als *Elastica interna* gut ausgebildet. Erst kurz vor der trichterförmigen Ausmündung der kurzen arteriellen Endkapillaren in das Pulparetikulum verlieren sich auf kurzer Strecke allmählich Muskulatur und Elastika, aber auch hier sind selbst kleinere Pulpaarteriolen noch recht muskulös. Nach *v. Herrath* tritt das sehr verzweigte Trabekelnetz der Katzenmilz in vielfache charakteristische Beziehung zum arteriellen System. Dort, wo die Pulpaarterie in den Follikel eintritt, treten oft Balken an sie heran. Eine Verbindung des Balkens mit den Pulpaarteriolen, bisweilen auch mit dem besonders weiten präglumären Abschnitt, ist häufig. Feine Bälkchen verbinden sich, viel öfter noch als beim Hund, in gewissem Winkel mit den Hülsen, wobei die Muskelfasern an der Hülse enden. Die Bindegewebsfasern der Hülse gehen in die Retikulumfasern der Hülse über. Die Frage, ob die Beziehungen Balken — arterielles System wahllos vorkommen oder örtlich festliegende sind, ist offen. Im blühenden Follikel besteht ein reiches Netz anastomosierender enger Kapillaren. Von diesen gehen radiär Kapillaren aus, die sich in der Randzone hülsenlos, oft noch vorher gegen den Follikel umbiegend, in die Retikulummaschen öffnen. Die arterielle Endkapillare ist nicht so lang wie beim Hund und öffnet sich stets trichterförmig in die Retikulummaschen, weit von den Venenanfängen entfernt. Die der Ausmündung gegenüberliegenden Retikulummaschen können besonders weit sein. — *Dolgo-Saburoff* (1927) untersuchte beim Hund die Rolle des Gefäßsystems des großen Netzes für die kollaterale Blutgefäßversorgung der Milz nach verschiedener Unterbindung der Milzarterie. Da der Mensch ebenso wie der Hund eine *A. gastro-omento-pancreatico-lienalis* hat, sind die Ergebnisse übertragbar. Die Beweglichkeit des großen Netzes ist wichtig für die Wiederherstellung der Blutzufuhr zu den Nachbarorganen. Die Unterbindung der *A. lienalis* zentral vom Abgang der *Aa. gastricae breves* fordert nach *v. Haberer* (zit. bei *Dolgo-Saburoff*, 1929) die Entwicklung eines kollateralen Blutkreislaufes, wogegen eine periphere Unterbindung in der Nähe des Hilus zur Organnekrose führt. Auch nach den Ergebnissen älterer Autoren kommt dem Lig. gastrolienale eine gewisse Rolle in der kollateralen Blutversorgung der Milz zu. *Pescatori* und *Muzzarelli* (1938) stellten bei Hunden nach Pfortaderverlegung einen suffizienten Kollateralkreislauf durch die in die Bauchwandmuskulatur verlagerte dekapsulierte Milz her. Jedenfalls verträgt auch der Hund eine Unterbindung des Hauptstammes der *A. lienalis*, bei der sich die mikroskopische Struktur der Milz nicht ändert. Schließlich unterscheidet *Dolgo-Saburoff* (1927, 1929) zwei Gruppen von Kollateralen außerhalb des Systems der *A. lienalis*. Die eine besteht aus den in der Nähe des Hauptstammes gelegenen und von den Arterien der Bauchspeicheldrüse entspringenden Kollateralen; die zweite geht vom *Arcus epiploicus magnus* aus. *v. Herrath* (1935, 4) betont unter Hinweis auf die älteren Befunde von *v. Skramlik* und *Durán-Cao* (1925) und *Lauda* (1933) den segmentalen Charakter der intralienalen Milzarterienäste für die Katze und für den Hund. Er findet die Pulpaarterien und -arteriolen individuell verschieden muskulös und elastisch. Bei beiden Tieren sind die gerade verlaufenden Pulpaarteriolen, die erst kurz vor Erreichen der Hülse ihre Muskulatur und Elastika verlieren, hervorzuheben. Die von Lymphgefäßen begleiteten Balkenarterien liegen zunächst mit der Balkenvene und den Nerven, von einer Adventitia aus kollagenen Bündeln, elastischen Fasern und wenig Muskulatur umgeben, innerhalb der Balkenscheide. Wo die Balkenarterie den Balken verläßt, verliert sie vorher schon ihre allmählich immer spärlicher gewordene Adventitia und grenzt schließlich vor ihrem Übergang in die Pulpa mit ihrer Media unmittelbar an den Balken. Die gestreckt verlaufende arterielle Endkapillare ist etwa so lang wie die Hülse und mündet keulenförmig erweitert in die Pulpamaschen aus. Wie vorher bereits *Hartmann* und *Oberniedermayr* (zit. bei *Hartmann*, 1930) fand auch *v. Herrath* (1935, 4) hier und da direkte Übergänge der arteriellen Endkapillaren in die Milzsinus. Der gelegentlich um die Hülsen der Hundemilz entwickelte Fasermantel teilt sich der Endkapillare, sich allmählich verjüngend, noch eine Strecke weit mit. Die große Zahl von Gefäßscheiden und Balkenarterien jeden Umfanges kennzeichnet die Fleischfressermilz. Beim Kaninchen und Menschen, noch mehr beim Schwein, den Wiederkäuern und beim Pferd ist die Gefäßscheide verhältnismäßig kurz und nur in Hilusnähe wenig verzweigt. — Im Hilus der Schweinemilz treten Arterien, Venen, Nerven und Lymphgefäße, letztere zur Seite der Arterien und Nerven liegend, in eine gemeinsame starke Adventitia gelagert und von einer Balkenscheide umgeben, in die Milz ein. Arterien, Nerven und Lymphgefäße sind samt ihrer Adventitia, in der sie liegen, innerhalb der Balkenscheide auf eine längere Strecke hin fast in ihrem ganzen Umfang von der weitlumigen Balkenvene umgeben. Je mehr sich Arterien und Nerven gemeinsam von den Balkenvenen trennen, um so mehr gelangen die ersteren in den Venenbalken hinein und werden schließlich ganz von ihm umschlossen. Der Venenbalken ist an solchen Stellen stark verdickt. Arterie und Nerv verlassen die Venenbalken und liegen dann in eigener, sich aber schnell verlierender Balkenscheide, wobei die Arterie noch immer eine starke Adventitia, in die der Nerv eingelagert ist, besitzt. Die lange, sich oft noch ein- oder mehrmals gabelnde Endkapillare mündet vornehmlich in der Nähe der Lymphscheiden und Follikel trichterförmig aus. — Auch bei Schaf und Rind verlaufen Arterie, Lymphgefäße, Vene und mächtige Nerven, die an Umfang die Arterie noch übertreffen, in gemeinsamer verhältnismäßig dünner Gefäßscheide, die sich schon nach kurzem Verlauf — für die Venen eher als für die Arterien — verliert. Die beim Rind kräftigeren Gefäßscheiden verlieren sich etwas später. Die Arterie, die adventitiellen Nerven (2) und Lymphgefäße liegen nach der Trennung von der Vene in gemeinsamer Balkenscheide. Die Pulpaarterien und -arteriolen der Wiederkäuer sind verhältnismäßig weit und wenig muskulös, besonders beim Schaf. Die an den großen Pulpaarterien zunächst recht kräftige Elastika verliert sich mit der Aufzweigung der Arterien schnell, so daß sie an den Pulpaarteriolen kaum noch nachweisbar ist. Die sehr lange und gerade arterielle Endkapillare mündet trichterförmig aus. Nach *Gosch* (1931) läßt sich in den Milzen des Rindes, Schweines, Schafes und der Ziege das Einbiegen von Pulpamuskelzellen in das *Stratum musculare* kleiner Pulpaarterien beobachten. Es bleibt unentschieden, ob hier nur eine bindegewebige Anheftung oder Verschmelzung mit den Muskelfasern der Media vorliegt. Auch *Tischendorf* (1951) betont funktionelle Beziehungen der Pulpamuskulatur beim Schwein, Rind und Schaf zu den Pulpaarteriolen und Kapillarhülsen. Das Arteriensystem in der Pferdemilz ist von *v. Herrath* (1935, 4) und von *Hartwig* (1949) untersucht. Eine gemeinsame Balkenscheide umgibt am Hilus die Arterie und die in ihrer Adventitia liegenden Nerven und Lymphgefäße und die weite Vene. Bald verliert sich der Balken um die Vene und sie liegt der Arterie auf eine weite Strecke als eine weite Rinne an. Dann trennt sich die Vene von der Arterie und diese liegt, von adventitiellen Nerven und Lymphgefäßen umgeben, in einer starken Balkenscheide. Die Nerven zweigen sich ab und werden noch eine Strecke weit von der Balkenscheide begleitet, bevor sie in die Pulpa gelangen. Zuletzt schließt die sich sehr verdünnende Gefäßscheide nur die Arterie mit den begleitenden Lymphgefäßen ein. Die Lymphgefäße begleiten die Pulpaarterie als adventitieller Plexus. Arterien und Arteriolen sind durchweg muskelstärker und enger als beim Rind, die Elastika verhält sich etwa wie bei diesem. Die lange gerade Endkapillare mündet ampullenförmig in die Retikulummaschen aus. Nach *Hartwig* haben die Arterien des Hilusgebietes eine kräftigere Media als die Balkenarterien; die Adventitia verhält sich umgekehrt. Die *Elastica interna* ist bei den Hilusarterien relativ dünner als bei den Balken- und Lymphscheidenarterien. Die Balkenarterien rücken um so mehr in die Peripherie des Arterienbalkens, je weiter dieser in die Milz eindringt. Die Balkenarterien besitzen eine gut entwickelte Adventitia (vgl. *Reißner*, 1929, und *v. Herrath*, 1935, 4 gegen *Hartmann*, 1930). Die auf die muskulöse Media der Balkenarterie folgende Lage grober elastischer Netze ist nicht die Grenze zwischen Gefäß und Arterienbalken, sondern die zwischen Media und Adventitia, und daher als *Elastica externa* aufzufassen. Die Adventitia besteht hier aus spiralig verlaufenden kollagenen Bündeln mit mehr oder weniger groben, parallel geschalteten elastischen Netzen. Die gesamte Adventitia der Balkenarterie entspricht qualitativ dem Aufbau des Balkeninnern gröberer gefäßloser Balken. Die Elastika verstärkt sich wieder an der Grenze von Adventitia und Balken. *Hartwig* meint entgegen *Hartmann* (1930), daß die Adventitia der Gefäßteil ist, der den von außen kommenden Zug- und Druckkräften Hemmungen entgegenzusetzen hat. Angesichts der starken Balkenmuskulatur der Pferdemilz hält er die Kräfte des Balkens für stärker als die der muskulösen Media des Gefäßes, und das Gefäß müßte sich daher wohl mehr dem Balken als der Balken dem Gefäß anpassen. Die bei der Kontraktion der Balkenmuskulatur auftretenden Zugkräfte dürften in der Länge auf die Arterie wirken. Die kollagenen Bündel der Adventitia der Gefäßscheiden- und Balkenarterien verlaufen damit übereinstimmend meist stärker gewellt. Die starke Media der Balkenarterie macht etwa die Hälfte der Wandstärke aus. Da die Media für die Aufrechterhaltung des Gefäßquerschnittes verantwortlich ist, ist das Verhältnis zwischen Media und Stärke der Gesamtwandung der Arterie nach *Hartwig* für die Beurteilung des funktionellen Zustandes des Gefäßsystems verwertbar. Die relative Dicke der Media gibt einen Anhalt für die Beurteilung der verschiedenen Blutdruckschwankungen, die in den Balkenarterien herrschen. Die Media der Balkenarterien ist bei älteren Pferden nicht nur relativ, sondern auch absolut dicker als bei jüngeren. In den einzelnen Gefäßabschnitten lassen sich in jedem einzelnen Falle geringe Unterschiede in dem Verhältnis Media : Wandstärke ermitteln. Die Hilusarterien haben in jedem Alter die relativ stärkste Media, und das Verhältnis Media : Wanddicke schwankt bei ihnen zwischen 1 : 1,2 und 1 : 1,4. Die relative Dicke der Media nimmt nach dem Eintritt der Arterie in die Balkenscheide immer mehr ab. Die beiden elastischen Membranen werden von der Hilus- bis zur Pulpaarterie relativ stärker; ein Umstand, der für die Beurteilung der in den einzelnen Gefäßabschnitten unterschiedlichen Druckbeanspruchung wichtig ist. Denn die elastischen Membranen sind in den Hilusarterien auch absolut nicht viel mächtiger als die der kleinsten Balkenarterien, die damit relativ elastischer sind. Der Blutstrom findet in ihnen durch den nachgeschalteten Sperrmechanismus in den Pulpa-

Tabelle 13:

Das Verhältnis der Mediadicke: Gesamtdicke der Balkenarterienwandung bei verschieden alten Pferden. (Nach *H. Hartwig*, Zschr. mikrosk.-anat. Forsch. 56, 1949, Seite 332).

Fohlen,	$^3/_4$ Jahre:	Mediadicke	:	Wanddicke	=	1 : 2,2
Fohlen,	1 Jahr :	„	:	„	=	1 : 2,2
Fohlen,	2 Jahre :	„	:	„	=	1 : 2,4
Pferd,	10 Jahre:	„	:	„	=	1 : 1,7
Pferd,	20 Jahre:	„	:	„	=	1 : 1,7

arteriolen und Hülsen einen erhöhten, sich in Längsspannungen (vgl. *Benninghoff*, 1930) ausdrückenden Widerstand. Die Elastika bildet durch alle Wandschichten der Balkenarterie ein einheitlich zusammengefügtes System, von dessen adventitiellen Fasern immer Züge in die Balkenelastika übergehen, so Balken und Arterien zu einer Einheit verbindend, die wohl zunächst konstante Strömungsverhältnisse aufrechterhalten soll. Die Balkenarterien entsenden stets kleinere muskelschwächere und weniger elastische Äste, die zur Versorgung des mächtigen Balkens selbst dienen. — Die in die Pulpa ziehende Arterie wird vom Balken nur noch zangenförmig umgriffen. Hier lagern sich zunehmend Lymphozyten in die schon vorher aufgelockerte Adventitia der Balkenarterie ein. Die Lymphozytenmäntel der schließlich resultierenden Lymphscheidenarterien sind beim Pferd stets schmal und oft unterbrochen. *Hartwig* betrachtet wenigstens die proximale kollagene und elastische Lymphscheide noch als Arterienadventitia. Die Lymphscheide ist durch eine Lage von Retikulumzellen gegen die Pulpa abgesetzt. In der Peripherie der Lymphscheide laufen der Arterie elastische Netze parallel. Über die Entstehung des spärlichen retikulären Anteiles der Lymphscheide ist nichts bekannt. Die Media der Lymphscheidenarterie unterscheidet sich nicht von der der Balkenarterie. Den Follikelarterien fehlt eine ausgesprochene Adventitia. Die Pulpaarteriolen biegen teilweise wieder zum Knötchen um, teilweise verästeln sie sich in der roten Pulpa weiter. Dabei legen sich die Arteriolen entweder tangential dem Balken an und werden in dessen unmittelbarer Nähe zu Hülsenkapillaren, oder die Arteriolen und Hülsenkapillaren liegen den Pulpavenen an. Die Penicilli der Pferdemilz verlaufen in allen Richtungen, einige biegen gegen die zugehörige Lymphscheide zurück (*Snook*, 1950). Die Pulpaarteriole verläuft vor der Endverzweigung mit Hülsen etwa 1 mm schnurgerade (*v. Herrath*, 1935, 4; *Hartwig*, 1949). *Hartwig* beobachtete neben ampullenförmigen auch trichterförmige Endigungen der Endkapillare und hält sie nicht für flüchtige funktionelle Zustandsbilder. — Die Penicilli der Katzenmilz entspringen an spitz zulaufenden Enden der Lymphscheidenarterie, verzweigen sich und verlaufen etwas gewunden (*Snook*, 1944). Die Knötchenkapillaren gehen aus exzentrisch gelegenen Arterien hervor. Die Penicilli in der Hundemilz verhalten sich ähnlich. Die mit Sinus und Hülsen eng zusammengelagerten Endkapillaren sehen in der Hundemilz ampullenförmig aus. — Beim Rind endigen die aus den sehr gestreckt verlaufenden Penicilli schließlich hervorgehenden arteriellen Kapillaren vielfach in der Knötchenrandzone zusammen mit den hülsenlosen Knötchenkapillaren.

Jäger (1929) hat die Gefäßversorgung der *Malpighi*schen Körperchen in ihrer Abwandlung in der Milz eines 38jährigen Hingerichteten rekonstruiert (Abb. 50). *Jägers* und auch *Onos* (1930) Befunde wurden von *Imai* (1940) bestätigt. — *Jäger* beschreibt zunächst das Gefäßsystem des *blühenden* Follikels. Bemerkenswerterweise beteiligt sich die Follikelarterie, der der Follikel aufsitzt, nicht unmittelbar an dessen Versorgung. Wo ein *Malpighi*sches Körperchen einer Arterie anliegt, entspringen aus dieser ein oder dicht nebeneinander mehrere kleinere Gefäße, die sich sofort dichotomisch aufteilen (*Penicillus*). Meist zieht nur ein Ast geradlinig in die rote Pulpa, wo er zu endigen scheint. Die übrigen streben ebenso wie kleine Seitenzweige, die der gerade Stamm abgibt, sich weiter dichotomisch verästelnd, allseitig auseinander. Diese Arterien enden nur zum kleinen Teil in der Pulpa, meist biegen sie schließlich rückläufig in Richtung auf den Hof des eigenen oder fremden Follikels, oder seltener zur Lymphscheide der Arterie, der sie sich tangential anlegen, um. Dabei erhalten sie die aus dichtem Retikulum bestehende Hülse. Das sich verzweigende

Gefäß geht innerhalb dieser in Kapillaren über, die sich im Hof des *Malpighi*schen Körperchens verlieren. — Es scheint, daß von diesen hülsentragenden Ästen solche (2 bis 4) unterschieden werden müssen, die mit Sicherheit keine Hülsen erkennen

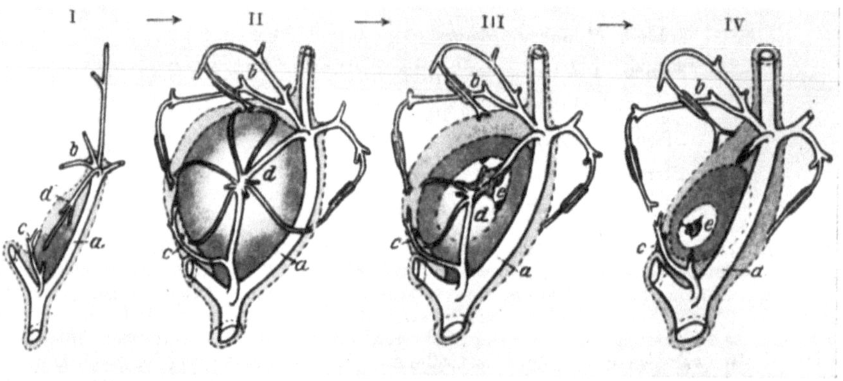

Abb. 50. Schematische Darstellung der Gefäße des Malpighischen Körperchens der Menschenmilz während seiner Involutionsphasen (I—IV). I Follikelbildung, II blühender Follikel mit ausgebildetem Innennetz, III Rückbildung mit Hyalinablagerung am Innennetz, IV Übergang in das Ruhestadium unter Verlust des Innennetzes. *a* Follikelarterie, *b* Hülsenarterie bzw. Penicillus, *c* Hofarterie, *d* Innennetz, *e* Hyalineinlagerung. (Nach *E. Jäger*, Zschr. Zellforsch., Berlin 8, 1929, Abb. 3).

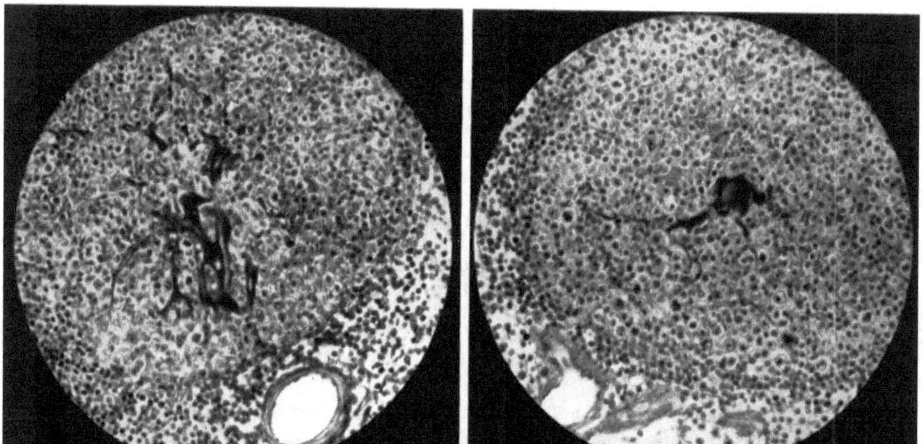

Abb. 51. Hyalinisierung von Follikelkapillaren aus der Milz einer jungen Katze. Links: beginnende Hyalinisierung in den Kapillaren des Innennetzes zu Beginn des Rückbildungsstadiums. Rechts: starke Hyalinablagerung in der Kapillarwand eines schon weitgehend zurückgebildeten Follikels, dessen Innennetz bereits völlig obliteriert ist. Azanfärbung, 4 μ, Vergr. 180fach.

lassen und die sich nicht erst vom Follikel entfernen, sondern den Follikel, an der Grenze von Mantel und Hof verlaufend, umgreifen: *Hofarterien. Jäger* läßt es unentschieden, ob alle in die Follikelperipherie gelangten Gefäße (aus Hofarterien und Hülsenkapillaren) in ihren kapillaren Endigungen unabhängig sind oder teilweise ein Netz an der Oberfläche der *Malpighi*schen Körperchen bilden, und welcher Art ihre Verbindung mit den venösen Sinus ist. Die meisten Kapillaren verlieren sich trichterförmig in bauchig aufgetriebenen Retikulumkammern. — Der blühende Follikel besitzt außer diesem von den Hofarterien und Hülsenkapillaren gebildeten *Außennetz* ein eigentümlich gebautes *Innennetz*. Es wird von einer Arteriole gespeist, die an gleicher Stelle aus der Follikelarterie entspringt wie der die Hülsenkapillaren tragende Penicillus. Ihr Abgang ist nur insofern komplizierter, als sie die Ursprungsarterie zunächst dicht umkreist und dann rechtwinklig von ihr abbiegt. In diesem bisweilen varikös erweiterten Abschnitt verläuft sie häufig rückläufig zur Follikelarterie, bis sie nach kurzen Biegungen den Follikelhof erreicht und von da gestreckt bis zu dessen Mitte zieht. Hier entspringen aus ihr in großer Zahl sehr dünne Kapillaren. Die Arteriole strebt dann wieder zur Follikelperipherie und mündet dort in ihren Ursprungsstamm ein. Es handelt sich also um eine arterielle Schlinge, deren einer Schenkel gemeinsam mit den später hülsentragenden Arterien, deren anderer an variabler Stelle aus der Follikelarterie entspringt, während der Scheitel im Kern des Knötchens liegt. — Die vom Scheitelpunkt ausgehenden feinen Kapillaren durchziehen das Knötchen gerade in radiärer Richtung. Sie sind so wenig gekrümmt, daß sie oft in einem Schnitt in ihrer ganzen Länge getroffen werden. Häufiger liegt eine Hülse oder Hofarterie in Verlängerung dieser Kapillare im Follikelhof. Die geraden Kapillarstrecken anastomosieren nur geringfügig im Kern des Knötchens. Die Kapillaren enden, manchmal noch gegen den Mantel zurückbiegend, tangential im Hofretikulum.

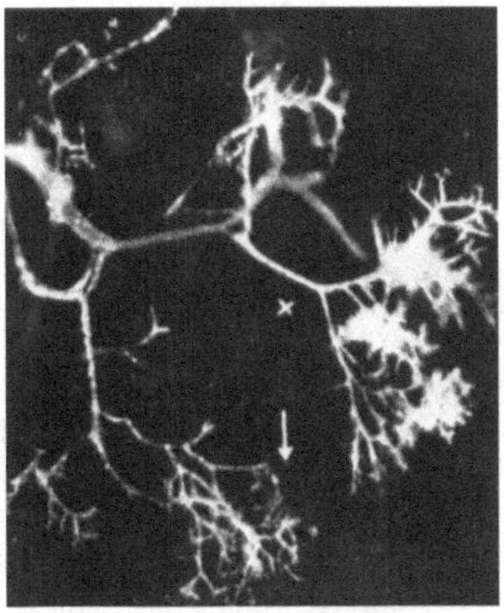

Abb. 52. Teilabschnitt einer Korrosion der Endabschnitte des Arterienbaumes der Milz eines Embryos vom 8. Monat, nach arterieller Injektion dickflüssigen Plastoids. Vergr. 18fach. *x* dichotomische Verzweigung auch der feinsten Äste; unter dem Pfeil: letzte kapillare Verzweigungen der Penicilli. (Nach *E. Blechschmidt*, Verh. anat. Ges., Jena, 1937/38, S. 256, Abb. 4.)

Das *Rückbildungsstadium* des Follikels beginnt mit hyaliner Umwandlung der Kapillaren des *Innennetzes*. Zunächst zeigt sich im Scheitel der arteriellen Schlinge eine homogene azanblaue Masse an der Außenseite des Endothels. Sie kann später so ausgedehnt sein, daß sie das Lumen der nicht mehr nachweisbaren Gefäßwand komprimiert. Bald weisen auch die abgehenden Kapillaren hyaline Einscheidungen auf. Plumpe azanblaue Fasern, denen sich Makrophagen anlagern, treten an deren Stelle. Später gehen die Kapillaren spurlos unter. Das Außennetz bietet bei diesen Vorgängen am Innennetz im allgemeinen dieselben Verhältnisse wie im Blütestadium.

Der Umstand, daß Kapillarenden oft aufeinander zulaufen, soll beweisen, daß die Einzelkapillaren ursprünglich aus Kapillarschlingen hervorgegangen sind (*Jäger*, 1929). *Jäger* betrachtet die Gefäßveränderungen als Vorbedingung für die des Knötchens. Die Rückbildung des inneren Gefäßnetzes dürfte so auch der des Follikelkernes vorausgehen. *Jäger* räumt ein, daß eine Hyalinbildung nicht damit einhergehen braucht, und daß das Hyalin resorbierbar ist (vgl. die Untersuchungen von *Wätjen*, 1925 über toxische Schädigungen des lymphatischen Gewebes).

Ward, *McNeal* und *Ravid* (1929) rekonstruierten den *Arterienbaum* eines *Milzläppchens* der Menschenmilz und stimmen mit den Feststellungen *Jägers* überein. Jedes Läppchen wird arteriell-terminal versorgt; nur gelegentlich verbindet sich ein schwacher, von einem anliegenden Balken kommender Arterienast mit der exzentrisch liegenden Läppchenarterie. Die großen Arterienäste in der Menschenmilz sind nach *McNee* (1931) gewunden und geben nach ausgiebiger Teilung schließlich je zwei Penicilli ab, die Endarterien sind. Nach *Blechschmidt* (1938) teilen sich auch die kleinsten intralienalen Arterien streng dichotomisch und sind regelmäßig steil gegen die Oberfläche der Milz gerichtet. Die Arterien verlaufen zwischen den Gabelungen ganz gestreckt (Abb. 52). — *Herrlinger* (1948) rekonstruierte aus der Milz eines 18jähr. Menschen zwei Penicilli unter der Kapsel (*Pars subcapsularis*; Abb. 53). *Herrlinger* lehnt wegen der stärkeren Verzweigung die Bezeichnung Penicillus ab und ersetzt sie durch die des *arteriellen Endbäumchens.* — Auch *Schmelzer* (1936), der aus ver-

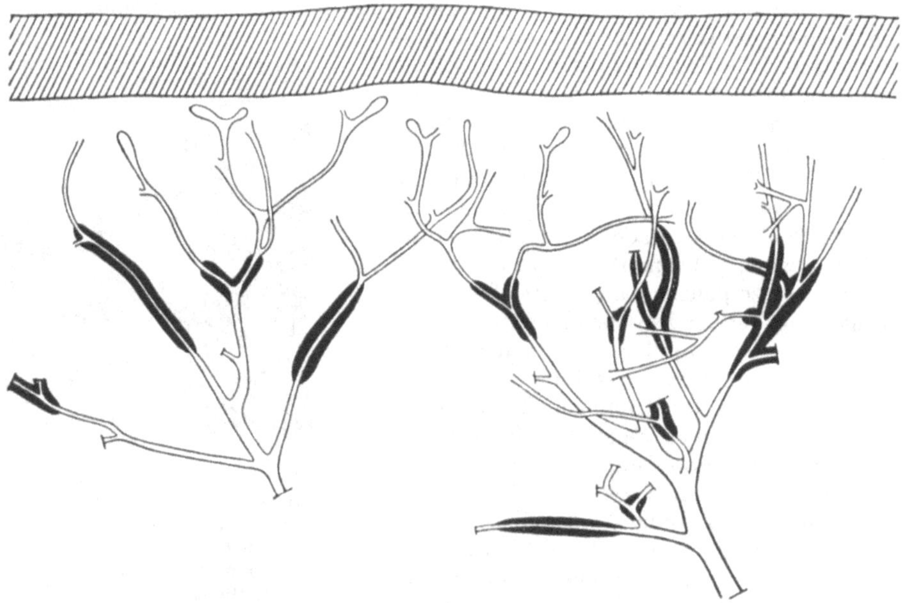

Abb. 53. Graphische Rekonstruktion zweier benachbarter arterieller Endbäumchen in der *Pars subcapsularis* der Menschenmilz. Nicht völlig rekonstruierte Verzweigungen sind durch einen kurzen Querstrich gekennzeichnet. Dicke der Rekonstruktion etwa 335 μ, aus 48 Schnitten von 7 μ Dicke. Schwarz: Kapillarhülsen. (Nach *R. Herrlinger*, Zschr. Anat. Entw. gesch. 114, 1949, Abb. 3.)

schiedenen Säugermilzen Arterienbäumchen isolierte, vermißte speziell beim Hund echte Penicilli, den Abgang mehrerer Arteriolen von *einem* Punkt aus. Jedes Endbäumchen hat etwa 50 bis 60 freie kapillare Endigungen. Die arteriellen Endigungen sind meistens trichterförmig oder haben die Form eines kleinen Endkölbchens, selten münden sie unmittelbar in einen Sinus ein. In der *Pars subcapsularis* tragen sämtliche arteriellen Endkapillaren eine Hülse. Die trichterförmigen Endigungen sind kurz, oft in dem spärlichen Retikulum der Maschen des dichten Sinusnetzes nur angedeutet. Die Kölbchen finden sich am häufigsten unmittelbar subkapsulär. Direkte Einmündungen arterieller Kapillaren in Sinus sind in der *Pars interfollicularis* häufiger als in der *Pars subcapsularis*. *Snook* (1950) findet die arteriellen Endigungen der Menschenmilz im Gegensatz zu *Herrlinger* (1948, 1950) ampullenförmig nahe der Sinuswandung.

2. Die Kapillarhülsen

Die vergleichende Erforschung der so eigenartigen *Kapillarhülsen* ist seit der Darstellung *Hartmanns* (1930) fortgeschritten. Untersuchungen der *Entwicklung* und der normalen *Altersveränderungen* der Kapillarhülsen fehlen dagegen. Alle neueren Untersucher entschieden sich für eine der bekannten *Funktionstheorien*. Die ältere Literatur findet sich bei *Hartmann* (1930), *Riedel* (1932), *v. Herrath* (1935), *Jaus* (1936), *Solnitzky* (1937) und *Dustin* jr. (1938).

Yoffey (1928/29) konnte bei dem Dipnoer *Calamoichthys* keine Hülsen finden, wies sie aber unter den Elasmobranchiern bei *Scylliorhinus canicula*, *S. catulus*, *Raja clavata* und *R. batis* nach. Bei *S. canicula* beginnt die Hülse um die 3 bis 4 aus der Arteriole hervorgehenden Kapillaren. Sie ist nach außen durch ein dünnes Faserlager begrenzt, von dem Fortsätze in das Pulparetikulum übergehen. Die fein granulierten Hülsen sind retikulär-synzytial gebaut. In den Maschen finden sich Pigmentkörnchen und selten Erythrozyten, die zweifellos fragmentiert werden. Besonders in den peripheren Hülsenteilen finden sich oft teilweise wohl in die Pulpa gelangende Lipoidgranula. Ganze Erythrozyten oder deren Fragmente gelangen in Hülsenphagozyten, die die Fragmentierung vollenden. Die Pigmente und Lipoidgranula sind sicher teilweise diesen Ursprungs und dienen nach *Yoffey* in der Pulpa zur Füllung frischer Erythrozyten. Bei den meisten Fischen nehmen die Hülsenphagozyten Erythrozyten, aber keine Granulozyten auf. *Yoffey* unterscheidet nicht zwischen Hämolyse und Fragmentation, obwohl es sich um wesensverschiedende Vorgänge handeln dürfte. Seine Befunde lassen jedoch keinen Zweifel, daß Fragmentation gefunden wurde. Die Hülsen sind somit ein Ort der Blutzellenzerstörung. Bei *Raja clavata* und *Raja batis* sind sie dünner und haben einen durchschnittlichen Durchmesser von 60 μ. Das Retikulum, die Granulation und die Fragmentation der Erythrozyten sind noch ausgeprägter als bei *Scylliorhinus canicula*. — Unter den Teleostiern fand *Yoffey* Kapillarhülsen bei *Pleuronectes platessa*, *P. flessus*, *P. limanda*, *P. microcephalus*, *Gadus merlangus*, *G. minutus*, *G. luscus*, *G. pollachius*, *G. morrhuae*, *Lophius piscatorius*, *Trigla gurnandus*, *Morone labrax*, *Molva molva*, *Spinachia vulgaris*, *Callionymus lyra*. Beim Weißfisch scheinen sie zu fehlen. Die Hülsen zeigen jedenfalls bei verschiedenen Spezies bezeichnende Verschiedenheiten. So ist das retikuläre Netzwerk bei *Lophius piscatorius* gut abgegrenzt, da die Hülsen von weiten, sinusartigen, endothelbekleideten Räumen umgeben werden, die von feinen Faserzügen durchzogen sind. Bei den meisten Teleostiern gehen in der Hülse Erythrozyten unter. Die besonders hoch entwickelten Hülsen von *Molva molva* haben in ihrer Substanz zahlreiche Lücken, die sich durch Öffnungen in der faserigen Hülle in die umgebende Pulpa fortsetzen. — Nach *McNee* (1931) kommen die von ihm als Rückflußsperren bei Pfortaderüberdruck angesprochenen Hülsen überall vor. Durch die Hülsenlücken besteht ein Blutweg. *Scatizzi* (1931/32) erwähnt ihr Vorhandensein bei *Chimaera monstrosa*. Nach *Dustin* (1934) erhalten die Arteriolen in der Milz von *Protopterus Dolloi* vor ihrer Öffnung in die Sinus Hülsen. Diese stellen rundliche oder grob-dreieckige Gebilde dar, die zu 4 bis 8 in einem Milzläppchen vorkommen. Sie bestehen aus Retikulumzellen, die in unregelmäßigen Strängen angeordnete Ansammlungen lymphoider Zellen abteilen. Die Arteriolen teilen sich in der Hülse dichotomisch in divergierende Äste, die erst dann ihre Muskulatur verlieren und sich in die Sinus öffnen. Nach dieser Beschreibung besitzt *Protopterus Dolloi* streckenweise wirkliche Hülsenarteriolen, streckenweise, nämlich unmittelbar vor den Sinus, Hülsenkapillaren. Sie sind beim erwachsenen Tier am besten entwickelt. Das Hülsennetz ist von Retikulin und den Ausläufern der Retikulumzellen, teilweise auch von anastomosierenden Kanälchen, die Verlängerungen der Sinus in die Hülse hinein darstellen, gebildet. Diese Kanäle sind an ihrem Endothel kenntlich, das feine eisenhaltige Granula enthält. Die lymphoiden Zellen der Hülsenstränge vermehren sich dort mitotisch. Bald ähneln sie Lymphozyten, bald haben sie in ihrem dann breiteren Plasmasaum Granula, den tingiblen Körperchen in den Lymphknötchen gleichende Einschlüsse. Das Kapillarendothel der Hülse enthält keine Einschlüsse, seine Kerne springen deutlich in die Lichtung vor. Das Endothel und die kollagene Grundlage der Hülsenkapillare besitzen Lücken, die mit den eigentlichen der Hülsen in Verbindung stehen. In einem Falle fanden sich hypertrophe Hülsen mit großen, einschlußreichen, sich mitotisch teilenden Makrophagen (vgl. *Jordan* und *Speidel*, 1930). Die Sinusendothelien wie die Makrophagen zeigen sich nach Trypanblauinjektionen stark gespeichert. In letzteren finden sich auch Kernreste und azidophile Granula, die denen der Spezialeosinophilen gleichen. Die Hülse erscheint als ein in den Kreislauf eingeschaltetes, das Blut von alten Zellen (Erythrozyten und Polynukleären) reinigendes Organ. Die Blutzellen erreichen durch die Lücken die Lymphzellen, in welchen sie zerstört werden; das Eisenpigment lagert sich im Hülsenretikulum ab. Eigentliche freie Pigmentzellen sind in der Hülse selten. Aus den Makrophagen der Hülse gelangen die Erythrozytentrümmer ohne Veränderung zu Pigment wieder in den Kreislauf, so daß die Hülsenmakrophagen im Gegensatz zum *R.E.S.* der Hülse, in dem das Hämoglobin abgebaut wird, keine Eisenreaktion geben. Bei einigen Exemplaren des Teleostiers *Labrus bergylata* fand *Dustin* (1938) in den Hülsen neben wenig Erythrozyten große zusammengeballte Massen von teilweise noch kernhaltigen Resten solcher. Die hier zu beobachtende Hämolyse (Fragmentation ?) ist extrazellulär, und das freiwerdende Hämoglobin gelangt wahrscheinlich direkt in die venöse Bahn. — *Bargmann* (1941) findet die Hülsen bei den Selachiern *Carcharias glaucus* und *Scyllium canicula* sehr zellreich und dickwandig (Abb. 54) und bezweifelt schon deshalb, daß bei einer kleinen Milz ein quantitativ so hervorragender Apparat zur aktiven oder passiven Drosselung des Blutstromes nötig ist. Auch die zahlreichen Mitosen in den Hülsenzellen dürften einer nur mechanischen Funktion widersprechen. Die Hülse verjüngt sich unter Verlust ihrer Zellen und geht in dünnwandige Retikulumröhrchen über, das Blut kann jedoch auch durch seitliche Lücken passieren. Unter dem zarten Endothel der Hülsenkapillare liegen in den Maschen des Gitterfasergerüstes dicht gedrängte grobgranulierte, große Zellen mit Vakuolen, die verschieden geformte und anfärbbare Einschlüsse und gelegentlich Erythrozyten und Pigmentkörnchen enthalten. Das in der Hülsenperipherie am deutlichsten entwickelte, bei *Scyllium canicula*

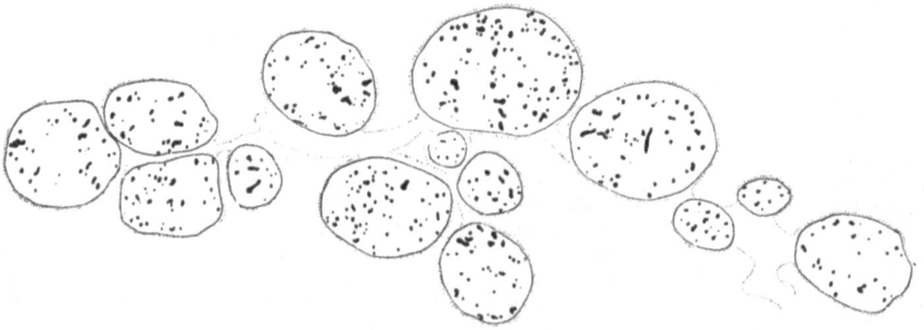

Abb. 54. Milzstock von *Carchias glaucus*, halbchematisch. Punktierte Linie: Peritonealepithel. Hülsenkapillaren innerhalb der Milzen schwarz. Vergr. 10fach. (Nach *W. Bargmann*, Zschr. Zellforsch., Berlin, 31, 1941, Abb. 1.)

eine zarte Hülle formende Gitterfasergerüst geht übergangslos in das der Pulpa ein. Die Milz von *Lophius piscatorius* ist hülsenreicher als die Selachiermilz (vgl. *Yoffey*, 1928/29). Bei dieser lagert sich der Arteriolenwandung ein ausgedehntes, stellenweise membranartiges Gitterfaserwerk an, dessen Maschen Retikulumzellen, hellere granulierte Zellen, Detritus und gelegentliche Erythrozyten beherbergen. Die Kapillarhülse stellt die eigentliche Fortsetzung dieser von einem Gitterfaserkorb umgebenen Arteriole dar und geht schließlich in gegen die Milzoberfläche gerichtete arterielle Endkapillaren über. Ebenso wie *Yoffey* findet *Bargmann* die Hülsen von Sinus umgeben, die er als von Retikulumzellen durchsetzte, mit degenerierten Erythrozyten gefüllte Lakunen beschreibt. Die von Fall zu Fall verschieden aussehenden und gespeicherten Hülsenzellen gleichen dennoch überall den Retikulumzellen der Umgebung und können daher als eingewanderte Retikulumzellen aufgefaßt werden. Da die Arteriolenmedia und die Hülsenzellen im Anfangsteil der Hülse deutlich gesondert sind, hält *Bargmann* die Hülsenzellen entgegen *Watzka* (1937) nicht für *epitheloid* umgewandelte Media-Muskelzellen. Die die Kapillaren in 2 bis 3 synzytialen Lagen einhüllenden Hülsenzellen von *Torpedo ocellata* und *marmorata* haben größere und lockerere Kerne als die Retikulumzellen (*Schlarb*, 1953). Das Zytoplasma ist zart granuliert oder vakuolär. Die Hülsenlücken enthalten meist Lymphozyten. Der Hülsenrand ist durch azanblaue Fasern verdichtet. Die 200 bis 250 μ langen und 35 bis 45 μ breiten Hülsen sehen in jedem Alter gleich aus. Bei *Scyllium canicula* zweigen sich die Lymphscheidenarteriolen zu zahlreichen, stark geschlängelten Hülsenkapillaren auf, die mit Ausnahme des subkapsulären Raumes alle auf venöse Anfangstrichter zulaufen (*Loerbroks*, 1953). Alle Gefäße sind auf den subkapsulären Raum ausgerichtet, in welchem sich das Blut in den Retikulummaschen mischt. Hier sind die Hülsen fest an die Innenfläche der kollagenen Kapsel angeheftet. Die großen, runden, blasigen Hülsenzellen liegen geschichtet um die Kapillaren. Die runden dichten Kerne haben zwei Nukleolen. Die Retikulumfasern der Pulpa begrenzen membranartig die im Innern faserfreie Hülse. In den Hülsenzellen befindet sich oft ein staubfeines schwarzbraunes Pigment ohne Eisenreaktion.

Nach *Hartmann* (1933) schließt sich bei Pleurodeles an das Endothel der Arteriolen ein äußerst feinmaschiges, mit sehr zarten Fibrillen ausgestattetes Retikulum an. Diese dichte blutzellenhaltige Hülle entspricht der Hülse höherer Wirbeltiere. Sie läßt sich nicht scharf nach proximal und distal begrenzen. *Hartmann* hält die Hülsen nicht für *Wachstums-* oder *Reservezentren* im Sinne *Hoepkes* (1932). Nach *Fujimoto* (1934) sind die Hülsen bei Urodelen deutlicher als bei Anuren. Nach *Dustin* (1954) fehlen sie diesen ebenso wie den Rodentiern. Bei Gymnophionen beschrieb sie *Weilacher* (1933), ohne sie indessen als solche anzusprechen. *Dustin* (1938) untersuchte die Hülsen von *Salamandra maculosa, Pleurodeles Waldlii, Triton palmatus.* Bei Salamanderlarven bestehen die Hülsen aus einer Zellage um die Kapillaren. Hämosiderin fehlt in den Hülsenzellen von Salamandra, die manchmal groß und vakuolisiert, bei anderen Exemplaren wieder klein sind. Intrakardial injizierte Tusche findet sich bei Salamanderlarven und bei erwachsenen Tieren nach einigen Minuten extrazellulär unter der kollagenen Hülle der Hülse und ist nach 24 Stunden von allen Hülsenzellen phagozytiert. — Bei dem Gymnophionen *Ichthyophis glutinosus* gleicht die Hülse der der Urodelen. — *Dustin* teilt mit, daß bei den Anuren Hülsen bisher nicht beschrieben wurden, er fand sie auch beim Frosch und bei der Kröte nicht. Bei *Alytes obstetricans* sind sie nur mäßig entwickelt und ähneln denen von Reptilien (*Uromastix*). Es fand sich auch kein Anzeichen einer Tätigkeit der Hülsenzellen, die vielleicht erst nach der Metamorphose beginnt. Besonders bei *Amblystoma mexicanum* sind die Hülsen viel einfacher ausgestattet als bei den Teleostiern. Nach *Bargmann* (1941) ist bei diesen nur eine Schicht von Hülsenzellen um die verhältnismäßig weite Hülsenkapillare gelagert. Die Einschlüsse der Zellen entsprechen denen bei den Teleostiern.

Über die Hülsen der Reptilien, die von *Hoyer* (1894) zuerst bei *Emys* und *Lacerta* beschrieben wurden, während sie bei *Tropidonotus* fehlen sollen, und die weiter nur von *Hartmann* (1930) erwähnt werden, liegen neuerdings Befunde von *Dustin* (1938), *Ferner* (1940) und *Bargmann* (1941) vor. *Ferner* (1940) beschreibt beim Leguan (*Basiliscus americanus*) an den größeren intralienalen Zweigen der Milzarterie und besonders an den Abgangsstellen kleinerer Arterien *Sperreinrichtungen.* Diese bestehen aus einem *Intimapolster* undeutlich begrenzter Zellen mit langgestreckten chromatinarmen Kernen. Da an dieser Stelle auch Muskelzellen festgestellt werden, kann diese von *Ferner* als Drosseleinrichtung angesprochene Einrichtung kaum als Kapillarhülse üblicher Definition gelten. Die Hülsenzellen von *Clamys leprosa* und *Testudo graeca* enthalten weder Eisen noch Melanin; zwischen ihnen finden sich viele Erythrozyten und Eosinophile (*Dustin,* 1938). Die Hülsen haben einen dichten Ring von Retikulinfasern, liegen völlig in der weißen Pulpa und haben keinerlei Beziehungen zu den Sinus. Unter den Lacertiliern besitzt *Uromastix acanthinurus* Hülsen. Bei *Lacerta viridis* zeigen sich innerhalb der in Knötchen vorhandenen weißen Pulpa für Erythrozyten und Lymphozyten durchlässige Kapillaren, die Homologe von Hülsen zu sein scheinen. *Heloderma horridum* hat ebensowenig Hülsen wie die Ophidier *Tropidonotus, Ankistrodon* und *Kobra.* Infektionsversuche mit Tusche zeigten auch bei *Uromastix* die Eigenschaft der Hülsenzellen, körnige Stoffe aufzuhalten und langsam an das Pulparetikulum abzugeben. Bei einem Exemplar von *Crocodilus cataphractus* fand sich derselbe Hülsentypus mit phagozytierten Einschlüssen (Erythrozytentrümmer ?) wie bei den Cheloniern; die Hülsen eines *Alligator mississippiensis* waren klein und einschlußlos. Nach *Dünzen* (1939) fehlen die Hülsen in der Milz von *Lacerta muralis* und *Lacerta viridis,* nach *Bargmann* (1941) auch bei *Lacerta serpa.* Allerdings sollen die letzten arteriellen Kapillarstrecken gelegentlich von einer etwas ausgeprägteren Faserhülle mit vereinzelten Retikulumzellen umgeben sein. Die Milz von *Tropidonotus natrix* und *Zamesis gemonensis* wiederum ist hülsenlos.

Fujimoto (1934) findet die Hülsen der Vogelmilz (Huhn, Taube, Ente, Falke) innerhalb von Lymphozytenansammlungen gruppiert. *Sólymósy* (1935) sah sie offenbar bei verschiedenen Spechtarten und meint, daß sie zirkulationshemmend wirken. *Beneke* (1937) fand das Endothel der Arterien, besonders aber das der Hülsen, in der Milz eines an Milzruptur verbluteten Huhnes fast epithelartig verdickt. *Dustin* (1937) beschreibt die Hülsen der Entenmilz und zeigte durch Injektion kolloidalen Eisens, daß das Blut größtenteils durch die Hülsenlücken abfließt, was wiederum mit rein mechanischen Vorstellungen von ihrer Funktion unvereinbar ist. *Columba livia* und *Cypselos apus* haben kräftig entwickelte Ellipsoide (*Bargmann,* 1941), die bei *Cypselos apus* oft mehrere Kapillaren gemeinsam einscheiden, was gegen die Möglichkeit einer individuellen Gefäßregulierung und damit gegen mechanische Aufgaben der Hülse spricht. Das Kapillarendothel ist dunkel, die helleren Hülsenzellen enthalten Vakuolen, Granula und Erythrozyten. Bei *Cypselos apus* ist das Endothel durch eine Bindegewebsmembran vom Hülsengewebe gesondert und springt stark gegen die enge Kapillarlichtung vor. Bei einigen Exemplaren von nur 4 Wochen alten *Passer domesticus* gehen die Pulpaarteriolen in enge, sich aufgabelnde, epithelartig ausgekleidete Gefäße über, die trichterförmig oder sich verjüngend in Endothelkanälchen münden, die sich im Retikulum der Pulpa verlieren. Während *Bargmann* meint, daß es sich hier möglicherweise um sich entwickelnde Kapillarhülsen handelt, muß andererseits auf den oben mitgeteilten Befund *Benekes* hingewiesen werden, der auch mechanische Erklärungsmöglichkeiten für das hohe Endothel bietet. Weiter proximal sind den Pulpaarterien reifenartig Silberfasern angelagert, in deren Maschen Phagozyten und degenerierende Erythrozyten, in deren Zellen Mitosen vorhanden sind; es handelt sich womöglich um Äquivalente der Kapillarhülsen.

Bei Echidna erhalten die Pinselarterien nach *Basir* (1931/32) dichte, aber schlecht begrenzte Hülsen. Sie bestehen aus verdichteten, hauptsächlich längs angeordneten Retikulumfasern, zwischen denen sich große Retikulumzellen befinden. Das dichte Hülsenretikulum geht schrittweise in das der Pulpa über. Vereinzelte, in den Maschen liegende Erythrozyten deuten auf vorhandene Hülsenlücken hin. Die Hülsenkapillare verzweigt sich in der Hülse nicht mehr. — *Hoepke* (1931, 1932) untersuchte den Zustand der Kapillarhülsen bei Tieren in und nach dem

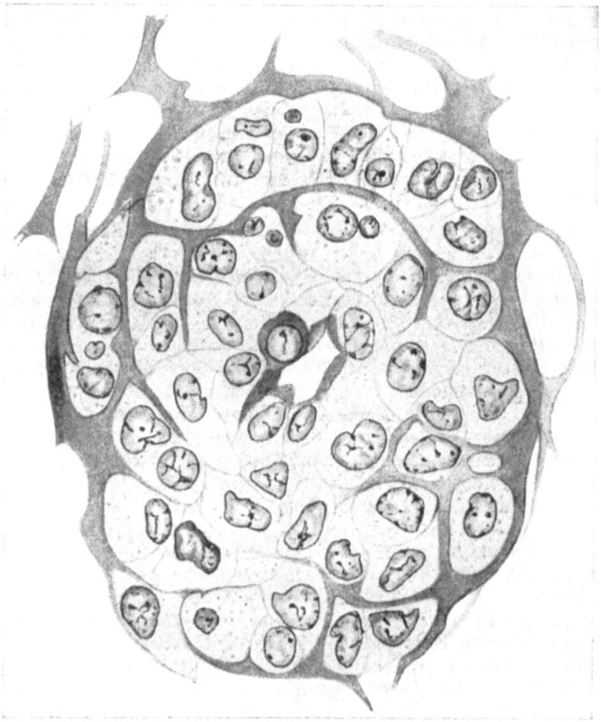

Abb. 55. Milz von *Lophius piscatorius*. Querschnitt einer Kapillarhülse. Hülsenzellen granuliert. 8 μ, Bouin, Azanfärbung. Ok. 5, Immersion 100 auf $^9/_{10}$ verkleinert. (Nach *W. Bargmann*, Zschr. Zellforsch., Berlin, 31, 1941, Abb. 5.)

Winterschlaf. Wie das gesamte Retikuloendothel der Milz winterschlafender Igel und Fledermäuse, lassen auch die Hülsenzellen nach Thyroxin eine starke Bewegung erkennen; sie wandern teilweise sogar in die Pulpa aus, wo sie sich als Retikulumzellen ansiedeln. Die *Hülsenzelle* ist der Retikulumzelle eng verwandt (*Hoepke*, 1932). In den Hülsenzellen finden sich häufig Chromatinbröckel zugrunde gegangener Leukozyten. Nach *Hoepke* (1931) hat jede der nach seiner Auffassung verschiedenen Retikulumzellen in den Trabekeln, in der weißen und roten Pulpa und den Hülsen *verschiedene Potenzen*. Die Hülsenzelle ist die am wenigsten differenzierte Form, bildet für gewöhnlich keine Makrophagen, speichert kein Trypanblau, Eisen und Fett. Sie wird eben nur bei stärkster Beanspruchung aktiver. So enthält sie bei winterschlafenden Fledermäusen Eisen. Nach dieser Auffassung sind die Hülsen eine Art *Reservekeimzentrum* der Milz (vgl. *Becker*, 1928). — Die Hülsen der Fledermausmilz sind nach *Hoepke* (1932) 28 bis 30 μ dick. Bei einem Tier, das im Winterschlaf mit Thyroxin injiziert und drei Stunden nach dem Aufwachen getötet wurde, drückte sich die allgemeine Aktivierung des *R.E.S.* in einer Verbreiterung der Hülsen durch Lymphzellen und im Vorhandensein von Mitosen aus. Die Endothelien folgen hier auch besonders dicht aufeinander und könnten zu neuen Pulpakapillaren aussprossen. Die Pulpakapillaren könnten aber auch von Retikulumzellen ausgehen. Auch an solchen Befunden möchte *Hoepke* (1932) die Hülsenzellen, Keimzentrenzellen, Pulparetikulumzellen und Endothelzellen nicht als *Sonderformen*, sondern als mehr oder weniger aktive und aktivierbare *Funktionszustände* ein und derselben Zellform auffassen. — Die Hülsenformen des Igels sind mannigfaltig, bald sind die Hülsenzellen gequollen, bald schlaff, so daß Zwischenräume zwischen ihnen nicht konstant

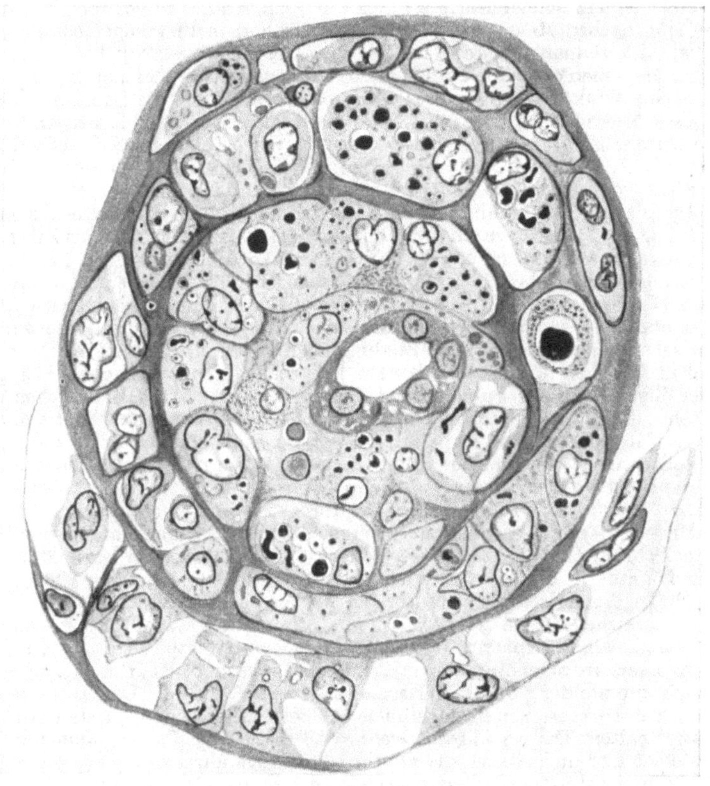

Abb. 56. Querschnitt einer Kapillarhülse von *Lophius piscatorius*. Hülsenzellen mit Einschlüssen. 8 μ, Bouin, Azanfärbung. Ok. 5, Immersion 100 auf $^{9}/_{10}$ verkleinert. (Nach *W. Bargmann*, Zschr. Zellforsch., Berlin, 31, 1941, Abb. 7.)

sein können. In diesen liegen häufig zugrunde gehende weiße (Trümmer in den Hülsenzellen), sehr selten dagegen rote Blutkörperchen. Die Hülsen winterschlafender Igel sollen oft keine Gitterfasern haben; das spräche für den Ausfall mechanischer Hülsenfunktionen während dieser Zeit. *Hoepke* lehnt jedoch eine mechanische Bedeutung mit dem Hinweis ab, daß ein so vielseitiges Gewebe keine einheitliche Funktion haben könne. Er sieht in den Hülsen Reste von Retikulumzellen, die bei außerordentlichen Anforderungen alle Potenzen der Retikulumzelle (Faserbildung, Speicherung, Phagozytose, Lymphzellenbildung) entfalten. In der Ruhe bilden sie als Reserve nur Fasern. *Loreti* (1935) untersuchte die Kapillarhülsen von *Erinaceus europaeus* an Wintertieren. Die Hülsenform ist rundlich-eiförmig. In den Maschen dichter, konzentrisch angeordneter Retikulumfasern, die dünner als die der Pulpa sind, liegen die Kerne der fein granulierten, azidophilen, bisweilen vakuolisierten Zellen in der Peripherie, so daß ein kernfreier Zytoplasmasaum um die zentrale Kapillare entsteht. Die Zellen bilden in der Hülsenperipherie kein Synzytium und gehen wie die Fasern unmittelbar in die Pulpa über. Die Zellen speichern stark vital eingebrachtes Pyrrholblau und Lithionkarmin. Die ringförmig um die Kapillare angeordneten Retikulumfasern bilden 2 bis 3 übereinanderliegende konzentrische Systeme und liegen in einer amorphen als Membranelle auffaßbaren Substanz. Diese Fasern färben sich im Gegensatz zum übrigen Hülsenretikulum mit saurem Orzein an. Auch *Bargmann* (1941) erwähnt für die Retikulinfasern der Hülsenperipherie von *Lophius* Anfärbbarkeit mit Resorzin-Fuchsin. *Loreti* spricht der Hülse trotz der Annahme elastischer Eigenschaften des Retikulins mechanische Aufgaben nicht ab, hält sie aber im übrigen für *Histiozytenansammlungen* um Kapillaren, homolog den Milchflecken des Netzes. *Watzka* (1937), der die Hülsen beim Igel und Hermelin zu verschiedenen Jahreszeiten untersuchte, meint, daß sie allgemein bei den Spezies mit reichlich muskulösem Trabekelnetz und sinusarmer Pulpa (Schwein, Katze, Hund, Igel, Wiesel, Hermelin) am besten, in sinusreichen Milzen (Mensch, Ziesel, Eichhörnchen) weniger entwickelt sind. Die Hülsenzellen wie das Pulparetikulum des Igels und Hermelins besitzen nach *Watzka* ein feinkörniges Plasma und einen chromatinarmen Kern. Ihre schlechte Abgrenzbarkeit beruht auf ihrer Einlagerung in eine feinkörnige, im Hülseninnern dichte, an deren Oberfläche feinflockige Masse, die auch um die Hülse noch vorhanden ist und aus zerfallenden Retikulumzellen hervorzugehen scheint. Freie Gitterfasern sind zu verschiedenen Zeiten wechselnd deutlich. Die Hülsen sind in jedem *Alter* in gleicher Zahl und Größe vorhanden; ihr verschiedener individueller Umfang hängt daher sicher nicht vom Alter, sondern insbesondere vom Blutgehalt der roten Pulpa ab. Bei geringem Blutgehalt der Milz sind sie groß und von reichlichen Plasmaflocken angefüllt, bei starker Blutfüllung der Pulpa dagegen (im Winterschlaf) dünn, ohne Zwischensubstanz, wie von außen zusammengedrückt, mit entsprechend abgeplatteten Zellkernen (Abb. 57). So beträgt der Hülsendurchmesser beim wachen Igel durchschnittlich 100 μ, im Winterschlaf nur 50 bis 60 μ. Beim Igel und Hermelin kann sich eine innere kompakte, kaum auflockerbare Hülsenschicht durch eine membranartige Umhüllung gegen die aufgelockerte äußere scharf absetzen. Die Hülsen des Hermelins sehen ohne jahreszeitliche Bindung noch unterschiedlicher aus. Die Durchmessermaße schwanken zwischen 60 bis 20 μ. *Watzka* hält die Hülsen wegen der Abhängigkeit ihrer Größe von der Blutfüllung der Pulpa für Drosselvorrichtungen. Die Hülsenzellen sollen höher differenziert sein als das Retikulum und können daher keine Retikulumreserve darstellen. Für die Hülsensperre führt *Watzka* die Kapillarhülse von *Scomber scombrus* an, die aus polygonalen, epitheloiden Zellen nach Art mancher arterio-venösen Anastomosen aufgebaut ist. — *Dustin* (1938) findet die Hülsen von *Erinaceus europaeus* sehr wechselnd stark entwickelt und stets fett- und eisenfrei. In ihren Lücken sind immer Erythrozyten und polymorphkernige Leukozyten anzutreffen. Mitosen der Hülsenzellen sind selten. Der wechselnde Umfang der Hülsen führt *Dustin* zu dem Schluß, daß die stark verschiedene Milzgröße von der Ausbildung der Hülsen abhängig sein könnte. Es finden sich auch nach Injektion von Tusche, Chlorophyll, Eisen-Saccharat, nach der die Hülsenzellen im übrigen stärker phagozytieren als die der roten Pulpa, trotzdem keine Anzeichen für ein *Auswandern* der Hülsenzellen. Nach Thorotrastinjektion, nach welcher sich besonders die peripheren Hülsenzellen beladen, könnte es zu teilweisem Abwandern in die Pulpa kommen. Intravenöse Sahneinjektionen führen nicht zu Hülsenspeicherung. *Dustin* lehnt die Lymphozytenbildung durch Hülsenzellen (*Hoepke*, 1932) ab. Die Hülsenzellen der Igelmilz können sich mit experimentell zugeführtem Eisen beladen, obwohl sie normalerweise nie Eisenpigment festhalten. Daraus folgert *Dustin*, daß das in der Pulpa gefundene Eisen in der Milz selbst entsteht und nicht durch die Erythrozyten zugeführt wird. Dagegen enthielten drei Milzen von im Winter getöteten *Vesperugo noctula* auch in den kleinen Hülsen Eisen. Bei *Epomophorus Wahlbergi* finden sich lange, sehr schmale Kapillarhülsen.

Bekanntlich fehlen der Nagermilz (Maus, Ratte, Meerschweinchen, Kaninchen) Kapillarhülsen (*v. Herrath*, 1935; *Solnitzky*, 1937; *Herrlinger*, 1938). *Fujimoto* (1934) meint dagegen, daß sie bei Kaninchen, Meerschweinchen und Ratte schwer erkennbar seien. *v. Herrath* (1935) fand das Eisenpigment der Kaninchenmilz ganz vorwiegend in gruppierten Pulpamakrophagen und vermutet, daß diese die phagozytären Eigenschaften der fehlenden Hülsen als *mobile Hülse* übernehmen können. Lebendbeobachtungen der Milz der Maus, Ratte und Katze (*Knisely*, 1936) haben gezeigt, daß das Lumen der Hülsenkapillare funktionell außerordentlich wechseln kann. *Knisely* betrachtet die Ellipsoide als besonders empfindliche und kräftige *Sphinkteren* und beobachtete dabei keinen Unterschied zwischen der Katzenmilz und der zweifellos hülsenlosen Mäuse- und Rattenmilz. *v. Herrath* (1935, 4) fordert solche arteriellen Sphinkteren unmittelbar vor den Sinus und verlegt sie an die Pulpaarteriolen *vor* der Hülse. Da *Knisely* die Hülse an sich in der lebenden Milz nicht sehen konnte, und Maus und Ratte keine Hülsen besitzen, ist die Sphinkterfunktion der Hülse zweifelhaft; zudem besitzt sie nirgends Muskulatur, die man an so bedeutungsvoller

Stelle voraussetzen dürfte. *Kniselys* Bemerkung, daß die Zweige der *A. lienalis* wegen der vielen Sphinkteren so dickwandig und druckelastisch sind, dürfte auch zu der Annahme führen, daß der letzte, *präsinuöse* Sphinkter an der Pulpaarteriole

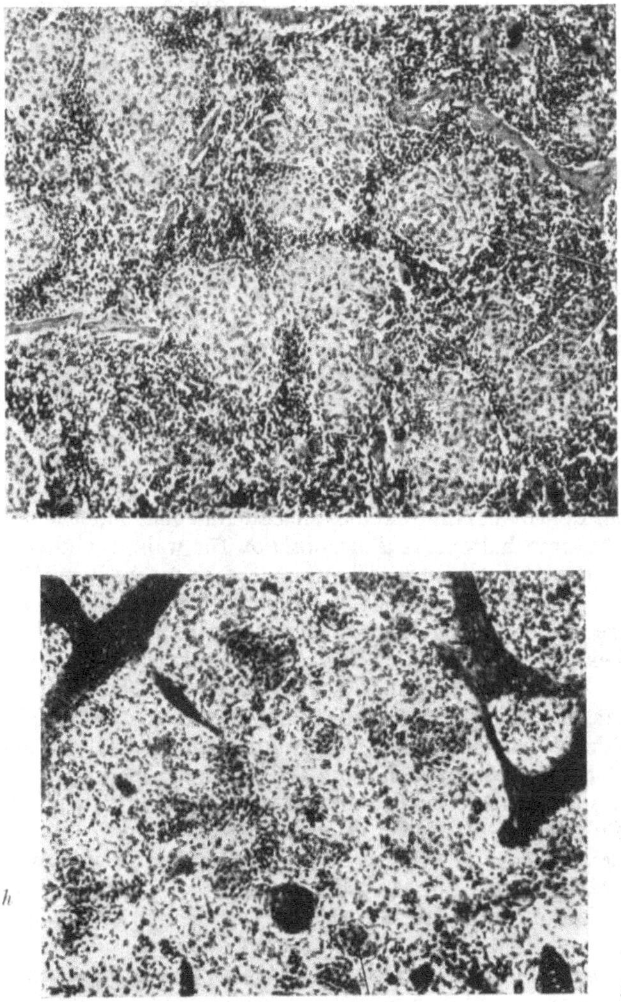

Abb. 57. Milzen von zwei erwachsenen weiblichen Igeln (*Erinaceus europaeus*). Übersichtsbild. Vergr. 135fach. *A* (September). Geringe Blutfüllung. *H* Starke Kapillarhülsen. — *B* (Winterschlaf). Die Pulpa strotzend mit Blut gefüllt und die Kapillarhülsen (*h*) beträchtlich verschmächtigt. (Nach *M. Watzka*, Zschr. mikrosk.-anat. Forsch., Leipzig, 41, 1937, Abb. 1 A und B.)

liegen muß, deren starke Muskulatur *v. Herrath* (1935, 4) auch für den Menschen hervorhebt. *Gorjajew* und *Achrem-Achremowitsch* (1932) indessen halten die Ellipsoide der Hunde- und Katzenmilz nach elektro-physiologischen Untersuchungen für kontraktil. Bereits *Henschen* und *Reissinger* (1928; vgl. *Hartmann*, 1930) forderten für den Hund eine Sperre mit eigener Regulierung zwischen den Arteriolen und Sinus und hielten die Hülsen dafür. — Nach verschiedenen Hormoninjektionen zeigen sich die Hülsen der supravital untersuchten Katzenmilz stark vergrößert oder verkleinert. Die gestreckten Hülsenkapillaren sind dabei maximal erweitert und gefüllt, bzw. gewrungen, verengert oder geschlossen (Abb. 58). Diese Bilder lassen bestimmte Stoffwechselleistungen der Hülse vermuten, bei denen sie rhythmisch an- und abschwillt und deren einzelne Phasen einen verschiedenen funktionellen Zustand der Hülsenkapillare voraussetzen oder begleiten. *Robinson* (1927), der Durchströmungsversuche mit verschiedenartigen Suspensionen anstellte, betrachtet die Milz, speziell ihre Hülse, als Filter. Die Hülsenendothelien sind für Flüssigkeiten und feine Suspensionen durchlässig, so daß hier ein Mechanismus gegeben ist, der das Blutplasma und seine Bestandteile von den Erythrozyten trennt. *Robinson* entwickelt im ganzen ähnliche kreislaufmechanische Vorstellungen wie *Hueck* (1930). *Guillery* und *Petersen* (1935) und *Guillery* (1938) halten die Ellipsoide der Katzenmilz für *Rückflußsperren*, die einen Rückfluß des venös gestauten Blutes in den arteriellen Schenkel der Strombahn verhindern. Auch nach *McNee* (1930) kann der *venöse Druckanstieg* in der Pulpa bis zu den Hülsen rückwirken. Nach *Li*, *Garven* und *Mole* (1929) trägt jeder Penicillarast beim Hund eine oder mehrere Hülsen. Sie können sich mit den Kapillaren gabeln. Viele Hülsen liegen *perifollikulär*. Die spindelförmige, wechselnd dicke Hülse besteht aus Retikulumzellen, die die Kapillare so umgeben, daß die innerste Zellage etwas von der Kapillare entfernt liegt und sich nur die Zellfortsätze der Kapillarwandung verbinden. Einige der sich um die Follikel öffnenden Kapillaren sind stets hülsenlos. Die Hülsenzellen enthalten im allgemeinen mehr Eisenpigment als die Retikulumzellen der Pulpa. Bei einem Hund fand es sich auch in den Endothelzellen der Hülsenkapillare. Die Autoren halten die *Filterfunktion* für wahrscheinlich. Auch die stets enge Beziehung der Hülsen zu den Sinus macht es wahrscheinlich, daß das Blutplasma mit den in der Hülse gefilterten Partikeln sofort in die Sinus gelangt. Beim Pferd, der Katze und den Wiederkäuern bestehen zwischen den Ellipsoiden und dem Venensystem keine Beziehungen (*v. Herrath*, 1935, 4). Dafür sind die Lymphgefäße in diesen Milzen stark entwickelt. Sie sollen das abgefilterte Blutplasma fortleiten. Es wäre denkbar, daß dadurch die nahe örtliche Beziehung Hülsen: Venen in lymphgefäßreichen Milzen überflüssig wird. Dann dürfte die Lage der Hülse zu den Sinus oder, wo diese fehlen, zu den Venen, vom Reichtum der Milz an Lymphgefäßen und deren Verteilung abhängen. Bei Pferd, Katze und Wiederkäuern fehlen Sinus, die vorhandenen Pulpavenen sind sehr kurz. — *Teitel-Bernard* (1931) entfernte nach Einwirkung verschiedener das Milzvolumen gegenteilig beeinflussender Pharmaka in Somnifennarkose kleine Stücke der Hundemilz bei verschiedenen Füllungszuständen. Das Endothel der Hülsenkapillare besteht aus langgezogenen, mehr oder weniger eng zusammenhaltenden, leicht basophilen Zellen und aus zirkulären feinen Fasern. Feine *präformierte Stomata* entsprechen den Zwischenräumen zwischen Zellen und Fasern als den Stellen geringeren Widerstandes. Hauptsächlich in ruhenden Milzen finden sich Erythrozyten, die auf dem Wege der verwickelten Stomata und Lücken unter stärkster Deformierung in die Pulpa und Sinus auswandern. Es finden sich sehr oft Bruchstücke solcher im Durchwandern befindlicher Erythrozyten. Am Punkte, wo der Erythrozyt durch das Endothelrohr dringt, zeigt sich ein dem Endothel lumenwärts anhaftendes *hämatisches Körnchen*, das durch einen mehr oder weniger langen *hämatischen Faden* mit dem Körper des im Durchwandern befindlichen Erythrozyten verbunden sein kann. Die hämatischen Körnchen bleiben nach Abreißen des Fadens stets am Endothelrohr zurück und werden in Eisenpigment umgewandelt. Sie sind mit den schon länger bekannten *albuminuiden* Körnchen verwandt, die mit Blutplättchen oder mit zerstörten Erythrozyten in

Zusammenhang gebracht wurden (Literatur bei *Teitel-Bernard*). *Teitel-Bernard* hat damit den anatomischen Vorgang der *Erythrozyten-Fragmentation* in der Hülse der Hundemilz nachgewiesen. *Riedel* (1932) beschreibt den Zustand der Hülsen der Katzenmilz bei künstlicher Durchspülung und nachträglicher Dilatation verschiedenen Grades von der arteriellen und venösen Seite her. Auf diese Weise läßt sich die aus einem synzytialen Netz von Retikulumzellen, denen ein Gitterfasernetz aufliegt, und aus in den engen Maschen liegenden Rundzellen bestehende Hülsen entfalten, so daß der grundsätzlich retikuläre Aufbau gut herauskommt und die

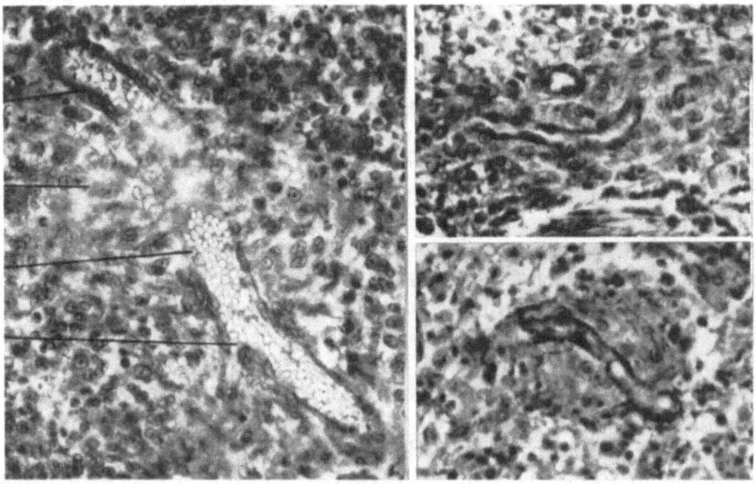

Abb. 58. Funktionelle Zustandsbilder von Hülsenkapillaren verschiedener Katzenmilzen nach Hormoninjektionen. Vergr. 360fach. *a*) Stark erweiterte, mit Erythrozyten gefüllte Hülsenkapillare nach Thyroxininjektion. *pa* Praeglumäre Pulpaarteriole; *hk* Hülsenkapillare; *h* Kapillarhülse; *t* Teilung der Hülsenkapillare in zwei ungleich weite Kapillaren. — *b*) Halb geschlossene, nur noch für Blutplasma durchlässige Hülsenkapillare nach Oestroninjektion. — *c*) Stellenweise ganz geschlossene, gesperrte, verwrungen verlaufende Hülsenkapillare nach Adrenalininjektion. (Nach Präparaten von cand. med. *A. Schlag.*)

Rundzellen bei stärkster Dilatation größtenteils herausgelöst werden. *Riedel* hält das Fasergerüst der Hülse ebenso wie *Levi* (1931) und *v. Möllendorff* (1932) für *dehnbar* und für dem Kollagen sehr nahestehend. *Riedel* betrachtet die Hülse als *kondensiertes* Retikulum. Ihre freien Zellen fand er mit Einschlüssen auch in der Pulpa. Die Hülsenzellen sind reich an feingekörntem Protoplasma. Sie haben große runde, mit feinstem Kerngerüst und 1 bis 2 Nukleolen versehene Kerne. Das spärliche Chromatin ist an der Kernmembran angereichert. Die Hülsen der blutgefüllten und gedehnten entnervten, oder noch deutlicher der durch Venenunterbindung gestauten Katzenmilz, zeigen sich ebenso wie nach künstlicher Durchspülung und Dilatation als in ihrer Form, Größe und Gewebsdichte veränderliche Gebilde. Nach Venenunterbindung, die eine stärkere Blutfüllung zur Folge hat als Denervation, entfaltet sich die Hülse von der Peripherie fortschreitend durch Infiltration von Blut und vornehmlich auch Erythrozyten. — *Nemiloff* (1936) teilt mit, daß die Hülsen bei 12 bis 16 Jahre alten Hunden und 8 bis 19 Jahre alten Katzen meist nicht mehr zu erkennen sind. *v. Herrath* (1935) findet in der Katzenmilz regelmäßig feine Ausläufer des Trabekelnetzes in nächster Nähe der Hülsen; die Bälkchen treten öfter als beim Hund unmittelbar an die Hülse heran. Dabei enden die Muskelfasern sobald die Hülse erreicht ist, die Bindegewebsfasern gehen in die Gitterfasern der Hülse über. Die Hülsen der Katze sind im allgemeinen größer als die des Hundes. Die weniger reichlich als beim Hund anzutreffenden Erythrozyten sind oft nur an einer Stelle der Hülse angesammelt. Das Eisenpigment ist ähnlich verteilt. Da *Dustin* (1938) in den Hülsenzellen der Katzenmilz nur gelegentlich feine Eisen- und Fetttröpfchen fand, hält er ihre phagozytären Eigenschaften für nur schwach, obwohl die Hülsenzellen der Karnivoren nach Tuscheinjektion ausgedehnt phagozytieren. *Dustin* fand in den Hülsen einer Hundemilz nicht körniges, sondern diffuses Eisenpigment. Nach *Solnitzky* (1937) ist die *Hülsenform* bei den Säugern allgemein noch variabler als ihre artliche Größe. Die Hülsen des Menschen und Hundes gehören der von ihm unterschiedenen länglich-tubulären, die des Schweines und der Katze dem rundlich-ellipsoiden Typus an. Am größten sind die Hülsen des Schweines, Hundes und der Katze. Bei 24 Stunden vor der Milzdurchspülung mit Trypanblau oder Tusche injizierten Tieren ist das Hülsen-Retikulum am besten zu sehen, weil die beladenen Hülsenzellen in die Pulpa auswanderten. Das Aussehen der Hülsenzellen hängt weitgehend von der angewendeten Technik ab. Sie bilden kein Synzytium und ähneln in den peripheren Hülsenteilen immer mehr den Retikulumzellen. Das feingekörnte Zytoplasma färbt sich acidophil. Die Hülsenzellen sind 7 bis 10 Stunden nach Trypanblauinjektion größer, mit Körnchen beladen und besitzen pseudopodienartige Fortsätze. Nach 24 Stunden finden sie sich ausgewandert in der Nähe der Sinus. Nach 5 bis 8 Tagen kommt es zur *Neubildung* von Hülsenzellen (Mitosen). Dauernde Stomata fehlen, Diapedese von Erythrozyten durch die Kapillarwand in die Hülse kommt gelegentlich vor. Diese Befunde sind nur mit der Deutung der Hülse als *integrierendem* Bestandteil des *R.E.S.* in Einklang zu bringen und gelten auch für die übrigen untersuchten Säugermilzen (Schwein, Schaf, Kalb, Mensch). Das Hülsengewebe der Katzenmilz ist nach *Imai*, 1940 (vgl. *Ono*, 1930) mit dem Pulparetikulum identisch. Es besitzt in einem zarten Gitterfasergerüst zwei Zellarten; eine periphere, sternförmige *Hülsenspindelzelle* und eine hauptsächlich vorhandene runde, hellkörnige, große *Hülsenrundzelle*. Das Aussehen der Hülse hängt nach *Imai* besonders vom Ernährungszustand des Tieres ab. Durch Hunger atrophieren und schwinden vor allem die Hülsenrundzellen fast ganz. *Imai* schließt sich den mechanischen Vorstellungen *Riedels* an, auch soll die Hülse die Lichtung der arteriellen Kapillaren bestimmen. Dagegen sollen die Hülsen keinerlei Verschlußfunktion, auch nicht für den Fall des venösen Rückflusses, haben. Die Aufgabe eines phagozytären Blutfilters, die durch die Durchlässigkeit des Kapillarendothels begünstigt wird, wird bejaht. — *v. Herrath* (1935) beschreibt die Hülse beim Hund als lang-walzenförmig mit sich allmählich verjüngenden Enden. Durch Kapillarverästelung entstehen oft verschieden geformte *Hülsenkomplexe*. Die retikulären Fasern sind um die Kapillare als eine Art Adventitia verdichtet. Nicht alle Kapillaren in der Umgebung der Follikel tragen Hülsen. In gewissen Fällen grenzt die Hülse ohne besondere Abgrenzung an das benachbarte Sinusendothel oder Retikulum, in anderen ist ein mehr oder weniger dicker azanblauer, lückenloser *Bindegewebsmantel* als eigener Abschluß gegen die Umgebung, auch gegen die allen Hülsen an wenigstens einer Stelle anliegenden Sinus vorhanden. Es handelt sich vielleicht um eine Vermehrung und Verdichtung des außen liegenden Hülsenretikulums nach Abwandern der Hülsenzellen, um eine *Altersinvolution*, oder um Anzeichen dauernden venösen Überdruckes. Vom Fasermantel aus verbinden sich radiäre Züge mit den Fasern um die Kapillare. Die Hülse hat stets röhrchenartige Lücken. Erythrozyten finden sich immer in wechselnder Zahl. *v. Herrath* konnte die von *Teitel-Bernard* (1931) beschriebene

Erythrozyten-Fragmentation in der Hülse nur beim Hund beobachten. — Nach *Gohrbandt* (1929) sind die gut entwickelten Hülsen beim Hund unregelmäßig um die Knötchen, vereinzelt auch in deren Außenzonen gelegen und enthalten in jedem Alter, besonders in ihren äußeren Zellagen reichlich Hämosiderin und staubförmig-feintropfige Lipoidablagerungen. Die Hämosiderinablagerung tritt als diffuse Zelldurchtränkung oder oft sehr starke körnige Ablagerung auf. In den Fettablagerungen treten reine Neutralfette gegenüber den Lipoiden und deren Gemischen ganz zurück. Die Fette in den Hülsen schwinden während und nach künstlicher Peritonitis meist

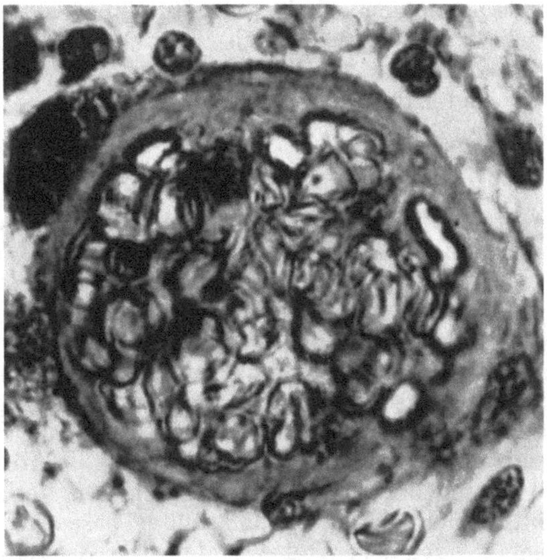

Abb. 59. Querschnitt durch eine mit azanblauem Fasermantel umgebene und mit Erythrozyten dicht angefüllte Kapillarhülse aus der Milz eines älteren Hundes. Azanfärbung. Vergr. 1200, × 2.

völlig, oft schon nach 15 bis $15^1/_2$ Stunden. Ein degenerativer Vorgang ist jedoch von vornherein auszuschließen. Ebenso wie die Lipoide vermindert sich bei Peritonitis oft auch der Hämosideringehalt der Hülsen (weitere Literatur über *Fettvorkommen* in den Hülsen und seine Bedeutung s. bei *Hartmann*, 1930 und *Röhlich*, 1936). Letzterer untersuchte die Hülsen des Hundes, der Katze und des Menschen auf ihren Fettgehalt. Dieser ist auch von Hülse zu Hülse ganz verschieden. Die *Fetttröpfchen* färben sich mit Nilblausulfat bläulich-grün, sind Ciaccio- und Smith-Dietrich-positiv, bestehen also größtenteils aus Lipoiden. Das Lipoid findet sich meist interzellulär, seltener intrazellulär. Nach fettreicher Mahlzeit sammeln sich auch *Neutralfette* in der Hülse an, was eine Hämolyse begünstigen könnte (*Dustin*, 1954). Die Beobachtungen an Hingerichteten-Milzen und entsprechende Nahrungs- und Hungerexperimente beim Tier führen *Röhlich* zu dem Schluß, daß Hülsenfett nur während der Resorption im Darm vorhanden ist und durch die Arterie herangebracht, nicht aber in der Milz selbst gebildet wird. Auf dem Wege der Hülsenlücken gelangt es zum baldigen Abtransport in die Pulpa. Diese Auffassung bestätigt *Dustin* (1939) für die Hülsen von mit Mais und Hafer ernährten, und nach Hunger mit Sahneinjektionen versehenen Tauben. Hier enthalten die Hülsen normalerweise etwas Fett, wenn auch größere Fettmengen immer nur einige Stunden nach der Injektion feststellbar sind.

Nach längerem Hungern zeigte sich gemäß der einsetzenden Lipämie Fett in den Hülsen. Die vorübergehende Fettspeicherung in den Hülsen wird von *Dustin* damit erklärt, daß Tröpfchen von etwa 2 μ Durchmesser schneller in die Hülsen eindringen als in die durchlässigere Abgrenzung gegen das übrige Milzgewebe. So sind Lipämie und eine gewisse Teilchengröße Voraussetzungen für die Speicherung des Fettes. Nach *v. Herrath* (1935, 4) liegen die sehr großen, lang-walzenförmigen Hülsen des Schweines rings um die Follikel, sehr häufig weit in deren Randzone. Immer treten lange venöse Kapillaren an die Hülse heran. Die sich oft verzweigenden Hülsenkapillaren bedingen hier und dort große gelappte Hülsenbezirke. *Dustin* (1938) beschreibt auch für die Schweinemilz zahlreiche Hülsenlücken mit Erythrozyten. — Die Hülsen der Wiederkäuermilz werden als wechselnd große lang-walzenförmige Gebilde erwähnt (*v. Herrath*, 1935, 4). Die Hülsenkapillare kann sich noch mehrmals gabeln. Erythrozyten sind häufig in den Hülsenlücken nachweisbar. Die Hülsen sind vorwiegend um die Follikel und Lymphscheiden angeordnet, liegen oft in nächster Nähe von Venen, weniger oft den Venen unmittelbar an. — Die Hülsen des Pferdes sind etwa so groß wie die der Wiederkäuer. Vornehmlich die Kapillaren der Hülsen, die weit in der Pulpa liegen, können sich noch ein- oder mehrmals gabeln. Pulpavenen liegen den Hülsen nur ausnahmsweise direkt an. Ein großer Teil der Hülsen liegt in nächster Nähe der Follikel. Stets finden sich auch Hülsen nahe den Balken, liegen ihnen oft unmittelbar an. Nach *v. Herrath* (1935, 4) und *Dustin* (1938) enthalten die Hülsen kein Eisenpigment; nach *Dustin* auch keine Fette und nur wenig Erythrozyten, weshalb er den Hülsenzellen im Gegensatz zum Pulparetikulum keine phagozytären Eigenschaften zuschreiben will. *Hartwig* (1949) dagegen fand im Hülsengewebe diffuses, staubfeines Eisenpigment. Nach ihm stellt die Hülsenkapillare den engsten Gefäßabschnitt der Pferdemilz dar. *Hartwig* maß die größte Breite der Hülse mit 32 μ, konnte die Länge jedoch wegen des geschlängelten Verlaufs nicht eindeutig feststellen. Form und Ausdehnung der Kapillarhülsen lassen sich gut an Präparaten erkennen und messen, die nach dem Walk-Verfahren von *Schmelzer* (1936) hergestellt sind. In der undurchspülten Milz erscheint die Hülse als synzytialer Verband von Retikulumzellen, in dem keine Lücken zu erkennen sind. — In der Elchmilz scheinen ebenfalls Hülsen vorzukommen (*Blumenthal*, 1952). Beim indischen Elefanten erstrecken sich die vorwiegend *perifollikulär*, daneben auch *peritrabekulär* und *subkapsulär* liegenden Hülsen oft noch weit in die Follikelrandzone hinein (*Tischendorf*, 1953). Sie sind dicker, gewundener und gelappter als die der Wiederkäuer.

Dustin (1938) beschreibt die Hülsen der *Primatenmilz* und des Lemuriers *Galago Senegalensis* (Hülsengröße etwa wie bei der Katze) und von zwei *Cynomorphenarten* (Hülsen sehr schmal und lang). Nach *Hueck* (1927) liegen viele Kapillarhülsen des Menschen der Außenzone der Follikel an, und zwar nicht nur die Hülsen, die zu der den betreffenden Follikel versorgenden Arterie gehören, sondern auch solche anderer Follikelarterien. *Hueck* (1930) schildert die normale Hülse als ein mäßig kernreiches, dichtes protoplamatisches Synzytium mit Fasern und feinsten Spalten. In anderen Fällen konnte er keine typischen Hülsen finden, sonder nur allenthalben in der Pulpa Arteriolen mit sehr dichten Adventitiazellmänteln. Das Retikulum ist hier schon sehr viel weitmaschiger als das der typischen Hülse. *Hueck* nimmt an, daß es sich bei diesen Gebilden um myelopoetisch tätige Hülsen handelt. Nach *Hueck* findet man *myeloische* Zellen deshalb so häufig in der Außenzone der Knötchen, weil hier die Hülsen liegen. Es erscheint denkbar, daß die mehr stromaufwärts liegende Adventitia der Pulpaarteriolen ebenfalls in die Myelopoese einbezogen werden kann. In anderen Fällen fand *Hueck* an den Stellen, an denen die typischen Hülsen liegen müßten, ein weitmaschigeres Retikulum mit ausgedehntem Spaltensystem. Diese Hülsen hält er für *Plasmabrausen* und für mit den Lymphknötchen zusammenarbeitende wichtige *Regulatoren* des Wasserhaushaltes. Andererseits soll das Hülsenretikulum Lymphozyten bilden. Die Hülsen sind nach ihm daher *Ventile*, die je nach ihrer Durchlässigkeit bald dem lymphatischen, bald dem myeloischen Gewebe als Nährboden dienen können, ohne deshalb nach beendeter Funktion jeweils wieder die Ausgangsform zu erreichen. *Dustin* (1935; 1938) findet in den Hülsen der Menschenmilz niemals Pigmente und möchte die geringen individuellen Größenunterschiede nicht zum Alter in Beziehung setzen. *Bargmann* (1941) demonstriert an einer Kapillarhülse vom Menschen mit sich gabelnder Kapillare die *Wesensgleichheit* von Hülsen- und Retikulumzellen. Die Rekonstruktionen *Herrlingers* (1948) zeigen die variablen Verzweigungen der Hülsenkapillare. *Herrlinger* fand, daß sämtliche arteriellen Endkapillaren beim Menschen vorher eine Hülse passiert haben. Nach *Loreti* und *Sabbia* (1942) bestehen die Hülsen des Menschen aus *Histiozyten* in einem Stroma aus retikulären Fasern. Unmittelbar um die Kapillare scheint ein Synzytium zu bestehen. Eisen und Lipoide alimentären Ursprungs lassen sich ebenso wie Erythrophagozytose und Hämokatarese nachweisen. Das Fett gelangt aus den Hülsen über die Sinusendothelien in die Leber und in die Lungen.

Wienbeck und *Kindler* (1937/38) beschreiben eine von ihnen als *Hamartoblastom* aufgefaßte ausgedehnte, den größten Teil des Organs einnehmende *Hülsengeschwulst* in der doppelfaustgroßen Milz eines 15 Monate alten Knaben. Die Betrachtung eines solchen seltenen Vorkommnisses gestattet bei bisherigem Fehlen vergleichend-histogenetischer Befunde einen gewissen Einblick in die Hülsenfunktion. Auf alle Fälle ist damit zunächst die Fähigkeit der Kapillarhülse zu eigenem autonomen Wachstum erwiesen, auch wenn daraus kein Schluß zugunsten der Wachstumszentren-Theorien zu ziehen ist. Die Geschwulst bestand aus zahlreichen, kleinen und größeren zottigen Gebilden fasrig-zelligen Baues, die wie die Hülsen mancher Hundemilzen (v. *Herrath*, 1935, 4) membranös gegen die Pulpa abgegrenzt waren. Zwischen diesen Hülsenzotten mit zentraler Kapillare lagen vereinzelt oder gehäuft Knochenmarkszellen der roten und weißen Zellreihen, vor allem Myeloblasten. Die Verf. sprechen den Geschwulstkeim als etwa im 5. Fetalmonat entstanden an, da sich kein Anhalt für seine entzündlich regenerative Genese ergab. Dafür spricht das Vorhandensein der myeloischen Zellreihe, deren Bildung mit der Hülsenentwicklung zusammenfällt. *Ono* (1930) beschreibt die ersten Anzeichen der sich entwickelnden Hülsen des Menschen im 5. Fetalmonat als bleibende Verdichtung des Retikulums an bestimmter Stelle des arteriellen Gefäßbaumes. *Wienbeck* und *Kindler* halten die mechanischen Aufgaben, speziell die der Stromregulierung und der Bestimmung der Viskositätsänderungen des Blutes durch Filterung für erwiesen. — Sie fanden in einer Fehlbildung, einem kirschgroßen hellroten Knoten (*splen in splene* ?) in einer sonst unveränderten Erwachsenenmilz erstmals Hülsen, die in den bekannten Milzfehlbildungen und -geschwülsten bisher stets vermißt wurden.

Die Auffassung eines grundsätzlich gleichen Aufbaues der Hülse aus Retikulum und freien Zellen ließ sich im ganzen erhärten. Die Zahl der freien Zellen und die Variabilität ihrer verschiedenen Einschlüsse dürfte bei den Nichtsäugern allgemein größer sein. Die *Erythrozytenfragmentation* ist für die Hülse der Nichtsäuger und für die des Hundes erwiesen. Es ergibt sich für andere Formen des Erythrozytenunterganges bisher kein Anhalt. Die Angabe von *Dustin* (1938), daß das Verhalten der Hülsenzellen dem Eisen gegenüber stets anders als das der Retikulumzellen der Pulpa ist, bleibt beachtenswert. Seine Folgerung, alle Phänomene der Hämolyse könnten in der Milz ohne sich histologisch nachweisbar zu zeigen ablaufen, und die

Hülsenzellen könnten speziell das Hämoglobin der sich in ihnen befindenden Erythrozyten in Freiheit setzen, beweist nichts für einen aktiv oder passiv ablaufenden hämolytischen Vorgang. Aus örtlichen Pigmentbefunden läßt sich nicht ohne weiteres eine mehr oder weniger intensive, auf aktiver Lebenstätigkeit des *R.E.S.* beruhende örtliche Hämolyse folgern. — Die Größe der Hülse scheint, abgesehen von der sicher vorhandenen, wenn auch im einzelnen unbekannten *Altersinvolution*, doch nicht vom Alter abhängig zu sein. Bei den Säugern besitzen gerade die Milzen mit gering entwickelten Sinus bzw. Venen (Schwein, Katze, Wiederkäuer, Pferd) und ausgedehntem Pulparetikulum große Hülsen, die Milzen mit gut entwickeltem Sinusnetz (Hund, Mensch, Nager) gering entwickelte bzw. keine Hülsen. Dieser Befund spricht nicht generell gegen mechanische Hülsenaufgaben, da die Hülsen in ausgesprochenen Stoffwechselmilzen, die weniger bedeutende Erythrozytendepots sind, fehlen, in Speichermilzen aber gut entwickelt sind. Die mechanischen Aufgaben dürften aber nirgends an erster Stelle stehen; denn alle Experimente beweisen, daß das Hülsengewebe zunächst *Stoffwechselaufgaben* erfüllt, bei deren Durchführung es auch mehr oder weniger allein oder bevorzugt ansprechbar wird und reagiert. Dabei erscheinen die mechanischen Aufgaben als *mitlaufende*, die sich aus der Festigkeit bzw. Porösität des Hülsenmantels von selbst ergeben.

3. Das Retikulum der Milz

Hier sollen der *mechanische* und *chemische* Aufbau und die *Faserbildung* des Retikulums der Milz im Rahmen des Milzkreislaufes betrachtet werden. Allgemeines über den Bau und die Histogenese des retikulären Bindegewebes ist den Darstellungen von *Plenk* (1927), *Hartmann* (1930), *Hoepke* (1932), *Klemperer* (1938), *Fresen* (1945) und *Wassermann* (1926, 1951, 1956) zu entnehmen. *Huzella* (1941) hat in seiner Lehre von der zwischenzelligen Organisation die älteren Meinungen über die Faserentstehung zusammengetragen und abgewogen.

In dem *Hartmann*schen (1930) Schema vom Aufbau des zellulären und faserigen Retikulums sind die inzwischen bekanntgewordenen Unterschiede zwischen weißer und roter Pulpa schon andeutungsweise berücksichtigt. Das Retikulum der weißen Pulpa der Säugermilz ist ganz überwiegend — im Zentrum der Knötchen völlig — *zellig*. Im Retikulum der roten Pulpa sind die Retikulumfasern dagegen gleichmäßig reichlich vorhanden. Ebenso wie die Zellenbildung die ursprünglichste Aufgabe des Retikulums ist, scheint mir auch die mit ihr verbundene Faserarmut ein ursprüngliches Zeichen. Reichlichere Faserbildung tritt in der aufsteigenden Reihe mit der Übernahme kreislaufmechanischer Aufgaben immer mehr hervor. So erscheint das Milzretikulum einfacher Wirbeltiere, besonders solcher mit noch nicht abgrenzbarer weißer und roter Pulpa, weicher und zellreicher als das der Säuger. Die prinzipiellen Zusammenhänge zwischen *Zellenbildung* und *Fasergehalt* des Retikulums sind noch nicht untersucht. — Da *Amphioxus* weder eine Milz noch Erythrozyten besitzt, könnte zunächst die Untersuchung derZyclostomen aufschlußreich werden, bei denen nach *Jordan* und *Speidel* (1930) „*die erste Stufe in der Entwicklung des ursprünglichsten blutbildenden Organs, der Milz, gegeben ist*". — *Nakajima Akira* (1928) stellt lediglich das verschiedene Verhalten der Retikulumfasern in der Urodelenmilz fest, wobei er jahreszeitlich bedingte Unterschiede nicht erkennen konnte. *Normale Altersveränderungen* sind ebenfalls von einigen Autoren beiläufig erwähnt, aber nicht systematisch vergleichend untersucht. *Nemiloff* (1936) hält die Verlängerung der Retikulumzellen, die Verdichtung und Hyalinisierung ihres Zytoplasmas bei Hunden von 12 bis 16 Jahren und bei Katzen von 8 bis 19 Jahren wohl ebenso zu Recht für normale Altersveränderungen, wie er die gleichzeitige chronische Blutfüllung der Retikulummaschen auf einen herabgesetzten Alterstonus des Retikulums zurückführt. *Labuzek* (1937/38) fand in 60 senil-atrophischen Lebern, Milzen und Bauchspeicheldrüsen eine durch *mechanisches Zusammenschieben* des Fasernetzes entstandene scheinbare Verdichtung und Vermehrung der Gitterfasern. Diese selbst verfallen langsamer und später als das Parenchym der Altersatrophie. Der Autor fand in den vermehrten kollagenen Bündeln der genannten Organe oft Gitterfasern und schließt daraus auf eine Verwandtschaft beider Fasersysteme. *Ghigi* (1932) benutzte ein normales Sektionsmaterial zur Feststellung des Verhaltens der Milz-Gitterfasern in *verschiedenen Lebensaltern.* Das Stroma der Lymphscheiden besteht beim Neugeborenen aus leicht geschlängelten, relativ weitmaschig angeordneten und mit der Arterie verbundenen Retikulinfasern, deren Durchmesser schon etwas stärker ist als der der Pulpafasern. Die Fasern der sich ausbildenden Knötchen werden unvermittelt dicker als die der Pulpa. Bei Kindern und Jugendlichen sollen keine weiteren Veränderungen des Follikelstromas auftreten. Bei Erwachsenen dagegen sind die Silberfasern im zurückgebildeten Follikel nicht nur weniger dicht, sondern auch gröber und gewundener als im funktionierenden Follikel derselben Milz und kindlicher Milzen. Beim Greis sieht das Faserwerk funktionierender und atrophischer Follikel wie beim Erwachsenen aus. — Das Fasernetz der roten Pulpa besteht beim Neugeborenen aus *regelmäßigen feinen und zartgewundenen Fasern,* die überall gleichmäßig dicht gelagert sind. Auch in der Kapsel und den Trabekeln lassen sich in geringer Menge feinste argyrophile Fasern, die in den kollagenen Bündeln laufen, nachweisen. Jedenfalls finden sich zwischen dem 85. und 90. Lebensjahr in $^1/_3$ der Fälle vergröberte Pulpafasern, die sich nicht mehr gleichmäßig scharfrandig, sondern stellenweise *varikös* geworden, schon mit Kollagenfärbungen darstellen und in das Kapsel- und Trabekelkollagen fortsetzen. Schon *Orsos* (1926) meint, daß die nuanzierte Färbung des Retikulins mit Kollagenmethoden daher rührt, daß die Retikulinfasern außer kollagenen Grundfasern noch *indifferentes* Protoplasma und elastische Fibrillen in wechselnder Menge enthalten. Auch *Klemperer* (1938) folgerte aus seiner Darstellung des Milzretikulums, daß dessen faseriger Anteil weniger reif sei und mehr dem embryonalen Zustand entsprechen könnte als anderswo. — Während *Foot* (1928) die färberischen Unterschiede zwischen Kollagen und Retikulin chemisch erklären will, zeigten *Mallory* und *Parker* (1927) und *Nageotte* und *Guyon* (1930), daß die Unterschiede auf einer Teilung der kollagenen Bündel in einzelne Fibrillen beruhen bzw. physikalisch bedingt sind. — *Rumyantsew* (1939) macht einige Angaben über den Bau des Milzretikulums bei Teleostiern, *Dünzen* (1939) bei *Lacerta muralis* und *viridis.* Beide Mitteilungen lassen auch erkennen, daß das Faserwerk dichter als bei Säugern sein müßte. Nach *Scatizzi* (1930) sind die fixen Elemente in der roten Pulpa von *Tropidonotus natrix* durch Zellen und ein fibrilläres Netzwerk gegeben. *Watzka* (1938) beschreibt das Plasma der Retikulumzellen bei Igel, Wiesel und Hermelin als feinkörnig. Die am Milzstroma erwachsener Kaninchen durchgeführten Untersuchungen von *Lambertini* (1931) festigen die Ansicht, daß in der Milz zwischen dem retikulären Gewebe der Pulpa und dem der Gefäße innige Verbindung besteht. Die größeren Arterien zeigen in Intima und Media feine retikuläre Züge, in der Adventitia sind sie wenig gröber, werden sich aufzweigend feiner und gehen in Fasernetze der Pulpa über. Das starke Hervortreten der Netzfasern ist dem Milzstroma eigentümlich. Die Fasern reduzieren sich auch durch vielfache Verästelung zu immer dünneren, wodurch ihre Zeichnung in der Milz nicht so regelmäßig wirkt wie in drüsigen Organen. Die kollagenen Fasern können sich in retikuläre fortsetzen. — *Riedel* (1932) betont für die Katzenmilz, daß das Retikulum die Stützfunktion des Trabekelwerkes an der Pulpaarteriole und arteriellen Kapillare übernimmt, um deren korrespondierende Gestaltsveränderungen bei Volumenschwankungen des Organs zu ermöglichen. Die kapillare Strecke vor der Hülse ist bei der Katze in eine retikuläre *Adventitia capillaris* eingebettet, deren Fasern mit denen des Pulparetikulums zusammenhängen. Da diese Adventitia in das zellige Maschenwerk der Hülse übergeht, wird diese gelegentlich als Differenzierungsprodukt der adventitiellen Hülle aufgefaßt. Das Retikulum beteiligt sich auch an der trichterförmigen Endigung der arteriellen Kapillare mit einem zytoplasmatischen fasergestützten Netzwerk, das besonders deutliche quere Faserzüge hat.

Über die Entstehung der Gitterfasern in der Milz berichten nur *Yamasaki* (1930) und *Huzella* (1929; 1931; 1941). Besonders *Nageotte* (1927; 1928; 1930; 1931; 1934) hat ursprünglich zur Kenntnis der *physiko-chemischen-Eigenschaften* des Kollagens und Retikulins beigetragen. Die neuesten Arbeiten und Erkenntnisse über den Aufbau der Skleroproteide sind von *Grassmann* und *Trupke* (1944), *Schallock* (1955) und *Graumann* (1957) zusammengestellt und diskutiert worden.

Während geschrumpftes Kollagen leicht von Trypsin und unspezifischen Proteinasen abgebaut wird, wird das in der Fibrille kristallisierte durch Trypsin nicht angegriffen. Bei der Schrumpfung, die auch sonst vielfach das Kollagen irreversibel verändert, werden die δ-Scheiben beseitigt. Das Hydratwasser soll bei Schrumpfung entweder abgegeben oder locker gebunden werden. Die Schrumpfungstemperatur hängt sehr von dem Spannungsgrad der Faser ab. — Die chemische Zusammensetzung des Kollagens wurde von *Schneider* (1949), *Bowes* und *Kenten* (1948) bestimmt. Kollagen enthält wenig, offenbar dem Molekül selbst angehörendes Kohlenhydrat (Galaktose, Glukosamin; *Schneider*, 1937).

Nach *Juditzkaja* (1949) ist das Retikulin in der fetalen Haut das alleinige faserbildende Material und unterscheidet sich als solches besonders durch seinen hohen Zystingehalt vom Kollagen und Elastin. Die moderne Chemie hat über die Zusammensetzung des letzteren nichts Abschließendes beigebracht (*Grassmann* und *Trupke*, 1944). — Bei künftigen chemischen und physikalisch-chemischen Untersuchungen müßte berücksichtigt werden, daß das Elastin herkömmlicher Bezeichnung nach den elektronenoptischen Befunden von *Dettmer* (1952) aus Fibrillen und reichlich Kittsubstanz aufgebaut ist. Dadurch ist die Frage aufgeworfen, welcher der beiden Bestandteile als Elastin anzusprechen ist (*Schwarz*, 1953).

Die *Mukopolysaccharide* der die Bindegewebsfasern überall begleitenden Grundsubstanz sind von der Entstehung der Fasern an unmittelbar mit den Faserproteinen verknüpft (*Heringa*, 1954; *Meyer*, 1954). *Wassermann* (1956) spricht von einer fließenden Grenze zwischen *geformter* und *amorpher* Grundsubstanz. Die Entstehung des Kollagens ist auch *in vitro* an metachromatische saure Mukopolysaccharide, die zunächst im Zelleib des Fibroblasten auftreten, gebunden (*Highberger*, 1951). Die *Metachromasie* schwindet mit fortschreitender Faserdifferenzierung (*Balazs* und *Holmgren*, 1949; 1950). *Meyer* (1946; 1950) hat ein Schema der chemischen Bindungsvorgänge zwischen Kittsubstanz und Fibrillen bei der Faserentstehung entwickelt.

Die Kittsubstanz des Retikulins im Lymphknoten besteht nach *Benedetti* (1953) aus kugeligen Körperchen von etwa 300 Å Durchmesser, die der Oberfläche der Mikrofibrillen fest anhaften, wo sie im Gegensatz zum Kollagen auch nach Waschen im Homogenisator verbleiben (*Gross*, 1950). Auch die gequollene Kittsubstanz bleibt mit der ebenfalls gequollenen Fibrille verbunden. Die Kittsubstanzteilchen scheinen den Fibrillen periodisch zugeordnet (*Benedetti*). Es bleibt offen, ob die intraplasmatisch liegenden Fibrillen dort außerdem noch Kittsubstanz besitzen. Die Retikulinfibrillen sind spiralig gebündelt.

Die Änderung der physiko-chemischen Eigenschaften der Mukopolysaccharide bei ihrer Bindung an die Fibrillenoberfläche (*Wassermann*, 1956) wird für das Retikulin auch dadurch belegt, daß es in freien Retikulumfasern durch Trypsin, in Basalmembranen durch Pepsin abgebaut wird (*Lillie*, 1952). Retikulin ist stärker perjodreaktiv als Kollagen (*Lillie*, 1947). Der unterschiedliche Ausfall dieser Reaktion erlaubt einzelne *organspezifische* Formen von Retikulin zu unterscheiden. Die Retikulumfasern enthalten im Gegensatz zu den elastischen keine präformierten Aldehyde, das perjodreaktive Substrat ist gegen Speichel und Hyaluronidase resistent (*Clara*, 1952). Retikulumfasern lassen sich durch ihre Perjodreaktivität von feinsten elastischen Fasern abgrenzen (*Smith*, *Seitner* und *Wang*, 1951). Die Veränderung der Beziehung zwischen Fibrille und Kittsubstanz durch Hyaluronidase bewirkt eine stärkere Argentophilie (*Mattioli*, 1952). Die unterschiedliche Perjodsäure-Reaktion des Retikulins in sich und des Kollagens kann verschieden erklärt werden (*Clara*, 1952; vgl. *Graumann*, 1957). Die wechselnde Perjodreaktivität hängt von der Kittsubstanz ab und dürfte auf der Konzentration von freien reduzierenden Gruppen der Kohlenhydrate beruhen.

Nach *Kramer* und *Little* (1953) enthält die Kittsubstanz des Retikulins ein kollagenähnliches Protein und ein noch nicht näher definiertes Kohlenhydrat (*Bangle* und *Alford*, 1954). Die Polysaccharide des Retikulins können durch die Antigen-Antikörperreaktion mit fluoreszierenden Antikörpern sichtbar gemacht und lokalisiert werden (*Cruickshank* und *Hill*, 1953). Retikulumfasern werden nach Glyzerin-Einwirkung bzw. nach Eindecken in Glyzerin-Gelatine negativ doppelbrechend (*Missmahl* und *Hartwig*, 1954/55). Der Einfluß einer in den Fasern vorhandenen alkohollöslichen, negativ zur Faserachse wirkenden Substanz tritt nach Senkung der Formdoppelbrechung zutage.

Ähnlich wie bei einer Reihe anderer Faserkristallite vermittelte das *Röntgendiagramm* des Kollagens bisher einen gewissen Aufschluß über Form und Raumlage der Polypeptidketten. Innerhalb dieser kehren bestimmte Aminosäureanordnungen (wahrscheinlich periodische Ketten

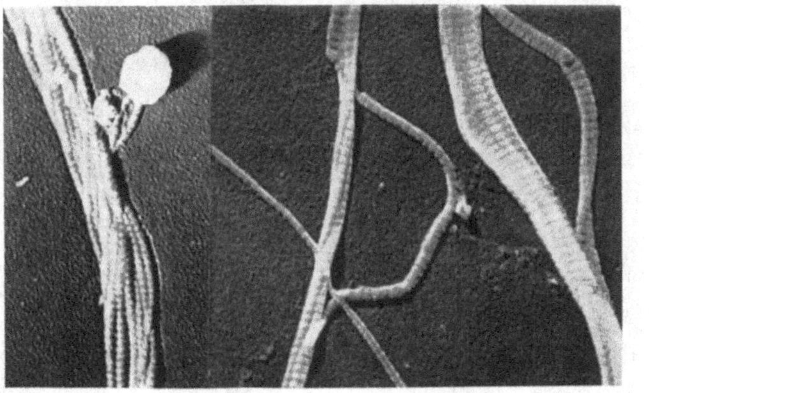

Abb. 60. Aus Retikulinfibrillen gewrungene Retikulumfasern. Vergr. 18000. (Nach *E. L. Benedetti*, Sc. med. ital. 3, 1953, Abb. 13.)

aus 12 Aminosäuren oder einem ganzzahligen Vielfachen) in Abständen immer wieder; man spricht von *großen Identitätsperioden*, deren Moleküllänge der Faserlänge gleich sein soll (*Astbury*, 1940; *Bear*, 1942; *Kratky* und *Sekova*, 1943; *Grassmann* und *Trupke*, 1944). *Bear* und *Kratky* fanden die Länge einer *Kollagenperiode* zu 640 bis 642 Å, die auch der elektronenoptisch ermittelten entspricht. Im Gegensatz zu einer Reihe anderer Faserketten hat das Kollagen senkrecht zur Faserrichtung nicht so lange Perioden (*Bolduan* und *Bear*, 1950).

Bisher sind die strukturanalytischen Angaben für das Kollagen mit den neuerdings gewonnenen *elektronenoptischen Befunden* im großen und ganzen im Einklang. *Hall*, *Jakus* und *Schmitt* (1942) und *Wolpers* (1943) entdeckten fast gleichzeitig eine rhythmische, durch eine regelmäßige Folge elektronenoptisch dichter und weniger dichter Abschnitte bedingte Querstreifung der kollagenen Fibrille (Abb. 61). Die dichteren und entsprechend dunkler erscheinenden, von *Wolpers* im Gegensatz zu den helleren *H*-Teilen als *D*-Teile bezeichneten Teilstrecken lassen sich nach Behandlung mit Osmium-Wolfram- bzw. Phosphor-Wolframsäure besser sichtbar machen als im unfixierten nativen Zustand. Die *H*- und *D*-Teile sind gleich lang; die *H*-Teile lassen sich noch in mehrere durch hellere Zwischenteile geteilte δ-Scheiben oder δ-Lamellen auflösen (*Wolpers*, 1948). Möglicherweise liegt in deren differentem Verhalten bereits eine Konstitutions- und Alterskomponente des Kollagens vor, oder normales und pathologisches Kollagen könnten sich entsprechend unterscheiden. Nach anderen Angaben soll die Kollagenperiode in sechs ungleichartige Teilstücke gegliedert sein, von denen zwei dichter sind als die übrigen. Die elektronenoptische Strukturperiode der gedehnten kollagenen Fibrille wird besonders im *H*-Teil mehrfach länger. Durch Quellung zerfällt das Kollagen in feinste, aus nur noch wenigen parallel gelagerten Polypeptidketten bestehende elektronenoptisch nachweisbare *Fibrillen* (*Subfibrillen*). Im gelösten Kollagen können die Teilchen schließlich nur noch durch die *Strömungsdoppelbrechung*, nicht aber elektronenoptisch nachgewiesen werden. Nach Neutralisation der sauren Lösung bilden sich die Fibrillen wieder in der ursprünglichen Struktur (*Nageotte*, 1927; 1928; 1930). *Ruska* und *Wolpers* (1940) beobachteten elektronenoptisch bei der Fibrinbildung denselben, für den Mechanismus der Eiweißfaserbildung grundlegenden Vorgang. Das ebenfalls quergestreifte Fibrin legt sich zu immer dickeren Fibrillen in der Weise zusammen, daß sich *H*- und *D*-Teile entsprechen. Die herrschenden Theorien über diesen Grundvorgang sind nicht einheitlich und ebenso umstritten wie die Vorstellungen über den submikroskopischen Aufbau der Fasern. So wird für die *D*-Teile des Kollagens und anderer Fasern die *Faltung* der Polypeptidketten in Längsschleifen neben der *Einlagerung* zusätzlicher, sich mit Phosphor-Wolframsäure und Osmiumsäure dichter anfärbender Aminosäuren angenommen.

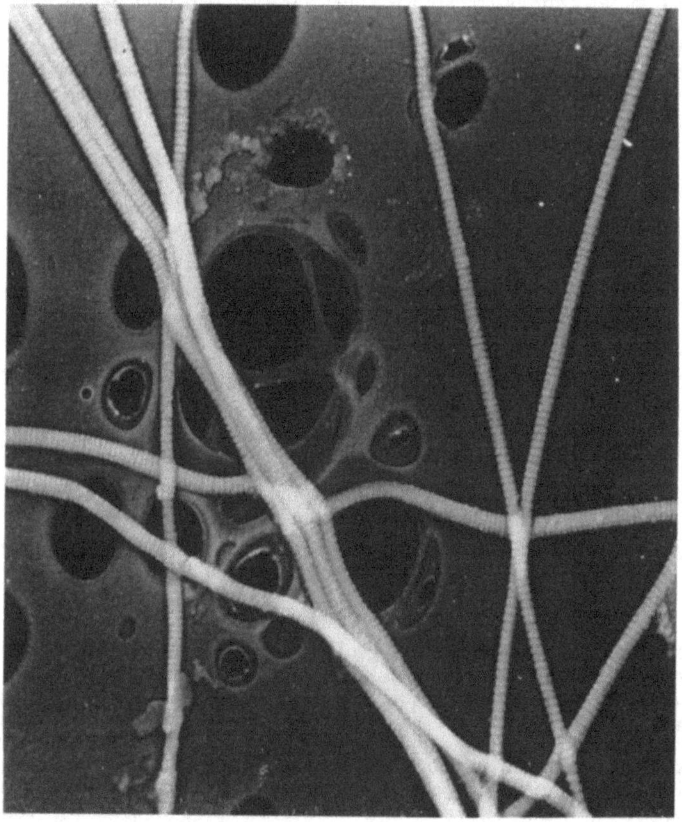

Abb. 61. Kollagene Fibrillen aus der Kapsel einer Katzenmilz. Beschallt und mit Wolframoxyd schräg bedampft. Elektronenbild, Vergr. 18000. $^3/_4$. Nach einem Präparat von *E. von Herrath* und *N. Dettmer*.

Die elektronenoptische Abgrenzung des körpereigenen Fasermaterials gelang zuerst *v. Herrath* und *Dettmer* (1951). Sie untersuchten die Gitterfasern elektronenoptisch in der durchspülten Katzenmilz nach *Gömöri-Versilberung* und verglichen sie mit gleichfalls versilbertem Kollagen. Die Gitterfasern verzweigen sich nicht wie bisher fast allgemein angenommen (vgl. *Plenk*, 1927; *Maximow*, 1929; *Wassermann*, 1929; *Studnička*, 1929; *Huzella*, 1941). Sie sind vielmehr aus einzelnen *Retikulumfibrillen* gebündelt. Ein solches im Lichtmikroskop erscheinendes *Fibrillenbündel* ist etwa 0,3 μ dick. Die unterschiedliche Dicke der Retikulinfibrillen schwankt zwischen 30 bis 45 mμ, liegt also bedeutend unter der des Kollagens, die bis zu 250 mμ beträgt. Unfixierte Retikulumfibrillen zeigen eine nach Osmiumbehandlung deutlich hervortretende *Querstreifung* mit *D*- und *H*-Teilen, die mit der von *Wolpers* (1943; 1949) angegebenen Periodenlänge des Kollagens übereinstimmt (Abb. 62). *v. Herrath* und *Dettmer* konnten in unfixierten, formolfixierten und osmiumgefärbten Präparaten keine Strukturunterschiede zwischen Retikulin und Kollagen ermitteln. Auch die Metallbedampfung ergibt dafür, abgesehen von der verschiedenen Fibrillendicke, keine Anhaltspunkte. Neuerdings bestätigte *Bairati* (1952), der formol- und osmiumbehandeltes Material von Lymphknoten untersuchte, die Existenz der Retikulumfibrille, deren Dicke und Periodenlänge er wie *v. Herrath* und *Dettmer* angibt. Es läßt sich am beschallten und dann bedampften Präparat nicht sicher entscheiden, ob die Retikulumfibrillen im Plasma der Zellfortsätze verlaufen oder sich

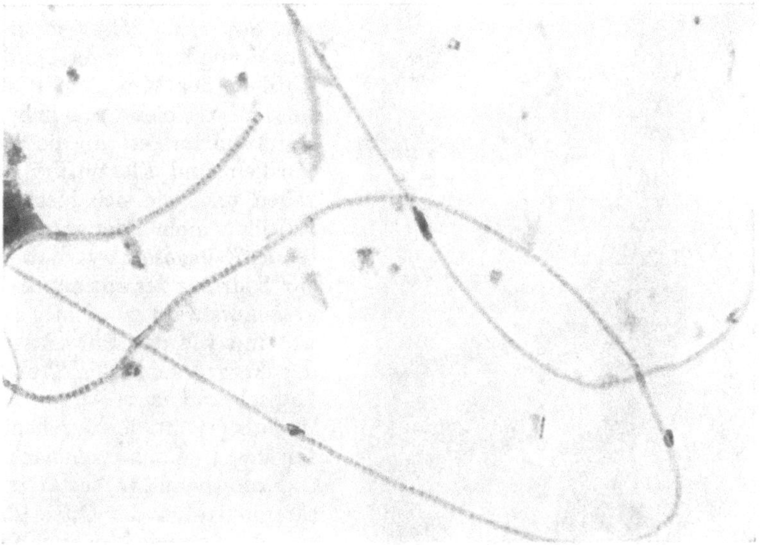

Abb. 62. Einzelne Retikulinfibrillen aus dem Retikulum einer leergespülten Katzenmilz. Osmiumfixierung, beschallt. Elektronenbild bei 18000facher Vergr. Die Querstreifung ist deutlich. (Nach *E. von Herrath* und *N. Dettmer:* Zschr. wiss. Mikrosk. Stuttgart, 60 1951, Abb. 5.)

nur an der Zelloberfläche befinden, obwohl sie *in* (vgl. *Klemperer*, 1938) den Zellleibern zu liegen scheinen. Am intakten Retikulum scheinen protoplasmatisches und faseriges Netz identische Züge verschiedener Größenordnung zu bilden. Die Retikulumfibrillen lagern das Silber in groben gruppierten Granula an der *Fibrillenoberfläche* an (Abb. 63, 64). Diese Gruppierung kann mit der Querstreifung in Zusammenhang gebracht werden. Sie ist bei der Schwermetallfixierung besonders deutlich zu erkennen und tritt bei der Versilberung nicht hervor. Vielleicht wird sie durch die Silberniederschläge maskiert. Die Silbergranula sitzen auf der Oberfläche der an sich blassen Fibrille, nur wenig oder kein Silber dringt in deren Inneres. Bei der kollagenen Fibrille treten die Silberniederschläge mit wachsender Fibrillendicke mehr und mehr im *Innern* der Fibrille auf und werden immer feinkörniger (*v. Herrath* und *Dettmer*, 1951; *Dettmer*, *Neckel* und *Ruska*, 1951; vgl. Abb. 65). Gleichzeitig tritt die Querstreifung dadurch deutlicher hervor, daß sich das Silber hauptsächlich im

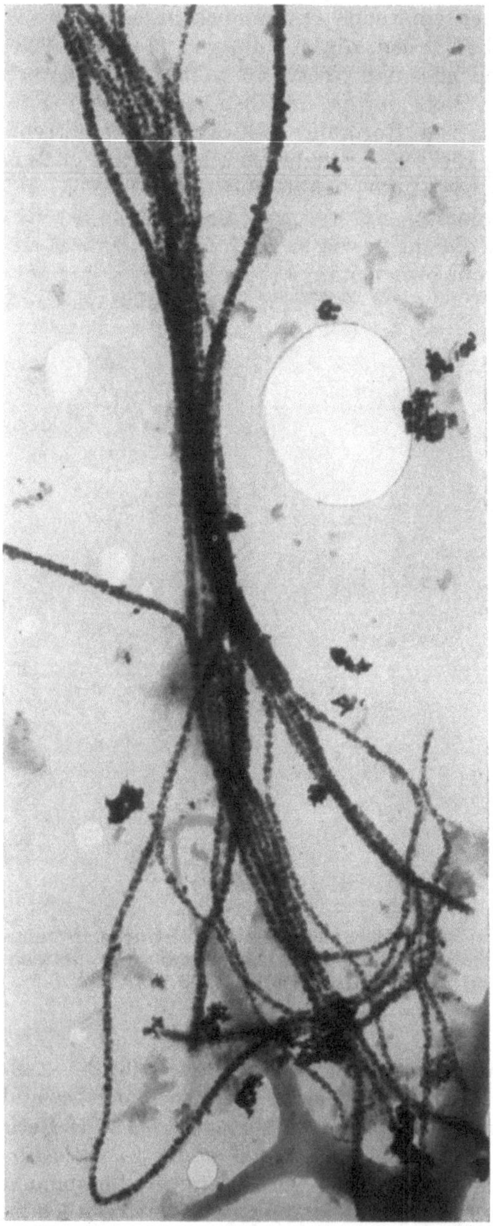

Abb. 63.
Sich in Einzelfibrillen auflösendes Bündel von Retikulumfibrillen aus einer leergespülten Katzenmilz. Formolfixierung, Versilberung nach *Gömöri*, Beschallung. Elektronenbild, Vergr. 18000. (Nach *E. von Herrath* und *N. Dettmer*, Zschr. wiss. Mikrosk., Stuttgart, 60, 1951, Abb. 1.)

D-Teil niederschlägt, während der *H*-Teil fast freibleibt. *So lassen sich Retikulin und Kollagen nach Versilberung elektronenoptisch unterscheiden.* Die hierbei festzustellenden Übergänge erhärten zugleich in gewisser Weise den Begriff *Präkollagen* (*Wassermann* 1926) entgegen der neuerdings geäußerten gegenteiligen Meinung *Wassermanns* (1951). Die Vorstellung der *Ausreifung* des Retikulins zum Kollagen scheint dadurch ebenso wie durch die Untersuchung von *Schwarz* (1953) über die Differenzierung der Kornea- und Sklerafibrillen des Menschen gestützt zu werden. Es bleibt fraglich, wie die Retikulinfibrillen in die Kollagenfibrillen und Elastinfibrillen übergehen und wie sich hierbei die alle Fibrillen mehr oder weniger begleitende *Kittsubstanz* verhält. Speziell zur Klärung der Mechanik des Milzkreislaufs wäre es wichtig zu wissen, wo und wie das Pulpafaserwerk in das Fasersystem der Trabekel, der Kapsel und der Gefäße übergeht. *Bairati* (1952), der durchspülte Milzen und Lymphknoten nach Azetonfixierung benutzte, bestätigte das Zusammentreten der Gitterfasern aus einzelnen voneinander unabhängigen Fibrillen, deren Periodenlänge die des Kollagens ist (vgl. *Bairati*, 1940).

Nach *Dettmer*, *Neckel* und *Ruska* (1951) lagern die dünnsten Fibrillen von Kälber- und Rindersehnen würfelförmige Silberteilchen mit einer Kantenlänge von etwa 100 mμ an ihrer Oberfläche an. Mit zunehmender Fibrillendicke nimmt die Korngröße des abgelagerten Silbers, das dazu steigend im Sinne der Kollagenperiode abgeschlagen wird kontinuierlich immer mehr ab, bis es schließlich elektronenoptisch kaum mehr erkennbar ist. Die *Gesamtschwärzung* der kollagenen Fibrillen steigt mit ihrem Durchmesser. Der stark versilberte *D*-Teil kann stellenweise eine Unterteilung in zwei stark versilberte β-Scheiben aufweisen. Im *H*-Teil tritt beim Kälberkollagen ein schmaler stark versilberter, wohl den δ-Scheiben (*Schmitt* und *Groß*, 1948) entsprechender Streifen

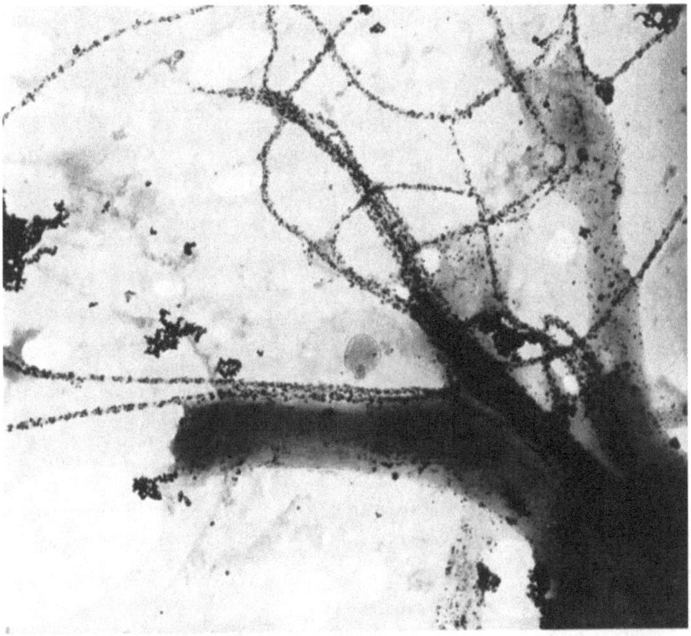

Abb. 64. Retikulum einer leergespülten Katzenmilz. Formolfixierung, Versilberung nach *Gömöri*, Beschallung. Elektronenbild, Vergr. 21000. $^3/_4$. Retikulinfibrillenbündel und einzelne Retikulinfibrillen in Resten des protoplasmatischen Retikulums. (Nach *E. von Herrath* und *N. Dettmer:* Zschr. wiss. Mikrosk., Stuttgart, 60, 1951, Abb. 8.)

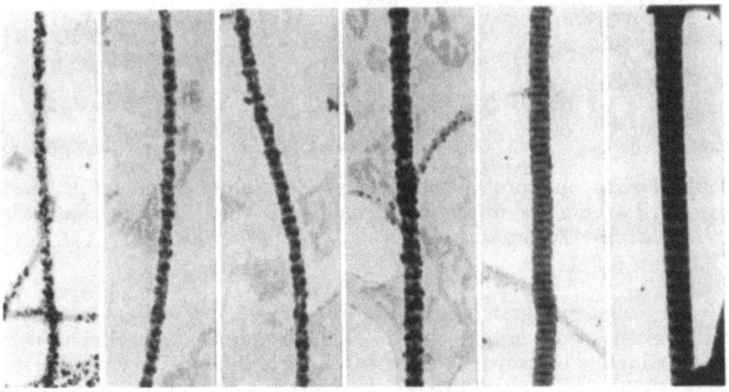

Abb. 65. Übergangsreihe von außen-versilberten Retikulumfibrillen zu innen-versilberten Kollagenfibrillen. *a* bis *d* = Retikulumfibrillen aus dem Sarkolemm des Taubenflügels, der Pulpa der Katzenmilz, der Kälbersehne; *e* bis *f* = Kollagenfibrillen der Rindersehne. Formolfixierung, Schnitt-Schallpräparation nach *Wolpers*, Versilberung nach *Gömöri*. Vergr. 18000. (Nach Präparaten von *E. von Herrath* und *N. Dettmer*, *N. Dettmer*, *N. Dettmer*, *I. Neckel* und *H. Ruska*.)

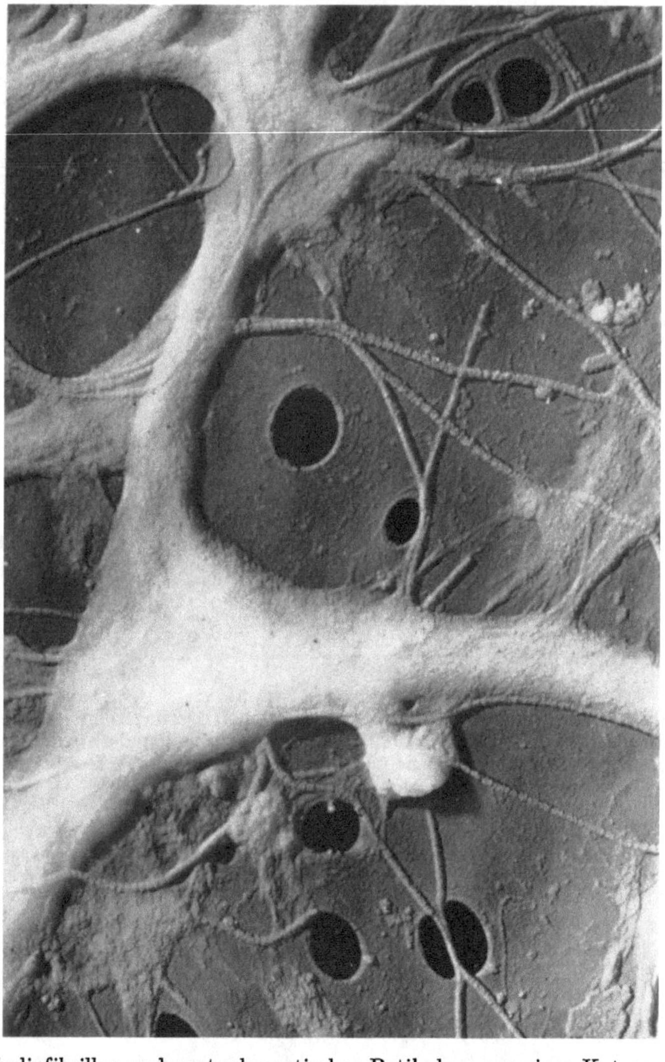

Abb. 66. Retikulinfibrillen und protoplasmatisches Retikulum aus einer Katzenmilz. Beschallt und mit Wolframoxyd schräg bedampft. Elektronenbild, Vergr. 18000. (Nach *E. v. Herrath* und *N. Dettmer*, Zschr. wiss. Mikrosk., Stuttgart, 60, 1951, Abb. 4.)

hervor. Gequollenes Kollagen lagert kein Silber ab. Dünne, ihrem Versilberungsbild nach Retikulinfibrillen nahestehende oder entsprechende Fibrillen quellen viel seltener als dicke Kollagenfibrillen. Da der jugendliche Organismus durchschnittlich dünnere Fibrillen besitzt als der ältere, vermutet *Wolpers* (1950) eine *Querschnittszunahme* durch seitliche Anlagerung molekularer Bausteine unter Übungseinflüssen. — Da die Versilberung von den verschiedensten Faktoren abhängig ist (*Zeiger*, 1938), ist es schwer, das differente Verhalten verschieden dicker Fibrillen bei der Versilberung zu deuten. *Dettmer*, *Neckel* und *Ruska* (1951) nehmen *Reduktionskeime* an, die sich an bestimmten argyrophilen Orten der Fibrille gehäuft bilden und bis zur Sichtbarkeit wachsen sollen. Die Keime liegen im Bereich der chemischen Affinitäten der Fibrillen zu schwermetallhaltigen Fixierungsmitteln. Je mehr Keime nebeneinander, um so kleiner die Korngröße. Dicke, bis zur nahezu homogenen Schwärzung versilberte Fibrillen dürften eine sehr dichte Keimbildung aufweisen, bei der die Silbersalze bzw. -ionen in das Fibrilleninnere gelangen müßten. Die leichtere Quellbarkeit dicker Fibrillen, d. h. das schnellere Eindringen von Lösungsmitteln, stimmt mit dieser Vorstellung gut überein. Das geringere Wachstum der intrafibrillären Silberkörner der Retikulinfibrillen hängt außerdem von der räumlichen Begrenzung und der Schutzkolloidwirkung des umgebenden Fibrilleneiweißes ab. Eine angenommene argyrophile Substanz oder argyrophile Gruppen der Polypeptide würden bei den dünnen Fibrillen oberflächlich liegen, die dicken Fibrillen aber ganz durchsetzen. Die dürftige Versilberbarkeit gequollener Fibrillen dürfte durch Austreten der argyrophilen Substanz erklärbar sein, und die ungleiche Silberverteilung deutet dementsprechend wohl auch auf Beziehungen zu der bei der Quellung verschwindenden δ-Substanz der Periode hin. Vor allem deuten die geringen Keimzahlen darauf hin, daß für die Keimbildung weniger chemische als hauptsächlich physikalisch-chemische Bedingungen maßgebend sein dürften. Da die Farbe eines Silberpräparates von der *Korngröße* abhängt, läßt sich der unterschiedliche Ton von Kollagen (rotbraun) und Retikulin (schwarz) im histologischen Schnitt gut erklären. — *Wolpers* (1944) und *Groß* (1949) untersuchten das *Elastin* zuerst elektronenoptisch an verschiedenen Ausgangsmaterialien. *Groß* fand in seinem mit Trypsin und Essigsäure isolierten Material 70 Å dicke *Protofibrillen*, die am nicht mit Trypsin verdauten Präparat von viel Kittsubstanz umgeben zu sein scheinen. *Bahr* (1951) fand im Elastin des Peritoneums des Rattenschwanzes 10 bis 15 Einzelfibrillen von 80 Å Durchmesser zu einer größeren Elastineinheit — Faser von durchschnittlich 350 Å — vereinigt, die wiederum zu größeren Strängen zusammengefaßt wird. *Wolpers* (1944), *Groß* (1949) und *Bahr* (1951) konnten keine Querstreifung an den einzelnen Fibrillen feststellen. Da die Fibrillen unter verschiedenen Umständen nicht immer scharf abgrenzbar sind, neigen sie vielleicht zu einer gegenseitigen Absättigung von Seitenketten, die vorher zur Kittsubstanz Beziehung hatten (*Bahr*, 1951). Im *Röntgendiagramm* (*Astbury*, 1940) zeigen sich die langen Moleküle der elastischen Fibrillen ebenso wie Kautschuk weniger orientiert als Kollagen; erst bei Streckung treten die Zeichen einer Orientierung auf. Dieser Befund läßt sich mit den bisherigen Kenntnissen vom chemischen Aufbau des Elastins gut vereinen, so daß sich die Elastizität mit allen ihren Eigenschaften einigermaßen aus den molekularen Zusammenhängen erklären läßt. — Auch *Dettmer* (1952) fand die lichtoptischen Elastinfasern aus in reichlich Kittsubstanz eingebetteten, im Gegensatz zum Kollagen locker angeordneten Fibrillen aufgebaut, die gelegentlich etwas umeinander gedreht sind. Die Fibrillen sind 60 bis 80 mμ dick und periodisch quergestreift mit einer Periodenlänge, die etwa der des Kollagens entspricht. Die Periode besteht wie bei diesem aus einem *D*- und *H*-Teil, schwankt in ihrer Länge erheblich und mißt durchschnittlich etwa 60 mμ. Der weniger vorgewölbte *D*-Teil scheint nicht so dicht wie beim Kollagen. Osmiumsäure färbt und verdichtet die Kittsubstanz, so daß die Fibrillen noch stärker als im Nativpräparat maskiert werden. Trypsin verdaut die Fibrillen, die dabei unter Verlust ihrer Querstreifung immer kontrastärmer werden und schließlich nicht mehr unterscheidbar sind. Die Kittsubstanz hingegen scheint durch Pektinase angreifbar. Silber lagert sich nicht wie Osmium in der amorphen Kittsubstanz, sondern offenbar erst an der faserigen Grenze zwischen dieser und den Fibrillen ab, so daß letztere sich mit Silbersalzen auch in der intakten Elastinfaser darstellen lassen. Die Stärke der Versilberung hängt von der Menge der Kittsubstanz ab, da diese die *Diffusion* der Silberlösungen erschwert. Die Elastinfibrillen zeigen ebenso wie die Retikulumfibrillen eine Oberflächenversilberung und verlieren dabei ihre periodische Querstreifung. Die würfelförmigen Silberkörnchen lagern sich dabei im Gegensatz zum Retikulin völlig ungeordnet auf der Fibrille ab; so wird die Querstreifungsperiode nicht durch die Anordnung des Silbers markiert. Es fehlen noch Untersuchungen über die mögliche Entwicklung der elastischen Fasern aus den retikulären in der Milz.

Die *Verwandtschaft* von Retikulin, Kollagen und Elastin drückt sich somit in ihrem fibrillären Gerüst, besonders in der etwa vergleichbaren Querstreifungsperiode aus. Das Elastin unterscheidet sich wesentlich nur durch die Menge und Beschaffenheit seiner Kittsubstanz von den beiden anderen Stoffen. Da die spezifischen Elastikafarbstoffe nur letztere und nicht auch die Fibrillen anfärben (vgl. *v. Möllendorff* und *Dörle*, 1923; loc. cit.) schlagen *Schwarz* und *Dettmer* (1953) vor, nur die Kittsubstanz unter Elastin zu begreifen. *Dettmer* (1952) möchte die Retikulumfibrillen und Elastinfibrillen trotz vielfacher Übereinstimmungen für nicht identisch halten, sondern räumt den Retikulumfibrillen eine morphologische Zwischenstellung zwischen elastischen und kollagenen Fibrillen ein. Dadurch wird auch die Frage nach Art und Aussehen einer gemeinsamen Matrix für alle körpereigenen Fasern und nach ihrer weiteren Differenzierung in verschiedener Richtung berührt. *Dettmer* (1952) erklärt das *Ansteigen der Doppelbrechung* bei der Dehnung des elastischen Gewebes nicht nur mit der *Orientierung* des Begleitkollagens (*W. J. Schmidt*, 1937), sondern auch mit der längsparallelen *Umordnung* der im ungespannten Elastin sehr locker gelagerten Fibrillen. Er möchte entsprechende Versuche und Resultate von *Astbury* (1940) im Autoklaven so deuten, daß alle fibrilläre Struktur bei dieser Behandlung schwindet.

Da dabei im Falle des Elastins die Elastizität erhalten bleibt, dürfte diese Eigenschaft an die Kittsubstanz gebunden sein. Der umgekehrte Schluß, das kittsubstanzarme Retikulin und Kollagen für unelastisch zu halten, liegt dann nahe (Näheres bei *Bairati*, 1952).

Die *allgemeine Mechanik* des Bindegewebes ist für das Zustandekommen des Milzkreislaufes bedeutungsvoll. — So halten *v. Möllendorff, Plenk, Schaffer, Patzelt, Levi* und *Bairati* die Gitterfasern für *unelastisch*, wesentlich für Kollagen nur anderer Größenordnung. *Policard, Benninghoff, Huzella, Nagel, Niessing, Laubinger* und *v. Herrath* dagegen schreiben den Gitterfasern die Dehnbarkeit des Elastins zu. Beides läßt sich bisher mit guten Gründen vertreten, wenn auch die Versuchsanordnung, das Material und die theoretischen und praktischen Folgerungen als nicht eindeutig bezeichnet werden müssen. *Faller* (1946, 1 und 2) erklärt die Dehnbarkeit der Milz des Menschen durch *Verschiebung* und *Streckung* der Gitterfaserstrukturen, kann aber ebenso wie *Levi* eine geringe Dehnbarkeit der Retikulumfasern nicht ausschließen. *Faller* meint, daß die Einlagerung der Gitterfasern in Zytoplasma ihre Rückführung nach Verlagerung garantieren würde. Das oft minutenschnelle Zustandekommen starker Milzschwellungen auf das zwei- bis dreifache Ausgangsvolumen ist ohne reversible Elastizität der Retikulinfibrillen und -strukturen schwer vorstellbar. Dazu betont *Benninghoff* (1930) das Vorhandensein elastischer Netze, die sich nicht mit Elastikafarbstoffen anfärben; denn die embryonale Aorta ist schon elastisch, bevor sich in ihrer Wandung elastische Fasern nachweisen lassen. Nach *Huzella* (1931) sprechen auch der unsichtbare Übergang der Gitterfasern in kollagene Fasern und ihre gleiche Resistenz gegenüber der Trypsinverdauung nicht gegen ihre Elastizität, die sie übrigens bei Vorhandensein sonstiger Unterschiede noch nicht mit elastischen Fasern identifiziert. Gleichzeitige Anwendung von Versilberungen, Kollagen- und Elastikafärbungen zeigt ebenfalls, vor allem an den Übergängen, die Darstellbarkeit der Gitterfasern nicht nur mit Kollagen- sondern auch mit Elastikafarbstoffen. Die bekanntlich stark dehnbaren argyrophilen Ringfasern der Milzsinus (vgl. *Knisely*, 1936), die mit denen der Pulpa zusammenhängen, müssen als häufiges Beispiel dafür angeführt werden.

Huzella (1931, 1941) hält die Elastizität der Gitterfasern für einen *autonomen*, von Muskel- und Nervenfunktion unabhängigen *örtlichen Mechanismus*, dem die Regelung des Zellenverkehrs, des Kapillarkreislaufs, der Sekretion und Resorption obliegt. Die elastischen Gitterfasersysteme sollen dabei durch *Volumenwechsel* der umhüllten Zellen von innen, durch *Krafteinwirkungen* gröberer Bindegewebssysteme von außen in Spannung versetzt, mit der Energie gespeichert werden, die es ihnen erlaubt, die obigen Funktionen zu erfüllen (vgl. *Goldner*, 1934). Durch Verdünnung und Spannung, Verdickung und Erschlaffung im Wechsel werden sie zu Saugwurzeln für die Kapillaren. Für die ältere Ansicht, dem Bindegewebe eine besondere Rolle bei der *Saftleitung* zuzusprechen, setzt sich auch *Krauspe* (1934) ein, der eine gelegentliche Affinität der Retikulumfasern der Lymphfollikel und der Milzkapsel zu fluoreszierenden Farbstoffen, wie Uranin, beobachtete und als besondere *Absorptionsleistung* der Fasern und Zellen auffaßt. Noch weiter geht *Sümegi* (1934), der bei mit Chloroform chronisch vergifteten Kaninchen schließlich eine hochgradige Resistenz der Leberzellen gegen neue Giftdosen feststellte. Die Antistoffe sollen von den Leberzellen und den regenerierenden Gitterfasersystemen gemeinsam gespeichert werden. *Sümegi* beansprucht dafür eine vitale Aktivität der Gitterfaser und des Bindegewebes im allgemeinen.

Es erscheint zweckmäßig, die Frage nach dem Bau und der Aufgabe der in der roten Pulpa mancher Milzen entwickelten *Pulpamuskulatur* einzubeziehen. Solche vom Trabekelsystem verschiedenen Muskelfasern wurden schon von frühen Untersuchern (*Billroth*, 1862; *v. Schumacher*, 1900; zit. bei *v. Herrath*, 1935, 4) gesehen und später von einigen Untersuchern (*Neubert*, 1922; *Hartmann*, 1930; *Gosch*, 1931; *v. Herrath*, 1935, 4; *Röhlich*, 1940; *Tischendorf*, 1951, 1953; *Blumenthal*, 1952; *Drebinger*, 1955) mehr oder weniger eingehend in den Milzen von Schwein, Schaf, Ziege, Rind, Elefant und Elch beschrieben. *Tischendorf* (1951) stellte auch in der Pulpa der Katzenmilz ganz vereinzelte derartige Muskelzellen fest. Keinesfalls darf die Pulpamuskulatur, die von allen Untersuchern übereinstimmend als etwas Selbstän-

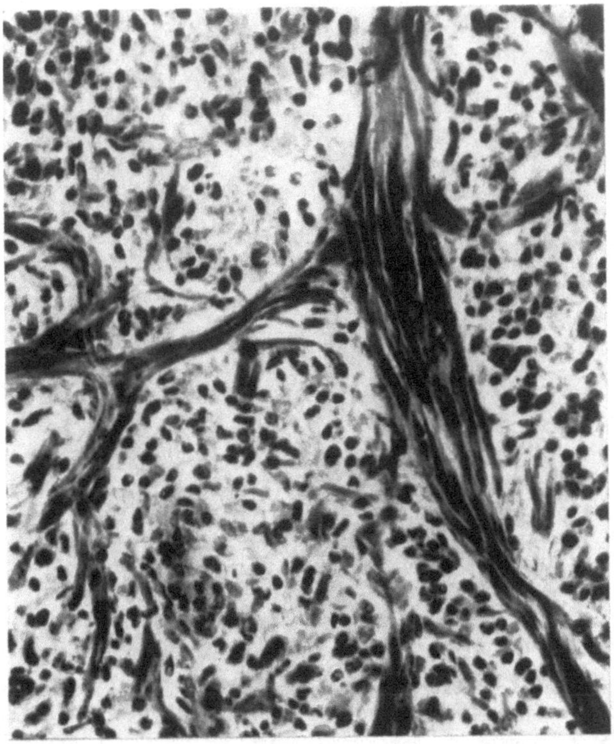

Abb. 67. Pulpamuskulatur aus einer Schweinemilz. Durch Faserabzweigung entstehende Raumnetze unterschiedlich starker Bündel. Susa, Azanfärbung. Vergr. 360fach.

diges aufgefaßt wird, mit den feinsten Ausläufern des Trabekelnetzes, wie sie vielfach an die Pulpavenen, Hülsen und Arteriolen herantreten, identifiziert werden. — Nach *Rumyantsew* (1939) durchzieht auch bei dem Teleostier *Leuciscus cephalis L.* ein feines Netzwerk glatter Muskelfasern die Pulpa und macht die Milz zu einem blutdruckregulierenden Organ.

Nur *Gosch* (1931) und *Tischendorf* (1948, 1951) befaßten sich näher mit dem Feinbau der Pulpamuskulatur, so daß diese Befunde der folgenden Darstellung zugrunde gelegt werden müssen. — Die bei den einzelnen Arten nach Gestalt und Bau identischen Einzelzellen der Pulpamuskulatur sind größer und anders dehnbar als Retikulumzellen, nach *Gosch* etwa 70 μ lang, wie andere glatte Muskelzellen. Die stäbchenartigen, öfter abgeplatteten oder ovoiden Kerne messen 14 bis 20 μ in der Länge, 1 bis 1,5 μ in der Breite. Sie zeigen sehr ebenmäßig ein feines Liningerüst mit fein verteiltem Chromatin und dünner Kernmembran; meist finden sich zwei Nukleolen. Eingedellte Kerne beherbergen in dem sie umgebenden Protoplasmahof das Zytozentrum. Im Gegensatz zu den Retikulumzellen weisen die Pulpamuskelzellen immer eine *Längsstrecke* auf, in deren Mitte sich der Kern längs ordnet; die Zelle ist funktionell ausgerichtet. Nur dort, wo sie sich fein bündeln, sind die Pulpamuskelzellen annähernd spindelförmig, vor allem in der Rindermilz, am wenigsten in der Schweinemilz (*Tischendorf*). So lassen sich zwei durch häufige Zwischenformen

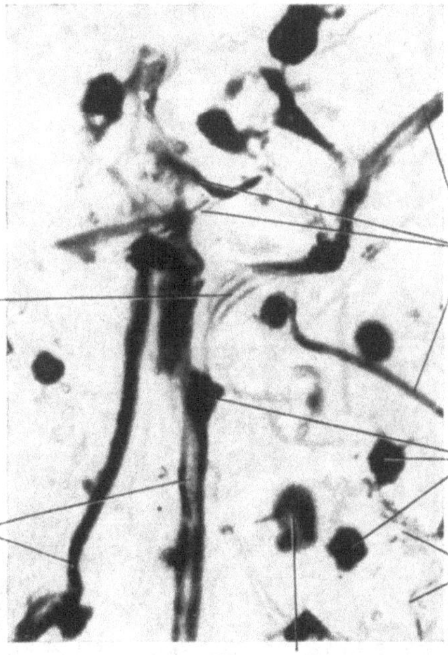

Abb. 68. Schrägseitlicher Kontakt zweier Pulpamuskelfasern durch fibrillenführende Ausläuferfußplatte. Paraffinschnitt 10 μ. Eisenhämatoxylin progressiv-Anilinblau-Orange. Etwa 1200mal vergrößert. (Nach *F. Tischendorf*, Zschr. Zellforsch. 36, 1952, Abb. 3.)

verbundene Extreme skizzieren: lange, bandartige geschwungene oder gewundene, sich nur an den Polen leicht aufgabelnde, oder fächerförmig verbreiternde Fasern und andere mit kaum erkennbarer Hauptrichtung, die oft zahlreiche verschieden geformte Fortsätze entsenden. Das sehr homogene Plasma der Muskelzellen enthält nie paraplastische Einschlüsse, besonders keine Blutpigmente. *Tischendorf* konnte zeigen, daß sich in den Muskelzellen bei rechtzeitig abgebrochener progressiver Eisenhämatoxylinfärbung nie grobe Fibrillenstrukturen, sondern immer nur feine einzelne oder strangförmig gruppierte Fibrillen darstellen und lehnt daher mit *Häggqvist* (1931) das Vorkommen grober Fibrillenstrukturen in glatten Muskelzellen ab. Die Myofibrillen erfüllen vornehmlich die Ausläufer, die die Zellrichtung fortsetzen oder bei zunehmender Asymmetrie nur wenig von ihr abweichen. Zwischen *fibrillenhaltigen* Zellausläufern können sich *fibrillenfreie* protoplasmatische in einem mechanisch toten Winkel schwimmhautartig ausspannen. Die Ausläufer benachbarter Pulpamuskelzellen verbinden sich nach *Tischendorf* (1951) durch fibrillenführende *Ausläuferfußplatten* (Abb. 68); das Auftreten von nackten Fibrillenpinseln von Zelle zu Zelle konnte er nicht bestätigen. Die im Gegensatz zu *Gosch* von *Tischendorf* als nicht selten bezeichnete schräg seitliche Verbindung der Pulpamuskelzellen erfolgt ebenfalls durch *Kontakt*. So erhält ein fibrillenfreier Ausläufer auch keine Fibrillen aus einem sich anlagernden fibrillenhaltigen Fortsatz, und zwei fibrillenführende parallelgeordnete Fortsätze zweier Pulpamuskelzellen kommen nicht zum Austausch. Andererseits konnte *Tischendorf* eine Unterbrechung der Myofibrillen längs verbundener Pulpamuskelzellen nicht zweifelsfrei sicherstellen, nimmt aber *Fibrillenkontinuität* bei vielleicht *siebartig* durchbrochenen Zellgrenzen an. Somit wären die Zellen in formgebender funktioneller Richtung inniger verknüpft als in allen anderen Richtungen. *Gosch* (1931) nimmt ein dreidimensional verspanntes Synzytium an,

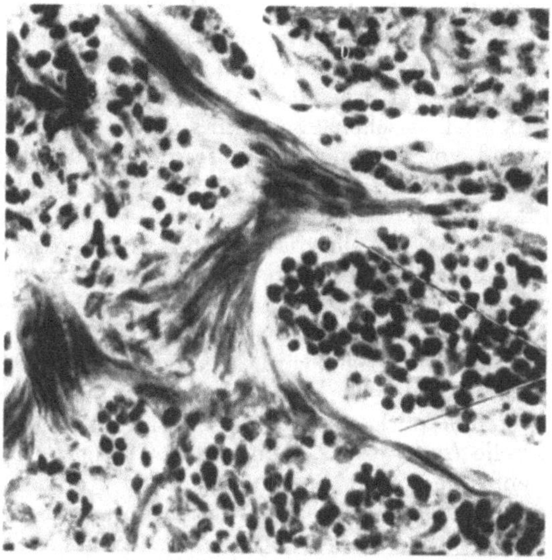

Abb. 69. Pulpamuskelfasern ziehen radiär an eine Pulpavene heran und umgreifen sie spiralig. Schweinemilz. Susa, Azan. pv = mit Blut gefüllte Pulpavene. Vergr. 360fach.

während *Neubert* (1922; vgl. *Hartmann*, 1930) sich bezüglich des Zusammenhanges der Pulpamuskelzellen nicht genauer festlegt. *Tischendorf* faßt die Pulpamuskulatur als dreidimensionales Zellnetz auf, in dem sich die Myofibrillen durch mehrere längsgeordnete Zellen fortsetzen. — Die Pulpamuskulatur verbindet sich mit dem Trabekelnetz durch einzelne Zellen oder durch Bündelchen längs verbundener Zellen. Im ersteren Fall heften sich die Zellen den Balkenflächen stumpfwinklig durch Fußplatten an, die sich mit Trabekelmuskelzellen oder auch mit den umhüllenden *Membranellen* verbinden. Die besonders beim Schwein auffälligen Pulpamuskelbündel ordnen sich unter maßgeblicher Beteiligung ihrer *Gitterfaserhüllen*, die *Tischendorf* für zugfest hält. Diese gehen wahrscheinlich in das Balkenkollagen über. Die Pulpamuskelbündel schließen sich weniger den Balkenflächen, als vielmehr den in die Pulpa vorragenden Trabekelkanten an, indem sie zu diesen konvergieren. *Tischendorf* betont dazu, daß es sich hierbei nicht um ein Abbiegen von Muskelzellen aus dem Balken ins Pulpamuskelnetz, sondern umgekehrt um einen allmählichen Übergang von der offenen zur geschlossenen Ordnung handelt. Demgemäß faßt er die einzelnen Pulpamuskelzellen an den Balkenflächen als ungeformt gebliebene Teile der aus dem Muskelnetz als trajektorielle Struktur herausmodellierten Trabekel auf. — Pulpamuskel- und Retikulumzellen setzen sich ohne jede Übergangsform stets scharf voneinander ab (vgl. *Drebinger*, 1955). Die seit- und endständigen Ausläufer der Pulpamuskelzellen haften indessen ohne Übergang von Myofibrillen dem Retikulum an. So bilden beide Zellformen gemeinsam das die ganze Pulpa durchziehende Netzwerk. Gitterfasern treten gleich Sehnen an die freien Enden der Pulpamuskelfasern heran. Die Gitterfasern der Hülle der Pulpamuskelzellen kreuzen diese quer oder schräg und verhalten sich damit wie anderswo. — Die nicht sehr bedeutenden an der Gefäßadvenditia angreifenden Zuschüsse der Pulpamuskulatur zu den Pulpaarterien umziehen das Gefäß in Art einer unterbrochenen Wendeltreppe mit axialwärts geneigten Stufen (*Tischendorf*). Dabei nimmt der Ansatzwinkel mit dem Gefäßdurchmesser ab, so daß die dann meist auch ungebündelten reichlicheren Muskelzüge sehr spitzwinklig an den Längsschnitt der Lymphscheidenarterien heranziehen; zugleich ordnen sie sich radiär zum Gefäßquerschnitt. In der Follikelrandzone finden sich besonders beim Schaf (*Gosch*) unterschiedliche Mengen von Pulpamuskelzellen, im Follikel selbst scheinen sie sehr spärlich zu sein bzw. ganz zu fehlen. Die Pulpaarteriolen sind von steilspiralig angeordneten, überwiegend hülsenwärts orientierten Muskelbündeln begleitet, die die Arteriolen verkürzen dürften (vgl. *Röhlich*, 1940). Die fast immer radiär an die Hülsen heranziehenden Pulpamuskelfasern enden beim Schwein stets oberflächlich im Hülsenretikulum; sie scheinen beim Rind und Schaf die Hülsenkapillare zu erreichen. Die Muskelfasern ziehen einzeln oder schwach gebündelt in radiärer Richtung und in verschiedenem Winkel an die *Pulpavenen* heran (Abb. 69). Wo benachbarte Venen durch solche Radiärzüge verbunden scheinen (*Tischendorf*, 1951) wird es klar, daß ihre Wirkung nicht auf Kompression, sondern auf Erweiterung der Venen abgestellt sein muß (*v. Herrath*, 1935, 4). Gegen eine komprimierende Wirkung der Pulpamuskulatur spricht nach *v. Herrath* vor allem ihre nicht volle Ausdifferenzierung. Nach *Tischendorf* (vgl. dagegen *Gosch* 1931) sollen Zusammenhänge mit der Balkenmuskulatur bestehen. Nach *Gosch* (1931) umgreifen die Pulpamuskelfasern die Pulpavenen in Form unregelmäßiger spiraliger Trichter, die nach *v. Herrath* (1935, 4) bei Rind und Schaf viel steiler angeordnet sein dürften als beim Schwein. Somit würden sie bei diesem entsprechend der Länge und der häufigeren Aufzweigung der Venen auch zahlreicher sein. — *Tischendorf* (1951; 1953) lehnt die Vorstellung von *Röhlich* (1940), nach der die Pulpamuskulatur in der Schweinemilz Systeme von Kämmerchen umgrenzen soll, aus kreislaufmechanischen Erwägungen ab. — Die Pulpamuskelzellen des Elches sind ähnlich reichlich und verzweigt wie die des Schweines und Rindes (*Blumenthal*, 1952). Die des indischen Elefanten haben mit der des Schweines mehr die Verteilung, mit der des Rindes die gröbere Bündelung gemein (*Tischendorf*, 1953). — Die Pulpamuskulatur ist übereinstimmend mit dem *formativen Einfluß*, den das Venensystem am Retikulum ausübt (Literatur bei *Drebinger*, 1955) vorwiegend um die Venen, spärlich um die Arterien entwickelt (*Tischendorf*, 1953). *Sie wurde bisher nur in Speichermilzen gefunden* (Abb. 70). — Nach *Drebinger* (1955) *entwickelt* sich die Pulpamuskulatur des Schafes im Rahmen der Organentwicklung erst dann, wenn sich alle typischen Bauelemente der Milz differenziert haben. Retikulumzellen bilden sich zu langgestreckten, verzweigten, fibrillenführenden Zellen um, die die plasmatischen Verbindungen mit dem Retikulum schließlich verlieren und nur mit ihresgleichen oder durch Retikulumfasern mit der Umgebung zusammenhängen. Die ersten Fasern treten um die Venen auf (Abb. 71). — Nach *v. Herrath* (1935, 4) führt ein ausgedehntes Retikulum mit spärlichen Venen (Katze, Pferd) nicht notwendig zur Ausbildung von Pulpamuskelfasern im Retikulum, sondern vielmehr die topographischen Beziehungen der arteriellen Endigungen zu den venösen Anfängen, die Länge und der Aufzweigungsgrad der Pulpavenen. *Tischendorf* (1951) sieht außerdem das Verhältnis der Pulpamuskulatur zu der des Balkens, zu dessen Anordnung und Dichte, als für die Entwicklung der Pulpamuskulatur wichtig an. Die artlich so charakteristisch ver-

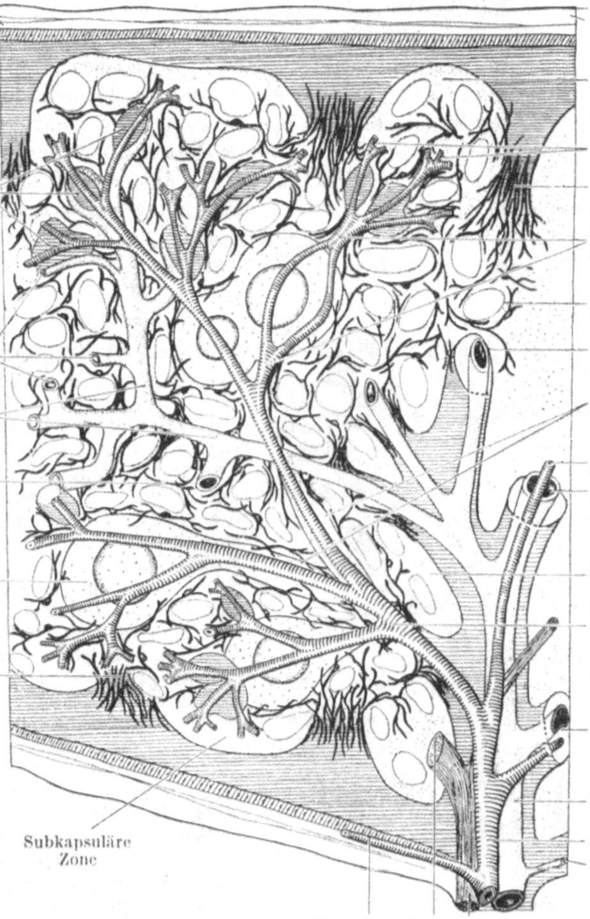

Abb. 70. Schema der Pulpamuskulatur (Schweinemilz). Pulpamuskulatur tiefschwarz. (Nach *F. Tischendorf*, Zschr. Zellforsch. 36, 1952, Abb. 16.)

schiedene Anordnung der an der Milzentleerung beteiligten Elemente bedingt m. D. zunächst eine unterschiedliche *Geschwindigkeit* der Milzkontraktion, von der die Ausgestaltung der Pulpamuskulatur wiederum abhängig sein dürfte.

Hartmann (1933) weist für Pleurodeles darauf hin, daß die ursprüngliche vakuoläre Struktur des Mesenchyms im Laufe der Entwicklung immer undeutlicher wird und nur dort erhalten bleibt, wo die Zellen sich enger zusammenschließen. Das Zytoplasma der Retikulumzellen wird mit dem Dehnungsgrad durchsichtiger, homogener und feinstreifiger. Die Form der Retikulumzellkerne wechselt in der erwachsenen Pleurodelesmilz von runden und ellipsoiden bis zu flachen und gebogenen Formen.

Das Zytoplasma der Retikulumzellen der Mäuse-, Ratten- und Kaninchenmilz ist bei Giemsa-Färbung basophil und enthält oft Vakuolen und Fremdkörper (*Omori*, 1954). Die Membran des runden, mittenständigen Kernes ist verhältnismäßig dick. Mit Neutralrot und Janusgrün lassen sich rote Vakuolen und granulierte Mitochondrien darstellen. Ein Golgi-Apparat liegt in Kernnähe. Wie schon früher beim Axolotl konnte *Hartmann* auch im Parenchym der erwachsenen Pleurodelesmilz mit der Orzeinfärbung feinste Fasern nachweisen, die zwar nicht kollagen sind, über deren Natur aber nichts Sicheres auszusagen ist. Da *Hartmann* die Retikulumfasern für undehnbar hält, scheint ihr das Vorkommen elastischer in der sehr dehnbaren Milz verständlich. Auch die bisherigen Beobachtungen der explantierten Milz ergaben bzgl. des Problems der Faserbildung keine neuen Gesichtspunkte. Die Faserbildung besteht in Modulation der Retikulumzelle zum Fibroblasten (*Schallock*, 1955).

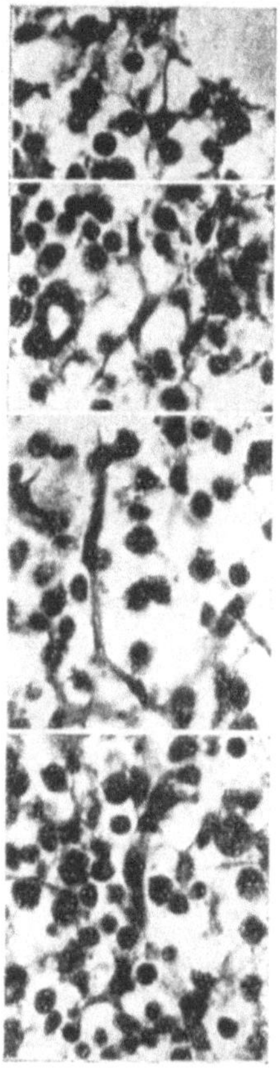

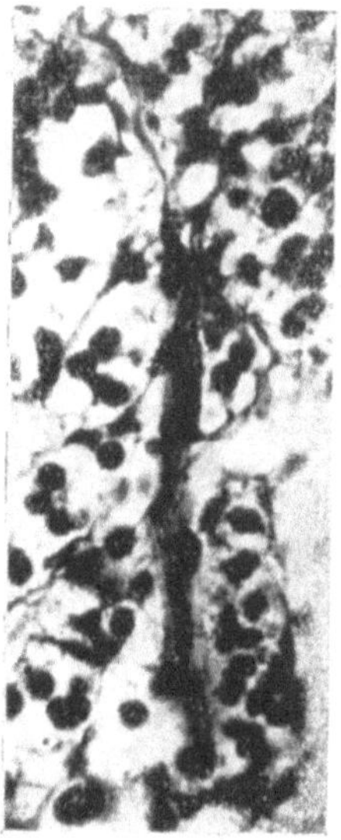

Abb. 71.

Verschiedene Stadien der Entwicklung der Pulpamuskelzellen aus Retikulumzellen in der Milz eines Schafembryos von 46 cm Kopf-Steißlänge. Lichtgrün. Schnittdicke 6 μ. Vergr. etwa 550 fach. (Nach *K. Drebinger*, Morph. Jb., Leipzig, 95, 1955, Abb. 7.)

Foot (1928) unterscheidet im bindegewebigen Gerüst der Menschenmilz drei Gruppen faseriger Substanzen: Kollagen, Elastin und Retikulin. Kollagen wird durch kochendes Wasser völlig ausgezogen, und das zurückbleibende Bindegewebe nimmt keine Kollagenfärbungen mehr an. Elastin widersteht kochendem Wasser wie auch schwach sauren und alkalischen Lösungen. Es wird durch Pepsin mit 0,3%iger HCl verdaut. Das *Retikulin* ist aus wenigstens drei Substanzgruppen gemischt; zunächst einer alkohollöslichen Gruppe und einer alkoholunlöslichen, aus argyrophilem Material bestehenden Gruppe. Nach der Extraktion dieser beiden Substanzen bleiben, wenn die alkalische Verdauung nicht zu weit getrieben wird, blasse Fasern, die sich weder mit Silbersalzen noch mit Fuchsin darstellen, dagegen Eosin, Pikrinsäure und phosphorsaures Hämatoxylin annehmen. Möglicherweise handelt es sich um Kollagen. Der *argyrophile* Bestandteil des Retikulins wird am besten in *oxydierenden Substanzen dargestellt*, während reduzierende Stoffe die Imprägnierung sichtlich behindern. Retikulin kann wahrscheinlich zu Kollagen hydrolysiert werden.

Huzella (1941) hat seine Ansichten über die Entstehung, die Struktur und die Aufgaben der argyrophilen Fasern in seiner Lehre von der *zwischenzelligen Organisation* zusammengefaßt und kritisch beleuchtet. Die Gitterfasern konnten von *Huzella* (1929) in Bindegewebskulturen von Hühnerembryonen schon bedeutend früher nachgewiesen werden als die erst bei Embryonen von 8 bis 9 Tagen auftretenden kollagenen Fasern, in die sie, weiter gezüchtet, auch nicht übergehen, vielmehr als argyrophil bestehenbleiben. Das Gitterfasergerüst reicht nur bis zur *Grenze der Zellinvasion* und folgt stets den Zellen. Die argentophilen Fasern scheinen zuerst in fadenförmigen und lamellären Zellfortsätzen gelagert. Die auswandernden Zellen sind von einer feinen, von Gitterfasern durchsetzten Membran umgeben, welche sich hinter den Zellen trichterförmig schließt und zu einem dünnen silbergeschwärzten Faden verlängert. Das Fibringerinnsel dient den wachsenden Zellen als erstes Gerüst zu ihrer Ausbreitung. Ohne dieses sterben die Zellen nach Abrundung und Einstellen des Wachstums schließlich ab. Dieses primäre Stützgerüst wird durch Gitterfasern, später teilweise auch durch kollagene Fasern ersetzt. Dabei überziehen und imprägnieren die weitergleitenden Zellen das Fibringerüst mit ihrem Sekret, erzeugen so die argyrophilen Fasern und spannen das Gerüst gleichzeitig. *Törö* (1934) implantierte Bindegewebskulturen an Stelle der Linse in die Augenkammer. Hier gleiten die Zellen entlang den Glaskörperfibrillen, die sich, von Sekret überzogen, in argyrophile Fasern umwandeln. *Törö* hält diese Faserbildung für *reversibel*, wodurch ein sich fortwährend an- und umpassendes Gerüst entstehen müßte. Die ausgespannten Fasern springen beim Überimpfen der Kulturen oft elastisch zurück. Das öftere Ausbleiben des Wachstums in eben übertragenen Kulturen erklärt sich aus der teilweisen Zerstörung des Gerüstes. Somit erscheinen die Bedingungen, unter deren Einwirkung nach *Huzella* argyrophile Fasern entstehen — *Zellensekret* und *mechanischer Zug* — auch in vitro erfüllt. Nach *Snessarew* (1932) enthält auch das Blastoderm von Hühnerembryonen von der 36. Stunde der Bebrütung an bis etwa zum 5. Tage, dem Auftreten des ersten Kollagens, nur Silberfasern. Diese sollen als Produkt einer fibrillogenen Substanz in einer kolloidalen Zwischenmasse zwischen den Mesenchymzellen als kurze Stäbchen auftreten, die sich unter Verlängerung zu Netzen und Membranen zwischen den Keimblättern verdichten. *Snessarew* bestreitet das Bestehen eines afibrillären Mesenchyms auch im Anfang. Die Fasern sollen unter dem Einfluß von Spannungskräften ähnlich dem Fibrin ausfallen. Die Frage der Beziehungen zwischen kolloidalem Medium, Faserbildung und Gewebewachstum in der Kultur wurde unter Berücksichtigung der Spannungskräfte in den letzten Jahren von verschiedenen Seiten eingehend erwogen und untersucht. So konnten *Doljansky* und *Roulet* (1934) feststellen, daß das Plasma des Kulturmediums unter gleichgerichteter Zugwirkung eine parallelfaserige Struktur annimmt, der Zellen und Fasern des Explantates entsprechend folgen. *Bofill-Deulofeu* (1932), der Bindegewebskulturen verschiedener Körpergegenden untersuchte, stellte eine ungleiche Fähigkeit der sonst nicht unterscheidbaren Kulturen zur Faserbildung fest. Schnell wachsende Kulturen sollen im Gegensatz zu bisherigen Erfahrungen mehr Fasern bilden. — Die an ausgespannten Fasergerüsten gleitenden Zellen der Kultur umgeben oft die einzelnen Fasern so vollständig, daß diese intrazellulär zu liegen scheinen (*Huzella*, 1931). Denselben Eindruck erweckt auch das Gitterfasergerüst der Milz. In gleicher Weise umfließen die Zellen *in vitro* auch die trypsinresistenten Fasern verdauter zellfreier Gefrierschnitte. Als Bildungsstellen der Gitterfasern betrachtet *Huzella* nicht nur die Fibroblasten und andere Mesodermabkömmlinge, sondern auch Epithelzellen, weil er aus dem Manteldrüsensekret der Weinbergschnecke künstlich argyrophile Fasern erzeugen konnte. Dieselbe Entstehungsart nimmt *Törö* (1930) für das Grundhäutchen des Darmepithels *in vitro* an. *Huzella* läßt die Fasern ebenso wie *Nageotte* (1930, 1931) aus der *leblosen* Zellabsonderung entstehen. Im Gegensatz zu *Plenk* (1927) hält *Huzella* die Lagerung und Verästelung der Zellen des retikulären Bindegewebes an die räumliche Anordnung des Fasernetzes gebunden und nicht umgekehrt. Dementsprechend betrachtet *Huzella* das zellige und das faserige Retikulum nicht wie *Hartmann* (1930) als etwas einheitlich Entstandenes und Bestehendes. *Huzella* (1941) bewies dazu in Modellversuchen, daß das natürliche Fasergerüst des Bindegewebes durch das künstliche physiologisch vollwertig ersetzt werden kann, *in vitro* und *in vivo* mit Zellen zu besiedeln ist, wobei das künstliche Gerüst seine Färbbarkeit wie das natürliche besitzt, erhält und erwirbt (Abb. 72). Die Moleküle scheinen sich bei der Faserbildung wie bei der Kristallisation nach gemeinsamen Gesetzen zu bewegen. Das für die Milzsinus immer noch diskutierte *Kapillargrundhäutchen* faßt *Huzella* als Gerinnungsprodukt mit den Eigenschaften einer Diffusionsmembran auf, an der sich außen etwa unter dem Einfluß perithelialer Zellbewegungen Silberfibrillen, ähnlich wie im geronnenen Plasma der Gewebekultur, ausbilden sollen. Ähnlich äußert sich *Muto* (1937), wenn er feststellt, daß die Grundsubstanz die Fasern des Grundhäutchens umgibt, einhüllt und die Spalten ausfüllt. Die *Grundsubstanz* ist für ihn im Wechel flüssig und fest; flüssig ist sie Gewebsflüssigkeit, fest erscheint sie schwach feinkörnig, mit Silber imprägnierbar. Auch *Hueck* (1935) betrachtet das Grundhäutchen als gallertigen Zustand der bis dahin flüssigen Interzellularsubstanz. Das Grundhäutchen ist nach ihm *„auf einmal da“*, und es ist nicht sicher, woher es kommt. Diese Vorstellungen scheinen für das Zustandekommen einzelner Phasen des Milzkapillarkreislaufes bedeutsam. — Die meisten Autoren wie *Maximow* (1929), *Huzella* (1929), *Olivo* (1930), *Levi* (1931), *Momigliano-Levi* (1932), *Bofill-Deulofeu* (1932), *Doljansky* und *Roulet* (1933, 1934, 1935), *Rumjantzew* und *Suntzova* (1935) treten entschieden für die *extrazelluläre* und *extraplasmatische* Entstehung der Silberfibrille in der Gewebekultur ein. Die Frage, ob die Fasern sofort orientiert entstehen oder ob ihre Gestaltungsfähigkeit nur von physikalischen Momenten abhängt, muß auch hier gestellt und als noch nicht entschieden betrachtet werden; sie ist besonders von *W. J. Schmidt* (1938) näher behandelt worden. Dazu findet *Levi* (1931), daß die Zellen der Gewebekultur die Bildung der Fasern beeinflussen, denn diese finden sich nur dort, wo auch Zellen eingewandert sind. Solche Fasern entstehen nach *Levi* auch unabhängig vom Fibringeflecht.

Über die allgemein von den körpereigenen Fasersystemen bekannte und vielseitige Resistenz auch unter verschiedenen pathologischen Bedingungen orientiert *Lubarsch* (1927). Nach *Suarez-Lopez* (1934) beginnt die Zerstörung der bei verschiedenen pathologischen Prozessen in nekrotischen Herden erhaltenen kollagenen und präkollagenen Fasern erst mit der Leukozyteneinwanderung. Für einen anderen Modus des Faserabbaues spricht die Beobachtung von *Parkas* (1935). Beim *Amyloid* werden die an und für sich unveränderten Gitterfasern so gespannt, daß sie sich in ihrer festen Struktur auflösen und dann in kleine Stücke zerfallen. Dagegen scheinen die Gitterfasern in entsprechend *fermentreichem* Milieu schnell zerstört zu werden. *Sümegi* (1934)

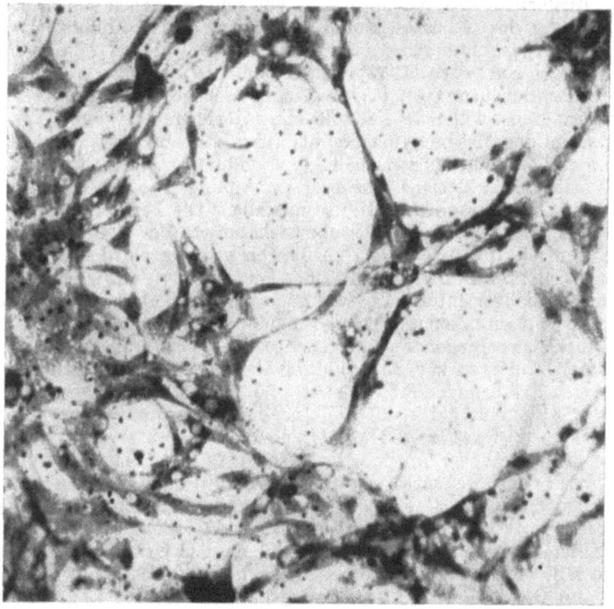

Abb. 72. Auf der Grundlage einer künstlichen, aus Kollagenlösung bereiteten Fasermembran in der Gewebekultur entstandenes retikuläres Bindegewebe. Molybdänhämatoxylin. (Nach *Th. Huzella*, Die zwischenzellige Organisation. Jena, *G. Fischer*, 1941, Abb. 57.)

sah sie in der Leber chloroformvergifteter Kaninchen besonders in den von der Dissoziation früh betroffenen Läppchen rasch zugrunde gehen und nach etwa 5 Wochen zusammen mit einer gewissen normalen Ordnung im Regenerat wiederauftreten.

Verschiedene Befunde sind für die Kenntnis der Bedingungen, unter denen das Retikulum reagiert, bedeutsam. — *Marcheselli* (1930) fand die rote Pulpa der nach *Barcroft* verlagerten Milz von wochenlang im Tretrad trainierten Hunden zurückgebildet und führt das auf die Verlagerung und das Training zurück. Nach *v. Herrath* (1937, 1939) führt ein Lauftraining beim Hund nicht zu einer Minderung der roten Pulpa, so daß die Pulpaatrophie in den *Marcheselli*-schen Versuchen nur als Begleiterscheinung der fibrösen Umwandlung ausgelagerter Milzen gedeutet werden kann. Die Pulpa der infolge *Unterbindung* der Milzarterie sehr stark verkleinerten Milzen von Hunden, Katzen, Kaninchen und Meerschweinchen besteht schließlich nur noch aus Retikulumzellen und ist durch fibröse Stränge mit dem Trabekelnetz verbunden (*Storti*, 1934). Nach langfristiger Reizung mit Induktionsstrom will *Paterno* (1936) in der Kaninchenmilz eine *Hyperplasie* des Retikulums gesehen haben. Eine ähnliche Beeinflussung der Pulpadifferenzierung durch den physiologischen Nervenreiz scheint möglich. Die Abhängigkeit der Milzdifferenzierung vom Hypophysenvorderlappen ergibt sich aus den Experimenten von *Perla* (1936, 1 und 2), der nach 10tägigen Gaben von Vorderlappenemulsionen eine wesentlich auf starker Hyperplasie des Retikulums der roten Pulpa beruhende Hypertrophie der Milz normaler weißer Ratten und auch von Bartonellenratten erzielte, während die progressive Milzatrophie nach Hypophysektomie mit einer Zunahme des Pulpabindegewebes einherging. In der stark vergrößerten, konsistenteren Milz von mit Desoxycorticosteron behandelten nebennierenlosen Ratten ist das Retikulum sehr proliferiert und engt die Sinus entsprechend ein. Die Lymphocyten schwinden ebenso wie nach Cortisongaben völlig. Letztere führen bei nebennierenlosen Ratten zur Milzatrophie unter regressiven Veränderungen am Retikulum beider Pulpen (*Kief*, *Knothe* und *Schürmeyer*, 1954; vgl. Abb. 73). — Bei akuter Unterernährung und B-Avitaminose sind in der Taubenmilz als blutbildendem Organ die weiße und die rote Pulpa immer gleichzeitig atrophisch (*Reitano*, 1933; *Goldammer*, 1939). *Letterer* (1937) führt die hochgradige Milzhyperplasie bei Mäusen und Ratten nach chronischen Gaben von Phenylhydrazin auch auf eine Zellvermehrung des Retikulums zurück. — Beim Axolotl und bei Winterfröschen führen geringe Röntgendosen zu einer mit Kernvergrößerung und inselförmiger Zellgruppierung einher-

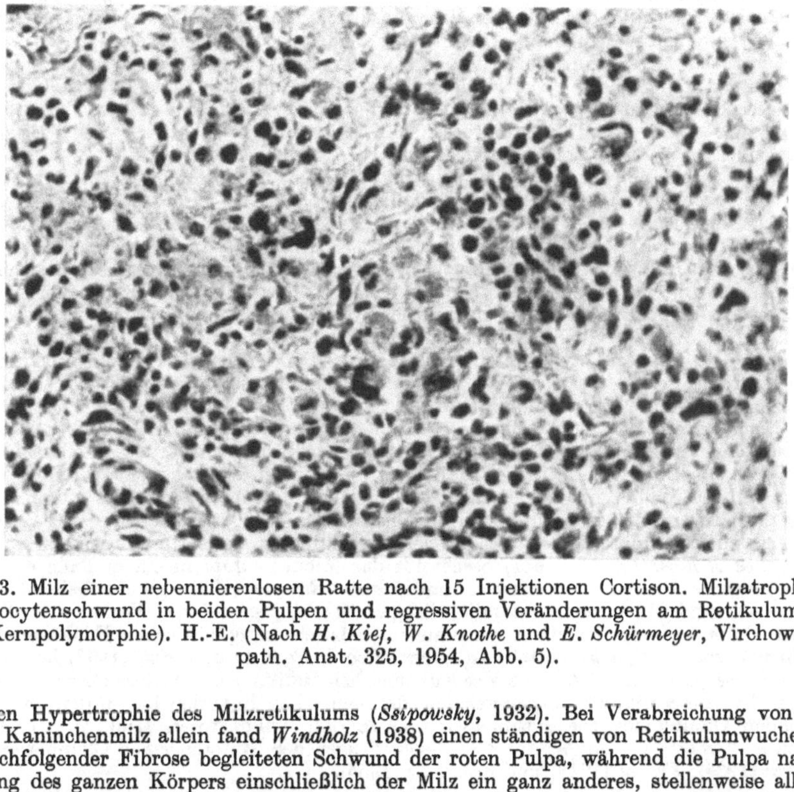

Abb. 73. Milz einer nebennierenlosen Ratte nach 15 Injektionen Cortison. Milzatrophie mit Lymphocytenschwund in beiden Pulpen und regressiven Veränderungen am Retikulum (Pyknose, Kernpolymorphie). H.-E. (Nach *H. Kief*, *W. Knothe* und *E. Schürmeyer*, Virchows Arch. path. Anat. 325, 1954, Abb. 5).

gehenden Hypertrophie des Milzretikulums (*Ssipowsky*, 1932). Bei Verabreichung von 7200 r auf die Kaninchenmilz allein fand *Windholz* (1938) einen ständigen von Retikulumwucherungen und nachfolgender Fibrose begleiteten Schwund der roten Pulpa, während die Pulpa nach Bestrahlung des ganzen Körpers einschließlich der Milz ein ganz anderes, stellenweise allerdings auch mit knötchenförmiger Wucherung von Retikulumzellen einhergehendes Bild darbot. *Sasybin* (1934) hielt Hunde und Katzen kurze Zeit bei 38 bis 60° in der Wärmekammer und fand danach zahlreiche abgelöste Retikuloendothelien verschiedener Form und Größe in der Pulpa. Viele Retikulumzellen verschmolzen und verwandelten sich in typische Riesenzellen mit netzartigem und gelapptem Kern. — Die Frage der Beeinflussung der Ausgestaltung der Pulpa durch hämodynamische Einwirkungen von der venösen Seite her ist auch wegen des Einflusses auf das gesamte *R.E.S.* belangvoll. So beschreibt *Tarantola* (1933) nach Splenektomie und nach Milzvenenligatur beim Kaninchen eine Hyperplasie des *R.E.S.* *Loeffler* (1934; vgl. bei *Lubarsch*, 1927) untersuchte die Kaninchenmilz 60, 101 und 108 Tage nach vollständiger Ligatur der Milzvene. Das Milzgewebe zeigte danach auch in den drei Fällen, in denen es zu einem Kollateralkreislauf aus Ästen der Milzvene zur linken Nebenniere, zum Magen und Omentum gekommen war, nur Zeichen der Stauung, Vermehrung des Pulpagewebes. Dagegen beobachteten *Loi* und *Santoboni* (1934) nach Milzvenenunterbindung beim Hund eine starke Hyperplasie der weißen, und eine ebensolche Atrophie der roten Pulpa. — *Kretz* (1927) beschreibt in einem Falle von

Milzvenenthrombose mit freier Pfortader bei einem 31jährigen Mann eine stellenweise beträchtliche Vermehrung und Verdickung der Retikulumfasern. In den beiden von *Klages* (1932) mitgeteilten Fällen von etwa 2 Jahre zurückliegender Thrombophlebitis der Milzvene hatten sich mächtige Bindegewebsmäntel um die Trabekelvenen gebildet, in einem weiteren Falle war das Pulparetikulum deutlich vermehrt. — Die sich teilweise scheinbar widersprechenden Befunde bei *Milzvenen-* bzw. *Pfortaderverschlüssen* und anderen *Stauungszuständen* der Milz erklären sich wohl als verschiedene Stufen eines bestimmten Entwicklungsvorganges. *Hueck* (1930) und *Jäger* (1931) haben die Bedingungen solcher Pulpaprozesse, ihre Aufeinanderfolge und ihren Endzustand bei *zentraler* und *remittierender* Stauung klargestellt. *Hueck* (1930) weist bei der Besprechung seiner Einteilung der Splenomegalien auch mit Recht darauf hin, daß es schon auf Grund der Milzgewichtszahlen nicht zweifelhaft sein kann, daß derartige Vergrößerungen *Hyperplasie*, nicht *Hypertrophie* sein müssen. *Jäger* (1931) teilt mit, daß das Retikulum und die Sinus der Hundemilz nach zentraler kontinuierlicher Stauung im Pfortadergebiet kaum Veränderungen aufweisen. Dagegen kommt es bei experimentell gesetzter remittierender Stauung zu einem starken Umbau der Pulpa, der sich auch darin ausdrückt, daß die Milzkapsel von neugebildeten Kollateralen durchbohrt sein kann. Die Pulpastränge färben sich stärker, das Retikulum ist plasmareicher, sein Netz feinmaschiger, die Netzfäden band-, teilweise membranartig. Bei durch Pfortaderunterbindung und umgekehrte *Eck*sche Fistel erzeugter remittierender Stauung ist die hyperplastische Verdichtung des Retikulums ungleichmäßig. Bindegewebsbündel der Trabekel strahlen als erste Anzeichen einer Fibrose in die Pulpa ein. Ebenso wird das Retikulum der Lymphscheiden gelegentlich von der Arterienwandung aus kollagen durchsetzt. — Die Versuche *Jägers* (1931) zeigen, daß die Pulpa bei der kontinuierlichen, im Gegensatz zur remittierenden Stauung nicht wesentlich umgebaut wird, daß hyperplastische Reaktionen des Milzgewebes auch durch Stauung allein — ohne gleichzeitige Einwirkung mitoseerzeugender Gifte — entstehen. *Fontana* und *Stazzi* (1933) sahen nach oraler Zufuhr von Blei Hyperplasie des *R.E.S.* mit Neigung zu Fibroblastenbildung. *Amano* und *Hayashi* (1934) sprechen nach Lezithin-NaCl-Injektionen bei Ratten von einer Hypertrophie des Milzretikulums und der Sternzellen der Leber. *Pohle* und *Ritchie* (1934) sahen entsprechend der unbegrenzten Verweildauer des Thoriumdioxydsols im *R.E.S.* der Kaninchenmilz das zunächst bestehende Bild der akuten Entzündung in das einer leichten, aber konstanten Fibrose, also einer chronischen Fremdkörperreaktion übergehen. *Heinlein* (1934) spricht nach Gaben von Thorotrast, Trypanblau und Kupfer von einer Vermehrung der Milzretikulumzellen, die nach Cu-Einwirkung einer Wucherung gleichkommt. Nach *Petroff* (1927) und *Lubarsch* (1927) stellen die Retikulumzellen bei der chronischen Lungentuberkulose die überwiegende, diffus, seltener herdförmig angeordnete Zellform der Milz dar. *Bergqvist* (1931) spricht die in zwei Fällen von essentieller Thrombopenie gefundene Hyperplasie des Milzretikulums mit myeloischer Metaplasie als Folge der Toxinwirkung an. Die Milz ist nicht primär erkrankt, sondern nur mitbeteiligt. *Wahlberg* (1935) deutet dieselbe Hyperplasie ebenfalls als nicht primär, sondern als regenerativ und denkt dabei an eine endokrine Hypersekretion des *R.E.S.* *Proctor* (1931) beschreibt das Milzretikulum in einem Falle chronischer thrombopenischer Purpura als schwach entwickelt. *Reitano* (1932) glaubt bei tuberkulöser Splenomegalie und Malariasplenomegalie ein quantitativ gegenteiliges Verhalten von weißer und roter Pulpa auf der Grundlage einer augenscheinlich antagonistischen Funktion zwischen Follikeln und roter Pulpa festgestellt zu haben. *Foord*, *Parsons* und *Butt* (1933) heben die bedeutende Hyperplasie des *R.E.S.* bei der leukämischen Retikuloendotheliose hervor. — *v. Törne* (1938) möchte die Retikuloendotheliosen von der septischen Reaktion bis zu den vom *R.E.S.* ausgehenden Granulomen zusammenfassen und zu den Leukozytosen, Leukämien und Leukoblastosen in Analogie setzen. Weiteres zu diesen Fragen der Einteilung und Gruppierung s. bei *Klemperer* (1938), *Fresen* (1945) und *Schallock* (1955).

Obwohl sich die Gitterfasern in durchspülten Milzen oft hervorragend darstellen lassen, ist es wegen ihrer verwirrenden Fülle unmöglich, am Schnitt einen Überblick ihrer Gesamtanordnung zu erhalten. Daher stellte *Koboth* (1939) ein Wachsplattenmodell des imprägnierten *Gitterfasergerüstes* eines kleinen Abschnittes roter Pulpa in der Milz eines 64jährigen Hypertonikers her, die als normal gelten konnte. Das Modell zeigt die Gitterfasernetze im wesentlichen den Venensinus *systemartig* zugeordnet. Dabei begrenzen die wiederum systematisch dickeren oder dünneren Fasern zu bestimmten *Kanalsystemen* geordnete Räume. Unter diesen fallen die Sinuslichtungen als größere Aussparungen auf. Deren Faserbegrenzung besteht aus feinen Ringfasern ungleichen Abstandes, die stellenweise durch gleichdicke Fasern verbunden sind, dem *Maschennetzmantel.* Jeder Sinus ist von einem Kranz von Maschen

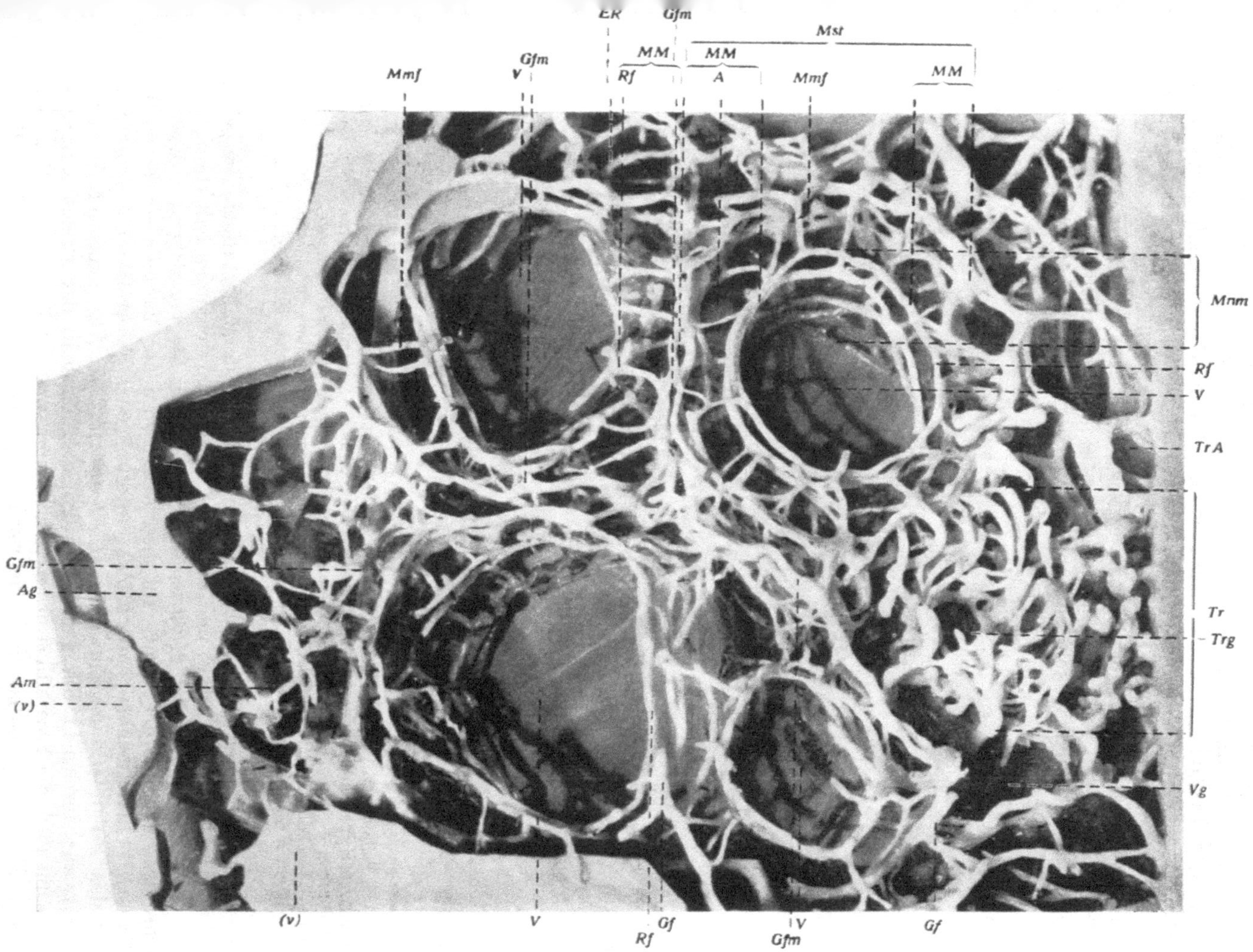

Abb. 74. Wachsplattenmodell der *Gitterfasern* der roten Pulpa der Milz eines 64jährigen Hypertonikers. Vergr. 3800fach, 3fach verkleinert. —*Rf* Ringfaser; *Mnm* Maschennetzmantel; *Mmf* Mantelmaschenfaser; *MM* Maschengangmantel; *Gf* Grenzfaser; *Gfm* Grenzfasermantel; *V* Venensinus; *A* Arteriensinus; *Mpl* Maschengangplexus; *Mst* Maschenstrang; *Tr* Trabekel; *TrA* Trabekelarterie; *Trg* Trabekelgefäß; *Ag* arterielles Gefäß (Hülse ?); *Am* Ampulle; *Ek* Endkapillare. (Nach *I. Koboth*, Beitr. path. Anat., Jena, 103, 1939, Tafel II.)

umgeben, die dem Sinusrohr entlang einen *Maschenmantel* formen, der durch sehr dicke tangential zum Mantel verlaufende Fasern — *Grenzfasern* — nach außen begrenzt wird. Die Grenzfasern verbinden sich durch feine Fasern zu einem zur Sinuswand konzentrisch angeordneten *Grenzfasermantel*, der die Fasersysteme beider zu einem *Maschenstrang* vereinigt und diesen von den anschließenden Maschensträngen abgrenzt. So erscheint das gesamte Faserretikulum restlos dem Sinus *mantelförmig* zugeordnet. — Die Grenzfasern hängen ihrerseits mit den Faserhüllen des Arterienbaumes und mit den Trabekeln zusammen. Auch die die Sinuswandfasern und Grenz-

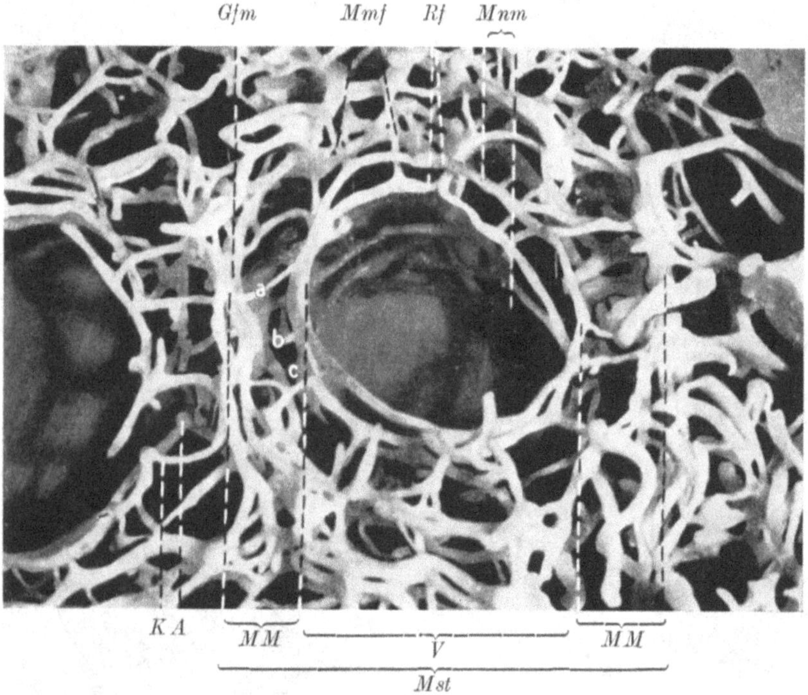

Abb. 75. Teilausschnitt eines Plattenmodells der *Gitterfasern* der roten Pulpa der Milz eines 64jährigen Hypertonikers. Vergr. 3800fach, 3fach verkleinert. — *Mst* Maschenstrang; *Gfm* Grenzfasermantel; *V* Venensinus; *MM* Maschengangmantel; *Mnm* Maschennetzmantel; *A* Arteriensinus; *a*), *b*), *c*) das Maschengangsystem unterteilende Fasern; *Mmf* Mantelmaschenfaser; *Rf* Ringfaser; *K* Kreisfaser. (Nach *I. Koboth*, Beitr. path. Anat., Jena, 103, 1939, Abb. 2.)

fasern verknüpfenden Mantelmaschenfasern sind besonders angeordnet. Sie gehen senkrecht von den Ringfasern und Grenzfasern ab und durchlaufen halbkreisförmig oder auch kreisförmig den *Mantelmaschenraum*, wobei sie vorwiegend radiär zur Achse der Sinus geordnet sind. Auf diese Weise wird der Mantelmaschenraum in plexusartig zusammenhängende Kanäle unterteilt; das Faserretikulum bildet entlang den Ringfasern der Sinus ein *Maschengangsystem*. Ein geformter *Maschenstrangplexus* durchzieht die ganze rote Pulpa. Außerhalb der Grenzfasermäntel liegen nur noch die Faserhüllen des Arterienbaumes und der Pulpavenen. Ein *ungeordnetes* Faserretikulum ist nicht nachweisbar. Der faserige und protoplasmatische Anteil des Retikulums begrenzt nach *Koboth* bandartig einen zusammenhängenden *Maschengang-* oder *Flutgangplexus*, nicht dagegen, wie bisher von *Hueck* (1928) und *Oberniedermayr* (1926; zit. bei *Hartmann*, 1930) angenommen, einzelne gegeneinander abschließbare *Flutkämmerchen.* — Der Trabekel ist aus locker parallel gelagerten dicken Fasern, die sich noch winklig verbinden und bündeln können, aufgebaut. Die Trabekelfasern sind durch feine Fasern mit dem umgebenden Netzwerk verbunden. Das Faserwerk der Hülse ist so dicht verfilzt, daß es nicht im einzelnen rekonstruiert werden konnte. Am Ende der Hülse umgrenzen die hier büschelförmig auseinanderweichenden Fasern einen ampullären Raum und gehen in das Faserwerk

L

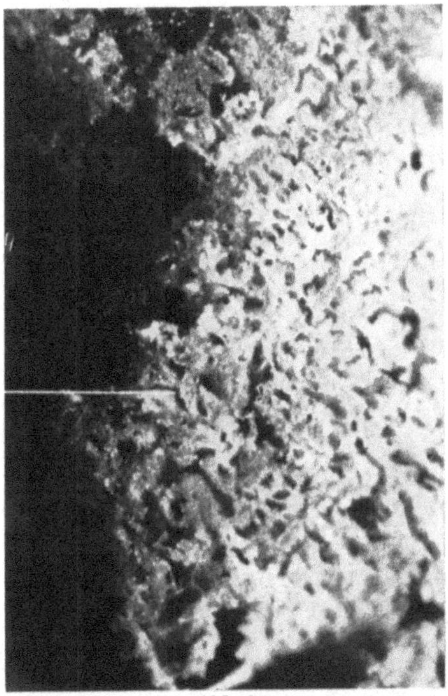

Abb. 76

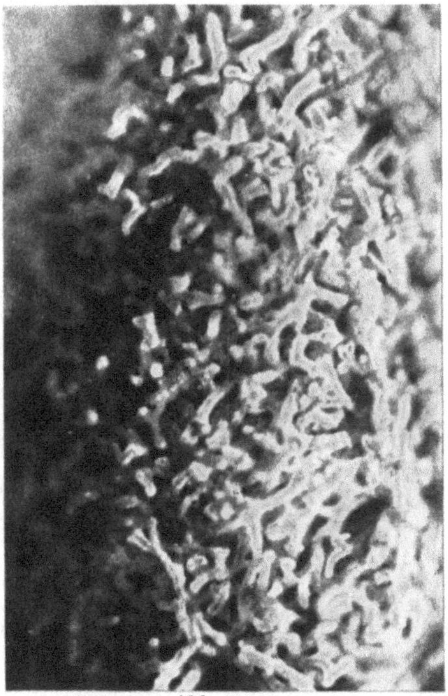

Abb. 77

Abb. 76. Teilansicht einer Milzkorrosion nach arterieller Injektion sehr dünnflüssigen Plastoids. Embryo, 8. Monat. Vergr. 36fach. Ausguß der Bluträume der roten Pulpa (*Arteriensinus*). *L* = Sinuslücken (Nach *E. Blechschmidt*, Verh. anat. Ges., Jena, 1937/38, S. 258, Abb. 7.)

Abb. 77. Teilansicht einer Milzkorrosion nach venöser Injektion sehr dünnflüssigen Plastoids. Embryo, 8. Monat. Vergr. 36fach. *Milzsinus.* (Nach *E. Blechschmidt*, Verh. anat. Ges., Jena, 1937/38, S. 259, Abb. 8.)

der umgebenden Grenzfasermäntel über. Die arteriellen Endkapillaren stellen von kreisförmig angeordneten Fasern begrenzte feine Gänge dar. Der Maschenstrang verursacht die trichterförmige Kapillarendigung.

Blechschmidt (1938) betont, daß das Milzretikulum weniger als Bestandteil des ganzen Bindegewebes, sondern zunächst als dem *Milzgefäßsystem* zugehörig betrachtet werden muß. Nach arterieller Injektion sehr dünnflüssigen Plastoids ergibt sich ein Ausguß der Bluträume des Retikulums der roten Pulpa, der ein plexusförmiges Röhrensystem — *Arteriensinusplexus* — verschiedener Porengröße darstellt. Das ganze Schwammwerk besteht aus feinen Lamellen oder Tafeln, die etwa nur $^1/_4$ so dick wie ein Venensinus sind. Nach venöser Injektion dünnflüssigen Plastoids füllen sich die Sinus als Rankenwerk von ziemlich plumpen Strängen, die als Ausgüsse der Sinusräume einen einheitlichen Gefäßplexus bilden. Demnach wird die rote Pulpa außer von dem Arterienbaum und dem Pulpavenensystem hauptsächlich von den beiden in Abb. 76 und 77 wiedergegebenen plexusartigen Abschnitten der Strombahn gebildet, die sich wie Positiv und Negativ entsprechen und einander so zugeordnet sind, daß der Sinus in dem dünneren Röhrenmantel des Arteriensinusplexus (*Mantelplexus*) steckt. Dieses System entspricht dem *Maschenstrang* von *Koboth*.

Die Feststellungen von *Blechschmidt* (1938) und *Koboth* (1939) ergeben, daß die Retikulumzellen der roten Pulpa und die Sinusendothelien im Maschenstrang eine *strukturelle* und *funktionelle* Einheit bilden. Retikulum- wie Sinuszellen sind im

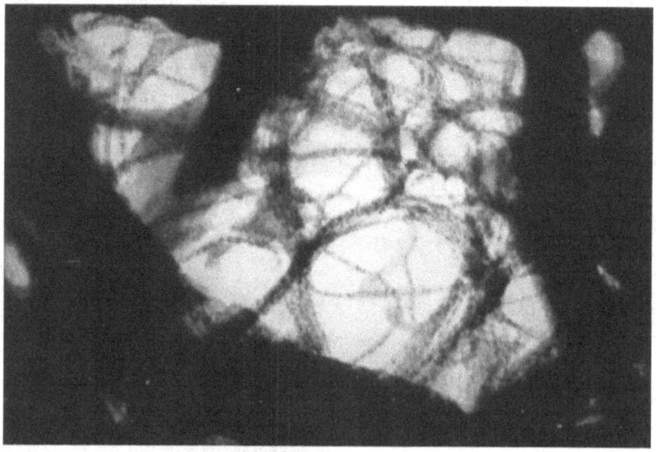

Abb. 78. Retikulummaschen aus einem Schnitt einer leergespülten, formolfixierten und nach *Gömöri* versilberten Katzenmilz. Elektronenbild, Vergr. 15000. In den lichtoptisch *leeren* Maschen liegen, größtenteils wohl intraplasmatisch, Netzwerke einzelner und feinst gebündelter Retikulinfibrillen. (Nach *E. von Herrath* und *N. Dettmer:* Zschr. wiss. Mikrosk. Stuttgart, 60, 1951, Abb. 2a.)

Maschenstrang Anteile der *Gefäßwand*; es gibt keine weiteren Einrichtungen, die nicht zur Gefäßwandung zählen würden. Auch die vergleichende Histologie lehrt ebenso wie die Lebendbeobachtungen am Milzkreislauf, daß das Retikulum der roten Pulpa Bestandteil des Gefäßsystems sein muß. Für die Einheit und die prinzipiell gleiche Natur des Retikulums und des Sinusendothels sprechen ebenso alle bisher bekanntgewordenen Einzelheiten ihrer Genese, Differenzierung und Faserbildung. Diese, die besondere Lage zwischen Blut- und Lymphstrom und der eigenartige Aufbau des Blut- und Lymphgefäßsystems in den entsprechenden Organen geben dem *R.E.S.* seine Sonderstellung, grenzen es vom gewöhnlichen Gefäßendothel ab. Im Gegensatz zu diesem sind die Zellen des *R.E.S.* immer allseitig dem Blut oder der Lymphe zugekehrt, dürften also einer gewissen *Polarität* entbehren und auch hierin ein Zeichen ihrer Ursprünglichkeit besitzen. Auch *Fresen* (1945) will auf Grund normal- und pathologisch-histologischer und nosologischer Erwägungen das aus den beiden Komponenten bestehende *R.E.S.* vom sonstigen Endothel scharf unterschieden wissen.

Die bisherigen elektronenoptischen Befunde lassen das Retikulum als *Gefäßwand* erscheinen. *v. Herrath* und *Dettmer* (1951) stellten fest, daß sich in den bisher lichtoptisch für leer gehaltenen Retikulummaschen der roten Pulpa der durchspülten Katzenmilz elektronenoptisch ein mehr oder weniger dichtes *Netz* feinster —

wohl in Zytoplasma oder auch in Kittsubstanz eingebetteter — Fibrillenbündel und auch einzelner Retikulumfibrillen befindet (Abb. 78). Ein ähnliches Netz wiesen *v. Herrath* und *Lentz* (1953) in den lichtoptisch leeren Lücken zwischen den Sinusendothelien nach (Abb. 84). Das Zustandekommen der von *Blechschmidt* (1938) und *Koboth* (1939) geforderten Retikulumwege bzw. Gefäßanteile des Retikulums und des Sinusendothels in der roten Pulpa ist damit noch besser verständlich. Nach dem elektronenmikroskopischen Bild können die Lücken des Retikulums durch ein faserhaltiges Zytoplasma- bzw. Grundsubstanznetz wenigstens für Blutkörperchen jederzeit abgedichtet werden. Vermutlich befinden sich in den Lücken dieses elektronenmikroskopisch sichtbaren Netzes bisher unsichtbare, veränderliche *molekulare Membranen*, die die Durchlässigkeit für Flüssigkeit regeln müßten. Die wechselnde *Permeabilität* solcher Membranen könnte mit den Verschiebungen im Hyaluronsäure-Hyaluronidase-System erklärt werden. Jedenfalls muß in molekularer und elektronenmikroskopischer Größenordnung mit einem sehr schnellen *Zustandswechsel* der Bildungen gerechnet werden, an dem auch die Retikulumfibrillen durch momentanes Entstehen und Vergehen teilnehmen dürften. Die kleinste Ordnung ist am wenigsten stabil. Dort, wo die Stabilität größer wird, kommt es immer mehr zur Ausbildung von einzelnen und gebündelten Fibrillen und Kittsubstanz, wobei über die Herkunft und den Entwicklungsgang der letzteren noch keine festen Vorstellungen gegeben werden können. — Die molekularen und elektronenmikroskopisch erkennbaren Anteile dieser Membranen könnten mit dem für die Milzsinus solange umstrittenen und dann fast allgemein abgelehnten (s. bei *Hartmann*, 1930) *Grundhäutchen* identisch sein, dessen so verschiedene Beschreibung und Beurteilung sich zwanglos aus seiner *Veränderlichkeit* erklären würde. Ein solches würde auch in den Lücken des Pulparetikulums bestehen und dieses endgültig als Anteil des Gefäßsystems legitimieren. *Das ganze Pulparetikulum erscheint als sehr ursprünglich zellig-netzig gebaute Kapillarwand, die gleichzeitig ein semipermeables Grundhäutchen umfaßt.* Die Frage des *offenen* oder *geschlossenen* Kreislaufes in der Milz ist daher nicht wie *Blechschmidt* (1938) und *Koboth* (1939) folgern mußten nicht existent, sondern sie verschiebt sich nur in die nächste mikroskopische Größenordnung. Sie ist zu einer milzeigenen Teilfrage der allgemeinen Kapillarpermeabilität geworden. Die Kapillaren der Organe des *R. E. S.* besitzen möglicherweise spezifische, von denen sonstiger Kapillaren abweichend gebaute Grundhäutchen, was für Leber und Knochenmark (Zustandekommen der Links- bzw. Rechtsverschiebung) bedeutungsvoll sein müßte. — Die Schnelligkeit, mit der submikroskopische Differenzierungen auftreten, sich verändern und vergehen, wird durch eine Beobachtung von *W. J. Schmidt* (1938) dokumentiert, der im Moment der Pseudopodienbildung eine feine *Doppelbrechung* feststellen konnte. Nach *Muto* (1937) füllt die die Fasern einhüllende Grundsubstanz die Spalten der Grundhäutchen aus und ist im Wechsel fest und flüssig. Im letzteren Zustand ist sie einfach Gewebsflüssigkeit; im festen Zustand erscheint sie dagegen schwach färbbar, bei Silberimprägnation feinkörnig. Elektronenoptisch finden sich im Zytoplasma der Retikulumzellen oft einzelne, gelegentlich gruppierte Silberkörnchen. Es ist vorstellbar, daß solche aneinandergereihten Silbergranula die *argyrophilen Orte* der *Fibrillenentstehung* markieren. Die keinesfalls zufällige Ablagerung von Silbergranula deutet auf die Anwesenheit von *faserbildendem Material* im Zelleib hin (vgl. *Wassermann*, 1956).

Das Milzretikulum besteht demnach aus *Retikulumzellen* und *Retikulumfibrillenbündeln* und auch einzelnen *Retikulumfibrillen*. Der synzytiale Charakter der Retikulumzellen wird neuerdings bestritten. Das aus Zellen und Fasern bestehende Retikulum ist in zytopoetisch tätigen Milzen und in den Keimzentren protoplasmatischer, in den Milzen, die hauptsächlich Kreislauforgane sind, und in der roten Pulpa, sich gegen die Venen verstärkend, faseriger. Die Retikulumfibrillen sind dünner als Kollagenfibrillen und besitzen dieselbe periodische Querstreifung und Armut an Kittsubstanz. Sie unterscheiden sich von den Kollagenfibrillen lediglich durch ihre *Außenversilberung*. Die Struktur des Retikulins läßt sich bezüglich des Verhaltens der Fibrillen und der Kittsubstanz am ehesten zwischen Elastin und Kollagen einordnen. Einige Autoren halten eine Durchsetzung der Gitterfasern mit kollagenem und elastischem Material und mit indifferentem Zytoplasma für möglich. Es ist bisher noch nicht eindeutig gelungen, das Retikulin vom Kollagen chemisch abzugrenzen; das Retikulin scheint einen hohen Zystingehalt zu haben. Da die chemischen und elektronenoptischen Untersuchungen bisher keine bindenden Aufschlüsse über die mechanischen Eigenschaften des Retikulins gegeben haben, muß die Frage nach der *Elastizität* der Retikulumfibrillen und der Gitterfasern offengelassen werden. Der mechanische Aufbau und die mechanischen Veränderungen des Retikulums lassen sich nur dann richtig beurteilen, wenn nicht nur der *Faseranteil*, sondern auch das Protoplasma bzw. die *Kittsubstanz* mitberücksichtigt und gleichzeitig untersucht werden. — Obwohl die Mehrzahl der Autoren besonders nach Untersuchungen der Faserentstehung in der Gewebekultur für die extraplasmatische Entstehung der Fibrillen plädiert, vermittelt das elektronenoptische Bild eher den Eindruck eines intraplasmatischen Entstehens und Vergehens. Stereoskopische Untersuchungen könnten diese Frage endgültig klären. Das ursprünglich aus gleichen Zellen bestehende Milzparenchym bleibt auf einer Zwischenstufe der Differenzierung von Protoplasma und Fasern stehen; so bleiben auch die Fibrillen immer enger mit den Zellen verbunden als anderswo. *Im ganzen betrachtet ist das Milzretikulum insofern eine sehr ursprüngliche Kapillarwandung, als Endothelzellen und Kapillargrundhäutchen eine in einer Ebene bzw. Schicht gelegene Einheit bilden, und nicht wie bei sonstigen höher differenzierten Kapillaren zwei übereinander gelegene, polare, getrennte Anteile der Wandung darstellen.* Die bei der Milz im Gegensatz zu anderen Organen stets erfolgreiche Homotransplantation dürfte auf dieser Ursprünglichkeit beruhen. Die *Differenzierung* des Retikulums ist von *kreislaufmechanischen*, *endokrinen* und *nervösen* Einflüssen abhängig. Das Retikulum neigt ausgesprochen zu hyperplastischen, seltener zu hypertrophischen Veränderungen, deren verschiedenes Aussehen auch von im Kreislauf gelegenen mechanischen Faktoren weitgehend mitbestimmt wird, so daß sich etwa die verschiedenen Formen venöser Stauung im Bau des Milzretikulums charakteristisch widerspiegeln. In Modellversuchen scheinen Zellensekret und mechanischer Zug die Vorbedingungen für die Bildung von Fibrillen, die in der fibrillogenen Masse unter Spannungen kristallin ausfallen dürften. Manche Autoren erwägen die Beteiligung der Gitterfasern am Stoffwechsel und Safttransport. — Die Gitterfasern hängen mit denen der Gefäße und Trabekel zusammen. Dabei bleibt es fraglich, ob sich die Gitterfasern allmählich mehr und mehr mit Kollagen durchmischen oder ob die einzelne Retikulumfibrille etwa unter Durchmesserzunahme zu einer kollagenen Fibrille wird. Unsere Kenntnisse über die *Entstehung*, *Differenzierung* und *Alterung* des zelligen und faserigen Retikulums sind noch lückenhaft. Eine Verdichtung und Hyalinisierung des Zytoplasmas als Folge eines herabgesetzten *Tonus* und eine Zellatrophie sind für das höhere Alter beschrieben. Die Fasern verfallen langsamer und später als das Parenchym der *Altersatrophie*. Im zurückgebildeten Follikel des Erwachsenen sind die Fasern gewundener und grober als im funktionierenden und beim Kinde. Im höchsten Alter erscheint das Faserwerk der roten Pulpa in einem gewissen Teil der Fälle vergröbert, stellenweise varikös und ist teilweise mit Kollagenmethoden darstellbar. — In den Milzen der Wiederkäuer und des Schweines bedingen 1. die topographischen Beziehungen der arteriellen Endigungen zu den venösen Anfängen, 2. die Länge und der Aufzweigungsgrad der Pulpavenen, 3. das Verhältnis der Pulpamuskulatur zu der des Balkens, zu dessen Anordnung und Dichte und 4. die von der Differenzierung des Balkennetzes abhängige, unterschiedlich schnelle Milzkontraktilität die Herausdifferenzierung einer sehr ursprünglich gebauten *Pulpamuskulatur.* Diese wird teils als synzytiales Zellnetz, in dem sich die Myofibrillen der Länge nach fortsetzen, teils als aus einzelnen durch Fußplatten verbundenen Zellen bestehend betrachtet. Die primitiven Muskelzellen sind öfter lang-bandartig, besitzen aber noch häufiger eine kaum erkennbare Hauptrichtung, *fibrillenhaltige* und *fibrillenfreie* Fortsätze. Sie verbinden sich durch Fußplatten mit der Umgebung. Die Myofibrillen setzen sich durch siebartig durchbrochene Zellgrenzen in benachbarte Pulpamuskelzellen, nicht aber auch in Retikulumzellen fort.

4. Das Sinussystem und die Venen der Milz

Über den allgemeinen Bau des venösen Systems der Milz und über die ältere Literatur orientieren *Lubarsch* (1927), *Hueck* (1927, 1928, 1930), *Hartmann* (1930), *Jäger* (1931; 1937, 1 und 2), *v. Herrath* (1935, 4), *Herrlinger* (1938).

Die Beschreibungen des Milzvenensystems bei Nichtsäugern haben überwiegend den Rang beiläufiger Mitteilungen. Daher fehlt eine Übersicht über Entwicklung, Bau und Leistung. — Bei *Scylliorhinus canicula* und *Calamoichthys* formen sich die Milzvenen durch Zusammenfließen von Retikulummaschen im Organinnern und erhalten ebenso wie die Arterien eine Lymphscheide (*Yoffey*, 1929). Bei *Scyllium canicula* beginnen die Venen mit retikulären Ansatzröhrchen, die nur selten an engen, offenbar mit Sperren versehenen Stellen anastomosieren und erst allmählich Gefäßcharakter annehmen (*Loerbroks*, 1953). Diese Ansatzröhrchen vereinigen sich zu einer Vene, die mit einer Arterie in einer Lymphscheide verläuft. Die Lymphscheidenvene sendet durch die Lymphscheide Ansatzröhrchen in das Retikulum. *Cocquio* (1929) beschreibt für den Aal ein weites, mit Erythrozyten gefülltes Sinussystem. Bei *Protopterus aethiopicus* besteht die jugendliche Milz nach *Jordan* und *Speidel* (1931) aus einem lymphoiden Kern und umgebender Pulpa mit Sinus. *Jordan* und *Speidel* (1931) fanden in der aus verstreuten einzelnen Strängen bestehenden Cyclostomenmilz zentral eine Gruppe von Sinus mit Erythropoese, mantelförmig von granulopoetischem Gewebe umgeben (*Myxine*). Beim Neunauge, dessen Milz bereits in einer zusammenhängenden Masse den Darm umgreift, liegen die Äste der Milzarterie zentral, umgeben von Pulpa und Sinus. Bei *Myxine glutinosa* (*Jordan* und *Speidel*, 1930), dessen blutbildende Milz sich um die Kapillaren und Venen der Submukosa des Darmrohres entwickelt, liegen die Hämozytoblasten dem Endothel der Sinusoide an, treten in diese ein und verwandeln sich dort in Erythrozyten, Thrombozyten und spindelförmige Zellen. Bei *Lamperta wilderi* im Ammocoetes-Stadium öffnen sich die aus segmentalen, außerhalb der Darmwand liegenden Arterien hervorgehenden Kapillaren in die Venensinus, die wie bei Myxine von hämatopoetischem Gewebe eingescheidet sind; ihr Endothel besitzt im Gegensatz zum Retikulum keine hämatopoetischen Eigenschaften. Die Milzsinus umgeben die Darmwand völlig. Die Venensinus öffnen sich in weite Kanäle, die sich in segmentale, axial gelegene Milzvenen fortsetzen. Diese ziehen zu außerhalb des Darmes liegenden segmentalen Pfortadern. *Jordan* und *Speidel* (1930) rechnen bei erwachsenen *Lamperta wilderi* mit der Möglichkeit einer starken Milzrückbildung, da die blutsaugende Tätigkeit ein blutbildendes Organ überflüssig machen könnte. Nach *Jordan* (1935) besteht die im Milzläppchen peripher liegende rote Pulpa bei *Protopterus aethiopicus* aus lymphoiden Strängen und Sinus. Die gefensterten Sinus sind an der Grenze zum lymphoiden Kern des Milzläppchens mit den dortigen Kapillaren direkt verbunden. Auch unmittelbar subkapsulär findet sich ein mit Zellen gefüllter Sinus. Bei dem Dipneusten *Protopterus Dolloi* umgibt die deutlich retikulär gebaute rote Pulpa mantelartig die weiße Pulpa (*Dustin*, 1934). In der roten Pulpa finden sich weite unregelmäßig anastomosierende Sinus, die von einem gut ausgebildeten lückenhaften Endothel auf fibrillärer Grundlage begrenzt werden. Das Hülsennetz ist teilweise auch von zusammenhängenden Kanälen gebildet, die Verlängerungen der Sinus in die Hülse hinein darstellen. Bei *Torpedo ocellata* und *T. marmorata* verläuft die dünne weite Milzvene nach *Schlarb* (1953) meist mit der Arterie zusammen in gemeinsamer Lymphscheide und teilt sich wie diese. Die Venenäste sind nur kurz und enden bald in kleinen Retikulumerweiterungen.

Seltener trennt sich die Vene von der Arterie und verläuft dann eine kurze Strecke mit eigener Lymphscheide. Die größte Vene tritt allein in die Milz ein, verläuft geschlängelt unter der Kapsel und bildet in diesem Bereich mit Erythrozyten gefüllte Hohlräume, die von kollagenen Zügen der Kapsel umgeben sind. Diese Randvene schickt verschieden lange, von Lymphscheiden umgebene, oft das andere Milzende erreichende Seitenäste in das Innere. Von diesen Zweigen gehen trichterförmige Erweiterungen in die Pulpa. Die Hilusvene hat ein flaches Endothel mit weit auseinander liegenden Kernen, das zirkulär angeordneten kollagenen Bündeln aufsitzt, die in das Retikulum übergehen. Die Venenwandung hat keine Muskulatur; einige elastische Fasern sind dem Kollagen parallel geschaltet. Bei den kleinsten Ästen verliert die Venenwand ihr Endothel, sie wird nur vom Retikulum gebildet. *Weilacher* (1933) fand die starke im Mesenterium verlaufende *V. mesenterica* bei allen Gymnophionen durch einen starken Ast mit dem hinteren Milzpol verbunden, während der eigentliche Venenstamm durch die Pankreassubstanz als Pfortader zur Leber zieht. Fehlt wie bei Siphonops ein *Pankreas dorsale* neben der Milz, so tritt der Stamm der *V. mesenterica* unmittelbar in die Milz ein. Diese zuführende Vene löst sich in die Milzsinus auf, so daß ein *Milz-Pfortader-Kreislauf* zustande kommt. — Bei den übrigen Amphibien bestehen andere Gefäßverhältnisse. Der venöse Abfluß erfolgt bei den Gymnophionen aus mehreren (2 bis 3) Gefäßen, in der Nähe des kranialen Milzpols, die in die *V. mesenterica* einmünden. Die Arterie verbindet sich mit den Sinus durch direktes Einmünden der muskulösen Äste und durch eigentümlich durchlöcherte Gefäßanteile. Nach *Sterba* (1950) haben die Milzsinus beim Krallenfrosch (*Xenopus laevis*) den bei den Säugern üblichen Bau; die gestreckt verlaufenden Balkenvenen münden in subkapsuläre Sammelvenen. Öfter umspannen mehrere Milzvenen die Milz. Die eigentliche Milzvene benutzt meist den Hilus. Nach *Dawson* (1932) sind die muskelarmen Milzvenen von *Necturus maculosus* zahlreicher als die Arterien. Beim Leguan (*Basiliscus americanus*) gelangt das Blut nach *Ferner* (1940) aus den Milzsinus in vorwiegend subkapsulär liegende Milzvenen, deren Wandungen von den einmündenden Sinus vielfach durchbrochen werden und sonst aus einem Endothel und einer sehr zarten bindegewebigen Schicht mit seltenen elastischen Fasern bestehen. Die ganze Milzoberfläche wird von einem teils innerhalb, teils außerhalb der Kapsel gelegenen Venenplexus überzogen, in den die Parenchymvenen und Sinus überall einmünden und dessen Blut hiluswärts abfließt. Da *Krause* (loc. cit. 1922), *Hartmann* (1930), *Dünzen* (1939) denselben Plexus für Taube, Schildkröte und Eidechse beschreiben, hält *Ferner* diesen Venenabfluß bei den Sauropsiden für allgemein. *v. Herrath* (1935, 4) beschreibt ähnliche subkapsuläre, gegen den Hilus ziehende Venen, Balkenvenen, in der Kaninchenmilz. — Bei Echidna soll sich das Blut aus der Pulpa in Kapillaren, venösen Ansatzröhrchen, sammeln, die in die Sinus einmünden (*Basir*, 1931/32). Die phagozytierenden Sinusendothelzellen besitzen ein azidophiles Plasma und einen ovalen bis runden Kern. Auch *Hoepke* (1932) trennt die Sinusendothelien der sinusreichen Igelmilz von gewöhnlichen Endothelzellen. Der Kern der Sinusendothelzelle hat eine feine Chromatinverteilung, das Zytoplasma ist ziemlich chromophob. Die Sinus entstehen als gestreckt verlaufende Kapillaren unmerklich aus dem Retikulum. Sie bevorzugen im allgemeinen eine Richtung gegen die Kapsel, der sie oft umbiegend anliegen. Bei *Myotis myotis*, *Myotis natterreri* und *Rhinolophus* konnte *Hoepke* eine Entstehung der Balkenvenen aus offenen Sinus oder Pulpavenen nicht erkennen; das Blut der Pulpa gelangt vielmehr durch sehr breite Stigmata direkt in die Balkenvenen. Nach *Watzka* (1937; vgl. *Neubert*, 1922, loc. cit.) gehört die Milz des Igels, Maulwurfs, Hermelins, Wiesels zu den retikulumreichen, die des Menschen, Affen, Ziesels und Eichhörnchens zu den sinusreichen. Das Sinusnetz soll beim Ziesel und Eichhörnchen sogar noch dichter als beim Menschen sein, so daß das Retikulum völlig zurücktritt.

Snook (1944) mißt die Weite der Sinus in der Milz neugeborener, junger und alter Meerschweinchen mit 30 bis 40 μ, ihre Verbindungsstücke (vgl. *Herrlinger*, 1948; 1950) mit 10 bis 20 μ. Die Sinus sind 90 bis 100 μ lang. Die weitesten, auch unmittelbar an die Venen angeschlossenen liegen perifollikulär. *Grenzfasern* (vgl. *Koboth*, 1939) fehlen der Meerschweinchenmilz meist; *Maschengangfasern* sind indessen oft sichtbar. Die Sammelvenen gleichen großen Sinus und erhalten schrittweise einen Balkenbelag. — Bei der Maus entstehen die engen verzweigten Venenäste nach *Snook* (1950) nahe der Randzone in der roten Pulpa. Er findet die rote Pulpa der Rattenmilz ausgedehnter als die der Mäusemilz und mit einem reichen Venenwerk mit langen fingerförmigen Anfängen, die bis zur Randzone vordringen, versehen. Von diesen Sinus ziehen *Sammelvenen* in die Pulpa. Die Sinuswandung zeigt den für sie charakteristischen Bau und ist daher für *Snook* ebenso wie für *Herrlinger* (1938) bereits mehr als ein bloßer Venenzweig. — Dagegen besitzt die Milz des Maulwurfs

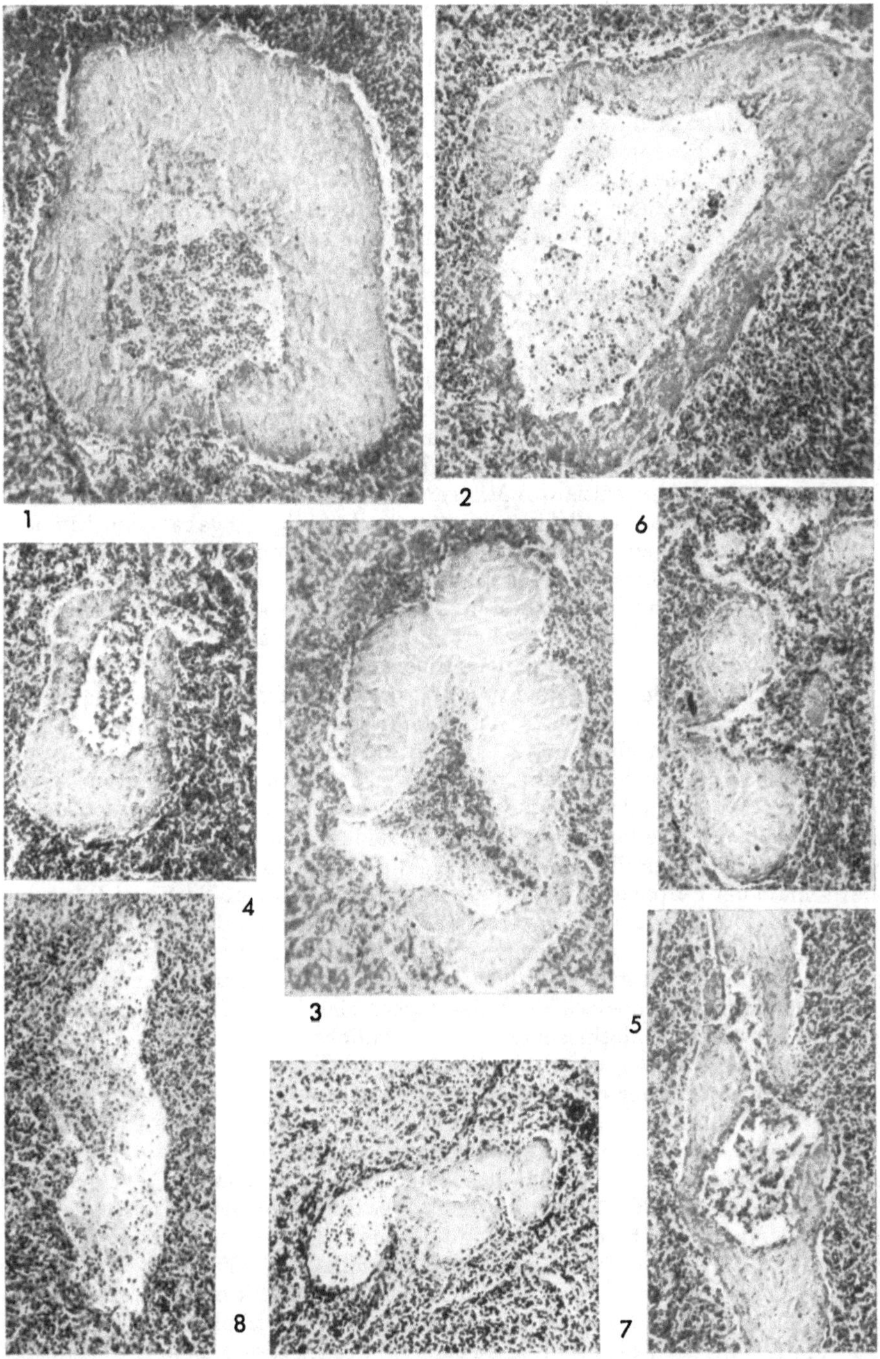

Abb. 79. Verschiedene Formen quergeschnittener Venenbalken nebst Balkenvenen und Pulpavenen einer gesunden Milz vom 21jährigen Erwachsenen; *Susa, H.-E.*; Vergr.: alle Abb. 196fach. 1, 2: Balkenvenen von verschieden starkem Venenbalken eingescheidet; 3, 4, 5, 6: Balkenvenen mit in verschiedener Weise einmündenden Pulpavenen; 7: sich an einen Balken anlehnende Pulpavene; 8: Pulpavene.

keine Sinus, sondern nur kurze *Primordialvenen,* die in Sammelvenen der Pulpa eingehen. Dieses Venensystem beginnt mit feinen, oft die Hülsen und arteriellen Endkapillaren umgebenden Zweigen. — *Wallbach* (1928) gibt eine sehr kurze Beschreibung des Milzbaues der weißen Maus. Die *Anfänge der venösen Bahn* bei der weißen Ratte bilden sich nach *Herrlinger* (1938) durch Ausrichten des Pulparetikulums zu einem *Ansatzrohr.* Es finden sich auch kolbenförmige Venenanfänge, *Ansatzkolben. v. Herrath* (1935, 4) beschreibt für das Kaninchen ein reich entwickeltes System anastomosierender Sinus, das räumlich überwiegt, regelmäßiger als beim Hunde angeordnet ist und nicht so große Lichtungsunterschiede aufweist. Die *subkapsulären* Sinus bleiben fast immer durch reichlich Retikulum von der Kapsel getrennt. Das Verhältnis Milzvenenlumen: Milzarterienlumen ist nicht so groß wie beim Menschen oder den Wiederkäuern. Die das Organ verlassenden Venenäste verlaufen teilweise eine lange Strecke unter der Kapsel in einer Scheide, deren Wand außen von der Kapsel, innen vom Balken gestellt wird. Diese subkapsuläre Balkenvene ist wie alle Balkenvenen zunächst wandungslos, ein bloßes Endothelrohr. Sie erhält hiluswärts zunehmend eine Media, indem sich Muskelfasern in dem inneren Teil der Balkenscheide ausbilden, während der übrige außen liegende Teil der Scheide zur bindegewebigen Adventitia des Milzvenenastes wird. Die Balkenvenen sind nur in Hilusnähe anzutreffen. — *Robinson* (1930) macht einige Angaben zum Einbau der Pulpa- und Balkenvenen einiger großer Säugermilzen und des Menschen. Wo die Venen die Trabekel verlassen, werden sie nur noch an schmaler Stelle von diesen begleitet. Im restlichen Umfang besteht die Pulpavene aus einem Synzytium von Endothelzellen, die mit den benachbarten Pulpazellen direkt verbunden sind. — Bei der Katze dringen kleine Äste der Hilusvenen ohne Trabekelscheide durch die Kapsel in die Pulpa ein (vgl. *Riedel,* 1932). Sonst verliert die Hilusvene schon an der Kapsel plötzlich ihre Adventitia und Muskelschicht; das Endothel bleibt. Die Balkenvenen geben nur einige kurze Äste in die Pulpa ab. Wo die Venen aus dem Balken heraustreten, werden sie nur noch an einer schmalen Stelle von Trabekelausläufern begleitet. Vielleicht handelt es sich ebenso wie beim Menschen um *Auskehlungen* (Abb. 39). Die Pulpavene besteht aus einem Endothelzellen-Synzytium, das mit den benachbarten Pulpa-Retikulumzellen direkt verbunden ist. Rundliche oder ovale Stomata der Pulpavene gehen in die Pulpamaschen über. Nach erst 0,3 mm langem Verlauf löst sich die Pulpavene bereits in die Endzweige auf. Diese haben dasselbe durchbrochene Endothel mit ovalen, etwas abgeflachten Kernen. Die wenigen Endothelzellen sind nicht straff angeordnet; nur ihre Längsrichtung entspricht der des Gefäßes. Die sich verschmälernden Zellen färben sich in der Längsrichtung deutlich streifig und werden Endothelzellen immer ähnlicher. Die Endzweige haben eine Länge von nur 0,1 bis 0,5 mm. Ihre Wandung ist schließlich von den Pulpazellen nicht mehr zu unterscheiden. Entsprechend werden die Stomata gegen das Ende dieser letzten Zweige hin immer größer und unregelmäßiger, sie werden schrittweise zu Pulpamaschen. Bisweilen sind diese Enden ampulläre *primordial branches,* die ebensowenig wie die Pulpavenen kommunizieren (vgl. *Riedel,* 1932; *v. Herrath,* 1935, 4). Letztere und *Snook* (1950) wollen unter Sinus nur die *plexusartig anastomosierenden* Gefäßabschnitte der Pulpa mit eigenartig gebauter Wandung verstehen und stellen daher deren Fehlen in der Katzenmilz fest. Hier gibt es (*v. Herrath,* 1935, 4) im stark überwiegenden Retikulum nur spärliche kurze venöse Kapillaren, denen die *Venenanfänge* als besonders weite ampulläre Retikulummaschen end- oder seitenständig aufsitzen. Sie erhalten alsbald ein geschlossenes Endothel und werden zur Pulpavene, die sich schnell in den Balken verliert. Es bestehen in der Katzenmilz keine anastomosierenden Sinus wie in der Menschen-, Hunde- und Kaninchenmilz, sondern wie in der Schweine-, Wiederkäuer- und Pferdemilz kurze sinusartig gebaute Strecken an den *baumartig* gebauten venösen Kapillarsystemen. Die Balkenvenen der Katzenmilz fließen (*v. Herrath*, 1935, 4) zu immer stärkeren zusammen, wobei sich das Verhältnis ihres Lumens zu der Dicke des Venenbalkens immer mehr zuungunsten des letzteren verschiebt. Erst im Hilus erhält die Balkenvene eine eigene Wandung. Besonders in den Winkeln zwischen Kapsel und abgehenden Balken liegen die Pulpavenen oft der Kapsel an, treten bisweilen in sie ein. — Nach *v. Herrath* (1935, 2 und 4) nehmen die Sinus in der Hundemilz ähnlich wie in der Kaninchenmilz in der Pulpa etwas weniger Raum ein als das Retikulum. Länge, Durchmesser, räumliche Anordnung und Wandbau der Sinus sind bei weitem nicht so regelmäßig wie in der Menschenmilz. Gegen die Venenbalken hin vereinigen sich die Sinus, die um die Lymphscheiden und Follikel am kleinsten sind, nach *Li, Garven* und *Howard* (1929) sogar unmittelbar um die Follikel fehlen sollen, schnell zu immer größeren Gefäßen. Alle Hülsen liegen den Sinus breit an (vgl. *Snook*, 1950). Es finden sich überall *subkapsuläre Sinus*, deren Endothel an die Kapsel grenzt und die parallel zur Kapsel verlaufen. *Teitel-Bernard* (1931) findet beim Hund subkapsulär am meisten Sinus. Große Sinus senken sich oft zu mehreren gemeinsam in den Balken ein; kleinere Balkenvenen vereinigen sich zu immer größeren (*Li, Garven* und *Howard*, 1929). Die kleinsten Balkenvenen haben immer eine engere Lichtung als die einmündenden Sinus. Diese sind an der Einmündungsstelle in die Balkenvene oft venös gestaut (*Giese*, 1935). Da die Sinus erst unmittelbar vor der Einmündung in den Balken ein geschlossenes Endothel erhalten, fehlen nach *v. Herrath* (1935, 4) beim Hund eigentliche Pulpavenen. Die kleineren Balkenvenen sind in einen dickwandigen muskelstarken, die größeren Balkenvenen dagegen in einen viel dünnwandigeren und nur muskelschwachen Balken eingelassen. Die end- oder seitenständig in die Balkenvenen einmündenden Sinus können vorher noch ein- oder mehrseitig von Balkenausläufern, Auskehlungen verschiedener Länge und Richtung, begleitet sein, die sich zum Venenbalken hin allmählich verstärken. Die Einmündungsstelle in den Balken ist ein länglich-ovaler Spalt, dessen längerer Durchmesser in der Balkenrichtung liegt. Das Venenbalkensystem ist beim Hund weit verzweigter, länger und differenzierter als beim Menschen. *Yoshida* und *Hayakawa* (1927) fanden in den zahllos über das große Netz verstreuten verschieden großen *Splenoiden* eines vorher operierten Hundes mit sonst normaler Milz subkapsulär eine dicke Zone sinuöser Plexus mit recht ungleichen Lichtungen, die allmählich in das eigentliche Retikulum überleiteten. Neuerdings will *Doggett* (1951) in drei verschieden gedehnten Hundemilzen ein die Arterien und Venen verbindendes Kapillarsystem, in welchem jede Kapillare aus einem arteriellen und venösen Segment bestehen soll, festgestellt haben. — Der Venenbalken der Schweinemilz erreicht im Verhältnis zur Weite der Balkenvenen und auch absolut nicht die Dicke wie bei Hund und Katze (*v. Herrath*, 1935, 4). Der feinste Venenbalken begleitet die Venen gerade verlaufend und sich allmählich verjüngend eine weite Strecke. Die *Venenbalkenmuskulatur* ist überall fast nur längs angeordnet. Die geraden, sehr langen Pulpavenen verzweigen sich kurz nach Verlassen des Balkens fast rechtwinklig nach allen Richtungen. Sie sind im Gegensatz zu den bekanntlich nie kollabierenden Sinus gelegentlich kollabiert und stellen sich dann als feine doppelte Endothelzüge in der Pulpa dar. Die großen Pulpavenen reichen bis in die Nähe der Follikel und sind subkapsulär spärlich. Die Venenanfänge, die einen ganz unregelmäßigen Wandbau zeigen, sind den großen Hülsen angelagert. — Die in gemeinsamer Scheide mit der Arterie, Lymphgefäßen und mächtigen Nervenbündeln verlaufende *Hilusvene* ist bei Rind und Schaf viel weiter als die Arterie (1 : 25 nach *Tait* und *Cashing*, 1925; loc. cit.). Diese Venen verlieren nach kurzem Verlauf noch eher als die Arterien ihre Gefäßscheide, so daß die Vene der Arterienadventitia eine kurze Strecke anliegt. Beim Rind ist die Gefäßscheide etwas kräftiger und verliert sich später als beim Schaf. Die Pulpavenen erhalten erst in Hilusnähe eine dünne Balkenscheide. Die nicht anastomosierenden, baumartig verästelten Pulpavenen beginnen als in nächster Nähe der Follikel und Lymphscheiden liegende, oft noch in diese hineinreichende Anfänge mit ganz unregelmäßig gebauter stark durchbrochener Wandung. Diese *Primordialvenen* sind 7 bis 14 μ weit, liegen oft in der Randzone und entlang der Penicilli (*Snook*, 1950). Während die Endothelkerne beim Schaf regelmäßig in der Längsrichtung der Vene liegen, ist das beim Rind nur selten der Fall. Nach kurzem Verlauf münden die Pulpavenenäste in die nächststärkeren ein, so daß der Durchmesser des Systems schnell steigt. Das ganze System ist daher viel kürzer als inder Schweinemilz, aber verzweigter als der Katzenmilz. In größere Venen münden zahlreiche kleinere rechtwinklig ein. Oft liegen kleinere und größere Venen subkapsulär, peritrabekulär und um die Hülsen oder in deren Nähe. Da sich die subkapsulären Venen bei Injektion der Kapsel-Lymphgefäße oft mitfüllen, nimmt *v. Herrath* (1935, 4) an, daß es bei den Wiederkäuern und beim Pferd keine scharfe Trennung zwischen Lymphgefäßen und Venen gibt. *Hartwig* (1949) fand dagegen in der Kapsel der Pferdemilz außer den Begleitvenen der die Kapsel selbst versorgenden Arterien keine von der Pulpa durchtretenden Kapselvenen, sondern hält alle dort vorkommenden Gefäße für Lymphgefäße. — Am Hilus der Pferdemilz verliert sich bald die Balkenscheide auch um die Vene, die dann der Arterie, bevor sie sich von ihr trennt, eine Strecke lang als weite Rinne anliegt (*v. Herrath*, 1935, 4). Die Ausstattung der Hilusvene hängt bei sonst typischem Wandbau von ihrem Lumen ab; erst bei 0,25 cm Durchmesser treten in der Wandung Muskelzellen auf (*Hartwig*, 1949). Schon an mittelgroße Pulpavenen sind mehr oder weniger Balken wechselnder Stärke angelagert. Dieser Balken ist stets viel feiner als der übrige gefäßlose Balken und nie rund wie dieser. Besonders in den Winkeln der Einmündungsstellen der Venen in die nächst größeren finden sich stärkere Balken, während der Venenbalken sonst oft nur wenige Muskelfasern dick ist. Nach *Hartwig* (1949) lagern sich dabei entweder gröbere Balken an die Venen oder es treten von größeren Balken Zweige an die Vene heran. Die größeren sich direkt der Vene anlagernden Balken sind in ihrem Bau vom übrigen gefäßlosen Balken nicht unterschieden, während die feineren an die Vene ziehenden Balkenausläufer eckig und kantig geformt und viel elastischer als muskulös sind. Von dort aus umfassen elastische Fasern auch die Pulpavene. Erst in Hilusnähe schließt sich der Balkenring um die Venen zum geschlossenen Venenbalken. Den Venen der Pferdemilz fehlt jegliche *Sperrvorrichtung* gegen einen Rückfluß aus der *V. lienalis* in die Pulpa (*v. Herrath*, 1935, 4; *Hartwig*, 1949). Die Anfänge der baumartig aufgebauten Venensysteme entstehen durch Zusammentreten mehrerer Retikulummaschen um die Follikel, Lymphscheiden und in der Nähe von Balken und Kapsel. Hier liegen daher immer die kleinsten Venenlichtungen. Die Pulpavenen sind im ganzen weiter und verzweigter als bei den Wiederkäuern und münden nach jeweils kurzem Verlauf in die nächst größeren ein. Nach *Snook* (1950) messen die *Primordialvenen* 11 bis 15 μ. Um die 35 bis 50 μ weiten Sammelvenen bilden die Retikulumzellen und -fasern ein viel engeres Maschenwerk als sonst in der roten Pulpa. Nach außen schließt sich eine 40 bis 50 μ breite Zone mit straff radiär angeordneten Retikulumfasern an. — Beim indischen Elefanten (*Tischendorf*, 1953) tritt die um ein Vielfaches der Arterie weitere Milzvene noch vor der völligen Trennung von dieser aus der gemeinsamen Balkenscheide aus und lagert sich noch eine Strecke weit dem Arterienbalken an. Der gestreckt verlaufende Venenbalken ist viel dünner als die gefäßlosen Balken und nimmt in kurzen Abständen und in steilem Winkel die oft schon einseitig durch feine Balkenzüge versteiften Pulpavenen auf. Die langen Pulpavenen sind zahlenmäßig gering, kommunizieren nicht und nehmen in hiluswärts zunehmenden Abständen seitliche Zuflüsse auf. Ihre im Beginn vielfach lückenhafte Wandung wird bald zum geschlossenen Endothelrohr. Die spärlichen Anfänge dieses baumartigen Venensystems liegen stets den Hülsen an. — Nach *Blumenthal* (1952) stellen die Balkenvenen in der Elchmilz (*Alces alces L.*) unmittelbar in den Balken eingelassene Endothelrohre dar; ähnlich sind die Kapselvenen gebaut. Die Wandung der beim Elch fast immer unmittelbar an den Balken liegenden Pulpavenen besteht zum Unterschied von den Kapsel- und Balkenvenen aus Endothel und einer dünnen Schicht elastischer und argyrophiler Fasern. *Blumenthal* findet die Venensinus aus dicht gelagerten Retikulumzellen mit weiten Lücken deutlich ausgebildet, ohne genauer zu sagen, ob der Elch ein baumartig verästeltes Pulpavenensystem — wie wahrscheinlich — oder ein Sinusnetz besitzt.

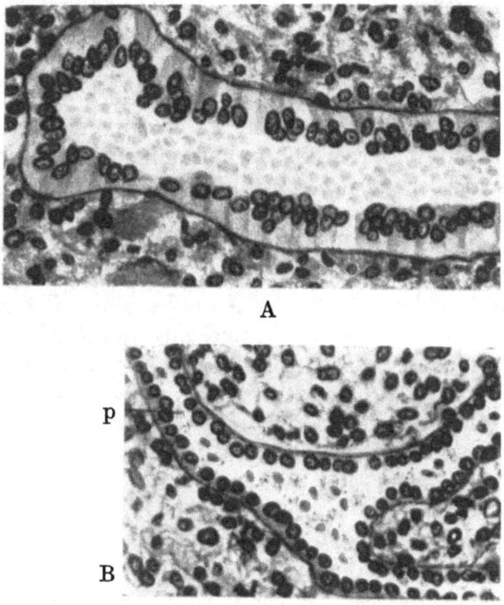

Abb. 80. Sinusendothel von verschiedener Höhe aus der Milz eines Eichhörnchens (Sciurus vulgaris). A sehr hohe plasmareiche Endothelzellen, B ein benachbarter Milzsinus mit einem bis zur äußersten Grenze abgebauten Endothel; p aus dem Zerfall des Zelleibs stammende Plasmaklümpchen. Vergr. 450fach. (Nach *M. Watzka*, Verh. Anat. Ges., Jena, 1938, Abb. 1).

Die neueren Arbeiten befassen sich weniger mit dem Feinbau des *Sinusendothels* der *Menschenmilz* als mit funktionellen Fragen. — Die Sinusendothelien zeigen nach *Naegeli* (1928) bei chronischer Splenomegalie nach kombinierter Giemsafärbung eine spärliche azurophile Granulation. *Naegeli* faßt die Sinusendothelien daher als besonders differenzierte, der Milz eigene Zellen auf. Nach *Hueck* (1927) gleicht die Menschenmilz in Menge und Anordnung der Venensinus sehr der Hundemilz; *v. Herrath* (1935, 2 und 4) findet das Sinusnetz durchschnittlich dichter als beim Kaninchen und Hund. Fast jede Hülse liegt mit einem Teil ihres Umfanges einem Sinus an. Die rote Pulpa besteht vorwiegend aus einem sehr regelmäßig angeordneten Sinusnetz mit offenbar in bestimmter Weise wechselnden Lumenweiten. — *Hueck* (1928) beschäftigt sich auch mit der Entstehung der Sinus (Näheres bei *Hartmann*, 1930). Er hält die Sinus ähnlich wie das Retikulum für dehnbar und elastisch. Dagegen läßt er die Kontraktilität dahingestellt und erklärt die Formveränderung mit verschiedenen Quellungszuständen. — *Watzka* (1937) beobachtete in den sinusreichen Milzen des Ziesels und Eichhörnchens, weniger ausgeprägt beim Menschen, ein oft von Sinus zu Sinus wechselndes, eigenartig veränderliches Endothel (Abb. 80). In manchen Sinus ist es hochprismatisch (18 bis 20 μ), die Kerne liegen in dem leicht oxyphilen, basalwärts dichteren und feinstreifigen Zytoplasma lichtungwärts. Die gegen die Sinuslichtung unscharf und ausgefranst begrenzten hohen Endothelzellen lösen Plasmateilchen vom helleren Zelleib ab, die in Form feinster sich auflösender

Flocken in der Lichtung und, massiver, in den Venen liegen. Bei dieser *apokrinen* Abstoßung rücken die Zellkerne, die hier und da Degenerationszeichen aufweisen, schließlich ganz basalwärts und büßen in dem noch 4 μ hohen Endothel ihre Plasmabedeckung fast ganz ein. *Watzka* läßt die Frage einer Regeneration des Endothels offen. Der Zerfall des Sinusendothels kann nur in solchen Milzen beobachtet werden, die keine oder nur wenige Megakaryozyten enthalten. *Watzka* folgert daher, daß der Endothelzerfall, der ebenso wie der der Megakaryozyten zu thrombozytenähnlichen Flocken führt (*Watzka,* 1938), bei dem Sinusreichtum der betreffenden Milzen den Eiweißgehalt des Blutes wesentlich beeinflussen müßte. *Lennert* (1950) beobachtete hyaline Tropfen in den Sinus- und Pulpavenen-Endothelien der Milz, die oft mit Hämosiderin kombiniert waren und sich färberisch als hochmolekulare Eiweißkörper erwiesen. Es könnte sich demnach um Eiweißspeicherung aus abgebauten Erythrozyten handeln. — *Herrlinger* (1948; 1950) hat Form und Lage der *Sinus der Menschenmilz* klargestellt (Abb. 81,82). Die Sinus sind wohl abgrenzbare, wurstförmige, sich reichlich verbindende Hohlräume. Die *Verbindungsröhrchen* (*Weidenreich,* 1901; s. bei *Hartmann,* 1930) nennt *Herrlinger* wegen ihrer ventilartigen Enge in der Mitte und ihrer trichterförmigen Erweiterung an ihren Enden *Reusen* und spricht ihnen die Aufgabe eines *Verschlußmechanismus* zu, welcher die Sinus voneinander abriegeln und Zu- und Abfluß des Sinusinhalts regulieren kann. Dafür spricht die trichterförmige Verengerung des Sinus an der Stelle des Übergangs in die Reuse, wo diese den Sinus in der Längsrichtung fortsetzt, und die abrupte Einmündung, wenn die Reuse rechtwinklig zwei parallel nebeneinander liegende Sinus verbindet. Die Sinus sind durch die Reusen hinter- und nebeneinander geschaltet. Die Reusen sind demnach abgegrenzte Abschnitte des gesamten Sinusnetzes. Ihr Wandaufbau ist grundsätzlich derselbe wie der der übrigen Sinusanteile; vor allem fehlen besondere kontraktile Elemente. Vielmehr bedingt die leicht spiralige Anordnung der protoplasmatischen Längsleisten (vgl. *Björkman,* 1947) einen *sphinkterartigen Verschlußmechanismus,* der nach *Herrlinger* rein mechanisch durch einfaches *Abdrehen* des Ventils oder nervös (vgl. *Harting,* 1952, Abb. 8) betätigt werden könnte. Demnach stellt das Sinusnetz auch anatomisch einen milzeigenen besonderen Abschnitt des Gefäßsystems dar, der durch reusenartige Sphinkteren von der arteriellen und venösen Seite abgrenzbar und untergliedert ist. Die Sinus können insofern *nicht* dem venösen System zugerechnet werden. Dieses beginnt erst jenseits der Reusen, die die Sinus von den Pulpavenen absperren, die dann auch ein lückenloses Endothel besitzen. Kleinere Pulpavenen sollen in ihrem Ursprungsgebiet anastomosieren. Die *pars subcapsularis* der roten Pulpa besitzt ein eigenes, von dem der übrigen Pulpaabschnitte getrenntes Abflußsystem. Die unmittelbare Umgebung der weißen Pulpa, *pars perifollicularis,* ist durch in der Knötchenrandzone strahlenkranzartig angeordnete *Ansatzröhrchen* (*Weidenreich,* 1901; loc. cit.), die dieses Gebiet drainieren, gekennzeichnet. Die Pulpavenen münden dadurch allmählich in die Balkenvenen ein, daß sie sich dem Balken zunächst außen anlegen und ihn dann schräg durchbohren (vgl. *Martin,* 1951). Nach *Klemperer* (1938) sind die Pulpavenen beim Menschen durch ein dichtes Netzwerk retikulärer und elastischer Fasern von der umgebenden Pulpa getrennt.

Die Entstehung und weitere quantitative Entwicklung des Sinusnetzes sind noch nicht eingehender vergleichend untersucht. Verschiedene Milzen werden mit dem Alter immer sinusreicher, so daß das Retikulum der roten Pulpa zugunsten der fortschreitenden *Sinuisation* mehr und mehr zurücktritt. Diesen Befund erhebt *Snook* (1944; 1950) für das Meerschweinchen und die Maus, *Andrew* (1946) für die Ratte und den Menschen. Letzterer untersuchte die altersmäßige Differenzierung der Milz

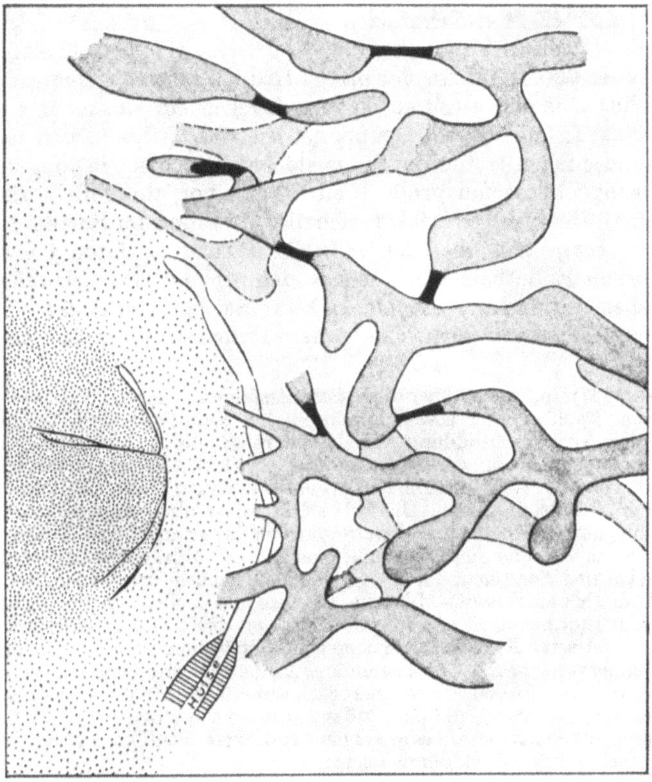

Abb. 81. Rekonstruktion der Milzsinus am Rande eines Knötchens einer Menschenmilz (18 Jahre; 7 Schnitte von je 7μ Dicke). Schwarz: Lage der im Schnittbild deutlicher kennbaren *Reusen*. (Nach *R. Herrlinger*, Zschr. Anat. Entw.-gesch. 114, 1949, Abb. 10.)

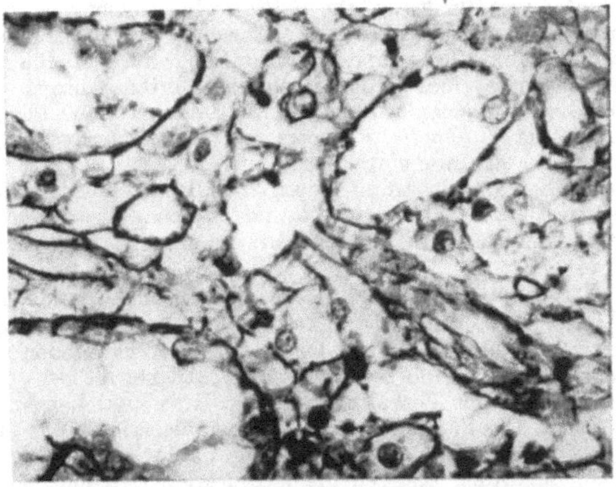

Abb. 82. *Reusenförmige* Verbindung zweier Sinus aus einer ausgespülten Menschenmilz (18 Jahre). Azanfärbung. Vergr. 600fach. *H* Hülse; *K* arterielle Kapillare; *S* Sinus. (Nach *R. Herrlinger*, Zschr. Anat. Entw.-gesch. 114, 1949, Abb. 9.)

von 100 grauen und weißen aus dem Wistar-Institut stammenden Ratten, die er zum Vergleich mit 42 Menschenmilzen (normales Sektionsmaterial) in 5 Altersgruppen einteilte (I: bis 21 Tage; II: 50 bis 150 Tage; III: bis 200 Tage; IV: 200 bis 726 Tage; V: über 726 Tage). In der ersten Gruppe fand er keine größeren Gefäße in der roten Pulpa, in der zweiten Gruppe dagegen ein sinusartiges Gefäß in der Follikelrandzone. In der dritten Gruppe ist die rote Pulpa in den meisten Milzen kompakt, aber in einigen treten die Sinus stärker hervor als in jüngeren Milzen. In der 4. Altersgruppe herrschen große breite Sinus vor, die Pulpastränge zwischen ihnen sind schmal. Demnach entwickelt sich die rote Pulpa der Ratten- und Menschenmilz von einem *kompakten* über den *retikulären* Zustand durch Umwandlung von Retikulumzellen in Endothelzellen, die sich den offenen Enden bereits bestehender Sinus anschließen, zu einem *sinusoidalen* Bild. Bei längerer Stase (Pfortader- und Milzvenenthrombose) kann sich das ganze Pulparetikulum in Sinus umbilden (*Klemperer*, 1938).

Bei *Lubarsch* (1927) finden sich über die *Kollateralenbildung* nach *Milzvenenunterbindung* spärliche Mitteilungen. Nach *Loeffler* (1934) kommt es bei Kaninchen nach vollständiger Unterbindung der Milzvene zur Ausbildung von Kollateralen, die milzwärts der Unterbindungsstellen, offenbar aus dort schon vorhanden gewesenen kleinen Ästen hervorgehend, auftraten oder von der Milzvene abzweigten, zum Fettgewebe der linken Nebenniere, zur großen Magenkurvatur und zum Omentum gingen. Die Milz selbst zeigte als Stauungszeichen nur eine Vermehrung des Pulpagewebes und eine Erweiterung der Bluträume. Die Autoren untersuchten nach Milzvenenthrombose und -unterbindung lediglich die Milz, nicht den entstandenen Kollateralkreislauf (*Loi* und *Santoboni*, 1934). *Klages* (1932) fand in drei Fällen von zwei Jahre zurückliegender Thrombophlebitis der Milzvene an einzelnen Stellen um die Balkenvenen mächtige Bindegewebsmäntel bei stark erweiterten Sinus und deutlich vermehrtem Pulparetikulum. *Brugsch* (1932) deutet seine Fälle von Splenomegalie mit beginnender Kalkeiseninkrustation als primäre Flutkammervermehrung mit sekundärer Kollateralenbildung bei vorhandener Milzvenenthrombose, weil die Milzvene zu eng geworden sein dürfte, um das Depotblut zu drainieren. Bei der *verschiedenen Bedeutung*, die dem Milzvenensystem bei den beiden Typen der Säugermilz als Abflußweg zukommt, würde eine vergleichend-experimentelle Untersuchung der Folgen der Milzvenenunterbindung aufschlußreich sein.

v. Herrath (1938, 2; 1947) und *Hartwig* (1949) weisen darauf hin, daß zwischen dem *Milztyp* und dem *Wandbau*, der *Kapazität* der Pfortader und ihrer Äste Abhängigkeiten bestehen müssen. *Brendle* (1950) untersuchte den Bau der menschlichen Pfortader und ihrer Wurzeln. Die *V. lienalis* zeigt keine deutlichen Zeichen von Verschiedenheit des Baues nach Alter, Geschlecht und wechselnden Zirkulationsbedingungen. Ein Ast der Milzvene kann weitlumiger sein als der Stamm hinter dem Pankreas. Die Milzvene hat immer eine gut ausgeprägte Ringmuskelschicht, die zur Milz hin relativ, meist auch absolut, breiter wird. Nur einmal zeigte ein peripherer Wandabschnitt dünne Ring- und spärliche Längsmuskeln. Die Längsmuskulatur der Milzvene nahm mit Ausnahme eines Falles gegen die Pfortader hin in individuell sehr verschiedenem Grade zu. Die Ringmuskulatur prävaliert in den meisten Fällen. Die stets ungleichmäßig über den Umfang der *V. lienalis*, *V. portae* und *V. mesenterica superior* verteilte Längsmuskulatur besteht peripher aus nur einzelnen Fasern. Die *V. lienalis* ist schon in den ersten Lebensjahren unterschiedlich gebaut. In allen jungen Fällen ist eine *Elastica interna* erst angedeutet; die konzentrischen Lamellen der Media und die Längsfasern der Adventitia sind dagegen schon kräftig entwickelt. — Die Milzvenen von zwei Hunden hatten etwa denselben Wandbau.

Die Kaliberschwankungen der *Vv. mesentericae* sind besonders in den zentralen Abschnitten der *V. mesenterica superior* beträchtlich. Die Längsmuskulatur nimmt an diesen Venen zentralwärts zu, was aber nicht mit Minderung der Ringmuskulatur verbunden sein muß. Die Menge der Längsmuskulatur schwankt in Pfortadernähe beträchtlicher als bei der *V. lienalis*. Bei der *V. mesenterica superior* beträgt das Verhältnis zwischen Ring- und Längsmuskulatur 1:1 bis 4; bei der *V. lienalis* 1:1 bis 2. Die *V. mesenterica inferior* verhielt sich hierin in 4 Fällen ebenso wie die *V. mesenterica superior*. Die *Vv. mesentericae* haben häufig eine innere, schon an die Pfortader erinnernde Adventitia. Auch besitzen die Mesenterialvenen eine analoge reiche mittlere Adventitia, die mit relativ kleineren Längsmuskelbündeln ausgestattet ist als die *V. portae*. Die *V. mesenterica superior* ist im Gegensatz zur *V. lienalis* in den ersten Lebensjahren immer gleich gebaut.

Die Pfortader ist viel konstanter gebaut als die übrigen untersuchten Venen. Sie besitzt neben einer dünnen Ringmuskelschicht eine kräftige, aus dichten, groben, stellenweise scheinbar noch zu höheren Einheiten zusammengefaßten Bündeln bestehende Längsmuskelschicht. Die beiden Muskellagen stehen im Verhältnis 1 : 3 bis 4. Auch hier ist eine muskelfreie Zone zwischen den beiden Schichten typisch und schon in den ersten Lebensjahren vorhanden. Im Gegensatz zu ihren Ästen finden sich in der *V. portae* außerhalb der *Elastica interna* dünne konzentrische Lamellen der Media aus dickeren zirkulären Fasern. Die auch die kleinsten Muskelbündel begleitenden elastischen Längsfasern der Adventitia sind noch dicker. Auch die innere Adventitia hat noch zahlreiche elastische Züge. — *Brendle* setzt ihre Befunde zu einer Reihe der bekannten örtlichen Bedingungen des Gefäßwandbaues in Beziehung. So soll der geringeren Abnahme des Blutdruckes in der Pfortader eine geringere Reduktion der Ringmuskulatur, der starken Einwirkung verschiedener äußerer Kräfte (Respiration, Bauchpresse, wechselnde Eingeweidefüllung) die starke Entfaltung der Längsmuskulatur entsprechen. Die innere Struktur der Sinusendothelien harrt der Untersuchung mit modernen Methoden. Das Grundsätzliche teilt *Hartmann* (1930) mit. Die Basalplatte ist an den Sinusendothelien nicht gleichmäßig in der ganzen Länge, sondern nur regelmäßig unterbrochen entwickelt. *Klemperer* (1938) hebt wie andere vor ihm hervor, daß die *zirkulären Sinusfasern* nirgendwo so hervortreten wie beim Menschen und den Primaten. Bei anderen Säugern sind auch die beim Menschen stets fehlenden *longitudinalen Fasern* vorhanden. Dieses Fehlen ist nach *Klemperer* vielleicht durch die Spezialisierung des Zytoplasmas in Basalplatten bedingt.

Der sicher unterschiedliche und besondere Bau der einzelnen Venen des Pfortadergebietes muß örtlich verursacht sein. Hier geben die hämodynamischen Befunde und Vorstellungen von *Guillery* (1935; 1938), *Guillery* und *Petersen* (1935; 1937) und *Ewerbeck* (1947, 1 und 2) gewisse *morphogenetische* Hinweise. Nach *Guillery* können die auch beim Menschen bei arterieller Drucksteigerung bedeutenden rhythmischen Milzkontraktionen zu einer im Pfortaderkreislauf wesentlich mitwirkenden Kraft werden. Während der Verdauung nimmt die portale Blutmenge um $^2/_3$ zu. Da der Pfortaderdruck dabei auf 18,8 cm, der der *V. gastrolienalis* aber nur auf 13,7 cm Wasser ansteigt (*Jäger*, 1937), muß es physiologisch zu einer kurzen Stauung der Milz bzw. zu einem venösen Rückfluß in die Milz kommen. Die besondere Weite der Milzvene und ihrer intralienalen Zweige, das Fehlen von Venenklappen, das ausschließliche Vorhandensein von Ringfasern um die Sinus in der lymphgefäßarmen Primatenmilz und ihre mit dem Alter fortschreitende Sinuisation entsprechen m. E. diesen Bedingungen des örtlichen Kreislaufes. Für *Ewerbeck* (1947, 1949) ist die Milz insofern ein Depot des Portal- und nicht des allgemeinen Kreislaufes. Die Verdauungsschwellung der Milz ist durch ihr Erythrozytendepot und durch venöse Stauung bedingt. Der Erythrozytenspeicher dürfte m. D. in jedem Fall zunächst der Leber dienen, die außerdem durch Betätigung der arterio-venösen Anastomosen zeitweise zusätzlich mit Sauerstoff versorgt werden könnte.

Eine durch Strombetteinengung zwischen Milz und Leber bedingte rezidivierende *portale Hypertension* wird nach *Ewerbeck* (1947, 1) zunächst durch Belastung des Kollateralkreislaufes und durch dessen Um- und Neubildung kompensiert. Aus dieser *kompensierten* entsteht die *dekompensierte* portale Hypertension (*dynamische Milzdekompensation*) durch Versagen des dauernd belasteten elastisch-muskulösen Systems der Trabekel, so daß die Milz den Druckunterschied in den Venen des Pfortadergebietes nicht mehr ausgleichen kann. Die verstärkte Hypertension und die toxische Wirkung des peristatischen Pfortaderblutes bedingen die an besonderen Stellen auftretenden sklerotischen Veränderungen im Milzvenen- und Pfortadergebiet, die sekundäre Thrombosen verursachen. Eine toxische Kontraktion der *Lebervenensperren* (vgl. *Starck*, 1933) kann den Pfortaderdruck erhöhen. Auch eine anlagemäßig trabekel- und muskelschwache Milz kann auf diese Weise *insuffizient* werden (*Hueck*, 1928; 1930). — Bei akuten und chronischen Infekten liegt der Milzvergrößerung eine Lähmung des Trabekelnetzes und des *R.E.S.* zugrunde, die zur intralienalen Stase und durch den Ausfall der hämodynamischen Milzarbeit zu intermittierender portaler Hypertension führen (vgl. *v. Herrath*, 1935, 4 und *Ewerbeck*, 1947, 1). — *Naegeli* (1938) weist auf verschiedene Beobachtungen hin, die beweisen, daß das Milzblut der Leber geordnet zufließt. So zeigt sich nach Injektion eines Kontrastmittels in die Milzvene nur der linke Leberlappen dargestellt, und *Alessandri* (loc. cit.) fand nach Milzexstirpation wegen Spindelzellensarkoms Metastasen nur im linken Leberlappen.

v. Herrath und *Lentz* (1953) untersuchten elektronenoptisch das *Sinusendothel* der leergespülten menschlichen Milz. Sie fanden wie vorher *v. Herrath* und *Dettmer* (1951) in den Lücken des Retikulums auch in den für leer gehaltenen Lücken zwischen den Sinusendothelien feine, offenbar sehr veränderliche *Membranen* bzw. *Netze* mit Fasern (Abb. 83,84). Das Studium im gleichen Arbeitsgang hergestellter Präparate ergibt Bilder, die als Äquivalente aufeinanderfolgender *Bildungs-* und *Funktionsstadien* solcher Membranen gedeutet werden könnten. Sie scheinen von den Zellen mehr protoplasmatisch geschlossen oder mit feinen Öffnungen versehen gebildet zu werden. Diffus verteilte Silberkörnchen bezeichnen *argyrophile Orte* in der Membran, oder die zahlreichen Silbergranula werden aneinandergereiht und deuten eine bereits fibrilläre Struktur an. An anderen Stellen können feinste Bündel von bereits entsprechend differenzierten Retikulumfibrillen mit unregelmäßiger Oberflächenversilberung oder öfter einzelne solcher Fibrillen eingelagert sein. In den feinsten Lücken dieser Membranen und Netze vermuten *v. Herrath* und *Lentz* noch ein *makromolekulares* Gitter. Da die Sinus bereits weiter vom arteriellen Kreislaufschenkel entfernt liegen als das Retikulum, sind diese Sinusmembranen nicht so stark faserig und auch wohl nicht mit so ausdifferenzierten Fasern versehen wie die Membranen in den Retikulumlücken der Pulpa. Die Sinusmembranen sind *unbeständiger* und *veränderlicher* als die in den Retikulumlücken. Sie dürften dem von älteren Autoren (vgl. bei *Hartmann*, 1930) an den Sinus postulierten *Grundhäutchen* entsprechen. Im ganzen wird die elektronenmikroskopisch sichtbar werdende Membran als eine für die Sinuswandung *spezifische veränderliche semipermeable* angesprochen, die die besondere Durchlässigkeit und Stoffwechselleistung der Milzsinus bedingt und von der des Retikulums wenigstens graduell verschieden sein müßte. Die mit anderer Begründung von *Herrlinger* (1948; 1950) erhobene Forderung, *die Milzsinus als besonderen Gefäßabschnitt vom Retikulum und vom venösen Abschnitt zu trennen*, wird durch die elektronenmikroskopischen Befunde unterstützt.

Nach *v. Herrath* (1953) gehört das *Retikulum* mehr zum *arteriellen* Schenkel der Strombahn und hat dementsprechend elektronenmikroskopisch ein mehr mechanisch geformtes, faserreicheres, härteres Grundhäutchen als die Sinus, deren Grundhäutchen faserärmer, weicher ist. Die Sinus dürften sich entsprechend ihrer Herausdifferenzierung aus dem Retikulum nach Lage, Form und Leistung auch durch ihre besondere *Stoffwechselmembran* schrittweise vom Retikulum lösen und unterscheiden. Die festgestellte allmähliche *Sinuisation* verschiedener Säugermilzen muß daher besonders die *Permeabilität* der Milz und damit ihre *Stoffwechselleistung* grundsätzlich beeinflussen bzw. verändern. *Die weichere Sinusmembran gehört mehr zur sinusreichen Stoffwechselmilz, die härtere Retikulummembran mehr zur retikulumreichen Speichermilz.* Die beiden Typen der Säugermilz dürften daher auch durch unterschiedliche *Stoffwechselmembranen* und *Permeabilitätsverhältnisse* gekennzeichnet sein. Der für die wechselnde Durchlässigkeit nach *v. Herrath* (1953) wichtige *Tonus des R.E.S.* wird offenbar vom Nervensystem bestimmt (vgl. *Ewerbeck*, 1947, 1 und 2). Erhöhter *Tonus* soll neben der Fibrillen- und Faserbildung Erythrozytenspeicherung, erniedrigter Tonus die Zellenbildung und die Stoffwechselleistung des *R.E.S.* begünstigen und bedingen. Die Feststellung typologischer Unterschiede im feineren Innervationsbild der Milz könnte für diese Auffassung sprechen. Jedenfalls entfaltet das *R.E.S.* dort, wo es wie im Knochenmark in einen gegebenen Rahmen ohne die Möglichkeit der Ausdehnung und Zusammenziehung eingebaut ist, ausschließlich eine zellbildende Funktion; wogegen die volumenveränderliche Milz unter schrittweisem Zurücktreten der Zellenbildung in dem Maße als Speicher gewinnt als sie relativ und absolut größer wird. Noch andere örtliche Komponenten dürften Richtung und Umfang der einzelnen Leistung der verschiedenen Organe des *R.E.S.* mitbedingen.

Die nach Ursache und Aufgabe schwer zu deutende *Veränderlichkeit des Sinusendothels* ist besonders bei toxisch-infektiösen Anlässen bekannt (*Lubarsch*, 1927). *Enzer* (1926) fand die Sinusendothelien in der Fleckenmilz bei Perniciosa geschwollen und proliferiert. *Ceelen* (zit. bei *Velten*, 1937) sah das Sinusendothel der Milz bei Typhus abdominalis konstant durch Wuchern von

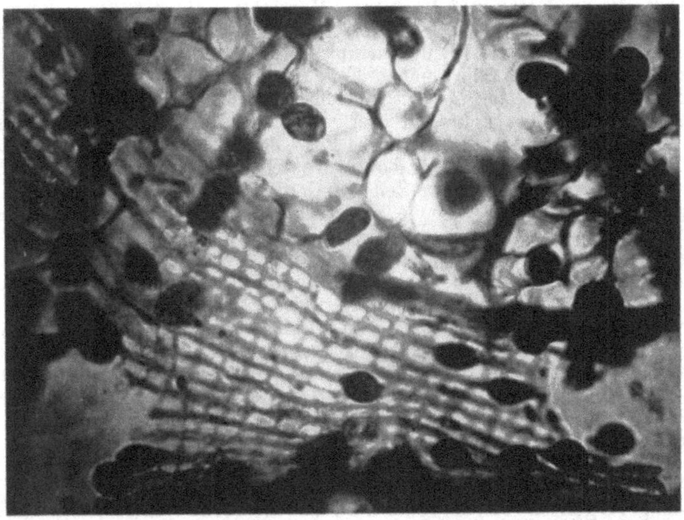

Abb. 83. Sinuswandung und Retikulum aus der leergespülten Milz eines älteren Hundes. Azanfärbung. Vergr. 1000fach, × 2.

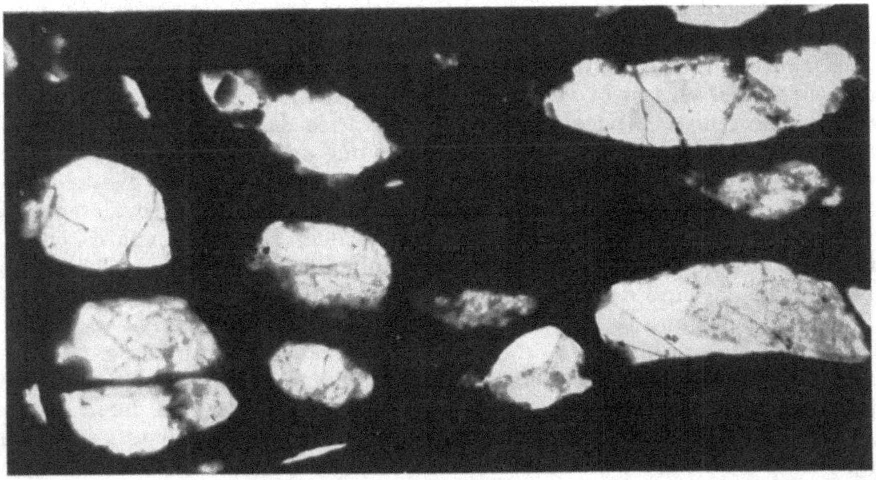

Abb. 84. Sinuswandung aus der gesunden durchspülten Milz einer 54jährigen Frau. Mikrotomschnitt 8 μ, Formol, nach *Gömöri* versilbert. 13500 : 1. Die lichtoptisch allein sichtbaren Zytoplasma- und Faseranteile der Sinuswandung erscheinen als elektronenoptisch undurchstrahlbar hier schwarz. Die länglich-runden Lücken erscheinen elektronenoptisch mit teils faserigen Netzen und Membranen ausgekleidet, die bei der Durchspülung teilweise zerrissen sind. (Nach einem Präparat von *E. von Herrath* und *H. Lentz*.)

Intimagranulomen beteiligt. Sie sollen ebenso wie die Granulome bei perniziöser Anämie durch Stauung des giftbeladenen Blutes in den Sinus entstehen. Ähnlich verursachen chronische Gaben von Phenylhydrazin bei Ratte und Maus eine Milzhyperplasie, bei der anfangs die stark erweiterten angeschoppten Sinus mit teils haftenden, teils abgelösten großen plasmareichen Zellen ausgekleidet sind und auch das Retikulum der Pulpa proliferiert (*Letterer*, 1937). *Uhlenbruck* (1930) fand die Sinus der vergrößerten Milz in einem Falle familiärer Hämochromatose völlig zusammengedrückt und mit *hohen Endothelzellen* ausgekleidet. *Bergqvist* (1931) hält die in zwei Fällen von essentieller Thrombopenie beobachtete Hypertrophie des Retikulums und Sinusendothels mit ausgesprochener myeloischer Metaplasie für die Folge der Mitbeteiligung der Milz bei allgemeiner Toxinwirkung. Bei chronischer Lungentuberkulose stellen die Retikulumzellen die überwiegend diffus, seltener herdförmig angeordnete Zellform dar, die Sinusendothelien sind hypertrophiert. Nach *Poinso* und *Poursines* (1933) ist die Hyperplasie des Retikulums auch bei maligner Diphtherie die gewöhnlichste Reaktion. Das Anwachsen der Sinusendothelien zum *kubischen Epithel* kann dabei zur Umformung oder zur Obliteration der Sinuslichtung führen. — Nach Injektion von Echinokokkenflüssigkeit in die Hundemilz sind die Sinus gewöhnlich durch *Endothelproliferation* geschlossen und stellenweise stark erweitert (*Mattioli*, 1933). Geringe Röntgendosen führen in der Milz von grauen und grünen Winterfröschen und vom Axolotl zu *Kernvergrößerungen* des hypertrophierenden, stellenweise inselartig zusammengelagerten Retikuloendothels (*Ssipowsky*, 1932). — *Frankenthal* (1930) fand die Sinus der stark vergrößerten (1950 g) Milz einer 68jährigen Frau ohne zu ermittelnden Anlaß stark kavernös erweitert und mit *abgestoßenen* Endothelien ausgefüllt, ohne daß mikroskopisch ein Morbus Gaucher bestand. — *Heinlein* (1934) sah nach Injektion von Thorotrast, Cu, Trypanblau zahlreiche abgestoßene Sinusendothelien und vor allem nach längerer Cu-Einwirkung eine Wucherung des Retikulums. Im Gegensatz zu der nach isolierter Röntgenbestrahlung der Milz beim Kaninchen auftretenden Fibrose fand *Windholz* (1938) nach Bestrahlung des ganzen Körpers neben der im Vordergrund stehenden starken Hämosiderose das Retikulum knötchenförmig gewuchert und die Sinus erheblich erweitert. *Beneke* (1937) berichtet, daß es nach *Aschner* (loc. cit.) wie bei der Frau auch bei schwangeren Kaninchen und Meerschweinchen zu einer diffusen Pulpavermehrung kommt, die die Milzvergrößerung um ein Drittel bedingt. Nach längerer Zwischenhirn-Lipoidextrakt-Behandlung wuchert das Endothel der erweiterten Sinus der Rattenmilz, degeneriert vakuolär und zerfällt. Die Erythro- und Leukodiapedese sind verstärkt (*Tischendorf*, 1957). *Frohberg* (1952) führt die von ihm in einer 1100 g schweren Milz bei akuter myeloischer Leukämie (früher Malaria) gefundenen multiplen Sinusektasien auf einen Anlagefehler zurück.

Sinus bzw. mit sinusartigem Endothel versehene Anteile der venösen Strecke der Milzgefäße sind wohl in jeder Milz nachweisbar. Das *Sinusendothel* beteiligt sich normalerweise nirgends an der Zellenbildung. Bei einigen Arten können die Sinusendothelien indessen iso- bis hochprismatisch werden und in großer Zahl thrombozytenähnliche feinste Plasmakügelchen abstoßen, so daß das Endothel schließlich ganz niedrig wird. Die Sinus der Menschenmilz und anderer Milzen sind durch end- und seitenständige, reusenartig gebaute Sphinkterstrecken sonst gleichen Wandbaues untereinander und mit den Pulpavenen verbunden. In den ovalären Lücken zwischen den Sinusendothelien lassen sich mit dem Elektronenmikroskop *Membranen* nachweisen, die von denen in den Retikulumlücken in Bau und Leistung verschieden sind. Es muß dahingestellt bleiben, ob diese Membranen aus Zytoplasma und Fasern oder aus Grundsubstanz und Fasern bestehen. Diese erste Grundsubstanz mit Fasern dürfte als veränderlicher *semipermeabler* Anteil der Gefäßwand gebildet werden und ihr integrierender Bestandteil bleiben. Das Retikuloendothel hätte damit in feinster Dimension eine *Grundsubstanz*. — Der Bau der *Pulpavenen*, *Balkenvenen*, der *Milzvenenäste* und der *Milzvene*, des *Pfortadersystems* ist kaum vergleichend untersucht; hier sind artliche und typologische Unterschiede zu vermuten.

5. Die Lymphgefäße und Lymphknoten der Milz

Die Kenntnisse von den *Lymphgefäßen* und *Lymphknoten* der Säugermilz und ihrer speziellen Bedeutung für die Milzfunktion wurden durch die Arbeiten von *Jäger* (1937, 1 und 2) und *v. Herrath* (1935, 4; 1941, 2 und 3) gefördert.

Einzig *Beneke* (1937) berichtet über das Vorkommen von Lymphgefäßen in der Milz von Nichtsäugern. Er findet in der lockeren elastischen Adventitia der Gefäßscheiden einer rupturierten Hühnermilz starke Lymphräume und meint, daß die Zerrungen des arteriellen Pulsstoßes gleichzeitig auch die Lymphbewegung in der Arterienadventitia fördern. Beim Krallenfrosch (*Xenopus laevis*) sind die Venenaustrittsstellen der Kapsel gleichzeitig die der Lymphgefäße (*Sterba*, 1950).

Hoepke (1932) rekonstruierte die Endstrecke der Lymphgefäße in der Igelmilz (Abb. 49). Das mit einem flachen Endothel versehene und von Retikulumfasern und dünnen kollagenen Bündeln abgestützte Lymphgefäß windet sich zweimal um die entsprechende Follikelarterie und besitzt im Lymphgewebe zwei etwa 30 μ weite Öffnungen in die Retikulummaschen. Solche Gefäße münden außerhalb der Milz im Hilusgebiet in große Lymphgefäße ein. Sie können Erythrozyten enthalten. *Roemer* (1932) fand daher häufig rote Blutkörperchen in den Milzlymphknoten des Igels. Die ausgedehnten Untersuchungen von *Ottaviani* (1932; 1933; 1935; 1937) unterrichten über das Verhalten der Lymphknoten und Lymphgefäße im Bereich des Darmrohres. Über die Milzlymphgefäße äußert sich *Ottaviani* nicht, sondern über die regionären Lymphknoten. Nach *Winkelmann* (1937) und *Falke* (1938) besitzt die Meerschweinchenmilz nur in ihrem serösen Überzug und in der Milzkapsel Lymphgefäße. Die im *Lig. gastrolienale* vorkommenden *Lymphonodi lienales* und die im Band zwischen Milz und Pankreas liegenden *Lymphonodi pancreaticolienales* sind ebenso wie die am Milzhilus gelegenen klein. Nach *Snook* (1946) folgen die Milzlymphgefäße beim Meerschweinchen, aber auch beim Maulwurf, der weißen Maus, beim Pferd und Affen, mit den Arterien der weißen Pulpa und gehen am Hilus in den mesenterialen Lymphplexus über. Das die Arterien begleitende einzelne Lymphgefäß kann stellenweise auch aus feinen anastomosierenden Kanälen bestehen, die am Hilus für sich die Kapsel durchsetzen können. Die endothelausgekleideten Lymphgefäße beginnen mit den Pulpamaschen. Das häufige Vorkommen von Lymphozyten in den Milzlymphgefäßen (vgl. *v. Herrath*, 1941) beweist, daß die Lymphozyten auf diesem Wege die Milz verlassen können. Sonst betrachtet *Snook* die Lymphgefäße ebenso wie schon *Ziegler* (1921, loc. cit.) als Abflußweg. *Steger* (1938) stellt fest, daß die Milzlymphgefäße bei den Haussäugern entweder zuerst die *Lymphonodi lienales* durchlaufen oder sich sofort in den *Truncus coeliacus* ergießen. Weiterhin schildert *Steger* (1939) das Verhalten der Milzlymphgefäße und -knoten einiger Haussäuger. Die oberflächlichen Lymphgefäße bilden allgemein ein feines, weit verzweigtes subseröses Netz; die tiefen kapsulären Gefäße sind weniger zahlreich, die in den Trabekeln nur selten. Beim Rind liegen in der oberflächlichen Kapselschicht reichlich Lymphgefäße, die ohne Lymphknoten zu durchlaufen mit denen des Magens einen sich in die Mesenteriallymphgefäße und deren Lymphknoten fortsetzenden Stamm bilden. Bei den Fleischfressern und beim Schwein münden die Milzlymphgefäße in die *Ln. lienales*, gehen bei letzterem aber nach *Ellenberger* (1932) teilweise unmittelbar in die Lendenzisterne. Die 1 bis 3 *Ln. lienales* liegen beim Schwein hinter der *Basis lienis* längs der Gefäße. Dem Kaninchen fehlen nach *Jaffé* (1931) *Ln. lienales*. *Katsuki* (1925) stellte beim Rind die tiefen Lymphgefäße in den Milzbalken durch Einstichinjektion in die Milzkapsel dar. *Naito* (1932) konnte durch Einstich in die Hülle der Gefäß-Nerven-Bündel beim Rind Lymphgefäße im Milzinnern nachweisen. Die tiefen Milzlymphgefäße beschränken sich auf Kapsel und Trabekel und dringen nicht in die Pulpa ein. Die groben Lymphgefäße verlaufen mit den Gefäßen und Nerven. Die aus oberflächlichen Trabekeln stammenden Lymphgefäße ziehen zur Kapsel, die aus tieferen Trabekeln zum Hilus. Nach *Baum* (1930) suchen die Lymphgefäße des Magens und der Milz des Schweines die *Ln. gastrici, lienales, coeliaci* und den *Ln. pancreaticoduodenalis* auf, teilweise münden sie direkt in den *Truncus coeliacus*. Die im dorsalen Viertel des Milzhilus gelegenen *Ln. lienales* nennt *Baum Ln. lienales proprii*; die entfernt vom Hilus an der *A.* und *V. lienalis* gelegenen Knoten *Ln. lienales accessorii*. Die *Ln. lienales proprii* bilden eine Gruppe von 1 bis 8 je 0,2 bis 2,5 cm großer Knoten, die im Fett des Milzhilus an der *A.* und *V. lienalis* liegen. In einzelnen Fällen fehlen sie ganz. Dann sind nur die an Zahl und Größe stärkeren *Ln. lienales accessorii* vorhanden. Diese sind 2 bis 4 je 0,3 bis 2,2 cm große Knoten längs der Gefäße im Milz-Magen-Band bzw. Netz zwischen dem Ursprung dieser Gefäße und ihrem Eintritt in den Milzhilus. Sie können sich bis an den *Truncus coeliacus* erstrecken und kaum von den *Ln. coeliaci* abgegrenzt sein. Die Milzlymphgefäße treten an beiden Milzflächen, besonders an der viszeralen hervor. Hier bilden sich unter der Kapsel ausgedehnte Netze, aus denen sich die einzelnen Stämme entwickeln. Die aus den Netzen an der viszeralen Fläche entstehenden Lymphstämme verlaufen in deren beide Hälften schräg dorsal zum Milzhilus und begleiten hier entweder die Blutgefäße oder liegen entfernter im *Lig. gastrolienale* bzw. im Netz. In der ventralen Hälfte handelt es sich um 3 bis 5, in der dorsalen um 5 bis 10 Lymphstämme. Die *Vasa efferentia* der *Ln. lienales proprii* begleiten die Milzgefäße und vereinigen sich zu 2 bis 3 Stämmchen, die teils in die *Ln. lienales accessorii* eintreten, teils weiterziehen und mit den *Vasa efferentia* der *Ln. gastrici* und *Ln. portarum* zum *Truncus coeliacus* zusammentreten. Die Lymphgefäße der parietalen Fläche der Schweinemilz sind viel spärlicher, feiner und schwerer injizierbar als die der viszeralen Fläche. Die aus den parietalen Lymphgefäßnetzen entstehenden Stämme verbinden sich um den Milzrand mit den Lymphgefäßen der viszeralen Fläche. *Baum* konnte im Milzparenchym nicht mit Sicherheit Lymphgefäße nachweisen. Die im Milzhilus aufsteigenden Lymphgefäße vereinigen sich mit solchen des Magens, nicht selten bevor sie einen *Lymphonodus* erreicht haben. *Egehøj* (1937) referiert im wesentlichen die Angaben *Baums*. *Reißner* (1929) findet zwischen den kollagenen Zügen der oberflächlichen Schicht der Rindermilzkapsel sehr dünnwandige Gefäße eingelagert, deren Bau mit dem der Balkenvenen übereinstimmt; es handelt sich möglicherweise um Lymphgefäße. Auch in den

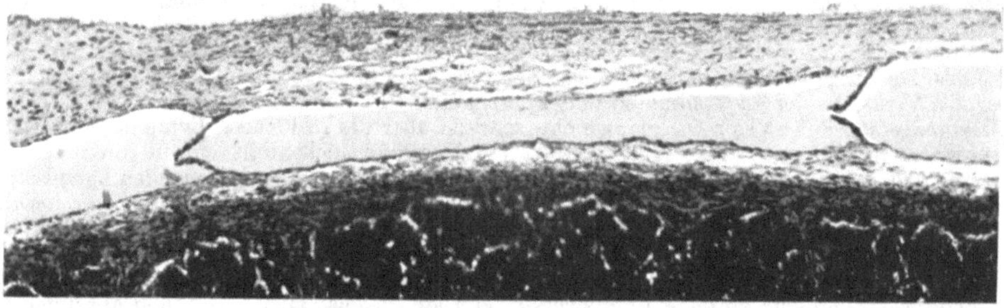

Abb. 85. Lymphgefäß mit Klappen aus der Milzkapsel eines älteren Rindsfeten. Susa, Hämalaun-Eosin. Vergr. 120fach. $^4/_5$.

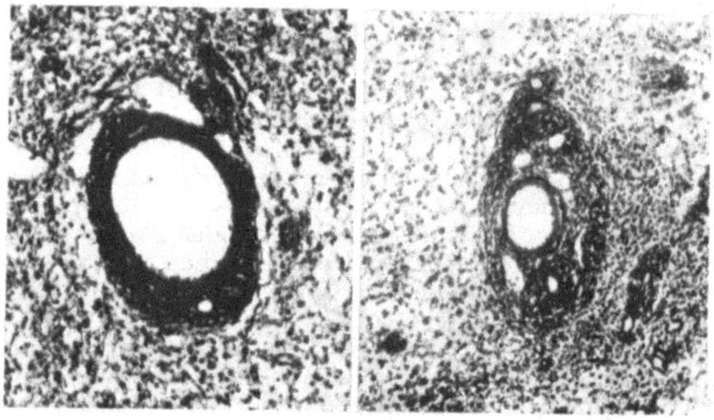

a *b*

Abb. 86. Periarterielle Lymphgefäßplexus in der Adventitia einer Pulpaarterie (*a*) und der Lymphscheide einer Lymphscheidenarterie (*b*) der Pferdemilz. *Stieve*, Pikroblauschwarz-Lithionkarmin. Phasenkontrastaufnahme. Vergr. 80fach.

äußeren Schichten der Kapsel der Pferdemilz findet *Reißner* zahlreiche, nur von Endothel ausgekleidete Gefäße. Beim Schaf und der Ziege sind die Kapselgefäße klein und spärlich, beim Hund und der Katze sollen sie fehlen. *v. Herrath* (1935, 4) beschreibt das verschiedene Verhalten der Lymphgefäße einiger Säugermilzen. In einer Menschenmilz fand er wenige Lymphgefäße in der unmittelbaren Umgebung des Hilus, die in solche der Arterienscheide übergehen sollen. Die Lymphgefäße der Menschenmilz sind vergleichsweise weniger bedeutend. *v. Herrath* konnte Lymphgefäße der Gefäßscheide in der Hundemilz, nicht auch in der Katzenmilz nachweisen. In der Gefäßscheide der Schweinemilz kommen Lymphgefäße, die sich aber nicht in die Pulpa verfolgen lassen, in Begleitung der Arterien vor. Beim Rind und beim Schaf bestehen *subperitoneale* klappenführende Netze (Abb. 85) und reichlich *periarterielle* Plexus in den Gefäßscheiden. *v. Herrath* (1935) und *Hartwig* (1949) beschreiben die ausgedehnten Lymphwege der Pferdemilz. Es finden sich klappentragende periarterielle Gefäßplexus (Abb. 86) in der oberen bindegewebigen Kapselschicht. Dieser *kapsuläre Plexus* ist mit Lymphgefäßen im bindegewebigen Zentrum der Trabekel verbunden (Abb. 87). Da das Trabekelzentrum älterer Pferdemilzen mehr Bindegewebe enthält, sind die Lymphgefäße bzw. -spalten nach *Hartwig* in älteren Milzen reichlicher. Dem Bindegewebe muß eine besondere Rolle bei der Saftleitung zugesprochen werden. Die Beobachtung von *Krauspe* (1934), daß die Retikulumfasern in der Milzkapsel und im Milzgerüst eine besondere Affinität für fluoreszierende Farbstoffe (Uranin) zeigen, die als Absorptionsleistung aufgefaßt werden muß, spricht für die Beteiligung des Bindegewebes an der Lymphleitung. Die Kapsel- und Balkenlymphgefäße ziehen in die Retikulummaschen der roten Pulpa. Es handelt sich nach *Hartwig* um eine Art *basaler Lymphpforten*, wie sie *Held* (1938/39) für das Epithel der Epidermis angegeben hat. Die Trabekellymphgefäße ziehen in die Kapsel; in deren äußerer Schicht sollen sich die elastischen Elemente nach *Hartwig* zu einer Wandung um das Lymphgefäß verdichten, das gleichzeitig Klappen erhält, die den trabekulären Gefäßen noch fehlen. Spärliche Blutzellen (Lymphozyten) kommen in diesen Lymphgefäßen immer vor. Die Lymphgefäße des Milzstützgerüstes bilden beim Pferd nach *Baum* (1928) an beiden Milzflächen reiche Netze, wie sie an anderen Organkapseln kaum beobachtet werden. Die Lymphgefäße treten an beiden Milzrändern immer nur von der parietalen auf die viszerale Fläche, nicht auch umgekehrt. Die aus diesen Netzen entstehenden Lymphgefäße treten hauptsächlich in das *Lig. renolienale* und *Lig. phrenicolienale* ein und ziehen in diesen zu den *Ln. coeliaci*. Ein kleiner Teil der Lymphgefäße wendet sich aber dem Milzhilus zu und mündet in *Ln. lienales*, die im dorsalen Teil des Hilus gelegen sind. Von der ventralen Hälfte der viszeralen Milzfläche ziehen die Lymphgefäße in bestimmter Zuordnung größtenteils zu den *Ln. lienales*.

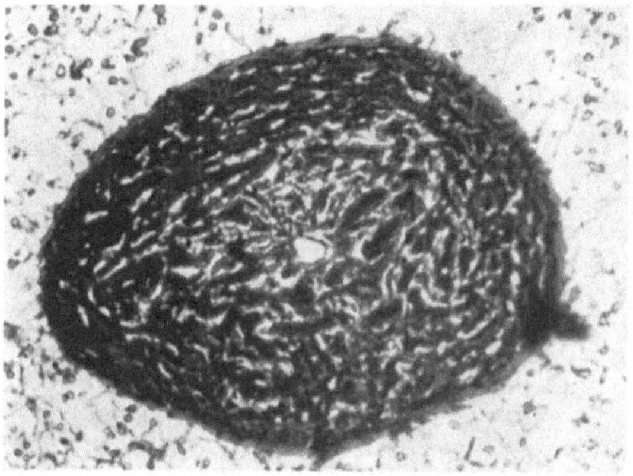

Abb. 87. Quergeschnittener Milztrabekel einer Pferdemilz mit zentralem Lymphgefäß. Phasenkontrastaufnahme. Susa, Hämalaun-Eosin. Vergr. 80fach.

v. Herrath (1941, 2 und 3) beschreibt weite *retikulumlose* Intermediärsinus in den *Ln. lienales* des Pferdes (Abb. 88). Diese gehen in weniger weite retikulumhaltige Intermediärsinus und in den Randsinus über. Die retikulumlosen Sinus sind in buntem örtlichem Wechsel mit Erythrozyten vollgepfropft, enthalten mit solchen vermischte Lymphozyten, ein Fibrinnetz, das mehr oder weniger reichlich Zellen enthält oder nur Lymphe (Abb. 89). Schon *Richter* (1902; zit. bei *v. Herrath*, 1941, 3) machte auf das Vorkommen retikulumfreier Lymphbahnen in den Milzlymphknoten des Pferdes aufmerksam. Weiter beobachtete *Heudorfer* (1921) retikulumfreie Stellen in den Lymphknoten (vorwiegend Mesenteriallymphknoten von Hund und Katze) erwachsener Tiere. *Hartwig* bestätigt das Vorkommen von Erythrozyten in den zahlreichen klappentragenden, aus der Milz stammenden *Vasa afferentia* der Milzlymphknoten. Die retikulumlosen Hohlräume kommen nicht in allen Lymphknoten in gleicher Zahl vor. *v. Herrath* findet die kavernösen Hohlräume endothelartig, *Hartwig* retikulär begrenzt. Retikulumfreie Lymphsinus könnten allgemein dort auftreten, wo die Lymphknoten besonders schnell und stark von Lymphe durchspült werden. Die ursprünglich retikulumhaltigen Sinus sind durch Dehnung und Füllung wohl sekundär retikulumlos geworden, so daß die zur Seite gedrängten Retikulumzellen als zusätzliche Begrenzung der Sinus dienen. Auch in den *Vasa efferentia* finden sich noch Erythrozyten, was einer alten Beobachtung von

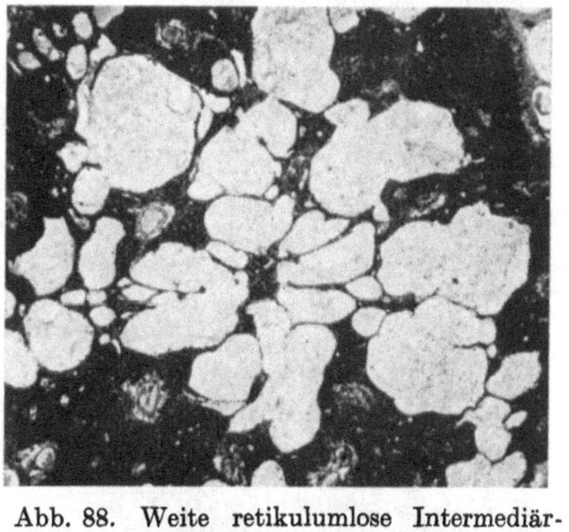

Abb. 88. Weite retikulumlose Intermediärsinus eines Milzlymphknotens vom Pferd. Stieve, Hämalaun-Eosin. Vergr. 15fach.

a b

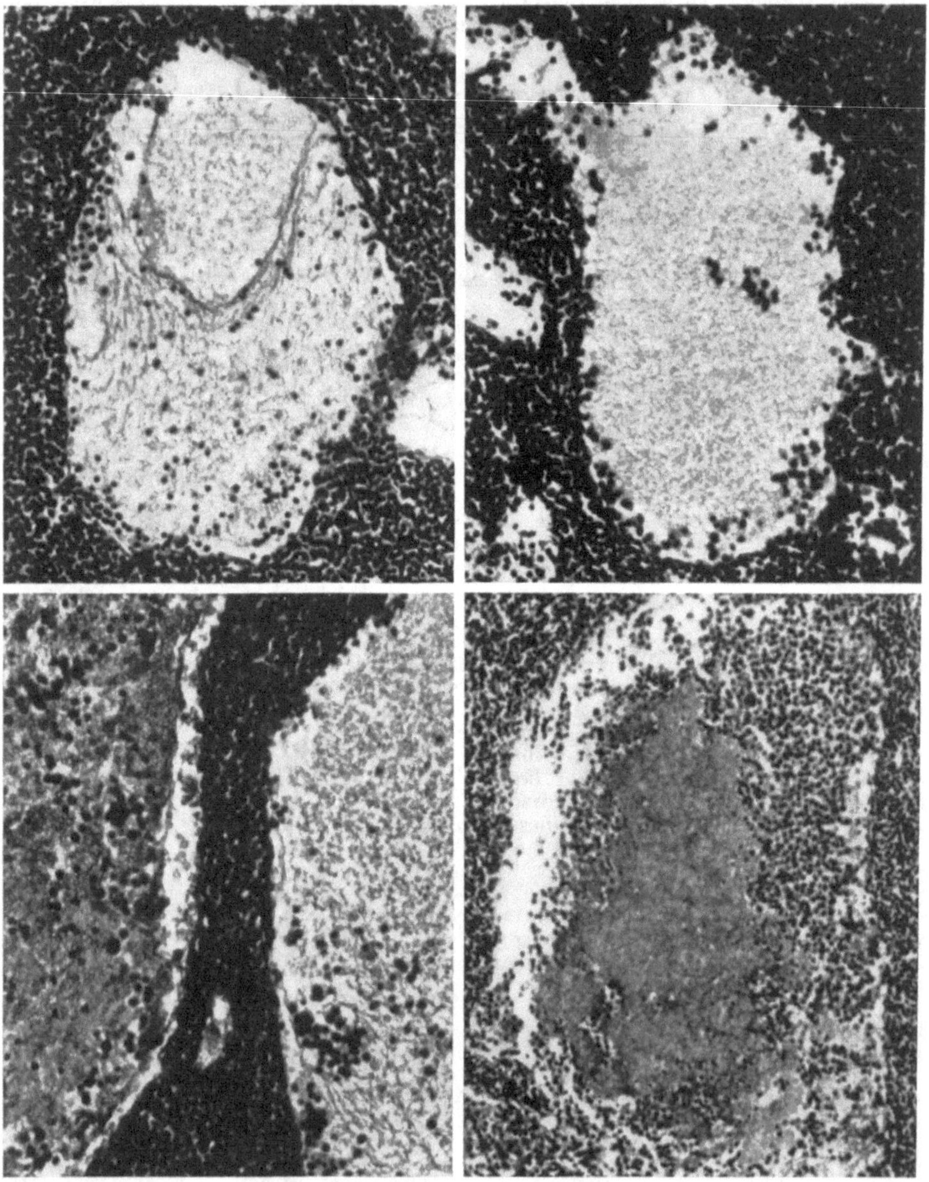

c d

Abb. 89. Retikulumlose, sehr weite *Intermediärsinus* mit verschiedenem Inhalt aus einem *Milzlymphknoten* des Pferdes. *Stieve*, Hämalaun-Eosin, Vergr. etwa 160fach. Sinusinhalt bei: *a*) Fibrinnetz, geronnene Lymphe mit Lymphozyten und intakten Erythrozyten; *b*) geronnene Lymphe; *c*) links Lymphe mit reichlich Lymphozyten und Erythrozyten, rechts geronnene Lymphe; *d*) Lymphozyten und Massen zugrundegehender Erythrozyten.

Tiedemann und *Gmelin* (1820; zit. bei *v. Herrath.* 1941, 3) entspricht, nach der die Lymphe des *Ductus thoracicus* beim Pferd nach Einfließen der Milzlymphe rötlich erscheint. Es kann nicht zweifelhaft sein, daß die in den Milzlymphknoten und ihren zu- und abführenden Lymphgefäßen vorhandenen Erythrozyten aus der Milz stammen und mit der Lymphe fortgeschwemmt werden. Die *periarteriellen* und *kapsulo-trabekulären* Lymphgefäße öffnen sich in die Pulpamaschen. Nach *v. Herrath* (1935, 4) fließt das bei der Erythrozytenspeicherung in der Pulpa abgesonderte Blutplasma größtenteils auf dem Lymphwege ab. Gerade in den lymphgefäßreichen Milzen (Wiederkäuer, Pferd) können die Balkenvenen gegen die Pulpa nicht abgeschlossen werden, so daß ein Teil des Blutplasmas bei Rückstauung des Blutes aus der Pfortader und Milzvene in die Milz hinein und bei Bestehen eines *venösen Pendels* zwischen Leber und Milz durch die Milzlymphgefäße in den *Ductus thoracicus* abfließen könnte. Es wird zur Entlastung des Pfortaderkreislaufes auf ein *Nebengeleis* geschoben (*v. Herrath*, 1935, 4; 1941, 3; 1947). Das auf dem Lymphwege abgefilterte Blutplasma gelangt nicht wieder auf einmal als belastender Faktor in den Kreislauf. Die Milzlymphgefäße und -lymphknoten *entlasten* nicht allein das Milzparenchym und die Pfortader, sondern den gesamten Kreislauf. Bei der relativen Größe der Pferdemilz, der starken Ausbildung ihrer Lymphgefäße und der großen Zahl (20 bis 30) der Milzlymphknoten, dürfte der Pfortaderkreislauf wirksam umgangen werden können. Die Lymphgefäße müßten während der Entspeicherung der Pulpa geschlossen, während der Speicherung im erschlafften Bindegewebsgerüst weit geöffnet sein, um Plasma abfiltern oder von der Vene rückgestautes Blutplasma aufnehmen zu können (*Hartwig*, 1949). Letzteres ist für die *Verdauungszeit* wichtig, in der der Druck im Pfortadergebiet so hoch ist, daß der Abfluß aus der Milzvene in die *V. portae* erschwert und vielleicht zeitweilig unterbrochen wird. *Kühne* (1937) vermutet, daß die Verdauungsschwellung der Milz bei der Entstehung der bisher wegen des besonderen Baues der Milzkapsel nur beim Schwein beobachteten Milzhernien eine Rolle spielt. *Nitsche* (1929) erwähnt, daß die Vogelmilz sich schon kurz nach der Futteraufnahme sehr vergrößert. Die umstrittene Vergrößerung der Milz nach Nahrungsaufnahme könnte bei den Milzen mit weiten *Stigmata Malpighi* (Pferd, Wiederkäuer) durch einen venösen Rückfluß und ein venöses Pendel zwischen Leber und Milz gut erklärt werden. Bei den Milzen mit engen Stigmata Malpighi (Mensch, Hund, Katze) würde das bei der Erythrozytenspeicherung abgefilterte Blutplasma hauptsächlich durch die Milzvene in die Leber abfließen müssen. *Balkenvenensystem* und *Lymphbahnen* sind nach Umfang und Länge antagonistisch entwickelt. Die Feststellung von *Naegeli* und *Derra* (1935), daß die kreisende Blutmenge des Hundes nach Leberausschaltung durch *Plasmaentzug*, nach Milzausschaltung durch *Blutkörperchenentzug* abnimmt, spricht für diese Annahme. Auch in der Ausbildung der Lymphbahnen und der *Lebervenensperren* sind Zusammenhänge denkbar. Beim Pferd und bei der Katze werden bei der Leerspülung der Milz mit Kochsalzlösung von der Milzarterie aus augenblicklich auch die Milzlymphknoten entleert, deren *Vasa afferentia* besonders bei Abklemmung der *V. lienalis* beim Pferd zu bleistiftdicken Gefäßen anschwellen können (Abb. 90). *Barcroft* und *Florey* (1928) sahen nach Trypanblauinjektion in die Milzarterie der Katze sofort blaue Lymphe in die *Cisterna magna* abfließen. *Jäger* (1937, 1 und 2) weist an der vergleichsweise lymphgefäßarmen Menschenmilz auf die Bedeutung des von ihm sichergestellten periarteriellen Lymphgefäßsystems (Abb. 91, 92) als Abflußweg für die Entstehung der periarteriellen Fibrose und der *Gandy-Gamna*schen Herde hin. Er beschreibt eine schon bekannte Karzinose der periarteriellen Lymphgefäße der Gefäßscheide der Menschenmilz. Aus pathologisch-anatomischen Beobachtungen schließt er, daß bei Stauungszuständen im Pfortadergebiet mit

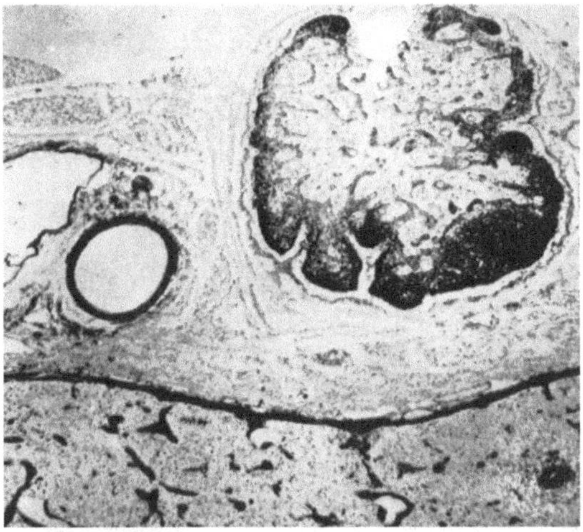

Abb. 90. Hilusgebiet einer leergespülten Katzenmilz mit ebenso leergespültem Milzlymphknoten, Milzarterie und Milzvene. Susa, Azan. Vergr. 20fach.

der Milzlymphe auch Erythrozyten abgeführt werden. Die Frage, ob es sich dabei um gealterte Erythrozyten handelt, ist offen. — Auf den Anschauungen *Huecks* von der remittierenden peripheren und der kontinuierlichen zentralen Stauung fußend, diskutiert *Jäger* die Bedeutung des Lymphgefäßsystems für den Pfortaderkreislauf. *Eppinger* (loc. cit.) erwähnt einen

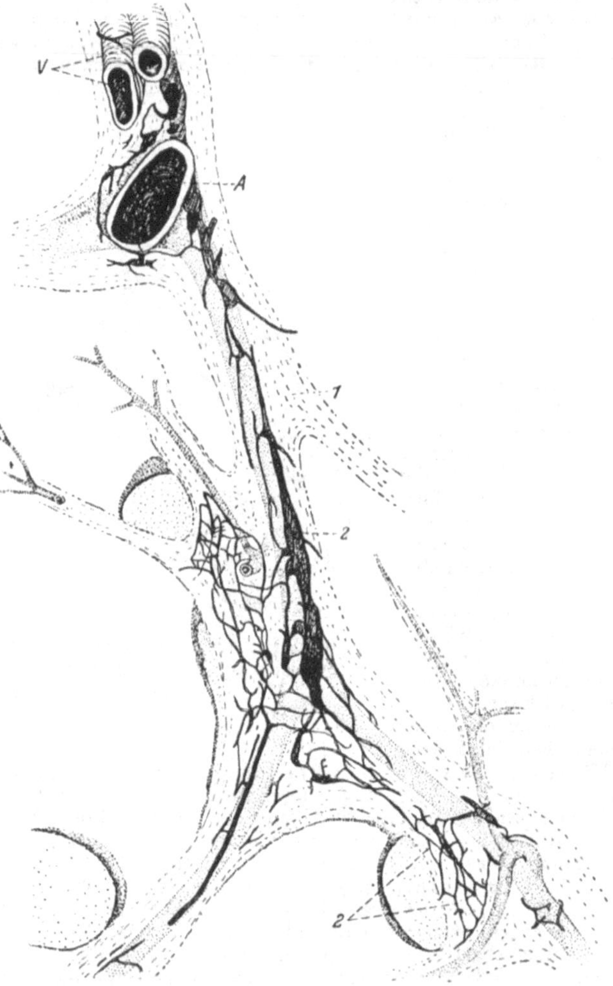

Abb. 91. Periarterielle Lymphbahnen. Serienschnittrekonstruktion. 40fach. *V* Venen *A* Arterien, 1 periarterielle Fibrose, 2 Lymphbahnen schwarz. Die Lymphbahnen sind an den Arteriengabeln ausgeweitet (1), bilden an der Basis der Follikel dichte Plexus (2). (Nach *E. Jäger*, Virchows Arch. path. Anat. 299, 1937, Abb.8.)

mächtigen Lymphfluß im *Ductus thoracicus* schon nach der geringsten Stauung der *Vv. hepaticae*. Dadurch wird das Pfortaderblut eingedickt, seine Neigung zur Thrombose steigt. Bei Leberzirrhose sind erhöhter Eisengehalt und Erythrozyten in den Lymphknoten des Bauchraumes beobachtet. Nach Abbinden der Pfortader ist die Lymphe des *Ductus thoracicus* reich an Erythrozyten. Auch blutige Thrombose des *Ductus thoracicus* bei Leberzirrhose ist wiederholt mitgeteilt. Beim Hund tritt nach Milzkontraktion durch Acetylcholin aus einer Duktusfistel 2- bis 5mal soviel Flüssigkeit aus (*Tournade* und *Sarrouy*, 1937). *Naegeli* (1934) beschreibt bei einer 35jährigen Frau mit Aneurysma der sklerotischen Milzarterie, dem eine Milzvenenthrombose zugrunde lag, stark geschwollene und gerötete Milzhilusknoten.

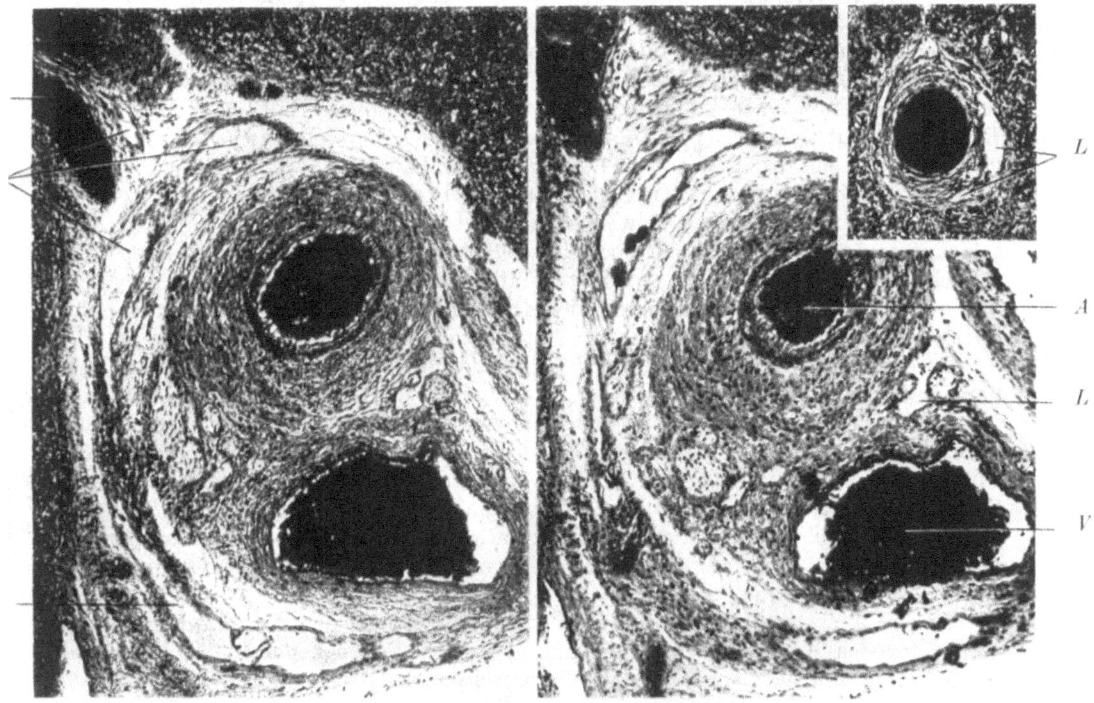

Abb. 92. Lymphgefäße mit Klappen am Hilus einer fetalen Milz (8. Monat). *A* Arterie, *V* Vene, *L* Lymphgefäß. Rechts oben: Arterie aus der Tiefe des Milzgewebes mit klappenlosen Lymphgefäßen. (Nach *E. Jäger*, Virchows Arch. path. Anat. 299, 1937, Abb. 3.)

Gelegentliche Mitteilungen beweisen das Vorhandensein von Milzlymphgefäßen beim *Menschen*. *Oudendal* (1926) konnte einen Hämosiderintransport auf dem Lymphwege in der Leber und Milz des Menschen und Affen nachweisen und verständlich machen, warum Kapsel und Trabekel oft mit Eisenablagerungen überladen sind. *Rummel* (1939) beschreibt an der 870 g schweren Wandermilz einer IV.-Gebärenden, bei der die Milz durch Stieldrehung sekundär zu einer Stauungsmilz geworden war, eine durch Venenabknickung entstandene hämorrhagische Infiltration der geschwollenen Hiluslymphknoten. Der Lymphweg hat in diesem Falle den verlegten Venenabfluß ersetzen müssen. *Leidel* (1930) findet in einem Falle primärer Milztuberkulose in den Milzhilusknoten dieselbe großzellige junge Infiltration wie im Milzparenchym selbst. *Klages* (1932) weist bei 3 Fällen von thrombophlebitischem Milztumor auf besonders dicke und derbe Bindegewebsmäntel um die Milzgefäße im Organinnern hin, die sicher Lymphgefäße besaßen (vgl. *Cellina*, 1934 und *Naegeli*, 1934). *Edinger* (1932) beobachtete in einem Falle von Quarzstaub-Silikose der Lunge eine retrograde Verschleppung des Staubes auf dem Wege der hinteren mediastinalen Knoten in die *Ln. pancreaticolienales* und in die Milz selbst, in der es zu zusammenfließenden Indurationsherden um die Trabekelgefäße gekommen war. — Die *Gandy-Gamna*schen Herde der Stauungsmilz verschiedener Ursache sind nach *Jäger* (1937, 1) nichts anderes als Kalk-Eisen-Inkrustate in den als zusätzlicher Abflußweg dienenden periarteriellen Lymphgefäßen (weiteres bei *Lubarsch*, 1927; *Hortolomei*, *Balan* und *Burghele*, 1932). *Hohl* (1935/36) stellt bei Vorhandensein periarterieller Inkrustate der Milz eine gleichzeitige Beeinträchtigung des Lebervenen- und Pfortaderabflusses fest. *Ceelen* (1931) beschreibt in der mit zugrundegehenden Erythrozyten überschwemmten Milz eines Falles von hämolytischem Ikterus Blutungen und Kalk-Eisen-Inkrustationen in den Gefäßscheiden. Nach den Vorstellungen *McNees* (1932) und den Befunden von *Fasiani* und *Oselladore* (1932) dürfte ein wesentlicher Umstand für die Entstehung der siderotischen Milzherde in erhöhtem Pfortaderdruck bzw. in venösen Stauungen gegeben sein. *Fasiani* und *Oselladore* konnten mit den verschiedensten experimentellen Eingriffen lediglich in der Hundemilz regelmäßig siderotische Herde erzeugen; an der Katzenmilz waren die Ergebnisse unregelmäßig und an der Kaninchenmilz stets negativ. Diese Befunde stützen die Annahme einer unterschiedlichen hämodynamischen Wertigkeit der Säugermilz.

Am meisten beweist das Vorkommen echter *Lymphzysten* das normale Vorhandensein auch kapsulo-trabekulärer Lymphgefäße der Menschenmilz. Nach *Gatersleben* (1928) gehen die zystischen Lymphangiome aus Lymphgefäßen hervor. Ausführliches findet sich bei *Lubarsch* (1927) und *Pohle* (1929). *Lubarsch* macht entsprechend dem Vorkommen der meisten Zysten in jugendlichem Alter eine fehlerhafte embryonale Anlage für ihre Entstehung verantwortlich. *McLaughlin* und *Beck* (1933) beschreiben in und unter der Milzkapsel aus Lymphangiomen hervorgegangene Zysten. *Hummel* (1955) beschreibt ein 12 kg schweres, operativ entferntes zystisches Lymphangiom der Milz.

Gewisse experimentelle Befunde unterstreichen die Bedeutung der Milzlymphgefäße für den Kreislauf, vor allem als *Abflußweg*. So beobachteten *Vollmer* und *Serebrijski* (1926) nach 1- bis 2maliger intraperitonealer Injektion von 40 ccm Zitratblut eine Schwellung der Kaninchenmilz, die nur durch Vermittlung der Lymphbahnen zwischen Peritoneum und Milz zustande gekommen sein konnte. *Gohrbandt* (1929) fand vielfach lipoidhaltiges Serum bzw. Lipoide in den perivaskulären Lymphscheiden und in den Deckepithelien der Milz-Lymphgefäße von Hunden bei experimenteller Peritonitis. — *Papilian* und *Russu* (1934) erwähnen, daß beim Hund die Milzvenenunterbindung mit dem Leben vereinbar ist, da sich der Milzkreislauf durch die Lymphgefäße und durch die Netzvenen erhält. Nach gleichzeitiger Entfernung der mesenterialen Lymphknoten gehen die Tiere nach 24 bis 48 Stunden an innerer Verblutung nach Milzkapselriß oder nach Blutungen aus den kleinen Netz- und Darmgefäßen zugrunde. Nach vorheriger Unterbindung der Milzvene und nachträglicher (2 bis 3 Wochen) Entfernung der *Lymphonodi*, überleben die Tiere immer. Nach *Longo* (1936) verursacht das intravenös verabreichte Blut von Epileptikern an der Milz eine Kongestion und begleitende Dilatation der Lymphräume.

Die *Lymphgefäße* wurden nur in der Säugermilz untersucht. Hier sind sie artlich sehr verschieden entwickelt, wobei das Verhältnis zwischen den kapsulo-trabekulären und perivaskulären Lymphgefäßen offensichtlich verschieden sein kann, obwohl beide Wege zunächst funktionell nicht unterschieden sind. Bei Equiden und Wiederkäuern sind beide Systeme reich entwickelt, bei den Karnivoren und Primaten, besonders beim Menschen, sehr viel weniger. Ein *typologischer* Unterschied, insofern als die Speichermilz reichliche, die Stoffwechselmilz spärliche Lymphgefäße besitzen könnte, ist nicht allgemein gegeben. Ebensowenig läßt sich eine grundsätzliche Verschiedenheit zwischen sinusarmen und retikulumreichen Milzen feststellen. Es besteht ein gewisser *Gegensatz* zwischen der Zahl und Länge der Pulpavenen und der Ausbildung der Lymphgefäßplexus. Damit dürfte auch die grundsätzlich gleiche Bedeutung der Lymphgefäße und Venen als Abflußwege feststehen.

Eine *gleichzeitig* venen- und lymphgefäßreiche Milz hat besonders vielseitige kreislaufdynamische Ausgleichsmöglichkeiten. Die gleichzeitige oder einseitige Ausbildung beider Wege dürfte nicht nur durch die Organbedingungen der Milz sondern durch die des gesamten Pfortadersystems verursacht werden. So kann bei gleichzeitig ausgebautem Lymph- und Venenweg schon normalerweise ein Verhalten der Milzlymphgefäße und Milzlymphknoten festgestellt werden, wie es beim Menschen nur ausnahmsweise unter einseitig gesteigerten, meist pathologischen Bedingungen besteht.

6. Der Milzkreislauf des Säugers

Die Meinungen über den *Milzkreislauf* differieren in verschiedenen grundsätzlichen Punkten. Die wichtigsten Anschauungen sind bei *Lubarsch* (1927), *Hueck* (1928; 1930), *Hartmann* (1930), *Klemperer* (1938) und *Steger* (1938) diskutiert. Die *Definition* grundlegender Begriffe findet sich in diesen Zusammenstellungen.

Die Milz der *Nichtsäuger*, besonders der *Kaltblüter*, ist ein kleines blutbildendes Organ, dem die übrigen vielfältigen Aufgaben der Warmblüter- voran der Säugermilz nicht in gleichem Umfang obliegen. Dementsprechend sind die anatomischen Grundlagen des Milzkreislaufs unterschiedlich, wenn auch die Frage, welche Form des Milzkreislaufs einer bestimmten, im Einzelfall etwa vorherrschenden Milzaufgabe (Hämatopoese, Immunisierung, Erythrozytenspeicherung, Erythrozytenabbau) zugeordnet ist, bisher nicht eindeutig gestellt und beantwortet wurde. Die stellenweise lückenhaften vergleichenden Kenntnisse lassen noch keine einwandfreie allgemeine Beurteilung zu. Immerhin scheint die relativ kleine blutbildende Milz der Nichtsäuger einen sehr langsamen Kreislauf zu besitzen, weil ihr die Voraussetzungen für dessen Aktivierung und Beschleunigung, ein starker arterieller Zustrom, reichlich glatte Muskulatur in den Arterien, Trabekeln und in der roten Pulpa — lauter erst bei den Säugern regelrecht *kombinierte* Merkmale — fehlen. Es liegt nahe, für deren Auftreten zunächst die Erythrozytenspeicherung verantwortlich zu machen. Untersuchungen darüber, ob das verschiedene Ausmaß des Milzerythrozytenspeichers auch eine unterschiedliche quantitative Ausbildung der Arterien in der Raumeinheit Milz bedingt, liegen nicht vor. Es ist bei den kombinierten Aufgaben der Milz unwahrscheinlich, daß der Umfang der arteriellen Versorgung vordringlich von der Speicherfunktion festgelegt wird.

Die *Milzarterie* des Säugers ist vielmehr als Ausdruck *artlich-typologischer* Gegebenheit, in der sich die kombinierten Milzaufgaben widerspiegeln, stets wesentlich stärker als dem Eigenbedarf des Organs entsprechen würde. Die *A. lienalis* ist auch beim Menschen fast immer der stärkste Ast des *Truncus coeliacus*, und dementsprechend sind die der Milz bleibenden Arterienäste im Milzhilus — trotz der abhängigen Versorgung von Magen, Pankreas und Netz — ungewöhnlich zahlreich und stark. Damit korrespondiert der muskulöse und elastische Bau der Arterienwandung bis zu den Hülsen. Das Nervensystem und das Endokrinon betätigen diesen Mechanismus reflektorisch im Dienste der verschiedenen Funktionszustände des Milzparenchyms, so daß die Milzarterie schon normalerweise stark belastet erscheint und eher und häufiger isoliert erkrankt als die meisten anderen. Die meist stärkere physiologische Schlängelung und Torquierung der *A. lienalis* wirkt dabei begünstigend.

Es darf als erwiesen gelten (*Henschen*, 1928; *Knisely*, 1936, 1 und 2), daß der Blutstrom an der ganzen extra- und intralienalen Länge des Arterienbaumes *abgedrosselt* und temporär *gesperrt* werden kann. Der Sitz der Sperre dürfte von den Erfordernissen des Milzparenchyms reflektorisch festgelegt werden, weil dessen wechselvoller Zustand den *Strombahnquerschnitt* zunächst beeinflussen müßte. Dadurch dürfte nicht nur der Umfang des jeweils betroffenen Milzanteiles bestimmt, sondern auch die Voraussetzung für das verschiedene funktionelle Aussehen und Verhalten benachbarter Pulpaabschnitte gegeben sein. Falls den Kapillarhülsen eine Sperrfunktion zukommt (*v. Herrath*, 1935, 4; *Knisely*, 1936, 1 und 2) würden sie als spezifisch gebaute, nervös-reflektorische Sphinkteren unmittelbar vor der arteriellen Endkapillare arbeiten. Sie würden besonders in der *retikulumreichen* Speichermilz, wo sie stets groß sind, wirksam sein und in der *sinusreichen* Stoffwechselmilz, wo sie klein sind, bisweilen fehlen, als Sperre entbehrlich sein.

v. Herrath (1935, 4) versuchte, die ungleiche Verteilung der einzelnen Formen freier Zellen in den Sinus und im Retikulum *kreislaufdynamisch* zu erklären. Die Sinus zeigen in bestimmtem Rahmen eine verschiedene Lumenweite und sehr wechselnden Inhalt. Dabei wechseln meist kleinere oder größere Gruppen von Sinus ihren Inhalt gegenüber benachbarten Sinusgruppen. Auch im gleichen Sinus läßt sich oft streckenweise ein wechselnder Zellenbefund erheben. So finden sich gruppierte, besonders weite Sinus mit Lymphozyten, Phagozyten und spärlichen Leukozyten. Das Zentrum ihrer Lichtung ist oft mit wenigen veränderten Erythrozyten angefüllt. Diese *Arbeitssinus* sind, wie ihr von der Zusammensetzung des strömenden Blutes abweichender Inhalt und die Diapedese von Leukozyten beweisen, vom Blutstrom *temporär abgeriegelt*, um Blutzellen und Blutplasma zu verändern. Nach *v. Ludány* und *Sárfi* (1941) ist nur das *Depotserum* der Hundemilz wegen des Erythrozytenabbaues reicher an Harnstoff, Harnsäure, Kreatinin und Eisen. —Das Endothel anderer Sinusgruppen kann nach *v. Herrath* gleichzeitig frei von anliegenden Zellen sein, Diapedese wird vermißt. Im Lumen dieser meist engeren Sinus liegen reichlich und locker Erythrozyten, Blutplasma und Leukozyten in den quantitativen Verhältnissen des strömenden Blutes vor. Diese Sinus sind als *Stromsinus* gerade in den Kreislauf eingeschaltet und sichern die Durchblutung und Ernährung. — Andere erweiterte Sinus sind als *Speichersinus* vollgepfropft mit sauerstoffbeladenen Erythrozyten, das Blutplasma ist abgefiltert. *Kramer* und *Luft* (1951) errechnen den Rauminhalt des Speicherblutes an Erythrozyten beim Hund mit 95%. Aus dem Umstand, daß der Kaliumgehalt des Milzreservoirblutes um 100 bis 200% höher ist als der des übrigen Blutes, und daß aus den erwärmten Depot-Erythrozyten Kalium austritt, schließt *Nordlander* (1942) auf eine Absonderung der Blutkörperchen vom Blutplasma in den Sinus. Bei sinusfreien Milzen spricht *v. Herrath* entsprechend von *Strom-*, *Speicher-* und *Arbeitsretikulum*. Er nimmt einen nervös und humoral gesteuerten Rhythmus an, in welchem diese Tätigkeitsphasen der Sinus abwechseln, wobei nicht unbedingt alle Phasen durchlaufen zu werden brauchen, sondern die eine oder andere im Vordergrund stehen kann (Abb. 93).

Knisely (1936, 1, 2 und 3), der mit Hilfe der von ihm modifizierten Quarzstabmethode den Kreislauf der *lebenden Milz* (Maus, Ratte, Katze) im durchfallenden Licht untersuchte, bestätigte das Bestehen eines *Sinuszyklus*, speziell das Vorhandensein einer *Durchströmungs-* und *Speicherphase* und der Abfilterung des Blutplasmas. Die *Arbeitsphase* konnte bisher durch Lebendbeobachtungen nicht bestätigt werden. *Knisely* (1936, 1) sah Diapedese nur nach Reizung und als agonalen bzw. postmortalen Vorgang eintreten. Die Arbeitsphase der Sinus dürfte m. D. besonders in infektiösen Milzen eintreten. Experimentell infizierte Milzen wurden noch nicht lebend untersucht.

Auch nach *Knisely* (1936, 1) sind die Sinus *spezifische anatomische Einheiten*, die in Bau und Leistung weder mit Kapillaren, noch mit Venen und arteriovenösen Anastomosen verwechselt werden dürfen. — Die folgenden Beobachtungen *Kniselys* sind für die Vorstellungen vom Milzkreislauf bedeutungsvoll. Das Größerwerden der Sinus in gewissen Phasen ihres Rhythmus ist stets mit einer Verschmälerung der Pulpastränge verknüpft und umgekehrt. Die Pulpastränge lebender ungereizter Milzen enthalten stets nur wenige, einzeln und langsam unter geringer Formveränderung wie durch enge Spalten passierende Erythrozyten. Die Begrenzung der Arteriolen, arteriellen Kapillaren, Sinus und Venen hebt sich als dünne, helle, stark lichtbrechende Linie von der Plasmaschicht des Blutstromes ab. — Die Äste des gleichen Penicillus und benachbarter Penicilli sollen durch einige seitliche Anastomosen kapillaren Durchmessers verbunden sein. Ebenso wie die feineren Trabekel

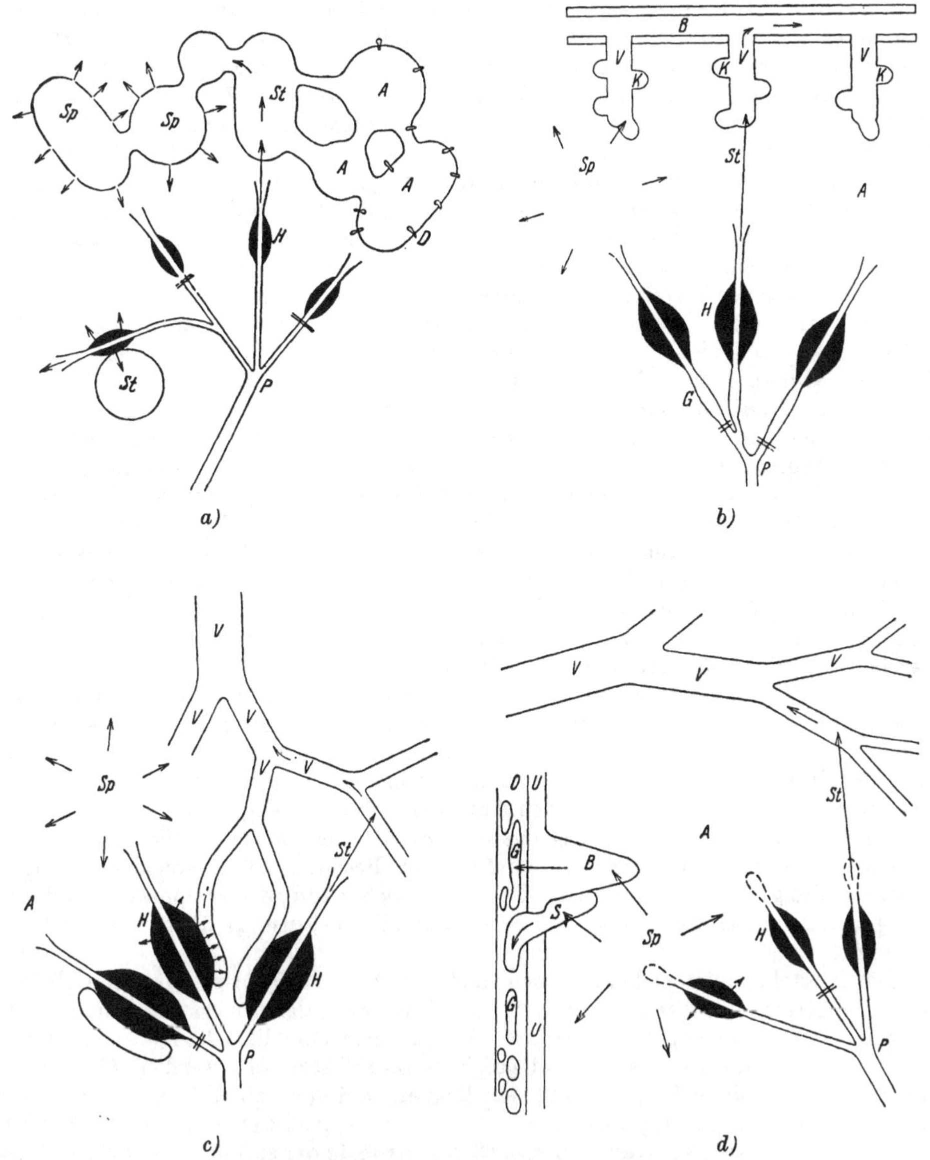

Abb. 93. Schema der *Arbeitsteilung* und des Blut- und Plasmaweges in verschiedenen Säugermilzen (*a*) Mensch, Hund, Kaninchen; *b*) Katze; *c*) Schwein; *d*) Wiederkäuer, Pferd). — Es sind jeweils ein Penicillus mit Arteriolen, Hülsen und Endkapillaren und ein Teil des Sinus- bzw. Pulpavenensystems wiedergegeben. — *A Arbeitssinus* bzw. *-retikulum*; *B* (in Abb. *b*)) Balkenvene; *B* (in Abb. *d*)) von der Kapsel abgehender Balken; *D* Diapedese; *G* (in Abb. *b*)) erweiterte, *präglumäre* Arteriole; *G* (in Abb. *d*)) Kapselgefäß; *H* Hülse; *K kapilläre Ansatzröhrchen* (Venenanfänge); *O* obere Schicht der Milzkapsel; *P* Penicillus; *S* in die Kapsel eintretendes Gefäß (Lymphgefäß); *Sp Speichersinus* bzw. *-retikulum*; *St Stromsinus* bzw. *-retikulum*; *U* untere Schicht der Milzkapsel; *V* Pulpavene. → Blut- und Plasmaweg; // arterielle *Sperrung*. — Die Speichersinus bzw. das Speicherretikulum sind als eben gefüllt zu denken, das Blutplasma wird soeben *abgefiltert*. (Nach *E. von Herrath*, Zschr. Zellforsch., Berlin, 23, 1935, Abb. 1, 8, 11 und 21.)

sind auch die Ränder der Knötchen durchscheinend, so daß deren anastomosierende Kapillaren weit zentrumwärts verfolgt werden können. In der roten Pulpa bestehen zwei verschiedene, stets getrennte Gefäßwege, die die arteriellen Kapillaren mit den Venen verbinden: 1. die einzelnen Sinus und Sinussysteme; 2. lange, gerade oder etwas geschwungene Kapillaren. — Viele arterielle Kapillaren verbinden sich bald mit den afferenten Enden von Sinus. Weniger oft gehen die Kapillaren auch seitlich in die Sinus ein. Es gibt Sinus, die ohne jede weitere Verbindung direkt in die Vene einmünden: *einzelner selbständiger Sinusweg.* Daneben bestehen *zusammengeschaltete Sinuswege*, bei denen das efferente Ende eines Sinus seiten- oder endständig mit einem weiteren verbunden wird, wodurch 2 bis 3 oder mehr Sinus zwischen arterieller Kapillare und Pulpavene neben- und hintereinander geschaltet sind. Die einzelnen und zusammengeschalteten Sinuswege sind anatomische Einheiten mit verschiedenem physiologischen Verhalten. Einige Sinus haben seitliche Zuflüsse, andere nicht. Es dürfte sich m. D. um die *reusenartigen Verbindungen* handeln, die *Herrlinger* (1948; 1950) genauer untersuchte. — Viele arterielle Kapillaren nehmen einen langen, etwas geschwungenen Lauf und verzweigen sich nicht mehr. Sie laufen zwischen den Sinus längs durch die Pulpastränge und münden unmittelbar in Venen ein. Da nach *Knisely* (1936, 1) viele Autoren am Schnittbild bisher nur den proximalen Teil dieses Weges — wohl als in die Pulpastränge ausmündende arterielle Kapillaren —, nicht aber seinen Verlauf und sein Ende sahen, handelt es sich bei ihm m. D. um die von *Koboth* (1939) rekonstruierten *perisinuösen Wege* und um den *Arteriensinusplexus* von *Blechschmidt* (1939). — Die Pulpavenen erhalten somit drei mögliche Zuflüsse: 1. von einzelnen Sinus; 2. von zusammengeschalteten Sinus; 3. von langen geraden Kapillaren.

Die *Kapillarhülsen* arbeiten nach *Knisely* als besonders empfindliche und kräftige *Sphinkteren.* Das Lumen der Hülsenkapillare ist nur im Schnittbild enger als die übrigen kapillaren Abschnitte; im Leben variiert es beträchtlich. Wenig oberhalb der Stelle, an der die arterielle Kapillare in den Sinus übergeht, befindet sich ein Sphinkter wie am Ende eines jeden Sinus (Abb. 94). Diese Sphinkteren sind ebenso empfindlich, aber nicht so kräftig wie die des Arterienstammes. Alle diese Stellen unterscheiden sich durch keinerlei anatomische Besonderheiten von der sonstigen Gefäßwandung. Der Zeitpunkt der Öffnung und Schließung dieser Spinkteren scheint gruppenweise durch einen oder mehrere Kontrollmechanismen überwacht und koordiniert.

Die Knötchenarterien können sich nach *Knisely* (1936, 1) so zusammenziehen, daß ihre Lichtung obliteriert. So kann der Blutstrom den Arteriolen jederzeit bevorzugt oder allein zugeführt werden. Am gleichen Penicillus können gleichzeitig in stetem Wechsel *geschlossene* und *geöffnete* Äste festgestellt werden. Diese Ordnung wurde in einem Falle 50 Minuten lang unverändert aufrechterhalten. Dabei war jeder Arterienast doppelt solange geschlossen wie geöffnet; ein Ast öffnete sich, wenn der andere sich kontrahierte, so daß der Strom in der zuführenden Pulpaarterie meist gleichmäßig blieb. Öffnungs- und Schließungsphase dauerten im Mittel 5 Minuten. — Somit ist die gesamte Blutverteilung von der Knötchenarterie über den Penicillus zu den Sinus, den Pulpakapillaren, den Venen, jederzeit durch die *koordinierte Tätigkeit der Sphinkteren* dosiert und überwacht.

An den Sinus stellt *Knisely* (1936, 1) zwei Formen von Tätigkeit, eine *zyklische* und eine *kontinuierliche Phase* fest. In beiden Fällen werden die Blutzellen durch die Sinustätigkeit vom Blutplasma geschieden. Dabei halten die kontinuierlich tätigen Sinus die Erythrozyten für eine relativ kurze Zeit zurück, während sie bei zyklischer Sinustätigkeit für sehr verschieden lange Zeiten, Minuten bis Stunden, gespeichert bleiben. — Der *Sinuszyklus* besteht aus einzelnen, kontinuierlich aufeinanderfolgenden Phasen: einer *Füllungs-Filterungsphase*, *Speicherphase*, *Entleerungsphase* und *Durchströmungsphase* (Abb. 93, 94). — Zu Beginn der Filterungs-Füllungsphase ist der relativ dickwandige Sinus nur etwa 2 bis 3mal so weit wie die zugehörige arterielle Kapillare. Der Blutstrom in ihm pulsiert zu diesem Zeitpunkt wie in einer Arteriole. Dann schließt sich plötzlich der periphere Sphinkter, und während das Blut

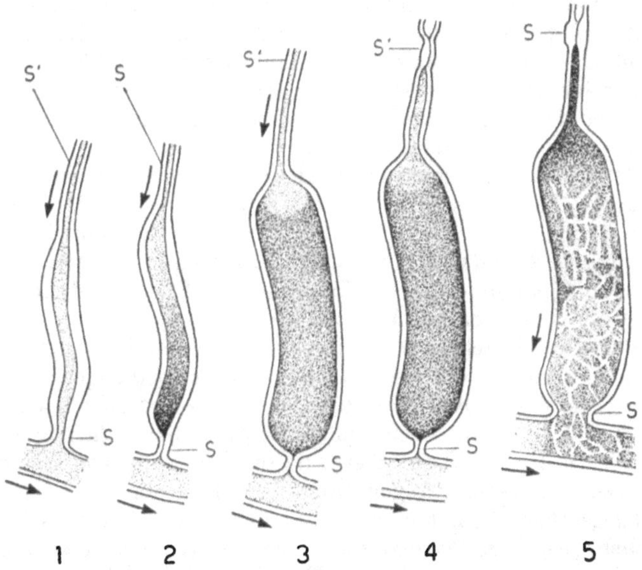

Abb. 94. Schema der *Speicherung* und *Entspeicherung* von Erythrozyten in den Sinus der Mäusemilz. *1* Durchströmungsphase des Sinuszyklus (*Stromsinus*); *2* frühe Füllungsphase des Sinus, in der das Blutplasma durch die Sinuswandung nach außen gefiltert wird, und der periphere Sphinkter an der Einmündungsstelle zur Pulpavene sich schließt; *3* späte Füllungsphase, der Sinus ist mit Erythrozyten vollgepackt (*Speichersinus*); *4* Beendigung der Füllung durch Verschluß des proximalen Sphinkters der arteriellen Bahn (Kapillarhülse?); *5* Entspeicherung des Sinus in die Balkenvene durch Öffnen des venösen Sphinkters. Später öffnet sich auch der arterielle Sphinkter und stellt damit die Durchströmungsphase (*1*) wieder her. Die Pfeile bezeichnen die Stromrichtung. (Nach *M.-H. Knisely*, Anat. Rec., Philadelphia, 65, 1936, Abb. 3—7.

weiter in den Sinus fließt, wird das Blutplasma gleichzeitig schnell durch die Sinuswand nach außen abgefiltert, der sich stark erweiternde, dünnwandiger werdende Sinus mit Erythrozyten vollgepackt. Bevor am afferenten Ende des Sinus Stase und Rückstauung eintreten können, schließt sich auch hier der Sphinkter und schaltet den gespeicherten Sinus aus dem Kreislauf aus. Normalerweise ist die Sinuswand jetzt für Erythrozyten undurchlässig. Das Plasma ist so vollständig abgefiltert, daß die Grenzen der zusammengepackten Erythrozyten nicht mehr unterscheidbar sind. — Da die Blutflüssigkeit transparent ist und nirgendwo Lücken in der Gefäßwandung festzustellen sind, kann *Knisely* nicht angeben, wo das abgefilterte Blutplasma wieder in den Kreislauf fließt. — Die sich unmittelbar anschließende Speicherungsphase, während der die Erythrozyten im Sinus verbleiben, dauert gewöhnlich bis zu 4 Stunden und leitet regelmäßig zu einigen kurzen Zyklen über. Dabei werden weder in den Sinus noch in den Pulpasträngen Erythrozyten phagozytiert. —

Die Speicherungsphase wird dadurch beendet, daß sich der Sphinkter am efferenten Sinusende plötzlich weit öffnet. Der Kreislauf im Sinus wird durch Öffnung auch des afferenten Sphinkters wiederhergestellt, der Blutstrom spült die gespeicherten Zellen aus dem fortlaufend enger werdenden Sinus in die Venen. Dabei dringen auch einzelne Erythrozyten unter Deformierung aus den umgebenden Pulpasträngen durch die Sinuswand in den Sinus ein. — Während der jetzt folgenden Durchströmungsphase pulsiert der von der Arteriole durch den Sinus zur Vene schnell passierende Blutstrom oft wie in einer Arteriole, weil er keinen Widerstand findet. Gelegentlich stagniert das Blut hierbei ein wenig, ohne daß es zu einer Trennung von Zellen und Blutflüssigkeit kommt. — Danach beginnt der Sinuszyklus von neuem. Die *Sinussysteme* durchlaufen in *synchronisierter* Abhängigkeit und gemäß den anatomischen Relationen denselben Rhythmus wie die einzelnen Sinus. Die Speicherungsphase der Sinussysteme ist länger als die der Einzelsinus.

Hartwig (1949) konnte in gewisser Ausdeutung der Erhebungen von *Heimann* (1936) und *Haring* (1936) feststellen, daß die Erythrozyten in der Speichermilz des Warmblut-Pferdes im vollen Gegensatz zu denen des Kaltblut-Pferdes eine Abnahme ihres Volumens und damit eine Vergrößerung ihrer Oberfläche und eine Vermehrung ihres Hämoglobins erfahren. Daher ist die Erythrozytenreserve der Milz beim Warmblut und besonders noch beim Vollblut (*v. Brandenstein*, 1923; loc. cit.) wesentlich größer. Die Ursachen dieser korrelierten Veränderungen der gestapelten Erythrozyten müssen noch andere sein als ein von *Hartwig* angenommener Plasmaverlust. — Die *Blutsenkungsgeschwindigkeit* ist beim Pferd sehr hoch, beim Kaninchen äußerst niedrig. Die Kaninchenmilz dürfte dafür nach *Hartwig* weniger gut in der Lage sein, Erythrozyten zu speichern, da die Trennung von Erythrozyten und Blutplasma nur sehr langsam erfolgen kann. Die Menschenmilz dürfte auch wegen der Blutsenkungsgeschwindigkeit allein im Speichervermögen zwischen Pferd und Kaninchen stehen. — Nach *Goreczki* und *Héthelyi* (1942) ist das Depotserum der Hundemilz im Gegensatz zu dem des die Milz frei durchfließenden Blutes reich an Albuminen. — Nach *Hartwig* (1947 und mündliche Mitteilung) entsprechen sich ein hohes relatives Milzgewicht, eine starke Ausbildung des Milzretikulums, ein hoher Globulingehalt des Blutserums, eine hohe Blutsenkungsgeschwindigkeit und ein großer Milz-Erythrozytenspeicher (Pferd) in jedem individuellen Fall. Ein niedriges relatives Milzgewicht, ein ausgeprägtes Sinusnetz der Milz, ein hoher Albumingehalt des Blutserums, eine geringe Blutsenkungsgeschwindigkeit und ein kleiner Milz-Erythrozytenspeicher (Kaninchen) entsprechen sich ebenfalls. Die Schwankungsbreite des relativen Milzgewichtes und, korrespondierend, die der einzelnen Fraktionen der Bluteiweiße ist beim Pferd wesentlich größer als beim Kaninchen. Die Wanderungsgeschwindigkeit der Albumine im elektrischen Feld nimmt mit sinkendem Relativgewicht der Milz vom Pferd bis zum Kaninchen zu. Hoher Globulin-, gleichzeitig niedriger Albumingehalt und herabgesetzte Wanderungsgeschwindigkeit des Albumins führen zu rascher Senkung der Erythrozyten. — Die Frage hier bestehender Zusammenhänge mit Art und Ausmaß der Immunkörperbildung in der Milz und deren Lokalisation drängt sich auf.

Knisely (1936, 1) folgert eine *Veränderlichkeit* und *Permeabilität* der im Leben *lückenlosen* Sinuswandung. Sie ist der einzige Ort, an dem Blutflüssigkeit die Milzgefäße verlassen kann. *Knisely* konnte die Filterfunktion der Kapillarhülsen durch präformierte Endothellücken nicht bestätigen.

Neben der *zyklischen* Arbeit der Sinus besteht weniger oft eine *kontinuierliche*, durch die fortlaufend Zellen und Plasma geschieden werden. Dabei ist der efferente Sphinkter am maximal erweiterten Sinus teilweise geschlossen, aus dem schnellen

Blutstrom läuft das Plasma dauernd durch die Sinuswandung ab, während die Massen der zurückgehaltenen Zellen langsam durch das efferente Ende des Sinus hindurchgepreßt werden. Die benachbarten Venen sind von Flüssigkeit mit spärlichen Zellen durchflossen. Die kontinuierliche Sinusarbeit scheint unter besonderen Bedingungen, vor allem bald nach der Mahlzeit vorzukommen. Zyklische und kontinuierliche Tätigkeit können rhythmisch wechseln. — Die Entleerungsphase ist gewöhnlich die kürzeste, die Speicherungs- und Durchströmungsphasen dauern am längsten und variieren auch stärker. Nach der Nahrungsaufnahme befinden sich besonders viele maximal weite Sinus gleichzeitig in einer verlängerten Speicherungsphase, so daß die ganze Milz größer wird. Im Gegensatz dazu haben die Sinus in der durch körperliche Arbeit oder Schrecken und durch örtliches Auftropfen von Ephedrin verkleinerten Milz nur relativ wenige Sinusspeicherungsphasen, die meisten Sinus befinden sich nach Entspeicherung in *pulsatorischen* Durchströmungsphasen.

Der *ernährende Milzkreislauf* hat seine anatomische Grundlage nach *Knisely* in den Anastomosen zwischen den Knötchenkapillaren und den Penicillarästen, die ihrerseits

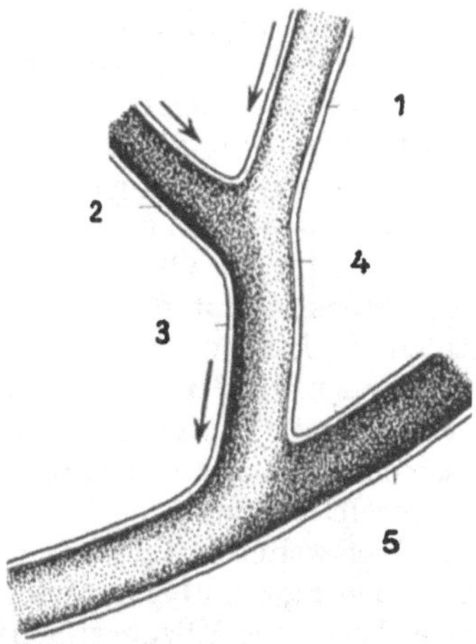

Abb. 95. Pulpavenen und Balkenvene der Milz der weißen Maus mit verschiedenem Inhalt. *1* Pulpavene, die reines, zellenfreies Blutplasma führt, da sie aus einem Milzbezirk gespeist wird, in dessen Sinus Erythrozyten gespeichert werden; *2* Pulpavene, die mit stark erythrozytenhaltigem Blutplasma angefüllt ist, das aus sich entleerenden Speichersinus stammt. In der größeren Pulpavene 3 ist der Erythrozytenstrom noch nicht mit dem Plasmastrom gemischt; das geschieht allmählich erst in der Balkenvene (5). (Nach *M. H. Knisely*, Anat. Rec., Philadelphia, 65, 1936, Abb. 8.)

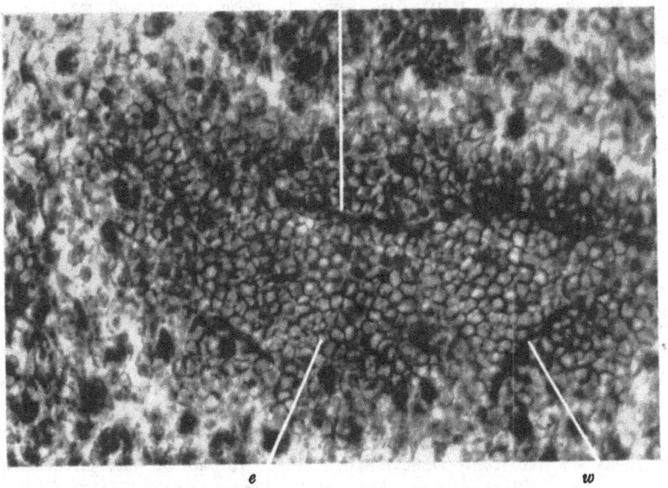

Abb. 96. Pulpavene und angrenzende Retikulummaschen aus einer Pferdemilz mit Erythrozyten (e) gefüllt. *w* Wandung der Pulpavene. Das Blutplasma ist abgeflossen; das Speicherretikulum entleert sich soeben in die Pulpavene. Azanfärbung; Vergr. etwa 160fach, $^4/_5$.

in die langen Kapillaren der Pulpastränge übergehen. Auf diesem Wege gelangt das Blut während der Sinusspeicherung in die Venen. Sinussystem und Kapillarsystem arbeiten genügend unabhängig voneinander und nebeneinander.

Vorzugsweise die kleinen Venen haben abhängig von dem Zustand des Gewebes, das sie drainieren, einen ganz verschiedenen Inhalt, der auch in den größeren Venen noch unvermischt bleibt und erst in den unmittelbaren Milzvenenästen völlig durchmischt ist (Abb. 95, 96).

Der Milzkreislauf dürfte außerhalb der Narkose noch schneller und variabler ablaufen. In keinem Falle ist er *altersmäßig* unterschiedlich. *Knisely* fand trotz des verschiedenen Milzbaues bei Maus, Ratte und Katze keine artlichen Unterschiede des Milzkreislaufs. Das spricht m. D. dafür, daß Retikulum und Sinus in der Pulpa bei den einzelnen Arten *gleichgerichtete* Funktionen erfüllen können, wenn auch nicht mit demselben Effekt.

In einer weiteren Arbeit findet *Knisely* (1936, 2) das Gefäßsystem der Milz weit empfindlicher gegenüber experimentellen Eingriffen als das aller übrigen untersuchten Organe. Wenn die Milzoberfläche leicht angeschnitten oder anderweitig mechanisch gereizt wird, oder die Milzvene gedrückt wird, kontrahieren sich unmittelbar viele der physiologischen Sphinkteren, so daß es zu einer oft völligen *Stase* kommt, und es schwer sein kann, sich bewegende Blutzellen zu finden. Die dabei reaktiven Hülsen schließen sich schneller und bleiben länger geschlossen als die übrigen Sperren. Anschließend treten zahlreiche Erythrozyten durch die Wandung der Speichersinus in die Pulpastränge über, wobei die zuerst durchtretenden Zellen noch deformiert und in die Stränge vorwärts geschnellt werden, die nachfolgenden aber mehr und mehr ohne Gestaltveränderung durch die dabei schließlich *unsichtbar* werdende Sinuswandung passieren, deren Widerstand sich während dieses Vorganges ändern muß. Schließlich wandern alle Erythrozyten aus den Strängen in die Sinus zurück, an deren Wandung sich die bei der Auswanderung der Zellen beobachteten Erscheinungen jetzt in umgekehrter Reihenfolge abspielen. *Knisely* konnte keine Phagozytose von Erythrozyten in den Pulpasträngen feststellen.

Die Teilvorgänge beim Zustandekommen des Milzkreislaufes, etwa Spinkterenmechanismus, Sinuszyklen, Blutfülle sind nervös-hormonal gesteuert. Sie lassen sich auch im Leben experimentell darstellen, abändern und schließlich auch analysieren (Abb. 97, 98, 99).

Die Vorgänge am Milzkreislauf beim Tode des Tieres (Maus) sind ebenfalls mit schnellen *Permeabilitätsänderungen* der Kapillarwandungen verbunden. Nach dem Aussetzen des Kreislaufes beginnen die Erythrozyten unter üblichem Gestaltswandel sofort durch die intakte Kapillar- und Sinuswandung in die Umgebung auszuwandern. Die Erythrozyten in der Follikelrandzone und in den Pulpasträngen zerstreuen sich einzeln. Kurz nach Aufhören der Atembewegungen treten Lücken in der Kapillarwandung und viele rundliche bzw. sternförmige helle Zellen, die fortwährend ihre Gestalt verändern, auf; die Begrenzung der Kapillarwandungen wird dabei unsichtbar. In ihren Lücken finden die jetzt ohne Formwechsel emigrierenden Erythrozyten keinen Widerstand mehr. Sie werden von den hellen Zellen meist zu mehreren phagozytiert, werden dunkler und fragmentieren. Das Zytoplasma der Phagozyten färbt sich dabei dunkelrot-grau. — Die Erythrozyten in teilweise gefüllten Sinus legen sich gleichzeitig in *Rollenform*, die im Leben nicht beobachtet wird. Schon nach 10 Minuten beschränkt sich die Lebenstätigkeit auf einige langsame Bewegungen der Phagozyten. Am Ende der agonalen Veränderungen sieht die Sinuswandung wie unregelmäßig aufgerauht aus. In der toten Milz sind die Sinusdurchmesser nicht so variabel wie in der lebenden. — *Knisely* sieht in den agonalen

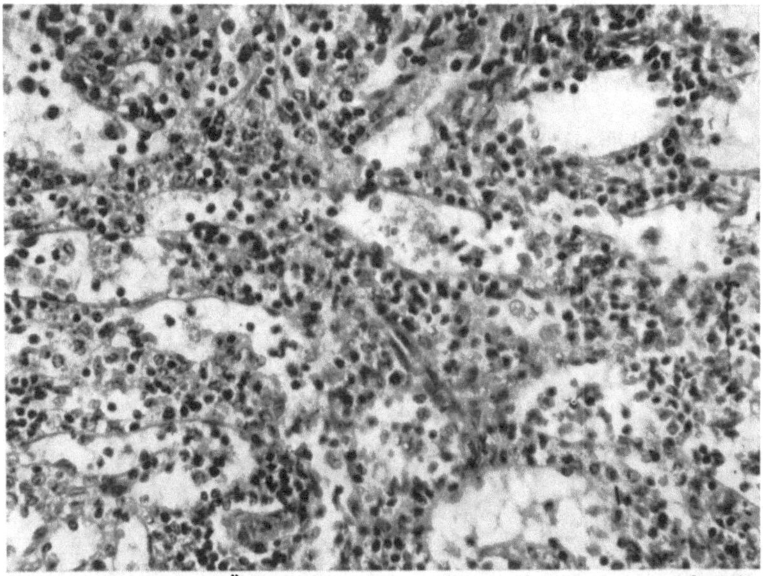

Abb. 97. Milz vom Kaninchen (Äthernarkose) unmittelbar nach intravenöser Adrenalininjektion. Die scharf begrenzten Sinus sind gleichmäßig eng, leer, oder nur mit wenig Blutplasma und einigen Lymphozyten gefüllt. Auch die breiten Pulpastränge enthalten keine Erythrozyten. Bild der völlig entspeicherten Milz. H.-E.-Färbung; Vergr. 360fach. (Nach einem Präparat von cand. med. *A. Schlag.*)

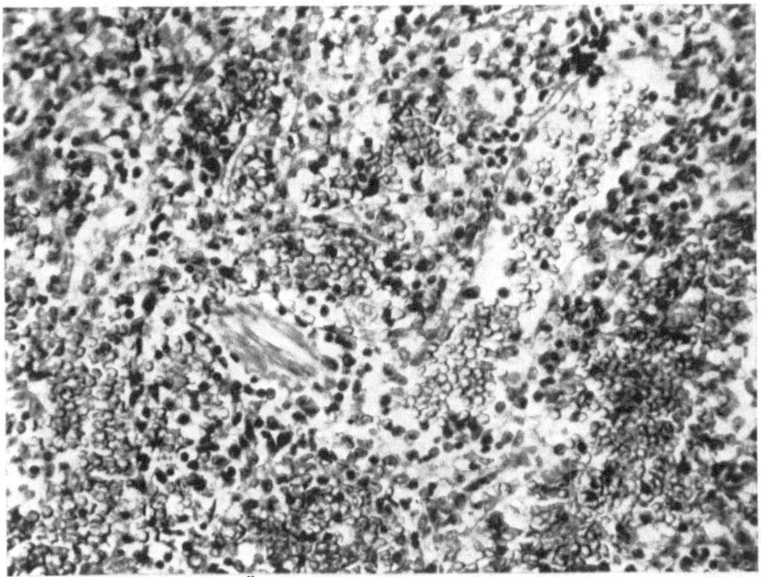

Abb. 98. Milz vom Kaninchen (Äthernarkose) unmittelbar nach intravenöser Injektion von *Östron.* Die gut begrenzten, kaum erweiterten Sinus sind ebenso wie teilweise die breiten Pulpastränge mit Erythrozyten angefüllt. Bild der verstärkten Erythrozytenspeicherung und des vermehrten arteriellen Zuflusses. H.-E.-Färbung; Vergr. 360fach. (Nach einem Präparat von cand. med. *A. Schlag.*)

Veränderungen die Quelle vieler Meinungsdifferenzen über den Feinbau des Milzgefäßsystems. Er spricht die Lücken in der Kapillar- und Sinuswandung, die Erythrozytenfragmentation und -phagozytose zunächst als agonale und postmortale Erscheinung an, es sei denn, daß besondere *Reizbedingungen* sie auch im Leben verursachen können.

Peck und *Hoerr* (1951, 1), die sich einer verbesserten technischen Anordnung bedienten, konnten *Knisely*s Befunde voll bestätigen (Maus). — Die 20 bis 100 μ langen arteriellen Kapillaren der Mäusemilz enden in Sinus oder Venen oder vereinigen sich mit einer anderen Kapillare zu

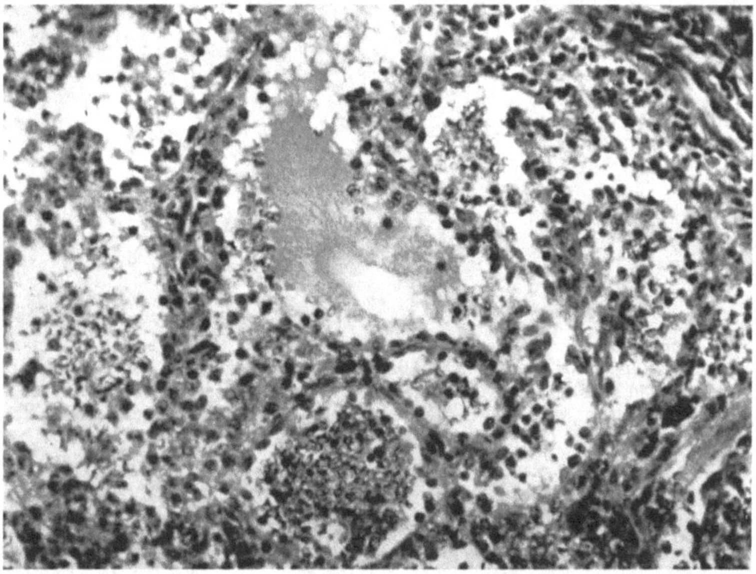

Abb. 99. Milz vom Kaninchen (Äthernarkose) unmittelbar nach thorakaler *Vagusreizung*. Die gut begrenzten, stark erweiterten Sinus sind — vielleicht infolge verlangsamter Sinuszyklen und gleichzeitiger venöser Hyperämie — mit Blutplasma (Bildmitte) oder mit Erythrozyten (unterer und linker Bildrand) gefüllt. Die verschmälerten Pulpastränge scheinen leer. H.-E.-Färbung; Vergr. 360fach. (Nach einem Präparat von cand. med. *A. Schlag*.)

einer Vene. Wenn sich die Milz kontrahiert, *verschwinden* manche Kapillaren, weil sie weder Zellen noch Blutplasma enthalten. Die Sinuswand ist wegen ihrer stärkeren Lichtbrechung in der dilatierten Milz besser sichtbar. Die Zirkulation wechselt in den Penicillarästen, die auch die kräftigsten Sphinkteren haben, am stärksten, ist gelegentlich an einem wie am anderen Ende unterbrochen. Die Äste führen oft hauptsächlich Blutplasma. Die *Stromgeschwindigkeit* nimmt zu den regelmäßig weiteren Kapillaren hin stark ab. Die auch von *Knisely* beobachteten langen arteriellen Kapillaren scheinen *Seitengeleise* um solche Sinus zu sein, die längere Speicherphasen durchmachen.

Peck und *Hoerr* (1951, 2) stellten regelmäßige Veränderungen des Milzkreislaufes unter dem Einfluß der Außentemperatur und der Berieselung der Milzoberfläche mit Ringerlösung von Zimmertemperatur bis 43° fest. — Die Verf. nahmen einen Standardkreislauf bei 37,5° an, steigerten die Temperatur langsam auf 40,5°, senkten sie wieder auf 37,5°. Wenn das Ausgangskreislaufbild nach mehrfacher Wiederholung dieses Experimentes wieder erreicht wurde, wurde keinerlei *Kreislaufschädigung* angenommen. — Bei 40,5° ist die Milz durch Kontraktion kleiner und blasser. Entsprechend der verstärkten Zirkulation in den Arteriolen, deren Durchmesser geringer als bei 37,5° ist, finden sich mehr Kapillaren mit schneller Durchströmung. Die sichtbaren Kapillaren sind sehr vermehrt. Alle Sinus sind bei Temperaturen über 39° entspeichert, die Speicherungsphase selbst ist verkürzt. Schließlich nimmt die Zellenkonzentration in den gleichfalls schneller durchströmten Venen ab. — Bei Temperatursenkung wird die Milz größer und dunkler. Es finden sich weniger gefüllte Kapillaren. Die Sinus sind häufiger und länger gespeichert und entsprechend viele Venen von Blutplasma durchflossen. — Bei 34° ist die oft ausgiebig kontrahierte Milz dunkelrot. Praktisch sind nur noch die direkten Verbindungen Kapillare-Sinus durchströmt. Fast alle Sinus sind gespeichert; einige entleeren sich teilweise und speichern sofort wieder. Die erweiterten Venen haben einen wechselnden Inhalt. Bei längerer Unterkühlung wird der Blutstrom schließlich *irregulär* und wechselt sogar seine Richtung. — Der normale Kreislauf reguliert sich in Abhängigkeit von der Zeit der Unterkühlung wieder ein. — Schnelle Temperaturänderungen rufen im Gegensatz zu langsamen eine starke, von Dilatation und zahlreichen einzelnen Kontraktionen gefolgte Milzkontraktion hervor, wenn die Milz das gewöhnliche Aussehen bei höherer Temperatur erreicht hat. Sinus und Venen entleeren sich gewöhnlich mit der starken initialen Zusammenziehung und füllen sich nicht wieder.

Im ganzen führt *Temperatursenkung* zur Entspeicherung, und die Milz wird wie jedes andere Organ auch schnell durchflossen. Bei *Temperatursteigerung* speichert die Milz umgekehrt beträchtlich. Auch *Knisely* (1936, 1), *McKenzie, Whipple* und *Wintersteiner* (1941) beobachteten bei Temperaturänderungen Milzkontraktion. Die durch thermische Einflüsse bewirkte Zusammenziehung der Hunde- und Katzenmilz spielt offenbar in der Anpassung des Herz-Gefäßsystems an die Schwankungen der Außentemperatur und in der Wärmeregulierung eine Rolle (*Parin* und *Tschernigowski*, 1936). Die Anmerkung von *Peck* und *Hoerr* (1951, 2), daß Temperaturänderungen einen größeren Einfluß auf die Kapillarität der Milz ausüben als Spontankontraktionen und Erweiterungen des Organs, unterstützt die Vorstellung (*v. Herrath*, 1938, 2; 1939, 1; 1941, 1; 1947; 1953; 1955), daß Außentemperatureinflüsse das Wachstum und die Ausdifferenzierung der Milz stärker bestimmen als körperliche Arbeit, und daß der Milzerythrozytenspeicher wesentlich der Wärmeregulation dient.

McKenzie, Whipple und *Wintersteiner* (1941) und *Björkman* (1947) konnten *Kniselys* Befunde, insbesondere den Sinuszyklus und die Spinkterentätigkeit, mit gleicher oder ähnlicher Technik der Lebendbeobachtung nicht bestätigen. *Mc Kenzie, Whipple* und *Wintersteiner* untersuchten die völlig ausgelagerte Milz von Maus und Ratte, Meerschweinchen, Kaninchen und Katze und fanden sie artlich verschieden transparent. Die Angaben über Anastomosen zwischen den Arterien ein und desselben Follikels sind nach der Art verschieden, können aber wegen des nur kleinen beobachteten Areals nicht denselben Wert beanspruchen wie die Rekonstruktionen *Jägers* (1929). Die Penicillaräste desselben Follikels anastomosieren bei der Katze nicht, bei den übrigen Spezies nur selten. Bei der Katze nimmt der Durchmesser des Hülsengefäßes abrupt ab (vgl. *Riedel*, 1932). Die bei allen untersuchten Tieren gleich aussehenden Sinus, sind bei der Maus 40 bis 100 μ lang und 10 bis 16 μ weit. Die Sinuswand hat nicht bei jedem Dehnungszustand denselben *lückenlosen* Wandbau (*Knisely*, 1936, 1), sondern ist wie im fixierten Zustand mit *Stomata* versehen. Auch die Pulpavenen haben diese gefensterte Wandung, und es konnte keine Grenze gefunden werden, an der etwa die Wandung dicht würde. — Die Lymphfollikelkapillaren sind nicht nur von Blutplasma (*Hueck*, 1927), sondern vom ganzen Blut durchströmt. Während sich an der arteriellen Seite kein Zeichen einer Blutkonzentration findet, wechselt der Anblick des Blutes jenseits der arteriellen Kapillaren in verschiedenen Teilen eines Gesichtsfeldes außerordentlich. Die arteriellen Kapillaren gehen ampullenförmig in die Pulpamaschen über. Die Erythrozyten rollen zwischen den Pulpazellen in improvisierten Kanälchen (*pulp channels*), die nach Zahl, Weite und Richtung sehr mit dem Kontraktionszustand der ganzen Milz wechseln, gegen die Venen, die sie durch präformierte *Stigmata* erreichen. In den größeren, endothelartig begrenzten (*linear shadows*) Pulpamaschen, ist der Durchfluß nicht ganz so schnell wie in den arteriellen Kapillaren. Während die Mehrzahl der Erythrozyten die Pulpamaschen schnell verläßt, können andere dort länger, stundenlang, liegenbleiben. — Das Blut tritt dann durch die Stigmata in die Sinus, von denen es schnell weitergegeben wird. Der Inhalt der Sinus hängt ganz von dem der umgebenden Pulpamaschen ab.

Nach *McKenzie*, *Whipple* und *Wintersteiner* sollen die einzigen echten rhythmischen Veränderungen des Milzkreislaufes nur durch Kontraktion der ganzen Milz gegeben sein. Diese verändert das Gesichtsfeld jedesmal völlig, tritt bei der Katze alle 40 Sekunden auf und hält 25 Sekunden an. Jede Kontraktion verursacht bei der Katze eine Verminderung der extravaskulären Erythrozyten, eine Unterbrechung des Blutstromes in den meisten arteriellen Kapillaren, eine Obliteration der freien Pulpastränge, eine Verminderung der Stromgeschwindigkeit in den feinsten abhängigen Venen. Bei der Katze vermindern sich auf der Höhe der Milzkontraktion öfter die Erythrozyten in den Sinus und Venen, weil die Kontraktion am Schluß noch Blutplasma auspreßt. Die Kontraktion preßt zunächst die kleinen, dann die großen Pulpamaschen zusammen und treibt die Erythrozyten in die Sinus. Da diese Veränderungen von der Trabekelmuskulatur und deren Verteilung abhängen sollen, waren sie in den untersuchten Nagermilzen kaum merklich. — Die arterielle Kontraktion ist eher *intermittierend* als rhythmisch und von der Milzkontraktion und von extremer Reizung unabhängig. — Die großen Pulpamaschen sehen wegen der Kompression der Retikulumzellen wie Gefäße mit intakter Wandung aus. Die Maschen können nacheinander konzentrierte Erythrozytenmengen, normales Blut oder nur Blutplasma führen. Oft sind sie durch die angesammelten Erythrozyten kürbisartig erweitert. Demnach sind nicht die Sinus, sondern die Pulpamaschen *zyklisch aktiv*. — Da eine gedehnte Milz ausgesprochen filtriert, eine kontrahierte mehr oder weniger nicht, scheint der *Quellungsgrad* der fixen Zellen neben und parallel dem Kontraktionszustand ebenfalls den Kreislauf zu beeinflussen (Abb. 100).

Ebenso wie *Knisely* beobachteten auch *McKenzie*, *Whipple* und *Wintersteiner* die Veränderungen des Milzkreislaufes unter verschiedenen experimentellen Bedingungen. — Die Milzen von Mäusen, die bis zu 2½ Stunden in der Tretmühle liefen, sind viel kleiner und blasser, weil die Erythrozytenzahl in den Pulpamaschen geringer ist. Der normale Kreislauf spielt sich in Minuten bis zu einer Stunde nach Beendigung der Arbeit wieder ein. — Eine Reizung der *Hilusnerven* führt zu Arterien- und Trabekelkontraktion, und die Erythrozyten verlassen die Pulpa auf dem direktesten Wege. — Die nach 3 bis 5 Minuten abklingende Vasokonstriktion nach Adrenalingaben trifft die ganze Länge des Arterienbaumes; die Pulpazirkulation ist dabei nicht ausgeprägt und nachhaltig verändert. Da Adrenalin an den Trabekeln angreift, hat es eine artlich (Katze, Hund, Meerschweinchen, Kaninchen) unterschiedliche, durchschnittlich aber 2- bis 5mal größere Kontraktionswirkung auf die Milz als das mehr auf die Gefäße wirkende Arterenol. Dieses bewirkt auch eine venöse Milzsperre. Dementsprechend füllt sich die Milz nach Adrenalinentleerung viel langsamer wieder auf (*Holtz*, *Bachmann*, *Engelhardt* und *Greeft*, 1952). *Baumann* und *Schilling* (1932; vgl. *Volicer* und *Věsin*, 1932) beobachteten nach Adrenalin beim Kaninchen eine Milzverkleinerung von nur 13%, beim Hund dagegen von 45%. *Drouet*, *Florentin* und *Entcheva* (1932) fanden die Pulpaarteriolen der Hundemilz ¼ bis ½ Stunde nach Adrenalininjektion geschlossen und die Milz in einem Fall nur teilweise kontrahiert. — Die Pervitin- und Suprifen-Kontraktion der Hundemilz geht im Gegensatz zu der des Adrenalins mit Blutdruckerhöhung einher, so daß diese Stoffe eine generellere Wirkung auf die Gefäße und Speicherorgane haben müssen. Histamin erzeugt gleichzeitig Milzkontraktion und Blutdrucksenkung (*Domenjoz* und *Fleisch*, 1940). — Eine Senkung der Außentemperatur um 1,5° bedingt nach *McKenzie*, *Whipple* und *Wintersteiner* eine Arterien- und Trabekelkontraktion und Zellenausstoßung aus der Pulpa. Die Milzrhythmen in der Katzenmilz werden verlängert, sonst aber nicht verändert. — Bei O_2-Mangel ist die kleine Milz deutlich zyanotisch und hat eine ausgesprochen *geschlossene* Zirkulation. — Nach Blutverlusten zieht sich die Milz ebenso wie aus anderen Gründen zusammen. Die initial kontrahierten und teilweise geschlossenen Kapillaren beginnen eine *intermittierende* Tätigkeit. Schließlich kommt es zur stärksten Annäherung an die geschlossene Zirkulation, indem gewisse Kapillaren direkt in Sinus überzugehen scheinen. Im Hungerzustand verkleinert sich die Mäusemilz bis auf $^1/_5$, weil die meisten blutführenden Wege geschlossen bleiben. Um die Sinus stapeln sich dicht gepackte Erythrozyten, die auf den wenigen geöffneten Wegen nicht schnell genug abtransportiert werden können. Es kommt zu starken Ansammlungen von Pigmentzellen. Die Restaurierung des normalen Milzgewichtes dauert tagelang.

McKenzie, *Whipple* und *Wintersteiner* halten die Hülsen der Katzenmilz für *Plasmafilter*. Auch die strenge zeitliche Korrelation zwischen Trabekelkontraktion und Hülsenkapillaren-Verschluß läßt an noch andere Hülsenfunktionen denken.

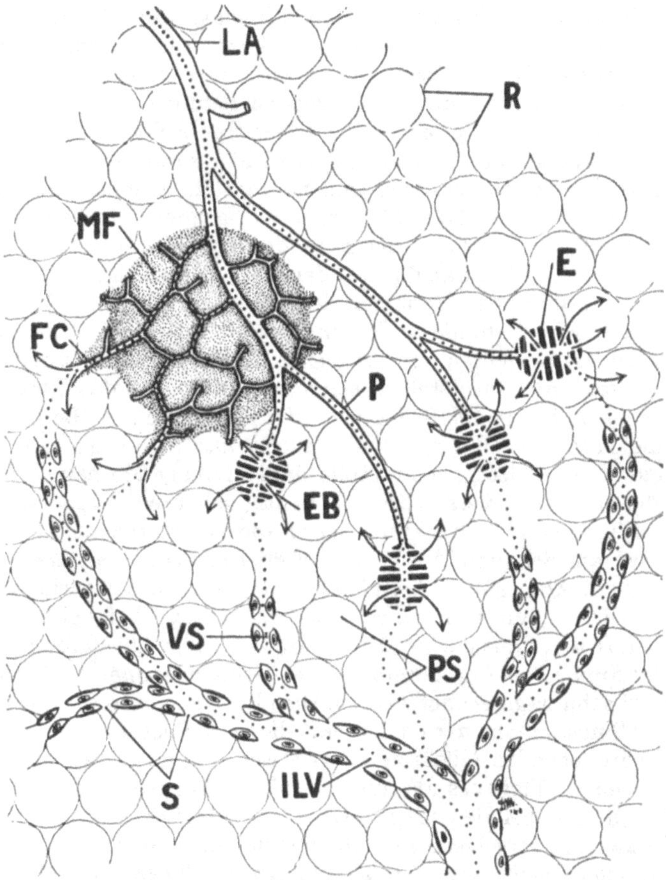

Abb. 100. Diagram of the intralobular circulation in certain mammalian spleens (e. g., that of the cat), as suggested, in part, by McNee's ('31, fig. 6) representation of a splenic lobule. Arrows radiating from ellipsoids and follicle capillaries suggest a few of the innumerable pathways by which blood may traverse the pulp interstices in relaxed or distended spleens, and emphasize the morphologically "open" character of the circulation. Dotted lines indicate the short-cuts taken by most of the blood, when the circulation is functionally "closed" by splenic contraction. LA, lobular artery; MF, Malpighian follicle; P, penicillus; FC, follicle capillary; E, ellipsoid; EB, lateral channel in wall of ellipsoid; R, red pulp reticulum; PS, pulp spaces; VS, venous sinus; ILV, intralobular vein; S, stigmata in walls of venous sinus and intralobular vein. (Nach *McKenzie*, *Whipple* a. *Wintersteiner*, Amer. J. Anat. 68, 1941; Fig. 6).

Gall (1948) beobachtete mit modifizierter *Knisely*-Technik den Milzkreislauf bei 41 Mäusen und einigen Meerschweinchen bis zu drei Stunden. — Die Arteriolen enden unbestimmt im Pulpagewebe, jedenfalls konnten Gefäße, die die Arteriolen fortgesetzt hätten, kaum festgestellt werden. Gelegentlich setzen sich die Arteriolen in feine, sich oft noch gabelnde und schließlich in kleine Venen übergehende Kanälchen fort. Es finden sich zahlreiche anastomosierende Röhrchen (Sinus ?) mit meist nicht eindeutiger Wandung. Manche Blutströme sind ebensowenig begrenzt, die Erythrozyten schwimmen in ihnen im Zentrum eines Blutplasmastromes. Abgesehen davon, daß der Blutstrom in kleineren anastomosierenden Kanälen manchmal stand, und nur einmal eine leichte rhythmische Variation des Stromes beobachtet werden konnte, ließen sich Speichergefäße und bestimmte Verschlüsse nicht feststellen.

Gall stellt sich angesichts seiner abweichenden Befunde die Frage, ob es artliche Unterschiede im Milzkreislauf gibt. — Die Lebendbeobachter haben die bekannten artlichen Verschiedenheiten im Milzbau bisher nicht *systematisch* zur Erklärung ihrer Befunde am lebenden Organ herangezogen. Sie führten teilweise unnötige neue Bezeichnungen für einzelne am fixierten Präparat bekannte Gefäßstrecken ein und erschwerten dadurch den Vergleich der Befunde. Ich möchte auf Richtigstellungen verzichten und lediglich die zwanglos auf den unterschiedlichen Milzbau zurückzuführenden Unterschiede in den Befunden der Lebendbeobachtung diskutieren.

Knisely gewann seine Befunde an der *sinusreichen* Nagermilz, *McKenzie, Whipple* und *Wintersteiner* untersuchten die *sinuslose* Katzenmilz. Sie konnten daher die Sinuszyklen *Kniselys* nicht feststellen, sondern fanden, daß das Blut immer mehr oder weniger lange mit dem *zyklisch* aktiven Pulparetikulum in Berührung kommt. Die Gefäße, die *McKenzie, Whipple* und *Wintersteiner* in der Katzenmilz als Sinus ansprechen, und denen sie lediglich die Rolle eines Drainage-Mechanismus zusprechen können, sind die baumartig verästelten, sinusartig gebauten *Pulpavenen. McKenzie, Whipple* und *Wintersteiner* bestätigen insofern die von *v. Herrath* (1935, 4) für die sinuslosen Milzen am Schnittbild erhobene Forderung vom *Speicher-, Arbeits-* und *Stromretikulum* (vgl. Abb. 93). Dabei könnte entsprechend der geringeren Differenzierungsstufe des Retikulums keine so *markante rhythmische* Tätigkeit wie an den Sinus erwartet werden. In den sinushaltigen Milzen darf — entsprechend ihrer mit dem Alter fortschreitenden *Sinuisation* (vgl. *Andrew*, 1946) — mit einer immer stärkeren Hinwendung zum Sinusrhythmus gerechnet werden. Die phylo- und ontogenetische Herausdifferenzierung des Sinussystems harmoniert mit dieser Auffassung. — Die unterschiedlichen Befunde am lebenden Milzkreislauf erweisen sich unter Berücksichtigung des artlich verschiedenen Milzbaues als nur scheinbare. Weitere Abweichungen in den Befunden dürften sich bei der ausgeprägten reflektorischen Ansprechbarkeit des Milzkreislaufes aus den verschiedenen experimentellen Bedingungen erklären.

Die funktionellen Deutungen von *Koboth* (1939), *Blechschmidt* (1938) und *Herrlinger* (1948; 1950) harmonieren mit den Ergebnissen der Lebendbeobachtung. Durch die Untersuchungen der genannten Autoren werden besonders die Lage der verschiedenen Kreislaufwege zueinander und die Anordnung und der Mechanismus der Sphinkteren am Sinussystem aufgezeigt. Das Vorhandensein von Netzen und Membranen in den lichtoptisch leer erscheinenden Retikulum- und Sinuslücken (*v. Herrath* und *Dettmer*, 1951, 1 und 2; *v. Herrath* und *Lentz*, 1953; *v. Herrath*, 1953) führte zu der Vorstellung, daß auch die elektronenoptisch in der Retikulum- und Sinuswandung noch verbleibenden feinsten Öffnungen durch ein *makromolekulares Gitter* geschlossen werden könnten. Das Retikuloendothel der Milz wäre damit als anatomisch geschlossene Wandung im herkömmlichen Sinne zu betrachten. Die Frage der offenen oder geschlossenen Blutbahn an der arteriellen Endstrecke, im Retikulum und an den Sinus wird damit ein Teilproblem der allgemeinen Permeabilitätsbedingungen. Auch kann in der Milz, wenn das Retikuloendothel als Kapillarwandung besteht, nicht mehr von *extra-* und *intravasaler* Strombahn gesprochen werden, da beiderseits der wohl nicht polar differenzierten semipermeablen Membranen gleiche und unterschiedliche Bedingungen herrschen können. Die Permeabilitätsänderungen der Membranen dürften vorzugsweise von der O_2-Spannung abhängen, die ihrerseits von den arteriellen und venösen Sphinkteren reflektorisch gesteuert werden könnte. Der nach beiden Richtungen erfolgende Durchtritt von Blutplasma oder Zellen oder des gesamten Blutes durch die Retikulum- und Sinuswandung dürfte durch das Auftreten bzw. den Verschluß verschieden dimensionierter Lücken ermöglicht werden.

Die O_2-*Spannung im Milzparenchym* ist nach *Rein, Mertens* und *Bücherl* (1949) von allgemeiner Bedeutung für gewisse *Regulationen* im Pfortader- und Körperkreislauf. *Rein* konnte zeigen, daß in der Hundemilz bei O_2-Mangel und gleichzeitiger Reizung der Hilusnerven ein noch unbekannter Stoff, das *Hypoxie-Lienin,* gebildet wird. Dieses, auf dem Venenwege in die Leber gelangt, vermindert dort bei O_2-Mangel den Blutdurchfluß in der Pfortader und steigert gleichzeitig die Durchblutung der *A. hepatica.* Sobald nach Unterbindung der *A. hepatica* eine *Blutdrucksenkung* in ihrem Verbreitungsgebiet erfolgt, wird das Quellgebiet der *V. portae* reflektorisch gesperrt (*Hepatica-Reflex*). Auf O_2-Mangel im Blut hin steigt der Strom in der *A. hepatica* an, die *V. portae* wird gedrosselt. Die Eröffnung der *A. hepatica* fällt mit der Ventilationssteigerung in den Lungen und mit der Erweiterung der Koronarien zusammen. Das Hepatikagebiet scheint mit den Chemorezeptoren des *Glomus caroticum* und den Koronarien zur Abwehr des O_2-Mangels zusammengeschlossen zu sein. Die Mehrdurchblutung der Leber begleitet eine Umschaltung von ihren *Ingestivfunktionen* (*V. portae*) auf ihre *Regulationsfunktionen* (*A. hepatica*) für den oxydativen Gasstoffwechsel. Laktat und andere hypoxybiotische Stoffwechprodukte lösen die Leberregulation aus. Die den Reiz um 9 Minuten überdauernde Resistenzsteigerung des Kreislaufes gegen O_2-Mangel nach kurzer Reizung eines kleinen Milznervenastes ist nicht mit Depotausschüttung erklärbar. Die Reizung senkt außerdem den gesamten oxydativen Stoffwechsel. Das *Hypoxie-Lienin* entsteht in der Milz nur bei stärkstem O_2-Mangel des Gesamtorganismus; das Milzvenenblut gut beatmeter Tiere ist unwirksam. Der Stoff wirkt besonders bei hypoxischer Herzmuskelinsuffizienz strophantinartig. Das Herz benötigt zur Abwicklung seines normalen Energiestoffwechsels den Zusammenhang mit dem übrigen Organismus. Das Milzvenenblut beeinflußt Herz und Koronarien nur wenn es den normalen Weg über die Leber geht anders als gewisse körpereigene Substanzen (*Meesmann* und *Schmier*, 1954). Nach *Dohrn* und *Rein* (1952) sind Splenektomie-Effekte gelegentlich nur dann aufzudecken, wenn die Milz im Interesse des Herzens beansprucht wird; denn Milzstoffe vermögen auch lokal durch Koronardrosselung ausgelöste Myokardinsuffizienz zu beheben. Nach *Kramer* und *Luft* (1951) ist die O_2-Sättigung des Milzvenenblutes beim Hund 80 bis 100% und höher als die des Milzarterienblutes und bleibt auch bei größtem Defizit im arteriellen Blut gleich hoch. Die Milz kontrahiert sich bei akuter Hypoxie erst, wenn die O_2-Sättigung des Arterienblutes unter 40% sinkt; auf Blutdrucksenkung und Herzfrequenz-Änderungen reagiert die Milz schneller. — Durch die *hepatolienale Steuerung* des oxydativen Stoffwechsels, die in einer Änderung des Strömungswiderstandes im arteriellen System besteht, wird der Organismus bei physiologischen Hypoxien trotz weiter bestehenden O_2-Mangels befähigt, ein Kreislauf- und besonders ein Herzversagen abzuwehren. Die Milz-Leber-Reaktion scheint die Grundlage des *second wind* zu sein. Sie könnte damit m. D. auch die engen Gewichtsbeziehungen Körper-Herz-Milz mitbedingen. — *Hoepke* (1951/52) hält es für möglich, daß das *Hypoxie-Lienin* von den gerade in der roten Pulpa winterschlafender Tiere in großen Mengen angereicherten Lymphozyten gebildet wird, weil dieser Stoff zu dieser Zeit eines langen physiologischen O_2-Mangels für die Blutverteilung im stark herabgesetzten Kreislauf besonders ausschlaggebend sein müßte. Der Befund von *Antal* und *Schleinzer* (1942, 1 und 2), daß die volle Betätigung der Depotfunktion der Milz vom Beatmungszustand des Organismus abhängt, spricht dafür, daß der Speichermechanismus und die Bildung des *Hypoxie-Lienins* gekoppelt sein könnten. Die Autoren fanden, daß die zweckmäßige Blutverteilung für die CO_2-Spannung insofern wichtig ist, als die hormonale Entspeicherung durch Adrenalin bei mit gleichzeitigem Sauerstoffmangel im Blut einhergehendem CO_2-Verlust weitgehend versagt. Nach *Lauda* (1955) haben *Beickert* und *Putzler* die *Rein*sche Lehre vom Wirkungsmechanismus des Hypoxie-Lienins widerlegt. — Die *Sperrungen* und *Rhythmen* der Milz sind ein *grundlegendes Phänomen*, dessen augenfälligste Wirkung zwar die Speicherung und Entspeicherung von sauerstoffbeladenen Erythrozyten ist, das aber wahrscheinlich noch andere, bisher unbekannte Kreislauf- und Stoffwechselwirkungen zeitigen könnte. Dem *Rhythmus* der Kapillarwandungen der Milz könnten allgemein-kreislaufregelnde Aufgaben zufallen. Der Organismus besäße in der roten Milzpulpa ein anatomisches und humorales Pfortaderherz, dessen jeweilige Leistung vom typologisch unterschiedlichen Milzbau abhinge. Der der roten Pulpa vorgeschalteten weißen Pulpa könnte die allgemeine Aufgabe obliegen, den retikuloendothelialen Kapillaren der roten Pulpa die für ihre Arbeit nötigen Stoffe zu vermitteln, speziell ihre Permeabilität zu regulieren und sie gleichzeitig vor Schädigungen zu schützen. Die starke Entwicklung des Lymphgewebes gerade in den sinusreichen Stoffwechselmilzen würde dadurch verständlich.

Der *gesamte Milzkreislauf* besteht demnach in dem *nervös* und *humoral* gesteuerten, mehr oder weniger durch *aktive Elemente* (Trabekelmuskulatur, Pulpamuskulatur, Sphinkteren) regulierten *milzspezifischen* Durchfluß des gesamten und in Zellen und

Blutplasma separierten Blutes in den Retikulum- und Sinuskapillaren und durch die *geordnete* (perifollikuläre, peritrabekuläre und subkapsuläre Wege) Retikulum- und Sinuswandung hindurch.

Weitere Befunde am Milzkreislauf lassen sich in die gegebene Darstellung des anatomisch-funktionellen Verhaltens des *R.E.S.* der Milz einordnen. Das gilt für die in einzelnen Bedingtheiten untersuchten gesetzmäßigen Rhythmen und Volumenänderungen der Milz (*Barcroft*, 1930; *Barcroft* und *Stevens*, 1928; *Barcroft* und *Florey*, 1929/30; *Barcroft, Nisimaru* und *Puri*, 1932; *Barcroft, Khanna* und *Nisimaru*, 1932; *Giese*, 1935; *Guillery*, 1935; *Guillery* und *Petersen*, 1933; *v. Skramlik*, 1926, 1927; *Grindlay, Herrick* und *Baldes*, 1939). — Aus der von *Rein* (1933) gegebenen Einteilung der Blutreservoire des Menschen geht die Sonderstellung der Milz hervor, obwohl *Rein* damals Blut- und Erythrozytenspeicher noch nicht trennte. Er unterscheidet: 1. Speicherung durch *echte Depots*, 2. durch *Kapazitätsänderung* des Strombettes im *Nebenschluß* und 3. Kapazitätsänderung im *Hauptschluß*. Nur im ersteren Falle ist das Blut Depotblut, in den beiden letzteren (Leber, Haut, große Venen) zirkulierendes. Die zirkulierende Blutmenge kann nur durch Depotblut vermehrt werden. Die wesentlichste Eigenschaft der physiologischen Speicherorgane ist die, Blut aufzunehmen, ohne daß ein nutritives oder sonstiges Bedürfnis in dem betreffenden Organ selbst besteht. Daher darf bei der Blutabgabe auch kein O_2-Mangel im Speicher zugunsten eines anderen Organs entstehen. Die Entspeicherung der Milz (Hund) erfolgt gewöhnlich durch *Sympathikusreflex* über die medullären Kreislaufzentren. *Vagusreizung* füllt die entleerte Milz wieder auf. Die durch den Kapsel-Balken erzeugten Drucke reichen ohne weiteres zur Überwindung des Pfortaderdruckes aus. Die Milz ist ein so *unbedingter* Speicher, daß sie weder im Schock noch nach Histamin versagt. — *Herrlinger* (1947) fand bei acht aus voller Gesundheit plötzlich verstorbenen Männern im Alter von 18 bis 48 Jahren, 2 bis 3 Minuten nach dem Tode im Milzvenenblut doppelt soviel Erythrozyten und zwölfmal soviel Leukozyten wie im Karotisblut. *Kienle* und *Malamani* (1941) sahen gleichfalls im Milzvenenblut des narkotisierten Hundes nach pharmakologischer Milzkontraktion neben den Erythrozyten- immer auch die Leukozytenwerte erhöht und führen den verschiedenen Grad dieser Vermehrungen auf Unterschiede im Kontraktionsmechanismus zurück. —*Hoepke* (1932; 1951/52) und *Herrlinger* (1947) sahen die in der Milz gebildeten Leukozyten sich gelegentlich in beträchtlichem Umfang anreichern und sprechen von einem Leukozytenspeicher in der roten Pulpa. (Ich schlage vor, hier nicht von *Speicherung*, sondern etwa von *Anreicherung* zu sprechen. Der Begriff der Speicherung sollte auf die geformten Elemente begrenzt werden, die durch die Arterie in die Milz gelangen und dort festgehalten werden, während es sich beim längeren Verweilen von in der Milz selbst entstandenen Elementen um einen *wesensverschiedenen* Vorgang handelt.) — Die *A. lienalis* des Hundes ist mit 203 ccm Blut auf 100 g Milz in der Minute (Niere: 260 ccm) schon in der Ruhe überraschend stark durchblutet (*Henschen* und *Reissinger*, 1928). *Grindlay, Herrick* und *Mann* (1939) maßen mit der Thermostromuhr nach *Rein* den Milz-Blutdurchfluß des narkotisierten Hundes mit 58 ccm auf 100 ccm Milz in der Minute. Die Milzvene des Hundes führt damit 10 bis 35% des Pfortaderblutes. Bei Milzkontraktion nach Hämorrhagie und nach gewissen Drogen ist der Blutdurchfluß im Organ gleichzeitig vermindert; nach Kälte, Arbeit, Äther hingegen nicht. Mit der Speicherung und Entspeicherung gehen Milzkreislauf-Veränderungen parallel. Diese unabhängig vom Depot bestehenden Durchblutungsraten müssen auf *allgemeine* Kreislaufbedingungen bezogen werden. — Die Vorstellungen, die *Hueck* (1930) und *Jäger* (1931; 1937) über Ursache und Mechanismus der Milzparenchymveränderungen (Ödem und Umbau) bei Splenomegalien entwickelt haben, sind für die Abgrenzung des normalen vom pathologisch veränderten Kreislauf wertvoll. Bei partieller (remittierender) Stauung, etwa bei Leberzirrhose und Pfortaderthrombose besteht eine hochgradige Vermehrung und Erweiterung der Venensinus, wie sie sich bei kardialer (kontinuierlicher) Stauung nie findet. Die Fortführung der *Jäger*schen (1931) Stauungsexperimente könnte Aufschlüsse über die Bedingungen der *Sinuisation* geben. Die Beschreibung, die *Rössle* (1928) von der besonderen Form einer blassen, schlaffen, leicht geschwollenen, mit grau-rötlicher quellender Pulpa versehenen Verblutungsmilz — der *posthämorrhagischen Milzschwellung* — gibt, ist für das allgemeine Problem der Reaktion des Milzkreislaufes auf plötzlich eintretende Regulationen aufschlußreich. Es findet sich bei wechselndem, oft fleckigem Blutreichtum der Sinus meist eine ausgesprochene Blutleere und trotzdem eine Erweiterung der Pulparäume, die mit locker liegenden Rundzellen, meist rasch mobilisierten Histiozyten, angefüllt sind. Nicht selten finden sich neben gequollenen Retikulumfasern große Mengen verquollener Massen nach Art verquollener Grundsubstanz. Es fragt sich m. D., ob es sich hier um Blutplasma oder um abgestoßene Teile der retikuloendothelialen Kapillarwandung handelt. Das sich auflösende Gitterfasernetz läßt sich immer weniger darstellen. Diese allgemeine Gewebsauflockerung und -erweichung kommt nicht allein durch Leukozytenstoffe zustande. — *Lippai, Mitchell* und *Irving* (1953) vermißten am in situ mit Adrenalin behandelten Katzenmilzstreifen stets eine Trabekelrhythmik und meinen, daß diese *zirkulatorisch* gegeben sein müßte. — *Nordlander* (1942) führt den um 100 bis 200% erhöhten Kaliumgehalt des Milzreserveblutes auf die Trennung von Erythrozyten und Blutplasma in den Sinus zurück. — Die nach Splenektomie beim Kaninchen im Gegensatz zum Hund weniger absinkende *Adsorbtionsfähigkeit* der Erythrozyten beweist das Fehlen eines Erythrozytenspeichers in der Kaninchenmilz (*Tutkewitsch,* 1928). — *Nemiloff* (1936) findet im Rahmen seiner Studien über die Altersveränderungen der Hunde- und Katzenmilz die Retikulumzellen meist viel länger als in der Jugend, ihr Plasma verdichtet und hyalinisiert. Die Retikulummaschen sind stark mit Blut gefüllt, weil der *Tonus* der Zellen im Alter herabgesetzt ist (vgl. *Ewerbeck,* 1947, 1, 2 und 1948; 1949). Plötzliche Lähmungen und nachfolgende Kreislaufveränderungen der Milz sind bei akuten massiven Infekten und bei verschiedenster experimenteller Einwirkung die Regel. Nach *v. Wolff* (1932) stehen die auf *atonischer Lähmung* beruhenden Sinuserweiterungen bei foudroyant verlaufenden Sepsisfällen in keinem Verhältnis zur Füllung der Lichtung. Den gleichen, mit zusammengedrückten Pulpasträngen kombinierten Befund, erhob *v. Wolff* (1934) bei Kaninchen mit beiderseitiger Nierenentfernung. Auch *Kellert* (1931) sah die Sinus in einem Falle isolierter Miliartuberkulose der Milz stark erweitert und mit Blut gefüllt. — *Babes* (1929) fand die Sinus nach Teerpinselung sehr erweitert. Bei nutritiver Anämie (ausschließliche Milchernährung bei Ratten) sind die stark erweiterten Sinus mit einer blaß-roten Flüssigkeit gefüllt (*v. Haam* und *Beard,* 1934).

F. Die Nerven der Milz

Die ältere Literatur ist bei *Lubarsch* (1927), *Glaser* (1928), *Stöhr* (1928), *Riegele* (1929), *Kondratjew* (1929), *Henschen* und *Howald* (1929), *Hartmann* (1930), *v. Herrath* (1935, 4), *Steger* (1939), *Harting* (1952), *Tischendorf* (1948; 1956, 2), *Hartwig* (1949), die neuere bei *Stöhr* (1957) referiert. Die umfangreichen vergleichend-anatomischen Präparationen des *N. vagus* von *Coulouma* (1936) sind grundlegend für die weitere Klärung der Frage der Mitbeteiligung des *N. vagus* an der Innervation der Milz und geeignet, bei der Auswahl der Versuchstiere zu beraten.

Nach Anwendung von Färbemethoden stellte *Kondratjew* (1929) durch Präparation an kindlichem und erwachsenem Formalinmaterial die *autonomen Nervenplexus* in der Bauchhöhle dar. Er unterscheidet innerhalb der Geflechte zwei Faserkategorien: 1. kurze nervöse Wege zwischen benachbarten Organen, die nur *organeigene* Geflechte enthalten, ohne Kontakt mit verschiedenen Zwischenknoten einzugehen; 2. kurze nervöse Bahnen kombinierten Charakters, die *verschiedene* Organe durch ein gemeinsames Geflecht verknüpfen. Solche Geflechte verbinden sich mehr oder weniger mit großen Knoten und haben auch eigene Zwischenganglien. *Kondratjew* unterscheidet folgende Möglichkeiten der Weitergabe von Impulsen: 1. von einem bestimmten Organ zu einem anderen; 2. von einem oder mehreren Organen zu anderen mit der Möglichkeit der Erregungsumformung in zwischengeschalteten Ganglien; 3. eine Erregungsleitung zum Zentralnervensystem unter Vermittlung der bekannten großen Zwischenganglien. Die oberflächlicher zum Peritoneum gelegenen, relativ selbständigen kurzen Bahnen verlaufen mehr mit dem Gefäß und sind mit den Nebennieren verbunden. *Kondratjew* meint, daß die artlich und individuell äußerst variable Ausbildung dieser kurzen Bahnen von der Ausbildung und besonders von der *Dispersität* des *Nebennierensystems* abhängig ist. Entsprechend den hier zu erwartenden Unterschieden muß eine weitere Variationsamplitude der Verteilung der kurzen Nervenbahnen vorherrschen. Mit der altersmäßigen Konzentrierung des *chromaffinen Systems* geht eine Vermehrung der kurzen Bahnen einher. Diese sind bei den Arten und in den Altersstufen mit vollendet ausgebauten Nebennieren maximal ausgebildet zu erwarten. Die Äste des linken und rechten *N. vagus* anastomosieren oft mit dem *Plexus lienalis* (Abb. 101). Das Geflecht tritt durch einige Äste mit tiefer liegenden Knoten (3) in Verbindung. In den Geflechten gibt es alle Übergänge zwischen stets scharf ausgeprägten Anteilen und anderen, die fast verschwinden können. In letzterem Falle treten die Anteile in Knoten ein. Ein Teil der kurzen Bahnen soll stets eine gewisse Wegstrecke im Rahmen der längeren zurücklegen, um zu Ansammlungen chromaffiner Zellen in den Ganglien zu gelangen.

Margorin (1932) studierte an 38 Präparaten von Leichen im Alter von 6 Monaten bis zu 65 Jahren (meist Kinderleichen) den Aufbau und das Verbreitungsgebiet des *Plexus lienalis* beim Menschen. In einem Teil der Fälle teilten sich von den *Rr. lienales* kleine — meist 4 bis 5 — zur linken Nebenniere gerichtete Zweige ab und bewirkten gleichsam eine gemeinsame Innervation beider Organe. Die linke Seite des *Plexus coeliacus* bildet die Hauptquelle der Milznerven. Nur zweimal beobachtete *Margorin* eine schwache Beteiligung des rechten Semilunarganglions.

Bei entmilzten Hunden finden sich die größten degenerativen Veränderungen im linken Semilunarganglion. Nach den Untersuchungen von *McNee* (1931) scheinen sich die Synapsen der Milznerven im *Ganglion coeliacum* zu befinden. *Margorin* konnte in keinem Falle eine unmittelbare Beteiligung des *N. vagus* an der Bildung der *Rr. lienales* nachweisen. Gewöhnlich tritt der rechte *N. vagus* oberhalb des Abganges der *Rr. lienales* in den *Plexus coeliacus* ein. Der *N. splanchnicus major*, mehr noch der *N. splanchnicus minor*, bilden ebenfalls *Rr. lienales*. Die Milznerven, die immer mit einer Arterie, nie mit einer Vene verlaufen, liegen anastomosierend meist seitlich, selten vorn und hinten auf der Arterie. Je mehr *Rr. lienales*, um so weniger *Nn. lienales* sind vorhanden, die sich daher zahlenmäßig umgekehrt zu beiden Formen des *Plexus coeliacus* verhalten. Die *Nn. lienales* senden Zweige an das Pankreas. Der aus bis zu 20 Ästen bestehende *Plexus lienalis* liegt meist im Zentrum des Milzhilus und auf den Arterien. Er enthält keine Ganglienzellen. Das ganze Geflecht ist um so ausgeprägter, je länger der Hilus ist. In einzelnen Fällen, in denen der *Plexus lienalis* fehlt, verlaufen die Nervenzweige mit den Arterien fast ohne Anastomosenbildung in die Milz. Ein *konzentrierter* und *disperser* Typus der Nervenverteilung ist also auch am Milzhilus vertreten. Die Milznerven treten entweder mit oder zwischen den Arterien in die Milz ein; beim konzentrierten Typus mehr in ersterer, beim dispersen Typus mehr in letzterer Form. — Die Hauptmasse der Milzkapselnerven entstammt den Hilusnerven. Die Fasern für die *Facies renalis* kommen hauptsächlich von den neben den Arterien laufenden Hilusnerven, während die periarteriellen Fasern die *Facies gastrica* versorgen. Die Kapsel der Diaphragmafläche der Milz erhält Nerven aus dem *Lig. phrenicolienale*. Das Vorhandensein oder Fehlen von Nerven in diesem ist von seinem Entwicklungszustand abhängig. Ist es lang und gefäßreich, so verlaufen die Nerven mit den Gefäßen; die Nerven entstammen der Abdominalfläche des Zwerchfells und könnten neben sympathischen Fasern auch solche des *N. phrenicus* enthalten. — Der *Plexus lienalis* innerviert im ganzen die linke Hälfte des *Corpus pancreatis*, die Milz, das *Lig. gastrolienale*, den *Fundus ventriculi* von der Kardia bis zur Mitte der großen Kurvatur und den linken Teil des großen Netzes. — Die Milznerven verlaufen ausschließlich mit der Arterie. *Margorin* bestätigt den Befund von *Struckhof* (1929; zit. bei *Margorin*, 1932) eines konzentrierten und eines dispersen Typus des *Plexus lienalis*. — Aus dem *Plexus coeliacus* kommen 5 bis 14 unterschiedlich dicke, von kaum sichtbaren Fädchen bis zu 1 bis 1,5 mm messende *Rr. lienales*. Durch reichliches Anastomosieren konfluieren sie schließlich zu dickeren weniger zahlreichen Zweigen, den Milznerven. Von den *Rr. lienales* zweigen teilweise Äste zur linken Nebenniere ab, und auch umgekehrt können Zweige des linken Semilunarganglions zur Nebenniere anteilig die Milznerven stellen. Selbst das *Ganglion semilunare sinistrum* kann gelegentlich Milznerven entsenden. Die *Rr. lienales* sind parallel dem Vorliegen des konzentrierten oder dispersen Typus des *Plexus coeliacus* (*Struckhof*, 1929; loc. cit.) mehr oder weniger zahlreich.

Fast alle gesicherten Kenntnisse über die *Innervation des Milzparenchyms* stammen aus dem letzten Jahrzehnt. —Beim Krallenfrosch (*Xenopus laevis*) sind die Milzgefäße mit parasympathischen Fasern aus dem Plexus coeliacus und mit sympathischen aus den *Rr. communicantes* reich versorgt (*Sterba*, 1950). Nach *Nomura* (1930), der mit der *Cajal*schen Methode arbeitete, stehen die Nerven der Hühner- und Taubenmilz teilweise in inniger Beziehung zu Blutgefäßen. Vom Milzhilus aus dringen sie marklos mit den Blutgefäßen in das Organ ein oder gelangen als markhaltige Fasern vom Peritoneum aus isoliert in die Milz. Hier sind schließlich alle Fasern marklos und verteilen sich in der Wandung der Blutgefäße, in der Kapsel und in den Trabekeln. Die *periarteriellen Geflechte* außerhalb der Milz enthalten zuweilen Ganglienzellen, die *intralienalen Geflechte* nicht. Es finden sich auch Nervenfasern in den *Malpighi*schen Körperchen. Die Endigungen stellen sich als knotige oder perlschnurartige Apparate dar. Sensible markhaltige Fasern finden sich nur im Peritonealüberzug. —Noch *Hueck* (1928) bemerkt, daß besonders die mit Blutgefäßen versehenen Balken Nervenfasern besitzen, daß die Innervation der Kapillaren und Venen fraglich sei. *Glaser* (1928) untersuchte Milzen vom Menschen, Kalb, Schwein, Kaninchen und Meerschweinchen vital und supravital mit der Methylenblau- und Rongalitweiß-Methode und mit der Silberimprägnation nach *Schulze-Stöhr*. Während an den Blutgefäßen innerhalb der Milz Ganglienzellen nicht auffindbar waren, ergab die Untersuchung der periarteriellen Milznerven der *A. lienalis* beim Kalb stellenweise Verdickungen der Nervenbündel, in die kleinere und größere Gruppen von Ganglienzellen eingelagert

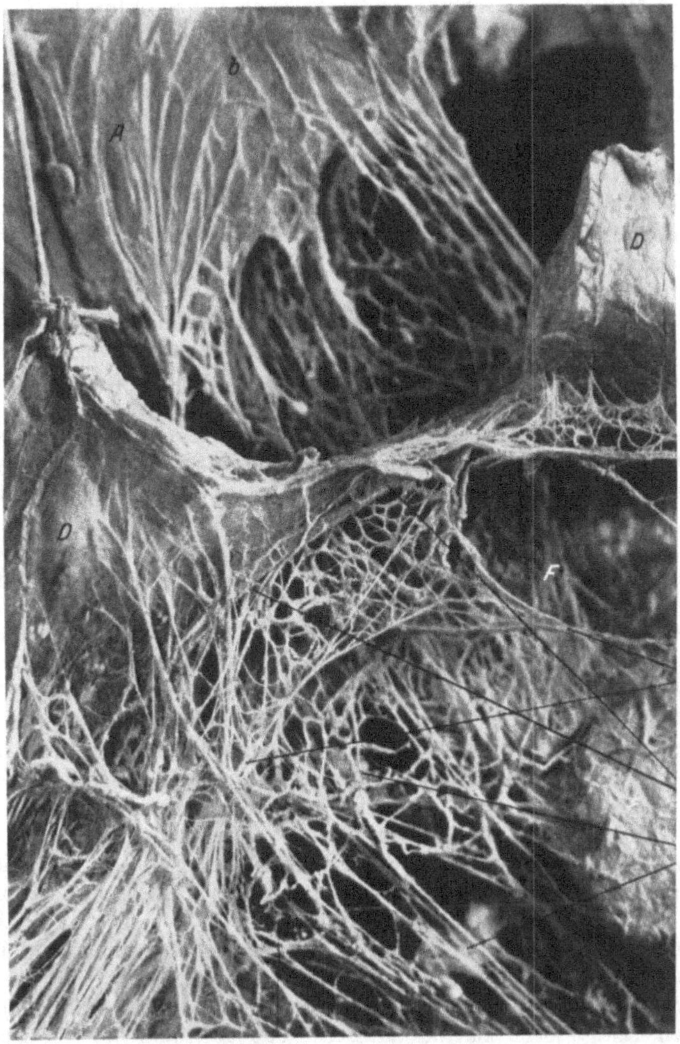

Abb. 101. Präparatorische Darstellung der Verbindungen des Plexus lienalis mit den Geflechten der Nachbarorgane nach spezieller Färbung der Nervenzüge. 1½jähriges Mädchen. *A* hochgeklappter Magen; *b* dessen Fundusanteil; *D* quergeschnittenes und bis zur Hinterfläche abpräpariertes Pankreas, um die *Vasa lienis* freizulegen; *F* linke Nebenniere bzw. deren Geflecht; *1 Vasa lienis* bzw. Plexus lienalis; *3* große, tiefer liegende Knoten des allgemeinen Geflechts; *4* aus den Geflechten des Duodenums und Jejunums, des Peritoneums, des Pankreas, des Magens mit Anteilen beschickter längerer Ast, der in das Geflecht der Nebenniere und des Pankreas eintaucht. (Nach *N. Kondratjew*, Zschr. Anat. Entw.gesch. 90, 1929, Abb. 7 B.)

sind, die denen des *Ganglion coeliacum* gleichen. Da bald mehr bald weniger Fasern an diesen Zellen vorüberziehen, ohne sich mit ihnen zu verbinden, faßt *Glaser* diese Ganglienzellen als in die Peripherie verschobene Zellen des *Ganglion coeliacum* auf. Die in der reichlichen Adventitia der Milzgefäße, besonders der Arterien, verlaufenden zahlreichen Nerven dringen von dort in die Gefäßwandung, indem sie zwischen Adventitia und Media ein Maschenwerk feiner Züge bilden. Einzelne Ästchen senken sich in die Muskularis selbst ein und verzweigen sich hier um einzelne Muskelfaserbündel. Es kommt zwischen Media und Intima nochmals zu einer schwächeren Maschenbildung, stellenweise sind selbst noch einzelne subendotheliale Nervenfasern nachweisbar. Auf der Außenwand kleiner Arterien und Arteriolen breiten sich feine Nervennetze aus, und auch an den Kapillaren lassen sich nicht selten verzweigte Nervenfäden feststellen. *Glaser* erklärt das weniger häufige Vorkommen von Nervenfasern an der Venenwand mit dem geringeren Anteil an Muskelfasern. *Nervenendigungen* in Form von rundlichen oder birnförmigen Endknötchen konnte *Glaser* nur an der Gefäßmuskulatur finden. Aus dem Blutgefäßnervenplexus zweigen hier und da Ästchen zum Milzgerüst ab. Ebenso wie die wenig zahlreichen Trabekelnerven nur zur Muskulatur in Beziehung zu stehen scheinen, finden sich auch in der Milzkapsel nur dort spärliche dünne Nerven, wo Muskelfaserzüge verlaufen. Beim Kalb, Kaninchen und Meerschweinchen finden sich verzweigte Nervenfäden am Retikulum der Pulpa. Im Geflecht der *A. lienalis* verlaufen immer einige markhaltige Fasern, die *Glaser* aber innerhalb der Milz selbst nicht nachweisen konnte. Auch nach *Riegele* (1929), der durchspülte Milzen vom Schwein, Kalb, Kaninchen, Hund und von der Katze benutzte, verläuft die Mehrzahl der Nerven mit den Gefäßen in das Organinnere. Von den die größeren Äste der *A.* und *V. lienalis* begleitenden Nervenfaserbündeln lösen sich gelegentlich feinere Bündel ab, verlaufen verschieden weit subserös und treten in den muskulären Teil der Kapsel ein. Diese Bündel enthalten selten mehr als 10 bis 20, teilweise markhaltige Nervenfasern und sind mitunter durch abzweigende Fasern plexusartig verbunden. Die stärksten die Milzarterie begleitenden oder in den Trabekeln zwischen den Muskelfaserbündeln verlaufenden Äste enthalten 30 bis 50 und mehr Fasern. Diese Äste verlassen den Trabekel, begleiten ihn noch eine Strecke oder gehen gleich in die Pulpa. Die größeren Trabekel sind stets nervenreich. Zwischen den glatten Muskelfaserzügen muskelreicher Trabekel gruppieren sich die größeren Nervenfaseransammlungen zu deutlichen Geflechten. In den Muskelzügen finden sich feine Bündel und auch einzelne Nervenfasern, die häufig Varikositäten zeigen und sich gelegentlich verbinden. Sie endigen im Zytoplasma oder auf dem Kern der Muskelzellen mit Endösen oder Retikularen. — Im Innern der groben Trabekel sind die feinsten Nervenfasern nur wenig plexusartig verbunden. An der Trabekeloberfläche durchflechten sich die den Trabekel begleitenden Bündel mit den im Innern des Trabekels verlaufenden und bilden ein die Trabekeloberfläche überziehendes Geflecht. Von diesem lösen sich nach wechselnd langem Verlauf Fäserchen ab, die wiederum unter Bildung von Knotenpunkten zu einem feinen Endgeflecht zusammentreten, das ebenfalls der Trabekeloberfläche dicht aufliegt. *Riegele* vermutet, daß sich letztlich ein feines *Nervennetz* ergibt, dessen Bestandteile direkte Beziehungen zu den Zellen des Organs eingehen müssen. Die Endplexus in den Trabekeln sind vom *Schwann*schen Synzytium mit Kernen begleitet. *Riegele* bildet auch bereits feine Nervenfasern zwischen den Zügen der *Pulpamuskulatur* (die er irrtümlich für Trabekel hält) ab. Solche feinen Faserbündel nehmen auch Fasern aus der Pulpa auf und formieren ein Endnetz. In den gröberen Trabekeln kommt auf eine relativ große Muskelmasse nur eine Nervenfaser, in den kleinsten Trabekeln eine Nervenfaser bereits auf 2 bis 4 Muskelfasern. Das hat seinen Grund in der vielfachen, schließlich zur Netzbildung führenden Aufteilung. Der bald leichtgeschlängelte, bald in vielen steilen Windungen spiralige Verlauf der Trabekelnerven deutet auf unterschiedliche mechanisch-funktionelle Bedingungen ihres Einbaues hin. Ein größerer Teil der Nervenfasern zieht in relativ starken Bündeln frei durch die Pulpa zu den Randpartien der Milz und weicht dabei in kleinere Bündel auseinander, die sich mit benachbarten verbinden. Von diesen Faserzügen der Pulpa zweigen öfter Bündel und Einzelfasern zur Pulpamuskulatur ab. Sobald die Bündel und Einzelfasern aus den Trabekeln in die Pulpa eingetreten sind, sind sie nicht mehr in das *Schwann*sche Synzytium eingebettet sondern verlaufen stets im Zytoplasma des Retikulums. Die Nervenfasern in der Umgebung der kleinen Arterien verbinden sich an der äußeren Gefäßwand durch feinere Seitenästchen, liegen häufig der Media dicht an. Die größeren Milzvenen sind ähnlich von Nervenfasern, die gelegentlich in die Media verfolgt werden können, umgeben. — *Riegele* wies auch in den sehr großen Kapillarhülsen der Schweinemilz, die er irrtümlich für *Malpighi*sche Körperchen hielt (vgl. *Tischendorf*, 1948), Nervenfasern nach. Da die Verbindung der Trabekel mit dem autonomen Nervensystem viel ausgiebiger ist als die der Blutgefäße, folgert *Riegele*, daß der Anteil, den die Nerven des Trabekelsystems an der Blutregulation der Milz haben, größer ist als der der Gefäßnerven. *Riegele* (1932) umreißt an der Kaninchen- und Schweinemilz die Bedeutung des Retikuloendothels als *Scheidenplasmodium* für die Nerven-Endnetze. Die präterminalen Geflechte an der Trabekeloberfläche setzen sich beim Schwein zumeist auf die Züge der Pulpamuskulatur fort, die ihrerseits mit der Trabekelmuskulatur und dem Retikulum der Pulpa verbunden sein sollen. Die Achsenzylinder, die sich von der Oberfläche der gröberen Trabekel in die Pulpa verfolgen lassen, sind hier und darüber hinaus von einem granulierten Scheidenplasmodium umschlossen, das mit dem Pulparetikulum zusammenhängt. Einzelne und mehrere Achsenzylinder nebeneinander liegen intraplasmatisch. Da das Retikulum zugleich das Erfolgsorgan darstellt, beansprucht *Riegele* dieses intraplasmatische Netz als *terminales*. Spezielle Endigungen konnten weder vor *Riegele* noch von ihm selbst aufgefunden werden. *Ciocca* (1935) beschreibt kurz die Herkunft der Milznerven beim Kaninchen. — *Polosucchin* (1938) verfolgte die ontogenetische Entwicklung der *Reflexmechanismen* für das Depot in der Hundemilz. Die Resultate geben Anhaltspunkte für das noch ausstehende Studium der *Milznerven-Entwicklung*. Bei jungen Hunden von $1^1/_2$ bis 2 Monaten wird das Milzvolumen noch nicht reguliert, obwohl die Milzmuskulatur und alle Nerven voll entwickelt sind. Später setzt zunächst eine *humorale* Regulierung des Milzvolumens auf Schmerzreize hin ein, der sich eine *reflektorische* Regulierung auf dem Nervenwege zugesellt. Wegen noch mangelhafter Entwicklung der Nebenniere bzw. der Überleitung der Erregung im *Ganglion coeliacum*, sind bis zum 12. bis 14. Lebenstage keine Änderungen des Milzvolumens durch intravenöse Adrenalininjektionen zu erzielen. Erst vom 20. Tage ab reagiert die Milz deutlich auf Splanchnikus-Reizung. Eine reflektorische Milzkontraktion tritt bei Reizung des zentralen Teils des Rückenmarkes erst nach dem 2. Lebensmonat ein. *Polosucchin* führt das Ausbleiben jeder reflektorischen Regulation des Milzvolumens bei jungen Hunden auf die funktionell unvollendete Entwicklung der Nervenzentren zurück. Das ontogenetisch späte Auftreten der dem Milzvolumen übergeordneten Reflexe spricht m. D. für die phylogenetische Jugend der Speichermilz.

Ebenso wie *Riegele* (1932) ein Nervennetz in der Pulpamuskulatur vom Schwein als *Endplexus* dargestellt hat, bestätigt auch *Harting* (1939) gestielte Endknöpfchen und kleinste Schlingenbildungen an den mit den Pulpamuskelfasern verlaufenden Nervenfasern des *terminalen Nervennetzes* beim Schaf. Es ist nicht zu entscheiden, ob diese Knöpfchen inner- oder außerhalb des Sarkoplasmas liegen. Gelegentlich verlaufen im gleichen Scheidenplasmodium selbständig parallele Nervenfasern und teilen sich nur an den *Remak*schen Knotenpunkten. Es handelt sich um nicht mit dem *Terminalretikulum* identische Netze, die direkte Beziehungen zu einzelnen zu innervierenden Muskelfasern haben. Die Fasern sollen mit ihren Knöpfchen motorische Impulse vermitteln. *Harting* hebt hervor, daß die Herkunft der an der Netzbildung beteiligten Fasern noch nicht sicher feststeht. Von einem Synzytium könnte erst dann sicher gesprochen werden, wenn der heterogene Ursprung und die verschiedene Natur der Fasern bewiesen sind. Das bloße Vorhandensein eines Nervennetzes beweist demnach noch keine Anastomose zwischen einzelnen Neuronen. — Der *Plexus lienalis* des Kaninchens ist verhältnismäßig dürftig (*Lentz*, 1952). Die *Nn. lienales* liegen zu nur 3 bis 8 periadventitiell um die Milzarterienäste; ihre Zahl schwankt nicht so stark und ist durchschnittlich niedriger als beim Kalb und Pferd. Auch ihre Durchmesserunterschiede sind beim Kaninchen mit 1:5 bis 1:10 wesentlich geringer als beim Kalb und Pferd (1:80 bis 1:100). Das Querschnittsverhältnis Hilusarterie zu Nervenbündel betrug in je einem Fall beim Kaninchen 1:1,03, beim Kalb 1:3,74, beim Pferd ist es noch größer (ältere Angaben vgl. bei *Henschen* und *Howald*, 1929). Der *Aufteilungsgrad* des Trabekelwerkes und der Arterien könnte diese Relationen beeinflussen. — Die die Hilusvene begleitenden ungleich feineren Nervenbündel innervieren nur die Venenwandung. — Die die Balkenscheide verlassenden Nerven begleiten den Arterienbaum oder treten als umfangreiche, frei und länger gestreckt verlaufende *Pulpanervenstränge* in die Pulpa. Sie führen stets wenige *markhaltige* Fasern (*Tischendorf*, 1956, 2). Die sich aufzweigenden Pulpanervenstränge innervieren nach *Lentz* die weiße Pulpa. Die feinen Bündel der Follikelrandzone sind durch Abzweigung einzelner Fasern mit dem Geflecht an den Follikelkapillaren verbunden. Daneben besitzen die Nervenfasern des Follikelretikulums neben gleichen Verbindungen solche mit dem Lymphscheidenplexus. — Die Arterien- und Kapillarwandungen sind reichlich mit den gewöhnlich vorkommenden Geflechten versehen. Die subkapsulären arteriellen Endkapillaren scheinen ein ausnahmsweise dichtes, ihrer besonderen Leistung entsprechendes Netz zu besitzen, das vom Pulpa- und Kapselgeflecht gespeist wird. — Die Kapsel- und Balkengeflechte sind entsprechend der geringen Entwicklung und Differenzierung des Balkens unverhältnismäßig fein und spärlich. Die vielfach zusammenhängenden Kapselgeflechte liegen *subserös, intra-* und *subkapsulär*. Sie geben feine Züge an das Pulpanetz, an subkapsuläre Endkapillaren und Sinus ab und gehen an den Balkenabgängen in die gleichen Balkengeflechte über. Die auffallend spärlichen Sinusnerven stammen aus dem Pulpageflecht, aus peritrabekulären und subkapsulären Fasern und nach *Tischendorf* (1956, 2) auch aus den Pulpanervensträngen (vgl. Abb. 102).

Harting (1952) kommt mit Hilfe der Bielschowsky-Gros-Methode zueiner umfassenden vergleichenden Darstellung der mikroskopischen Innervation der Menschen-, Hunde-, Schaf- und Pferdemilz. Er stellt die Frage, ob die Innervationsform der Säugermilz gemäß der *v. Herrath*schen Typenlehre (1935, 4) artlich unterschiedlich ist. — An seinem allerdings geringen Material vom *Menschen* konnte *Harting* die disperse Form des *Plexus lienalis* ebensowenig wie einen geradlinigen Verlauf der Hilusleiste (*Margorin*, 1932) beobachten. Die *A. lienalis* teilt sich in vier größere Äste, die ihrerseits nach weiterer Aufteilung bis zu 16 Eintrittsstellen in die Milz haben können. Nur mit diesen Arterienzweigen dringen die Nervenstämmchen wechselnden Kalibers in das Organ ein. Innerhalb der hilusnahen Balkenscheide sind die Nerven, die oft noch dünner als die gleichen der Hundemilz sind, der Balkenscheidenarterie eng angelagert. Diese gröberen Nervenfaserbündel geben in ihrem weiteren Verlauf noch kleinere Seitenzweige ab, die dem sich verzweigenden Arterienbaum folgen. Solche Bündel werden in der Menschenmilz relativ schnell so fein, daß sie sich makroskopisch nicht mehr verfolgen und präparieren lassen. Sie sind indessen keine eigentlichen Gefäßnerven, besitzen zunächst noch einige Hüllen, die bei den plexus-

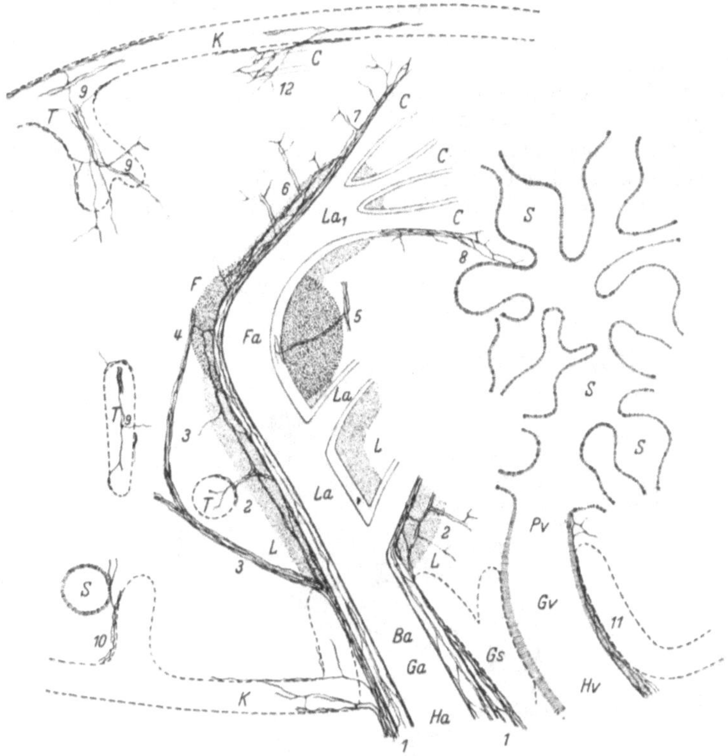

Abb. 102. Schema der Nervenversorgung der Kaninchenmilz. Die wirklichen Proportionen wurden nicht berücksichtigt. *Ba* Balkenarterie; *C* arterielle Endkapillare; *F* Follikel; *Fa* Follikelarterie; *Ga* Gefäßscheidenarterie; *Gv* Gefäßscheidenvene; *Gs* Gefäßscheide; *Ha* Hilusarterie; *Hv* Hilusvene; *K* Kapsel; *L* Lymphscheide; *La* Lymphscheidenarterie; *La 1* Lymphscheidenarteriole; *Pv* Pulpavene; *S* Sinus; *T* Trabekel. — *1* Plexus lienalis, sein Zusammenhang mit den Gefäßnerven, Gefäßscheidennerven, dem subserösen, intrakapsulären und subkapsulären Geflecht. *2* Lymphscheidengeflecht, sein Zusammenhang mit den Gefäßwandnerven und dem peri- und intratrabekulären Plexus, Züge zum Pulpageflecht. *3* Freier Nervenstrang der Pulpa, seine Beziehung zum Follikel. *4* Verbindung zwischen Zügen des freien Pulpastranges, den Kapillarnerven des Follikels und dem Lymphscheidengeflecht. *5* Verbindung zwischen dem Geflecht der Follikelarterie, Follikelkapillaren und dem freien Pulpastrang. *6* Geflecht der Lymphscheidenarteriole, Übergänge in das Pulpageflecht. *7* Geflecht der arteriellen Endkapillaren, Übergänge in das Pulpageflecht. *8* Verbindung zwischen den Geflechten der Kapillaren, der Pulpa und den wenigen Sinusnerven. *9* Kapsel- und Balkengeflechte in ihren Zusammenhängen untereinander und mit dem Pulpaplexus. *10* Verbindung zwischen peritrabekulären bzw. subkapsulären Nerven und Sinusnerven. *11* Innervation der Pulpa-, Gefäßscheiden- und Hilusvene. *12* Verbindung des Kapselgeflechtes mit dem der arteriellen Endkapillaren. (Nach *H. Lentz*, Zschr. Zellforsch. 37, 1952, Abb. 10).

artigen feineren Gefäßnerven fehlen. Die Gefäßscheidennervenplexus sind artlich unterschieden. Alle größeren Nerven finden sich beim Menschen im Balkenwerk, frei in der Pulpa verlaufende größere Nervenstämme fehlen. Die Nervenstämme bilden innerhalb der Trabekel Geflechte wechselnder Dichte und Maschenweite. Ein stark gewundener Verlauf wie in den muskelreichen Trabekeln erweiterungsfähiger Säugermilzen kommt in der Menschenmilz nicht vor. Von den größeren, die Balkenarterien und -venen begleitenden Bündeln sondern sich einzelne feinere Nerven ab, die noch hilusnah in die Kapsel ziehen und hier ein sehr feines Geflecht bilden, von dem sich wiederum ein noch stärkerer subseröser Plexus absetzt. Die Milzkapsel der Menschenmilz ist vergleichsweise sehr nervenarm. Die Aufteilung und Verzweigung der Kapselnerven entspricht etwa der der Balkennerven. Letztere setzen sich aus den groben Gefäßscheidenbündeln fort und bilden überall in den Trabekeln zusammenhängende, wechselnd große Geflechte, wobei die sich fortschreitend aufteilenden Züge immer faserärmer werden. An den Teilungs- oder Kreuzungsstellen teilen sich gelegentlich einzelne Achsenzylinder (Abb. 103). Einen gleichartigen *peritrabekulären Plexus*, wie ihn *Riegele* (1932) und *Tischendorf* (1948) für die Schweine-

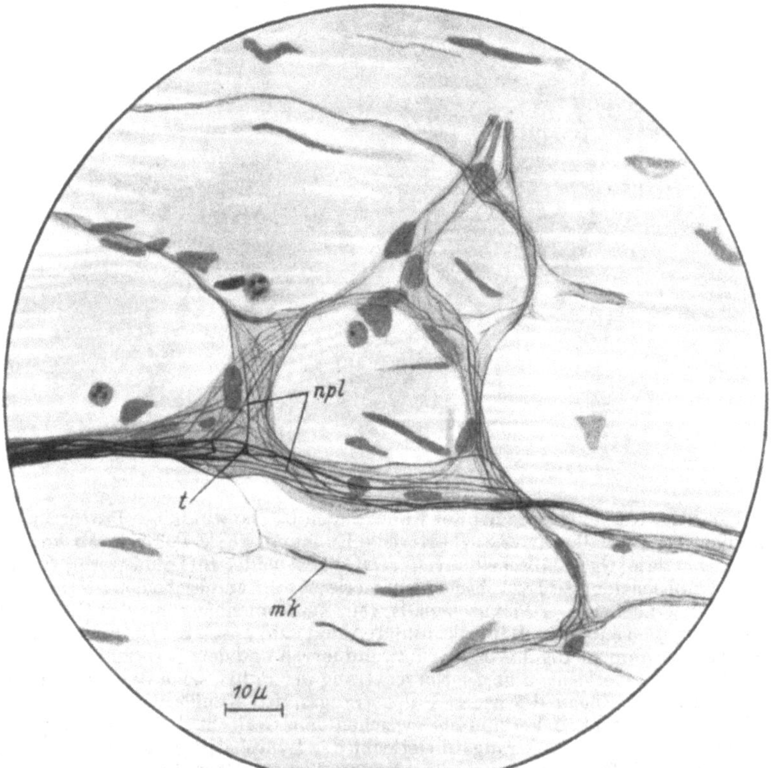

Abb. 103. Teil des intratrabekulären Nervenplexus (*npl*). *t* Teilung eines Achsenzylinders, *mk* Kern einer glatten Muskelfaser. Milz, Mensch. 1200fache Vergr. Auf $^3/_5$ verkleinert. (Nach *K. Harting*, Erg. Anat. 34, 1952, Abb. 2.)

milz beschreiben und wie ihn *Harting* in der Hunde- und Pferdemilz fand, gibt es in der Menschenmilz nicht. Vom intratrabekulären Plexus zweigen sich parallel den Bindegewebszügen noch feinere Züge ab. Die Geflechte des Balkens und der Kapsel zeigen zwei Bautypen. Es findet sich eine regelmäßige Maschenform, wie sie auch sonst im peripheren vegetativen Nervensystem überall vorkommt; daneben läßt sich eine viel unregelmäßigere Verlaufsweise der Faserzüge erkennen, bei der die Stränge keinen geschlossenen sondern einen aufgelockerten Aufbau zeigen. Bei beiden Verlaufsformen bleiben die feineren Züge im allgemeinen parallel zur Balkenrichtung. Der stellenweise große Nervenreichtum des groben Milzgerüstes beim Menschen wird noch von dem der muskelreichen Trabekel gewisser Tiermilzen übertroffen. *Harting* folgert daraus, daß die Anzahl der Nerven mit der der Muskelfasern ansteigt und daß sie für die Versorgung der glatten Muskulatur benötigt werden. Die feinsten terminalen Strukturen verdichten sich um die Muskelzellen zu einem feinsten fibril-

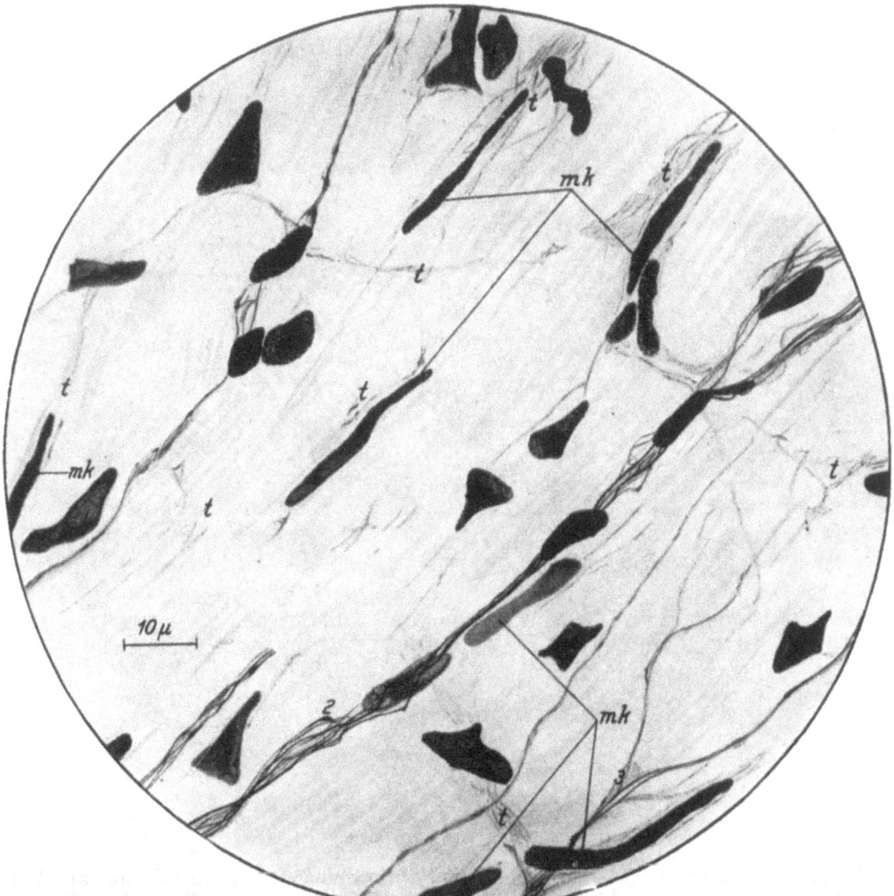

Abb. 104. Nervenzüge des intratrabekulären Nervenplexus; Nervöse Plasmastränge 1, 2, 3. *t* terminale Nervenstrukturen, *mk* Muskelkerne. Milz, Mensch. 2000fache Vergr. Auf ½ verkleinert. (Nach *K. Harting*, Erg. Anat. 34, 1952, Abb. 5).

lären, dem *Stöhr*schen *Terminalretikulum* entsprechenden Netzwerk (Abb. 104). Die bindegewebigen Elemente der Milzbalken sind wie die anderer Organe innig mit diesen Netzstrukturen verbunden. Die funktionelle Deutung dieser *Bindegewebsinnervation* erscheint schwierig.

Die *Gefäßnerven* der Pulpa für die Pulpaarterien und -arteriolen entstammen verschiedenen Zweigen der größeren Nervenfaserbündel des Balkens und liegen teilweise der *Tunica media* der Arterie dicht an, durchflechten sich häufig. Die Innervation der mittleren Arterien und der Balkenvenen unterscheidet sich nicht von der sonstigen Gefäßinnervation. Endknötchen in der *Tunica media* (*Glaser*, 1928) konnte *Harting* nicht bestätigen. Zwischen *Tunica media* und *Intima* kommt es zur Maschenbildung, und noch unmittelbar subendothelial finden sich Nervenfasern. Die eigentlichen Gefäßnerven verbleiben nach Verlassen des Balkens an den Arterien, liegen bei den Pulpaarterien in der *Tunica adventitia* und zwischen dieser und der

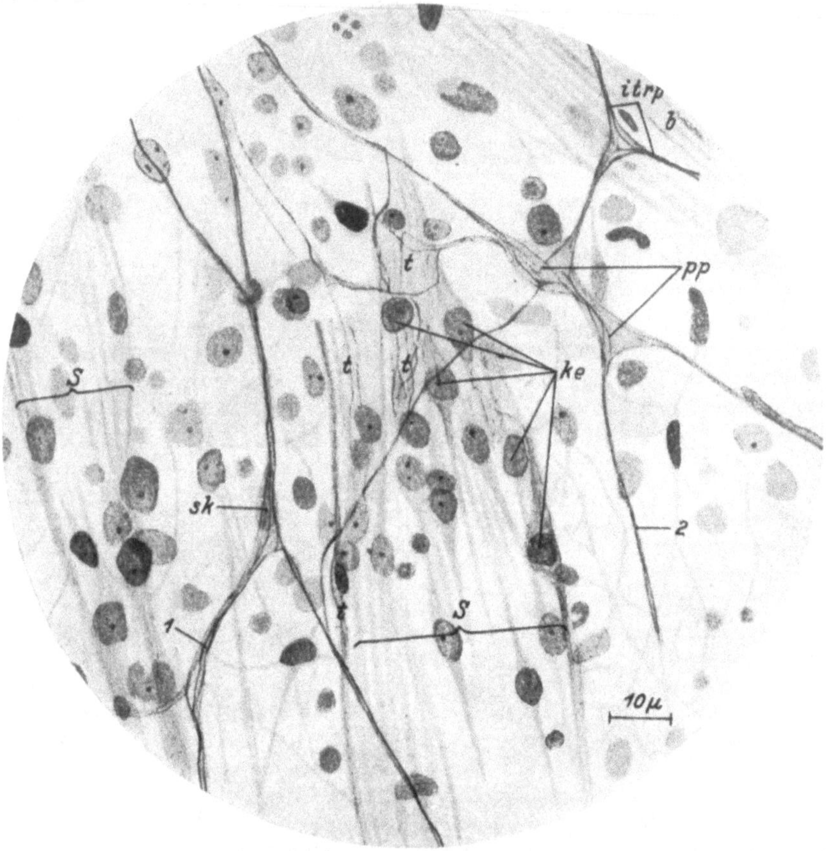

Abb. 105. Feines nervöses Geflecht in der Pulpa mit terminalen Nervenstrukturen am Sinus. *S* Sinus. *t* terminale Nervenstrukturen. *itrp* intratrabekulärer Plexus. *pp* Plexusdurchflechtungsstellen des peritrabekulären Plexus. *b* Balken. 1 und 2 Nervenfaserzüge in der Größenordnung der nervösen Plasmastränge. *ke* Kerne der Sinusendothelien. Milz, Mensch. 1150fache Vergr. Auf $^2/_3$ verkleinert. (Nach *K. Harting*, Erg. Anat. 34, 1952, Abb. 8.)

Tunica media. Die Nervenbündel werden entsprechend der Aufzweigung des Arterienbaumes feiner und lassen sich an den Lymphscheidenarterien noch gut darstellen. In der Randzone der Lymphfollikel und der Pulpaarteriolen findet sich ein feiner Faserplexus. *Harting* konnte in der Hülse und an der Hülsenkapillare des Menschen keine spezifischen Nervenformationen darstellen. — Die Venen besitzen bedeutend weniger Nerven als die Arterien. An den Balkenvenen sind die Nervengeflechte daher viel weitmaschiger und unregelmäßiger, die einzelnen Züge dünner (vgl. *Glaser*, 1928). Hier und da entsenden auch die Gefäßnerven feinere Äste, die sich mit dem Balkengeflecht vermischen und danach in die Pulpa ziehen. — Die *Pulpanerven* der Menschenmilz hängen mit den trabekulären Geflechten um die Balkenvenen zusammen. Teile dieses Geflechtes gehen in zahlreichen Zügen in die Pulpa. Die Plexus in der Milzpulpa bestehen aus Netzen kernhaltiger nervöser Plasmastränge, die zwischen den Sinus ziehen und der Sinuswandung auf weite Strecken eng anliegen. Die Sinusendothelien sind mit den Terminalnetzen innig verbunden (Abb. 105). Eine besondere Nervenversorgung des Retikulums konnte *Harting* ebensowenig finden wie besondere sensible Endapparate. Die sogenannten *interstitiellen Zellen* fanden sich auch in der Menschenmilz. — Es ergibt sich folgendes Gesamtbild der feineren Innervation der *Menschenmilz.* Alle größeren Nerven finden sich geflecht- oder plexusartig im Balken. Die Milzkapsel ist relativ nervenarm. Von den Trabekelgeflechten werden das Bindegewebe und die Muskulatur der Balken, ferner die Gefäße versorgt, wobei die Gefäßnerven den Balken mit den Arterien verlassen. Die zarten Pulpaplexus versorgen hauptsächlich die Sinus und stehen mit den Nerven der Balkenvenen in Verbindung. Markhaltige Nervenfasern konnten nicht beobachtet werden.

Die Nerven der Hundemilz stammen aus dem beim Hund entsprechend dem Verhalten der Arterie (vgl. *Schabadasch,* 1935) kompliziert gebauten *Plexus lienalis.* Sie laufen teils mit den Gefäßen, teils entfernter von ihnen im *Lig. gastrolienale* zur Milz und treten wie beim Menschen nur im Bereich des Hilus ein. *Harting* fand beim Hund 38 Eintrittsstellen von Arterienästen und 45 Nerveneintrittsstellen. Nur einige von den nicht mit den Arterien eintretenden Nervenstämmchen nehmen einen besonderen Verlauf im Balkensystem und in der Kapsel, alle übrigen verlaufen — weniger durchflochten als beim Menschen — zunächst mit den Balkenarterien und Balkenvenen innerhalb der Balkenscheide. Beim Hund verlassen schon größere Nervenstränge an vielen Stellen unabhängig von den Arterien den Balken, so daß größere, frei in der Pulpa verlaufende Nervenfaserzüge zu dem normalen Bild der Milzpulpa des Hundes gehören (vgl. *Riegele,* 1932, für die Schweinemilz). — Nach *Tischendorf* (1956, 2) führen diese *Pulpanervenstränge* einen gewissen Prozentsatz *markhaltiger* Fasern, der sich auch in den starken Kapsel- und Balkengeflechten findet. — Die um die Gefäße der Balkenscheide gruppierten großen Nervenzüge formen im Balkennetz wieder Geflechte wechselnder Größe. Entsprechend dem Muskelreichtum der Trabekel der Hundemilz gehen von den gröberen Faserzügen überall feine Seitenzweige ab, die schließlich einen intramuskulären Plexus bilden, der ebenso fein wie die terminalen Strukturen und schließlich an den einzelnen Muskelzellen nachweisbar ist. Auch von diesen im Balken gelegenen Geflechten gehen feine Fäserchen in die Pulpa. Ein so engmaschiger Balkenplexus wie beim Menschen besteht nicht. Dagegen liegt der Oberfläche der gröberen Balken, wenn auch bedeutend schwächer als beim Schwein (*Riegele,* 1932) und beim Pferd, ein peritrabekulärer Plexus an, der hauptsächlich die Balkenmuskulatur innerviert. Er ist an den feineren Balken nicht mehr vorhanden. Das intrabekuläre Nervengeflecht ist, besonders dort, wo der Balken fast nur aus Muskulatur besteht, dichter (vgl. *Tischendorf,* 1956, 2). Die Nervenverteilung im Trabekelnetz des Hundes ähnelt sehr dem zweiten Bautypus der intrabekulären Geflechte beim Menschen. Der untere Teil der Kapsel der Hundemilz ist ebenso muskelreich wie das Balkenwerk und hat infolgedessen dieselben Nervenformationen. Die zwischen dem Bauchfellüberzug und der muskulösen Schicht der Kapsel verlaufenden großen Nervenstämme lassen sich teilweise bis zu den Balkennerven verfolgen und gehen andererseits in die großen am Hilus eintretenden Nervenstämme über, die dem entsprechenden Milzsegment zugehören. Die Kapselnerven entsenden an den Trabekelabgängen Äste in die Trabekel. In einem bestimmten Organbereich — einem *Milzsegment* — (vgl. *v. Skramlik* und *Duràn-Cao,* 1925; zit. bei *Harting* 1952) scheinen sich alle Nerven innig zu durch-

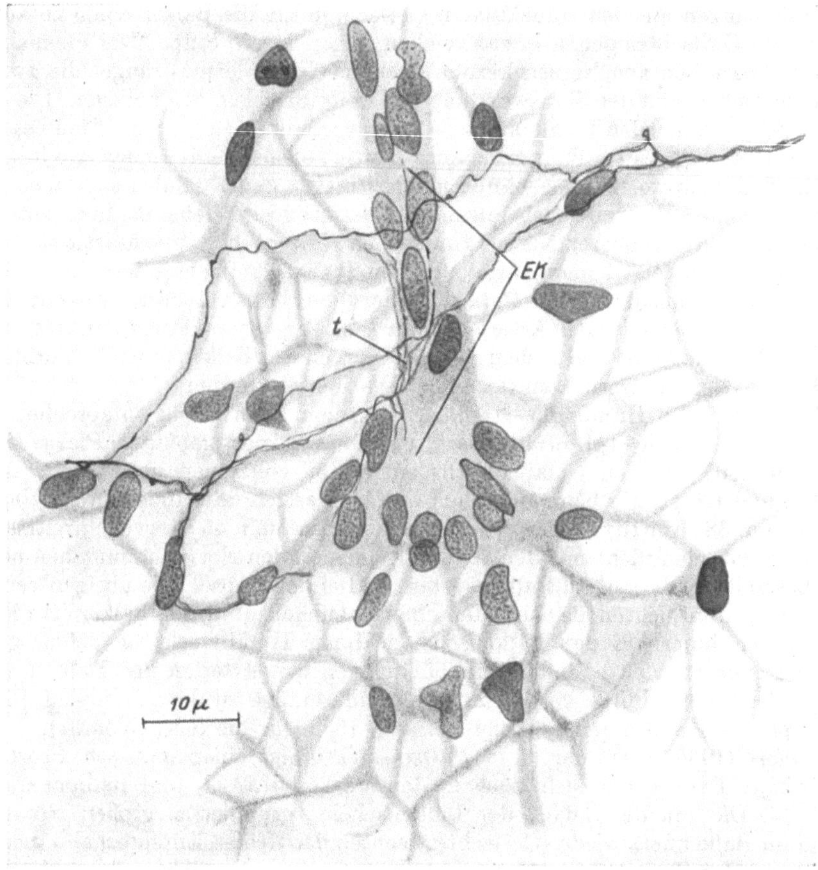

Abb. 106. Feinste Nervenfäserchen im Retikulum und mit ihnen verbundene feinste Terminalnetzchen (*t*) am Endothel der arteriellen Endkapillaren (*EK*). Milz, Hund. 1900fache Vergr. Auf $^2/_3$ verkleinert. (Nach *K. Harting*, Erg. Anat. 34, 1952, Abb. 18).

flechten. Die Gefäßnervengeflechte, die beim Hund wesentlich dichter als beim Menschen sind, setzen sich aus den Balkengeflechten an der Arterie fort und werden mit dem Gefäß feiner. Die Adventitia der Balkenarterie ist auffallend nervenreich. Die eigentlichen Gefäßnerven sind bis zu den Hülsen nachweisbar. Dagegen haben die Milzvenen beim Hund besonders wenig Nerven. Die größeren hilusnahen Gefäßscheidenvenen zeigen die typische Gefäßinnervation. Die nur aus einer Intima bestehenden Balkenvenen haben keine Nerven. — Die Milzpulpa des Hundes ist im Gegensatz zu der des Menschen reichlich mit Nerven versorgt. Zunächst hängen die aus den Trabekeln austretenden großen Nervenstämme hier und da mit den peritrabekulären Plexus kleinerer Balken zusammen. Schließlich übernimmt ein feiner Pulpaplexus die Versorgung des Retikulums, der Sinus, der Hülsen und der arteriellen Endkapillaren. Die Hülsen und die Endkapillaren scheinen ihre Nervenäste aus anderen Quellen zu beziehen als die Pulpaarterien und -arteriolen. *Tischendorf* (1956, 2) bemerkt dazu, daß die stark argyrophile Hülse die weitere Darstellung der arteriellen Geflechte über die Hülsen hinaus erschweren müsse und hält es für wahrscheinlich, daß Hülsen und Endkapillaren vom Gefäßbaum aus mitinnerviert sind. Die von dem Pulpanervennetz ausgehenden zarten Formationen lagern sich dem Retikulum an oder ein. Feine Fäserchen des Pulpanetzes begleiten auch länger die Sinuswandung und arteriellen Endkapillaren (Abb. 106). Entsprechend der häufigen unmittelbaren Nachbarschaft von Sinus und Hülsen hängen die Nerven beider plexusartig zusammen und verbinden sich wiederum mit den Nerven des Retikulums. Von hier aus liegen die feinsten Nerven zunächst dem muskelfreien Gefäß unmittelbar an der Hülse an, nähern sich dem Kapillarendothel und treten in die von Sinus umgebene Hülse ein, ohne besondere Endigungen zu bilden. Diese Nervenfäserchen treten in das Nervengeflecht des Retikulums zurück. Die Geflechte des Retikulums geben Fasern an die Endkapillaren, die dort feinste Terminalnetze bilden. Die ausgedehnten Nervengeflechte in der Milzpulpa des Hundes beziehen ihre Fasern also aus verschiedenen Quellen; von den großen frei in der Pulpa verlaufenden Nervenstämmen, von den peritrabekulären Plexus der Balkenoberfläche und gelegentlich von den Gefäßnerven der Pulpaarterien. *Harting* läßt die Frage, ob es bei diesem Innervationsschema noch bestimmte *Leitungsbahnen* gibt, offen. Die Zuordnung der Nerven zu einem *Gefäßsegment* der Milz ist aus vielfältigen Experimenten bekannt (s. bei *Lauda*, 1933; und Abb. 107). — Die Hundemilz ist durch größere Plexus im Kapsel-Balken und in der Pulpa gekennzeichnet. Die Balkengeflechte ziehen für sich in die Pulpa. Sie senden Äste als Gefäßnerven mit den Arterien in die Pulpa. An der Trabekeloberfläche befindet sich ein feiner peritrabekulärer Plexus, der ebenfalls mit den Pulpanerven verbunden ist. In der Pulpa selbst formiert sich schließlich ein feiner nervöser Plexus, der mit terminalen Netzen das Retikulum, die Sinus, die Hülsen und die arteriellen Endkapillaren versorgt.

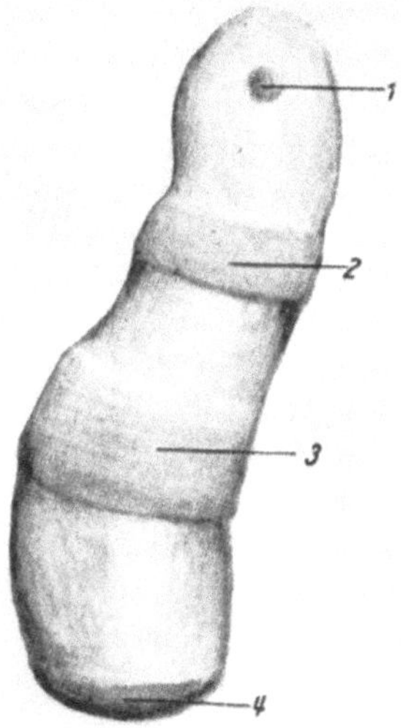

Abb. 107. Ansicht der *Facies parietalis* einer 7 Tage vorher entnervten Hundemilz. 1, 2, 3, 4 gürtelförmige gelähmte Zonen, die den Versorgungsgebieten der durchschnittenen Nerven entsprechen. Natürliche Größe. Auf ½ verkleinert. (Nach *K. Harting*, Erg. Anat. 34, 1952, Abb. 19.)

Utterback (1944) bestreitet nach Durchschneidungsversuchen die Beteiligung des *N. vagus* an der Innervation der Katzenmilz. Nach *Tischendorf* führen ihre Hilusnerven *markhaltige* Fasern. Freie Pulpanervenstränge sind nicht vorhanden (*Noerthen*, 1955). Nach *Noerthen* (Abb. 108) und *Tischendorf* sind die an und für sich schon stark entwickelten intra- und peritrabekulären Geflechte des muskelstarken Balkens am Venenbalken noch besonders verstärkt. Das Balkengeflecht geht nach *Noerthen* ohne Grenze in die intra- und subkapsulären Geflechte über. Letztere verbinden sich untereinander und mit einem subserösen Plexus. Der subkapsuläre und peritrabekuläre Plexus senden Zweige zum dichten Pulpageflecht, dessen Fasern erst nach Verlust der *Schwann*schen Kerne intraplasmatisch im Retikulum liegen. Die die einzelnen Abschnitte der arteriellen — besonders auch die *präglumären* Arteriolen und Hülsen — und venösen Strombahn versorgenden Nerven entstammen den periarteriellen und den starken peritrabekulären Geflechten. Dabei setzen sich besonders die reichen Nervengeflechte der feinsten Trabekelausläufer in die Nachbarschaft fort (*Tischendorf*, 1956, 2). Letzterer konnte im paraadventitiellen

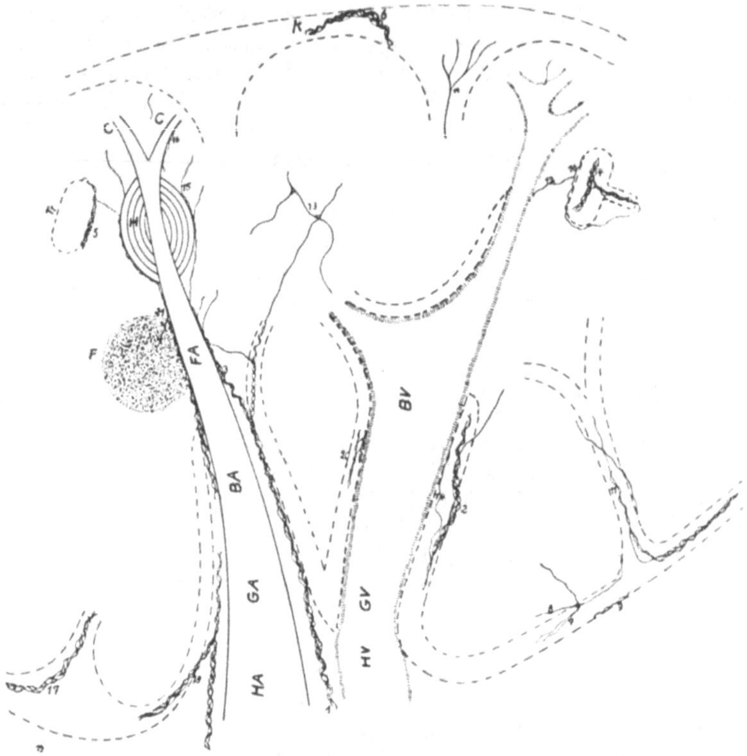

Abb. 108. Schema der Nervenversorgung der Katzenmilz. (Die wirklichen Proportionen wurden nicht berücksichtigt). *BA* Balkenarterie; *BV* Balkenvene; *C* arterielle Endkapillare; *F* Follikel; *FA* Follikelarterie; *GA* Gefäßscheidenarterie; *GV* Gefäßscheidenvene; *HA* Hilusarterie; *HV* Hilusvene; *H* Hülse; *K* Kapsel; *Tr* Trabekel; *1* Plexus lienalis; *2* großer Nerv im Venenbalken; *3* Nerv in der Adventitia der Follikelarterie; *4* großer Nerv in einem gefäßlosen Trabekel; *5* großer Nerv auf einem gefäßlosen Trabekel; *6* Kapselnerv; *7* intrakapsuläres Geflecht; *8* subkapsuläres Geflecht; *9* subseröses Geflecht; *10* peritrabekulärer Plexus; *11* intratrabekulärer Plexus; *12* Fasern des peritrabekulären Plexus zur Pulpavene; *13* Geflecht in der Pulpa; *14* feine Nervenfasern zum Balkenvenenendothel; *15* Nervenfasern zur Hülse; *16* feine Nervenfasern an arteriellen Endkapillaren; *17* größerer Nerv in der Kapsel mit Übergang in den Trabekel; *18* am Hilusgrund abzweigendes Bündel zur Kapsel; *19* büschelförmige Aufzweigung einer Trabekelnervenfaser an der Kapsel; *20* Geflecht im Venenbalken; *21* Nervenfasern zum Follikel. (Nach *K. Noerthen,* Morph. Jb., Leipzig 95, 1955, Abb. 8).

Gewebe einer hilusnahen Balkenarterie ein mit einem starken markhaltigen Nerven verbundenes *sensibles Endkörperchen* nachweisen. In der perivaskulären Zone eines großen Arterienbalkens fand sich ebenfalls ein von *markhaltigen* Fasern formiertes Netz (vgl. *Harting*, 1952).

Die mächtigen Nerven der Schafmilz passen sich dem magistralen Typus der Milzarterie (*Schabadasch,* 1935) an. Von den zunächst innerhalb der Balkenscheide neben den Arterien, Lymphgefäßen und Venen liegenden starken Nerven zweigen sich nach *Harting* (1952) kleinere, die Balken mit entsprechenden Formationen versorgende Äste ab. Es gibt auch beim Schaf peritrabekuläre Geflechte, die feiner als beim Hund sind. Kleinere Äste der Balkennerven ziehen direkt in die Pulpa. Die

Balken werden von Nervenfasernetzen und terminalen Ausbreitungen völlig durchsetzt, die entsprechend dem hohen Muskelgehalt der Balken noch dichter als beim Hund sind. Die den Balken verlassenden Nervenzüge sind dagegen weniger faserreich. Die größeren Nerven bleiben auch außerhalb des Balkens den Arterien zugeordnet. Die

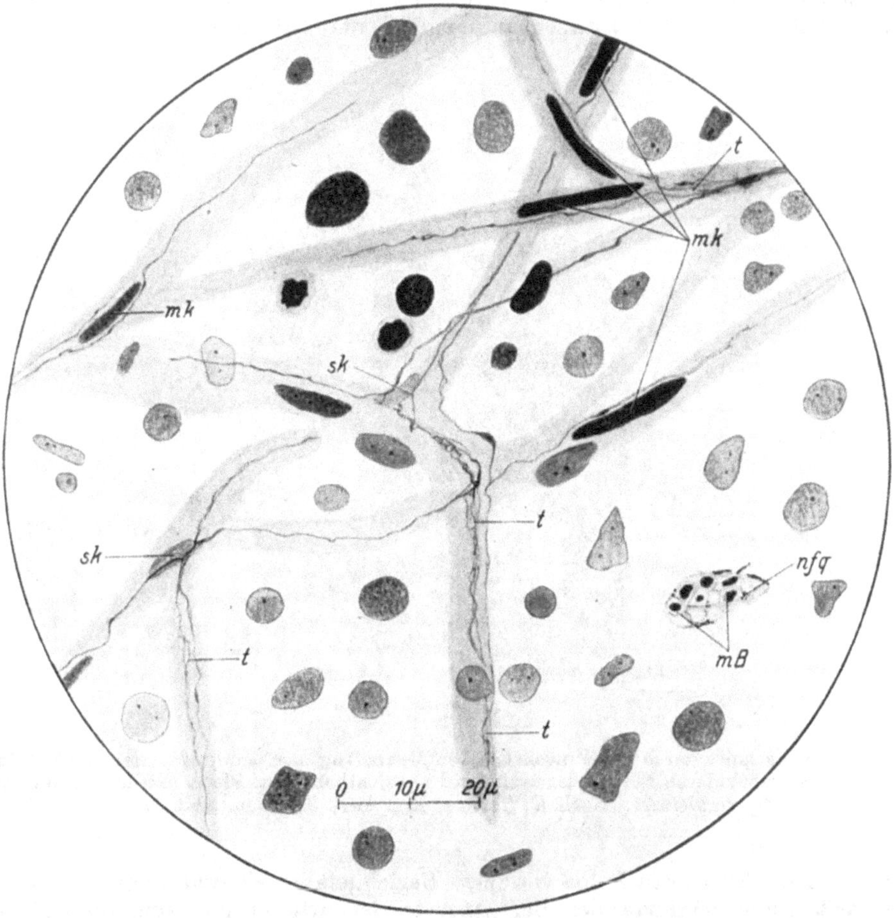

Abb. 109. Pulpamuskulatur mit feinsten sie versorgenden Nervenfäserchen. *mk* Muskelkerne. *mB* kleiner quergetroffener Muskelfaserstrang. *sk* Schwannsche Kerne. *t* terminale Nervenstrukturen, *nfq* Nervenfäserchen im Querschnitt zwischen den glatten Muskelzellen. Milz, Schaf. 1900fache Vergr. Auf ½ verkleinert. (Nach *K. Harting*, Erg. Anat. 34, 1952, Abb. 22.)

gewöhnlich zu zweien (vgl. *Tischendorf*, 1956, 2) in der Adventitia der Balken- und Pulpaarterien liegenden Nerven geben Gefäß- und Pulpanerven ab. In der Pulpa selbst finden sich nur gelegentlich frei verlaufende Nervenfaserzüge; sonst lagern sich die gröberen und feineren der Pulpamuskulatur ein und verbinden sich andererseits mit den Arteriennerven. Neben der besonders reichlichen Nervenversorgung der Pulpamuskulatur bei Schaf (Abb. 109), Rind und Schwein, gibt es feinste *plexiforme Züge*. die die Pulpamuskulatur und Pulpaarteriolen zugleich versorgen und sich von den Gefäßnerven herleiten. *Harting* konnte an den Hülsen und im Retikulum der

Schafmilz keine besonderen Formationen feststellen. *Tischendorf* (1956, 2) konnte die Kontinuität von Gefäß- und Hülsennerven nachweisen. Nach ihm ist die Milzkapsel des Rindes wie die des Schafes innerviert. Schon innerhalb der Balkenscheide sondern sich gewisse gröbere Bündel in die Pulpa ab. Die peritrabekulären Geflechte sind besonders reichlich, so daß Balken- und Pulpanerven enger verbunden sind als beim Schaf. Anders als bei diesem trennen sich die Gefäßnerven beim Rind schon

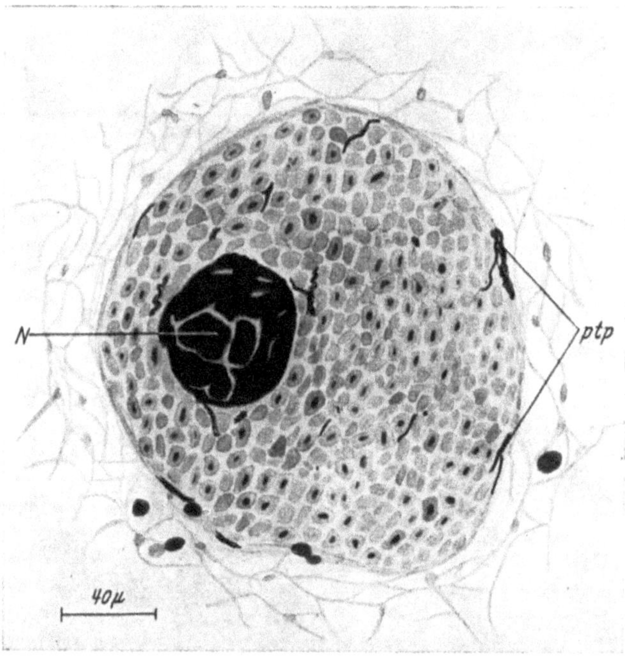

Abb. 110. Querschnitt durch einen muskelstarken Milzbalken, der den großen Nerven (*N*) trägt. Teile des peritrabekulären Nervenplexus sind bei *ptp* sichtbar. Milz, Pferd. 525fache Vergr. Auf $^3/_5$ verkleinert. (Nach *K. Harting*, Erg. Anat. 34, 1952, Abb. 29.)

vor Erreichen der weißen Pulpa von ihren Begleitgefäßen als freie Pulpastränge ab. Die weiße Pulpa wird von den Begleitnerven der Arterien und vom Pulpaplexus versorgt. Die Pulpamuskulatur erhält Züge, die intraplasmatisch im Retikulum laufen und sich mit terminalen Bildungen in die Muskelzellen einsenken.

v. Herrath (1935, 4) und *Hartwig* (1949) berichten über die grobe Nervenverteilung an und in der Pferdemilz. Nach *Harting* (1952) treten die *Rr. lienales* auch beim Pferd ausschließlich mit den Arterien in die Milz ein. Der starke und muskulöse Balken trägt die dicken größeren Nervenstämme (Abb. 110). Die größeren weitmaschigen Nervengeflechte liegen in der Kapsel zwischen äußerer und innerer Schicht. Sie stammen teils vom Hilus, teils aus dem Trabekelgeflecht. In der oberen Kapselschicht, besonders der Serosa, laufen die Nerven meist gewellt mit den Gefäßen und formieren ein feines subseröses Geflecht. Die untere, wie der Balken gebaute Kapselschicht besitzt dieselben Nervenbildungen wie dieser. Die Balkengeflechte sind entsprechend der Dicke und dem hohen Muskelgehalt des Balkennetzes sehr faserreich und dicht. Der peritrabekuläre Plexus ist besonders stark ausgeprägt (Abb. 110).

Seine Züge gelangen zum intratrabekulären Geflecht und in die Pulpa. Das intratrabekuläre Geflecht ist in ein *Schwann*sches *Leitplasmodium* eingebettet. Die feinsten fibrillären Bildungen liegen schließlich den Muskelzellen auf. Innerhalb der Balken findet sich noch ein zweites selbständiges Nervennetz anderer Größenordnung, das vielleicht

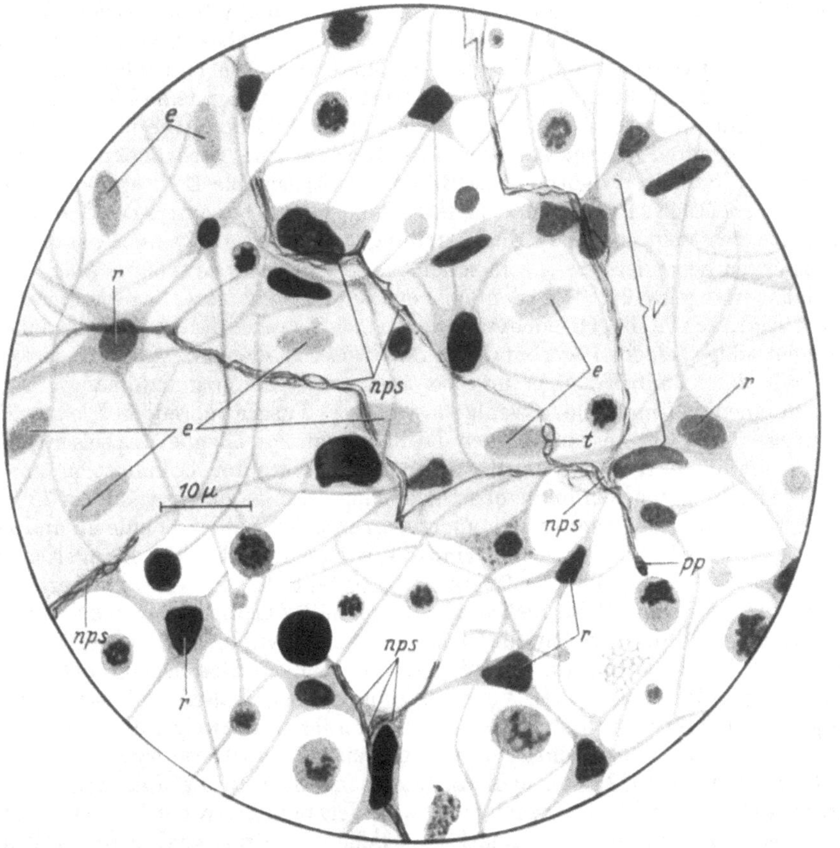

Abb. 111. Milzpulpa. Retikulum (*r*) von einer kleinen Vene (*V*) durchzogen, deren Endothelzellen (*e*) an den Kernen zu erkennen sind. Feinste Nervenstrukturen, in der Art der nervösen Plasmastränge (*nps*) legen sich der Venenwand an und zeigen bei *t* fibrilläre Terminaldifferenzierungen. *pp* Verbindung (im Präparat abgeschnitten) mit den Pulpanervengeflechten. Milz, Pferd. 2000fache Vergr. Auf $^3/_5$ verkleinert. (Nach *K. Harting*, Erg. Anat. 34, 1952, Abb. 36.)

als sensibles gedeutet werden kann, denn es hat keine Beziehung zur Muskulatur. — Schon innerhalb der Balkenscheide beginnend, zweigen vom intratrabekulären Teil der Nerven mit den Arterien in die Pulpa ziehende Gefäßnerven ab. Die großen intralienalen Nervenstämme führen ebenso wie beim Rind stets wenige randständige markhaltige Fasern, die an den extralienalen Stämmen noch gleichmäßig über den Querschnitt verteilt sind und schließlich in den erwähnten weitmaschigen Netzen enden (vgl. *Tischendorf*, 1956, 2). Von den Arterien ziehen kleinere Äste zu den Venen. Die Pulpa und Lymphscheidenarterien sind reichlich versorgt. — In der Pulpa innerviert ein mit den großen Nervenstämmen in den Balken zusammenhängendes weitmaschiges

Geflecht sich aufteilend das Retikulum. Die kleineren, oft in der Nähe der Lymphscheiden gelegenen Pulpavenen — vielleicht Lymphgefäße — erhalten reichliche Fasern. Auch nach *Tischendorf* (1956, 2) sind die Venenanfänge und kleinen Pulpavenen im Gegensatz zu den größeren überraschend reichlich innerviert. Daneben verlaufen die Plexusbildungen der *interstitiellen Zellen* unabhängig vom Retikulum und verbinden sich mit den Geflechten der Pulpa und den Arteriennerven (Abb. 111). Der auch unter der Kapselinnenfläche laufende peritrabekuläre Plexus beteiligt sich an der Pulpainnervation. Mehrere, oft Knotenpunkte bildende, oder einzelne Fasern ziehen ins Retikulum. Längs der Arteriolen erreichen feine Nervenfasern die Hülse und bilden sich teilend in ihr korbgeflechtartige Netze. Die balkennahen und entfernter liegenden Hülsen beziehen ihre Nerven vom peritrabekulären Plexus. *Harting* und *Tischendorf* deuten diese Bildungen als sensible Endapparate.

Tischendorf (1948; 1956, 2), der die feine Innervation besonders der Schweinemilz untersuchte, bestätigt im ganzen die Mitteilungen *Riegeles* (1932), nach der die Fasern der Milznerven besonders stark sein sollen. Er sah daneben aber stets auch dünnere und relativ unregelmäßig über den Querschnitt verteilte *dicke markhaltige* Fasern. Vor dem Eintreten in das Parenchym zweigen sich von den die Arterien begleitenden Milznerven einige feinere Faserbündel in die Subserosa der Milzkapsel ab, wo sie im groben mit den Gefäßen ziehen und bei weiterer Aufteilung unabhängig werden. Sie bilden einen weitmaschigen, wenige *markhaltige* Fasern führenden Plexus. Dieser sendet Züge in die untere, im Bau den Trabekeln entsprechende Kapselschicht. Andererseits stammen die tieferen Kapselnerven bestimmter Lokalisation aus dem Trabekelgeflecht und gehen in die oberflächlichen über. — Stärkere, 50 bis 70 Fasern zählende Nervenbündel trennen sich noch innerhalb der Balkenscheide ab und ziehen selbständig in die Pulpa. Auch hier sind die wenigen stärker geschlängelten *markhaltigen* Fasern noch regellos am Querschnitt verteilt. Kleinere Nerven verlassen an der Seite der Arterien, oft zu mehreren unregelmäßig gruppiert, den Balken. Wenn die Pulpaarterien ihre adventitielle Hülle allmählich verlieren, lösen sich auch die Begleitvenen in die Pulpa ab, nur die Gefäßnerven bleiben. Die gröberen Pulpanervenstränge, die die Trabekel, Venen, Lymphfollikel, Hülsen und das Retikulum versorgen, verlaufen überall kapselwärts. Die von ihnen abzweigenden feineren Bündel beschreiben stets etwa einen $^2/_3$Kreis um eine Pulpaarterie bzw. einen Lymphfollikel (vgl. *Riegele*, 1932). — Das im allgemeinen von Pulpasträngen herstammende peritrabekuläre Geflecht ist besonders an den Verzweigungen der Trabekel gut entwickelt, verbindet sich mit dem relativ spärlichen, von den großen im Balken verlaufenden Stämmen abzweigenden Geflecht und innerviert den Balken. Je feiner dieser, um so größer auch die Aufteilung der Nervenfaserzüge. Die sich laufend dichotomisch teilenden Fasern bilden schließlich ein Endgeflecht. An seinen Abzweigungswinkeln liegen zu *interstitiellen Zellen* gehörende Kerne, der ganze Plexus ist vom *Schwann*schen Plasmodium umhüllt. Ebenso wie *Riegele* und *Harting* hält auch *Tischendorf* den Zusammenhang der interstitiellen Zellen mit dem Nervengewebe für erwiesen. Er mißt den interstitiellen Elementen der Plasmastränge eine Bedeutung bei der Erregungsübermittlung für die glatte Muskelzelle zu, die der *Automatie* des vegetativen Nervensystems entsprechen würde. Vielleicht schützen die interstitiellen Zellen die glatte Muskulatur vor *Überbeanspruchung* wie die Nervenendplatten die quergestreifte Muskulatur. Im peritrabekulären Plexus verlaufen auch markhaltige Fasern. Die Randmaschen des in der Schweinemilz entsprechend den starken mannigfachen Muskelformationen mächtigen Oberflächenplexus gehen in das Retikulum und die Pulpamuskelbündel über. Hier fand auch *Tischendorf*, ohne sie als Endigungen anzusprechen, Endösen, gestielte Plättchen, Knöpfchen, die den Muskelzellen aufsitzen bzw. in sie eindringen. Andererseits bildet er terminale Netzstrukturen ähnlich dem *Terminalretikulum* ab. Die intramuralen Nerven der Arterien und Venen verhalten sich wie in anderen Organen, jedoch ist die Veneninnervation nur schwach. Die Pulpa- und kleineren Milzvenen werden von den Pulpanerven versorgt. Die größeren Pulpa- und die allgemein dünnen und muskelschwachen Milzvenenäste entwickeln ein eigenes schwaches Wandgeflecht. — Die Gefäßnerven der Arterien setzen sich in immer zarteren Netzen auf die Kapillaren bis zu deren Öffnung in die Retikulummaschen fort und gehen dort unabgrenzbar in die Nervennetze des Retikulums über. Von den die Follikel umkreisenden Pulpanervenzügen zweigen zentripetale Fasern in den Follikel ab. Sie dürften sich mit den Gefäßnerven der Follikelarterien verbinden. Die Kapillarnerven für die Hülsen setzen sich von den Arteriolen kommend längs der Hülsenkapillaren fort. Dazu treten von der Pulpa aus viele Fasern unter Knotenbildung an die Hülsenoberfläche heran und senden feine Endnetze in deren Retikulum. Ihre Verbindung mit den Kapillarnerven ließ sich nicht sicher ermitteln. Im Oberflächengeflecht der Hülsen lassen sich auffällig reichliche feinste *markhaltige* Fasern, nicht aber wie an den Hülsen der Pferdemilz (*Harting*, 1952) endapparat-ähnliche Formationen nachweisen. — *Tischendorf* findet seine Befunde im Einklang mit den kreislaufmechanischen Vorstellungen, die *v. Herrath* (1935, 4) für die Schweinemilz entwickelt hat.

Blumenthal (1952) und *Tischendorf* (1953) machen kurze Angaben über die groben *intralienalen* Nerven der Milz des Elches bzw. des indischen Elefanten.

Unter Hinweis auf die Referate und Zusammenstellungen von *v. Skramlik* (1927), *Lauda* (1933) und *Vercellana* (1940) seien folgende Feststellungen zur Frage der *nervösen Reflexwege* der Milz hervorgehoben. Die Reizung des zentralen Stumpfes des *N. depressor* verursacht beim Kaninchen nach *Fukahari* (1932) eine Volumenzunahme der Milz, die erst nach beiderseitiger Splanchnikusdurchschneidung ausbleibt. Die efferente Bahn aus der Milz dürfte im Splanchnikus laufen. Die Reizung des peripheren Stumpfes des *N. vagus* am Halse bewirkt Milzverkleinerung, die des zentralen ist effektlos. Nach *De Wele* und *van de Velde* (1933) beantwortete die Milzarterie des Hundes eine elektrische Reizung oder eine Vasodilatation mit einer reflektorischen vorübergehenden Blutdrucksenkung in der Karotis. Der *N. vagus* stellt den afferenten Schenkel des Reflexbogens dar, und die Milzarterie kann als viszero-vasosensible Zone betrachtet werden. *Parin* (1931) berichtet über den Mechanismus der Milzkontraktion bei der Katze nach Reizung sensibler Nerven. *Polosucchin* (1936) beschreibt Reflexe vom *Karotissinus* auf die Milz. Die Experimente von *Sakurai* (1937) geben gewissen Aufschluß über die *spinal-parasympathische* Innervation der Milz. Nach beiderseitiger Vagusdurchschneidung und beiderseitiger Splanchnikusdurchtrennung oberhalb des *Ggl. coeliacum* nehmen die *markhaltigen* Fasern am Milzhilus etwa je zur Hälfte ab. Nach Milzexstirpation fand sich eine typische retrograde Degeneration der kleinen Ganglienzellen des Spinalganglions, das der Ursprungsstelle des Splanchnikus vom Rückenmark entspricht. Die Milz dürfte somit durch die beiderseitigen *Nn. splanchnici majores et minores* neben den spinal-sympathischen auch spinal-parasympathische Fasern erhalten. Diese verlassen das Rückenmark zwischen dem 8. Brust- und 2. Lendensegment.

Eine Reihe von Mitteilungen zur Milzinnervation gilt der *Mechanik des Milzkreislaufes*. *Barcroft*, *Khanna* und *Nisimaru* (1932) konnten die ältere Ansicht *Roys* (vgl. *Hartmann*, 1930; *Lauda*, 1933), daß die Katzenmilz zwei verschiedene rhythmische Kontraktionen zeigt, nicht bestätigen. Während die normale Dauer eines Rhythmus bei der Katze etwa 15 bis 30 Sekunden beträgt, kann er sich bei niedrigem Blutdruck und schlechtem Allgemeinzustand auf über eine Minute verlängern. *Barcroft*, *Nisimaru* und *Puri* (1932) untersuchten an Katzen in Urethan-Äther-Narkose die Splanchnikuswirkung an der Milz durch Volumenmessung nach Reizung der *Nn. splanchnici* und nach Exstirpation der Nebenniere. Die zu Milz und Nebennieren ziehenden Nerven verlaufen hauptsächlich im *N. splanchnicus major* (vgl. *Margorin*, 1932). Dessen Reizung bewirkt direkt und indirekt auf dem Umweg über die Nebenniere durch Adrenalinausschüttung eine Milzkontraktion. Beide Kontraktionsformen sind von Rhythmen gefolgt. Für beide Organe verlaufen auch Fasern im *N. splanchnicus minor*, die aber anatomisch nicht aufgefunden werden konnten (vgl. *Margorin*, 1932). *Mertens* (1935) untersuchte den Reflexweg des Speicherungs-Entspeicherungs-Vorganges. Beim Hund in Morphium-Pernocton-Narkose ergeben Milznervenreize im Gegensatz zu Adrenalin- und Splanchnikusreizung, bei denen die Arterie oft verspätet und nur wenig Durchströmungsänderungen zeigt, eine prompte und ausgiebige Minderdurchblutung, bisweilen eine vollständige arterielle Sperre. Bei Milznervenreizung tritt unabhängig von Reizstärke und Reizfrequenz eine meist ausgiebige Depotentleerung ein. Die Reizung des zentralen Vagusendes führt ebenso wie die des intakten Vagus entweder zur Depotentleerung oder nur zu rhythmischen Durchblutungswellen. *Mertens* konnte den Befund *v. Skramliks* (1927), daß die Wiederauffüllungszeit nach vorangegangener Milzdepotentleerung auf Vagusreizung hin verkürzt ist, nicht bestätigen. Die Durchschneidung der beiden Halsvagi ruft keine sichtbaren Veränderungen der Milzausschüttung hervor, und auch die Entnervung der Milz ändert die Depotentleerung nicht prinzipiell. Die entnervte Milz entleert ihr Depot nach Splanchnikusreizung, aber nach Nebennierenabbindung tritt eine vorher durch Splanchnikusreizung auslösbare Depotreaktion nicht mehr ein; die rhythmischen Durchblutungswellen gehen unverändert weiter. Auch eine Entlastung des *Karotissinus* durch Abklemmen beider Karotiden führt zur Entspeicherung. Hierbei wird die Milzarterie ebenso wie bei Muskelarbeit und Asphyxie oft nicht gedrosselt. Hier seien die Arbeiten von *Viale* (1928, 1, 2) und *Viale* und *Soncini* (1928), die sich vornehmlich mit der Rolle der Hundemilz bei der Blutdruckregulation und mit der Vagusfunktion an der Milz befassen, erwähnt. Auf die Arbeiten von *Bock* (1932) und *Naegeli* (1938) sei verwiesen. *Jäger* (1937, 1) sah beim Hund nach partieller Milzentnervung mit und ohne gleichzeitige Stauung der Milzvene und Pfortader nach einem Jahr keine Volumen- und Strukturänderungen des entnervten Milzgebietes. Nach *Sugimura* (1939) folgen an der völlig entnervten Hundemilz generelle Blutfülle, Pigmentablagerung, Nervendegeneration, Atrophie und teilweise Hyalinisierung der Trabekelmuskulatur, Atrophie der weißen Pulpa und schließlich die die atrophische Fibroadenie einleitende Bindegewebswucherung aufeinander. Schon *Henschen* und *Howald* (1929) erhoben beim Hund ähnliche Befunde und stellen die älteren Angaben zusammen. Bereits *Barcroft* (1929/30) stellte fest, daß entnervte Segmente der ausgelagerten Hundemilz wegen der inzwischen erfolgten Regeneration dieselbe *emotionelle* Milzkontraktion durchführten wie die normalen Segmente. *Adolphs* (1931; vgl. *Jäger*, 1937, 1 und 2) berichtet über drei Fälle von sogenannter Fleckenmilz, die er als toxische Nervenlähmung der Arteriolen auffaßt. *Kühne* (1937) erklärt den Mechanismus der Entstehung von Milzhernien beim Schlachtschwein mit brüsker Zusammenziehung der Gefäße und Trabekel nach elektrischer Reizung. — *Hamazaki* (1932) berichtet über den *Aktionsstrom* der Milz bei Reizung ihrer Nerven. *Rein, Mertens* und *Bücherl* (1949) stellten im Rahmen ihrer Untersuchungen über den Wirkungsmechanismus des *Hypoxie-Lienins* beim Hund aus der Leber zum Wurzelgebiet der *V. portae* ziehende Nervenfasern fest, die die Darmdurchblutung regeln sollen.

Nach *Flick* und *Traum* (1929) ist die *normale Blutmauserung* in Leber und Milz des Hundes unabhängig vom Intaktsein der die Organe versorgenden vegetativen Nerven, es sei denn der Nervenausfall würde durch andersartige Regulationen kompensiert. *Naegeli* und *Reinbold* (1930) führten die prähiläre Stufenneurotomie nach *Henschen* an drei Hunden durch und beobachteten nach dieser Entnervung eine geringfügige Vermehrung der Erythrozyten, Eosinophilen und Monozyten; in zwei Fällen auch mäßige Resistenzsteigerung. *Lucchese* (1933) dagegen beobachtete beim Kaninchen nach Entnervung der *A. lienalis* Verminderung der Erythrozyten und der Resistenz, Plättchenvermehrung, Verkürzung der Senkungszeit und starke Milzstauung. Keine Gallenfarbstoffprobe war im Plasma positiv. *Izquierdo* (1928) und *Izquierdo* und *Cannon* (1928) fanden bei der Katze nach sorgfältiger Milzentnervung und kurzer Erregung des Tieres kaum Anzeichen einer Erythrozytose. Nach längerer Erregung traten gelegentlich merkliche, wenn auch schwankende Erythrozytenvermehrungen auf. Eine Woche nach Entnervung der Milz ist die Polyzythämie größer als beim normalen Tier. Beide Effekte schwinden sofort nach Entfernung des Nebennierenmarkes, sind also als besondere Einwirkung des Adrenalins auf die entnervte Milz zu deuten. Das Adrenalin entleert die entnervte Milz nicht so wirkungsvoll, weil sie unfähig ist, das in ihr enthaltene Blut zu *konzentrieren. Barcroft* und *Poole* (1927) konnten zeigen, daß die entnervten Teile einer Milz im Gegensatz zu den intakten nur geringfügig eingedicktes Blut enthalten. Auch *Izquierdo* hält es für möglich, daß die Bluteindickung in der intakten Pulpa durch rhythmische Abgabe des Plasmas aus der Milz erfolgt. Während *Letterer* und *Bogendörfer* (1930) bei Frosch und Hund nach Splanchnikusdurchschneidung — beim Frosch auch nach Totalzerstörung des Nervensystems — keinen Einfluß auf die Trypanblauspeicherung erheben konnten, wird das Retikuloendothel der Milz nach *Ciocca* (1935) stärker aktiviert als das des Knochenmarks und der Leber. Nach Sympathektomie der Milz vermehren sich die Megakaryozyten im Knochenmark stärker als nach Splenektomie. *Kawanishi* (1934) indessen stellte nach völliger Milzentnervung oder nach Splanchnikusausschaltung eine Abschwächung der Speicherungsfähigkeit des Retikuloendothels fest, das sich aber bald erholt. Nach völliger Ausschaltung der Milznerven wird die Lymphozytenproduktion der Milz abgeschwächt. *Hoepke* (1939) vermutet, daß das vegetative Nervensystem das Lymphgewebe unmittelbar in alkalotischer oder saurer Richtung beeinflußt. — Nach *Matsumoto* (1934) sinkt die Milztemperatur beim Kaninchen nach Vagusreizung um 0,04 bis 0,1^{0} und kehrt schnell zur Norm zurück. Durch Adrenalin steigt die Temperatur der exstirpierten Milz um 0,01 bis 0,025°. Nach *Barcroft* und *Elliott* (1936) kontrahiert sich die normale Hundemilz im Gegensatz zur denervierten, die eine leichte Volumenvergrößerung zeigt, wenn die Versuchstiere einer höheren Außentemperatur ausgesetzt werden. Bei niedriger Außentemperatur verkleinern sich die normale und die entnervte Milz in gleichem Maße. Eine Arbeitsleistung ruft an der normalen und entnervten Milz eine kräftige Kontraktion hervor. *Parin* und *Tschernigowski* (1936) stellen bei akuter örtlicher Wärmeeinwirkung an der normalen Hunde- und Katzenmilz drei ineinander übergehende Reaktionsfolgen fest: 1. eine erhebliche, aber nur kurz dauernde Zusammenziehung; 2. eine Vertiefung des Milzrhythmus; 3. eine sich langsam entwickelnde tonische Zusammenziehung. Örtliche Kälteeinwirkung hat lediglich ein zeitweises Aussetzen des Rhythmus zur Folge. Da diese Volumenänderungen der Milz nach Entnervung nicht mehr auftreten, müssen sie nervösen Ursprungs sein. Die durch thermische Einflüsse bedingten Milzkontraktionen sollen das Herz-Gefäß-System im Prozeß der Wärmeregelung an die Schwankungen der Außentemperatur anpassen (weiteres bei *v. Herrath*, 1941, 1.)

Eine Reihe von Autoren (vgl. bei *Lauda*, 1933; *Klemperer*, 1938; *Vercellana*, 1940) denkt sich den Wirkungsgrad eines hypothetischen Milzhormons von einem vegetativ-nervösen Regulationsmechanismus bestimmt. *Horsters* (1936) nimmt nach Untersuchungen an Menschen mit hyperplastischen, meist leukämischen Milztumoren eine Hemmung der Insulinausschüttung durch ein Milzhormon auf nervös-reflektorischem Weg an. In gleicher Weise soll die Hundemilz nach *De Victoriis-Medori* (1935) das Verhältnis zwischen Protein- und Wassergehalt des Blutes regeln. *Tutkewitsch* (1928) stellte die Hundemilz als Aminosäurenspeicher unter Nerveneinfluß. *Schürch* (1935) findet, daß Hypersplenisation (*Prosplen*) von Kaninchen die Erregbarkeit des Atemzentrums herabsetzt und sieht hierin einen Beweis für das antagonistische Wechselspiel zwischen Schilddrüse und Milz. Die Arbeiten von *Rubinstein* (1932), *Hodgson* und *Olmsted* (1933), *Bacq* und *Frédéricq* (1935, 1 und 2), *v. Ludány* (1935/36) befassen sich mit der Pharmakologie der Milznerven.

Nach *Nomura* (1930) kommt es bei reiskranken Tauben oder nach Injektion von Adrenalin, Pilocarpin, Di-Toxin und bei Pb-Vergiftungen zu Degeneration und Nekrose an den Milznerven. Bei der Reiskrankheit handelt es sich hauptsächlich um Anschwellungen der Nerven, bei den Injektionen daneben um Atrophie, Zerfall und Fragmentierung, die hauptsächlich die Gefäßnerven betreffen.

Hemmert und *Halswick* (1930) berichten über Neurofibromatose am Epikard und in der Milz des Rindes. Außer den *Nn. intercostales* waren der Milznerv und im Epikard laufende Vagusfasern neurofibromatös erkrankt.

Die *segmentale Herkunft* der Milznerven, der grobe und feine Aufbau ihrer Geflechte sind bei Nicht-Säugern und auch bei Säugern noch nicht hinreichend untersucht. Die verschiedene Lage, Größe und Länge der Milz läßt entsprechende Unterschiede vermuten. Die *Segmentinnervation der Menschenmilz* ist nur im groben bekannt (vgl. die tabellarische Zusammenfassung von *Foerster*, 1936). Die Gefäße und Nervensegmente der Menschenmilz haben entsprechend deren abgerundeter zusammengeballter Form eine noch zu erforschende Lage, Abgrenzung und Ausdehnung, auf die bisher nur die bekannten pathologisch-anatomischen Erscheinungen, besonders bei Milzinfarkten, hindeuten (vgl. *Lubarsch*, 1927; *Lauda*, 1933). Die feinere Innervation der Milz der Nichtsäuger ist fast unbekannt. Die feine Aufgliederung der Milznerven im Innern der Säugermilzen ist artlich gemäß den *Milztypen* verschieden und verläuft dem Aufteilungsgrad des Trabekelnetzes, seinem Muskelgehalt, der Aufzweigung und Mächtigkeit des Arterienbaumes, der Masse und Verteilung der Pulpamuskulatur parallel. Die Innervation des Pulpa-, Balken- und Milzvenensystems ist vergleichsweise gering, ohne daß artliche Unterschiede besonders vermerkt sind. Die Kapillarhülsen sind reichlich innerviert. *Markhaltige* Fasern finden sich, allgemein als sensible gedeutet, nicht nur im Serosaüberzug der Kapsel sondern wenigstens bei einigen Säugerarten auch innerhalb der Trabekelnervenstränge, in den Pulpanerven und im oberflächlichen Hülsengeflecht. In den Hülsen der Pferdemilz dürften besondere *sensible Endformationen* vorliegen. Die *interstitiellen Zellen* werden allgemein dem Nervensystem zugerechnet und sollen im Rahmen des Kreislaufs besondere Aufgaben übernehmen. Ein feiner Plexus (Terminalretikulum) dürfte jede einzelne Retikulumzelle erreichen.

G. Die weiße Milzpulpa

Nach *McNee* (1931) besitzt die Milz der *Fische* keine *Malpighi*schen Körperchen. Beim Aal, in dessen Milz rote und weiße Pulpa zu unterscheiden sind, besteht ein großer Teil des Milzausstriches aus Lymphozyten, so daß die Lymphopoese bei vielen Mitosen in der Milz stattfinden dürfte (*Cocquio*, 1929). Auch bei *Chimaera monstrosa* produziert die weiße Pulpa, die geringer als die rote entwickelt ist, ausschließlich Lymphozyten. Sie sammelt sich in einzelnen Haufen um eigenartig gebaute, den Kapillarhülsen ähnliche, aber nicht mit ihnen identische Gefäße. Bei *Scyllium canicula* besteht die weiße Pulpa aus periarteriellen Lymphscheiden, in deren Retikulum Erythrozyten abgebaut, und parallel Eosinophile aus Retikulumzellen gebildet werden, die sich mit Granula anfüllen (*Loerbroks*, 1953). Eine Umbildung von Phagozyten in Eosinophile kommt ebenfalls vor. In den großen Maschen der Lymphscheiden sind sehr zahlreiche Lymphozyten aller Größen regellos angesammelt, die aus Retikulumzellen entstehen. Dabei werden gewöhnlich bestimmte Funktionsstadien von Retikulumzellen zu Lymphozyten oder diese schnüren sich seltener vom Retikulum ab. Nach *Yoffey* (1928/29) sind Arterie und Vene der Milz von *Calamoichthys* von Lymphgewebe eingescheidet. Die dort gebildeten Lymphozyten wandern in die Pulpa aus und durchlaufen hier eine Reihe von Entwicklungsstadien, bevor sie in den Kreislauf gelangen. Auch in der Elasmobranchiermilz (*Scylliorhinus canicula, Scyll. catulus, Raja clavata, Raja batis*) haben neben den Arterien auch die Venen Lymphscheiden. Im lymphoiden Gewebe, aus dem bei Fischen alle Blutzellen hervorgehen, finden sich 1. zahlreichste kleine runde Zellen mit schmalem Plasmasaum und großem Kern; 2. große plasmareichere runde Zellen mit feiner strukturiertem Kern, die aus den ersteren Zellen durch Wachstum hervorgehen sollen; 3. große hyaline, schlecht anfärbbare Zellen, die wechselnd häufig gruppiert liegen. Auch in der durch Aderlaß gereizten Milz kommt es nur zu regellosen, über das Lymphgewebe verstreuten Mitosen, nicht zur Bildung von *Flemming*schen Keimzentren. Die hauptsächlich in den äußeren Teilen der Lymphscheiden vorkommenden Granulozyten verlassen die Pulpa als reifende Zellen und gelangen in das Blut. In den Zellen mit runden eosinophilen Granula liegt der zwei- oder mehrfach gelappte Kern immer ganz peripher. Bei der neutrophilen Art der Granulozyten sind die Granula stäbchenförmig, die zentraler gelegenen Kerne fast rund. Ferner finden sich unreife rote Zellen im Lymphgewebe, die sich in der Grenzzone in Erythrozyten umwandeln. Letztere und die Granulozyten, deren *Histogenese Yoffey* darstellt, gehen aus den kleinen runden Zellen hervor. — Das Lymphgewebe scheint bei den Teleostieren (*Pleuronectes, P. flesus, P. limanda, P. microcephalis, Gadus merlangus, G. minutus, G. luscus, G. pollachius, G. morrhuae, Lophius piscatorius, Morone labrax, Molva molva, Spinachia vulgaris, Callionymus lyra*) diffuser als bei den Elasmobranchiern zu sein. Sehr gut ist es bei *Molva molva* entwickelt, bei *Morone labrax* hat es die Neigung zur Knötchenbildung. Die Anwesenheit von *Pigmenthaufen* ist für das lymphoide Gewebe der Milz und anderer Organe der Teleostier (Ausnahme: *Spinachia vulgaris*) bezeichnend. Der Hauptbestandteil dieser im Zentrum helleren, am Rande dunkleren Pigmentknötchen sind grünbraune, kugelige Massen aus Körnchen, in denen sich häufig zugrundegehende Erythrozyten finden. Die zentrale helle Partie ist lymphozytenreich. Der Eisengehalt ist hoch. Es handelt sich augenscheinlich um Gallenfarbstoffe. — Bei *Myxine* und *Lamperta wilderi* liegen die verschieden großen lymphoiden Hämozytoblasten den Sinusoiden an, treten in diese ein und verwandeln sich intravaskulär je nach Größe in Erythrozyten, Thrombozyten und spindelförmige Zellen. Die Granulozyten differenzieren sich ausschließlich extravaskulär. Vorkommende Riesenzellen verdanken ihre Entstehung mitotischer Zellkernvermehrung im Hämozytoblasten (*Jordan* und *Speidel*, 1930). Die Milz hat beim jungen *Protopterus aethiopicus* einen Kern aus von Pulpa und Sinus umgebenen lymphoiden Zellen und ist der Hauptsitz der Erythropoese (*Jordan* und *Speidel*, 1931). *Dustin* (1934) spricht bei Protopterus von einem undeutlichen Keimzentrum in jedem Läppchen. Die Ähnlichkeit zwischen der Kernstruktur der Retikulumzellen und der mancher Lymphozyten läßt nach *Jordan* und *Speidel* vermuten, daß sich die Retikulumzellen durch Abrundung in lymphoide Hämozytoblasten umwandeln. Auch aus dem Vorkommen vieler Zwischenstufen unter den einzelnen Lymphozytenformen ist deren genetische Aufeinanderfolge zu schließen. Die besonders peripher am lymphoiden Kern angereicherten kleinen Lymphozyten, die sich offensichtlich von größeren Formen des Zentrums herleiten, gelangen entweder in das Blut, bilden Thrombozyten oder degenerieren. Die Stammzelle der in der roten Pulpa entstehenden Erythrozyten ist der mittlere oder große Hämozytoblast mit siebförmigem Kern. Die Lymphozytenstränge der Milz von aus dem Trockenen ins Wasser zurückgekehrten Tieren machen einen von Zellen entblößten, erschöpften Eindruck. Die Protopterusmilz hat nach *Jordan* und *Speidel* folgende Aufgaben: 1. Lymphopoese in der zentralen Lymphmasse; 2. Erythropoese aus Lymphozyten, den Stammzellen aller Blutzellen;

3. Thrombozytopoese durch intravaskuläre Differenzierung aus kleinen Lymphozyten; 4. Bildung basophiler Elemente; 5. Bildung von Monozyten aus Retikulumzellen und lymphoiden Zellen. Nach *Dustin* (1934) besteht die Milz von Protopterus aus einem lymphoiden Zentrum und einer erythropoetischen Peripherie in den Sinus der Pulpa, zu der sich an der Spiralklappe noch ein sehr verwickelt gebautes granulopoetisches Gewebe gesellt. Das Lymphknötchen im Innern besitzt kein deutliches Keimzentrum, die Lymphozyten sind jedoch größer, auch finden sich *tingible* Körperchen. Die Lymphozyten sind in ein wenig hervortretendes Zellnetz, das Retikulinfasern besitzt, eingelagert. Nach *Jordan* (1935) kommen *Milzlymphknötchen* von den Fischen bis zu den Säugern vor. Das Produkt des Knötchens ist der kleine Lymphozyt und in großer Zahl der Monozyt. Im fetalen Alter werden außer diesen Zellen auch noch Erythrozyten vom Knötchen gebildet. Die Milz repräsentiert als Ort myeloiden Gewebes bisweilen zugleich Lymphknötchen, Milz und Knochenmark. Sie bildet Lymphozyten, Thrombozyten und Granulozyten. Vom dicht gepackten Kern aus Lymphozyten reichen Ausläufer in jedes Milzläppchen; die rote Pulpa besteht aus lymphoiden Strängen und Sinus. Letztere enthalten alle Entwicklungsstadien von Lymphozyten zu Erythrozyten und Thrombozyten. Die Endigung jedes lymphoiden Stranges im Läppchen sieht wie ein Knötchen aus, in dessen Zentrum sich Hämozytoblasten und anschließend konzentrisch geschichtete kleine Lymphozyten befinden. Ein mit Lymphozyten und sich entwickelnden Erythrozyten gefüllter Sinus liegt unmittelbar subkapsulär. Viele Hämozytoblasten der Knötchenzentren finden sich in Mitose. Die kleinen Lymphozyten der Randzone gelangen in die Sinus, vergrößern sich zu Erythrozyten oder werden zu Thrombozyten. Andere Knötchen befinden sich gleichzeitig in Rückbildung. Die großen Zellen der Zentren stellen teilweise aus dem Retikulum freigewordene Zellen dar, teilweise entstehen sie als sich vergrößernde kleine Lymphozyten, die vom erschöpften Knötchen übriggeblieben sind. Das Produkt dieser Lympho- oder Hämozytoblasten sind die kleinen Lymphozyten, die in die Sinus auswandern und dort wieder zu Hämozytoblasten bzw. großen Lymphozyten heranwachsen können. Letztere differenzieren sich auch bei Elasmobranchiern, Teleostiern und Ganoiden zu Erythrozyten. Die Lymphstränge der roten Pulpa sind granulopoetisch tätig.

Es liegen kaum Angaben über die *Differenzierung* des Mesenchyms der Milzanlage der Amphibien zu einem hämatopoetischen Retikulum vor. Die Vermehrung der Mesenchymzellen der Milzanlage erfolgt bei Pleurodeleslarven gleichmäßig mitotisch (*Hartmann*, 1933). Dabei scheinen sich die Zellen aus dem synzytialen Verband loszulösen und sich ihm erst nach erfolgter Karyokinese wieder einzugliedern. Follikel entstehen nicht. Die Beziehungen des lymphoiden Gewebes zu den Arterien sind bei den Amphibien überhaupt viel loser und unregelmäßiger als bei höheren Wirbeltieren; es finden sich auch Lymphzellenansammlungen, in denen Zellteilungen kaum zahlreicher vorkommen als in den verstreuten Pulpazellen. — Nach *Nakajima* (1929) besteht die Milz von *Hynobius fuscus*-Larven von 16 mm Länge aus retikulärem Gewebe mit polygonalen Kernen und eingelagerten Erythrozyten und Lymphozyten. Beim 40 mm langen Tier ordnen sich die sonst diffus liegenden Lymphozyten hier und da um die Gefäße an und zeigen deutliche Follikelbildung. — *Weilacher* (1933) findet auch in der Gymnophionenmilz zentral die weiße, peripher als Rinde die rote Pulpa. Er spricht die weiße Pulpa als *primitives Malpighi*sches Körperchen an, das hauptsächlich aus Gefäßen besteht, in deren Netzmaschen Blutkörperchen aller Degenerationsstadien eingelagert sind; das Knötchen dürfte die Blutzellen zerstören. — Rote und weiße Pulpa sind in der Milz von *Necturus maculosus* nach *Dawson* (1932) nicht streng geschieden; das mengenmäßig variable Lymphgewebe ist zwar manchmal in Haufen und Strängen angeordnet, bildet aber keine Knötchen. — *Nakajima* (1928) untersuchte die bedeutenden jahreszeitlichen Schwankungen des Zellbildes der weißen Pulpa der Urodelen- (*Megalobatrachus japonicus*, *Diemyctylus pyrrhogaster*, *Hynobius fuscus*, *Onychodactylus japonicus*) und Anurenmilz (*Rana nigromaculata*, *Rana japonica*). Bei *Megalobatrachus japonicus* kommen große Lymphozyten nur im Herbst, wenn die Lymphozyten allgemein reichlich sind, vor. Im Winter sind die Lymphozyten am spärlichsten, in den anderen Jahreszeiten zeigen sie zu- bzw. abnehmende Zwischenwerte. Follikel kommen nicht vor. Bei *Diemyctylus pyrrhogaster* sind die Lymphozyten im Sommer am reichlichsten. Im Herbst liegen sie, ziemlich scharf abgegrenzt, um die Gefäße, in den anderen Jahreszeiten diffus verteilt. Bei *Hynobius fuscus* ist die weiße Pulpa dagegen das ganze Jahr hindurch, am deutlichsten im Herbst, in Follikeln vereinigt. *Onychodactylus japonicus* wurde von *Nakajima* nur im Frühling und Sommer untersucht; die verstreut liegenden, meist kleinen Lymphozyten sind im Sommer bei angedeuteter Follikelbildung am reichlichsten. Bei *Rana nigromaculata* überwiegen stets die kleinen Lymphozyten, die im Herbst am reichlichsten und verstreut angeordnet sind. Follikel kommen im Frühjahr vor. Sie sind bei *Rana japonica*, wo die im Sommer zahlreichsten Lymphozyten diffus liegen, sehr selten. — Die Anuren haben kleinere Lymphozyten als die Urodelen. — Nach *Jordan* und *Speidel* (1929) sind auch die Milzzellen von *Phrynosoma solare* kleiner als die der meisten Amphibien und Reptilien. Die Milz ähnelt im Auftreten von ruhenden fibrösen Knötchen aus unregelmäßigen Massen von Retikulumzellen, deren Erscheinen mit dem

Vorhandensein der Endstadien der Erythropoese zusammenfällt, der des Frosches. Die kleinsten Milzen enthalten am meisten fibröse Knötchen und am wenigsten Parenchym. Die Blutzellenbildung beginnt am Rande, indem sich hier aus dem Retikulum kleine und große Lymphozyten bilden. Letztere teilen sich mitotisch, erstere wachsen vielleicht noch zu großen Formen heran. Dadurch wandeln sich die fibrösen Knötchen in zelluläre um und sehen wie Follikel aus. Ihre Lymphozyten wandern in die Sinus aus, wobei sie die ersten Umwandlungsstadien zu reifen Blutzellen durchlaufen. Eine gewisse Anzahl dieser Zellen reift abnorm, degeneriert und wandelt sich über Plasmazellen in solche mit Russel-Körperchen um. Auch *Licheri* (1933) findet in der Milz von Teleostiern, Reptilien und Vögeln in artlich verschiedenem Umfange Plasmazellen. Es kommt wie bei anderen Amphibien und Reptilien kein anderer Hämoblast als der Lymphozyt vor. — Die Blutbildung erfolgt beim Frosch (*Rana esculenta, Rana temporaria*) vorwiegend in Knochenmark und Milz. Die in Lymphozytenbildung bestehende Milzfunktion ist im Gegensatz zu der des Knochenmarkes von der Jahreszeit unabhängig. Die Milz des erwachsenen Frosches ist stets strotzend mit Lymphozyten gefüllt, daneben finden sich vereinzelte Leukozyten. Die myeloiden und lymphatischen Elemente des Froschblutes gehören zwei selbständigen Systemen an. Beim Krallenfrosch (*Xenopus laevis*) sind rote und weiße Pulpa getrennt und im Verhältnis 1:2 vorhanden (*Sterba*, 1950). Die Lymphscheiden verjüngen sich nicht mit den Gefäßen und haben ebensowenig wie die Follikel Kapillaren. Die grobmaschigere weiße Pulpa wird durch faserlose *inaktive* Retikulumzellen abgegrenzt. Die Bildung der lymphoiden Reihe überwiegt die der myeloischen. Die Entstehung kleiner Lymphozyten ist mit deren zentrifugaler Bewegung verbunden. Die Zellelemente des Follikels sind in einen extrafollikulären, perimembranösen Wall, einen intrafollikulären Wall und ein zentrales Differenzierungsfeld geschichtet. Makro- und Mikrolymphozyten können sich amitotisch teilen. Die nur in der weißen Pulpa vorkommenden eosinophilen Leukozyten und auch Fibrozyten können neben freien und retikulär gebundenen Riesenzellen ebenfalls im Follikel vorhanden sein.

Das *Abnehmen der Lymphozyten* in der Tierreihe geht mit einer besseren *Abgrenzung der Follikel* einher; dem Frosch fehlen sie im Gegensatz zur Schildkröte noch (*Chatterjee* und *Cruickshank*, 1928/29). Nach *Scatizzi* (1930) kommt indessen bei *Tropidonotus natrix* — bei Fehlen eigentlicher Follikel — keine scharfe Trennung zwischen weißer und roter Pulpa zustande. Die freien Zellen der Pulpa bestehen aus jugendlichen Formen von Lymphozyten und Erythrozyten, so daß der Milz eine lympho- und erythropoetische Funktion zugesprochen werden muß. Beim Alligator ist die weiße Milzpulpa nach *Dustin* (1938) in Knötchen angeordnet. In der Entenmilz ist die weiße scharf von der roten Pulpa getrennt. Das Lymphgewebe umgibt in Form von Scheiden und Knötchen die Hülsen; nicht aber bei der Taube (*Dustin*, 1938). Auch *Sólymósy* (1935) sah entgegen anderen Untersuchern in der Milz von im Winter erlegten *Dendrocopus leucotos* und *Picus canus* gut entwickelte *Malpighi*sche Körperchen. Sie sind nach *Tironi* (1937) in der Milz des Sperlings im Frühjahr meist sehr zahlreich, doch beginnen schon um diese Zeit 3 bis 4 Körperchen zu einem zu verschmelzen. Im Sommer, wenn die Milztätigkeit ihr Maximum erreicht und die Lymphozyten vermehrt sind, bilden die Knötchen häufig große, unregelmäßig gestaltete und vornehmlich an der Peripherie des Organs gelegene Körper. Danach nimmt die Größe der Knötchen bis zum Winter wieder stark ab, die im Frühjahr und Sommer zahlreichen Mitosen fehlen. Zwischen den in allen Jaheszeiten anzutreffenden drei Lymphozytenformen finden sich in der ersten Jahreshälfte Übergangsformen, lymphoide Hämohistioblasten und Prälymphozyten.

Basir (1931/32) identifiziert die bei Echidna die Arterien begleitenden Lymphscheiden offensichtlich mit Follikeln und findet dementsprechend keine Keimzentren. Die Lymphscheiden sind von einer Kapsel verdichteten Retikulums, in dem sogar Muskelzellen vorkommen sollen, umgeben. Die das Knötchen nach dichotomischer Teilung verlassende Arterie kann manchmal einen Follikel tragen.

Hoepke (1932) betont eingangs seiner Untersuchungen an der Milz winterschlafender Tiere (Igel, Fledermaus), daß die drei Fragen nach der Bedeutung des Keimzentrums, nach der der Mitosen im Lymphgewebe und nach der Entstehung der Lymphozyten noch nicht endgültig geklärt sind. — Das Lymphgewebe ist im Winterschlaf sehr stark vermehrt, *Reaktionen* im Keimzentrum fehlen. Die Arterien sind bis zum Hilus von dichten Lymphscheiden umgeben, selbst das Hilusfettgewebe kann in lymphoides Gewebe umgewandelt sein. Das gesamte Pulparetikulum bildet anteilig kleine Lymphozyten. Das Milzlymphgewebe wird während der Ruhe des Winterschlafes vermehrt, um beim Erwachen allen Anforderungen gewachsen zu sein. Die Keimzentren sind im Winter nicht wie im Sommer Reaktionszentren sondern bestehen aus Retikulumzellen und Lymphoblasten und bilden aus Retikulumzellen oder über Mesolymphozyten kleine Lymphozyten. Da der Mantel kleiner Lymphozyten nicht auf das Keimzentrum *zu-*, sondern aus ihm *auswandert,* hält *Hoepke* das *solide Knötchen* nicht für einen Ruhezustand sondern für den Ort stärkster Bildung kleiner Lymphozyten. Damit muß der Lymphozytenrand in einem bestimmten Verhältnis zum Zentrum stehen. Da die Hülsenzellen, die Endothelzellen und auch teilweise auswandernde Fibroblasten der Trabekel im Winter zu Retikulumzellen *verschiedener Potenz* werden können, kann der kleine Lymphozyt auf kürzerem oder längerem Wege fast überall in der Milz entstehen. Er löst sich schon im Keimzentrum oder im Kreislauf auf und macht dadurch Stoffe frei. So sind die Keimzentren nach Thyroxineinwirkung mit Trümmern von kleinen Lymphozyten erfüllt. Die Milzfollikel zeichnen sich gegenüber anderen des Körpers dadurch aus, daß sie die Zufuhr schädigender Stoffe durch *Hyalinbildung* unterbinden und sich so erholen können (Abb. 113). Von Juni an enthalten alle Milzen physiologischerweise von den Kapillaren oder von den quellenden Retikulumfasern ausgehendes Hyalin. Im Winterschlaf schwindet es völlig. Mit dem Auftreten des Hyalins schwinden im Sommer die Knötchen, während sich im Winter bei schwindendem Hyalin mächtige Knötchen bilden. Während des Abbaues dringen kleine Lymphozyten in das Hyalin und gehen dort teilweise pyknotisch zugrunde. Das Pulparetikulum bildet zur Zeit der durch Hyalinentwicklung untätigen Knötchen massenhaft Lymphozyten. Es finden sich plasmatische Zusammenhänge zwischen Lymphozyten und Retikulumzellen, die mitotisch oder amitotisch entstanden sein könnten, *Hoepke* (1932) unterscheidet eine hauptsächlich in den Zentren vertretene *undifferenzierte Retikulumzelle* (ovaler Kern mit staubfeinem Chromatin, kleiner Nukleolus, Kernsaft und Zytoplasma leicht oxyphil, Mitose oder Amitose) von der etwas größeren *aktiven Retikulumzelle* (Chromatin netzförmig, ein Nukleolus oder mehrere Nukleolen, Kernsaft blaß); beide sind durch Übergangsformen verbunden. Auch die Retikulumzellen und die aus ihnen entstehenden großen Lymphozyten zeigen Zwischenformen. Trotzdem sind die Lymphozyten durch ihr basophiles Zytoplasma leicht von den Retikulumzellen zu unterscheiden. Das Chromatin ist im runden oder nierenförmigen Kern der großen Lymphozyten in einem einzigen, oft merkwürdig geformten Nukleolus zusammengeballt, der sich in der voll leistungsfähigen Zelle violett, in der schrumpfenden blau anfärbt. Die Kernmembran ist immer stellenweise leicht verdickt. Auch an diesen Zellen konnte *Hoepke* Amitose und Mitose beobachten. Die großen Lymphozyten schrumpfen über mittelgroße zu kleinen Formen. Der Schrumpfungsvorgang ist im Winter wegen der herabgesetzten Zelltätigkeit deutlicher verfolgbar als im Sommer.

Pischinger (1954) wies auch für die Meerschweinchenmilz die primäre Zugehörigkeit der Lymphozytenkerne zu den größeren Kernen der Retikulumzellen nach. Die zytoplasmatischen Zusammenhänge lassen sich mit verschiedenen geeigneten Methoden darstellen. Auch das Sinusendothel der Meerschweinchenmilz hat beide Kernformen. Die Lymphozyten reifen im Symplasma amitotisch bei besonderem Bedarf, mitotisch zur Neudifferenzierung auf entsprechende Reize.

Hoepke spricht auch dann von einem *Keimzentrum,* wenn nur die Vorstufen kleiner Lymphozyten gebildet werden, das Zentrum nur aus Retikulumzellen besteht. Die Bedeutung solcher Knötchen kann nach ihm nur darin gegeben sein, die Mutterzellen der kleinen Lymphozyten auf lange Sicht zu *stapeln.* Daß es sich hier um ausgesprochene Keimzentren und nicht um Reaktionszentren in *Hellman*scher Definition handeln kann, geht daraus hervor, daß nach Trypanblauinjektion sofort ein Wall von kleinen Lymphozyten auftritt. Auch bei *Myotis myotis, Rhinolophus* und *Myotis nattereri* werden während des Winterschlafes Lymphozyten in der Milz gebildet. — Die Aufnahme von etwas Nahrung im Winterschlaf bei unveränderter Temperatur und fehlender Betätigung bewirkt in der Fledermausmilz die amitotische Bildung kleiner Lymphozyten im Knötchen und mittlerer und großer Lymphozyten in der Pulpa, die größtenteils degenerieren. Nach Betätigung in der Kälte und anschließendem zweitägigem Winterschlaf und nach Wärme, Betätigung und Nahrungszufuhr ist das Lymphgewebe vermehrt. Die Zentren bestehen aus Retikulumzellen, Mesenchymzellen und lymphoretikulären Zellen. Schrumpfformen von Lymphozyten sind überall nachweisbar. Drei Stunden nach einer Gabe von $^1/_2$ mg Thyroxin zeigt sich eine durch lange, dicke Lymphscheiden und durch breite Lymphozytenmäntel um die Knötchen bedingte starke Lymphgewebszunahme. Die kleinen Lymphozyten werden so schnell gebildet, daß sie nicht mehr im Knötchen endgültig schrumpfen, sondern bereits als noch größere Formen abwandern. Nach $4^1/_2$ Stunden haben die Zentren aus undifferenzierten Zellen auf Kosten des Lymphozytenmantels zugenommen. Nach 20 Stunden macht das lymphatische Gewebe einen erschöpften Eindruck; bei kleinen, aus Retikulumzellen und Mesolymphozyten bestehenden Knötchen sind die vorher reichlichen Zellteilungen ebenso selten geworden wie die Schrumpfungsformen zu kleinen Lymphozyten. — Das Auftreten von *Zentren* besagt, daß die Neubildung von Zellen, die im soliden Knötchen auf kürzestem Wege erfolgte, ruhiger verläuft. Solide Knötchen decken einen augenblicklichen dringenden Bedarf an kleinen Lymphozyten; große Knötchen mit Zentren arbeiten auf längere Sicht. Je später nach einer Reizung untersucht wird, um so mehr Keimzentren finden sich. Ein Keimzentrum besagt, daß der Körper augenblicklich nur wenig kleine Lymphozyten braucht. Unter einem *Keimzentrum* versteht *Hoepke* das Zentrum eines Knötchens, das überwiegend die Bildung von kleinen Lymphozyten oder ihrer Vorstufen erkennen läßt. Ein *Reaktionszentrum* ist das nur aus Retikulumzellen und Makrophagen bestehende Zentrum eines Knötchens. Es hat die Produktion kleiner Lymphozyten wegen der Abwehr von Schädigungen eingeschränkt oder eingestellt.

Roemer (1932) und *Peter* (1932) erhoben gleiche Befunde an den Lymphknoten bzw. Tonsillen des winterschlafenden Igels. Auch hier wurde das Lymphgewebe durch das Erwachen, die Bewegung und Nahrungsaufnahme in starke Tätigkeit versetzt. *Hoepke* (1932, 1934) hat zusammenfassend zum Tonsillenproblem Stellung genommen.

Hoepke und seine Schüler beobachteten bei *winterschlafenden Tieren* eine aus schmalen Lymphscheiden und Knötchen bestehende, aus vorwiegend Mesolymphozyten zusammengesetzte weiße Pulpa, die gegenüber der mit Erythrozyten gefüllten roten Pulpa zurücktritt. Während kleine Lymphozyten nur vereinzelt auftreten, befinden sich die Retikulumzellen der roten Pulpa in plasmatischer Verbindung mit großen Lymphozytenformen. Beide teilen sich in mäßigem Umfange mitotisch und amitotisch. Bei Störungen des Winterschlafes zeigt das Lymphgewebe starke verschiedenartige Veränderungen seiner zellulären Zusammensetzung, die schließlich zur vermehrten Bildung meist kleiner, aber auch größerer Lymphozytenformen führen und damit zu dem aktiven Zustand des Lymphgewebes im Sommer überleiten.

Hoepkes Schule untersuchte — wie vorher bereits *Katase* (1931) — den Einfluß *basischer* und *saurer Ernährung* auf das Lymphgewebe, auch die weiße Milzpulpa bei Igeln, Mäusen und Ratten (vgl. *Hoepke* und *Grundies*, 1935; *Hoepke* und *Grüning*, 1935; *Hoepke* und *Peter*, 1936; *Franz*, 1937; *Hoepke, Hempfing* und *Desaga*, 1938; *Hoepke* und *Spanier*, 1939). *Hoepke* (1939) hat die wesentlichsten Ergebnisse dahin zusammengefaßt, daß das gesamte Lymphgewebe des Organismus auf einen steten Basen- bzw. Säurenüberschuß in der Nahrung gleichmäßig *gegenteilig* reagiert, so daß sich diese entgegengesetzte Reaktion auch stets in einem entsprechenden

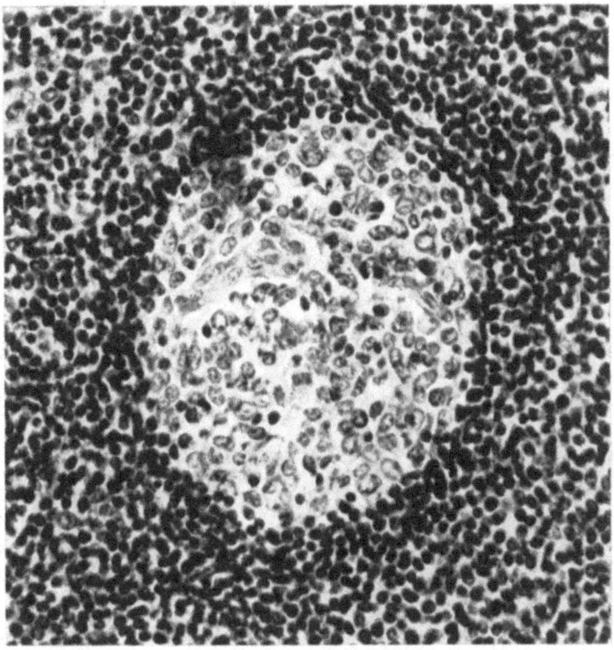

Abb. 112. Milzknötchen mit hauptsächlich retikulärem Zentrum aus der Milz des Erwachsenen. Susa, H.-E., Verg. 360fach.

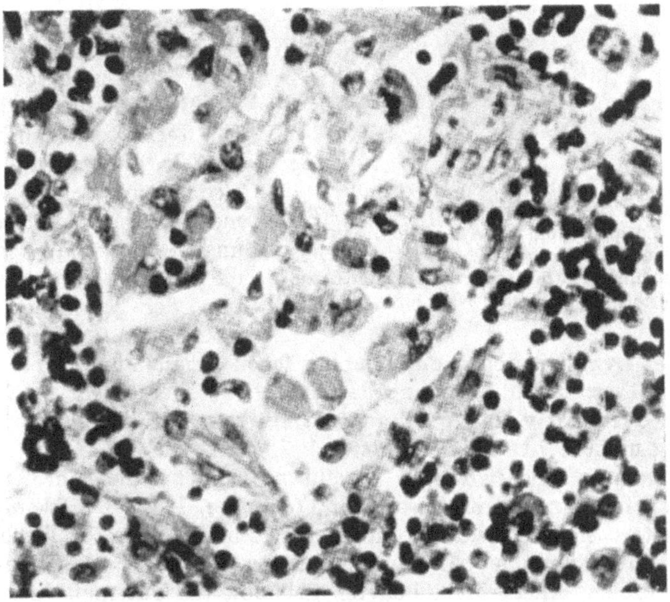

Abb. 113. Hyaline Degeneration der Retikulumzellen im Follikelzentrum. (Nach *P. Klemperer*, The spleen, in Handbook of Hematol. III, New York, Hoeber, 1938, S. 1663, Abb. 44).

Verhalten der Lymphozytenzahlen des Kreislaufblutes ausdrückt. Bei basischer Ernährung ist eine gesteigerte Bereitstellung bzw. Bildung von kleinen Lymphozyten zu beobachten, die durch ihren Zerfall ein entsprechendes Eiweißdefizit im Blute ausgleichen und dadurch in die Regulierung des Blut-pH-Wertes eingreifen sollen. Deshalb haben alle Knötchen einen breiten Wall, und die von hier fortgeschwemmten kleinen Lymphozyten füllen auch die rote Milzpulpa. Das Lymphgewebe läßt sich durch längere basische Ernährung schließlich geradezu erschöpfen. Das umgekehrte Verhalten des Lymphgewebes bei saurer Ernährung drückt sich in seiner starken Zunahme aus; alle Knötchen zeigen große Zentren. Die Retikulumzellen in ihnen und die der roten Pulpa bilden mittelgroße und große Lymphozyten. Die Untersucher fassen die im Winterschlaf und im Ernährungsexperiment gleichsinnig mit dem übrigen Lymphgewebe reagierenden Knötchen nicht als selbständige Reaktionszentren im *Hellman*schen Sinne (vgl. *Hellman*, 1914, 1921, 1943; *Hellman* und *White*, 1930; *A.* und *H. Sjövall*, 1930; *Glimstedt*, 1932, 1933), sondern als Keimzentren auf, die die Geschwindigkeit der Lymphozytenbildung regeln. *Hellman* (1938/39; 1943) beruft sich zur Bekräftigung seiner gegenteiligen Auffassung auf die Resultate *Österlinds* (1940) und *Sjövalls* (1936). *Österlind* fand die Reaktionszentren nach tödlicher Di-Toxininjektion beim Kaninchen völlig nekrotisch. Nach vorhergehender *Anatoxin*-Behandlung aber kann sich eine Diphterietoxin-Immunität ausbilden. In diesem Falle sind die Reaktionszentren parallel der zunehmenden Immunität sehr vermehrt und vergrößert. Nach Aderlässen, die so dosiert waren, daß das Wachstum der Kaninchen nicht beeinträchtigt wurde, erzielte *Sjövall* eine Abnahme der Lymphozyten in den lymphatischen Organen und um ein Viertel auch im Kreislauf. Trotz dieser Belastung der Lymphozytopoese zeigten sich die Reaktionszentren quantitativ und qualitativ unverändert, so daß sie mit der Lymphozytenbildung nichts zu tun haben dürften.

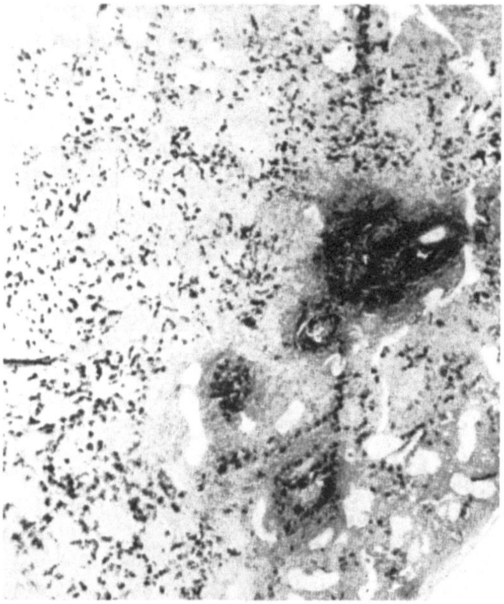

Abb. 114.
Milz eines mit *basischer* Nahrung gefütterten Igels. Susa, Cardos-Pappenheim, Vergr. 35fach. Lymphknötchen schwarz. Pyknotische kleine Lymphozyten schwarz. Rotes Blut hellgrau. (Nach *Hoepke* und *Grundies*, Zschr. Anat. Entw.-gesch. 104, 1935, Abb. 3.)

An der Igelmilz steigert *basische* Ernährung zunächst die Zahl der Mitosen der Mesolymphozyten der Zentren (*Hoepke* und *Grundies*, 1935). Der kleinlymphozytäre Wall verbreitert sich, bis sich die Knötchen schließlich unter Verschwinden der Zentren zu soliden umbilden. In der roten Pulpa, in der Mitosen auftreten, werden ebenfalls zahlreiche kleine Lymphozyten gebildet, die untergehen und ausgeführt werden. Nach Erschöpfung der weißen Pulpa setzt eine intensive Neubildung von Mesolymphozyten in den Keimzentren und in der roten Pulpa ein. Die Abgabe kleiner

Lymphozyten ist eingeschränkt. Die histologischen Bilder ähneln denen zu Beginn des Winterschlafes, und der Lymphozytengehalt des peripheren Venenblutes verhält sich entsprechend. Der Organismus wird durch basische Ernährung gezwungen, vermehrt kleine Lymphozyten entstehen und zugrundegehen zu lassen. — Je länger die Tiere mit Säurenüberschuß ernährt werden, desto mehr treten die kleinen Lymphozyten in den Milzknötchen zurück, die größeren Zellformen hervor. Die rote Pulpa reagiert mit der Bildung von Mesolymphozyten und von großen Lymphozyten. Die hier zahlreich vorhandenen und zugrundegehenden kleinen Lymphozyten sollen durch Schrumpfung aus Mesolymphozyten entstehen. Bei *saurer* Ernährung dürften sich die kleinen Lymphozyten wesentlich in der roten Pulpa bilden. Dadurch wird der Eindruck einer gewissen *Arbeitsteilung* zwischen weißer und roter Pulpa erweckt. In der Milz gehen stets sehr viele kleine Lymphozyten zugrunde, deren Größe vom Knötchen zur Umgebung abnimmt. Diese Größenabnahme ist in Knötchen mit großen Zentren schwächer als in soliden. Da der durchschnittliche Lymphozytendurchmesser im Blute größer ist als in der Milz, folgern *Hoepke* und *Grundies*, daß nur die lebensfähigsten Zellen in den Kreislauf gelangen. Bereits *Wallbach* (1928) beschreibt die weiße Pulpa bei mit Hafer gefütterten weißen Mäusen als eine sich in Strängen auflösende Zellmasse, die fast nur aus Retikulumzellen und ähnlich gebauten rundlichen Zellen mit kaum oder nur leicht basophilem Zelleib zusammengesetzt ist.

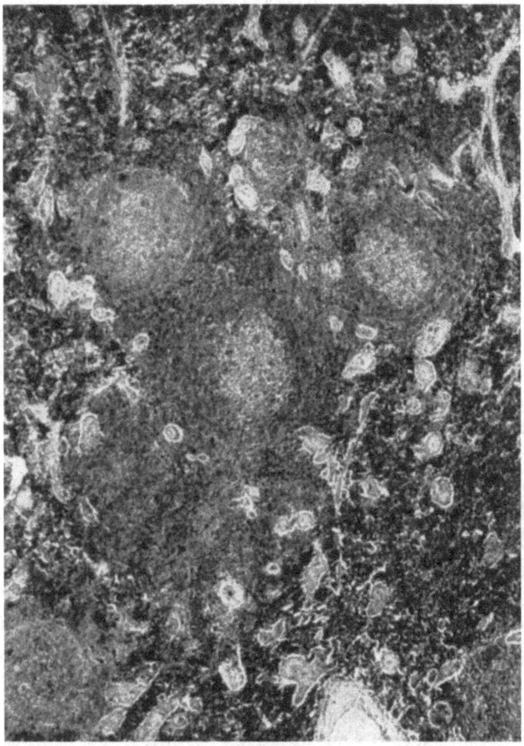

Abb. 115.
Milz eines mit *saurer* Nahrung gefütterten Igels. Susa, Cardos-Pappenheim, Vergr. 35fach. Große Knötchen. Die rote Pulpa ist von weißen Zellen erfüllt. (Nach *Hoepke* und *Grundies*, Zschr. Anat. Entw.-gesch. 104, 1935, Abb. 4.)

Nach *Andreasen* (1946) ist die Gesamtmenge des lymphatischen Gewebes der Lymphknoten und der Milz bei weiblichen Meerschweinchen größer als bei männlichen. Das lymphoretikuläre Gewebe macht beim Menschen ungefähr 1% des Körpergewichtes aus (*Schallock*, 1955). *Wätjen* (1935) stellte gelegentlich seiner Nachprüfungen der Versuche *Haranghis* (1935) einen Einfluß vorwiegend saurer und basischer Ernährung auf die Meerschweinchenmilz fest. Bei Grünzeug-Kartoffel-Fütterung ist das Milzgewicht nicht beeinflußt, das Milzlymphgewebe gut zu erkennen. Nach einseitiger Haferernährung zeigen die Follikel oft eine stärkere Rückbildung, eine Neigung zu retikulären Wucherungen bei Verarmung an Lymphzellen.

Der mögliche Einfluß des *Hungerns* ist hier jedoch nicht sicher auszuschließen, da die Tiere die Haferkost nur schwer ertrugen und teilweise sogar eingingen. *Grieshammer* (1937) untersuchte das Verhalten des Lymphgewebes im Säuglings- und frühen Kindesalter an den Gaumenmandeln, den Lymphknoten, der Milz, dem Darm und der Rachenwand von 154 verschiedenen Sektionsfällen bis zu 2 Jahren und kommt ebenso wie *Hoepke* zu der Auffassung, daß das Lymphgewebe außer den *Abwehr*- noch andere *Stoffwechselaufgaben* haben dürfte. Bei akuten Ernährungsstörungen bis zum vollendeten 4. Lebensmonat bleiben Zahl und Größe der Knötchen in engen Grenzen. Gegen Ende des ersten Jahres werden die Knötchen größer. Bei allen Frühgeburten fehlen Keimzentren. Die Ernährung beeinflußt das Lymphgewebe sehr, worauf am besten das Fehlen lymphoblastischer Knötchen bei chronischen Ernährungsstörungen hinweist, wenn man hier auch den Einfluß des Hungerns (vgl. *Köhn*, 1953; 1954) nicht vernachlässigen darf. *Grieshammer* nimmt an, daß die *absolute* und *relative lymphatische Hyperplasie*, die beim pastösen Habitus und bei der Rachitis vorkommt, eher mit abnorm gerichteten Stoffwechselvorgängen zusammenhängt als mit äußeren bakteriellen Einflüssen. Bei *Glimstedts* Versuchen (1932; 1934), der die lymphatischen Organe steril aufgezogener Meerschweinchen stets von *Sekundärknötchen* frei fand, bleibt nach *Grieshammer* zu bedenken, daß die sterile Aufzucht eine unphysiologische ist. Die Abwehrfunktion der lymphatischen Hyperplasie ist vielleicht mehr gegen die aus dem abwegigen Stoffwechsel resultierenden Schädlichkeiten gerichtet als gegen äußere Einwirkungen. *Grieshammer* bezweifelt dabei nicht die Bedeutung des Lymphgewebes für die Abwehr, vor allem bei örtlicher Einwirkung, spricht aber dem *intermediären Stoffwechel* besonders in der Jugend einen maßgebenden Einfluß auf die Differenzierung des Lymphgewebes zu und meint, daß die hier vorhandene lymphatische Hyperplasie ein besonderes, dem wachsenden Organismus eigenes Stoffwechselverhalten ausdrückt. Nach *Andreasen* (1938/39) ist streng zwischen dem Schutzzellensystem des Retikuloendothels und den Lymphozyten zu unterscheiden. Letztere, die *Proteinzellen*, stellen besonders für den wachsenden Organismus *Eiweißdepots* dar und sind damit funktionell den Fettzellen anzugliedern. So auch werden die starke Entwicklung des lymphoiden Gewebes im jugendlichen Organismus und das Vorherrschen des Kernes über den Zelleib verständlich. Bei jungen Ratten schrumpfen nach proteinloser Kost in kurzer Zeit die lymphatischen Organe. Bei entzündlichem und geschwulstartigem Wachstum liefern die Lymphozyten vielleicht Stoffe für den Gewebsaufbau. — Die Nachuntersuchungen der *Hoepke*schen Befunde durch *Berendes* (1941) an der Maus und *Köhn* (1953; 1954, 1 und 2) am Meerschweinchen, an der Katze und an der Ratte verliefen negativ. *Köhn* (1954) konnte insbesondere keine Relation zwischen dem Diff.- Blutbild und dem histologischen Bild der lymphatischen Organe nachweisen. *Hoepke* (1955) macht dazu besonders geltend, daß er seine Versuche an Tieren in einem *physiologischen Ruhezustand,* dem Winterschlaf, mit bekanntem Ausgangszustand des Lymphgewebes durchführte, was bei dem heterogenen Tiermaterial *Köhns* nicht zutreffen konnte. *Hoepke* vollführte seine Ernährungsexperimente an Allesfressern, *Köhn* an reinen Pflanzen- und Fleischfressern. Es ist nicht zu erwarten, daß das Lymphgewebe beider auf basische und saure Ernährung unter teilweise noch unphysiologischen Bedingungen gleichsinnig reagiert. Die Pflanzenfresser haben ein lymphozytäres, die Fleischfresser ein neutrophiles weißes Blutbild (vgl. *Richter*, 1953), das sich aus ihrer Ernährung erklären muß. — Das Verdienst der *Hoepke*schen Feststellungen, mag ihre Deutung bisher schwierig sein, liegt zunächst darin, das Lymphgewebe als *Stoffwechselgewebe* demonstriert zu haben, das nicht immer einseitig nur im Mittelpunkt von Abwehr- und Immunisierungsvorgängen zu stehen braucht sondern auch noch durch andere, unbekannte Faktoren *gleichsinnig* verändert werden kann. Ich kann schon wegen ihrer Vieldeutigkeit zwischen den Befunden *Hellmans* und *Hoepkes* keinen unvereinbaren Widerspruch erkennen, sondern halte sie bei weiterer ursächlicher Klärung für vereinbar. *Hellman* (1943) und *Köhn* (1954) diskutieren die Frage der Keimzentren.

Bei dem heutigen Stande der Lymphozytenfrage können *quantitative* Mitteilungen über die Ausbildung der weißen Pulpa nur *kasuistisch* gewertet werden. Beim Igel sind die Milzkörperchen von Februar bis Mai in Menge und Größe am besten entwickelt; im Sommer sinkt ihre Zahl und ist im Winterschlaf von November bis Januar am geringsten (*Watzka*, 1937). *Asai* (1927) und *Wallbach* (1928) machen Angaben über den Aufbau des Milzlymphgewebes beim Meerschweinchen bzw. der weißen Maus. *Gerlach* (1928) findet die Milz normaler 12 Stunden alter Meerschweinchen frei von Keimzentren bei gut entwickelter, aus Lymphozyten bestehender weißer Pulpa. Bereits bei drei Wochen alten Tieren hat das sehr gewachsene Milzlymphgewebe wie beim erwachsenen Tier Knötchen mit helleren Zentren. *Saller* (1931) bestätigt bei seinen metrischen Untersuchungen über das *postnatale Milzwachstum* der weißen Maus (Ernährung mit Hafer und Milch) die stärkere Anhäufung der weißen Pulpa im Milzzentrum. Die größte Anhäufung ist etwas gegen den Milzhilus verschoben. Daher unterliegt die *Verhältniszahl* zwischen roter und weißer Pulpa an Längsschnitten durch die ganze Milz nicht so großen Schwankungen wie an Querschnitten. Das Verhältnis der weißen zur roten Pulpa beträgt im Alter von 3 bis 14 Tagen bei beiden Geschlechtern durchschnittlich 1:3,04 und ist konstanter als das der roten Pulpa. Beim 10 Tage alten Tier sind die Milzfollikel, teilweise mit Keimzentren, voll ausgeprägt. Damit stimmen die Befunde von *Sumita* (1935) an männlichen Kaninchen verschiedenen Alters überein, der eine Follikelbildung erst eine gewisse Zeit nach der Geburt feststellen konnte. Manchmal besteht eine Knötchenrandzone aus mittleren Lymphozyten mit chromatinärmerem Kern. Zwischen dem 35. bis 40. Tage beträgt das Verhältnis der weißen zur roten Pulpa durchschnittlich 1:1,94. Das Gewicht der weißen Pulpa nimmt mit großen individuellen Schwankungen stärker zu als das der roten. Es scheint in dieser Verhältniszahl unter den Tieren eines Wurfes eine größere Übereinstimmung zu bestehen, die allerdings größeren Schwankungen unterworfen ist als das Milzgewicht. Im Erwachsenenalter geht die Verhältniszahl auf durchschnittlich 1:1,51 zurück, weil das stärkere Anwachsen des Lymphgewebes nach der Pubertät aufhört. Im ganzen erfolgt das Wachstum der weißen Pulpa in der Jugend rascher als das der ganzen Milz, so daß das Lymphgewebe unmittelbar nach der Pubertät am stärksten entfaltet ist, aber schon erheblich eingeschmolzen wird, wenn die übrige Milz sich noch in kräftigem Wachstum befindet. *Warren* (1946) verglich die Ausbildung der weißen Pulpa in 42 Menschen- und in 100 Rattenmilzen. Die Milzkörperchen sind bei Tieren vor der Pubertät ohne Reaktionszentren, die erst bei 50 bis 200 Tage alten Tieren zahlreicher erscheinen, das ganze mittlere Alter über erhalten bleiben, senilen Tieren aber regelmäßig fehlen. Bei diesen findet sich weniger follikuläres Lymphgewebe, gleichzeitig verlieren sich die *Demarkationslinien* zwischen den Follikelzonen und zur roten Pulpa hin. — Da die quantitativen Veränderungen des Lymphgewebes oft von gleichsinnigen der Blutlymphozyten begleitet sind, untersuchte *Andreasen* (1945) das quantitative Verhältnis zwischen Lymphorganen und Blutlymphozyten bei 166 normalen in Altersklassen eingeteilten Albinoratten einer Rasse. Die Blutlymphozytenwerte der weiblichen Tiere sind höher als die der männlichen. Bei beiden Geschlechtern sind die mononukleären Zellen häufiger als die kleinen Lymphozyten. Die höchsten Blutlymphozytenwerte fallen mit den niedrigsten Gewichten der Lymphorgane zusammen. Im Herzblut (rechtes Atrium) sind die Lymphozyten weniger zahlreich als im peripheren Venenblut (Schwanzvene). Die durch vermehrten Eintritt von Lymphozyten ins Blut verursachte Lymphozytose kann als *aktive*, die durch Retention von Blutlymphozyten bedingte als *passive* Lymphozytose bezeichnet werden. Zur Klärung der Frage nach dem *Kreislauf* und der *Mauserung* der Lymphozyten exstirpierten *Andreasen* und *Gottlieb* (1947) bei Meerschweinchen und Ratten die gesamten lymphatischen Organe des Körpers. Nach 25 Stunden tritt eine starke Lymphopenie ein (5000 bis 13000 a. o. bzw. 360 bis 1800 p. o.). Der Grund für die verzögert auftretende Lymphopenie liegt darin, daß die Lymphozyten erst allmählich aus dem nach der Operation zunächst gleichbleibenden Blut auswandern. Nach sechs Wochen sind aber die normalen Blutlymphozytenwerte wieder vorhanden, obwohl sich die exstirpierten Organe nicht haben regenerieren können. Diese Restaurierung muß daher von dem verbliebenen kleinen Rest an organisiertem und diffusem Lymphgewebe ausgegangen sein. *Nemiloff* (1936) fand bei 12- bis 16jährigen Hunden und bei 8- bis 19jährigen Katzen kaum noch Knötchen und Zentren. *Fujimoto* (1934) gibt an, daß sich das *Milzknötchen* beim Menschen, Hund, der Katze und der Ziege stets einzeln, beim Schwein, Rind, Kaninchen und Meerschweinchen dagegen stets zu mehreren gruppiert inmitten des Milzläppchens befindet. *Hellsten* (1928), *Riedel* (1932) und *v. Herrath* (1935, 2 und 4) stellen fest, daß die weiße Pulpa der Katzenmilz nur aus Follikeln besteht, Lymphscheiden stets fehlen. *Gohrbandt* (1929) findet die *Follikelaußenzonen* in der erwachsenen Hundemilz aus locker liegenden Zellen bestehend, die denen der Keimzentren ähneln, so daß die Randzone heller erscheint als die Rinde der Knötchen. *v. Herrath* (1935, 2) bestimmte den *Lymphgewebsgehalt* einer Reihe von Säugermilzen: Kaninchen von 3, 5, 6, 9, 12 Monaten: 33,70; 35,23; 28,20; 28,07; 25,47%; — Mensch: 18,93; 17,45%; — Hund von $1^3/_4$, 6, 12 Jahren: 3,01; 11,25, 5,09%; — Katze: 8,38; 39,60%; — Schwein: 10,66; 10,04%; — Rind: 20,27; 21,43%; — Kalb: 6,40%; — Schaf: 22,43; 23,73; 14,47%; — Pferd: 5,30; 4,29%. Die sehr großen Follikel der Wiederkäuermilz sind von einer azanblauen Hülle dichten Retikulums begrenzt (Abb. 116). *Steger* (1938) beschreibt die Ausbildung des lymphatischen Gewebes der Milz einiger Haustiere. Nach *Hartwig* (1949) nimmt die weiße Pulpa der Pferdemilz mit dem Alter ab, wobei die an und für sich kleinen Follikel absolut und relativ selten werden. Bei Fohlen, und seltener auch jüngeren Pferden, bilden sich Sekundärknötchen mit hellem Zentrum und dunklem Wall, bei älteren Pferden aus dunklem Kern und heller Randzone. Die Lymphscheiden der Pferdemilz sind nur schmal und oft unterbrochen. *v. Herrath* (1935, 4) beschreibt den durchschnittlichen Zustand der weißen Pulpa in der erwachsenen Milz des Menschen, Kaninchens, Hundes, Schafes, Schweines, Rindes, Pferdes und der Katze. In den Milzen eines einjährigen und eines etwa 14jährigen Elches war die weiße Pulpa nach *Blumenthal* (1952) in spärlichen Lymphscheiden und Follikeln gering entwickelt. In beiden Milzen fanden sich Keimzentren. Auch in der Milz einer etwa 17jährigen Elefantenkuh trat die geringe weiße Pulpa sehr gegenüber der roten zurück (*Tischendorf*, 1953).

Hellman (1926) teilt das Verhalten der *Milzlymphgewebsmenge* in 100 Fällen plötzlich aus voller Gesundheit Verstorbener jeden Lebensalters mit (s. S. 58ff.). Er vergleicht seine Ergebnisse mit seinen 1914 (loc. cit.) an Kaninchen durchgeführten Wägungen. Damals stellte er bei Tieren gleichen Alters ein bestimmtes Verhältnis zwischen dem Körpergewicht und der Lymphgewebsmenge fest. Dieses ist im Verhältnis zum Körpergewicht bei kleinen Tieren durchschnittlich etwas reichlicher als bei größeren entwickelt. Magere Kaninchen scheinen im Verhältnis zum Körpergewicht eine für ihr Alter etwas reichlichere Lymphgewebsmenge zu besitzen. Die *Menge* der weißen Pulpa steht beim Kaninchen in einem sehr bestimmten Verhältnis zur *Milzgröße*; denn in der Regel enthalten größere Milzen eine größere Menge an weißer Pulpa als kleinere. Dagegen war das Lymphgewebe im Verhältnis zur Einheit des Milzgewichtes in den kleineren Milzen etwas stärker entwickelt. Auch beim Menschen könnten größere Individuen Milzen mit einer relativ

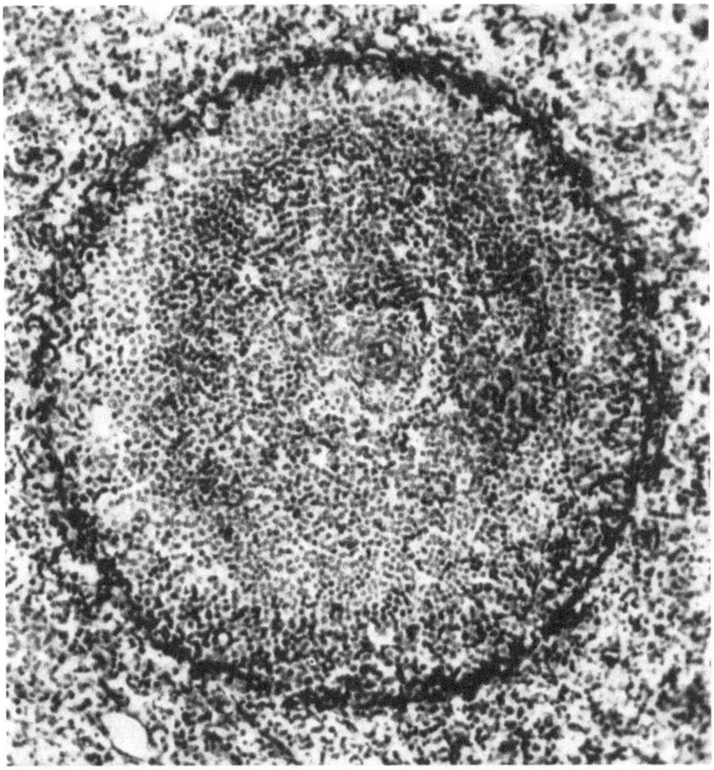

Abb. 116. Großer Lymphfollikel mit azanblauer Faserhülle aus einer Rindermilz. Susa, Azanfärbung. Vergr. 188fach.

geringer entwickelten weißen Pulpa besitzen als kleinere Individuen (vgl. *v. Herrath* 1938). — Als die *normale Menge* an Lymphgewebe bei einem Individuum an einer gewissen Stelle, in einem bestimmten Alter bezeichnet *Hellman* diejenige, die innerhalb der physiologischen Anpassungsbreite dieses Gewebes in diesem Alter und an diese Stelle fällt. — Da Selbstmörder vor der Tat im allgemeinen länger hungern, dürften sie etwas weniger Lymphgewebe als normal haben. — Die Milzgewichte und auch die ihres lymphoiden Gewebes sind bei den untersuchten Frauen niedriger, weil die Frauen kleiner sind.

Die weiße Pulpa bildet, in den Altersgruppen verschieden, zwischen 6 bis 22% des gesamten *Milzvolumens*. Dabei sind die individuellen Schwankungen der *absoluten* Menge an weißer Pulpa innerhalb derselben Altersgruppe stärker als die des Milzgewichtes und der roten Pulpa. Das *absolute Gewicht* des Milzlymphgewebes steigt bis zum 16. bis 20. Jahre, d. h. bis unmittelbar nach der Pubertät durchschnittlich stark an und sinkt dann langsam und ununterbrochen bis ins Alter ab. Die Altersinvolution der weißen Pulpa tritt also sehr früh, wenn auch langsam ein, wenn die übrige Milz ihre maximale Ausbildung noch nicht erreicht hat. Dabei liegt die stärkste Ausbildung der *Sekundärknötchen* in einem viel früheren Alter als die der übrigen weißen Pulpa. Während des mittleren und früheren Alters sind Sekundärknötchen nur wenig ausgebildet oder fehlen völlig. — Das Lymphgewebe stellt vom ersten bis fünften Jahre durchschnittlich 20% des Milzgewichtes dar, im Alter von 20 Jahren noch 10%, im Alter von etwa 60 Jahren noch 5%. Die Alterinvolution der weißen Pulpa ist beim Menschen kräftiger als beim Kaninchen. Daher nimmt auch das Milzgewicht mit zunehmendem Alter bedeutend weniger ab als die weiße Pulpa, deren Menge bei Personen über 50 Jahre kaum noch 40% der bei 16- bis 20jährigen beträgt. Individuen über 50 Jahre haben ebenso große Milzen wie 15jährige, haben aber in ihren Milzen nicht mehr weiße Pulpa als einjährige Kinder.

Die Menge der *Sekundärknötchen* kann in gewissen Milzen bis zu 30% der weißen Pulpa bzw. 7% des Milzgewichtes betragen. Meist aber liegen die Ziffern bedeutend niedriger. Die bei der Geburt fehlenden Sekundärknötchen sind im Alter von einem Jahre vollkommen ausgebildet, haben ihre höchste Ausbildung zu dieser Zeit vielleicht schon erreicht. Jedenfalls sind sie im frühen Kindesalter zwischen 1 bis 10 Jahren in Zahl und Größe am besten ausgebildet, im Alter über 20 Jahre aber bereits gering entwickelt. Die Sekundärknötchen erreichen ihre höchste Entwicklung also lange vor der der übrigen weißen Pulpa. Im Alter von 30 Jahren stellt die Menge an Sekundärknötchen nur noch etwa $^1/_{10}$ des Höchstwertes dar. Danach nehmen sie langsamer aber ununterbrochen weiter ab. Nach dem 64. Jahre sah *Hellman* in keinem Falle mehr Sekundärknötchen. Nach dem 20. Jahre fehlen Sekundärknötchen in einer mit dem Alter schnell wachsenden Zahl von Fällen völlig. Jedoch darf das Verhalten der Milz-Sekundärknötchen nicht ohne weiteres auch auf andere lymphatische Organe übertragen werden. Das Lymphgewebe ist dort wo Sekundärknötchen fehlen regelmäßig schwach ausgebildet, so daß die Sonderstellung der Sekundärknötchen als nur relative, wenn auch selbständige erscheint. Die recht *selbständige Stellung* der Sekundärknötchen deutet darauf hin, daß sie innerhalb des Lymphgewebes wahrscheinlich andere Aufgaben erfüllen. Es scheint so, als ob große Zentren einen kleineren Wall an Lymphozyten aufweisen als kleinere. Der Lymphozytenring ist bei mehr oder weniger nekrotischen Zentren fast regelmäßig kräftig ausgebildet. Es besteht offenbar kein Zusammenhang zwischen der Stärke des Lymphozytenringes und der Mitosenzahl im Zentrum. Da alle Sekundärknötchen einer Milz im großen und ganzen denselben Bau aufweisen, dürften sie alle auf einmal in großer Zahl entstehen, wachsen und vergehen. *Hellman* will das verschiedene Aussehen, d. h. die unterschiedliche zelluläre Zusammensetzung der Knötchen mit ihrer verschiedenen Verursachung erklären. — *Hwang*, *Lippincott* und *Krumbhaar* (1938) ermittelten die *Quantität* der weißen Pulpa bei 300 gewaltsam Verstorbenen. Weil die Zentralarterie abgezogen wurde und die Randzone unberücksichtigt blieb, sind die Werte kleiner als die *Hellmans* (1926). Der bei Kindern zunächst nur 4,5% betragende Lymphgewebsanteil der Milz steigert sich bis zum 10. Lebensjahr auf 10,8%, während das Milzgewicht erst nach weiteren zehn Jahren oder noch später seine größten Werte erreicht. Dann verringert sich die weiße Pulpa bis zum 30. Jahre auf 7,7% und zeigt auch zwischen dem 30. bis 50. Jahre die Neigung, leicht abzunehmen. Nach einem ganz leichten Ansteigen zwischen dem 50. bis 70. Jahre fällt der Anteil danach auf nur 5,8%. — Die Zentren sind in früheren Lebensaltern hauptsächlich lymphopoetisch. Die Zahl der Follikel in der Flächeneinheit ist in den ersten drei Lebensmonaten am größten; jedoch sind diese Knötchen außerordentlich klein. Danach nimmt die Follikelzahl bis etwa zum 30. Jahre dauernd ab und hält sich mit geringen uncharakteristischen Schwankungen bis ins Alter. Lediglich im achten Lebensjahrzehnt findet sich eine von einem deutlichen Absinken abgelöste Steigerung. Die Angaben stimmen mit denen *Hellmans* darin überein, daß das mit dem Milzgewicht multiplizierte Gewichtsmaximum des gesamten Milzlymphgewebes später liegt als das %-Maximum. Die Kurve des Verhältnisses des totalen Milzlymphgewebes zum Körpergewicht ist von der der Prozentanteile nicht sehr verschieden. Die Zentren mit den Follikelarterien sind in der ersten Kindheit am kleinsten, am größten vom ersten bis zehnten Jahre. Nach einem dann folgenden Abfall von drei Jahrzehnten treten hier ziemlich konstante, bis zum Lebensende bestehende Zahlen auf. Dabei dürfte eine spätere Verdickung der Arterienwände wahrscheinlich den Schwund der Zentren kompensieren. Während sich das lymphatische Gewebe der Milz sonst wie das übrige Lymphgewebe verhält, unterscheidet es sich von diesem durch die starke prozentuale Verminderung in der zweiten Dekade.

Nach *Ehrich* (1931) kommen *Pseudosekundärknötchen* in der Milz nicht vor. Die *Lymphscheiden* der Milz unterscheiden sich von denen anderer lymphatischer Organe durch das Fehlen der charakteristischen Venen, durch die die Lymphozyten dort ins Blut befördert werden. Da die weiße Pulpa direkt in die Blutbahn eingebaut ist, erübrigen sich diese Venen. *Millbourn* (1931) bestätigt, daß die Sekundärknötchen derselben Milz im großen und ganzen dasselbe Aussehen haben. Bei zum Tode führenden infektiösen Zuständen fand er eine Hypoplasie des Lymphgewebes nicht ungewöhnlicher als eine Hyperplasie. Dies dürfte auf die beiden nach *Hellman* bei jeder Infektionskrankheit in der Ausbildung des Lymphgewebes konkurrierenden Momente, das *infektiöse Agens* und die *Inanition*, zurückzuführen sein.

Aschoff (1938/39) schränkt seine frühere Meinung, daß die Keimzentren Lymphozyten bilden sollen, wesentlich zugunsten der Reaktionszentrentheorie von *Hellman* ein. Im einzelnen hält er die schon unter physiologischer Reizung (Verdauungsenzyme) entstehenden *Plasmazellen* für einen normalen Bestandteil des lymphoiden Gewebes. Zusammen mit *Pfuhl* (1937) läßt auch *Aschoff* (1937) die *Monozyten* aus dem lymphatischen Gewebe hervorgehen. Es läßt sich nicht sagen, ob sie dort etwa von undifferenzierten Mesenchymzellen abstammen oder ob sie innerhalb der Solitärknötchen und ihrer Keimzentren entstehen. In letzterem Falle dürfte ein Teil der größeren Zellen des Keimzentrums Monozyten sein. Das lymphoide Gewebe ist für *Aschoff* die Produktionsstätte der Lymphozyten, die von dort in die Blutbahn auswandern. *Okamoto* (1929) konnte in neun normalen Milzen von Verunglückten und Gehenkten im Alter von 2 bis 41 Jahren nur wenig Plasmazellen, die allerdings in keinem der Fälle vermißt wurden, feststellen.

Hueck (1928; 1930) hält die Blutplasma filternden Hülsen und die Follikel für wichtige Regulatoren des Wasserhaushaltes und das Blutplasma für den Nährboden der lymphatischen Zellreihe. Demnach wäre die Lymphozytenbildung im Knötcheninnern vom *inneren* Plasmastrom, die in der Außenzone des Knötchens vom *äußeren* Plasmastrom filternder Hülsen abhängig. Die Hülsen sind Ventile, die mit ihrer wechselnden Durchlässigkeit bald dem *lymphatischen*, bald dem *myeloischen* Gewebe den Nährboden bereiten helfen. *Herrlinger* (1938) stellt die *Knötchenrandzone* in der Milz der weißen Ratte als den Bezirk fest, der dauernd die stärkste gegen die rote Pulpa gerichtete Blutströmung aufweisen muß. Es erscheint daher ausgeschlossen, daß kleine Lymphozyten (vgl. *Hellman*, 1914; 1921; 1943) den Reaktionszentren aus der roten Pulpa zuwandern. *Herrlinger* (1947) konnte das Milzvenen- und Karotisblut von acht männlichen Leichen Minuten nach der Enthauptung vergleichen. Das Verhältnis Erythrozyten zu Leukozyten war im Milzvenenblut 1:112, im arteriellen Blut 1:700. *Herrlinger* führt das Vorhandensein sehr vieler junger Lymphozyten mit relativ großem Kern und breitem Plasmasaum im Milzvenenblut darauf zurück, daß die Zellen teilweise unreif ausgeschüttet werden. Außerdem soll die Milz Leukozyten *stapeln*. Die in Morphin-Chloroform-Narkose kontrahierte Hundemilz schüttet neben Erythrozyten immer vermehrt Leukozyten aus, wobei die verschiedene Intensität und Geschwindigkeit der Vermehrung auf *unterschiedliche* Kontraktionsmechanismen zurückgeführt werden müssen (*Kienle* und *Malamani*, 1941). Die Vermehrungen der Leukozytenwerte im Milzvenenblut nach Kontraktion sind meist geringfügig. Die Lymphozyten und Monozyten zeigen sich immer um 1 bis 15% vermehrt, was die Zusammensetzung des peripheren Blutbildes nicht beeinflussen dürfte.

Bock (1932) schloß elf Hundemilzen an das *Hering*sche Herz-Lungen-Präparat an und fand einen stetigen Anstieg der lymphatischen *Linksverschiebungskurve* von 1,01 auf 1,08. Auch die stete Zunahme der im Ausgangsblut nicht vorhanden gewesenen Lymphoblasten, der Vorstufen der in der Milz gebildeten jungkernigen Lymphozyten, spricht für eine Lymphopoese. Plasmazellen, deren Ausschwemmungsbedingungen verborgen blieben, kamen vor. *Andreasen* und *Christensen* (1949) bestimmten die *mitotische Aktivität* der verschiedenen Lymphorgane der Ratte durch Auszählen der mitotischen Bilder in Suspensionen von Zellkernen. Sie fanden die größte mitotische Aktivität im Thymus, der selbst im Alter höhere Werte aufwies als viel jüngere Lymphknoten und Milzen. Der im Thymus ausgesprochene Mitosenabfall im Hunger gleicht sich nach 3 bis 4 Tagen wieder aus und ist in den Lymphknoten und in der Milz kaum feststellbar.

Die Zahl der *zirkulierenden* Lymphozyten ist verhältnismäßig konstant. Es scheinen ebensoviel Lymphozyten den Kreislauf zu verlassen wie in ihn eintreten. Die Lymphozyten könnten den Körper durch das Darmepithel und Hautepithel verlassen (*Bunting* und *Huston*, 1921; *Condon*, 1922; *Wolf-Heidegger*, 1939). *Stenquist* (1934) hält die Durchwanderung des Darmepithels für postmortal. *Andrew* und *Andrew* (1949) halten die hellen Zellen für Zwischenstufen der epidermalen Lymphozyten. Nach *Andreasen* (1952) gehen die Lymphozyten in der Epidermis zugrunde. *Jordan* und *Speidel* (1923) heben die Möglichkeit der Umwandlung von Lymphozyten in myeloide Elemente hervor. Auch *Aschoff* (1938) erwägt die Bildung von Monozyten aus größeren Lymphozyten. *Sjövall* (1936) spricht von einer Art lymphozytärer Zirkulation. *Farr* (1951) kennzeichnete Lymphozyten aus dem Knielymphknoten des Kaninchens mit 3,6-diamino-10-methylacridinchlorid und reinjizierte sie intravenös. Sie fanden sich nach einer Stunde in 98%, nach zwei Stunden in 72%, nach drei Stunden in 42% in der Blutbahn; verschwanden dort erst nach etwa vier Stunden. Später sammelten sie sich weniger fluoreszierend im Knochenmark und lymphatischen Gewebe einschließlich des Thymus noch nach 12 Stunden. Im Knochenmark glichen sie den Myelozyten. Andererseits begeben sie sich aus der Blutbahn zu den lymphatischen Organen, wo sie neue Lymphzellen bilden sollen. Nach *Erf* (1940) lösen sich die Lymphozyten im Blut auf. Nach *Weisberger*, *Guyton*, *Heinle* und *Storasli* (1951) werden sie aus dem Kreislauf in die Lungen gefiltert. — *Fichtelius* (1953) transfundierte unbehandelten Wirtstieren mit P 32 gekennzeichnete Thymuslymphozyten von Kaninchen und Ratten. Nach *Homotransfusion* fanden sich die Thymuslymphozyten vorwiegend in der Milz, weniger in der Leber; nach *Heterotransfusion* in der Leber. — *Reinhardt* (1946) schätzt die bei der Ratte pro Stunde in den Blutstrom eintretenden Lymphozyten auf etwa 9 Millionen. Ein Lymphozyt soll sich durchschnittlich 12 Stunden im Kreislauf befinden.

Ono (1930) fand die erste Bildung der *lymphatischen Scheiden* zu Anfang des 5. Fetalmonats bei einem Feten von 18 cm Standhöhe. Sie bestehen aus um eine Arterienstrecke ausgebreiteten, noch ziemlich undifferenzierten, großen, wenig färbbaren Zellen, die den lymphoiden Hämozytoblasten *Dantschakoff*s (1916; loc. cit.) entsprechen. Die Anhäufung der Lymphoidzellen beginnt immer an einer Teilung der Arterie und setzt sich von dort bis zum Penicillus fort. Die Bildung der Lymphscheide ist so vorstellbar, daß die in diesem Stadium noch nicht auf eine kleinere Gefäßstrecke beschränkten Hülsen proximal Lymphozyten einlagern und nur distal dieser Einlagerung als eigentliche Hülse bestehenbleiben. Die Lymphscheide ist zunächst noch kapillarenfrei. — Im 5. bis 6. Fetalmonat zeigt sich die erste *Follikelanlage* als zwerchsack- bis kaffeebohnenförmiger Zellhaufen im Astwinkel einer Pulpaarterie. Diese in den Maschen eines retikulären Gerüstes gleichmäßig verteilten Zellen sind alle gleichartig, haben reichlich basophiles Zytoplasma und rundliche große Kerne mit deutlichem Gerüst. *Ono* kann über ihre Herkunft nichts aussagen. Der Follikel bildet sich demnach ohne Keimzentrum als gleichmäßig aufgebauter *Proliferationsherd* mit zahlreichen Mitosen innerhalb der Lymphscheide. Beim Feten von 25 cm Länge erscheinen die ersten einzelnen Lymphoblasten und Lymphozyten im von feinen Retikulumfasern durchsetzten Follikel. Beim Feten von etwa 30 cm Länge kugeln sich die Knötchen durch mäßige Lymphozytenvermehrung ab. Die arteriellen Kapillaren der Umgebung wachsen mehr und mehr in die Lymphscheide ein. In der Milz 35 cm langer Feten finden sich ei- bis bohnenförmige, aus mehr Lymphozyten als Lymphoblasten bestehende kleine und größere Knötchenanlagen. Einige Ästchen der in die Lymphscheide einsprossenden Kapillaren dringen als *erste Anlage des Außennetzes* (*Jäger*, 1929; Abb. 50) bis beinahe in den Hof des Follikels vor. Die Entwicklung eines *Innennetzes* scheint erst bei 38 cm langen Früchten zu beginnen und wird kurz beschrieben.

Auch *Ghigi* (1932) fand die kleinen Milzarterien des Menschen schon bei der Geburt mit mehr oder weniger ausgeprägten *Lymphscheiden* versehen. Nach *Lewin* (1929) ist die Lymphozytenzahl der Knötchen in den Milzen asphyktischer Neugeborener gering. In der äußeren Follikelzone fanden sich manchmal Mastzellen. *Bazzocchi* (1933) macht Angaben über die zelluläre Beschaffenheit der weißen Pulpa beider Geschlechter in den ersten sechs Lebensjahren.

Orsos (1930), *v. Herrath* (1935, 4) und *Herrlinger* (1949) fanden die subkapsuläre, beim Menschen nur aus einem Retikulum bestehende Milzschicht frei von weißer Pulpa. *Dustin* (1938) konnte beim Menschen keine Beziehung zwischen der Ausbildung der Hülsen und der weißen Pulpa aufdecken. — *Longhitano* (1929, 1 und 2) untersuchte alle fetalen und postfetalen Entwicklungsstadien der intestinalen und *lienalen Lymphknoten*, auch an Tieren. Die *Lymphknoten* durchlaufen beim Menschen von der 14. bis 22. Woche drei histologisch unterscheidbare Entwicklungsstadien. Sie sind spätestens im 6. Fetalmonat voll ausgebildet, jedoch finden sich noch keine Sekundärknötchen. Das umfangreiche solide Knötchen bildet im ganzen Querschnitt Lymphozyten. Das weniger große solide Knötchen ist dagegen ein ruhendes. Unter den zwei Schichten eines großen Knötchens ist die periphere die lymphopoetische, die zentrale die lymphozytenzerstörende Schicht. Es gibt ein Reaktionszentrum aus epitheloiden Zellen und ein Regenerationszentrum aus jungen Retikulumzellen und Lymphoblasten.

Über die *Gefäßversorgung* der Milzknötchen des Menschen in den verschiedenen Funktionsstadien berichtet *Jäger* (1929; Abb. 50). *Imai* (1940) bestätigt die Befunde von *Jäger* (1929) und *Ono* (1930). — Nach *Hellsten* (1928) trennt eine außen auf der Media der Lymphscheidenarterien des Menschen und der Katze liegende bindegewebige Schicht die Media von der Lymphscheide; sie fehlt der Kaninchenmilz. *Hellsten* meint, daß beim Menschen und den Säugern ein starker individuell-artlicher Wechsel in der Erscheinung und Anordnung der weißen Milzpulpa vorkommt (vgl. *v. Herrath*, 1935, 4). Die *Rekonstruktionen* der weißen Pulpa der menschlichen Milz, die *Hellsten* durchführte, ergaben in den Lymphscheiden stets eine *zentrale*, in den Knötchen stets eine *exzentrische* Lage der Arterie. Eine kontinuierliche lymphatische Arterienhülle findet sich stets im Alter von 1 bis 20 Jahren. In den übrigen Altersperioden herrschen dagegen variablere Verhältnisse vor, obwohl die lymphatische Hülle auch hier meist kontinuierlich ist. Die Lymphscheide ist im Alter von 20 Jahren in einzelnen Fällen durch eine dicke Bindegewebshülle ersetzt. Bei älteren Individuen mit sklerotischen Arterien kann das Lymphgewebe der Milz aus nur kleinen Knötchen bestehen; hier sind die Lymphscheiden in der Regel auch auf *kürzeren* Strecken entwickelt. Das Lymphgewebe lokalisiert sich vorzugsweise an kleineren und zarteren Arterien. Die in der Menschenmilz im späteren Alter zutage tretenden Veränderungen der lymphatischen Umhüllung dürften darin bestehen, daß die Knötchen und Hüllen an den *proximaleren*, stärker sklerosierten Arterienabschnitten immer mehr schwinden.

Das mengenmäßige Verhalten der weißen Pulpa nach experimentellen Eingriffen belegt eindrucksvoll die *vielseitige Ansprechbarkeit* des Lymphgewebes. Die weiße Pulpa winterschlafender Tiere (Igel, Fledermaus) ist durch Lymphozytenstapelung stark vermehrt und im Sommer wegen der verstärkten Lymphozytenausfuhr verringert (*Hoepke*, 1939). *Hoepke* (1932) weist darauf hin, daß die Keimzentren winterschlafender Tiere im Sommer auch Reaktionszentren werden können, weil sie dann in ihren Kapillarwandungen Hyalin bilden. Auch *Seemann* (1927) hält die von ihm in den Follikelkapillaren der mit Hafer und Brot ernährten weißen Maus beobachtete Amyloid-Ablagerung aus allgemeinen Erwägungen für normal. *Fischer* (1929), *Arndt* (1931) und *Abrikossoff* (1934/35) sahen in einer Sagomilz Resorption des Amyloids durch Fremdkörper-Riesenzellen. Nach *Hoepke* wird das Hyalin dadurch beseitigt, daß kleine Lymphozyten durch Ausscheiden einer lösenden Substanz kleine Gänge bohren, in die phagozytierende Retikulumzellen eindringen. *Lompe* (1937) fand die Lymphknoten des Bauches und Halses der Ratte nach Fleischnahrung viel stärker entfaltet als bei Tieren mit rein pflanzlicher Ernährung, weil diese fett- und eiweißarm und basisch ist. Auch nach *Andreasen* (1938/39) zeigen proteinfrei ernährte junge Ratten wegen starker Abwanderung proteinliefernder Lymphozyten in Kürze einen Schwund der lymphatischen Organe. — Bei Hunden und Katzen, die akuter Einwirkung 50 bis 60° hoher Temperaturen in der Wärmekammer nach 2½ bis 6 Stunden erlagen, findet sich eine durch Lymphozytenabwanderung bedingte Verkleinerung der Follikel (*Sasybin*, 1934). — Die durch reine Milchnahrung bei der Ratte verursachte Anämie führt in der degenerierenden Milz auch zu einem Follikelschwund (*v. Haam* und *Beard*, 1934). Dabei sind nach *Hamre* und *Miller* (1935) die Außen- und die Innenzonen der Knötchen und die Lymphscheiden gleichmäßig betroffen. Die weiße Pulpa regeneriert sich nach kombinierten Fe- und Cu-Gaben, wobei nur Cu eine Zellproduktion anregt. Nach *Lewin* (1932) bestehen die reaktiven Erscheinungen nach einem einmaligen Aderlaß an der weißen Pulpa der Kaninchenmilz in einer Vergrößerung der Knötchen und einer Verbreiterung ihrer Zentren (vgl. *Groll*, 1929). *Dabelow* (1930) konnte zeigen, daß die Zellenvermehrung in den Keimzentren des Lymphknotens bei kürzerem Nahrungsentzug schwinden kann. Dagegen verursacht Fettresorption 1 bis 1½ Stunden nach der Fütterung eine in 3 bis 4 Stunden intensive Proliferation in den Zentren und im lymphoiden Gewebe. An diesem Wachstum sind Lymphozyten und Retikulum beteiligt.

v. Herrath (1937; 1939, 3; 1955) fand die weiße Pulpa der Milzen von im Laufen trainierten Hunden und Kaninchen vermindert. Auch nach Arterienunterbindung schrumpft die Milz des Hundes, wird aber wegen der kollateralen Versorgung nicht nekrotisch (*Storti*, 1934). Mit der Zeit geht die weiße Pulpa relativ und absolut zurück. Die kleinen und seltenen Follikel bestehen aus jungen histiozytären Zellen, die die kurz nach der Unterbindung auftretenden *Follikelblutungen* beseitigen. — *Nebenmilzen* weisen eine sehr große Knötchenzahl auf (*Schönberg*, 1926). Das könnte m. D. darauf beruhen, daß die nicht so hoch differenzierten kleinen Nebenmilzen mehr dem ursprünglichen Stoffwechseltyp entsprechen als das Hauptorgan.

Die *zelluläre Differenzierung* der Milz müßte sich auch in Altersunterschieden des *Milzausstriches* ausdrücken; jedoch liegen hier nur spärliche Angaben vor (vgl. *Moeschlin*, 1947). Im Milzausstrich von 20 *Diemyctylus pyrrhogaster* fand *Ohuye* (1932) durchschnittlich 73% Lymphozyten, 20,0% Erythrozyten, 1,0% Eosinophile, 0,5% Basophile, 0,6% Neutrophile, 5,9% Pigmentzellen. *Chatterjee* und *Cruickshank* (1928/29) verglichen Milzausstriche von Amphibien, Reptilien, Vögeln, Nagern und Hunden. Beim Frosch besteht der Milzausstrich zu 83,5%, bei der Schildkröte und beim Huhn zu 78%, bei der Maus zu 74%, beim Kaninchen zu 67% und beim Hund zu 55,5% aus Lymphozyten. Die Lymphozytenzahl im Milzausstrich fällt demnach in der aufsteigenden Tierreihe, besonders bei den Säugern. *Richter* (1953) stellte vergleichende Untersuchungen über das *Hämo-*, *Myelo-* und *Splenogramm* bei Tieren mit Stoffwechselmilz (Kaninchen) und Speichermilz (Hund) an und fand im Milzausstrich des Kaninchens durchschnittlich 1% Lymphoblasten und 69,4% Lymphozyten, beim Hund 0,4% Lymphoblasten und 52,8% Lymphozyten (Tabelle 15).

Die Reaktionen der weißen Pulpa auf *Gefäßunterbindungen* scheinen zunächst von deren Sitz und Ausmaß und vom Weiterbestehen bzw. der mehr oder weniger unmittelbaren Bildung eines Kollateralkreislaufes beeinflußt und im Verlauf noch nicht hinreichend geklärt. Beim Hund fehlen die Follikel nach Milzarterien- und Milzvenenunterbindung fast völlig (*Naegeli* und *Meythaler*, 1932; *Storti*, 1934; *Loeffler*, 1934). Nach gleichzeitiger Arterien- und Venenunterbindung besteht die Milz nurmehr aus einzelnen Konglomeraten kernloser Trabekel, Lymphzellen fehlen (*Romanenko*, 1928). *Loi* und *Santoboni* (1934) beobachteten nach zweizeitiger Milzvenenunterbindung, nach Entfernung der Mesenterial-Lymphknoten und der lymphatischen Ganglien stets hyperplastische Milzfollikel. Die Follikel werden nach Unterbindung aller zur Hundemilz führenden Venen sukkulent und größer (*Geracitano*, 1936). Nach vollständiger Unterbindung der *V. portae* sind die Knötchen der gestauten Ratten- und Kaninchenmilz zusammengedrückt, bei nur teilweiser Verlegung der *V. portae* nach 2 bis 4½ Monaten unverändert.

Nach wiederholten bis zu 20 ccm betragenden Blutverlusten bei Meerschweinchen fand *Groll* (1929) die Keimzentren meist vermehrt und entfaltet, mit Lymphoblastenmitosen. Diese Evolution fehlte dagegen oder führte sogar gegenteilig zur Rückbildung der Zentren, wenn die entzogene Blutmenge ein gewisses Maß überstieg.

Das Verhalten des Lymphgewebes nach *Röntgenbestrahlung* ist hinreichend bekannt. Nach *Ssipowsky* (1932) wirken nur hochdosierte (1 bis 2½ *H. E. D.*) Röntgenstrahlen in der Frosch- und

Axolotlmilz destruktiv. Die Lymphozyten verschwinden entsprechend den kleiner und seltener werdenden Follikeln fast ganz, die verbleibenden zeigen Kernschrumpfung, diffuse Anfärbbarkeit und Zerfall. In der Kaninchenmilz treten nach 2 bis 3 Bestrahlungen mit Erythemdosis bereits Kern- und Zellschwund der Knötchen auf, die sich etwa eine Woche nach der letzten Bestrahlung regenerieren (*Takaizumi*, 1928). *Hamazaki* (1932) sah nach fortgesetzter Röntgenstrahleneinwirkung ebenfalls eine Follikelfibrose (vgl. *Windholz*, 1938). *Casati* (1931) erzeugte nach hauptsächlich ein- bis zweimaliger *Röntgenbestrahlung* der Milzgegend oder der ausgelagerten Kaninchenmilz eine Follikelatrophie. Die Schwere der Veränderungen war der Dosis und dem Zeitraum bis zur Untersuchung proportional. *Pohle* und *Bunting* (1936) röntgten Ratten mit abgestuften Dosen und fanden die Follikel selbst nach 1000 bis 5000 r nach drei Tagen wiederhergestellt. Dagegen erzeugten *Motida*, *Koyemuna* und *Sasao* (1937) in der Rattenmilz bereits 5 bis 6 Stunden nach 5 bis 10 r Röntgenstrahlen eine maximale Zerstörung der Lymphozyten in den Knötchen. Die *Flemming*schen Körner traten nach bestimmter schwacher Dosis bereits nach 5 bis 10 Stunden zunehmend auf und schwanden danach wieder. Hiernach sollte im allgemeinen nicht von einer *höheren Strahlenempfindlichkeit* der Milz gesprochen werden. Auch bei Hefezellen tritt die Schädigung beinahe ausschließlich in der ersten Hälfte der Bestrahlung ein. *Bellucci* (1938) bestrahlte die isolierte und durchspülte Schweinemilz mit Röntgenstrahlen und untersuchte Milz und Durchströmungsflüssigkeit. Etwa 4 Stunden lang werden schwer geschädigte Lymphozyten und Gewebszellen ausgeschieden; die Milz zeigt die entsprechenden Schäden. Die Menge der ausgeschiedenen Aminosäuren steigt proportional der Lymphozytenausscheidung stark an und vermindert sich erst nach 6 bis 10 Stunden. — *Paterno* (1936) erzielte beim Kaninchen durch *elektromagnetische* Reizung nach subkutanem Einheilen eines Induktors schließlich eine Hyperplasie des Milzretikulums bei Erhaltenbleiben der Follikel. Nach *Sugimura* (1939) atrophieren oder hyalinisieren in der entnervten Hundemilz im Rahmen der allgemeinen Fibroadenie die Knötchen. *Berghoff* (1927) und *Babes* (1929) sahen nach Teerpinselung der Mäuse bzw. Kaninchenhaut die Milzfollikel schwinden. *Rigano-Irrera* (1931) beobachtete bei zwei Hunden, deren Milz mit Teer gespritzt war, eine Knötchenhyperplasie. *Vaubel* (1932) sah beim Kaninchen nach wiederholten Gaben von Pferdeserum eine Hyperplasie der weißen Pulpa, die bei subkutaner Injektion hauptsächlich in einer verstärkten Ausbreitung der Lymphscheiden längs des Gefäßbaumes, bei intravenöser Injektion in einer auffallenden Vergrößerung der Keimzentren bestand. *Drouet* und *Florentin* (1930) beobachteten beim Meerschweinchen nach kolloidalen Injektionen (Pferdeserum) ein Schwinden der Lymphozyten und eine Proliferation des Histiozytensystems. Die regenerativen Mitosen finden sich in den Retikulumzellen beider Pulpen. Kleine subkutane Mengen von Milzextrakt verursachen beim Kaninchen eine leichte Hyperplasie der Schilddrüse und der Milzfollikel (*Del Zoppo*, 1937).

Die isolierte Milz von mit Pferdeserum vorbehandelten Kaninchen zeigt nach Durchspülung mit physiologischer Kochsalzlösung, der das Serum im Verhältnis 1 : 500 zugesetzt war, als einziges Organ eine in Follikelnekrosen, Lymphozytenzerfall, Phagozytose der Kerntrümmer in den geschwollenen Knötchenretikulumzellen bestehende *allergische Reaktion* (*Klinge*, 1926, 1927). *Reitano* (1932) spricht bei Tbk. und Malaria-Splenomegalie von einem quantitativ gegenteiligen Verhalten von roter und weißer Pulpa. Zur Hyperplasie und Vergrößerung gehört eine Reduktion der roten Pulpa und umgekehrt. Das Verhalten des *Milzhämozytoblasten* scheint diesem Antagonismus insofern zu entsprechen, als er in den Follikeln nur Lymphozyten bildet, in der roten Pulpa aber weder ausschließlich lymphopoetisch noch myelopoetisch wie im Knochenmark tätig ist. *Epstein* (1929) immunisierte Kaninchen mit arteigenem Herzextraktlipoid und Schweineserum, um die Frage zu entscheiden, ob bestimmte Zellveränderungen für die *erworbene Immunität* kennzeichnend sind. Er fand mäßig wuchernde Keimzentren mit vergrößerten hellen Zellen, Kernschwellung und Mitosen; in der Randzone Bindegewebe in dichter konzentrischer Anordnung. Bei mit Pferdeserum immunisierten Kaninchen verursacht 14 Tage danach in die Milzarterie injiziertes Pferdeserum Follikelatrophie bis zur Nekrose (*Kin*, 1938). Die meist etwas vergrößerte Meerschweinchenmilz reagiert auf Infektion mit *B.C.G.* mit gut entwickelten Follikeln (*Korschun*, *Dwijkoff*, *Gorochownikowa* und *Krestownikowa*, 1927). Beim Kaninchen beginnt die Hyperplasie der Keimzentren in der Milz 5 Tage nach der Injektion von *B.K.* und *Typus bovinus* und ist noch nach 10 Tagen ausgesprochen (*Medlar* und *Sarano*, 1936). Schon nach der ersten intravenösen Injektion abgetöteter Staphylokokken, stärker noch nach der zweiten, steigt das Milzgewicht durch erhebliche Neubildung von Keimzentren stark an und fällt dann wieder zur Norm (*Ehrich* und *Wohlrab*, 1934). *Groll* (1929) beobachtete in der Meerschweinchenmilz nach intraperitonealer Infektion von *Paratyphus Breslau* einen sehr schnellen, oft schon am ersten Tage eintretenden völligen Schwund der Keimzentren. Aber auch die soliden Knötchen sind kleiner und zellärmer. Die Lymphozyten scheinen von der Follikelperipherie in Zügen in die Pulpa abzuwandern. Manchmal tritt das Retikulum deutlich hervor, manchmal auch kleine epitheloide Zentren. *Gohrbandt* (1929) erzeugte beim Hund nach vorheriger Probeexzision der normalen Milz verschiedenartige Peritonitiden (Bauchfellentzündung nach Magenverletzung, Dickdarmverletzung, gallige Peritonitis nach Gallenfistel, Impfperitonitis mit verschiedenen für den Hund pathogenen Keimen). In der stets nicht vergrößerten und nicht geschwollenen Milz treten danach ausgesprochen reversible toxische Follikelnekrosen mit starkem Kernzerfall auf. Nach Infektion mit *Trypanosoma brucei* wird die Milz der weißen Ratte durch eine schnelle lymphoblastische Hyperplasie vergrößert (*Hu*, 1934).

Die Meerschweinchenmilz wird nach wiederholten Insulindosen weitgehend umgebaut, die Follikel vergrößern sich und erhalten große Zentren (*Collin, Drouet, Watrin* und *Florentin*, 1931). Dagegen stellte *Momose* (1934) bei der Ratte nach Schilddrüsenfütterung stets leicht atrophische Follikel mit hyperplastischen Zentren fest. Die Follikel sind bei hypophysektomierten Hunden viel zahlreicher und größer als bei normalen Tieren (13,57 bzw. 7% an weißer Pulpa). Diese Vergrößerung betrifft gleichmäßig das Zentrum, die Rand- und Außenzone. Bei im Alter von zehn Wochen *hypophysektomierten* Hunden sind die zahlreicheren Follikel nicht größer als bei den Kontrollen. Bei im erwachsenen Alter operierten Tieren bleibt die Milzatrophie aus. *Perla* (1936, 1 und 2) fand bei hypophysektomierten Ratten progressiv atrophische, aber zahlreichere Follikel. Dagegen wird die Milz nach zehntägigen Gaben von Vorderlappen-Emulsionen auch bei Bartonellen-Ratten durch Follikelvergrößerung schwerer. In der durch protrahierte Zwischenhirn-Lipoidextrakte arbeitshypertrophisch und korrelativ vergrößerten Rattenmilz überwiegt die weiße Pulpa mit verbreiterten Keimzentren und Randzonen; in letzteren gehen die Zellen herdförmig zugrunde (*Tischendorf*, 1957). Vitamin C ruft ebenso wie Thyroxin beim Menschen und winterschlafenden Igel am 3. bis 5. Tage nach der Injektion eine starke reversible Entfaltung des Lymphgewebes hervor. *Cramer, Drew* und *Mottram* (1921) fanden das Lymphgewebe in seiner Entwicklung und Funktion weitgehend von der Zufuhr des Vitamin B-Komplexes abhängig, dessen Fehlen besonders im gegen Ernährungsstörungen empfindlichen Thymus eine starke Rückbildung des Lymphgewebes bedingt. In der Milz verändert sich der Grad des Entstehens und Vergehens kleiner Lymphozyten. *Hammar* (1938) erkannte in den Lymphozyten die Träger des Vitamin C. Nach *Ackermann* (1938) mobilisiert nicht das Vitamin C, sondern das Vitamin D das Lymphgewebe; denn die weiße Pulpa winterschlafender Igel wird zwar durch Vitamin-C-Zufuhr mäßig entfaltet, kehrt aber nach 3 bis 5 Tagen zum Bild des Winterschlafes zurück. Dabei tritt eine Lymphozytose im Blute ebensowenig wie im Selbstversuch beim gleichmäßig ernährten Menschen auf. Dagegen rufen Vitamin D und Thyroxin eine starke Entwicklung des ruhenden Lymphgewebes und eine gesteigerte Ausschüttung kleiner Lymphozyten hervor. *Gebauer* (1954) sieht die Vermehrung der kollagenen Fasern in den Milzknötchen der weißen Ratte als für Vitamin-A-Mangel typisch an. Auch die rote Pulpa wird unter Schwund der Leukozyten und Megakaryozyten inaktiviert. *Hoepke* und *Spanier* (1939) wiesen nach, daß es sich bei der von ihnen beschriebenen Einwirkung saurer und basischer Ernährung auf das Lymphgewebe der weißen Ratte nicht um Vitamineinflüsse handeln konnte. Nach intraperitonealer Injektion unverdünnten sterilen Tomatensaftes bei Kaninchen und Meerschweinchen zeigen sich im Milzperitoneum oft fleckenförmige Ansammlungen aus großen Riesenzellen. Die Milz selbst reagiert mit einer Follikelhyperplasie; Zentren fehlen meist. Gewisse Knötchen wandeln sich von peripher nach zentral fortschreitend retikulär um (*Cornil, Mosinger* und *Harvey*, 1934). In der Taubenmilz besteht bei akuter Unterernährung und bei B-Avitaminose keine gleichstarke Atrophie der roten und weißen Pulpa (*Reitano*, 1933).

Die Leberendothelien von Amphibien unterscheiden sich nach Splenektomie bezüglich der Art und der Bildung der von ihnen gelieferten Zellen nicht von anderen Endothelien. Außer in der Leber finden sich im Herzen und in der Niere unreife und reife, ruhende und mitotische, mit der Gefäßwand zusammenhängende Blutzellen, so daß ihre Abstammung aus wandernden Lymphozyten wenig wahrscheinlich ist (*Storti*, 1932). Nach *Domagk* und *Kikuth* (1933/34) treten die M. B. *Schmidt*schen Milzherde bei entmilzten Ratten und Mäusen in der Leber auf. Die Leber übernimmt nicht nur die Funktion des Erythrozytenabbaues und des Eisenstoffwechsels sondern teilweise auch die davon weitgehend unabhängige Lymphozytenbildung. Nach *Perazzo* (1937) weist die Leber entmilzter Kaninchen beständig mesenchymale Proliferationen und Lymphozytenanhäufungen auf, die nach ungefähr drei Monaten am besten entwickelt sind und später schwinden. Die Lymphknoten wandeln sich nach der Operation *splenoid* um.

Berghoff (1927) untersuchte die Milzen von mit Teer, Lezithin und Cholesterin allein oder kombiniert gepinselten Mäusen. Die Tumorträger zeigten eine deutliche Neigung zu spezieller Blutzellenneubildung in der roten Pulpa. Nach $2\frac{1}{2}$ Monaten Teerbehandlung finden sich homogene Massen (Mäuseamyloid) rings um die reduzierten Follikel. Die Randzellen der Knötchen scheinen besonders groß. Die Amyloidose ist ein schwerer Grad der Allgemeinschädigung, als deren leichterer Ausdruck die Veränderungen der weißen Pulpa, die retikulären Wucherungen und die Blutzellenbildung aufgefaßt werden. Auch *Babes* (1930) beschreibt bei Kaninchen mit *Teerkrebs* konstante Änderungen des Milzlymphgewebes. Bei den an Intoxikation verstorbenen Tieren ist das Lymphgewebe fast bis zum Schwinden der Knötchen atrophisch. Bei den überlebenden, nicht tumortragenden Tieren sind die Knötchen, von denen die meisten ohne Keimzentren sind oder ein ruhendes, nur aus wenig Retikulumzellen bestehendes besitzen, meist gut erhalten. Bei den tumorbefallenen Tieren hängt der Zustand der Follikel vom Stadium der Geschwulst ab. Die Zahl der volltätigen mitotischen Keimzentren ist bei stark wachsendem Karzinom sehr hoch. Bei beginnendem Karzinom zeigen die Keimzentren alle Zwischenstadien. Bei in Rückbildung begriffener Geschwulst sind fast dieselben Befunde zu erheben wie bei nicht tumortragenden Tieren.

Romeis (1923) vermißt in der Milz von Mäusen, die zufällig lange Monate bei 30 bis 34° C an einem Heizrohr verbracht hatten, deutliche Keimzentren. Die bei der Maus mehr in der Randzone als im Knötcheninneren liegenden großen Lymphozyten sind vermindert. Randzonen sind nur vereinzelt nachweisbar. Die vermehrt degenerierten, oft von Makrophagen aufgenommenen kleinen Lymphozyten scheinen vermindert. Die Milz hat 2 bis 3 Monate nach Aufhören der Hitzeeinwirkung wieder ihr normales Aussehen. In der Milz von Hunden und Katzen, die in der Wärmekammer gehalten wurden, finden sich nicht selten Übergangsstadien von Retikulumzellen und großen Lymphozyten zu Monozyten (*Sasybin*, 1934, 1 und 2). Die Lymphozyten- und Monozytenwerte betragen von 34 bis 42% bzw. 10 bis 15%. Später werden die Knötchen kleiner, da die Lymphozyten durch Abwandern abnehmen oder degenerieren. Die Zahl der Plasmazellen ist bedeutend.

Nach Trypanblaubehandlung und anschließender intraperitonealer Olivenöl-, Leinöl- und Sudan-III-Injektion fand *Barelli* (1931) stets Fett in den Milzfollikeln der Ratte, besonders in den Retikulumzellen der Follikelperipherie. Diese Retikulumzellen sollen sich in junge Leukozyten mit ringförmigem Kern und sudanophilen Körnchen umwandeln. Die Leukozytenzerstörung ist in den Sekundärfollikeln im Herbst am intensivsten und fehlt im Frühjahr und Sommer. *Mattioli* (1933) sah nach Injektion von Echinokokkenflüssigkeit in die Hundemilz in den peripheren Knötchenteilen starke Ansammlungen von Plasmazellen und basophilen Zellen. *Torrioli* und *Pusic* (1936) bewirkten durch ätherische Milzextrakte eine Reizung des *R.E.S.*, die sich in der Milz in einer Verdickung des Follikelretikulums äußerte. *Pohle* und *Ritchie* (1934) sahen zwei Tage nach Thorotrastinjektion die Follikel der Kaninchenmilz hyperplastisch, während eine längere Blockierung der Milz mit Thoriumdioxydsol zur Follikelatrophie und Lymphopenie im Milzvenenblut führt (*Milla*, 1936). Bei der weißen Maus ist eine spezifische Zellreaktion im Bauchfell und in der Milz nach intraperitonealer Injektion verschiedener Stoffe nicht vorhanden. Es erfolgt vielmehr zunächst stets eine lymphozytär-monozytäre Reaktion, die dann von einer geringen Leukozytose begleitet ist (*Wallbach*, 1926). *Derman* und *Leites* (1934) injizierten Kaninchen und Meerschweinchen mit bestrahlten und unbestrahlten Autolysaten von Milzgewebe von Schlachttieren. Die Milzfollikel waren nach Behandlung mit unbestrahlten Autolysaten in saurem (pH 3,36) und alkalischem (pH 8,89) Milieu *hyperämisch*. Die Follikel sind nach Injektion von bestrahlten Autolysaten hyperplastisch. Dabei ist die Wirkung von Milzautolysaten gegenüber denen anderer Organe relativ spezifisch. Da auch die Autolysate kranker Milzen andere Effekte erzeugen, müßte bei einem bestimmten Prozeß in der Milz eine Reihe für ihn spezifischer *Histohormone* wirksam sein.

Die Milz des durch Insulin hypoglykämischen Meerschweinchens hat kleine Follikel und Sinus mit Lymphozyten (*Collin, Drouet, Watrin* und *Florentin*, 1931). Das *thyreotrope* Vorderlappenhormon bewirkt in der Meerschweinchenmilz als Ausdruck schnellster Lymphozytenbildung ausschließlich solide Knötchen. Bei kurzer Einwirkung hoher Dosen und bei langer Behandlung treten als Zeichen der Lymphozytenbildungshemmung auch *Reaktionszentren* auf. Dem Auftreten solider Knötchen entspricht ein Lymphozytenanstieg im Blut, dem Auftreten von Sekundärknötchen ein Abfall (*Kleine* und *Paal*, 1934; vgl. *Hoepke*, 1932, 1955).

Bykowa (1927) injizierte Mäusen defibriniertes Blut von Scharlachkranken, Scharlachtoxin und eine Emulsion lebender Diphtheriebakterien. Nach 5 bis 6 Tagen sind die Follikel der Milz mit verschwommenen Grenzen vergrößert. Sie bestehen größtenteils aus kleinen, öfter pyknotischen Lymphozyten, daneben aus großen Lymphozyten und hypertrophierten Retikulumzellen, die sich in der Randzone oft zu Makrophagen umwandeln. An der Follikelperipherie geben viele Zellen vom Typ des Hämozytoblasten die Oxydasereaktion. Wenn die Tiere nach 1 bis 2 Tagen ohne Milzvergrößerung starben, gingen massenhaft kleine Lymphozyten in den Follikeln zugrunde. Nach einmaliger großer Dosis von Diphtherietoxin und Di-Bakterienemulsion sind die aus hauptsächlich pyknotischen kleinen Lymphozyten bestehenden Knötchen der Kaninchenmilz verkleinert. Auch in der roten Pulpa fanden sich neben Erythrozyten hauptsächlich kleine und große Lymphozyten. Nach wiederholtem Einspritzen kleiner Mengen traten besonders am Rande der Knötchen in großer Zahl pseudoeosinophile Granulozyten und Myelozyten auf. — Nach *Heilmann* (1927) kommt es bei Peritonitis und im Gefolge einer Allgemeininfektion zu einer entzündlichen Milzschwellung (vgl. *Gohrbandt*, 1929). Bei schwerster primärer Schädigung können die exsudativen Vorgänge so überwiegen, daß die weiße Pulpa eitrig eingeschmolzen wird, weil es zu schneller Nekrose der Abwehrzellen im Sekundärknötchen kommt (*Follikelabszeß*). Schon im Beginn einer septischen Milzschwellung finden sich öfter als Eiterherde anzusprechende kleine Leukozytenansammlungen. Viele Fälle von stürmisch verlaufender Perforations-Peritonitis weisen keinerlei Milzveränderung auf. Dagegen sind im Beginn des Ileus bei Fehlen einer größeren Entzündung häufig nur große Sekundärknötchen mit vereinzelten regressiven Zuständen in der Milz vorhanden.

Die Sekundärknötchen der durch intravenöse Injektion abgetöteter Staphylokokkenaufschwemmungen stark vergrößerten Kaninchenmilz verwandelten sich schon am ersten Tage in große, aus lebhaft neugebildeten kleinen Lymphozyten bestehende Knötchen um. Klassische Keimzentren mit großen Lymphozyten traten erst wieder am 7. Tage auf (*Ehrich* und *Voigt*, 1934). Nach der zweiten Injektion waren dieselben Vorgänge intensiviert und von reichlicher Bildung von Epitheloid-, Riesen- und Plasmazellen begleitet. *Ehrich* sieht in diesem Verhalten der Sekundärknötchen einen Beweis für seine *Reservedepot-Theorie* der Sekundärknötchen. Da der Agglutinintiter im Blut nicht mit der Intensität der mesenchymalen Reaktionen korrespondiert, können die wuchernden Zellen nicht als *Antikörperbildner* gedeutet werden sondern sind vielmehr der Ausdruck einer *Abwehrleistung*. Die Höhe des Agglutinintiters stimmt mit der Ausbildung der Keimzentren überein. Es ließ sich nicht entscheiden, ob hier eine Parallelreaktion vorlag oder die Keimzentren als Antikörperbildner funktionieren. In der Milz der weißen Ratte finden sich bei gleicher Ernährung nach *Hu* (1934) 1. große und mittelgroße Lymphoblasten nicht allein in den Zentren sondern auch zwischen den kleinen Lymphozyten der Pulpa verstreut; 2. große und mittlere Lymphozyten, besonders zahlreich in der Knötchenrandzone; 3. kleine Lymphozyten; 4. retikuloendotheliale Zellen. Plasmazellen fehlen der normalen Milz. Nach Infektion mit Trypanosoma brucei finden sich im lymphoiden Gewebe zwischen den Follikeln reichlich auch mitotische Lymphoblasten neben vielen Übergangsformen zwischen großen und kleinen Lymphozyten. Letztere nehmen nach 2 bis 3 Tagen stetig ab, während zahlreiche Plasmazellen und Übergangsformen zu Lymphoblasten in den Follikeln auftauchen. Erst nach 6 Tagen ging die Zahl dieser Zellen zurück. *Hu* beurteilt das Alter der Zellen nach der Protoplasmadichte, der Zahl und Größe der Mitochondrien, wobei keines dieser Merkmale für sich allein zur Altersbestimmung hinreicht, da sich besonders unter den kleinen Lymphozyten verschiedene Reifungsstadien befinden. *Wätjen* (1935) hält die Meinung, nach der die Zentren nicht die alleinigen Stätten der Lymphozytenbildung sind, für gut begründet. Nach *Hoepke* (1932) sind auch die Zentren der Follikel der normalen Tonsille ebenso wie die der Milz im Winterschlaf Keimzentren, die Follikel der chronisch entzündeten Tonsille wandeln sich in Reaktionszentren um. Sie verringern die Bildung kleiner Lymphozyten und bilden unter Toxineinfluß lange nur Retikulumzellen und Makrophagen.

Hellman und *White* (1930) fassen zu ihrer Untersuchung über das Verhalten des lymphatischen Gewebes während eines *Immunisierungsprozesses* (mit *Paratyphus Evy* infizierte Kaninchen) die Literatur über die Histologie der Immunisierung zusammen. Die bei den infizierten Kaninchen auftretende starke Milzvergrößerung beruht auf einer Vermehrung aller vorhandenen Gewebe, besonders aber der weißen Pulpa und in ihr wiederum der Sekundärknötchen. Dabei braucht nicht notwendig eine Neubildung von Sekundärknötchen aufzutreten, sondern die vorhandenen vergrößern sich. Nur bei alten Tieren mit wenigen Sekundärknötchen-Zellen bilden sich neue Sekundärknötchen. Nach Einbringen des Antigens in die Blutbahn tritt diese Reaktion hauptsächlich in der Milz auf. Die verschiedenen Stadien des Immunisierungsprozesses sind nicht durch jeweils entsprechende Zustände des Lymphgewebes charakterisiert. In den Sekundärknötchen reagieren wahrscheinlich die Retikulumzellen. Die Sekundärknötchen sind Reaktionszentren, die an der Antikörperbildung wesentlich beteiligt sein dürften.

Begemann (1951) beobachtete beim Menschen und Meerschweinchen nach einmaliger Gabe eines beliebigen Antigens nach 7 bis 9 Tagen, etwa gleichzeitig mit dem Erscheinen des Antikörpers im Blut, ein sehr hohes, erst nach 3 bis 4 Monaten schwindendes Ansteigen der absoluten Lymphozytenwerte. Die auf der ganzen Erde beobachtete Zunahme der Lymphozytenwerte unter der zivilisierten Bevölkerung erklärt *Begemann* mit einer dauernden Abwehrstellung gegen immer häufigeren Kontakt mit Erregern. Die *azurgranulierten Lymphozyten* nehmen im Blut, nicht aber auch in den Bildungsstätten, nach jeder Antigeninjektion stark, teilweise bis zu über 60% zu. Die Granulation muß in der Peripherie entstehen und eine Beziehung zur Antikörperbildung haben. Die Punktate immunisierter Lymphknoten sind nicht zuletzt durch Vermehrung der reifen und unreifen Plasmazellen wesentlich zellreicher. Die in der Größe variableren Zellen färben sich hell-dunkelblau, haben deutlich vergrößerte Nukleolen. Es besteht ein dem *Sinuskatarrh* entsprechendes Zellbild. Es treten mäßige Keimzentren-Wucherungen aus Retikulumzellen auf. Die Plasmazellen und lymphatischen Retikulumzellen sind wohl an der Antikörperbildung beteiligt. Die Nukleolenvergrößerung in letzteren deutet dabei auf eine eiweißbildende Aufgabe hin. Der Befund von *Adamson* (1949), Vorkommen eines Sinuskatarrhs bei Staphylokokken-, einer Plasmazellenvermehrung bei Streptokokkeninfektion, spricht dafür, daß einzelne Antikörper verschiedene Bildungsstätten haben. — *Begemann* (1951) faßt eine Gruppe von Lymphknotenerkrankungen histologisch als *hyperergische Lymphknotenhyperplasien* zusammen, zu denen er auch die Lymphogranulomatose zählt.

Die Untersuchungen von *Stata Norton, Wolfe* und *Crow* (1950) belegen eindrucksvoll die Rolle speziell der Milz bei gewisser *Antikörperbildung.* Junge Säuger produzieren weniger Antikörper als erwachsene. Unter 5 Wochen alte Hühnchen bilden oft keine Präzipitine. Die Menschenmilz scheint im mittleren Alter am besten auf Infekte zu antworten. Die Verf. beobachteten die Beziehungen zwischen Antigengabe, Alter und Milzgröße bei Hühnchen vom 1. Tag bis zu 12 Wochen bzw. bis zum 1. Jahr. Die bis zu einer Woche alten Tiere wurden subkutan, die älteren intravenös mit kristallisiertem Rindereiweiß oder unverdünntem Rinderserum vorbehandelt. Dieselbe Antigenmenge in zwei getrennten Injektionen beeinflußt das Milzgewicht stärker als nur eine Injektion derselben Menge, weil das Tier nach der ersten Injektion schon sensibilisiert ist. Einen Tag alte Hühnchen vergrößern ihr Milzgewicht nach der Injektion nicht. Eine merkliche Milzvergrößerung tritt erst vom 5. Tage ab ein. Die Milz zeigt von der 3. Woche an auf Antigeninjektion eine plötzliche Vergrößerung und eine langsame Rückkehr zur Norm. Dabei ist das Maximum in jedem Alter am 5. Tage p.i. erreicht und sinkt innerhalb 30 Tagen wieder zum normalen Volumen ab. Bei zwölf Wochen alten Hühnchen ist die Volumenzunahme nicht so groß, die Rückkehr zur Norm daher verkürzt. Die Milzvergrößerung betrug bei 3 bis 4 Wochen alten Tieren in voller Übereinstimmung mit dem Ausmaß der Präzipitinbildung durchschnittlich 75,6 bzw. bei 5 bis 7 Wochen alten Tieren nur 46,6. Die Verf. bestätigen damit die Befunde von *Bjørreboe* und *Gormsen* (1943), die eine Übereinstimmung zwischen dem *Milzvolumen* und dem *Antikörpereiweiß-Titer* im Serum ermittelten. Die Milzvergrößerung ist weder durch Ödem noch durch Blutstauung bedingt, sondern beruht auf einer Hyperplasie des Lymphgewebes, auf vermehrter Lymphozytenbildung.

Die zugehörigen Antikörper sind bei mit verschiedenen Antigenen vorbehandelten Mäusen und Kaninchen im regionären Lymphknoten stets eher und stärker nachweisbar als im Blutserum (*McMaster* und *Hudack*, 1935; *McMaster* und *Kidd*, 1937; *Burnett* und *Lush*, 1938; *Oesterlind*, 1938). *Ehrich* und *Harris* (1942) bewiesen die Antikörperbildung dadurch, daß sie die höchste Antikörperkonzentration dort und in der abführenden Lymphe fanden. *Craddock, Valentine* und *Lawrence* (1949) vermuten, daß die Fähigkeit zur Antikörperbildung nicht dem Lymphknoten, sondern bestimmten Retikulumzellen der Lymphknoten zukommt.

Nach *Roffo* (1930) geht die bei weißen Ratten mit *transplantierten Tumoren* während der ersten Tage des Tumorwachstums ausgesprochene Milzvergrößerung nach etwa 20 Tagen wieder zurück. Sie ist durch eine hyperplastische weiße Pulpa und durch zahlreiche Megakaryozyten gekennzeichnet. Das Blut tumortragender Ratten ruft die Milzhyperplasie bei gesunden Ratten hervor. Auch die subkutane Injektion von Tumorgewebsextrakten erzeugt bei gesunden Tieren eine Milzvergrößerung. *Roffo* hält sie nicht für einen Abwehrvorgang, sondern schreibt sie der Wirkung einer Substanz neoplastischen Ursprungs zu. Auch *Càlò* (1932) beschreibt bei weißen Mäusen mit transplantierten Tumoren eine bereits am 2. Tage auftretende und bald abklingende Follikelhyperplasie.

Hoepke (1954; vgl. *Hoepke* und *Fluhr*, 1955) sah die Rattenmilz und die übrigen Organe des *R.E.S.* unter dem Einfluß von Walker- und Benzpyrentumoren große Mengen von die Pulpa ausfüllenden Zellen mit basophilem Zytoplasma, Lymphozyten und Plasmazellen, bilden. Die Lymphozyten zerfallen pyknotisch, es treten viele nacktkernige Lymphozyten in der vergrößerten Milz auf. Von Antikörper bildenden (*Meyer-Arendt*, 1952) Plasmazellen und Histiozyten umlagerte Tumorzellen gehen zugrunde. *Hoepke* nimmt wegen der deutlichen Beziehung zwischen Tumorgröße und Milzreaktion die Bildung spezifischer Antikörper gegen Tumoren durch Lymphozyten an. *Bersch* (1953) konnte dazu zeigen, daß die Mitosen in Walkertumoren zu 70,5% verklumpt waren, was Zelluntergang bedeutet. Bei entmilzten und damit des spezifischen antiblastischen Schutzes (vgl. *Lauda*, 1955) beraubten Ratten dagegen stieg die Zahl normaler Mitosen im Tumor von 8 auf 50% an. Auch Mastzellen können durch Heparinbildung wachsende Tumorzellen hemmen (*Hoepke*, 1954).

Dougherty und *White* (1944; 1945) weisen auf die zuerst von *Addison* beobachtete Lymphgewebshyperplasie bei *Morbus Addison* hin, die experimentell auslösbar ist. Die Rindenhormone verursachen Thymusinvolution, das *corticotrope Hormon* dazu auch eine Involution anderer lymphoider Organe. Die Rindenkontrolle des Lymphgewebes drückt sich auch in der Zahl der zirkulierenden Lymphozyten aus. Die Lymphozyten enthalten ein Protein, das mit dem γ-Globulin des normalen Serums identisch ist. Außerdem finden sich in den Lymphozyten immunisierter Tiere Antikörper. Die Antikörperproteine finden sich regelmäßig in der γ-Globulinfraktion der Serumproteine. Die *Proteinabgabe* durch die Lymphozyten steht unter *Hypophysenkontrolle.* Die Verf. beobachteten drei Stunden nach Injektion von corticotropem Hormon und Rindenhormon bei Mäusen und Kaninchen Auflösung der Lymphozyten, Ausschwemmung der Lymphzellen aus dem Lymphgewebe und ausgedehnte Veränderungen der fixen Retikulumzellen.

In derselben Zeit entwickeln sich auch die Reaktionszentren, von denen aber viele bald wieder schwinden. Auch in der Milz werden die Knötchen zunächst ödematös und enthalten Lymphozyten, die unter denselben Erscheinungen wie andernorts zugrunde gehen. Die Lymphozyten der weißen Pulpa sammeln sich zu kleinen Haufen, in denen nach wenigen Stunden Phagozytose von Kerntrümmern zu beobachten ist. In der stark ödematösen roten Pulpa degenerieren und schwinden die Lymphozyten. Diese Erscheinungen sind bei der Maus wegen ihrer stark lymphozytären roten Pulpa ausgesprochener als beim Kaninchen. — Die *Nebennierenrinde* beeinflußt durch weitgehenden Umbau das grobe Gewicht des Lymphgewebes. Das Lymphgewebe ist eine wichtige Bildungsstätte der Serumproteine, die unter der Kontrolle der Hypophyse-Nebennierenrinde stehen. Die die kleinen und mittleren Zellen treffende Lymphozyten-Auflösung und das Antikörper-Maximum entsprechen sich. Der Verlust des Zytoplasmas ist der Weg, auf dem die Proteine der Lymphozyten dem Serum zufließen. Die Plasmazellen erscheinen unter Bedingungen, die mit einer verstärkten Tätigkeit der Nebennierenrinde einhergehen (besondere chronische Infekte), vermehrt. Die *Metaphasen-Hemmung* der Mitose der Lymphozyten kurz nach Rindenhormon-Injektion ähnelt dem *Colchicin-Effekt.* Die beschriebenen Erscheinungen bleiben bei nebennierenlosen Mäusen nach Gabe von kortikotropem Hormon aus, müssen also über die Nebennierenrinde gehen. Der *regulatorische Einfluß* des kortikotropen Hormons besteht in einer *trophischen Einwirkung* auf die Nebennierenrinde. Das Lymphgewebe muß auf wenigstens drei Wegen zur Verteidigung des Körpers beitragen: Proteinabgabe, Bildung von Antikörper-Eiweiß und verstärkte Bildung von Makrophagen.

Nach *Heckner* (1956) führt Kortison-Behandlung in der Kaninchenmilz zu einer *Reifungshemmung* der Lymphozyten. Stärkere Kortisondosen leiten zu einer Retikulose mit hoher Speicherleistung über. Damit erscheinen das lymphatische und retotheliale Zellsystem genetisch und funktionell weitgehend selbständig.

Langendorff und *Tonutti* (1950) fassen die Literatur zur *Regulation* der Lymphozytenzahl des Blutes zusammen. Bei vorher adrenalektomierten Ratten bleibt die sonst starke Lymphopenie bei Kältebelastung aus; die Lymphozytenzahl bleibt konstant. Auch hypophysektomierte Ratten beantworten einen Kältereiz kaum oder nicht mit einer Lymphopenie. Das Ausmaß der Lymphopenie hängt daher von der Sekretionskapazität der Nebennierenrinde ab. Desoxykortikosteron ruft bei adrenalektomierten Ratten im Gegensatz zu 11-dehydrokortikosteronazetat eine nur schwache Lymphopenie hervor. Die funktionellen Beziehungen der Nebennierenrinde zum lymphatischen System gehen daher über die 11-oxykortikosteroide. — Nach *Fass* (1955) hemmen die Milz und Milzextrakte (Kaninchen, Prosplen) die kortikotrope Partialfunktion der Hypophyse nicht.

Da die *Aufgaben der Lymphozyten* im Stoffwechsel noch nicht eindeutig bekannt sind, ist es schwer, die auch neuerdings vorliegenden verschiedenartigen Befunde an der weißen Pulpa in bestimmter Richtung zu deuten. Fast immer sind mehrere Auslegungen logisch möglich. — Die weiße Pulpa niedriger Wirbeltiere (vgl. auch *Hartmann*, 1930) ist schlecht bekannt; es fehlen Untersuchungen, durch die ihre Bildungs- und Stoffwechselleistungen umrissen würden. Diese könnten entweder einfachere oder andere als bei den Säugern sein. Es bleibt unklar, ob die weiße Pulpa niedriger Wirbeltiere mit der der Säuger in Form und Leistung homologisiert werden darf. Die in der aufsteigenden Reihe fortschreitende Trennung zwischen weißer und roter Pulpa läßt eine gewisse Arbeitsteilung in den Aufgaben des Bildungs-Stoffwechsels vermuten. Der noch immer offene Streit in der Auffassung der Knötchenzentren als *Keimzentren*, *Regulationszentren* und *Reaktionszentren* ist im Grunde ein solcher um *Stoffwechselleistungen* des vielseitig tätigen Lymphgewebes. Diese unterstehen dem Hypophysen-Nebennieren-System. Die Kenntnis von Einzelleistungen dieses Wirkungsmechanismus ist gering.

Die *weiße Pulpa* bildet sich — die Lymphscheiden etwas früher als die Knötchen — von einem bestimmten fetalen Alter an durch Einlagerung großer ursprünglicher Lymphozytenformen in die Adventitia gewisser Gefäßstrecken. Abstammung und Entstehungsort dieser Zellen müssen weiter geklärt werden. Bei einigen niedrigen Wirbeltieren können Arterien wie Venen Lymphscheiden besitzen. Die weiße Pulpa entfaltet sich im weiteren fetalen und postfetalen Leben bei beiden Geschlechtern *gesetzmäßig* in einer nach *Form* und *Quantität* für jede *Altersstufe* charakteristischen

Art. Die dabei auftretende artlich-quantitative Staffelung gestattet bei der Säugermilz eine *typologische Gruppierung*. Auch die artlichen Unterschiede der Form der weißen Pulpa sind beim Säuger so bedeutend, daß Milzen mit ausschließlich oder vorwiegend Follikeln bzw. Lymphscheiden unterschieden werden können. Die weiße Pulpa eilt in ihrem *Wachstum* dem übrigen Milzgewebe und dem gesamten Organ so weit voraus, daß sie ihre höchste Entfaltung lange vor dem Abschluß des Organwachstums erreicht hat. Dabei erreichen wiederum die Sekundärknötchen ihren höchsten Ausbildungsgrad vor den soliden Knötchen und Lymphscheiden. Die sehr früh — weit vor der der übrigen Milzgewebsanteile — einsetzende *Altersinvolution* der weißen Pulpa verläuft zunächst schnell und verlangsamt sich danach sehr bald bis zu einer gewissen *Alterskonstanz*. Die Knötchen durchlaufen kontinuierlich aufeinanderfolgende *Entfaltungs-*, *Blüte* und *Rückbildungsstadien*, die durch das Aussprossen bzw. die Umbildung eines äußeren und inneren Gefäßnetzes eingeleitet und beherrscht werden. Die Rückbildung der Follikel ist vielfach von als normal anzusehender Hyalinisierung des Follikelkapillarendothels begleitet, auch mitverursacht.

Das *Retikulum* der gesamten weißen und in minderem Umfange auch der roten Pulpa hat die Fähigkeit, die einzelnen Lymphozytenformen über Zwischenformen zu bilden. Die in der roten Pulpa gewisser Milzen unter bestimmten Voraussetzungen vorher noch angestauten Lymphozyten verlassen die Milz durch die Vene. Der Einfluß der Milzleukozyten auf die Zusammensetzung des peripheren Blutbildes muß in erster Linie von der Ausbildung der weißen Pulpa und dem relativen Organgewicht abhängen, also artlich verschieden sein. Es soll ein regelrechter *Kreislauf der Lymphozyten* bis zur Wiederansiedlung in den lymphatischen Organen, wobei sich die im Knochenmark festgehaltenen Lymphozyten in myeloide Vorstufen verwandeln sollen, bestehen. Die kleinen Lymphozyten werden vielfach als Lieferanten gewisser *Serum-Eiweißkörper* und auch *Antikörper* betrachtet. Die *Azurgranulation* der Lymphozyten entsteht während des *Immunisierungsvorganges* im Kreislauf, muß also mit der Immunisierung zu tun haben. Wenn die Lymphozyten die Antikörper enthalten bzw. durch ihren Zerfall freigeben, sind sie damit nicht auch gleichzeitig die *Antikörperbildner*. Diese Aufgabe könnte auch dem *Retikuloendothel* als eigenartig gebauter Kapillarwandung zufallen. Entsprechend der verschiedenen Milzgröße und der typologisch unterschiedlichen Differenzierung ist an eine quantitativ und qualitativ einheitliche Rolle der Milz in der Antikörperbildung von vornherein nicht zu denken, wenn sie auch unter bestimmten Bedingungen in deren Mittelpunkt stehen kann. Letzteres dürfte sich auch aus der eigenartigen *milzeigenen* Lage des *R.E.S.* zum Blutstrom erklären. Auf verschiedene *Antigene* reagiert die weiße Pulpa stets gleichförmig mit Entfaltung und Rückbildung, mit Bildung von Retikulumzellen und Lymphzellen und deren Umwandlungsformen, und im allgemeinen nicht mit der Ausbildung von für ein bestimmtes Antigen *typischen* Zellen. Dabei werden der Grad und die Richtung der Veränderungen der weißen Pulpa durchaus von der Schnelligkeit und Stärke der Antigeneinwirkung bestimmt, so daß alles dafür spricht, daß die weiße Pulpa auch unter pathologischen Bedingungen an bestimmter Stelle in den abgewandelten Stoffwechsel eingebaut sein muß.

H. Die rote Milzpulpa

Alle außerhalb der weißen Pulpa (Milzlymphgewebe) und des Kapsel-Trabekelwerkes liegenden Bestandteile der Milz werden herkömmlich als *rote Pulpa* zusammengefaßt. Zu ihr zählen als fixe Bestandteile außer dem retikulären Gerüst und dem Sinusnetz alle Arterien und Arteriolen ohne Lymphscheiden, die Kapillarhülsen, arteriellen Endkapillaren und Pulpavenen, und als mehr oder weniger wechselnde Bestandteile sämtliche hier anzutreffenden freien Zellen und Einlagerungen, besonders Pigmente.

Die Gesamtheit dieser Komponenten macht in der ganzen Tierreihe den größten Teil der Milz aus. Die vom Wachstumszustand des Gerüstes, der Blutfüllung und von der Bildung freier Zellen abhängige *Quantität* der roten Pulpa muß in weiteren absoluten Grenzen schwanken als die der spärlicheren weißen Pulpa und des Balkenwerkes.

Bei vielen *Fischen*, bei denen die Milz wie bei *Myxine glutinosa* (*Jordan* und *Speidel*, 1929/30) aus sehr zahlreichen in der Submukosa des Darmes gelegenen zerstreuten Strängen knochenmarksähnlichen hämatopoetischen Gewebes besteht, kann noch nicht zwischen roter und weißer Pulpa unterschieden werden. *Jordan* und *Speidel* (1930) berichten über die schrittweise Kondensierung der Milz zum einheitlichen Organ bei den Cyclostomen. *Scatizzi* (1931/32) unterscheidet in der Milz von *Chimaera monstrosa* zwischen spärlicherer weißer und reichlicherer strangförmiger roter Pulpa. *Protopterus* besitzt eine gelappte Milz, bei der die Läppchenzentren von der weißen, die Läppchenränder von der erythropoetischen roten Pulpa eingenommen werden. *Rumyantsew* (1939) berichtet kurz über die Ausdehnung der roten Pulpa der Milz von *Phrynosoma solare.* Auch in den Milzen aller Gymnophionen-Spezies lassen sich die beiden Pulpen wohlbegrenzt unterscheiden (*Weilacher*, 1933).

Weitere Angaben zur quantitativen Ausbildung der Nichtsäugermilz machen *Dawson* (1930, 1932) für die Urodelen, *Nakajima* (1929, 1 und 2) für *Megalobatrachus japonicus* und *Hynobius fuscus*, *Malyschew* (1932) für den Axolotl, *Tischtschenko* (1931) für den Frosch, *Jordan* (1931) für den Salamander, *Nitsche* (1929) für einige Vogelarten, *Dünzen* (1939) für Lacerta.

Saller (1931) bestimmte den Gehalt und die quantitative Entwicklung der roten Milzpulpa der weißen Hausmaus auf bestimmten Altersstufen. Das Verhältnis weißer zu roter Pulpa bei der weißen Ratte ist aus den Abbildungen *Herrlingers* (1938) abzuschätzen. Nach *v. Herrath* (1935, 2 und 4; 1937; 1939, 3; 1955) bestand die Milz bei zwei Menschen zu 74,01; 78,08%; — bei je einem 3, 5, 6, 9, 12 Monate alten Kaninchen zu 70,64; 63,76; 69,69; 70,64; 73,57%; — bei zwei Schweinen zu 82,94; 82,27%; — bei einem Kalb und zwei Rindern zu 85,09; 74,63; 71,80%; — bei drei Schafen zu 71,66; 69,37; 81,12%; — bei einem $1^3/_4$-, 6-, 12jährigen Hund zu 80,26; 73,26; 83,36%; — bei zwei Katzen zu 84,63; 51,34%; — bei zwei Pferden zu 80,29; 75,91% aus roter Pulpa. Ihr Anteil am ganzen Organ soll nach *v. Herrath* (1935, 2) unter gewöhnlichen Bedingungen zunächst von dem Verhalten der stärker und schneller veränderlichen weißen Pulpa und des Balkengerüstes abhängig sein. Der Anteil der roten Pulpa am Milzvolumen kann besonders bei der jungen Stoffwechselmilz wegen der mächtigen Entfaltung ihres Lymphgewebes erheblich (unter 70%) herabgesetzt sein. Nach *Tischendorf* (1953) überwiegt die rote Pulpa der trabekelstarken Speichermilz des Elefanten das Lymphgewebe sehr. In der lymphgewebsarmen Speichermilz des Elches, für die der bisher größte Trabekelgehalt einer Säugermilz mit 22,7% für ein einjähriges und mit 30,1% für ein vierzehnjähriges Tier ermittelt wurde, und in der des Pferdes nimmt der Anteil der roten Pulpa am Milzvolumen naturgemäß mit der laufenden Entfaltung des Balkennetzes ab (*Blumenthal*, 1952; *Hartwig*, 1949). Beim Pferd unterliegt die Entfaltung der roten Milzpulpa *Altersschwankungen*, die *Hartwig* (1949) zunächst auf Wandlungen des Zell- und Faserbildes im Gerüst zurückführt. Die Quantität der lebenden roten Pulpa scheint vom Funktionszustand des retikuloendothelialen Gerüstes und von der Blutfülle abhängig (*v. Herrath*, 1935, 2).

Für die Beurteilung des quantitativen Verhaltens der roten Pulpa der *Menschenmilz* bilden die Messungen *Hellmans* (1926; vgl. Tabelle S. 58ff.) an plötzlich verstorbenen Gesunden die bisher einzige Grundlage. Die rote Pulpa stellt beim Menschen 70 bis 90% des ganzen Milzgewichtes, wobei die individuellen Werte etwa denselben Dispersionsgrad aufweisen wie die Milzgewichte. Zur Zeit der Geburt hat die rote Pulpa durchschnittlich 88%, einen Relativwert, der während des späteren Lebens nicht wieder erreicht wird. Darauf ist sie während der ersten Lebensjahre mit 70 bis 75% des Milzgewichtes relativ am schwächsten entwickelt. Ihr relatives Gewicht steigt schon nach dem 5. Jahre und erreicht zwischen dem 20. bis 30. Jahre Werte zwischen 80 bis 85%, die dann im späteren Alter im ganzen unverändert bleiben. *Nemiloff* (1936) weist jedoch darauf hin, daß weite Retikulummaschen der Pulpa in alten Hunde- (12 bis 16 Jahre) und Katzen- (8 bis 19 Jahre) milzen wohl infolge des im Alter herabgesetzten *Tonus* des Retikulums (vgl. *Ewerbeck*, 1947, 1 und 2) stark mit Blut angefüllt sind. Auch die *Innervation* dürfte Zustand und Ausbildung der roten Pulpa beeinflussen. *Lucchese* (1933), der nach periarterieller Sympathektomie der Milzarterie eine erhebliche Stauung der Kaninchenmilz erzeugen konnte, bestätigt damit die älteren von *v. Skramlik* (1926) zusammengefaßten Beobachtungen. — Den *Hellman*schen Angaben für die Menschenmilz stehen bisher keine vergleichbaren für Tiermilzen gegenüber.

Die vorliegenden Untersuchungen brachten zwar eine grundsätzliche Klärung der Frage des normalen Vorkommens gewisser Zellformen — besonders bestimmter Bildungszellen — in der Milz, reichen aber zur Aufstellung eines *vergleichenden normalen Splenogramms* nicht aus.

Nach *Cocquio* (1929) besteht die rote Pulpa der Aalmilz größtenteils aus kleinen, mit einem intensiv gefärbten grobscholligen Kern versehenen Zellen. Bei *Scyllium canicula* und *Raja clavata* kommen in der Pulpa Retikulumzellen mit Melaninpigment, dessen Herkunft unklar ist, vor (*Dustin*, 1938). *Rumyantsew* (1939) macht einige Angaben über das Aussehen der Retikulumzellen der Teleostiermilz. *Nakajima Akira* (1928) meint, daß sich die Retikulumfasern der Urodelenmilz zwar nicht jahreszeitlich, aber artlich verschieden verhalten. Bei *Lacerta muralis* und *viridis* besteht das gesamte Milzretikulum aus durch zahlreiche Fortsätze verbundenen Zellen mit kugeligen, 3 bis 5 μ messenden Kernen. Diese Retikulumzellen begrenzen sich fortsetzende Hohlräume, wie sie ähnlich auch in Amphibienmilzen zu sehen sind. *Watzka* (1937, 1938) beschreibt für die Retikulumzellen der roten Pulpa vom Igel, Wiesel, Hermelin ein stets feinkörniges Protoplasma. *Lambertini* (1931) hebt hervor, daß die Zeichnung des retikulären Fasergerüstes der erwachsenen Kaninchenmilz nicht so regelmäßig wie in den drüsigen Organen ist, daß sich die Retikulumfasern durch vielfache Verästelungen auf ziemlich dünne Fasern reduzieren. *Hartwig* (1949) findet die Retikulumzellen der Pferdemilzpulpa gestreckter, die Retikulummaschen weiter als in anderen Säugermilzen. Die in den Knotenpunkten des retikulären Netzes liegenden Kerne sind meist länglich-rund, fein strukturiert mit deutlicher Kernmembran. Da die relative und absolute Menge der roten Pulpa altersmäßig schwankt, müssen Retikulumzellen und -fasern sich laufend so verändern, daß die unterschiedlichen Volumenschwankungen möglich werden.

Nach *Jordan* und *Speidel* (1930) besteht auch die Milz von Myxine wegen der zahlreich vorhandenen lymphoiden Hämoblasten aus granulopoetischem (myeloidem) Gewebe, wenn auch andererseits von lymphoidem Gewebe gesprochen werden kann. Das hämatopoetische Gewebe von Myxine zeigt die histologische Identität von Milz und Knochenmark. Die kleinen, mittleren und großen Formen der Hämoblasten (Lymphozyten) sind freie Retikulumzellen. Aus den mittleren Formen entstehen extravaskulär Granulozyten, während sich die größeren Formen intravaskulär zu Erythrozyten, die kleineren Formen zu Thrombozyten und Spindelzellen differenzieren. Hämoblasten und Erythroblasten teilen sich mitotisch. Die Sinusendothelien beteiligen sich nicht an der Blutzellenbildung. Auch bei Ammocoetes, wo sich ebenso wie bei Myxine eine *lymphoide* Stammzelle bildet, finden sich im Blut alle Stadien von dieser zum Erythrozyten und

Mitosen in diesen Zellen (*Jordan* und *Speidel*, 1929/30). Nach *Scatizzi* (1931/32) bildet die rote Milzpulpa bei *Chimaera monstrosa* Stränge, in denen Granulozyten und Erythrozyten gebildet werden. Bei Elasmobranchiern (*Scylliorhinus canicula, Scylliorhinus catulus, Raja clavata, Raja batis*) wechselt das histologische Bild der Pulpa sehr mit der Blutfülle (*Yoffey*, 1928/29). Da alle Blutzellen bei den Fischen aus dem lymphoiden Gewebe entstehen, kann es nicht unmittelbar mit dem der Säuger verglichen werden. In der roten Pulpa finden sich Retikulumzellen, Erythrozyten und Granulozyten. Die ersten Stadien der Erythrozyten sind identisch mit den wenig Hämoglobin ansammelnden kleinen runden Zellen an den Rändern des Lymphgewebes. Die jungen Erythrozyten haben einen großen hellen, die reifen einen kleineren dichten Kern. Auch die in der Nähe der Lymphscheiden liegenden noch unreifen Granulozytenformen gehen aus kleinen runden Zellen hervor. Demnach bilden diese Erythroblasten und Leukoblasten, wobei ihr Kern sich schon vor dem Auftreten von Hämoglobin und Granula verändert. Der kleine unreife Erythrozyt ist wahrscheinlich noch teilungsfähig. Bei den Teleostiern sind die Einzelheiten der Hämopoese schon wegen des diffuser angeordneten Lymphgewebes schwerer verfolgbar als bei den Elasmobranchiern. Dabei zeigen sich bei *Trigla gurnandus* insofern Besonderheiten der Erythrohistogenese, als die kleinen runden Stammzellen vor dem Auftreten des Farbstoffes große basophile Granula enthalten, die während der Hämoglobinanreicherung schwinden. In den letzten Stadien der Erythropoese besteht das Plasma aus verstreuten bläulichen Granula auf mattem Grund ähnlich der basophilen Punktierung menschlicher Erythrozyten bei *Morbus Addison*. Bei Gadus sind die Erythrozyten erst rund, dann oval, schließlich dreieckig. Die Eosinophilen sind nicht so markant wie bei den Elasmobranchiern. Bei *Trigla gurnandus* besitzt der neutrophile Granulozyt eosinophile, peripher angeordnete, und basophile, um den Kern liegende Granula. Beim Aal setzt sich die rote Milzpulpa größtenteils aus kleinen Zellen mit intensiv färbbarem Kern und zahlreichen groben Schollen zusammen (*Cocquio*, 1929). Die Zellen im Milzausstrich sind meist Lymphozyten; die in verschiedenen Typen vorhandenen, teils mit Vakuolen oder Zelldetritus versehenen Monozyten machen etwa ein Viertel aller Zellen aus. Während gelegentlich anzutreffende Erythroblasten wohl aus der Niere stammen und Erythropoese nur bei Anämie auch in der Milz stattfindet, deutet das regelmäßige und reichliche Vorkommen alternder Erythrozyten mit aus der Kernauflösung resultierenden rot-violetten Granula auf normale Erythrozytenzerstörung. Außer den Retikulumzellen und Kapillarendothelien färben sich freie rundkernige Zellen der Pulpa vital mit Lithiumkarmin. *Roberson* (1932) beschreibt für *Amia calva* auch in der Milz eine mit Granulopoese gemischt vorkommende Erythropoese. Dabei entstehen zunächst aus lymphozytenartigen Zellen lymphomyeloide Hämoblasten. Die Milz bildet auch eosinophile Zellen. *Dustin* (1934) bestätigt für die Milz von *Protopterus Dolloi* im wesentlichen die Angaben von *Jordan* und *Speidel* (1931), nach der in der Milz Lymphozyten, Erythrozyten, Thrombozyten (durch intravaskuläre Differenzierung aus kleinen Lymphozyten), basophil granulierte Elemente, Monozyten (aus Retikulumzellen und lymphoiden Zellen), echte Eosinophile mit groben und Spezialeosinophile mit azidophilen Granula entstehen sollen. Die Milzläppchen von Protopterus, die nach *Dustin* aus einem lymphopoetischen Zentrum und einer erythropoetischen Peripherie bestehen, umgeben sich an der Spiralklappe außerdem mit sehr entwickeltem granulopoetischem Gewebe. Die weiten, unregelmäßig anastomosierenden Sinus der Pulpa enthalten große Mengen von Erythrozyten in allen Differenzierungsstadien und polynukleäre Spezialeosinophile. Das granulopoetische Gewebe ist dagegen durch die große Zahl melanogener Zellen charakterisiert, die seltener auch in der Pulpa, den Knötchen und Hülsen vorkommen. *Dustin* nimmt in den Pulpasinus eine extrazelluläre Hämolyse durch ein vom Endothel ausgeschiedenes Hämolysin an. Das Pigment der Melanozyten des granulopoetischen Gewebes stammt vorwiegend aus dem Blutfarbstoff. *Licheri* (1933) wies in wechselnder Zahl Plasmazellen in der Milz von Teleostiern, Reptilien und Vögeln nach.

Bei den Gymnophionen scheint die Blutbildung in der Milz in späteren Stadien und im erwachsenen Zustand geringer zu werden (*Weilacher*, 1933). *Nakajima Akira* (1928) untersuchte die jahreszeitlichen Schwankungen des Zellbildes der Amphibienmilz (*Megalobatrachus japonicus, Diemyctylus pyrrhogaster, Hynobius fuscus, Onychodactylus japonicus, Rana nigromaculata, Rana japonica*). Die Zahl der Milz-Erythrozyten ist bei Urodelen — mit Ausnahme von Triton — vom Winterende bis zum Frühjahr am höchsten, vermindert sich im Sommer, ist im Herbst am niedrigsten. Auch *Rana japonica* verhält sich hierin im Gegensatz zu *Rana nigromaculata* wie die Urodelen. Erythroblastenmitosen finden sich außer im Winter zu allen Zeiten. Im Winter degenerieren die Erythrozyten vielfach. Die übrigen Zellformen verhalten sich nicht so einheitlich. So sind die Eosinophilen bei *Megalobatrachus japonicus* im Herbst, bei *Diemyctylus pyrrhogaster* im Sommer am reichlichsten und schwinden bei letzterem bis gegen die Mitte des Winters. Bei bis etwa 26,5 mm langen Larven von *Megalobatrachus japonicus* besteht die Milz aus Retikulumzellen mit spindelförmigen Kernen und aus Zellen mit relativ großen hellen elliptischen oder länglich-runden dunkleren Kernen. Erst bei etwa 30 mm langen Larven treten freie Zellen mit

Mitosen als Lymphozyten, Erythroblasten, Erythrozyten und Eosinophile auf (*Nakajima Akira*, 1929). Bei *Hynobius fuscus*-Larven von etwa 11 mm Länge besteht die Milzanlage aus noch dotterreichen, innig verbundenen Zellen mit kleinen runden Kernen, die allmählich in die mesodermale Magenschicht überleiten. Erst bei etwa 16 mm messenden Larven besteht die Pulpa aus retikulären Zellen mit etwas polygonalen Kernen und dazwischenliegenden Lymphozyten und Erythrozyten, zu denen sich bei 40 mm langen Larven noch Erythroblasten, eosinophile Zellen, Phagozyten und Pigmentzellen gesellen. Bei den höheren Urodelen (Salamander) ist die Milz der Sitz der Erythro- und Thrombozytogenese (*Jordan* und *Speidel*, 1930, 1931; *Dawson*, 1932). Bei Anuren vor der Metamorphose ist der Mesonephros, nach ihm die Milz hämatopoetisch tätig. Die Retikulummaschen der Pulpa von *Necturus maculosus* sind gewöhnlich mit Erythroblasten, Erythrocyten und Thrombocyten ausgefüllt (*Dawson*, 1932). Gelegentlich vorhandene Neutrophile und Eosinophile scheinen aus dem Blut zu stammen. Die gewöhnlich zahlreichen, vom Retikulum und lymphoiden Zellen abstammenden Erythrophagen zeigen Saisonabhängigkeit. Der Milz scheint die Bildung der Erythrozyten und Thrombozyten zu obliegen. Obwohl die Zellen durchschnittlich *in situ* reifen, finden sich andere — vom lymphoiden Erythroblasten bis zum Erythrozyten — sich noch mitotisch teilende auch im Blut (*Dawson*, 1932). Die Granulopoese erfolgt beim Axolotl wesentlich in der Randzone der Leber, die Erythropoese in der Milz (*Malyschew*, 1932). Nach *Tischtschenko* (1931) sind Milz und Knochenmark bei *Rana temporaria* und *Rana esculenta* in jeder Jahreszeit die vorwiegenden Blutbildungsstätten, wobei die Funktion der Milz im Gegensatz zu der des Knochenmarkes nicht jahreszeitlich gebunden ist. Die Milz des erwachsenen Frosches ist stets stark mit Lymphozyten und einigen Leukozyten gefüllt; beide Formen stammen aus dem Blut. Die myeloischen und die in der Milz gebildeten lymphatischen Zellen gehören zwei selbständigen Stämmen an.

Das Gerüst der vorherrschend mit Erythrozyten angefüllten roten Pulpa des Krallenfrosches (*Xenopus laevis*) besteht nach *Sterba* (1950) aus aktiven Retikulumzellen mit ovalem, netzförmigem Kern, zwei Nukleolen und schwach oxyphilem Zelleib. Diese sich mitotisch und amitotisch vermehrende Ausgangszelle für die Blutbildung ist größer als beim Säuger (vgl. *Hoepke*, 1932). Die aus der aktiven Retikulumzelle hervorgehenden Zellen sind große Lymphozyten. Zwischenformen lehnt *Sterba* als zu wenig charakterisiert ab. Diese Makrolymphozyten haben plumpere Chromosomen als die Retikulumzellen und schrumpfen zu Mikrolymphozyten. Der in der Milz entstandene Proerythroblast reift erst in der *V. portae* zum Erythrozyten. Die Entwicklung der aus dem großen Lymphozyten hervorgehenden basophilen und ungranulierten Leukozyten ist auf die rote Pulpa beschränkt.

In Milzausstrichen von im Frühsommer getöteten Wassermolchen (*Diemyctylus pyrrhogaster*) fand *Ohuye* (1932) 20,0% Erythrocyten, 73,0% Lymphozyten, 1,0% Eosinophile, 0,5% Basophile, 0,6% Neutrophile, 5,9% Pigmentzellen. *Milzregenerate* nach Splenektomie bestehen hauptsächlich aus Mesenchymzellen, roten Blutzellen und Lymphozyten. Nach der Entmilzung folgt eine *kompensatorische* Blutbildung zunächst im Kreislauf, dann auch in Herz, Niere und Fettgewebe. Die normalerweise 1% nicht überschreitenden Pigmentzellen finden sich nach Milzentfernung bis zu 30% im Blut, daneben auch zahlreiche Plasmazellen und Zellen mit Russel-Körperchen. *Chatterjee* und *Cruickshank* (1928/29) fanden in Froschmilzausstrichen 83,5% Lymphozyten und 11,5% Neutrophile.

Die Reptilien halten in der Blutbildung eine Zwischenstellung zwischen Amphibien und Vögeln. Denn bei ersteren ist die Milz der Hauptort der Erythro- und Lymphopoese, bei letzteren ist die Erythropoese ganz auf das Knochenmark beschränkt, und es treten Lymphknoten als Organe auf. Die Milzzellen von *Phrynosoma solare* sind sehr viel kleiner als die der meisten Amphibien und Reptilien (*Jordan* und *Speidel*, 1929). Zu Beginn der Blutzellenbildung enthalten die Pulpastränge vorwiegend kleine Lymphozyten, auch von diesen stammende Plasmazellen, Zwischenformen zwischen Lymphozyten und reifen Zellen, besonders Thrombozyten und spärliche Granulozyten. Im Gegensatz zur Schildkrötenmilz bildet sie nur wenig granulierte Leukozyten. *Scatizzi* (1930) schreibt der Milzpulpa von *Tropidonotus natrix* besonders eine Lympho- und Erythropoese und Hämokatarese zu. *Dünzen* (1939) sah bei im März gefangenen *Lacerta muralis* und *viridis* mehr Erythrozyten in der Pulpa der verkleinerten Milz als bei im Mai—Juni gefangenen. Auch *Nitsche* (1929) hebt die ausgedehnte Erythrofragmentation und zahlreichen Erythrozyten in einigen Vogelmilzen hervor. In der Frühjahrsmilz des Sperlings fehlen die basophilen und neutrophilen Granulozyten, die sich während des Maximums der Milztätigkeit im Sommer finden (*Tironi*, 1937). Während im Herbst alle drei Granulozytenformen vorhanden sind, finden sich in der Wintermilz bei Fehlen von Mitosen keine Jugendformen von Leukozyten. Solche von Erythrozyten lassen sich zu keiner Jahreszeit beobachten. Lymphozyten aller Größen mit Übergangsformen (lymphoide Hämohistioblasten, Prolymphozyten) sind im Frühjahr und Sommer stets anzutreffen. Die Monozyten sind — mit Umbildungsformen im Sommer und Herbst — stets sehr zahlreich.

Bei Echidna enthalten die Milzsinus und Pulpastränge vor allem im Alter reichlich fragmentierte Erythrozyten (*Basir*, 1931/32). Die mit einem granulierten azidophilen Zelleib ausgestatteten Retikulumzellen und Sinusendothelien besitzen 1 bis 2 oval-runde Kerne, deren Chromatin in 1 bis 2 Brocken angesammelt ist. Weniger bei Echidna als bei Siphonops, beim Alligator und Igel entstehen aus diesen Retikulumzellen etwa 10 μ große Makrophagen mit basischem Zytoplasma. Die Echidnamilz ist trotz merklicher Erythrofragmentation und Hämolyse *pigmentlos* und bildet auch keine Erythrozyten. *Chatterjee* und *Cruickshank* (1928/29) zählten im Ausstrich der Schildkrötenmilz und der Hühnermilz 78% Lymphozyten. — Die genauesten histologischen Befunde zu verschiedenen Jahreszeiten erhob *Hoepke* (1931, 1932) an der Milz von Igeln und Fledermäusen. *Hoepke* (1931) hält die Retikulumzelle der roten Pulpa für bereits höher differenziert als die der Hülse, für weniger differenziert als die der weißen Pulpa. In der Milz des winterschlafenden Igels und der Fledermaus bilden sich öfter auch myeloische Zellen, bei der Fledermaus massenhaft Leukozyten, beim Igel oft nicht ganz ausreifende Normoblasten. Nach Thyroxingaben im Winterschlaf wandern die Fibrozyten der Trabekel, die Retikulumzellen der Hülse und die Endothelzellen der Gefäße in die Pulpa aus und werden dort als Retikulumzellen angesiedelt. Aus diesen kann auf kürzerem oder längerem Wege fast überall in der Milz der *kleine Lymphozyt* entstehen. Ein großer Teil des Pulparetikulums wird bei der Fledermaus, der Hufeisennase und dem Igel im Winter so stark abgebaut, daß ein großer Blutsee entsteht (*Hoepke*, 1932). Die Erythrozyten beherrschen in dieser Zeit das Bild. Auch die Riesenzellen der Igelmilz entstehen aus Retikulumzellen, ausnahmsweise auch im Keimzentrum. Diese Megakaryozyten werden im Sommer sehr groß und kriechen mit zahlreichen Ausläufern durch die Retikulummaschen. Die meisten gehen dort zugrunde, nur einige erreichen die Sinus und die Milzvene. — *Hoepke* (1932) unterscheidet inaktive und aktive Retikulumzellen, die sich mitotisch oder amitotisch teilen können. In der Zeit — etwa von Juni an —, in der die Milzknötchen beim Igel hyalinisiert sind, liefert das Retikulum der Pulpa in stärkstem Ausmaße Lymphozyten; beide Zellformen sind dementsprechend oft plasmatisch verbunden. Bei der winterschlafenden Fledermaus (*Myotis myotis*) finden sich an den Knotenpunkten des Pulparetikulums öfter mehrere zusammenhängende Retikulumzellen. Mastzellen, deren Kern dem eines kleinen Lymphozyten gleicht, sind auffallend häufig anzutreffen. Auch bei diesen Insektivoren beteiligt sich das Pulparetikulum während des Winterschlafes an der Bildung größerer Lymphozytenformen. Nach geringer Nahrungsaufnahme während des Winterschlafes, nach kurzer Einwirkung von Bewegung oder nach Wärme und Bewegung, entstehen in der roten Pulpa mitotisch mittlere und große Lymphozyten. Dabei finden sich statt des gewöhnlichen Retikulums große Synzytien aus großen Lymphozyten, Mesolymphozyten, Retikulum- und Lymphoretikulumzellen. Die Kerne der in erheblichem Umfange degenerierenden großen Lymphozyten finden sich in der Milzvene. Die Tochterzellen der großen Lymphozyten schrumpfen vor dem Untergang nicht erst zu kleinen Lymphozyten, sondern degenerieren als große Lymphozyten.

Es liegen nur wenige systematische Angaben über die Zytologie der Pulpa einzelner normaler Säugermilzen vor. Die Autoren behandeln meist das Vorkommen und Verhalten einzelner Zellformen unter verschiedenen Bedingungen. Normale quantitative und qualitative *Splenogramme* bestehen daher kaum. — *Hu* (1934) stellte an Ausstrichpräparaten ein Splenogramm der weißen Ratte zusammen.

Nach *Chatterjee* und *Cruickshank* (1928/29) sind bei der Maus 74% der Milzleukozyten Lymphozyten, 5% Monozyten; etwas mehr als im Blut und Knochenmark. Daneben kommen Megaloblasten, Normoblasten und Erythroblasten, bei jungen Tieren auch Megakaryozyten vor. Die Lymphozytenzahl im Milzausstrich nimmt mit aufsteigender Tierreihe ab. Beim Kaninchen sind noch 67%, beim Hund, der von den untersuchten Arten die niedrigsten Werte hat, nur noch 55,5% der Milzleukozyten Lymphozyten. Das Abnehmen der Pulpalymphozyten in der Tierreihe geht mit einer steigenden Abgrenzung der Follikel einher. Beim Meerschweinchen sind 4%, beim Hund 8% Monozyten unter den freien Milzzellen. Die Kaninchenmilz beherbergt in ihrer Pulpa im Gegensatz zu anderen Milzen viele freie Phagozyten (*v. Herrath*, 1935, 4) und in den Sinus Klasmatozyten. Auch die beim Hund noch in gewisser kleiner Zahl vorkommenden Erythroblasten nehmen in der aufsteigenden Reihe ab. Nach *Tempkas* und *Kubiczeks* (1938) *Milzpunktatuntersuchungen* an normalen Patienten und Kaninchen kommt die Milz als Bildner nur der lymphatischen und der retikulären Zellen in Betracht. Die normale Menschenmilz kann allerdings unter besonderen Bedingungen (Silberblockade) auch eine erythroblastische, und die Kaninchenmilz dazu noch eine myeloblastische Potenz äußern. Die Erythro-, Leuko- und Thrombozytolyse geschieht fast ausschließlich extrazellulär. Das Kaninchen-Splenogramm weist im Gegensatz zu dem des Menschen eine umfangreiche Phagozytose der Erythro- und Thrombozyten durch Retikulumzellen auf. Aus den Milz-Makrophagen entstehen über das monozytoide Stadium typische Monocyten, die wenigstens teilweise aus der Milz stammen dürften. Weitere einzelne Angaben über die Quantität der Milzzellen in Schnitt und Ausstrich machen *Klieneberger* (1927), *Lauda* und *Rezek* (1931), *Klemperer* (1938).

Tabelle 14: *Vergleich des Milz- und Kreislaufblutes vom Hund und Kaninchen*
(Nach *H. Richter*, Zschr. Zellforsch. 38, 1953; Tabelle 1.)

	Alter u. Geschlecht	Erythrozyten im Pulpablut	Erythrozyten im Kreislaufblut	*Erythrozyten* Kreislaufblut: Pulpablut	Leukozyten im Pulpablut	Leukozyten im Kreislaufblut	*Leukozyten* Kreislaufblut: Pulpablut
Hund I	4 Monate weiblich	6185000	4625000	1:1,33	8700	5200	1:1,67
Hund III . . .	1 Jahr weiblich	9870000	7202000	1:1,40	10200	12400	1:0,82
Hund X . . .	12 Jahre weiblich	12400000	8260000	1:1,50	7580	11000	1:0,69
Kaninchen I .	4 Monate weiblich	3875000	4168000	1:0,93	10500	8900	1:1,18
Kaninchen V .	1 Jahr weiblich	3500000	4664000	1:0,75	14300	9400	1:1,52
Kaninchen VII	2 Jahre männlich	5420000	5890000	1:0,92	17000	9500	1:1,79

Kreislaufblut = 1 gesetzt.

Es können Wechselbeziehungen zwischen *Milz*, *Knochenmark* und *Blut* bestehen. Gewisse *Milzeinflüsse* und die Ausschüttung milzeigener Zellen in den Kreislauf lassen Wechselbeziehungen zwischen *Hämo-*, *Myelo-* und *Splenogramm* vermuten, die zuerst von *Richter* (1953) beim Kaninchen (Stoffwechselmilz) und Hund (Speichermilz) quantitativ untersucht wurden. Im einzelnen steigen die Erythrozytenwerte des Kreislaufblutes und des Milzpulpablutes bzw. die Verhältniszahlen beider Werte mit dem Alter beim Hund sehr viel steiler an als beim Kaninchen, bei dem die Werte für das Pulpablut etwa dieselben bleiben (vgl. *v. Herrath*, 1937, 1947). Das weiße Blutbild des Kaninchens ist lymphozytär, das des Hundes neutrophil. Die absoluten Leukozytenwerte im Pulpablut beider Tierarten verhalten sich etwa umgekehrt wie die absoluten Erythrozytenwerte. Das Verhältnis der absoluten Leukozytenwerte Kreislaufblut zu Pulpablut steigt beim Kaninchen entsprechend dem funktionellen Antagonismus zwischen Speicher- und Stoffwechselmilz mit dem Alter stark an, während es beim Hund konstant zu bleiben scheint. Die Retikulumzellen sind in den Milzausstrichen des Kaninchens immer zahlreicher als beim Hund und vermehren sich im Alter bei beiden mäßig. Das reichlichere Vorkommen von Retikulumzellen im Ausstrich der Kaninchenmilz, und die hohen Leukozytenwerte ihres Pulpablutes deuten darauf hin, daß das Retikulum der Kaninchenmilz im Gegensatz zu dem mehr *kreislaufmechanisch* beanspruchten des Hundes vorwiegend *zellenbildend* tätig

Tabelle 15: Durchschnittswerte des Hämo-, Myelo- und Splenogramms vom Hund und Kaninchen,

	Hund I—III			Hund IV—VII		
Durchschnittsalter	8 Monate			4,2 Jahre		
Hämoglobin in %	92,3			100,5		
Erythrozyten	5754000			7585317,5		
Leukozyten	8100			8975		
	Blut	Knochenmark	Milz	Blut	Knochenmark	Milz
Retikulumzellen	—	1,6	4,5	—	3,5	5,4
Plasmazellen	—	1,5	0,9	—	1,3	1,7
Proerythroblasten	—	0,9	0,3	—	1,4	1,8
Makroblasten	—	8,6	0,2	—	7,8	0,7
Normoblasten	—	37,5	1,2	—	33,7	2,3
Myeloblasten	—	2,3	0,2	—	2,6	—
Promyelozyten	—	0,8	—	—	0,6	0,2
Myelozyten	—	3,2	1,3	—	3,0	2,1
Metamyelozyten	—	8,8	0,2	0,3	8,4	0,9
Unsegmentierte	4,8	28,2	8,5	4,6	27,8	8,9
Segmentkernige	68,5	2,1	26,1	62,3	4,4	17,2
Monozyten	3,4	0,8	1,7	4,2	1,3	1,6
Lymphoblasten	—	—	0,7	0,3	—	0,3
Lymphozyten	23,3	3,7	54,2	28,3	4,2	56,9

ist; auch enthalten die Knochenmarksausstriche beider Tierarten gleiche Mengen von Retikulumzellen. — Die Proerythroblasten, Makro- und Normoblasten finden sich in der Kaninchenmilz andeutungsweise öfter als in der des Hundes. Die Zellen verhalten sich insofern etwas verschieden, als die Proerythroblasten kaum altersmäßige Zahlenunterschiede aufweisen, während die Makroblasten, besonders aber die Normoblasten, zunächst beim Kaninchen mit dem Alter abnehmen. Wahrscheinlich hat das neugeborene Kaninchen eine noch ausgeprägtere Milz-Erythropoese als der Hund, so daß deren Verminderung auch besser faßbar ist. Die jüngsten Vorstufen der Granulozyten schwinden bei beiden Arten schließlich ganz; Myelozyten, Metamyelozyten und Unsegmentierte finden sich ansteigend in beiden Milzen reichlicher, besonders beim Hund. Da die granulopoetischen Zellen im Milz- und Knochenmarksausstrich stets vorkommen, im Blutausstrich stets fehlen, können sie nicht in die Milz eingeschwemmt sein. Diese ist bei beiden Tieren vielmehr zeitlebens — wenn auch abnehmend — erythro- und granulopoetisch tätig. Dabei scheinen in der Kaninchenmilz die Erythropoese, in der Hundemilz die Granulopoese schließlich zu versiegen. Die im Milzausstrich des Hundes zahlreicher als in dem des Kaninchens anwesenden Monozyten nehmen bei beiden Tierarten mit dem Alter ab. Lymphoblasten und Lymphozyten sind im Milzausstrich des Kaninchens stets bedeutend zahlreicher. Die Lymphozytenzahl vergrößert sich in der Kaninchenmilz bis zu einem mittleren Alter deutlich; beim Hund fällt sie dann stärker ab. — Die Milzausstriche beider Tierarten weisen mehr oder weniger zahlreiche basophil granulierte Zellen und sog. *basophile Kugelhaufenzellen* auf, die *Plum* (1942) zuerst im Kaninchenblut beschrieb. Diese Zellen nehmen in der Kaninchenmilz im Gegensatz zur Hundemilz mit dem Alter zu.

Moeschlin (1947) geht auf die technische Entwicklung und Durchführung der *Milzpunktion* speziell beim Menschen ein. Das *Splenogramm* (Abb. 118) spiegelt das Verhältnis der ablösbaren Zellen der Milz vergleichbar wider, weil die Streuwerte in nach Altersgruppen zusammengestellt. (Nach *H. Richter*, Zschr. Zellforsch. 38, 1953; Tabelle 2.)

Hund VIII—X			Kaninchen I—III			Kaninchen IV—V			Kaninchen VI—VIII		
10,6 Jahre			5,3 Monate			8 Monate			2,3 Jahre		
109			66			62			68		
7974666,6			4657533,3			4551750			5287400		
10303			7866			8800			9166		
Blut	Knochenmark	Milz	Blut	Knochenmark	Milz	Blut	Knochenmark	Milz	Blut	Knochenmark	Milz
—	2,3	6,8	—	0,8	8,4	—	1,1	9,5	—	0,9	9,7
—	0,9	2,4	—	1,4	0,7	—	1,0	1,6	—	0,7	2,1
—	0,8	0,6	—	1,6	0,6	—	1,5	0,5	—	0,9	1,2
—	5,6	—	—	5,0	0,7	—	7,2	0,2	—	3,4	0,3
—	42,7	0,6	—	40,6	2,6	—	36,1	0,8	—	33,3	0,6
—	2,2	0,1	—	1,2	0,2	—	1,6	0,1	—	2,1	—
—	0,3	—	—	0,9	—	—	3,1	—	—	3,0	—
—	3,7	0,2	—	9,3	1,0	—	12,5	1,5	—	12,2	1,4
—	10,8	0,2	0,3	7,9	0,2	0,7	5,3	0,2	0,5	4,5	0,3
5,2	26,9	7,6	2,5	20,0	3,3	2,1	21,4	2,2	2,3	25,5	2,2
66,9	1,3	32,2	41,2	5,2	9,8	72,7	5,3	7,0	39,5	10,0	16,0
1,4	0,3	2,5	2,7	0,9	1,5	3,2	0,4	0,8	3,3	0,3	0,5
—	—	0,3	0,9	—	1,1	0,7	—	1,2	1,1	—	0,7
26,5	2,2	46,5	52,4	4,7	70,5	50,6	3,5	74,4	53,6	3,2	65,0

verschiedenen Punktaten derselben Milz nur geringe sind. Ebenso stimmen Splenogramme aus *intravitalen* Punktionen und *postoperativen* Milzabstrichen weitgehend überein, wenn letztere nicht zu spät entnommen werden und dann wegen des bereits eingetretenen Blutabflusses oft ein stärkeres Überwiegen der Lymphozyten zeigen. Zellauszählungen an Milzausstrichen wurden zur Klärung der Natur von Bluterkrankungen schon frühzeitig durchgeführt. So schließt *Doan* (1926) aus seinen Zählungen bei *Perniziosa*-Kranken, daß die Milz an einer aktiven erhöhten Zerstörung der Erythrozyten nicht beteiligt ist. Der Vergleich von *Ausstrich-* und *Schnittbild* ist wegen der verschiedenen Form und Umgebung der Zellen auch bei gleicher Fixierung und Färbung schwierig, oft nicht möglich. *Moeschlin* versucht, die retikuloendothelialen Zellformen auch der Milz analog zu *Rohr* morphologisch aufzuführen und verzichtet auf eine funktionelle Unterscheidung von Histiozyten, Fibroblasten und Fibrozyten. *Moeschlin* unterscheidet im Milzpunktat: 1 retikuloendotheliale Zellformen; 2. die lymphatische Zellreihe; 3. unreife myeloische Zellformen aus lienalen Blutbildungsherden; 4. reife Granulozyten; 5. Thrombozyten. Die retikuloendothelialen Zellformen teilt *Moeschlin* in: 1. Serosazellen; 2. Pulpazellen; 3. kleinzellige lymphoide Retikulumzellen; 4. Makrophagen (Zelltrümmer-, Pigment-, Bakterien-, Fett- und Lipoidmakrophagen und Kombinationsformen); 5. Gewebsmastzellen; 6. plasmazelluläre Retikulumzellen; die lymphatische Zellreihe in: 1. große lymphatische Retikulumzellen; 2. Lymphoblasten; 3. Lymphozyten; 4. Plasmoblasten bis zu reifen lymphatischen Plasmazellen (Abb. 118).

Das die Milz überziehende einschichtige *Serosaepithel* kommt im Punktat nur gelegentlich zur Ansicht. Die 20 bis 40 μ messenden Zellen mit einem 12 bis 24 μ großen runden bis ovalen Kern, der häufiger Nukleolen enthält, liegen im Gegensatz zu allen übrigen Formen in kleinen Verbänden zusammen. Das mit May-Grünwald-Färbung leicht bläulich tingierte Zytoplasma enthält eine feine, gleichmäßig verteilte azurophile Granulation (Abb. 117). —Die sog. *Pulpazellen* können ausnahmsweise auch

Tabelle 16: Streubreite des normalen Splenogramms vom Menschen. (Nach *S. Moeschlin*, Die Milzpunktion, Basel, *B. Schwabe*, 1947, Tabelle 4.)

				Weil		*Tempka*	
Retikulumzellen:							
Pigment- u. Zell-Makrophagen	0,1—0,3	0,5—1,8		Mittlere Mononukleäre (Moyens mononucléaires)	10—20	Retikulumzellen	0,6—2,5
Fettzellen (1 pro 10000)	0—0,01					Endothelzellen	0,3
Plasmazelluläre Retikulumzellen	0,2—0,8					Monozytoide Zellen	0,4—1,15
Gewebsmastzellen	0—0,1						
Pulpazellen	0,2—0,6						
Erythroblasten:							
basophile, polychrome, oxyphile	0—0,1—0,2			Erythroblasten	0,2	Erythroblasten	0
Granulopoese:							
Myeloblasten	0					Myeloblasten	0
Unreife Myelozyten	0—0,1	0,05—0,3					
Halbreife Myelozyten	0—0,1						
Reife Myelozyten	0,05—0,2					Myelozyten	0
Metamyelozyten	0—0,1						
Neutro, stabkernige	1,0—7,0	11—31		Neutrophile	20—30	Neutro., stabkernige	0,45—1,65
Neutro, segmentkernige	8—25					Neutro, segmentkernige	5—8
Reife Eosinophile	0,2—1,5			Eosinophile	1	Eosinophile	0,12—0,6
Reife Basophile	0,1—1,1			Basophile	selten	Basophile	0,12—0,5
Monozyten	1,2—2,4			Monozyten	5—20	Monozyten	0,5
						Zerfallende Granulozyten	0,5—8,6
Lymphatische Reihe							
Große lymphatische Retikulumzellen	0—0,1						
Lymphoblasten	0—0,2						
Lymphozyten							
Kleinzell., junge	0,6—7,5	1,0—10,5	58—89			Lymphoblasten	0,3—7,0
Großzell., junge	0,4—3,0					Lymphozyten	41—59,5
Kleinzell., reife	55—79,5	57—84,5		Lymphozyten, typische	50—60	Lymphozyten, unechte	1,15—11,4
Großzell., reife	2—5					Lymphozyten, zerfallende	18,5—42,1
Lymphatische Plasmazellen:							
Plasmoblasten	0—0,5	0—0,3		Plasmazellen	1—2	Plasmazellen	0,25—0,83
Reife lymphat. Plasmazellen	0—0,3						
Megakaryozyten	0					nicht differenzierbare Z.	0,15—2,0

Tabelle 17: Normales Splenogramm von Rattus norvegicus, braun.
(Nach *Clemens* und *Richter*, Morph. Jb., Leipzig 1958.)

(21 Tiere; Mittelwerte und Standardabweichungen bzw. Schwankungsbreiten.)

		insgesamt	♂ (10 Tiere)	♀ (11 Tiere)
Erythroblasten*	Jz	23,8 (±14,0)	33,7 (±14,0)	15,6 (±8,5)
Erythroblasten*	HdL	3,3 (± 2,5)	3,3 (± 3,5)	3,3 (±1,0)
n. Myelozyten*	Jz	3,0 (± 2,4)		
n. Myelozyten*	HdL etwa	0,2 (0–0,6)		
eos. Myelozyten	Jz	10,0 (± 4,5)	11,5 (± 7,9)	8,4 (± 2,8)
eos. Myelozyten	HdL etwa	0,3 (0–1)	0,7 (± 0,4)	<0,1
n. Unsegmentierte	Jz	1,0 (± 0,6)		
n. Unsegmentierte	HdL etwa	0,3 (0–1,4)		
eos. Unsegmentierte	Jz	2,3 (± 1,0)		
eos. Unsegmentierte	HdL etwa	0,7 (0–1,6)		
n. Segmentierte	Jz	21,7 (± 7,7)		
n. Segmentierte	HdL	56,3 (±10,6)		
eos. Segmentierte	Jz	33,2 (±12,2)		
eos. Segmentierte	HdL	32,8 (± 8,7)		
Kugelhaufenzellen	Jz etwa	1,0 (0–3,8)		
Kugelhaufenzellen	HdL etwa	0,4 (0–1,2)		
Megakaryozyten	Jz	2,8 (± 1,6)	Jz etwa 4,5	
Megakaryozyten	HdL	0,7 (± 0,5)	HdL etwa 3,0	
Makrophagen	Jz etwa	0,8 (0–2,6)		
Makrophagen	HdL etwa	2,0 (0–6,8)		
basoph. Granulozyten		keine		

(Nach Auswertung histologischer Schnitte.)

Abkürzungen: Jz = Jugendzeit; HdL = Höhe des Lebens (vgl. *Clemens*, Morph. Jb., Leipzig 95, 447 [1955]).

* Erythroblasten = alle Bildungsstufen der Erythrozyten.

* Myelozyten = alle Vorstufen der Granulozyten.

in kleineren Verbänden auftreten, machen etwa 0,2 bis 0,6% der Zellen des Punktates aus, kommen nur in Milzausstrichen vor und sind auch ihrem sonstigen Aussehen nach mit den Sinusendothelien zu identifizieren. Da sie gewöhnlich aus dem Verband herausgerissen werden, sind sie unscharf ausgefranst begrenzt. Das eine Ende der 40 bis 50 μ großen, mit einem ovalären, oft etwas eingebuchteten, nukleolenfreien Kern von 15 bis 20 μ versehenen Zellen ist schwanzförmig ausgezogen. Die Zellen zeigen zahlreiche Übergangsformen zu Makrophagen. — Unter die Bezeichnung *lymphoide Retikulumzellen* fallen alle Formen, die das Gerüst in den blutbildenden Organen bilden, von der undifferenzierten Retikulumzelle bis zum Fibrozyten. Im Milzpunktat kann mit Sicherheit nur die kleinzellige Form der lymphoiden Retikulumzelle nachgewiesen, aber je nach der

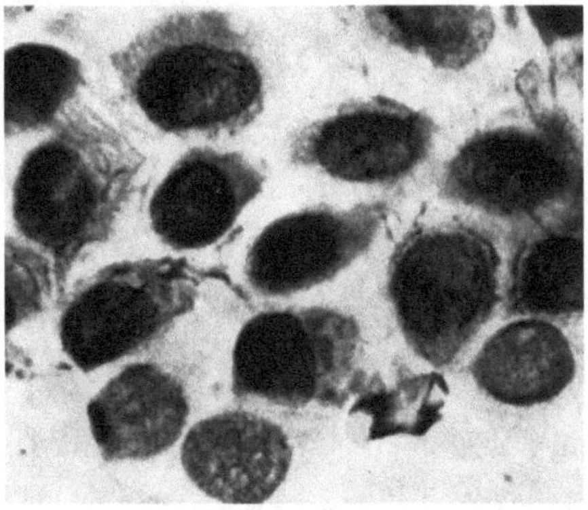

Abb. 117. Serosazellen-Verband aus einem Milzpunktat. (Nach *S. Moeschlin*, Die Milzpunktion, Basel, *B. Schwabe*, 1947, Abb. 12a.)

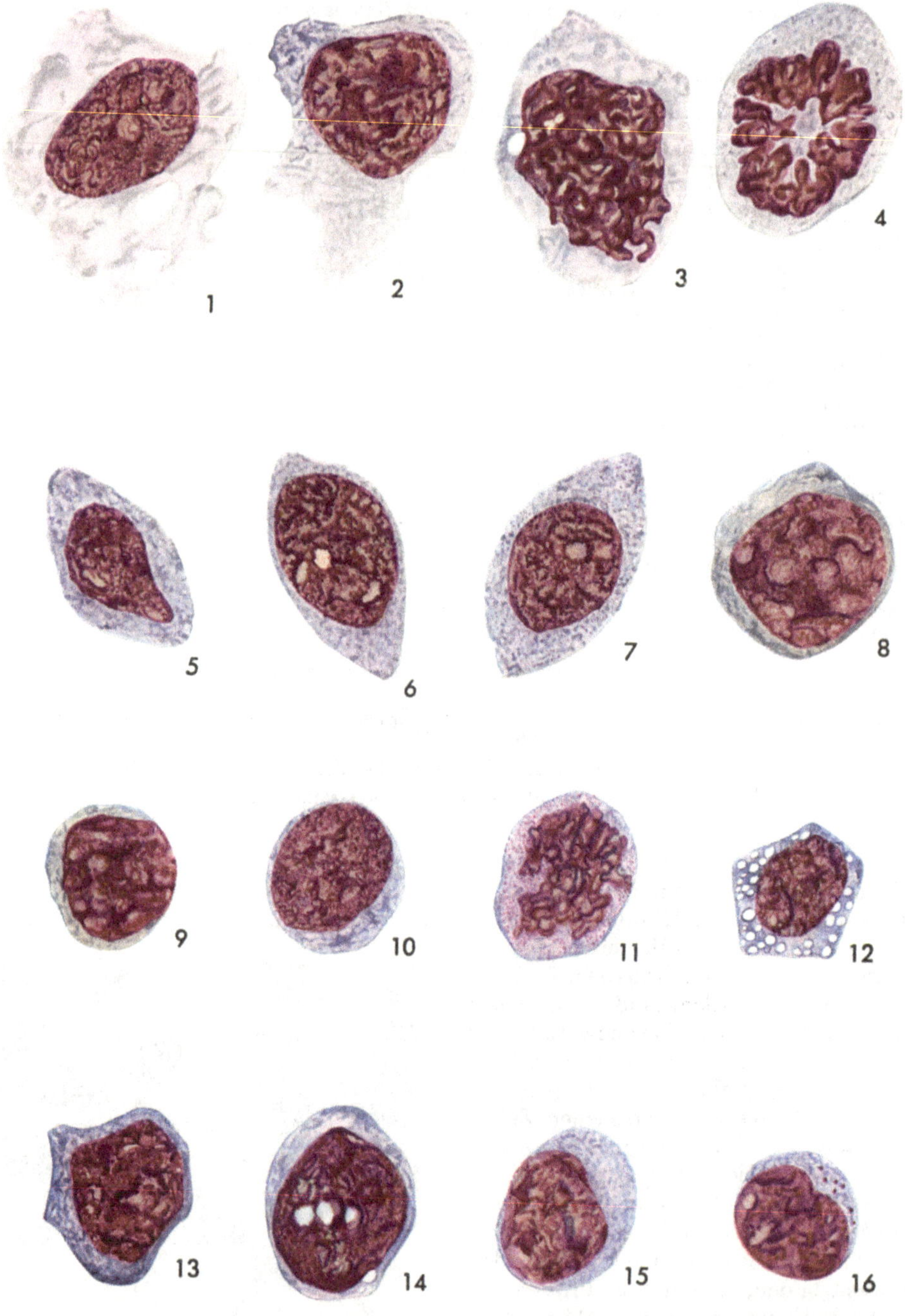

Abb. 118. Einige Zellformen aus verschiedenen, etwa eine Stunde nach dem Tode entnommenen Milzpunktaten vom gesunden Erwachsenen. (*H. Richter* praep., *H. Lentz* gez.). *May-Grünwald-Giemsa*-Färbung.

1 bis 4: Retikulumzellen (3 und 4 in Mitose).
5 bis 7: Sinusendothelien.
8 bis 11: Lymphatische Retikulumzellen (11 in Mitose).
12: Fettspeichernde Retikulumzelle.

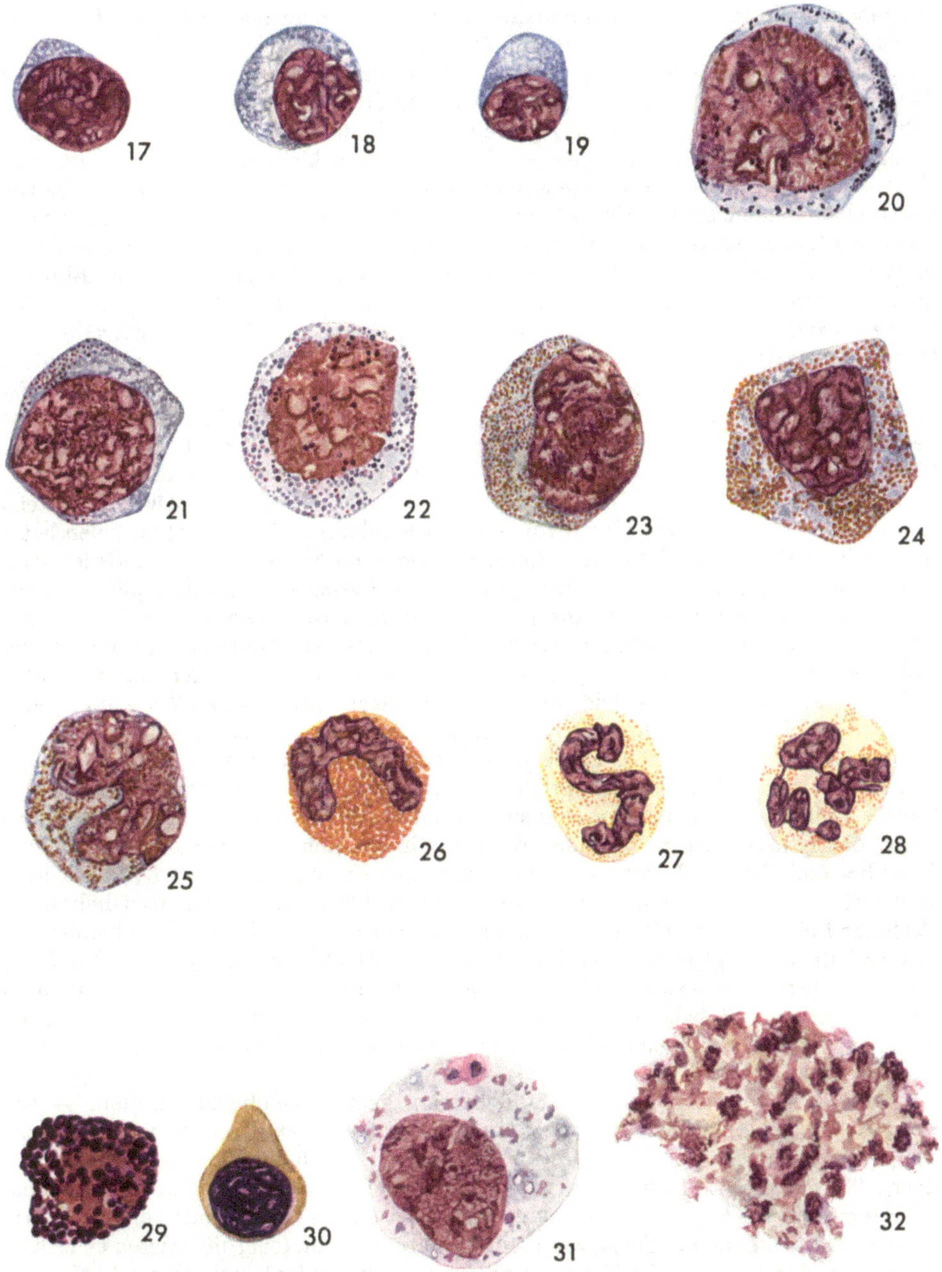

13 bis 14: Lymphoblasten.
15 bis 17: Großer, mittelgroßer und kleiner Lymphozyt.
18 bis 19: Lymphatische Plasmazellen
20: Promyelozyt.
21 bis 24: Myelozyten (24 eosinophiler Myelozyt).
25: Metamyelozyt.
26: Stabkerniger eosinophiler Granulozyt.
27 bis 28: Stabkerniger bzw. segmentkerniger neutrophiler Granulozyt.
29: Basophile Kugelhaufenzelle.
30: Normoblast.
31: Makrophage.
32: Thrombozyten.

Umgebung nicht immer sicher von kleinen Lymphozyten unterschieden werden. Diese Zellen können sich in verschiedener Richtung weiterentwickeln. — Unter den aus Pulpazellen und kleinzelligen Retikulumzellen herausdifferenzierten verschiedenen *Makrophagen* kommen alle Übergänge zwischen 20 bis 60 μ großen Zellen zur Beobachtung. In jüngeren Makrophagen liegt der oft wie der der kleinzelligen Retikulumzelle strukturierte und gelegentlich mit einem kleinen Nukleolus versehene Kern zentral, in älteren ist der kompakte strukturlose Kern peripher gerückt. Neben Makrophagen mit eisenpositivem Pigment fand *Moeschlin* bei einer ungeklärten Splenomegalie kleinere und größere Makrophagen mit feinstem dichtem, sich mit May-Grünwald-Färbung tief azurblau färbendem eisennegativem Pigment, vielleicht Blutpigment. – Die im Blute stets fehlenden, im Milzpunktat sehr seltenen, 14 bis 25 μ messenden *Gewebsmastzellen* scheinen sich von der Retikulumzellreihe herzuleiten. Ihre Granulation ist im Gegensatz zu der der Basophilen des Blutes sehr fein, dicht und mehr rötlichviolett. — Die *plasmazellulären Retikulumzellen* messen 11 bis 21 μ. Ihr Plasma ist mehr violett-blau als das azurblaue der größeren lymphatischen Plasmazellen, hat oft helle Vakuolen und selten feine Azurgranula. Der exzentrisch liegende Kern ist relativ klein, rund und kompakt, hat in älteren Zellen eine angedeutete Radspeichenstruktur. Ein einzelner kleiner Nukleolus findet sich nur in jüngeren Zellen. Bei Reizzuständen kommen 2 bis 4 Kerne vor. Das Vorhandensein feiner Fettvakuolen leitet in einzelnen Fällen zu Lipophagen über. Die *plasmazelluläre Retikulumzelle* ist samt ihrem Kern deutlich kleiner als die *lymphatische Plasmazelle*, ihr Zytoplasma mehr violettblau. Ihr Kern besitzt eine gröbere Chromatinstruktur als der lockere des *Plasmoblasten*. Im Gegensatz zu diesem zeigt die plasmazelluläre Retikulumzelle gewöhnlich nur einen kleinen Nukleolus. Die Mitosen beider Formen unterscheiden sich ebenfalls deutlich. — Die *großen lymphatischen Retikulumzellen* entsprechen wahrscheinlich den sog. Keimzentrenzellen und werden verschieden benannt. Es handelt sich um 20 bis 25 μ große junge, wenig differenzierte Zellen mit dunkelblauem schmalem Plasmasaum, großem rundlichem, fein strukturiertem Kern mit 3 bis 5 großen hellen Nukleolen. Sie sind offenbar die retikuloendothelialen Stammzellen der lymphatischen Zellreihe, denn es finden sich Übergangsformen zu den Lympho- und Plasmoblasten. — Die im Ausstrich ebenfalls seltenen *Lymphoblasten* sind zwischen 11 bis 18 μ groß, besitzen einen Plasmasaum von zart-hellblauer Farbe und einen Kern mit einem dichten Chromatinnetz und 1 bis 2 Nukleolen. — Die verhältnismäßig großen (17 bis 30 μ) *Plasmoblasten* mit großem (12 bis 25 μ) rundem, zentral oder exzentrisch gelagertem Kern färben sich intensiv kornblumenblau mit einem oft helleren perinukleären Hof. Bei den tief basophilen Varianten ist der Zelleib oft auffallend schollig. Der feinnetzige Kern hat 2 bis 5 große blasse Nukleolen.

Moeschlin konnte im normalen Milzpunktat keine Myeloblasten finden. — Die myeloischen, retikulären und lymphatischen Monozyten sind im Milzpunktat nicht immer unterscheidbar. Die immer sehr viel zahlreicher als im Blutausstrich vorhandenen Thrombozyten lassen sich wegen der schnellen Gerinnung nicht auszählen.

Besonders *Fieschi* (1938) untersuchte systematisch das Vorkommen von *Mitosen* im Sternalpunktat. Zahl und Form, vor allem die Chromosomenform, differieren charakteristisch bei den einzelnen Zellformen und erlauben deren Unterscheidung. (Abb. 119, 120). Dazu erscheint der Zelleib der sich teilenden Lymphoblasten, basophilen Erythroblasten und retikuloendothelialen Zellen besonders im Monaster- und Diasterstadium bei Giemsafärbung stark inhomogen (*Moeschlin*, 1947). — Nach *Moeschlin* lassen sich Mitosen von Pulpazellen und Gewebsmastzellen im Punktat nicht nachweisen und finden sich bei den Serosazellen naturgemäß nur sehr selten. Die ver-

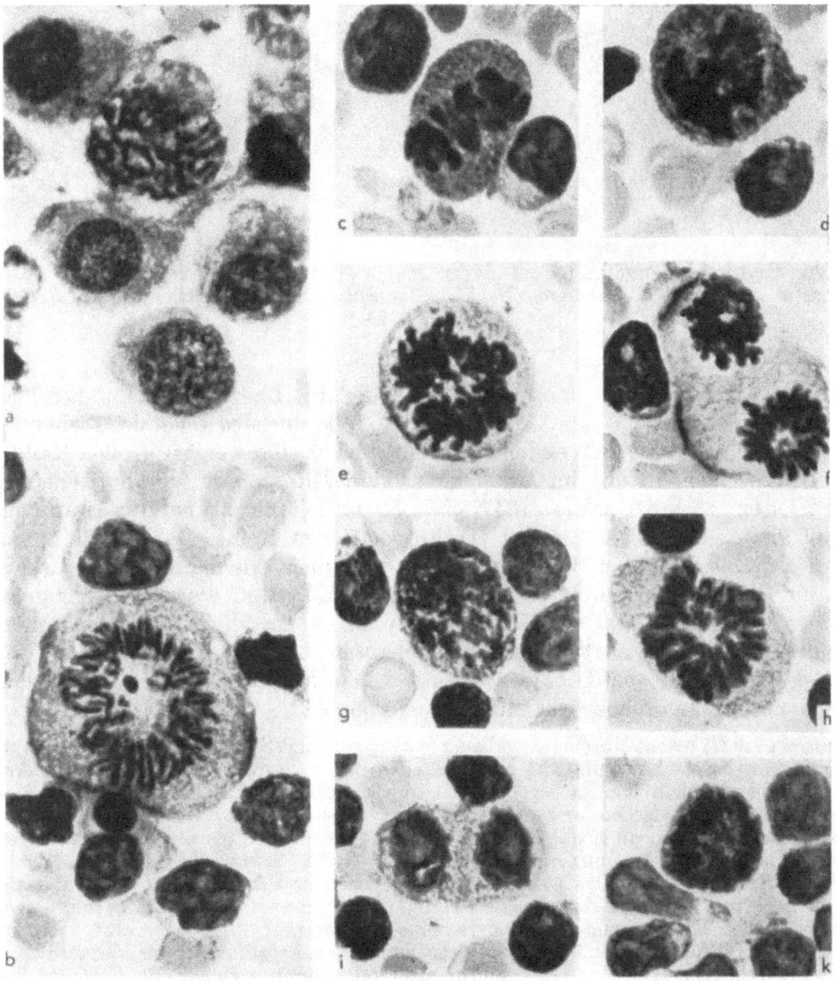

Abb. 119. Mitosen retikuloendothelialer Zellen und lymphatischer Zellen im *Milzpunktat*. *a*) Prophase einer Serosazelle. *b*) Monaster eines lymphatischen Plasmoblasten. *c*) und *d*) Mitosen von plasmazellulären Retikulumzellen. *e*) und *f*) Mitosen von großen lymphatischen Retikulumzellen. *g*), *h*) und *i*) Lymphoblasten-Mitosen. *k*) Monaster eines jungen Lymphozyten. Mitosen solcher Lymphozyten sind sehr selten. (Nach *S. Moeschlin*, Die Milzpunktion, Basel, *B. Schwabe*, 1947, Abb. 23.)

einzelt nachweisbaren Mitosen plasmazellulärer Retikulumzellen weisen relativ viel kürzere und breitere Chromosomen auf als die lymphatischen Plasmazellen. Die sehr ähnlichen Mitosenbilder der lymphatischen Retikulumzellen und Plasmoblasten sind selten. Die Chromosomen der Lymphoblasten sind fein gebaut und relativ kurz, während die ähnlich denen der Megaloblasten langen Chromosomen der Plasmoblasten sehr schöne Mitosebilder ergeben. Die schwerer als die der übrigen Zellen abgrenzbaren Chromosomen der Erythroblasten sind kleiner und kürzer als die der myeloischen Zellreihe. Myeloblastenmitosen kommen nur in leukämischen Milzen vor. Die

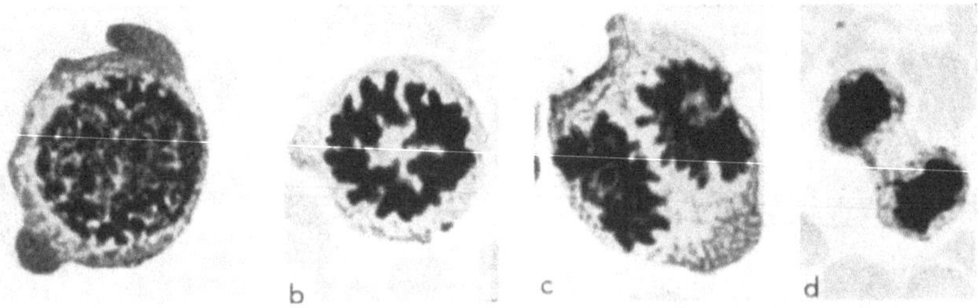

Abb. 120. Erythroblastenmitosen aus einem *Milzpunktat* bei Erythroleukämie. *a*) Prophase. *b*) Monaster. *c*) Diaster. *d*) Dispirem. (Nach *S. Moeschlin*, Die Milzpunktion, Basel, *B. Schwabe*, 1947. Abb. 24.)

Myelozyten-Chromosomen sind plumper als die der Lymphoblasten und Plasmoblasten. — Entsprechend der verschiedenen Größe der sich teilenden Zellen lassen die Chromosomen in bezeichnender Weise einen mehr oder weniger großen Randsaum des Zelleibes frei. — Auch im Milzpunktat sind Mitosen der lymphatischen Reihe äußerst selten, nach *Moeschlin* (1947) etwa 50mal seltener als bei den Granulozyten und 1000mal seltener als bei der erythropoetischen Reihe. Dabei fällt allerdings ins Gewicht, daß die reifen Milzlymphozyten wohl nicht wie die Knochenmarkszellen sofort ins Blut gelangen dürften, und die Lymphoblasten nur einen sehr geringen Anteil an der Gesamtzahl der Milzlymphozyten haben. Vielleicht auch laufen die Zellteilungen bei den relativ einfacher gebauten Lymphozyten schneller ab. Da *Amitosen* nie zu beobachten waren, glaubt *Moeschlin* eher auf eine relativ längere Lebensdauer der Lymphozyten schließen zu können.

Seemann (1927) macht einzelne Angaben zur Zytologie und Zytogenese der Milzzellen weißer Mäuse bei Hafer-Brot-Fütterung. Er spricht Zellen der Pulpa mit einem mehr oder weniger stark basophilen Zelleib und zart gebautem Kern als mit vielfältigen *prospektiven Potenzen* ausgestattete Lymphoidzellen an, die sich zu Erythroblasten, Lymphozyten, Plasmazellen, myeloiden Zellen und sogar Megakaryozyten umwandeln sollen. Eine oft stark hervortretende Myelopoese ist für die Mäusemilz normal. Für *Yoffey* (1929, 1933) und *Jordan* (1935) sind auch beim Säuger (Hund, Katze) alle Tatsachen der vergleichenden Hämatologie mit der unitarischen Lehre in Einklang. So sollen sich die kleinen Lymphozyten analog denen der Amphibien verhalten, bei denen sie auch zur Erythrozytenreihe gehören (vgl. *Maximow*, 1928, loc. cit.). — *Teitel-Bernard* (1931) berichtet über Erscheinungen an den Erythrozyten im Verlaufe der *Erythrozytenfragmentation* in der agonal geschrumpften oder durch verschiedene Hormone kontrahierten Hundemilz. Die auch in der Sinuswandung in den Lücken zwischen Stabzellen und Ringfasern haftenden sog. *hämatischen Körnchen* bedingen eine gerade um die venösen Kapillaren starke Eisenreaktion. *Dustin* (1938) vergleicht die Rolle der Hülsenzelle und der Pulparetikulumzelle im Eisenstoffwechsel. — In der Milzpulpa sehr alter Hunde (12 bis 16 Jahre) und Katzen (8 bis 19 Jahre) fand *Nemiloff* (1936) das Protoplasma der verlängerten Retikulumzellen verdichtet und hyalinisiert. Die für das Alter charakteristischen, sehr zahlreichen Riesenzellen unterscheiden sich von denen des Jugendalters durch den äußerst kompliziert gewundenen Kern. Auch die Monozyten und Polyblasten scheinen vermehrt, und letztere beladen sich mit dem sonst im Alter extrazellulär liegenden Eisenpigment. *v. Herrath* (1935, 4) berichtet über Häufigkeit und Lage der eosinophilen Zellen in der Milzpulpa vom Menschen, Kaninchen, Hund, Schwein, Rind, Schaf, Pferd (vgl. *Mrowka*, 1919, und *Hartwig*, 1949) und der Katze.

Über die *allgemeine Zytologie* der normalen Neugeborenen- und Erwachsenenmilz machen *Lubarsch* (1927), *Hartmann* (1930) und *Naegeli* (1938) detaillierte Angaben, die in neueren Untersuchungen nicht wesentlich systematisch ergänzt wurden. *Lewin* (1929) beschreibt die Pulpazellen von 85 Feten und an Asphyxie verstorbenen Neugeborenen. In jeder *Neugeborenenmilz* kommen Granulozyten, besonders eosinophile verschiedener Reife vor. Die auch bei toxisch-infektiösen Erkrankungen nicht vermehrten seltenen Mastzellen liegen manchmal in der Knötchenrandzone. Die beim Erwachsenen in der Pulpa immer vorhandenen Plasmazellen fehlen in der Milz des Feten und Neugeborenen stets. — Nach *Hu* (1934) sind die Plasmazellen lymphoblastischen Ursprungs und fehlen der normalen Milz der weißen Ratte. — Auch reife Megakaryozyten finden sich nie, dagegen treten bei Infekten bisweilen nach dem Verhalten von Zelleib und Kern als hypertrophierte große Lymphozyten anzusprechende Zellen auf, die Megakaryozyten gleichen. Aus dem Retikulum entwickelte Makrophagen mit blassem Kern und mit Kernbröckeln von Lympho- und Erythrozyten liegen häufiger im Retikulum als in den Sinus. Auch die nicht asphyktische Milz des Feten und Neugeborenen ist stets viel blutreicher als die des Erwachsenen. *Jäger* (1937, 1) bringt die Riesenzellenbildung in der Milz insofern mit rein *hämodynamischen Veränderungen* in Zusammenhang, als die für Splenomegalien mit Milzvenenthrombose charakteristischen Riesenzellen bei klein befundener Milz immer fehlen. Makro- und Erythroblasten aller Stadien erscheinen in wechselnder Menge entweder in kleinen Haufen oder einzeln. — *Knisely* (1936) beobachtete Form und Bewegung der Pulpazellen, vornehmlich der Erythrozyten, in der lebenden Säugermilz. — *Bertelsen* (1938) diskutiert, ob das für Beuteltiere, Maus, Kaninchen, Meerschweinchen, Katze, Pferd als normal anerkannte Vorkommen von Myelozyten in der erwachsenen Milz auch für den Menschen gilt. *Lubarsch* (1927) will sie im Gegensatz zu *Hartmann* (1930) höchstens für die fetale Menschenmilz gelten lassen. *Bertelsen* fand in 34 Milzen plötzlich Verstorbener in sehr variabler, vom Alter unabhängiger Zahl eosinophile Myelozyten, die, sonst in der Follikelrandzone und in der Pulpa liegend, in zwei Fällen in den Follikeln vorkamen. In nur einzelnen Fällen fanden sich eosinophile Metamyelozyten, in zwei Milzen auch eosinophile Promyelozyten. Ab und zu ließen sich auch eosinophile Myelozyten von der Größe eines kleinen Lymphozyten mit pyknotischem Kern nachweisen. Die Milzen mit vielen eosinophilen Myelozyten besitzen auch stets reichlich reife eosinophile Granulozyten. Entgegen dieser *normalen Hypereosinophilie* der Milz, die *v. Herrath* (1935, 4) auf örtlichen Eiweißabbau zurückführt, und für deren Zustandekommen bereits *Mayr* und *Moncorps* (1926, 1927) physikalische Bedingungen des Kapillarkreislaufes verantwortlich machen, konnte *Bertelsen* in nur 25% seiner Fälle sehr wenige neutrophile Myelozyten nachweisen. Die vor ihm nur von *Hartmann* (1930) für die Milz abgebildeten metachromatisch granulierten *Blutmastzellen* stellte *Bertelsen* in etwa $^1/_4$ seiner Fälle, einmal in größerer Zahl, im Pulparetikulum fest. Die Zellen hatten einen kleinen runden, zum kleineren Teile einen polymorphen Kern. Das Vorhandensein aller Myelozytentypen, unter denen einzelne Formen nur teilweise granuliert sein können, in der Milz, ihr Fehlen im normalen Blut, spricht für ihre lokale Entstehung. Als ihre Mutterzellen können außer Lymphozyten und Retikulumzellen vielleicht noch *Naegelis* (loc. cit.) unausdifferenzierte Gefäßadventitiazellen gelten. Es ist nicht zu entscheiden, ob die Myelozyten aus pluripotenten großen Lymphozyten oder aus Retikulumzellen über Myeloblasten entstehen. In nicht einem von 300 verschiedenen Sektionsfällen fehlten die meist zahlreichen Eosinophilen. Sie zeigten sich in Zahl, Form und Lage unabhängig vom Funktionszustand des Retikulums und des Milzkreislaufes (*Swensson* 1936/37). Die Zellen liegen auch in pathologischen Milzen in den Übergangsgebieten zwischen den beiden Pulpen massiert. Trotz des Vorhandenseins von Entwicklungsformen lehnt *Swensson* eine örtliche Entstehung ab, diskutiert dagegen eine von Tages-, Jahreszeit und Ernährung abhängige Ansammlung. Auch *Hoepke* und *Grundies* (1935) sahen in der Igelmilz nach saurer Ernährung zahlreiche Eosinophile auftreten. *Kühne* (1937) fand in den Milzen von 500 Schlachtschweinen stets reichlich Eosinophile. — *Jordan* (1929) hält die lymphoiden Plasmazellen auf Grund seiner zytohistologischen Befunde an Lymphknoten und Femurmark von Kaninchen für abortive Erythroblasten, in denen örtliche Einflüsse die Hämoglobin-Bildung frühzeitig aufhielten. *Okamoto* fand in Milzen plötzlich Verstorbener im Alter von 2 bis 41 Jahren, ebenso wie in der Milz eines zweimonatigen bzw. fünfmonatigen Kindes jeweils nur wenig *Plasmazellen*. Da sie in den Milzen von 5 Feten und 5 Neugeborenen fehlten, müßten sie erst nach der Geburt auftreten. Die Plasmazellen finden sich normalerweise nicht in den Knötchen und Trabekeln, sammeln sich aber, wenn sie reichlicher werden, dicht um die Hülsen, Penicilli, Kapillaren an und füllen örtlich die Pulpamaschen aus. *Okamoto* (1929) beschreibt auch Vorkommen und Aussehen der Plasmazellen in 131 verschiedenen kranken Milzen. *Müller* (1932) fand in einigen Milzen Verunfallter keine oder nur spärliche Plasmazellen und berichtet hauptsächlich über die sog. *plasmazelluläre Reaktion* der Milz beim Karzinom. — In der Mäusemilz sammeln sich die normal vorhandenen Megakaryozyten vorwiegend an den Milzpolen an (*Levi*, 1926). *Hartmann* (1930) stellt fest, daß ihr embryonales Auftreten in der Milz mit dem Beginn der Blutbildung zusammenfällt. Nach *Rothermel* (1930) finden sich *Megakaryozyten* mit wenigen Ausnahmen bei jungen und erwachsenen Tieren und sind bei einige Wochen oder Monate alten Kätzchen häufiger als bei neugeborenen oder erwachsenen Tieren. Die Megakaryozyten liegen nie in der weißen Pulpa sondern gewöhnlich einzeln oder gruppiert in der Nähe einer Vene oder in der Vene selbst. Ihr Vorkommen ist an eine gewöhnlich vorhandene örtliche Erythropoese gebunden (vgl. die Befunde und Deutungen von *Jordan*, 1925, loc. cit.). — *Schittenhelm*, 1925 (vgl. *Lubarsch*, 1927; *Aschoff* und *Naegeli*, loc. cit.), wägt die verschiedenen Meinungen über die Abstammung der *Monozyten* ab. *Clark* und *Clark* (1930) kommen auf Grund ihrer Lebenduntersuchungen im durchsichtigen Schwanz von Amphibienlarven nach Speicherung mit Fett und Eiereiweiß zu dem Ergebnis, daß die Blutmonozyten mit den mononukleären Phagozyten des Gewebes identisch sind und beide Formen sich zu Gewebsmakrophagen abrunden können. *Drouet* und *Florentin* (1932), die von der beim Menschen beobachteten Blut-Monozytose bei Serumüberempfindlichkeit und bei Schockzuständen ausgingen, beobachteten auch bei 4 Tage lang mit je 2 ccm Anti-Poliomyelitisserum behandelten Kaninchen eine schnelle, hohe, etwa 6 Tage anhaltende Monozytose, die sie auch gemäß früheren histologischen Befunden auf desquamierte Splenozyten und *v. Kupffer*sche Zellen zurückführen. — *Corradetti* (1933, 1934) stellte in der Milz von etwa 20 Tage alten Katzen, nicht auch in der des Menschen, Meerschweinchens und des Frosches, Zellen fest, die die *Feulgen*sche *Plasmalreaktion* geben. Dabei handelte es sich zunächst um 4 bis 6,5 μ große Zellen mit feinen, stark gefärbten kompakten Granula und dann um 6 bis 16 μ messende Zellen mit gröberen, schwach gefärbten Körnchen. Die Granulationen färben sich nicht nach den übrigen üblichen Methoden. — *Dumming* und *Stevenson*, 1934 (vgl. auch *Jimenez de Asúa*, 1927; loc. cit.), fanden in der Kaninchenmilz 4 Tage nach Verletzung mit heißem Trokar Makrophagen, die sich wie Mikrogliazellen mit *Del Rio Hortegas* Silberkarbonat-Methode darstellten und, ähnlich wie die Mikroglia bei Hirnerkrankungen, Fett, injiziertes Trypanblau, Blutpigment und Lymphozyten enthielten. Die japanische Schule hält die Monozyten entgegen der unitarischen Lehre *Maximows* für histiozytär, lympho- und myelogen. Die erstere stark speichernde, im Blut nur äußerst selten vorkommende Form wird in Leber und Milz gebildet. *Yamagishi* (1935/36) fand in der vor Erreichen der regionären Lymphknoten abpunktierten *Milzlymphe* eines Hundes 3% Monozyten, 15 bis 40 μ große, mit vielen kleinen tiefgefärbten Körnern und oft mit phagozytierten Erythrozyten versehene Zellen. Sonst sind bei fast fehlenden großen und auch seltenen (0,4%) mittleren Lymphozyten die kleinen Lymphozyten mit 72% die häufigste Zelle in der Milzlymphe. Daneben fanden sich 24% Lymphozyten.

Schönberg (1926) beschreibt in der Pulpa von 8 im stark verfetteten Milzmagenband des Schweines gefundenen *Nebenmilzen* Lymphozyten, Erythrozyten, reichlich Blutplättchen und freies Eisenpigment. — Nach Unterbindung des Milzstieles beim Hund unter alleiniger Erhaltung eines durch die *Aa. gastricae breves* versorgten, nicht nekrotisierenden Milzrestes zeigte dieser, abgesehen von einer ausgedehnten Erythrozyten-Zerstörung, ein normales Pulpabild (*Mac Donald*, 1934). *Lubarsch* (1927) äußert sich über die Zytologie der Pulpa der *Splenoide*. *Yoshida* und *Hayakawa* (1927) fanden in großen Splenoiden des Hundes zwischen den Sinus einige histiozytäre mit Blutpigment beladene Zellen. Diese Zone geht allmählich in das Pulparetikulum mit Histiozyten, Lymphozyten, neutrophilen und eosinophilen Leukozyten und Megakaryozyten über. Letztere fehlen in kleineren Splenoiden. *Hamazaki* und *Aibara* (1928) fanden die hypertrophierenden *Milchflecken* der splenektomierten Ratte schon früh *milzartig* umgewandelt, aber stets ohne Megakaryozyten.

Nach *Arterienunterbindung* besteht die relativ vermehrte blutleere Milzpulpa des stark verkleinerten Organs beim Hund, Kaninchen, Meerschweinchen und der Katze fast nur aus Retikulumzellen, die zwischen den sehr verdickten Trabekeln liegen (*Storti*, 1934). Die Zellen sind in so fortgeschrittenen Stadien ebenso inaktiv wie in der stark reduzierten weißen Pulpa. In anderen Fällen zeigt sich in den sehr erweiterten und blutgefüllten Sinus Erythrozytenabbau. Die offenbar histiozytären, oft gruppierten Plasmazellen sind in der roten Pulpa reichlicher als in den Follikeln. Die immer vorhandenen Megakaryozyten weichen in der Hundemilz insofern von der Norm ab, als sie nur 3 bis 4mal größer als die übrigen Zellen sind und keine Abschnürung aufweisen. Außerdem vermehren sich die Pigmentzellen. Das Retikuloendothel der roten Pulpa des Kaninchens vermehrt sich nach periarterieller Sympathektomie (*Ciocca*, 1935).

Bianchi (1933) und *Geracitano* (1936) machen einige Angaben über die veränderte Zytologie der Pulpa der durch unvollständige bzw. vollständige *Milzvenenligatur* akut oder chronisch gestauten Kaninchen- und Hundemilz. *Bhaskara Menon* (1938) fand die Pulpa der Ratten- und Kaninchenmilz nach völliger Pfortaderverlegung, der die Tiere stets in Kürze erlagen, besonders subkapsulär und peritrabekulär stark gedehnt und blutgefüllt, das Retikulum in Blutungsherden zerstört. Die perifollikulären Retikulummaschen der verkleinerten Rattenmilz sind 2 bis 4½ Monate nach teilweiser experimenteller Pfortaderverlegung mit Erythrozyten gefüllt.

Fiessinger und *Gajdos* (1933) erzeugten nach wiederholten experimentellen mechanischen Traumen schließlich eine fibröse Splenitis, die eine autotoxische Leberretikulose zur Folge hatte.

Nach *Stieve* (1938/39) gehen letztlich alle Zellen der *explantierten Erwachsenenmilz* auf die Retikulumzelle zurück. Dabei entstehen die Fibrozyten der Milzkultur wahrscheinlich bereits im Mutterstück aus Retikulumzellen oder Sinusendothelien, vielleicht auch teilweise erst im Randschleier aus Histiozyten. Weitere experimentelle Einzelbefunde erbrachten *Huzella*, 1931; *Sandstrom*, 1932; *Bork*, 1932; *Torrioli* und *Puddu*, 1935, *Torrioli* und *Galeazzi*, 1935.

Die Mitteilungen über das Zellbild der roten Pulpa unter verschiedenartigsten Einflüssen sind zahlreich. — *Dobreff* und *Guntscheff* (1933) bestätigen das Bestehen einer aus der Milz stammenden, 3 bis 4 Stunden nach reiner Fleischnahrung ausgeprägtesten alimentären Leukozytose beim Menschen und beim Hund. — Bei der nach reiner Milchnahrung auftretenden alimentären Anämie zeigen sich die Pulpazellen der kleinen und weichen Rattenmilz, besonders die Megakaryozyten, degeneriert, die Sinus erweitert und mit einer blaßroten Flüssigkeit angefüllt (*von Haam* und *Beard*, 1934). — *Hoepke* und *Grundies* (1935), *Hoepke*, *Hempfing* und *Desaga* (1938), *Hoepke* und *Spanier* (1939) beschreiben die Reaktionen des Zellbildes der roten Pulpa der Igel-, Mäuse- und Rattenmilz nach *basischer* und *saurer* Ernährung (Abb. 114, 115). Die rote Pulpa der Igelmilz ist nach basischer Kost zunächst voll von kleinen Lymphozyten und ihren Untergangsformen, füllt sich aber nach Erschöpfung des Lymphgewebes nach und nach wieder mit Erythrozyten und mittelgroßen Lymphozyten. Bei den Tieren, deren Milzlymphgewebe am stärksten erschöpft war, finden sich viele *Bindegewebsmastzellen* in der Umgebung der großen Gefäße. Bei langer saurer Ernährung bilden sich in der Pulpa, oft symplasmatisch mit dem Netz der wuchernden Retikulumzellen verbunden, Mesolymphozyten und weniger große Lymphozyten. Mit letzteren nehmen auch die Riesenzellen zu. Kleine Lymphozyten, die bald zugrunde gehen, entstehen am Ort durch Schrumpfung mittlerer Formen, während die weiße Pulpa gleichzeitig nur Mesolymphozyten bildet. *Hoepke* und *Spanier* (1939) und *Goldammer* (1939) referieren die Literatur über die Beeinflussung der Milz durch verschiedene *Vitamine*. Nach *Schudy* (1938/39) finden sich Vitamin-C Granula normalerweise in den aktiven histiozytären Elementen der Meerschweinchenmilz, den Retikulumzellen und Makrophagen der Knötchen. Nach einer tödlichen Dosis von Di-Toxin finden sich zwischen den Kerntrümmern der in Knötchen und Pulpa ausgedehnt zerstörten Lymphozyten reichlich Vitamin-C Granula in Makrophagen, die offenbar nicht nur in den Reaktionszentren gebildet werden. Diese Makrophagen verdauen nach *Schudy* die phagozytierten Lymphozyten unter der Einwirkung des Vitamins C, das dabei als Aktivator der proteolytischen Fermente vom Typus des Kathepsins dienen soll. Der Prozeß schreitet unter Aufbrauchen der Randwall-Lymphozyten vom Knötchenzentrum pulpawärts fort. Damit übereinstimmend findet sich die Askorbinsäure zu Beginn der Toxineinwirkung in den jungen Keimzentrumzellen zunächst in starker perinukleärer Ansammlung und wird mit steigender Phagozytose über den ganzen Zelleib verteilt und aufgebraucht. Es sind gerade die Zellen vitaminbeladen, die sich auch bei Vitalfärbung als stark aktiv verraten. Luminiszenzmikroskopische Beobachtungen zeigen die Retikuloendothelien der Mäusemilz nach peroraler Gabe mit Vitamin A angereichert (*Wimmer*, 1939). Die Milz nimmt bei erhöhtem Angebot auch Vitamin B_2, C und Antipellagra-Vitamin auf und speichert im Vitamin B_2-Haushalt vermehrt Trägerstoffe. Die Milz hemmt als Speicher die Vitaminausscheidung.

Das Grundsätzliche und Problematische zur Frage einer *Inkretion* bzw. auch *humoralen Wirksamkeit der Milz* findet sich bei *Lauda* (1933, 1955). Nach *Heilmeyer* (1955) ist der humorale Einfluß der Milz auf die Knochenmarksfunktion bzgl. der Leukozyten- und Thrombozytenzahl nach Entmilzung durch andere Gewebe ersetzbar. — Die rote Pulpa ist an der starken Milzhyperplasie, die bei weißen Ratten mit *transplantierten Tumoren* vom 1. bis 20. Tage am ausgeprägtesten ist, durch die Ausbildung diffusen Lymphgewebes und zahlreicher Megakaryozyten beteiligt (*Roffo*, 1930). Das Blut von Tumorratten und die subkutane Injektion von Tumor-Gewebsextrakten können diese auf eine Substanz neoplasmatischen Ursprungs zurückzuführende Milzhyperplasie erzeugen. *Erdmann* (1931) beobachtete schon 1920, daß die retikuloendothelialen Zellen im Explantat der Rattenmilz nach Zusatz von Tumorextrakten reichlicher auswandern und sich explosionsartig in Makrophagen und Megakaryozyten umwandeln. Bei durch Tuschevorbehandlung disponierten Ratten tritt nach Tumorfiltratbehandlung zunächst eine Milzstauung, dann eine Pulpaverfettung und perifollikuläre Nekrose ein. *Rich* (1935) erzeugte bei Kaninchen durch Pferde-, Hunde- und Meerschweinchenserum bis zum Auftreten des *Arthus*schen Phänomens eine im Zellbild dem akuten infektiösen Milztumor ähnliche Milzhyperplasie. Es traten besonders in der Knötchenrandzone große mononukleäre Zellen mit stark basophilem Plasma auf, die später in die Pulpa abwanderten. Wässerige *Milzextrakte* steigern *in vivo* wie *in vitro* den opsonischen Index des Serums und regen auch wohl die Leukozyten-Phagozytose an. Nach *Sjövall* (1936) und *Lennert* und *Stirnweis* (1950) gehen pseudoeosinophile Leukozyten in der Kaninchenmilz normalerweise extrazellulär und in bis zu 100 μ großen Makrophagen zugrunde. Dabei entstehen aus den Granula heterolytisch abgebauter pseudoeosinophiler Leukozyten feulgennegative Kristalle, die sich mit Dominici stahlblau-fliederfarben, mit H.-E. eosinrot abheben. Sie liegen oft inmitten eines zunächst amorphen Eiweißkörpers, sind kein Fibrin, stehen dem Kollagen nahe. Sie sind auch nicht identisch mit den beim Menschen und Affen nachgewiesenen, aus zerfallenen eosinophilen Granula entstehenden *Charcot-Leyden*schen Kristallen. Nach Staphylokokkeninfektion und subkutaner Injektion wässeriger Milzextrakte treten in der Peritonealflüssigkeit Zellen mononukleären Typs auf (*Judina*, 1933). Die bei splenektomierten Kaninchen etwa einen Monat lang zu beobachtende Abnahme der Phagozytose läßt sich durch Milzextrakte heben (*Messina*, 1936). Nach ätherischen Milzextrakten treten reichlich histioide Zellen in der Milzpulpa auf, deren Retikulum sich verdichtet (*Torrioli* und *Pusic*, 1936). *Derman* und *Leites* (1934) studierten die Milzpulpa von Kaninchen und Meerschweinchen nach Einführung von eiweißfreien, bestrahlten und unbestrahlten *Milzautolysaten* (*Histohormonen*). Nach unbestrahlten und bestrahlten Autolysaten in saurem und alkalischem Milieu zeigten sich in der hyperämischen Meerschweinchenmilz mit weiten Sinus Megakaryozyten. Die Wirkung der Milzautolysate erscheint dadurch relativ spezifisch, daß sie das Retikuloendothel stärker stimuliert als die Autolysate anderer Organe (Leber). Bestrahlungen von 200 und 400 *H.E.D.* aktivieren im Gegensatz zu der wirkungslosen Dosis von 50 bzw. 800 *H.E.D.* die Retikuloendothelien von Milz und Leber durch Autolysatbildung. Gaben von Autolysaten aus mit 200 *H.E.D.* bestrahlter Milz bewirken eine starke Steigerung des Lipoidgehaltes der Nebennierenrinde, so daß die Bestrahlung wahrscheinlich Milzstoffe mit die Nebennierenrinde aktivierender Wirkung erzeugt. Autolysate leukämischer Milz führen zu einer scharf ausgeprägten Hyperplasie des Retikuloendothels von Milz und Leber und zu deutlichen Degenerationen in letzterer. Nach Bantimilzautolysaten wuchert das im übrigen inaktiv verharrende Retikuloendothel. Mit den verschiedenen in der Milz ablaufenden pathologischen Prozessen scheint die Bildung jeweils spezifischer Histohormone einherzugehen.

Bock und *Frenzel* (1938) betonen, daß nicht von einer *reinen* hemmenden Wirkung der Milz auf das Knochenmark und ebenso nicht von einer *einheitlichen* Enthemmung durch Splenektomie gesprochen werden kann (vgl. *Lauda* 1955; *Heilmeyer* 1955). Es gelang ihnen — übereinstimmend mit klinischen Erfahrungen — beim Kaninchen durch Umleitung des Milzblutes über die Magen- und Ösophagusvenen das Bild der Knochenmarkshemmung (mehrwöchiges Absinken der Erythrozyten-, Retikulozyten-, Granulozyten- und Plättchenwerte) zu erzeugen. Das Blutbild wurde nach 10 Wochen wieder normal. — Die Entfernung der *Hypophyse* ist auch von einer Milzverkleinerung gefolgt (*Smith*, 1930). *Houssay* und *Lascano-Gonzalez* (1935) fanden bei heranwachsenden Hunden nach Hypophysektomie neben allgemeinem Wachstumsstillstand auch parallelen der Milz. Der *Kontraktionsrhythmus* der Milz ist bei hypophysektomierten Tieren verlangsamt. Nach *Perla* (1936, 1) ist die rote Pulpa hypophysektomierter Ratten durch relative Blutarmut und Kollaps der Sinus und durch Zunahme des Bindegewebes beteiligt. Der Hypophysenvorderlappen ist für die *Milzregeneration* erforderlich. Das Retikulum des Milzregenerates hypophysektomierter, vorher partiell entmilzter Ratten ist vermindert; bei normalen, zusätzlich mit alkalischen Vorderlappenextrakten behandelten Tieren proliferieren dagegen Retikulum und Sinusendothelien der Pulpa, bilden sich Megakaryozyten und Pigment, enthalten Ansammlungen von Retikuloendothelien Trümmer kleiner Lymphozyten. Auch die alkalischen Extrakte des Hypophysen-Vorderlappens, die keine Wuchsstoffe enthalten, sind reich an milzreizenden Stoffen. *Perla* (1936, 2) weist auf das stark verminderte relative Milzgewicht hypophysektomierter Ratten hin. Die teilweise entfernte Milz solcher Tiere regeneriert sich erst nach Zugabe von Vorderlappen-Emulsion, während die Milz normaler oder von Bartonellen-Ratten daraufhin auf die doppelte Größe hypertrophiert. Dieser stimulierende Effekt auf die Milz, der nach einem Monat verlorengeht, beruht im wesentlichen auf einer starken Hyperplasie der Retikuloendothelien der roten Pulpa. Dabei finden sich gruppiert Retikulumzellen, die zahlreiche Lymphozyten enthalten. *Segre* (1938) berichtet über die Blutbildveränderungen milz- bzw. hypophysenbestrahlter Kaninchen. Längere Verabreichung von Zwischenhirn-Lipoidextrakten vermehrt in der hyperplastisch und hypertrophisch vergrößerten Rattenmilz die Eosinophilen, Monozyten und Plasmazellen. Die charakteristisch vergrößerten und vermehrten Megakaryozyten zerfallen schnell (*Tischendorf*, 1957). ACTH senkt bei chronischer Einwirkung die Zellenzahl in Knochenmark, in Milz und Thymus der Ratte durch Zerstörung der zur Mitose fähigen Zellen. Die Zellenzahl der Milz wird auf 33%, die mitotische Aktivität auf 15% der Norm reduziert (*Alt*, *Robbins* und *Copper*, 1955). Bei tödlicher Verletzung tritt die Milzeosinopenie nach der Bluteosinopenie auf und kann als postmortaler Nachweis einer Nebennierenrinden-Hyperaktivität gelten; bei *Morbus Addison* besteht eine normale Milzeosinophilie (*Sevitt*, 1955). Die Ansprechbarkeit der Eosinophilen auf ACTH ist bei entmilzten Ratten herabgesetzt (*Kressbach* und *Sailer*, 1954). Dabei scheint die Entfernung der Eosinophilen aus dem Blut durch die Milz gestört. — *Tietze* (1926) stellte die Angaben über die Abnahme des Milzgewichtes bei thyreoidektomierten Tieren zusammen und ermittelte die Milzgewichte so operierter weißer Mäuse desselben Wurfes. *Kleine* und *Paal* (1934) untersuchten den Zellbestand besonders der Milzknötchen bei Meerschweinchen mit Standardkost und nach Gaben thyreotropen Hormons. *Momose* (1934) beschreibt eine Pulpafibrose der Rattenmilz nach längerer Schilddrüsenfütterung. — *Jedlowki* (1931) fand bei zehn Tage lang mit Schilddrüsenextrakt behandelten vorher splenektomierten Meerschweinchen die Erythrozytenzahl im Kreislaufblut deutlich, aber nicht so bedeutend wie vor der Splenektomie, erhöht. Die Milz ist merklich, wenn auch nicht ausschließlich an der Hyperglobulie nach Schilddrüsengaben beteiligt. Eine Reizwirkung des Schilddrüsenhormons auf das Knochenmark soll diese Hyperglobulie bewirken. — Die Sinus der Milz des nach einer oder mehreren Insulininjektionen hypoglykämischen Meerschweinchens sind, ähnlich wie nach Adrenalinkontraktion, mit zahlreichen Lymph- und Pigmentzellen angefüllt (*Collin*, *Drouet*, *Watrin* und *Florentin*, 1931). Nach öfter wiederholten Insulingaben zeigt sich die kontrahierte und blutleere Milz insofern weitgehend umgebaut, als bei großen mitose- und pyknosereichen Sekundärknötchen Lymph-, Pigmentzellen und Monozyten in den Sinus auftreten. In einem Falle konnte eine diffuse eosinophile Reaktion, die perifollikulär ausgeprägter als in der Pulpa war, als weiteres Zeichen einer *hämatopoetischen Hyperaktivität* festgestellt werden.

Houcke (1936) berichtet monographisch über die Milzveränderungen bei den verschiedensten, mit Blutzellenbildung einhergehenden Reaktionen, *Bonnano* (1934, 1 und 2; 1935, 1 und 2) über die Beziehungen zwischen Milz und weißen Blutkörperchen. — Die rote Milzpulpa von *Protopterus aethiopicus* (*Jordan* und *Speidel*, 1930, 1931) ist der Hauptsitz der Erythropoese. Hier werden auch alte Erythrozyten und Granulozyten durch Retikuloendothelien und Makrophagen aufgenommen. Daneben findet auch extravaskuläre Granulozytopoese und intravaskuläre Thrombozytopoese statt. Die Mutterzelle der in großer Zahl vorhandenen Proerythroblasten und Erythroblasten ist der große oder mittlere lymphoide Hämoblast mit siebartigem Kern. Die jüngeren Thromboblasten ähneln völlig den kleinen bzw. mittleren Lymphozyten in der Peripherie des zentralen Lymphgewebsstranges der Milz. Grob teils mit roten, teils mit blauen Körnchen granulierte, auch in der Schildkrötenmilz vorkommende, junge Eosinophile entwickeln sich aus Hämoblasten oder Retikulumzellen besonders subkapsulär. Der Hämoblast oder ein gelappter Lymphozyt werden als Stammzellen der in frühen Differenzierungsstadien anzutreffenden Spezialeosinophilen angesprochen. Degenerierende Eosinophile sollen auch gelbliche, grüne, rosa und farblose Granula enthalten können. Junge im Blut und in der Milz vorkommende Basophile scheinen von großen oder mittelgroßen lymphoiden Hämoblasten abzustammen. Die Makrophagen enthalten große Mengen eines braungelben bis tiefschwarzen, aus Granulozytentrümmern hervorgegangenen Pigmentes, die Retikuloendothelien der Sinus veränderte eosinophile Granula in Form eines blaßrosa bis farblosen Pigmentes. Überall in Sinus und Pulpa finden sich alte Erythrozyten und extra- und intrazellulär verschieden gefärbte Kern- und Plasmafragmente von solchen. Dabei scheinen die Makrophagen oft entweder nur das eine oder nur das andere aufgenommen zu haben. In der Trockenperiode scheint die Milz ihre erythropoetische Tätigkeit einzustellen, während die vermehrt vorhandenen Eosinophilen ausgedehnt zerstört werden. Bei ins Wasser zurückgesetzten Tieren sind die blutbildenden Organe rege tätig. In der Milz lassen sich dabei *Amitosen* an Eosinophilen und Metaeosinophilen und zahlreiche *Mitosen* an Spezial-Eosinophilen beobachten. Die Lymphstränge des Milzinnern werden von Zellen entblößt, in der Pulpa erscheinen Differenzierungsstadien von Erythrozyten, Thrombozyten, Makrophagen und Spezial-Leukozyten. Die Hämoblasten, die jetzt außer aus Retikulumzellen auch aus Sinusendothelien entstehen, teilen sich mitotisch. Diese Milzveränderungen entsprechen den Saisonveränderungen bei Amphibien und Reptilien. *Jordan* (1938) fand in einem Falle der sonst ausschließlich erythro- und thrombopoetischen Milz von *Triturus viridescens* eine zusätzliche, sich auch im Blutausstrich abzeichnende subkapsuläre Eosinophilopoese und führt sie auf die Anwesenheit eines Trematoden im Darm zurück. Die perihepatische lympho-granulopoetische Region blieb dabei normal. Die Milz enthielt weiter in gewöhnlicher Zahl basophile, vom lymphoiden Hämoblasten herstammende Zellen, die hier nicht wie andernorts Übergangsformen zu den eosinophilen Zellen bildeten. Die Granula der Eosinophilen von *Triturus viridescens* durchlaufen bei ihrer Reifung kein basophiles Zwischenstadium, sondern sind von Anfang an oxydase-positiv und eosinophil. Nach *Dawson* (1932) differenzieren sich die Erythrozyten und Thrombozyten der Urodelen nur in der Milz. Nur bei der überstürzten Hämatopoese im Frühling vermehren und differenzieren sich diese Zellen auch im strömenden Blut. Beim splenektomierten Wassermolch vollzieht sich die Erythro- und Thrombopoese ebenso wie bei chronisch bleivergifteten Tieren ausschließlich im Kreislauf (*Dawson*, 1933/34). Die Vergiftung zerstört elektiv die reifen Erythrozyten und entblößt die Milz von Bildungszellen.

Die Nebennierenrinde normaler, mit Phenylhydrazin anämisierter Meerschweinchen bildet erst nach voraufgegangener Splenektomie Erythrozyten (*Hayashi*, 1932). Dabei soll die Leber-Erythropoese insofern noch an die gleichzeitige myeloide Reaktion der Milz gebunden sein, als die von dort in die Leber ausgewanderten myeloiden Zellen die Erythropoese irgendwie beeinflussen. Nach *Colombi* und *Paolazzi* (1935, 1 und 2) ist die Hundemilz weniger ein Speicher als vielmehr eine Zerstörungsstätte für Leukozyten, da in der Vene der sich kontrahierenden Milz nicht wesentlich mehr weiße Blutkörperchen auftreten als in der ruhenden. Die Frage, ob dabei die einzelnen Leukozytenformen gleichmäßig oder auswahlsweise betroffen sind, ließ sich nicht entscheiden. — Das Verhalten der Milz bei längerer Anämisierung, besonders nach verschiedenen Blutungen, wurde seit *Rössle* (1928) kaum noch zusammenhängend studiert, obwohl das Fehlen des normalen Blutstromes Veränderungen am Milzgerüst hervorruft, die Rückschlüsse auf die Bedeutung der einzelnen Blutkomponenten für den Bau des Retikuloendothels der Milz erlauben würden. Nach *Rössle* gibt es auch beim Menschen neben anderen Verblutungsmilzen eine blasse, kleine, runzlige, mehr durch Erschlaffung als durch Kontraktion bedingte Form. Die graurötlich quellende Pulpa solcher Milzen kann im Sinne des *parenchymatösen Ödems* (*Lubarsch*, 1927) posthämorrhagisch geschwollen sein. Dabei treten nicht selten große Mengen krümeliger blasser Massen nach Art verquollener Grundsubstanz auf. Es kommt zur allgemeinen Gewebslockerung und Milzerweichung, die wohl nicht allein durch Leukozytenstoffe bewirkt wird. Das frühe Schwinden der Anfärbbarkeit der Milz-Erythrozyten muß noch aufgeklärt werden. Im einzelnen sind die Sinus bei fleckweise wechselndem Blutreichtum ausgesprochen blutleer und trotzdem erweitert. Ihr Inhalt besteht aus locker liegenden rasch mobilisierten Histiozyten. Die Gitterfasern verquellen immer mehr und lassen sich schließlich nicht mehr darstellen.

Beneke (1937) sah in der rupturierten Milz eines Huhnes gruppenweise größere Pulpazellen mit hellen Kernen und feingekörntem eosinophilem Zytoplasma. Unter der Kapsel fanden sich weite mit Plasma gefüllte Bluträume (vgl. *Smith, Morrison, Sladden*, 1933; *Lierse*, 1955). Nach Blutverlusten durch Aderlaß tritt beim Kaninchen nur in der Milzextramedulläre Blutbildung auf. Die hypertrophierten Retikuloendothelien bilden Hämozytoblasten und Makrophagen; jugendliche Granulozyten, Erythrozyten und Megakaryozyten sind vorhanden. Bereits ½ Stunde nach Adrenalininjektion sind die sehr erweiterten Sinus der anämisierten, kontrahierten Hundemilz mit Lymphozyten und Monozyten gefüllt, die nicht kontrahierten Stellen haben ihr normales Aussehen bewahrt (*Drouet, Florentin* und *Entcheva*, 1932). Während die Milz schwangerer Meerschweinchen nach Phenylhydrazin-Anämie ausgedehnt hämatopoetisch umgewandelt wird, bleibt die Milz der Feten ganz unverändert (*Hayashi*, 1926).

Die rote Pulpa der Mäusemilz ist nach längerem Aufenthalt der Tiere bei erhöhter *Außentemperatur* reduziert und schwach durchblutet; die Mastzellen sind auffällig vermehrt (*Romeis*, 1923). *Sasybin* (1934) beobachtete in der Hunde- und Katzenmilz ebenso wie *Romeis* eine ausgedehnte Erythrophagozytose und Pigmentbildung. Die verschieden geformten und großen abgelösten Retikuloendothelien enthalten 2 bis 3 Kerne. Die Retikulumzellen verschmelzen oft zu zahlreichen typischen Riesenzellen mit netzartigem oder gelapptem Kern. Die Phagozyten enthalten auch Neutrophile und Lymphozyten. Sich lebhaft teilende Granulozyten und Erythroblasten treten vermehrt auf. Die Zahl der Plasmazellen ist bedeutend. Die Sinus sind stark mit Phagozyten und Monozyten gefüllt.

Wallbach (1928) prüfte das Speicherungsvermögen der Milz von mit Hafer ernährten weißen Mäusen für verschiedene saure Farbstoffe. Diese werden durchaus nicht zuerst und vordringlich in der Milz abgelagert. Trypanblau ist umgekehrt wie Diaminschwarz zuerst in den Sinusendothelien, dann erst in den Retikulumzellen der Pulpa zu finden. Mit Tusche speichern sich die perifollikulären, erst nach stärkerem Angebot auch die entfernteren Retikulumzellen. Dieses Speicherungsbild läßt sich durch verschiedene die Zellen beeinflussende Substanzen abändern. — *Barelli* (1931) will nach Trypanblaubehandlung und intraperitonealer Injektion von Ölen bei der Ratte die Umwandlung von mit sudanophilen Körnchen erfüllten Retikulumzellen in junge Leukozyten mit ringförmigem Kern beobachtet haben. — Nach *Drouet* und *Florentin* (1930, 1 und 2) ruft intrakardiale Injektion von Tusche, Eisenalbuminat oder Pferdeserum in der Meerschweinchenmilz ein Schwinden der Lymphozyten, eine Mobilisation des Retikuloendothels und eine verstärkte Phagozytose auch der Erythrozyten hervor. Die Sinus sind oft mit desquamierten Endothelien angefüllt. Die regenerativen Mitosen finden sich in den Retikulumzellen beider Pulpen, was für die Identität dieser Stammzellen an beiden Orten spricht. — Lecithininjektion ruft nach 4 bis 14 Tagen in der Mäuse- und Rattenmilz, nicht auch in der Kaninchenmilz eine starke Hyperplasie der Megakaryozyten hervor (*Amano* und *Hayashi*, 1934). Mitosen finden sich nur in diesen. Die meisten Megakaryozyten liegen in der Pulpa, nur wenige in den Sinus. Es besteht keine gleichzeitige myeloische Reaktion. Das Milzlymphgewebe atrophiert. Die gleichzeitige Monozytose des Blutes schwindet nach 10 Tagen. Die Retikulumzellen der roten Pulpa hypertrophieren. Im Knochenmark finden sich gleichsinnige Veränderungen. — Intraperitoneale Injektion verschiedenster Stoffe ruft am Peritoneum und in der Milz der Maus keine spezifischen Zellreaktionen hervor (*Wallbach*, 1926). Dagegen reagiert die Milz auf experimentellen Ileus mit Endothelwucherung, Megakaryozyten- und Pigmentbildung (*Lucchese*, 1935).

Die Kaninchenmilz ist nach beiderseitiger Nierenentfernung stark ödematös geschwollen (*v. Wolff*, 1934). Die starke Erweiterung der Sinus steht in keinem Verhältnis zu der sie füllenden Blutmenge. Die Endothelien sind gequollen, die Pulpastränge zusammengedrückt. Auch die gelegentlich bei der Sepsis zu beobachtenden Sinuserweiterungen sind hochgradiger als der Blutfülle entspricht. *v. Wolff* (1932) hält sie daher für die Folge der *atonischen Lähmung* der Milz. Dieselben Bilder finden sich, wenn durch Zellzerfall oder experimentell Eiweiß in den Kreislauf gelangt. Die Injektion von Epileptikerblut ruft ebenfalls zunächst eine Kongestion der Kaninchenmilz hervor (*Longo*, 1936). Die Sinus sind stärkstens erweitert. Es folgen schließlich histiozytäre Reaktionen und Nekrosen.

Nach Teerpinselung der Haut reagiert besonders die Nagermilz vor dem Auftreten des Tumors mehr oder weniger mit Lymphgewebsschwund und myeloider Umwandlung der roten Pulpa (vgl. *Berghoff*, 1927; *Babes*, 1929; *Rigano-Irrera*, 1931; *Waterman*, 1932). Die Milzsinus können anfangs sehr erweitert sein. Das Retikulum der roten Pulpa wuchert. *Berghoff* und *Babes* beschreiben große, helle, polygonale Zellen, die nach *Babes* aus Sinusendothelien entstehen und die Sinus ausfüllen. Diese schwach eosinophilen Zellen mit diffus abgelagertem Eisenpigment ähneln wegen ihres vakuolären Zustandes Gaucher-Zellen.

Ohuye (1932) und *Storti* (1932) berichten einiges über die Veränderungen des Kaltblüter-Blutbildes (Molch, Frosch, Kröte) nach Splenektomie.

Sehr zahlreiche Mitteilungen (vgl. Literaturverzeichnis) konnten die Rolle der Milz für die Aufrechterhaltung der *Blutplättchenwerte* im Kreislaufblut nicht eindeutig klären. Nach Splenektomie vermehren sich vorübergehend die Thrombozyten des Blutes. Diese Erscheinung ist nicht einfach mit einer Reservoir-Entleerung der Milz oder dem Fortfall einer Thrombozyten-Zerstörung durch die Milz zu erklären. Die Milz könnte Substanzen liefern, die die Plättchenzahlen erhöhen und senken, d. h. *regeln* (*Ishida*, 1934; *Hittmair*, 1955). Die Plättchenvermehrung nach Splenektomie könnte sich ebenso aus dem Fortfall der Markhemmung durch die Milz erklären (*Bock* und *Frenzel*, 1938). *Watzka* (1937; 1938) und *Spadolini* (1928; 1929, 1 und 2; 1930) leiten die Blutplättchen auch von Sinusendothelien und anderen Zellen in der Milz her.

Die *Röntgenstrahlen* bewirken in der normalen Kaltblütermilz (Axolotl, Frosch) nur bei hoher Dosierung (1 bis 1½ *H.E.D.*) destruktive Veränderungen (*Ssipowsky*, 1932). Die Lymphozyten zerfallen, die Erythrozyten degenerieren vermehrt, das Eisenpigment nimmt sehr zu. Das Retikuloendothel hypertrophiert, stellenweise lagern sich seine Zellen inselartig, epitheloid, zusammen. Die Hämozytoblasten und Übergangsformen zu den Retikuloendothelien nehmen zu. Unter den sonst mehr oder weniger betroffenen freien Zellen verändern sich die Eosinophilen und Mastzellen nicht. — Auch beim Warmblüter trifft die Strahlenschädigung vorwiegend die Lymphozyten, die degenerieren. Die Regeneration der weißen Pulpa beginnt einige Tage nach der Bestrahlung (*Takaizumi*, 1928; *Schusterowa*, 1931; *Casati*, 1931; *Pohle* und *Bunting*, 1936). Nach der Bestrahlung ist die Phagozytose von Eisenoxyd in der Kaninchenmilz als Zeichen abgeschwächter Zelltätigkeit sehr vermindert (*Schusterowa*, 1931). Durch kleine Dosen *ultravioletter* Strahlen wird die Speicherung von Lithionkarmin in der Kaninchenmilz verstärkt, durch mittlere und starke Dosen herabgesetzt (*Patsouri*, 1936). — *Scherer* und *Wichmann* (1954) studierten Tupfpräparate der Milz von mit 100 bis 800 r totalbestrahlten weißen Mäusen im Phasenkontrastmikroskop. Die Kernschädigung der besonders betroffenen Lymphozyten besteht in Chromatinverklumpung, Lappungen, Kernmembran-Verdickung, Vakuolenbildung im Kern und Nukleolenschwellung. In den Retikulumzellen überwiegt die Verminderung und Schwellung der Mitochondrien. Die Bestrahlung müßte daher die Eiweiß- und Nukleinsäuresynthese, die Fermentaktivität und Permeabilität in der Zelle beeinflussen.

Beim Typhus abdominalis und bei perniziöser Anämie kommt es unter Gifteinwirkung zur Nekrose der Sinusepithelien und zu regenerativen Wucherungen (*Velten*, 1937). — Nach *Klinge* (1927) sind allergische — hauptsächlich in Zerfall von Gerüstzellen und freien Zellen bestehende — Phänomene nur in der Milz sensibilisierter Tiere (Kaninchen) auszulösen. — *Pérez* (1936) sah bei systematisierter Retikulogranulomatose auch basophile Granulozyten in den retikulären Granulomen der Milz.

Akute Vergiftung mit Phenylhydrazin (*Letterer*, 1937), mit Di-Toxin (*Poinso* und *Poursines*, 1933), akute Tuberkulose (*Petroff*, 1927; *Greppi*, 1933) führen zu einer venösen Hyperämie mit erweiterten Sinus, zu Hyperplasie des Retikuloendothels und zu vermehrtem Erythrozytenzerfall mit entsprechender Pigmentablagerung.

Fresen (1945) orientiert über das Milzbild bei Retikuloendotheliosen und über die Abgrenzung der Begriffe *R.E.S.* und *R.H.S.*

Die Fette und Lipoide in der normalen Milz könnten zunächst aus der Nahrung und aus dem Erythrozytenabbau stammen. — Nach *Dustin* (1938) sind die bezeichnenden Einschlüsse in den Hülsen der Selachiermilz Lipoidgranula, besonders in Kernnähe. Bei *Phasianus colchicus* enthalten nur die Hülsenzellen Lipoide. Die Milz der Teleostier, der Ente, des Igels und Hundes enthält kein Fett. Nach *Gohrbandt* (1929) aber enthalten die Hülsen beim Hund häufig Lipoid- und Hämosideringranula. *Tropp* und *Wiedersheim* (1933) sprechen wegen des Vorkommens von Lignocerylsphingosin in der Rindermilz von einem hepato-lienalen Lipoidstoffwechselsystem. — Die Lipoide einer normalen Pferdemilz zeigten niedrige Verseifungszahlen, hohen Gehalt an unverseifbaren und an azetonfällbaren Lipoiden. Besonders die flüssigen Fettsäuren sind stark ungesättigt. Die Phosphatide haben einen niedrigen P- und hohen N-Gehalt (*Lustig* und *Mandler*, 1932). — In der gesunden *Menschenmilz* sind nennenswerte Mengen von Zerebrosid nicht nachweisbar (*Mai*, 1933). Bei asphyktischen Feten und Neugeborenen fand sich Fett nur selten und spärlich in Retikulumzellen (*Lewin*, 1929). In der Leichenmilz befindet sich gelegentlich Fett in wenigen Makrophagen. Es färbt sich blau mit Nilblausulfat, ist Smith-Dietrich- und Fischer-negativ und doppelbrechend mit positivem Wärmephänomen (*B. Jäger*, 1928). — Bei der Katze, beim Hund und Menschen kann meist interzellulär liegendes, größtenteils aus Lipoiden bestehendes Fett in den Hülsen vorkommen (*Röhlich*, 1936). Es ist nur während der Fettresorption nachweisbar (vgl. *Schmidtmann*, 1928) und gelangt mit den Arterien in die Hülsen, wo es nur geringfügig phagozytiert wird, und von dort in die Pulpa.

Das Fett in Zellen der *Gewebekultur* könnte als präformiertes der Umgebung in das Zytoplasma gelangt, bei ungenügender Verbrennung degenerativ entstanden oder aus den Stoffen des Nährbodens synthetisiert sein. Nach *Haszler* (1933/34) können Makrophagen explantierter junger Meerschweinchenmilz nach 3 Tagen Fette der Umgebung aufnehmen und verbrennen. Eine gleichzeitige Karminspeicherung findet sich in der Mitte, die Fettspeicherung in der Peripherie der Zellen. Beide Vorgänge verlaufen nicht parallel. Der O_2-Mangel ist für die Fettablagerung wichtig.

Nach *Goreczky* und *v. Ludány* (1937) besitzt nur das Depotblut der Hundemilz einen um 30 bis 40% höheren Cholesterinspiegel als das periphere; die Lezithinkonzentration ist nicht unterschiedlich. Den höheren Cholesterinwerten wird eine Mitwirkung bei der phagozytosefördernden Eigenschaft des Depotblutes beigemessen. *Chamberlain* (1928), *Oda* (1932), *Goebel* (1934) und *Pagliani* (1936) halten die Milz mit unterschiedlicher Begründung für ein Organ zur Regulierung des Blutcholesterins. Nach langer Cholesterinfütterung enthalten die Makrophagen der Follikel, der Pulpa und der Sinus und die Retikulumzellen Lipoide; einige Einschlüsse färben sich mit Nilblausulfat lila, die übrigen blau (*Stein*, 1932). Mit Scharlach-R markiertes intravenös injiziertes Olivenöl wird nach 30 Minuten in die Sinusendothelien der Kaninchenmilz aufgenommen (*Kimura*, 1936/37). Die 2 bis 3 Fetttropfen enthaltenden Zellen mit randständigen Kernen sehen nach einer Stunde aufgequollen aus. In einem Falle fanden sich in den Sinus gespeicherte Histiozyten.

Bergenhem und *Fåhraeus* (1936) vermuten, daß sich im Staseblut der Milz aus Lezithin durch eine Lezithinase *Lyso-Lezithin* bildet, welches hämolysiert. — Nach *Derman* und *Leites* (1928) sollen die Retikulumzellen der Pulpa eingeführtes Fett und Lipoid spalten können, wobei aus den Produkten andere Fette und Lipoide entstehen könnten. — Während die Fähigkeit der Sinusendothelien der Kaninchenmilz, Fett aufzunehmen nach *Kimura* (1936/37) durch Tuscheblockade sehr beeinträchtigt wird, werden gefärbte Fettemulsionen nach Blockierung des *R. E. S.* in den Zellen der Rattenmilz ungestört abgelagert (*Waddell, Geyer, Clarke* und *Stare*, 1954).

Nach *Sakai* (1929) hängt der Cholesteringehalt von Leber und Milz nach Eingriffen sehr vom Körpergewicht ab. Die Entmilzung soll den Cholesteringehalt des Rattenblutes nicht beeinflussen (*Randless* und *Knudson*, 1928), beim Kaninchen die Schwankungen des Cholesterinspiegels kaum erhöhen (*Rubinstein*, 1932). Eine starke Cholesterinfütterung ändert die Verminderung des Gallen-Cholesterins splenektomierter Hunde nicht (*Vaghi*, 1931). Nach *Sumori* (1933) und *Didry* (1934) dagegen vermehren sich die Fette und Lipoide des Kreislaufblutes entmilzter Hühner bzw. Hunde. Diese Vermehrung weicht nach einer Woche regelmäßig wieder normalen Verhältnissen. Ähnliches berichtet *Woldrich* (1935) für den *milzlosen Menschen*. Bei diesem besteht der erhöhte Cholesteringehalt des Blutplasmas manchmal fort (*Kuru*, 1933). Eine gleichzeitige Erhöhung des Blutkörperchen-Cholesterins hält sich länger als die im Blutplasma. *de Gennes, Mahoudeau* und *Laudat* (1934) fanden die Gesamtlipoide und das Cholesterin bei entmilzten Hunden erhöht. Im einzelnen sind die Phosphatide, Cholesterinester und die gesamten Lipoide vermehrt, die freien Cholesterine konstant, die Neutralfette vermindert (*Zancan*, 1937); die Jodzahl der Fette ist höher als normal (*Leites, Koslowa* und *Jussin*, 1933). Nach Milzvenenligatur finden sich in der Pulpa der Hundemilz immer sudanophile Tröpfchen (*Geracitano*, 1936). *Marino* (1931) hält die Hundemilz lediglich für ein Cholesterin-Depot, *Goebel* (1934) auch für eine Stätte der Synthese. Die hyperthrophierte Nebennierenrinde splenektomierter Kaninchen und Hunde belädt sich mit sudanophilen Granula und hat einen um 14% erhöhten Cholesteringehalt (*Pizzini*, 1931; *Ligas*, 1935). Die Hypercholesterinämie splenektomierter Kaninchen kann durch Milzextrakte schnell beseitigt werden (*Del Zoppo*, 1936; *Perazzo*, 1936).

Die Mitteilungen von *Brahn* und *Pick* (1927), *Teunissen* (1937), *O. Naegeli* (1928), *Lubarsch* (1928), *Smetana* (1929), *Wille-Baumkauff* (1931) und *Klenk* (1934) unterrichten über Form und Chemie der Lipoideinlagerungen in der hyperplastischen Pulpa bei Morbus Niemann-Pick und Gaucher. *Erdmann* (1931) und *Roffo* (1934; 1935) berichten über die Zusammenhänge zwischen Tumorwachstum und Milzverfettung. Weitere im Literaturverzeichnis aufgeführte Arbeiten betreffen das Verhalten der Milzfette beim Diabetes, bei Anämien und Infekten.

Lierse (1955) macht die einzige Angabe über Glykogenvorkommen in der Milz. Er fand in subkapsulären Retikulumherden der Milz von chronisch mit Östradiolbenzoat und Proluton behandelten Kaninchen neben reichlich Erythrozyten und Plasmaresten *Glykogen* (Verdauungsproben und Karminnachweis). *Lierse* führt die Kohlenhydratablagerung auf die Milzblockierung durch Siderose und auf die gleichzeitig vorhanden gewesene hormonale Hyperglykämie zurück. Humorale splenogene Stoffe können den Blutzucker insulinartig beeinflussen (vgl. *Lauda*, 1955).

I. Die Milzpigmente

Die *Stellung* der Milz im *Eisen-* und *Hämoglobinstoffwechsel* ist besonders bzgl. des Schicksals des Depoteisens der Milz und der hämolysierenden Wirkung des Retikulums noch nicht hinreichend vergleichend geklärt. Die Vielfältigkeit der Probleme tritt in allen letzten Darstellungen hervor (*Lubarsch*, 1927; *Schwarz*, 1928; *Hartmann*, 1930; *Hirschfeld* und *Mühsam*, 1930; *Lauda*, 1933; *Steger*, 1938; *Klemperer*, 1938; *Stephens*, 1939; *Vercellana*, 1940; *Hittmair*, 1955; *Heilmeyer* 1955; *Vannotti* und *Lanini*, 1955) und zwingt zu einer zunächst referierenden Mitteilung.

Bei den *Fischen* macht das Blut nur um 2% des Körpergewichtes aus (*Yoffey*, 1929). Er findet in den Maschen der synzytial gebauten Kapillarhülsen einiger Elasmobranchier in örtlich wechselnder Form, Menge und Gruppierung Pigment- und Lipoidgranula, die von zugrunde gegangenen Erythrozyten stammen sollen. Die Erythrozyten und ihre Fragmente werden in den

Hülsenphagozyten weiter zerlegt, die resultierenden Pigmente sollen in die Pulpa gelangen, wo sie zur Füllung frischer, in der Milz entstehender Erythrozyten dienen dürften. *Loerbroks* (1953) unterscheidet in der Milz von *Scyllium canicula* verschiedene Formen des Erythrozytenabbaues. Am häufigsten lagern sich die größer werdenden und mit ausgefranstem Kern versehenen Erythrozyten in Hülsennähe Retikulumzellen an, werden von diesen mit einem feinen Fasernetz umsponnen und phagozytiert. Die Retikulumzelle zeigt ein gelbbraunes Pigment. Daneben können die Erythrozyten vorwiegend in den Lymphscheiden pyknotisch zugrunde gehen; der Zelleib schrumpft zu einem schmalen hyperchromatischen Saum um den gefalteten und zerknitterten Kern zusammen; die Zelle wird phagozytiert. Bei der Phagozytose kann sich der Kern ringförmig oder rund werdend auflösen oder der verschieden geformte pyknotische Kern verläßt die Zelle. Schließlich können die ödematös aufschwellenden Erythrozyten ohne phagozytiert zu werden verdämmern. — Von den mit grobscholligen Erythrozytenresten versehenen Retikulumzellen gibt es fließende Übergänge zu Granulozyten. Ebenso wie *Schlarb* (1953) für *Torpedo ocellata* und *Guieysse-Pellissier* (1940) für *Caretta caretta, Emys orbicularis, Emys leprosa* und *Testudo graeca,* betont auch *Loerbroks* eine Parallelität zwischen dem Erythrozytenabbau und der Entstehung von Eosinophilen. Bei den Teleostiern ist — mit Ausnahme von *Spinachia vulgaris* — die Anwesenheit von Pigmenthaufen um die kleinen Arterien und Venen im Lymphoidgewebe der Milz, wie auch anderer Organe, besonders der Niere, bezeichnend. Diese *Pigmentknötchen* sind im lipoidreichen Zentrum heller, am aus braunen, stark eisenhaltigen Körnern bestehenden Rande dunkler. Es handelt sich augenscheinlich um Gallenfarbstoffe. Die Einzelheiten der Milz-Erythropoese sind bei den Teleostiern wegen der zerstreuteren Lagerung der Zellen schwerer verfolgbar als bei den Elasmobranchiern. Bei *Trigla gurnandus* verläuft die Erythropoese insofern eigenartig, als die kleine basophile Stammzelle vor dem Auftreten des Blutfarbstoffes große *basophile Granula* zeigt, die mit der Entstehung des Hämoglobins spärlicher und kleiner werden. Es können den basophil punktierten Erythrozyten des Menschen ähnliche Bilder entstehen. Auch *Dustin* (1938) sah in den Hülsen von *Glabrus bergylita* zusammengeballte Erythrozytenreste mit kaum erkennbaren Kernen. Das in dieser *extrazellulären Hämolyse* freiwerdende Hämoglobin soll direkt in die venöse Bahn der Milz gelangen. Die bei *Protopterus Dolloi* vorkommenden kapillarähnlichen Verlängerungen der Milzsinus in die Hülsen hinein enthalten in ihrem Endothel feine *eisenhaltige Granula.* Aus dem Umstand, daß die Hülsenmakrophagen keine Eisenreaktionen ergeben, schließt *Dustin,* daß das von ihnen phagozytierte Hämoglobin nicht tiefgreifend verändert wird, sondern sofort in den Kreislauf gelangen dürfte. Dagegen wird das Pigment von den Retikuloendothelien der Hülse in Schüben abgebaut. In den Pulpasinus nimmt *Dustin* eine extrazelluläre Erythrolyse durch ein von den Sinusendothelien ausgeschiedenes *Hämolysin* an; auch hier gelangt das Hämoglobin wieder in Makrophagen. Das gleichzeitige Vorkommen von Pigmentzellen, sich auflösenden Erythrozyten und Erythrophagen beim Aal beweist die Erythrozytenzerstörung in der Milz (*Cocquio,* 1929). In der Milzpulpa von *Protopterus aethiopicus* findet sich Erythropoese; hier werden auch alte Erythrozyten und Granulozyten schließlich durch Makrophagen aufgenommen. Die Kern- und Plasmafragmente von Erythrozyten färben sich gelb, rötlich bis braun, einzelne sind fast farblos. Einige Makrophagen scheinen nur Kern-, andere nur Plasmafragmente aufzunehmen. Die Retikuloendothelien enthalten Trümmer roter Blutkörperchen (*Jordan* und *Speidel,* 1931). Die Milz von *Amia calva* bildet und löst Erythrozyten (*de Bruine Harvey,* 1937). Nach *Schmidt-Nielsen* und *Schmidt-Nielsen* (1939, 1 und 2) haben große Forellen mehr Rohprotein und organisch gebundenes Eisen in der Milz als kleine; anorganisches Eisen fehlt. Schwarze Pigmentkörner scheinen besonders eisenhaltig zu sein. Bei 8 Teleostierarten waren die Werte durchweg etwas geringer. Elasmobranchier haben etwa nur $^1/_{10}$ soviel Milzeisen wie Knochenfische.

Bei allen Gymnophionen-Spezies fand *Weilacher* (1933) ein gelbes-dunkelbraunes *hämatogenes* Pigment, das offenbar durch Erythrozytenzerstörung in primitiven *Malpighi*schen Körperchen entsteht, durch Rundzellen phagozytiert und durch die Venen zur Leber geschafft wird. Bei einigen Urodelen- und Anurenarten, mit Ausnahme von *Megalobatrachus japonicus* und *Rana nigromaculata,* ist die Milz im Sommer reichlicher pigmentiert (*Nakajima,* 1928). Die beiden vorhandenen Pigmentformen, grobtropfiges Hämosiderin und feintropfiges andersartiges Pigment können auch in einer Zelle gemischt vorkommen. Letzteres Pigment ist in Schwefelsäure, Salpetersäure und Alkalien unlöslich, bleicht mit $KMnO_4$ mit nachfolgendem Abspülen in Oxalsäure, zeigt keine Fett-, Eisen- und Silberreaktion, dürfte also *autogen* sein. Die größtenteils von den Retikulumzellen abzuleitenden Pigmentzellen stehen jenen strukturell noch sehr nahe. Im Sommer finden sich bei *Onychodactylus* oft feine Pigmente in den Sinusendothelien und Pigmentzellen im Sinuslumen. *Nakajima* (1929, 1 und 2) beschreibt das erste Auftreten und Aussehen von Pigmentzellen bei *Megalobatrachus japonicus*- und *Hynobius fuscus*-Larven. Nach *Jordan* (1931) gehen erschöpfte Erythrozyten beim Salamander in großer Zahl in den Milzsinus zugrunde, wobei die sich von Makrophagen aufgenommenen und weiter zerkleinerten kugeligen Bruchstücke schließlich gelblich färben, die Eisenreaktion geben und zu dunkelbraunen stäbchenförmigen Granula werden. Dieses Pigment der Makrophagen wird in den Lebersinus frei, von den Sternzellen aufgenommen, die es an die Leberzellen weitergeben. Die Granula finden sich später in der Galle wieder. *Hartmann* (1933) stellt fest, daß kaum Angaben über die Differenzierung des Mesenchyms der Milzanlage der Amphibien zu einem blutbildenden Organ vorliegen. Sie beschreibt die Erythropoese und Blutzerstörung in der Pleurodelesmilz. Nach *Berg* (1933; 1937/38) ist die von *Asvadourowa* und später von *Prenant* (loc. cit.) getroffene Unterscheidung der Pigmentzellen in solche, die dauernd bzw. nicht dauernd pigmentiert sind, noch gültig. Die Pigmentzellen der Feuersalamandermilz vermehren sich bei Hunger entsprechend dem gesteigerten Erythrozytenabbau bedeutend, zerfallen und vermindern sich zu Anfang und im Verlauf der warmen Jahreszeit. Die Pigmentzellen entstehen in der Milz und werden der Leber zugeführt. Etwa in der Hälfte der pigmentierten Zellen ist freies Eisen nachweisbar. Große Lymphozyten, Makrophagen und Sternzellen umhüllen die zu verarbeitenden Erythrozyten in der Leber bzw. in der Milz, so daß hier und da auch große Pigmentkugeln entstehen. *Berg* leitet die Pigmentzellen im Gegensatz zu *Kremer* (1937/38) nicht von Leberparenchymzellen ab. Die jungen, nicht auch die älteren Pigmentgranula enthalten Körnchen, meist freies Eisen. Dieses wird aus dem Pigment durch das Blut abtransportiert und nicht im Granulum durch Bindung larviert. Die Leberzellen waren bei den untersuchten Amphibien stets eisenfrei. Im Gegensatz zu *Jordan* (1931; *Triturus*) konnte *Berg* einen der Phagozytose vorausgehenden Erythrozytenzerfall ebensowenig beobachten wie das Platzen der pigmentbeladenen Makrophagen in den Leberkapillaren und die Aufnahme ihres Inhaltes durch die Sternzellen. *Kremer* (1937/38; 1938, 1 und 2) hält die *atrophische Leberzelle* für die alleinige Bildungs- bzw. Ablagerungsstelle des Hungerpigmentes, besonders weil er beim Hungerfrosch bis zu 8 Monaten nach der Entmilzung keine Pigmentverminderung in der Leber feststellen konnte. *Kremer* unterscheidet beim Grasfrosch ein *primäres*, feinkörniges, dunkelbraunes, vorzugsweise beim Wintertier und ein *sekundäres*, grobscholliges, gelbes nach der Winterruhe und bei Unterernährung auftretendes Pigment. Beide geben die Eisenreaktion. Während das gelbe Hämosiderin ist, liegt bei dem braunen wahrscheinlich eine komplexe Bindung 2wertigen Eisens an eine organische N-Verbindung vor. Anscheinend bildet sich das gelbe auf Kosten des braunen Pigmentes; beide entstehen regelmäßig in sich ablösenden und degenerierenden Leberzellen. Diese sollen die Milz auf dem Blutwege erreichen, dort liegenbleiben und weiter entarten. Die Leber ist das *Zentralorgan* des Pigment- und Eisenstoffwechsels. *Dawson* (1930; 1932) läßt neben der Pigmentzellenbildung aus Retikulumzellen und lymphoiden Zellen die Herkunft aus dem Blut offen. Denn bei der experimentellen Bleivergiftung (*Necturus maculosus*) kommt intravasale Erythrophagozytose mit Pigmentzellen gewöhnlich vor. Beim Krallenfrosch (*Xenopus laevis*) werden die Erythrozyten von den aktiven Retikulumzellen der roten Pulpa phagozytiert und verarbeitet (*Sterba*, 1950). Die Pigmentkörner enthalten freies, in die Leber abtransportiertes Eisen. Daneben läßt sich auch *autochthones* Körperpigment nachweisen.

Scatizzi (1930) schreibt der Milz von *Tropidonotus natrix* eine hämokataretische Aufgabe zu. *Dünzen* (1939) beschreibt Erythrophagen und Pigmentzellen besonders in den Frühjahrsmilzen von *Lacerta muralis* und *viridis*. *Dustin* (1937) stellt einige hypothetische Möglichkeiten über die Herkunft des bald körnig, bald farblos und diffus im Protoplasma der hülsennahen Retikulumzellen der Entenmilz vorkommenden Eisens zur Diskussion. Dessen Anhäufung um die Hülsen erklärt sich daraus, daß das Blut vorher größtenteils die Hülsen passieren muß.

Auch beim Alligator und Igel findet sich im Gegensatz zu Echidna stets Eisenpigment in Retikulumzellen und Makrophagen um die Hülsen (*Basir*, 1931/32). *Hoepke* (1931) hält die Hülsenzelle für die am wenigsten differenzierte, erst bei stärkster Beanspruchung aktiver werdende Form der mit verschiedenen Potenzen ausgestatteten Retikulumzelle. So enthalten die Hülsenzellen von Fledermausmilzen nur zur Zeit des Winterschlafes Eisen. *Loreti* (1935) beschreibt Erythrozytenfragmentierung und Pigmentbildung in den Hülsenzellen des winterschlafenden Igels.

Knisely (1936, 1 und 2) konnte bei seinen *Lebendbeobachtungen* an der Mäusemilz während der Speicherphase der Sinus hier und da *Diapedese* einiger Erythrozyten in das Pulparetikulum, niemals aber deren Phagozytose beobachten. Bei der Entspeicherung der Sinus gelangen Erythrozyten durch Diapedese in die Sinuslichtung zurück. Die Diapedese von Erythrozyten aus gestauten Sinus in die umgebenden Pulpamaschen geht nach Schnittverletzung der Milzoberfläche oder auf andere Reizung hin so schnell vonstatten, daß sich der *Widerstand* der Sinuswandung geändert haben muß. Auch danach kommt es nicht zur Erythrophagozytose, sondern die Zellen kehren nach und nach in den Sinus zurück. Sie können lange, *ohne* phagozytiert zu werden, in den Pulpasträngen bleiben. Erst in der Agonie, kurz vor dem Aufhören des Milzkreislaufes, verlassen die Erythrozyten die Sinus, ohne an deren Wandung Widerstand zu finden und gelangen ohne Gestaltsveränderung in die Pulpastränge. Dort werden sie sogleich einzeln oder zu mehreren von großen hellen Zellen in der Weise aufgenommen, daß sie sich dem Phagozyten breit anlagern und plötzlich in dessen Inneres aufgenommen werden. Die phagozytierten Erythrozyten werden dunkler und fragmentiert, wodurch das Protoplasma der Phagozyten oft dunkelrot-grau gefärbt ist. Während dieser Vorgänge ist die Kapillarwandung unsichtbar. Die Erythrozyten in halbgefüllten Sinus ordnen sich gleichzeitig in *Rollen* an, was im lebenden Milzkreislauf nicht beobachtet werden konnte. Diese Vorgänge spielen sich in höchstens 10 Minuten ab. — *Seemann* (1927) hält eine stärkere Eisenablagerung im perifollikulären Retikulum nach Hafer-Brot-Ernährung bei weißen Mäusen für physiologisch (vgl. *Wätjen*, 1935), während *Schwarz* (1928) sie nur bei Haferfütterung und zusätzlicher Röntgenbestrahlung, nicht aber bei Volleiweiß-Semmelmischung beobachtete. *Wallbach* (1928) fand bei mit Hafer gefütterten weißen Mäusen auch Hämosiderin in den Retikulumzellen unter der Kapsel und in den Follikeln. Nach *Saller* (1931) scheinen bei mit Hafer und Milch ernährten weißen Mäusen von der Geburt an Erythrozyten zugrunde zu gehen. Die Einlagerung eines schwarzen Pigments in die Retikulumzellen der Pulpa läßt sich erstmalig bei 52 bis 56 Tage alten Tieren feststellen.

Chatterjee und *Cruickshank* (1928/29) machen kurze Angaben über den Pigmentgehalt der Milz fast aller Tierklassen. *v. Herrath* (1935, 4) beschreibt Menge und Verteilung der Milzpigmente beim Kaninchen, Hund, Schwein (vgl. *Egehøj*, 1937), Schaf, Rind, Pferd, Mensch und bei der Katze. *Iwao* und *Sato* (1936) vermuten, daß der bekanntlich hohe Eisengehalt der *Pflanzenfressermilz* zu der Menge der mit der Nahrung aufgenommenen *Oxalsäure* in Beziehung steht. Der Eisengehalt der Schweinemilz wird von ihnen als verhältnismäßig gering angegeben. Nach *May* (1938) nimmt die stets nur auf die Pulpa beschränkte Hämosiderinablagerung in gesunden und kranken Schafmilzen mit dem Alter zu. *Patay* und *Verne* (1932) beschreiben ein ausschließlich in den *Muskelfasern* des Pulparetikulums der Rindermilz vorkommendes, besonders in Form von kleinen, leicht gelblichen, stark lichtbrechenden Körnchen um die Kerne angeordnetes Pigment unbekannter Natur. Die sehr widerstandsfähigen Körnchen lassen sich allerdings mit Ammoniaksilber wie Melanin darstellen, färben sich auch mit Fuchsin, Giemsa, Methylenblau, geben keine Fettreaktion. *Stüer* (1930) fand in zwei gesunden Kälbermilzen mit der Turnbullblau-Reaktion kein Milzeisen. Beim Rind ist es im Gegensatz zu der diffusen Verteilung beim Pferd fast nur *intrazellulär*, vorwiegend um die Pulpavenen, Arteriolen, und nach *Wolf* (1923; loc. cit.), für die Rindermilz charakteristisch, rings um die Follikel abgelagert. Geschlecht und Ernährungszustand beeinflussen den mit dem Alter steigenden (vgl. *Iwao* und *Sato*, 1936) und mit 6 Jahren als stark zu bezeichnenden, fast ausschließlich extrazellulären Pigmentgehalt nicht. Milz und Niere sind bei Rinderfeten praktisch eisenfrei (*Müller*, 1940). Eine stärkere Eisenablagerung beginnt in der Rindermilz kurz vor oder in der Geschlechtsreife, mit $^1/_2$ bis $^3/_4$ Jahren. Die um die Hülsen und Follikel beginnende Ablagerung erfolgt schließlich in der ganzen Pulpa. — Bereits *Mrowka* (1919) findet das histologische Bild von 10 gendensu Pferdemilzen quantitativ von hauptsächlich extrazellulär liegendem Eisenpigment beherrscht (vgl. *v. Herrath*, 1935, 4; *Hartwig*, 1949). *v. Skramlik* (1927) ermittelte in der *Trockensubstanz* der Pferdemilz einen Eisengehalt bis zu 5% und fand ihn bei älteren Tieren durchweg höher als bei jüngeren. Nach ihm bestehen die eisenhaltigen Pigmente aus 66 bis 80% Eiweiß, 5% Nuklein und 17 bis 37% Eisen in Form von Fe_2O_5. Nach *Hartwig*

(1949) enthalten schon normale Fohlenmilzen reichlich Hämosiderin, das mit dem Alter immer mehr zunimmt und vorzugsweise um die Pulpavenen mehr extrazellulär in sehr verschieden großen und geformten Schollen liegt. Im Gegensatz zu *v. Herrath* (1935, 4) und *Dustin* (1938), die die Hülsen der Pferdemilz stets eisenfrei fanden, beobachtete *Hartwig* (1949) selten Hülsen mit wenigen staubartig feinen Eisenkörnchen. Ebenso wie schon *Hartmann* (1930), hebt auch *Hartwig* hervor, daß manche Bruchstücke von Erythrozyten keine Eisenreaktion ergeben, so daß sich aus dem mikroskopischen Bild nicht entnehmen läßt, wie und wie schnell sich die phagozytierten Erythrozyten in Eisenpigment umwandeln.

Teitel-Bernard (1931; vgl. *v. Herrath*, 1935, 4; 1939, 2) sah in der Hundemilz Erythrozyten, die sich durch die verwickelten Zwischenräume der Hülsenzellen zwängten und teilweise fragmentierten. Als Zeuge der Erythrozyten-Durchwanderung bleibt am Endothel der Hülsenkapillare ein *hämatisches Körnchen* von etwa 1 μ Durchmesser zurück. Die Erythrozyten erreichen die den Hülsen anliegenden Sinus. Die liegenbleibenden Fragmente werden von Makrophagen aufgenommen und in eisenhaltiges Pigment umgewandelt. *Nemiloff* (1936) fand die Milzpigmente bei 12 bis 16jährigen Hunden, weniger bei 8 bis 19jährigen Katzen vermehrt, die Retikulumzellen aber pigmentfrei. Das Pigment liegt vorwiegend extrazellulär. Nicht selten sind stark erweiterte Retikulummaschen als Folge des im Alter herabgesetzten Tonus des Retikulums örtlich mit Blut angefüllt.

Nach *Krüger* (zit. bei *Boecker*, 1928) ist der Eisengehalt der fetalen Leberzellen beim Rind zehnmal größer als der erwachsener Tiere. Das Lebereisen nimmt von Beginn der Schwangerschaft bis etwa zum Ende der ersten Hälfte stetig ab, steigt wieder an, erreicht 3 bis 4 Wochen vor der Geburt ein zweites Maximum und geht wieder zurück. Der als Ferroeisen chemisch ermittelte Eisengehalt der Leber und Milz nimmt bis zum 4. bis 6. Monat stark ab und danach wieder etwas zu (*Bertagni*, 1940). Nach *Krüger* erreicht die Eisenmenge der Milz in der letzten Zeit der Schwangerschaft nicht die der Leber. In den ersten beiden Monaten p. p. bleibt die Menge des Milzeisens konstant und nimmt dann wieder zu. *Tedeschi* (loc. cit.) bestätigte am Kaninchen, daß die in der Milz enthaltene Eisenmenge in der ersten Lebenszeit geringer ist als beim erwachsenen Tier, und daß sie mit dem Wachstum zu-, im Alter wieder abnimmt. Nach *Boecker* findet sich das Milzeisen beim *Feten* und *Neugeborenen* in den Sinusendothelien und im perivaskulären Gewebe der Arterien. Am Ende des fünften, Anfang des sechsten und im achten bis zehnten Fetalmonat sind Leber und Milz am eisenreichsten. Der *Mensch* verhält sich ebenso wie die untersuchten Tiere. Die Schwankungen sind nicht sicher zu deuten; *Boecker* möchte sie zu der zeitlich wechselnden Beteiligung der einzelnen Organe an der Blutbildung in Beziehung setzen. *Lewin* (1929) untersuchte das Eisenvorkommen der Milz von 85 Feten und an Asphyxie verstorbenen Neugeborenen. Ein deutlicher Eisenbefund scheint in der Milz von 8- bis 9monatigen Feten und bei Neugeborenen beständig zu sein, wobei der bei Asphyxie hohe Blutgehalt der Milz für die Eisenanreicherung belanglos ist. Bei 6 bis 7 Monate alten Früchten fehlt das Milzeisen fast immer. Das Pigment ist in Körnchen, Klumpen oder manchmal als diffuse Durchtränkung hauptsächlich in den Pulparetikulumzellen, weniger in den Sinusendothelien, ganz gelegentlich in den Kapselserosazellen und nur bei starker Siderose spärlich in Kapsel und Balken und in der Gefäßadventitia abgelagert. *Ono* (1930) macht einige Angaben über das erste Auftreten und die Lagerung von Eisenpigment in der *fetalen Menschenmilz. Lesné, Zizine* und *Briskas* (1936) berechneten den durchschnittlichen *Kupfer-* und *Eisengehalt* von 1 kg Milz von Feten verschiedenen Alters, Totgeborenen, hereditär luetischen Kindern der ersten Lebensjahre. Feten 4. bis 6. Monat: 8 mg Cu, 0,227 g

Fe; 7. bis 8. Monat: 5 mg Cu, 0,16 g Fe; Totgeburten (Syphilis): 11,5 mg Cu, 0,245 g Fe; Totgeburten (mechanische Ursachen): 10 mg Cu, 0,235 g Fe; Neugeborene, die einige Stunden lebten: 8 mg Cu, 0,22 g Fe; Kinder, die unter 2 Jahren an Infekten starben: 7 mg Cu, 0,23 g Fe; Kinder von 2 bis 14 Jahren, die an Infekten starben: 5,7 mg Cu, 0,22 g Fe; im Alter von 13 bis 14 Jahren verunglückte Kinder: 3 mg Cu, 0,26 g Fe. Leber und Milz enthalten während des Fetallebens größere Cu-Reserven. Diese sind besonders bei am Ende der Schwangerschaft totgeborenen Kindern und bei Syphilitikern groß. Nach der Geburt nimmt die Kupfermenge der Milz laufend ab. Sie vermindert sich im Gegensatz zum Eisen auch nach Infekten. Diese Verminderung bzw. Vermehrung fällt stets mit dem gegenteiligen quantitativen Befund im Kreislaufblut zusammen. Das Eisen nimmt während des Heranwachsens allmählich den stabilen Mittelwert, der in der Erwachsenenmilz gefunden wird, an (0,25 g/kg Milz). Nächst der Leber haben Niere und Milz den größten Cu-Gehalt (*Herkel*, 1930). Der Eisengehalt von Leber und Milz nimmt mit dem Alter zu und ist beim weiblichen Geschlecht niedriger (*Schairer* und *Rechenberger*, 1948). *Grieshammer* (1937) macht auf die bei chronischen Ernährungsstörungen und Infektionskrankheiten oft erhebliche *Milzhämosiderose* aufmerksam (vgl. *Lubarsch*, 1927; *Glees*, 1935). *Oudendal* (1926) konnte in der Leber und Milz des Menschen und Affen einen Transport des Hämosiderins auf dem *Lymphwege* nachweisen und so die häufigen Eisenablagerungen in der Kapsel verständlich machen (vgl. *Jäger*, 1937, 2). *Dustin* (1935; 1938) spricht den Hülsenzellen die Eigenschaft zu, das Hämoglobin der sich zwischen ihnen befinddenden Erythrozyten in Freiheit zu setzen. Nach *Dustin* können alle Phänomene der Hämolyse in der Milz, ohne histologisch nachweisbar zu sein, ablaufen. In den Hülsen der normalen Menschenmilz konnte er kein Hämosiderin nachweisen. Nach *Duesberg* (1938) sind die gewöhnlichen Gefäßendothelien offenbar die einzigen Körperzellen, die sich gegenüber den Erythrozyten chemisch-fermentativ indifferent verhalten. Da die vom Blut passierte rote Pulpa keine gewöhnlichen Endothelien besitzt, kann von einer Art *physiologischer Extravasation* gesprochen werden, so daß die im allgemeinen Kreislauf fragmentierten und arrodierten Erythrozyten — wie überall außerhalb der Gefäßbahn — chemisch-fermentativ aufgelöst werden. Dabei wird die Eiweißkomponente des Hämoglobins retiniert, die Farbstoffkomponente ausgeschieden. Es besteht demnach keine *spezifische hämolytische Wirksamkeit* der Milz. Nach *Prader* (1948) reguliert das *R.E.S.* maßgeblich den Häminstoffwechsel, da der Gehalt an Hämoglobin und Zytochrom-c bei entmilzten und mit Farbstoffen blockierten Ratten absinkt. Die Milz übt entweder keinen eigenen Einfluß auf den Häminstoffwechsel aus, oder ihre Aufgabe kann auf die Dauer durch außerhalb der Milz ablaufende Vorgänge ausgeglichen werden.

Das Verhalten der Pigmente in *Nebenmilzen*, *Splenoiden*, *Milchflecken* und *Autotransplantaten* ist zur Beantwortung der Frage bedeutungsvoll, welchen Differenzierungsgrad diese Formen haben und, ob sie mehr oder weniger im gleichen Sinn und Umfang am Stoffwechsel beteiligt sind wie das Hauptorgan. — So reagieren die Milchflecke der splenektomierten jungen Ratte nach *Hamazaki* und *Hayakawa* (1927) kompensatorisch und gewinnen insofern einen milzartigen Bau, als ihre Histiozyten und Retikulumzellen bereits 20 Tage p. o. Hämosiderin aufnehmen und bis zum 50. Tage im Innern des Fleckens dicht zusammenliegen. Die Pigmentzellen schwinden bis zum 100. Tage p. o. fast völlig aus dem Innern, wo sich ein eigenartiges lymphadenoides Gewebe mit Gitterfasern bildet. *Schönberg* (1926) fand in der eigenartig aufgebauten Pulpa von Schweine-Nebenmilzen reichlich extrazelluläres Hämosiderin. In den vier Fällen von gleichzeitig bestehendem Rotlauf gingen die Nebenmilzen dieselben Veränderungen ein wie das Hauptorgan (Hyperämie, Hyperplasie der Pulpa, myeloische Metaplasie; Auftreten von Mastzellen, Erythrozyten und Pigmenten). *Putschar* (1931) beschreibt Umwandlung und Pigmentbildung intraperitonealer und subkutaner Milzautotransplantate der Ratte. *Shaw* und *Shafi* (1937) fanden im perikapsulären Gewebe von über 80 posttraumatischen und postoperativen Milzautotransplantaten des *Menschen* reichlich extra- und intrazelluläres Eisenpigment.

Die *Splenektomie* stellt für die verschiedenen Tierarten nach *Hanke* (1933) einen Eingriff von sehr unterschiedlicher Bedeutung dar, was am besten aus den bereits von *M. B. Schmidt* (loc. cit.) festgestellten verschiedenen postoperativen Reaktionen des Retikuloendothels hervorgeht. — Die Splenektomie allein ändert auch bei gleichzeitiger Eisenstoffwechselsteigerung den histochemisch nachweisbaren Eisengehalt der verschiedensten Organe, besonders auch der Leber der Ratte, nicht (*Lauda*, 1925). Auch *Haam* (1930) konnte beim splenektomierten Hund entgegen den Angaben von *Asher* und *Nakajima* (loc. cit.) keine gesteigerte Eisenausscheidung im Stuhl feststellen. Bereits *Lauda* und *Haam* (1931) halten einen geringen Hämosideringehalt der Milz des gesunden Erwachsenen für physiologisch, jede augenscheinliche Vermehrung für krankhaft. Die Neugeborenenmilz ist nach *Lubarsch* (1927) meist pigmentfrei, die Zunahme des Hämosiderins in der Altersmilz nicht die Regel. Die Ernährung ist für die Pigmentablagerung auch in der Menschenmilz bedeutungsvoll. Nach *Staal* (loc. cit.) enthält die Menschenmilz 0,06 bis 0,5%; nach *Stockmann* 0,14 bis 0,4%; nach *Lubarsch* und *Kleinmann* 0,06 bis 1,3% ihres Trockengewichtes an Eisen. Dagegen schwankt der Eisengehalt der fetalen Milz nur zwischen 0,025 bis 0,12%. *Lauda* und *Haam* stellten Literaturangaben über den unterschiedlichen Gehalt einiger Tiermilzen an Eisen zusammen. Nahrungseisen wird von der Leber leicht (vgl. *Schwarz*, 1928), von der Milz fast nicht aufgenommen; das *Milzeisen* ist im wesentlichen ein endogenes Zerfallseisen. Da die Milzsiderose bei gleichbleibendem Eisenangebot in der Nahrung von Ernährungsfaktoren abhängig ist, können aus der Siderose keine Schlüsse hinsichtlich einer *primären* Eisenspeicher-Funktion der Milz gezogen werden. Auch die fehlende Beziehung zwischen dem Pigmentgehalt der Perniziosa-Milz und der Krankheitsdauer spricht für eine vom Hämoglobinstoffwechsel *unabhängige* Eisenretention in der Milz. Es lassen sich zwischen der Milzsiderose und den Bluterkrankungen keine Zusammenhänge aufdecken. Die Siderose der Milz drückt oft nur eine Eisenspeicherung im gesamten *R. E. S.* aus. Die bei den alimentären Anämien des Kindesalters und bei Infektionskrankheiten vorhandene Milzsiderose könnte als Zeichen der Dysfunktion der eisenspeichernden Zellen angesehen werden, bei welcher die Milzzellen das Eisen weder verarbeiten noch weitergeben können. Auch in anderen Zusammenhängen erscheint die Eisenspeicherung in der Milz als Zeichen einer Schädigung. Die experimentelle Eisenstapelung in der Milz ist nicht spezifisch. Die Milz verschließt sich gegen das aktive Ferroeisen, nimmt aber das inaktive Ferrieisen in bedeutender Menge auf und läßt es unverändert, ohne wie andere Organe imstande zu sein, es zu Ferroeisen zu reduzieren. Das Schicksal des von der Milz wieder abgegebenen Ferrieisens ist unklar. Es fehlt jeder Hinweis auf eine eisenassimilierende Fähigkeit der Milz für den Hämoglobinaufbau. — Ein Erythrozytenaustritt ins Gewebe, etwa ins Endometrium während der Menstruation, führt allein nicht zur Pigmentbildung. Hämosiderin wird nur dann gebildet, wenn gleichzeitig ein Reiz auf die Zellen einwirkt (*Wallbach*, 1927). Bei der Maus verschwindet eine subkutane Quaddel aus 0,1 ccm einer 1%igen Rinderhämoglobinlösung sofort ohne örtliche Pigmentbildung resorbtiv. Ist das Hämoglobin in einer stark irritativ wirkenden Witte-Peptonlösung oder Pantoponlösung suspendiert, so wird die Hautquaddel langsamer resorbiert, und das Hämoglobin wird von ihrem Rande her zu Hämosiderin verarbeitet, das intrazellulär liegt. Gegen Aufschwemmungen von Hammelblutkörperchen immunisierte Kaninchen zeigen im Gegensatz zu normalen weder in der Milz noch anderswo eine Phagozytose und Hämosiderinspeicherung. Demnach ist die *Zellaktivität* für die Blutfarbstoffverarbeitung bedeutungsvoll (vgl. *Soejima*, 1928). *Schwarz* (1928) und *Wallbach* (1932) bemerken, daß sich die mikroskopischen und chemischen Untersuchungsmethoden des Eisens als gleichwertig ergänzen. Der chemische Bilanzversuch ergibt Zahlenwerte über den Eisenstoffwechsel, die histologische Technik Auskunft über die Lokalisation. Exogenes und endogenes Eisen lassen sich auf beiden Wegen nicht unterscheiden.

Nach *Scholderer* und *v. Ludány* (1932) verschwindet intravenös injiziertes Bilirubin schon nach 2 Minuten zu 80%, nach 15 bis 40 Minuten zu 90% aus dem Blut. Wenn auch die Milzexstirpation diesen Vorgang kaum beeinflußt, so nimmt die Milz doch entsprechend ihrem Anteil am *R.E.S.* Bilirubin auf. Nach Splenektomie ist der Bilirubingehalt des Kaninchenserums auf das Doppelte erhöht (*v. Ludány* und *Versár*, 1933). Die nach Adrenalininjektion, nach Aderlaß und Asphyxie auftretende Erhöhung des Serumbilirubins bleibt nach Splenektomie aus. *Lewin* (1932) befaßt sich mit den Milzveränderungen nach starkem akutem Blutverlust. In den ersten 24 Stunden fallen in der Kaninchenmilz zahlreiche zerfallende polymorphkernige Leukozyten und große Mengen eines bräunlich-grünen, eisenpositiven Pigmentes auf. Die nach 2 Tagen auftretenden, nach 9 Tagen ausgeprägten, nach 24 Tagen noch erkennbaren reaktiven Milzveränderungen bestehen in Follikelhyperplasie mit Vergrößerung der Zentren, Hypertrophie des Retikulums besonders der roten Pulpa und Hypertrophie und Ablösung der Sinusendothelien. Diese bilden sich zu Makrophagen und Synzytien um, in denen sich eisenhaltiges Pigment ablagert. Mit den nach 5 Tagen auftretenden myeloiden Zellen und Megakaryozyten treten auch gruppierte Erythroblasten und Normoblasten auf, die nach 13 bis 14 Tagen nurmehr vereinzelt anzutreffen sind. Eine extramedulläre Blutbildung kommt nach akuten Blutverlusten nur in der Milz vor.

Die Hauptaufgabe der hypertrophierenden Retikuloendothelien ist nicht die Blutzellenbildung, sondern die *Resorption* der im anämischen Organismus entstehenden Zerfallsprodukte. — Über das Verhalten der Kaninchen- bzw. Rattenmilz bei Milchanämie berichten *Stämpfli* (1933) und *Hamre* und *Miller* (1935), über die Perniziosamilz *Enzer* (1926) und *Lubarsch* (1927).

Bianchi (1933) sah die Pigmentablagerung in der durch Milzvenenligatur akut gestauten Kaninchenmilz durch gleichzeitige Karmininjektionen sehr gefördert. Manchmal befanden sich in denselben Zellen Karmin, Eisenpigment und basophile Trümmer, Kernreste von regelmäßig in der Milz zugrunde gehenden polymorphkernigen Leukozyten (über Leukokatarese in der Hundemilz vgl. *Colombi* und *Paolazzi*, 1935). — Über Kalk-Eiseninkrustate (*Gandy-Gamma*sche Knötchen) in gewissen chronischen Stauungsmilzen vgl. *Rotter* (1926); *Hennings* (1926); *Lubarsch* (1927; 1932); *Jaffé* (1928); *Halperin* (1928); *Hogenauer* (1928); *Catsaras* (1929); *Abrikossoff* (1929); *Kraus* (1930); *de Vecchi* (1928); *Wylegschanin* (1930); *Jäger* (1931); *de Vecchi* und *Patrassi* (1931); *Patrassi* (1931); *Elefthériou* (1932); *Brackertz* (1932); *Borromeo* (1933); *Gáspár* (1933/34); *Ruscica* (1934); *Alexandre* und *Valducci* (1935); *Hohl* (1935/36); *Diggs* (1935); *Carere-Comes* (1938).

Behrens (1933) untersuchte den *Aufbau* des aus der vereisten, getrockneten und pulverisierten Pferdemilz durch Zentrifugieren rein dargestellten *Hämosiderins*. Die eisenhaltigen Granula können wegen der großen Schwankung (1,6 bis 2,6) ihres spezifischen Gewichtes keine konstante Zusammensetzung haben. Die Körner bestehen aus einem Eiweißstroma mit sehr unterschiedlichem Gehalt an eingelagertem Eisenhydroxyd und etwas Kalziumphosphat.

Laufberger (1937) erhielt aus Milz und Leber von Pferden ein eisenspeicherndes kristallisiertes Proteid, das *Ferritin*, das 17 bis 23% Eisen enthält. *Kuhn*, *Sörensen* und *Birkofer* (1940) fanden es auch in der Milz des Pferdes, Hundes, Schakals und der Katze, nicht beim Wal, Meerschweinchen und Kaninchen. Intravenös zugeführtes Eisen wird als Ferritin nur in der Leber, das aus dem Abbau des Blutfarbstoffes stammende auch in der Milz abgelagert. Vergleichende Hämosiderin- und Ferritin-Bestimmungen unter verschiedenen Bedingungen (vgl. *Keiderling*, *Wöhler* und *Altmeyer*, 1954) können den intermediären Eisenstoffwechsel weiter klären. Auf Grund einer Gegenüberstellung der Befunde von *Bürker* (1926) und *Heimann* (1936) über die Zusammenhänge zwischen Größe und Hämoglobingehalt der Erythrozyten, kommt *Hartwig* (1949) zu dem Schluß, daß die Erythrozyten in manchen Pferdemilzen eine Verkleinerung ihres Volumens und damit eine relative Vergrößerung ihrer Oberfläche und ihres Hämoglobingehaltes erfahren. *Hartwig* weist nach, daß sich aus der *Heimann*schen Mitteilung (1936) ergibt, daß nicht die Kaltblut-, sondern ausnahmslos die Warmblutpferde kleinere Erythrozyten aus der Milz in den Kreislauf abgeben. Es muß die Frage gestellt werden, ob diese Verkleinerung der Erythrozyten nicht nur für ihre *Speicherung* sondern auch für ihre *Alterung* und ihren *Abbau* bedeutungsvoll ist. — Die Arbeiten von *Heilmeyer* (1937) und von *v. Boros* (1925; 1926; 1927; 1937) befassen sich mit der *Sphärozytose* als Ausdruck einer pathologischen Milzfunktion (vgl. *Lauda*, 1933). Daraus, daß die beim familiären hämolytischen Ikterus kleineren und dickeren Erythrozyten nach der Splenektomie normalen Platz machen, folgert *v. Boros* (1937), daß diese Mikrozytose nicht angeboren sondern Folge der durch die vermehrte Hämolyse übersteigerten Regenerationstätigkeit des Knochenmarkes ist. *Schilling* (1932) hält die *hormonale* Beeinflussung der Erythropoese durch die Milz auf Grund verschiedener eigener Beobachtungen für erwiesen, wobei die Hormone nicht durch einzelne spezielle Strukturelemente der Milz sondern durch deren Zusammenwirken entstehen sollen. Verschiedene Organe können *in vitro* Hämolysine bilden, deren Wirkung durch ein antihämolytisches Agens normaler Gewebe gehemmt wird; die normale Hämolyse könnte durch das Gleichgewicht zwischen Lysin und Hemmstoff beherrscht werden (*Maegraith, Findlay* und *Martin*, 1943; *Ponder*, 1944). Nach *Bergenhem* und *Fåhraeus* (1936) soll sich ein *Lysolezithin* in den Staseräumen der Hundemilz anreichern und die dort gestapelten normalen und pathologischen Erythrozyten abbauen; aber weder die Vermehrung der Milz-Bluträume noch die Verlängerung des Aufenthaltes der Erythrozyten in ihnen führen zu gesteigertem Erythrozytenabbau. Der Grad der Geldrollenbildung bestimmt nach *Bergenhem* und *Fåhraeus* die *Senkungsgeschwindigkeit* der Erythrozyten. Diese gestalten sich in Suspensionen, die mit auf Körpertemperatur erwärmtem Blut hergestellt wurden, in Richtung der *Kugelform* um. Die Verf. sehen den Faktor, der die Erythrozyteneigenschaften bei Körpertemperatur verändert, im Stillstehen des Blutes und bezeichnen dieses im Gegensatz zum Zustand der Bewegung, der *Endokinese*, als *Endopause*. Während dieser entsteht als Intermediärprodukt Lysolezithin, das sich im strömenden Blut nicht bilden kann. Dieser Vorgang sollte auch *in vivo* eine Rolle bei der *Speicherfähigkeit* der Milz spielen. Die in der Menschenmilz geringe Speicherfähigkeit kann nicht in erster Linie dazu dienen, einen Teil der Erythrozyten als Reserve bereitzuhalten sondern bildet die *Voraussetzung* für die Endopause des Blutes. Im Milzblut der lange unter Chloralose gehaltenen Katze sind die Erythrozyten infolge einer Lysolezithinbildung abgerundeter, teilweise stechapfelförmig und unregelmäßiger und lockerer aggregiert als vorher. Demgemäß senkt sich auch beim Pferd das Milzvenenblut sehr viel langsamer als das Milzarterienblut (*Berglund*, loc. cit.). So erscheint die Depotfunktion der Milz als Mittel einer chemischen Blutänderung. Nach *Mellgren* (1938) verfällt das Milzvenenblut der Katze beim Stehen einer verhältnismäßig starken Hämolyse. *Emerson, Shem, Ham* und *Castle* (1947) konnten nachweisen, daß die pathologische, wegen thrombozytopenischer Purpura entfernte und supravital mit Sphärozyten und normalem Blut perfundierte Milz fähig ist, die Sphärozyten *elektiv* zurückzuhalten. *Raabe* (1958; Abb. 121) wies nach, daß die normale Hundemilz ebenfalls imstande ist, durch Acridinorange markierte und sphärozytisch veränderte Erythrozyten im Retikulum der roten Pulpa festzuhalten, so daß sie durch nachträgliche Durchströmung mit Kochsalzlösung *nicht* zu entfernen sind. Umgekehrt können polyzythämische Zustandsbilder (*splenogene Polyglobulien*) durch *arterielle Zirkulationsstörungen* der Milz ausgelöst werden (*Singer*, 1933). Nach *Herbst* (1958; im Druck) werden die sphärisch veränderten Erythrozyten in Kürze in der Pulpa fragmentiert. Diese Milzfunktion ist bei splenektomierten Hunden weder durch die Lymphknoten noch durch die Leber gleichwertig zu ersetzen. Die Fragmente füllen schnell die Sternzellen der Leber (Abb. 122, 123). *Ceelen* (1939) fand bei einer 27jährigen Frau mit fast völliger Aplasie der Milz (erbsengroßes Rudiment) die stark gewucherten Lymphknoten und Sternzellengranulome mit Erythrophagen durchsetzt. Die normale und pathologische Milz fängt nur geschädigte bzw. gealterte Erythrozyten ab (vgl. *Singer*, 1930; *Lauda*, 1933). Die Fragmentierung ist jedenfalls für die Hundemilz ein normaler Vorgang in der Erythrozyten-Mauserung. *Baillière* (1939) bewies den beim entmilzten Hund bestehenden Eisenmangel dadurch, daß er durch tägliche Gaben von Eisenkakodylat eine Retikulozytenkrise von 6tägiger Dauer hervorrufen konnte, die beim normalen Tier ausbleibt. — Bei *Okunew* (1926) und *Lauda* (1933) findet sich Zusammenfassendes über Milz und Erythrozyten-Resistenz. *Deleonardi* und *Paolazzi* (1936) und *Forconi* (1938) teilen mit, daß die Zahl der roten Blutkörperchen mit Minimumresistenz im Milzpulpablut immer größer als im Kreislaufblut ist. Nach *Frenckell* (1927) und *Abramsohn* und *Frenckell* (1934) ist die Resistenz der Erythrozyten in der Milzvene der Katze kaum je von der in anderen peripheren Venen unterschieden. Die Erythrozyten des arteriellen Blutes sind vielmehr auch nach Splenektomie resistenter als die des venösen.

Örtliche mechanische Schädigungen können zu einer vermehrten Hämolyse in der Milz führen. *Fiessinger* und *Gajdos* (1933) setzten an der Hundemilz durch in Abständen wiederholtes

Quetschen mit gebogener Pinzette *Hämatome*, deren Pigment sehr bald die Sternzellen belud. Nach *Eber* (zit. bei *Beneke*, 1937) geht der oft tödlichen Berstung intralienaler Milzarterienäste häufig eine starke Auflockerung der Milzpulpa durch Blutergüsse verschiedener Ausdehnung voraus. *Beneke* (1937) fand in den Extravasaten der Milz eines an Milzruptur verbluteten Huhnes Hämosiderinzellen. *Caffaratto, Mario* und *Pesce* (1936) konnten während der Schwangerschaft eine vermehrte Milzhämolyse nachweisen, deren Ursache nicht in einer einfachen Stase sondern in einem vermehrten Eingreifen der Milz in die Verteilung der Erythrozytenmasse gesehen wird. Damit käme der von *Barcroft* (1930) festgestellten, durch *aktive Hyperämie* bewirkten Vergrößerung der Milz während der *Schwangerschaft* m. D. nicht nur die mechanische Aufgabe vermehrter Bereitstellung von Erythrozyten sondern auch eine damit verbundene Stoffwechselaufgabe zu.

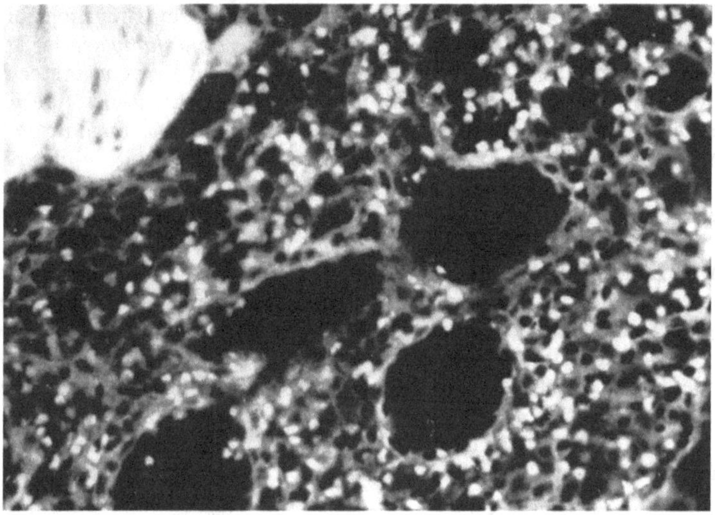

Abb. 121. *Fluoreszenzbild* aus einer leergespülten Hundemilz. Mit *Acridinorange* vorbehandelte, *sphärozytisch* umgewandelte und in den Kreislauf reinjizierte Erythrozyten werden auch nach langer Durchströmung der Milz mit Ringerlösung restlos in den Retikulummaschen der roten Pulpa (weiße Punkte) zurückgehalten. Die Milzsinus sind leer. Oben links ein Trabekel. Formol, Cremolan, Eukit. Vergr. 400fach. Quecksilberhöchstdrucklampe Zeiss HBO 200; Filter BG 12, 2mal und OG 5, 2mal. Zeit 2 Minuten. (Nach *K. Raabe*, Inaug. Diss., Berlin, 1958.)

Das Studium der Milzpigmente bei *Gefäß-* und *Stromaveränderungen* könnte Aufschlüsse über die Rolle der Milzzellen und Milzhohlräume beim Erythrozytenabbau vermitteln. — *Wassiljeff* und *Protassewitsch* (1931) fanden in den weiten Lichtungen einer von ihnen als Hamartom angesprochenen angiomatösen Milz von 2900 g Gewicht rote Blutkörperchen und aus ihnen hervorgegangene homogene Massen. Zwischen diesen von einem eigenartig abgewandelten Endothel ausgekleideten Hohlräumen befand sich ein spärliches, sicher als Stauungsfolge mit Kalk-Eisenablagerungen imbibiertes Bindegewebe (vgl. *Mikami*, 1933 und *Naegeli*, 1934). *Fontana* (1931) will die bei Thrombophlebosklerose der Milzvene und Pfortader die Venen begleitenden Hämorrhagien und sklerosiderotischen Verkalkungen als vom Hauptstamm der Vene fortgeleitete Prozesse deuten. Auch *Klages* (1932) fand nach alter Thrombophlebitis der Milzvene Bindegewebsmäntel um die Trabekelvenen, weniger auch um die Milzarterien (vgl. *Monanni* und *Bartsch*, 1934). — Die hämolytische Milz primärer Anämien kontrahiert sich auf Adrenalin bemerkenswerterweise nicht (*Greppi*, 1928). Die Hundemilz übt nach *Pozzan* (1935) eine geringe hämokatatonische, sich nach Milzvenenunterbindung leicht verstärkende Wirkung auf die vorbeifließenden Erythrozyten aus. Die aus *Hämolyse* und *Stromophagie* bestehende *Hämokatarese* wird fast völlig von den endothelialen Makrophagen übernommen, die der Ausdruck überstürzter endothelialer Phagozytose der von extrazellulären lytischen Fermenten unzureichend angegriffenen Erythrozyten sind. Daher läßt sich aus dem Fehlen der Makrophagen nicht das der Erythrolyse folgern. Nach *Bonanno* (1934; 1935, 1 und 2) wirkt die Milz lytisch auf weiße und rote Blutkörperchen. Dagegen

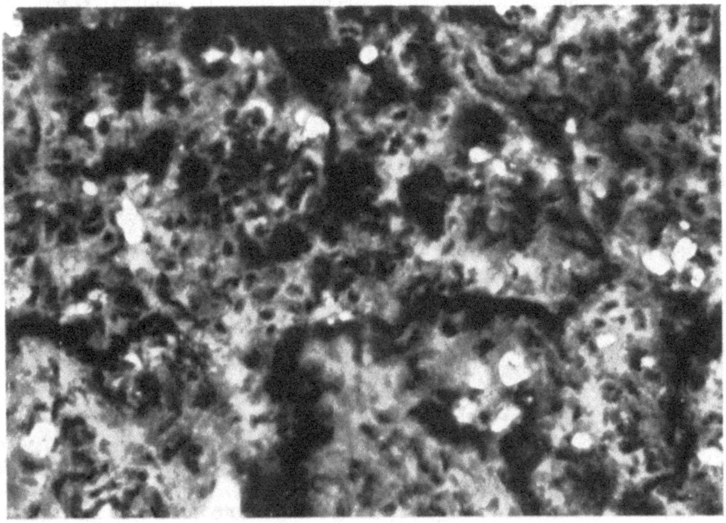

Abb. 122. Fluoreszenzbild einer leergespülten Hundemilz 30 Minuten nach Reinjektion von durch Acridinorange geschädigten Erythrozyten. Vgl. Abb. 121, Technik wie dort. Vergr. 400-fach. Die Fragmente geschädigter Erythrozyten sind in den Retikulummaschen größtenteils zusammengeballt. (Nach *R. Herbst*, Inaug.-Diss., Berlin 1958).

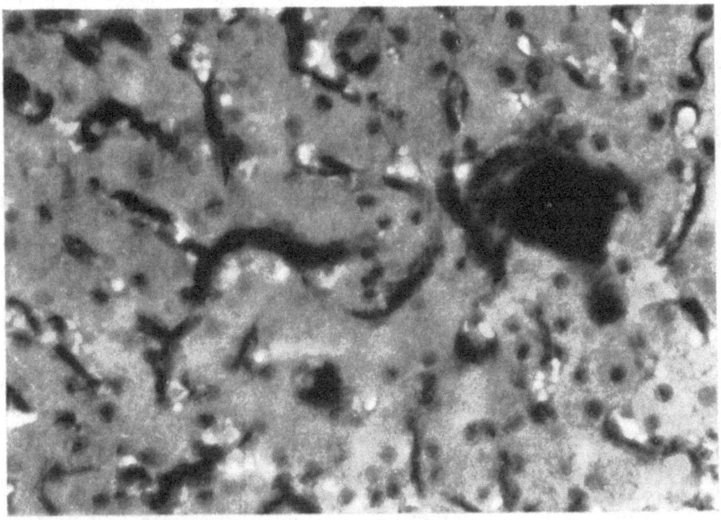

Abb. 123. Fluoreszenzbild einer Hundeleber 30 Minuten nach Reinjektion von durch Acridinorange geschädigten Erythrozyten. Vgl. Abb. 121, Technik wie dort. Vergr. 400fach. Einzelne und zusammengeballte Erythrozytenfragmente in den *v. Kuppfer*schen Sternzellen. (Nach *R. Herbst*, Inaug.-Diss., Berlin 1958.)

konnten *Marino* und *de Bonis* (1930) keine hämolysierende Wirkung wässeriger Hundemilz-Extrakte auf Erythrozytensuspensionen des gleichen Tieres und anderer Hunde nachweisen. *Abramsohn* und *Frenkell* (1934) wiesen die niedrigste Erythrozyten-Resistenz in den *Venae hepaticae* der Katze nach. Die Resistenzverminderung kann nicht auf oberflächenaktive Stoffe zurückgeführt werden.

Da alle blutbildenden Organe beteiligt sind, sind die örtlichen Erscheinungen beim Ikterus im Einzelfalle gering (*Payne*, 1930). Nach *Ceelen* (1931) sind die Milzphagozyten beim hämolytischen Ikterus nicht vermehrt. *Ceelen* beschreibt in einem Falle von hämolytischem Ikterus neben dem bekannten noch einen besonderen Befund in den Sinus. Dort fanden sich — wie auch in zwei mitentfernten Nebenmilzen — bis in die Sinuswandung verfolgbare *eisenpositive Kügelchen* und *Fädchen*, die aus Abbauprodukten hämolysierter Erythrozyten stammen müssen. — Über die Milzbefunde bei familiärer Hämochromatose berichten *Lubarsch* (1927), *Dwořak* (1929), *Uhlenbruck* (1930).

Bykowa (1926; 1927) sah im Rahmen der Hyperplasie des Milzretikulums bei Typhus recurrens in Makrophagen und Komplexen von Retikulumzellen Eisen, Erythrozyten und Fett. *Petroff* (1927) berichtet über das Verhalten der Milzpigmente bei Tuberkulose. Bei der experimentellen Peritonitis des Hundes, besonders bei Anwesenheit hämolytischer Streptokokken und bei galliger Peritonitis, ist das Hämosiderin deutlich vermehrt (*Gohrbandt*, 1929). Über die Hämosiderose der Milz bei weiteren Infektionskrankheiten berichten *Askanazy* (1929), *Vaubel* (1932), *Hortolomei, Balan* und *Burghele* (1932), *Alsted* (1934), *Ehrich* und *Voigt* (1934).

Adler (1927; 1928), *Schweizer* (1927), *Askanazy* und *Schweizer* (1927), *Ugřiumow* (1928), *Naegeli* (1928), *Lubarsch* (1927; 1928), *Frankenthal* (1930), *Hueck* (1930), *Bergqvist* (1931, 1935), *Hatzky* (1933), *Greppi* (1933), *Fontana* und *Pattinari* (1933), *Bergqvist* und *Gripswall* (1935), *Bock* und *Frenzel* (1938) orientieren über das Pigmentvorkommen bei verschiedenen Splenomegalien.

Bock (1932), der die überlebende Hundemilz an ein *Starlinger*sches Herz-Lungenpräparat anschloß, fand in ihr wenig Erythrophagen und massenhaft Siderophagen. Da die Milz auch im Durchströmungsblut gelöstes Hämoglobin zurückhält, erscheint der Abbau der roten Blutkörperchen als vorwiegend humoraler Vorgang (vgl. *v. Jeney*, 1934 und *Fiessinger* und *Bénard*, 1934). *Silberstein* und *Kretz* (1929) leiteten das Milzvenenblut des Hundes in die *Vena cava inferior* ab und beobachteten danach Veränderungen auch des roten Blutbildes, aus denen die Wechselwirkung zwischen Leber und Milz für das Schicksal der Erythrozyten hervorgeht. — Eine Thorotrast-Blockade setzt auch nach 50 Tagen noch die Erythrozytenzerstörung in der Hundemilz histologisch nachweisbar herab und erhöht dementsprechend die osmotische Resistenz der Milzvenen-Erythrozyten (*Milla*, 1936). Auch *Hanke* (1933) konnte bereits früher den verzögerten Abbau von Hühnerblutkörperchen durch die mit Thorotrast gespeicherte Meerschweinchenmilz bestätigen. Bei gespeicherten, gegen Hühnerblut hyperergisch reagierenden Tieren tritt der anaphylaktische Schock ein. Die zelluläre Verarbeitung des Antigens war trotz stürmisch verlaufender Hämolyse des Fremdblutes herabgesetzt. Beim entmilzten normergisch reagierenden Meerschwein wird Fremdblut nicht wesentlich anders, wenn auch langsamer verarbeitet als beim normalen. Dabei ist die Verarbeitung des Fremdblutes wesentlich eine *humorale*, aus *Konglutination* der Hühnererythrozyten in den Kapillaren der Leber, des Knochenmarkes und der Lungen bestehende. Der direkte Anteil der Milz an den Abwehrvorgängen gegen zugeführtes Fremdblut ist daher beim thorotrastgespeicherten Meerschweinchen als unwesentlich anzusehen. Die phagozytäre und hämolysierende Tätigkeit der Meerschweinchenmilz wird durch Injektionen heterogenen Serums (Pferd) viel stärker und schneller gesteigert als die der Lymphknoten. Dabei füllen die Pigmentschollen die endothelialen Zellen, die sehr häufig desquamieren und in die Sinuslichtung gelangen (*Drouet* und *Florentin*, 1930). — Nach experimentellem Ileus lagert die Milz massenhaft extra- und intrazelluläres Blutpigment ein (*Lucchese*, 1935).

Die Versuche, dem Problem der Milzhämolyse durch vergleichende Untersuchungen des Milzarterien-, Milzvenen und Pulpablutes unter gewöhnlichen und experimentellen Bedingungen näherzukommen, sind vielfältig. Nach *London* und *Kryzanowskaja* (1934) ist das aus der Milz stammende Blut ausnahmslos und im Mittel um 0,072 mg/% bilirubinreicher als das der übrigen Venen (*Vv. hepatica, femoralis*). Das Ausbleiben des Phänomens beim entmilzten Hund ist nicht schlüssig zu werten, weil die Depotwirkung nicht eliminiert werden kann. *Spadolini* (1928) konnte nachweisen, daß die sich auf einen Nervenreiz hin zusammenziehende Hundemilz eine bedeutende Menge von Hämoglobinfragmenten in die Vene ausschüttet. *Deleonardi* und *Paolazzi* (1936) betrachten die größere Zahl von Erythrozyten mit Minimumresistenz im Knochenmark- und Milzpulpablut als Zeichen der Depot- und Hämolysefunktion.

Nach *Unterbindung* der Milzvene und aller zum Netz ziehenden Äste finden sich beim Hund neben doppelbrechenden *Teichmann*schen Kristallen immer Hämosiderintropfen in der Pulpa, die sich wenig mit Sudan-III und Scharlach-R färben. Eine gesteigerte Phagozytose fehlt dagegen. *Paolazzi* (1934) fand nach Unterbindung der Arterie der Hundemilz eine starke Resistenzerhöhung der Erythrozyten des Kreislaufblutes. Der Index Erythrozyten/Stromata ist nach *Paolazzi* (1933) vor allem nach Adrenalin im Milzvenenblut größer, nach Milzarterienunterbindung kleiner als im peripheren Blut. Er führt den nach Arterienunterbindung erniedrigten Index auf gesteigerte Knochenmarksaktivität nach Milzausschaltung zurück. — Die in der Menschen- und Kaninchenmilz nach *Transfusionen* zu beobachtende Hämosiderose erklärt sich nach *Kunz* und *Weber* (1934) aus dem raschen Abbau der zugeführten Erythrozyten. Das Pigment wird in der hyperämischen Pulpa ausgedehnt phagozytiert. Eine mehrere Wochen lange Lebensdauer der transfundierten Erythrozyten ist daher unwahrscheinlich (vgl. *Kunz* und *Zacherl*, 1932; *Morioka*, 1939). *Asher* und *Tominaga* (loc. cit.) berechneten für die Rattenmilz einen Durchschnittswert von 3,152 mg Eisen für 1 g Trockensubstanz, *Tedeschi* gibt für das Kaninchen maximal 1,77 mg, minimal 0,11 mg an. Auch bei Kindern führen Transfusionen zu einer Milz- und Leber-Hämosiderose (*Gladstone*, 1932). Die fortlaufende *Injektion* einer über dem Nierenspiegel liegenden Hämoglobinmenge (Hunde-, Schaf- und Gänsehämoglobin) hat beim Hund eine starke Hämosiderose der Niederhauptstücke, der Milz und Leber zur Folge (*Newman* und *Whipple*, 1932). Bleibt die täglich injizierte Blutfarbstoffmenge dagegen stets unter dem Nierenspiegel, so lagert sich selbst nach Monaten noch kein Pigment in den Epithelien der Nierenkanälchen ab. Das Schwinden der Nierenhämosiderose nach Aussetzen der Injektionen kann durch *Aderlaß* beschleunigt werden, weil das Nierenpigment offenbar zum Aufbau neuen Blutfarbstoffes verwendet wird. Das Abklingen der von der Nierenschwelle unabhängigen Milz- und Leberhämosiderose kann ebenso begünstigt werden. Aus den Organen abgefiltertes Hämosiderin findet sich auch in den mesenterialen und tieferen retroperitonealen Lymphknoten. Das *Muskelhämoglobin* wird im Gegensatz zum eigentlichen Hämoglobin sehr schnell ausgeschieden und lagert daher in den Nierenepithelien kein Pigment ab. Nach *Scholderer* (1933) verschwindet intravenös injiziertes Bilirubin schon nach 5 Minuten zu 90%, nach 15 Minuten zu 95% und weiterhin nur langsam aus der Blutbahn des Kaninchens. Dieses Verschwinden aus dem Kreislauf wird nur nach Ausschaltung der Leber vollständig gehemmt. *v. Ludány* und *Sarkady* (1937) fanden die Ausscheidung in den Kreislauf injizierten Bilirubins beim entmilzten Hund verzögert. Bei stark zur Ader gelassenen Hunden sinkt auch der Cu-Gehalt der Leber stark ab (*Guillemet*, 1932). — Während die intravenöse Injektion komplexer Eisensalze nicht zu einer Milzablagerung führt, enthalten die Milzmakrophagen des Kaninchens nach Gaben von Ferrosalzen immer diffus oder in Körnchen um den Kern Eisenpigment (*Okkels*, 1929). *Rebensburg* (1935) untersuchte das Verhalten des Blutfarbstoffes und der Erythrozyten unter verschiedenen Bedingungen des Milzkreislaufes, indem er dasselbe Blut mehrmals durch die überlebende, vorher mit Locke-Lösung ausgewaschene Katzenmilz schickte. Die Differenz zwischen minimaler und maximaler Erythrozytenresistenz beträgt vor dem Versuch und nach Äther- und Urethannarkose 0,218. Das Milzarterien- und Milzvenenblut haben vor dem Versuch dieselben Resistenzwerte. Diese sind nach häufigeren Milzpassagen, abhängig von der Verweildauer des Blutes in der Milz, vermindert. Die Resistenzminderung ist nach Äthernarkose, wohl wegen der Veränderung der lipoidhaltigen Erythrozytenmembran, die auch eine stärkere Erythrozytenzerstörung als nach Urethannarkose zur Folge hat, größer als nach Urethannarkose, nach der die Maximalresistenz unverändert bleibt. Die Milz greift, wenn vorher nicht ein resistenzschwächender Einfluß bestand, nur die resistenzschwachen Erythrozyten an. Die Erythrozytenzahl ist nach häufigeren Milzpassagen proportional herabgesetzt. Danach sinkt auch der Hb-Gehalt des Blutes abhängig von der Narkose und dem Milzaufenthalt, wobei der *Färbeindex* besonders bei künstlicher venöser Stauung zunimmt (vgl. *Schulz*, 1935). Demnach bleibt ein Teil des Farbstoffes der zerstörten Erythrozyten in der Milz, während ein anderer Teil als freies Hb weiterfließt. *Rebensburg* nimmt an, daß besonders das Depotblut aktiv durch die Lebenstätigkeit des Milzretikulums geschädigt wird, wobei die schlechtere O_2-Versorgung der Endothelwandung der Speicherräume bzw. auch eine CO_2-Anhäufung mitspielen dürften. Die Milz ist nach *Gerlach* (1934) ein ausgesprochen Cu-armes Organ. Bei Feten bis zum 5. Monat finden sich leicht erhöhte Werte, die danach aber bei beiden Geschlechtern gleich gering bleiben. Nach *Marmorston-Gottesman* und *Perla* (1931, 1 und 2) bieten große Kupfergaben splenektomierten Ratten Schutz gegen die Bartonellen-Anämie. Ebenso wirken Milzextrakte (*Pando*, 1934). — *Fontana* und *Stazzi* (1933) berichten monographisch über die Milzpigmente nach experimenteller Bleivergiftung.

Die Untersuchungen über den *humoralen* bzw. *hormonalen* Einfluß der Milz auf das rote Blutbild, in erster Linie durch hemmende bzw. regulierende Einwirkung auf das Knochenmark, wurden durch *Lauda* (1933) und *Heilmeyer* (1955) gesichtet. — Intravenöse Injektion von Milzvenenserum ruft beim Kaninchen für 1 bis 2 Tage eine Vermehrung der vitalgranulierten Erythrozyten hervor. Diese durch Hormone oder Zerfallsprodukte der Erythrozyten bedingte stimulierende Wirkung auf das Knochenmark kommt normalerweise nicht zur Geltung, da die Stoffe durch die Leber abgefangen werden (*Istomanowa* und *Tschilipenko*, 1926). Ähnliche Befunde erhob auch *Drastich* (1928), der das Volumen des einzelnen Erythrozyten bei entmilzten und mit Milzextrakt behandelten Mäusen größer als bei normalen fand. Ein beim Hund nach der Methode der Prolangewinnung gewonnener Milzextrakt senkt die Hb-Werte und die Erythrozytenzahl, steigert die Resistenz und hämolysiert *in vitro* nicht (*Judina*, 1932). Nach *Ellis*, *Motley* und *Ellis* (1935) hämolysieren wasser- und alkohollösliche Milzextrakte. Über den generellen Einfluß von Milzextrakten auf das Blutbild des Kaninchens berichtet *del Zoppo* (1936), auf die Gallensekretion *Tateishi* (1935) und über die Wirkung des Leberextraktes normaler und entmilzter Kaninchen *Foà* (1938). Nach *Goreczky* und *v. Ludány* (1937) besitzt nur das Milzdepotserum (Hund) eine größere *opsonisierende* Kraft als das Serum des durch Herzpunktion gewonnenen peripheren Blutes. Das Serum des Blutes der mehrfach kontrahierten Milz verliert diese Eigenschaft. Nur das stagnierende Depotblut der Milz besitzt einen höheren Cholesterin- nicht auch Lezithingehalt als das periphere Blut. *Schulz* (1935) entleerte das Milzdepot perniziöser oder sekundär anämischer Patienten durch Adrenalin. Er fand das Depotblut frei von *Retikulozyten*. Die aus dem Speicher entleerten Erythrozyten sind viel größer und hämoglobinreicher, so daß der Färbeindex des peripheren Blutes nach Adrenalinkontraktion der Milz ansteigt. *Fujikawa* (1936) folgert, daß ein Milzhormon die Erythrozytenzerstörung hemmt, ein Schilddrüsenhormon sie fördert, weil in den Kreislauf gebrachte fremde Erythrozyten bei schilddrüsenlosen Tieren langsamer schwinden als bei normalen und bei mit Milzextrakt behandelten.

Nach *Lauda* (1955) zeigen die — oft noch viele Jahre nach Milzentfernung nachweisbaren — Jollykörperchen die Entkernung der Normoblasten ohne den regelnden normalen humoralen Einfluß der Milz an. Dieser beeinflußt auch den Eiseneinbau in das Hb-Molekül (*Hittmair*, 1955) und die Hb-Synthese (*Heilmeyer*, 1955, Abb. 124). Die Zahl der Siderozyten nimmt in Blut und Knochenmark nach Entmilzung erheblich zu (*McFadzean* und *Davis*, 1949; *Bilger* und *Tetzner*, 1953). Auch bei Milz-Aplasie wurden mehrfach Innenkörper beobachtet. Die humorale Regulation der Erythrozytenzahl durch die Milz ist nach *Heilmeyer* durch andere Gewebe ersetzbar. Da die Erythrozytenzahl des peripheren Blutes aus einer Reihe von durch Entmilzung beeinflußbaren Faktoren (Erythropoese — Hämolyse; Blutverdünnung — Blutverdickung) resultiert, ist sie zur Beurteilung der Knochenmarks-Beeinflussung nur bedingt heranzuziehen. Auch beim entmilzten Menschen ist die Erythrozyten-Regulation höchstens vorübergehend gestört. Der zunächst geringe, auf den Eingriff und Blutverlust zu beziehende Retikulozyten-Anstieg klingt schnell ab; die quantitative Erythropoese des Knochenmarkes bleibt nach Splenektomie wahrscheinlich unverändert. — Beim Kaninchen wird das kreisende Eisen hauptsächlich in der Leber abgelagert. Nach Injektion des radioaktiven Isotops Fe^{55} konnte gezeigt werden, daß die Milz das hämolytisch freiwerdende Eisen speichert, gegebenenfalls mobilisiert und dem Knochenmark zuleitet. — *Lauda* (1955), *Hittmair* (1955), *Heilmeyer* (1955), *Vannotti* und *Lanini* (1955) diskutieren grundsätzlich die Erythropoese, Hämolyse und den Eisenstoffwechsel unter pathologischen Voraussetzungen.

Bei mit Pferdeserum immunisierten Kaninchen verursacht die nach 15 Tagen vorgenommene Reinjektion von 2 ccm Pferdeserum in die Milzarterie u. a. eine Hämosiderose der Pulpa (*Kin*, 1938). — *Berghoff* (1927), *Babes* (1929), *Waterman* (1932) berichten über das Verhalten des Milzpigmentes bei Mäusen und Kaninchen nach Teerpinselung mit und ohne Tumorfolge. — *Sasybin* (1934, 1 und 2), der Hunde und Katzen Temperaturen zwischen 38 bis 60° aussetzte, beobachtete nach Einwirkung von 50 bis 60°, der die Tiere nach $2\frac{1}{2}$ bis 6 Stunden erlagen, eine Aufnahme der Erythrozyten und ihrer Trümmer durch das Retikuloendothel der blutbildenden Organe, besonders in der durch Blutfüllung und hyperplastische Vorgänge am Retikulum stark vergrößerten Milz. Die zunächst vermehrten Erythrozytenwerte des Kreislaufblutes fallen schließlich auf 10 bis 20% unter die Norm, es treten bei gleichsinnigen Veränderungen in den blutbildenden Organen schwach färbbare Erythrozyten, Blutschatten und Erythroblasten auf. Bei unter hoher Temperatur arbeitenden Arbeitern verhält sich das Blutbild ebenso.

Erst 4 Tage nach Zusatz eines Tropfens hämolysierten Frosch- bzw. Hühnerblutes zu *Milzkulturen* von Fröschen und Hühnerembryonen wird die indirekte Diazoreaktion blaßrosa, vom 5. Tage an ausgesprochen positiv (*Sümegi* und *Csaba*, 1931; *v. Balogh*, 1931). Eine direkte Diazoreaktion tritt nie ein. Auch aus den ungelösten Erythrozyten des Mutterstückes kann gelegentlich wenig Bilirubin entstehen. *Sümegi*, *Csaba* und *v. Balogh* (1934) teilen einige Bedingungen der Gallenfarbstoffbildung in Milzkulturen mit. Die überwiegende Rolle der Lebenstätigkeit der Retikuloendothelien bei der Gallenfarbstoffbildung kommt in ihrer Hemmung durch Tuscheblockade zum Ausdruck. Die Milz des Hühnchens ist erst nach Aufhören des Allantoiskreislaufes und nach Beginn der Lungenatmung zur Gallenfarbstoffbildung

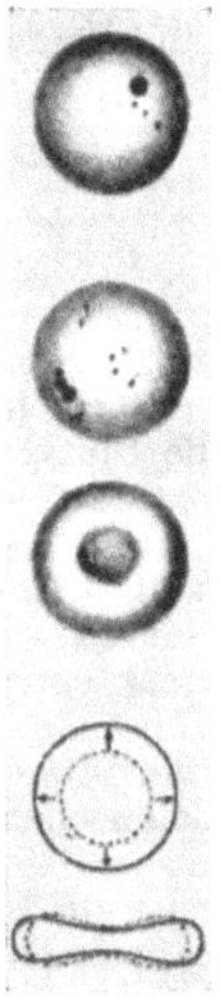

Knochenmark	Blut
Störungen der Kernreifung	Jollykörperchen
Störungen der Hämoglobinsynthese	Siderozyten
	Targetzellen
Störungen der Erythrozytenstruktur (?)	Erythrozyten mit erhöhter osmotischer Resistenz
	Erythrozyten mit vergrößertem Durchmesser

Abb. 124. Veränderungen der Erythropoese nach Entmilzung. (Nach *L. Heilmeyer*, Bibl. haemat. 3, 1955, Abb. 6.)

in vitro fähig. Milzkulturen von Hühnerembryonen und Meerschweinchen reagieren im Eisschrank mit der indirekten Diazoreaktion immer negativ, bei Zimmertemperatur schwach positiv oder negativ, bei 56° immer negativ. In Kulturen normaler Kaninchenmilz wird das Bild nach 28 bis 30 Stunden durch große amöboide Zellen mit grober gelblicher Granulierung beherrscht, die abgestorbene Erythrozyten phagozytieren (*Gieschen*, 1932). Diese, von *Maximow* und *Chlopin* (1925) als Retikulumzellen, von *Börner* und *Herzog* (1928) als große Amöbozyten bezeichneten Zellen sind Turnbullblau-positiv und werden zur Peripherie hin mehr und mehr zu Makrophagen. Sie wandeln sich später in sehr auffälliger Weise zu Fibrozyten um. *M. v. Möllendorff* (1932) konnte in mit Froscherythrozyten versetzten, gutwachsenden, reinen Fibrozytenkulturen vom Kaninchen zunächst keine Erythrophagozytose beobachten. Diese stellte sich erst mit der Wachstumsverlangsamung ein, wobei einzelne wie Makrophagen aussehende Zellen bis zu 10 Erythrozyten enthalten können. Mit Trypanblau, Tusche oder Teer behandelte Fibrozyten, die in ihrer Oberflächenspannung so verändert sind, daß sie in epithelartigen Verbänden wachsen, können Froscherythrozyten in größeren Mengen aufnehmen und verdauen als normale. Die stärkste Erythrophagozytose erzielte *v. Möllendorff* durch Umpflanzen von mit Erythrozyten versetzten Kulturen neuen Erythrozyten gegenüber. Ähnlich beobachtete *Stieve* (1938; 1938/39) in Kulturen erwachsener Menschenmilz Zellen von der Form und Größe der Lymphozyten mit breiterem Zytoplasma, die bisweilen feinste gelbliche Pigmentkörner erkennen ließen. *Freifeld* und *Ginsburg* (1931) stellten in Milzkulturen von Hühnerembryonen mit organtypischem Wachstum vom 8. bis 18. Tage hier und da Erythrophagie, Aufnahme von Hämoglobin und Ablagerung eines braungelben Pigmentes in den Retikulumzellen fest. — Nach den Beobachtungen von *Torrioli* und *Puddu* (1935) werden Megakaryozyten aus Knochenmarkkulturen vom Meerschweinchen durch Milzarterienblut vom Menschen kaum geschädigt, wohl aber durch das ähnlich wie Milzextrakt wirkende Milzvenenblut, dessen Wirkung beim Morbus Werlhoff deutlicher als beim hämolytischen Ikterus ist.

Folgende Arbeiten beschäftigen sich vorwiegend mit dem roten Blutbild nach Entmilzung: *Kulka* (1929), *Lauda* und *Flaum* (1930), *Toryu* (1931), *Ohuye* (1932), *Pizzini* (1931), *Godard, Palios* und *Coudoumis* (1932), *Kuro* (1933), *Princigalli* (1933), *Dawson* (1933/34), *Domagk* und *Kikuth* (1933/34), *MacDonald* (1934), *Lopez* (1934), Cammarano (1933). — *Kasansky* (1930), *Pennati* (1932), *Wilson* und *Krumbhaar* (1932, 1933), *Severi* (1934), *Magno* (1937), *Gordon* und *Kleinberg* (1937), *Gordon, Kleinberg* und *Ponder* (1937) untersuchten die Resistenz der Erythrozyten nach Splenektomie; *Suno* (1932), *Sandberg* und *Perla* (1934), *Sandberg* und *Holly* (1934) den Eisen- bzw. Kupferstoffwechsel; *Hosono* (1934) die Farbstoffausscheidung, *Gordon* und *Kleinberg* (1926) die Erythrozytenzerstörung bzw. Erythrophagie. *Ray* (1928), *Mario* (1929), *Queen, Hawkins* und *Whipple* (1933) untersuchten die Hb-Veränderungen nach Entmilzung; *Groscurth* und *Glass* (1932, 1 und 2) die Blutveränderungen, die durch ein nachfolgendes Lauftraining entstanden. *Henschen* und *Howald* (1929) verfolgten das Verhalten der Milzpigmente nach Milzentnervung.

Schon nach 2 bis 3 *Röntgenbestrahlungen* bis zum Erythem verkleinert sich die Kaninchenmilz deutlich (*Takaizumi*, 1932). Die geschwollenen Retikuloendothelien und mehrkernigen Riesenzellen von Milz und Knochenmark enthalten die ebenfalls geschädigten Erythrozyten und Hämosiderin. *Schusterowa* (1931) führt die Abschwächung der Phagozytose in der Milz einmalig röntgenbestrahlter und dann zwei Stunden mit Eisenoxydlösung injizierter Kaninchen auf einen verlangsamt ablaufenden Zellmechanismus zurück. *Casati* (1931) erzielte auch bei Bestrahlung der ausgelagerten Milz stets zahlreiche mit Erythrozyten und Hämosiderin beladene Zellen. Entgegen *Asher* (loc. cit.) bedingen die Bestrahlung der Milz mit hochdosierten Röntgenstrahlen und die Splenektomie nach *Arkussky* (1934) beim Kaninchen eine verminderte Eisenausscheidung. Nach der Bestrahlung speichert auch die normalerweise nicht beteiligte Leber Eisen. Dagegen erscheint die Eisenverteilung nach Bestrahlung und folgender Entmilzung kaum beeinflußt. Nach Ganzbestrahlung zeigt die Kaninchenmilz nach *Windholz* (1938) eine besonders hochgradige Hämosiderose durch massenhaft Erythrozyten und Hämosiderin speichernde Zellen in den stark erweiterten Milzsinus. Nach alleiniger Milzbestrahlung bleibt diese Reaktion aus. Die Hämosiderinentwicklung ist das Ergebnis einer primären Strahlenwirkung auf das Blut mit sekundärer Speicherung der eisenhaltigen Zerfallsprodukte in der Milz. Die Befunde von *Pohle* und *Bunting* (1936), vermehrte Hämosiderinablagerung und agglutinierte und phagozytierte Erythrozyten in der Pulpa nach abgestufter Röntgenbestrahlung der Rattenmilz, sind ebenso deutbar (vgl. *Ikegami*, 1937).

Literaturverzeichnis

Abrami, Bertrand-Fontaine, Lichtwitz et Fouquet: De l'origine splénique du purpura des hépathiques, Sang **6**, 559 (1932).

Abramsohn u. *Frenckell:* Experimentelle Studien zur Frage der hämolytischen Funktion der Milz. 4. Mitteilung. Über die Oberflächenspannung des Blutserums in den Venen des hepatolienalen Systems. Zugleich ein Beitrag zur Methodik der Oberflächenspannungsbestimmung, Zschr. exper. Med. **93**, 782 (1934).

Abrikossoff, A. J.: Über „Splenomykosen" und „Mykotische Splenomegalien", Virchows Arch. path. Anat. **272**, 593 (1929).

Abrikossoff, A. J.: Über Amyloidresorption durch Fremdkörperriesenzellen beim Menschen, Zbl. allg. Path. **61**, 193 (1934/35).

Abt a. *Bloom:* Essential lipoid histiocytosis (Type Niemann-Pick). A congenital disturbance in lipoid metabolism in infants associated with a splenohepatomegaly, J. Amer. Med. Ass. **90**, 2076 (1928).

Abt a. *Denenholz:* Letterer-Siwes disease. Splenohepatomegaly associated with widespread hyperplasia of nonlipoid-storing macrophages; discussion of the so-called reticuloendothelioses, Amer. J. Dis. Child. **51**, 499 (1936).

Ach, R.: Über das Sarkom der Milz und seine klinische Beurteilung, Inaug. Diss. Göttingen 1938.

Achard, Bariety et *Gallais:* La teneur en fer de la rate et du foie chez le chien. Action des injections intraveineuses de caséinate de soude, Compt. rend. Soc. biol., Paris **118**, 408 (1935).

Ackermann, G.: Der Einfluß des Vitamin C auf ruhendes und tätiges Lymphgewebe, Zschr. exper. Med. **102**, 747 (1938).

Adamson, C. A.: A bacteriological study of lymph nodes, Stockholm 1949.

Adler, A.: Über anämisch-hämolytische Splenomegalie, Münch. med. Wschr. **74**, 2167 (1927).

Adler, A.: Zur Differentialdiagnose einiger Splenomegalieformen, Verh. Dtsch. Ges. inn. Med. 1928 u. Verh. Dtsch. Path. Ges. **23** (1928).

Adolphs, E.: Drei neue Fälle von Fleckenmilz mit besonderer Berücksichtigung der dabei vorhandenen Nierenveränderungen, Frankf. Zschr. Path. **41**, 435 (1931).

Agnoli, R.: Le interazione tra milza e midollo osseo, Boll. Soc. ital. biol. sper. **7**, 1169 (1932).

Agnoli, R.: Azione sull' ematopoiesi del siero di animali splenoprivi, Haematologica, Pavia **15**, 813 (1934).

Agnoli, R.: Influenza della milza sul ricambio dell' acqua, Boll. Soc. ital. biol. sper. **9**, 399 (1934).

Ahlquist, Taylor, Rawson u. *Sydow:* Comparative effects of epinephrine and levarterenol in the intact anesthetized dog, J. Pharmacol. Exper. Med. 110, 352 (1954).

Ahronheim, J. H.: The size of the spleen and the liverspleen ratio. A statistical study based on one thousand autopsies, Arch. Path., Chicago **23**, 33 (1937).

Åkerrén, Y.: Über physiologische Milzvergrößerungen im Neugeborenenalter, Acta paediatr., Stockholm **24**, 23 und 68 (1939).

Åkerrén, Y.: Physiological enlargement of the spleen in the newborn child, Acta paediatr., Stockholm **29**, 395 (1941).

Albanese e *Scala:* Sui rapporti tra milza-preipofisi e ovaio. Contributo sperimentale, Arch. ostetr. ginec., Napoli **2/3**, 501 (1939).

Alexandre e Valducci: Fattori che determinano le incrostazioni siderotiche della milza nei foccali scleropigmentari. Ricerche sperim., Pathologica, Genova **27**, 321 (1935).

Alsted, G.: Leberbehandlung bei Bartonellaanämie, Acta path. microbiol. Scand. **11**, 119 (1934).

Alt, Robbins a. *Copper:* Effect of corticotropin on cellularity and mitosis in the rat marrow, spleen and thymus, Rev. belge path. **24**, 334 (1955).

Altschul a. *Hummason:* Minimal vascular injection of the spleen, Anat. Rec., Philadelphia **97**, 259 (1947).

Amano, T.: Größe der normalen Milz, Nihon geka gakkai zasshi **30**, 320 (1929).

Amano u. *Hayashi:* Megakaryocytenbildung mittels Lecithininjektion, Transact. Jap. Path. Soc. **24**, 235 (1934).

Amersbach, Walter a. *Sperti:* Treatment of Basal Cell Epithelioma by Injection of Tissue Extracts, Arch. Dermat. Syph., Chicago **54**, 119 (1946).

Amorosi, O.: Alcuni rilievi clinici sull' epatosplenografia, Giorn. clin. med. **13**, 568 (1932).

Anderson, D.: Studies on the opossum. (Trichosurus vulpecula). 2. The effects of splenectomy, adrenalectomy and injections of cortical hormone, Austral. J. Exper. Biol. **15**, 24 (1937).

Andreasen, E.: Zur Funktion der Lymphocyten, Verh. Anat. Ges. 46. Tgg. 1938; Erg.-H. Anat. Anz., Jena **87**, 226 (1938/39).

Andreasen, E.: On the quantitative relationship between the lymphoid organs and the blood lymphocytes in the albino rat, Acta path. microbiol. Scand. **22/3** (1945).

Andreasen, E.: Sex difference in the size of the lymphnodes and spleen in guinea-pigs, Acta anat., Basel **1/4** (1946).

Andreasen, E.: On the occurence of the lymphocytes in the normal epidermis, Acta dermat.-venereol. **32**, Suppl. 29 (1952).

Andreasen a. *Christensen:* The rate of mitotic activity in the lymphoid organs of the rat, Anat. Rec., Philadelphia **103**, 401 (1949).

Andreasen a. *Gottlieb:* The hemolymph nodes of the rat, Biol. Medd. Danske Vidensk. Selsk. **19/12**, 3 (1946).

Andreasen a. *Gottlieb:* On the removal of the lymphoid organs and its effect on the blood count, Kungl. Boktr. P. A. Norstedt u. Söner, Stockholm 1947.

Andreasen a. *Ottesen:* Significance of the various lymphoid organs to the lymphocyte production in the albino rat, Acta path. microbiol. Scand. Suppl. **LIV** (1944).

Andreasen a. *Ottesen*: Studies on the lymphocyte production. Investigations on the nucleic acid turnover in the lymphoid organs, Kungl. Boktr. P. A. Norstedt u. Söner, Stockholm 1945.

Andres: Amer. J. Anat. **79** (1946).

Andrew, W.: Age changes in the vascular architecture and cell content in the spleens of 100 Wister Institute rats, including comparisons with human material, Amer. J. Anat. **79**, 1 (1946).

Andrew, W. a. N. V. Andrew: Lymphocytes in the normal epidermis of the rat and of man, Anat. Rec., Philadelphia **104**, 217 (1949).

Angelesco et *Chauchard:* Modification de l'excitabilité du nerf splénique et de la rate sous l'influence de l'adrénaline, Compt. rend. Soc. biol., Paris **110**, 459 (1932).

Angelini, G.: Anemia ipocromica essenziale con splenomegalia ed iperemolisi, Arch. sc. med., Torino **61**, 37 (1936).

Antal u. *Schleinzer:* Die Speicherfunktion der Milz in ihrer Abhängigkeit von der Beatmung des Blutes. (CO_2-Anhäufung und O_2-Mangel), Plügers Arch. Physiol. **245**, 680 (1942).

Antal u. *Schleinzer:* Die Wirkung des Adrenalins auf die Milz in Abhängigkeit von der Beatmung des Organismus, Pflügers Arch. Physiol. **245**, 697 (1942).

Arkussky, J. J.: Über die Wirkung der Röntgenbestrahlung der Milz auf den Eisenstoffwechsel im tierischen Organismus, Strahlentherapie, Berlin **49**, 455 (1934).

Arndt, H. J.: Retikuloendothel und Amyloid, Verh. Dtsch. Path. Ges. **26**, 243 (1931).

Arneth, J.: Megalosplenie und qualitative Blutuntersuchung, Münch med. Wschr. **75**, 904 (1928).

Arnstein, A.: Die Milztuberkulose im Greisenalter, Beitr. Klin. Tbk., Berlin **91**, 592 (1938).

Asai, T.: Histologische Untersuchungen der weißen Pulpa der Milz von Meerschweinchen, Ref. s. Jap. J. Med. Sc. — Anat., IV, 1 (Abstr. Nr. 4) 1927.

Asakawa, H.: Über den Einfluß der sogenannten extrapyramidalen Gifte, Bulbocapnin, Harmin und Harmalin auf den Glutathiongehalt der Leber, der Milz und des Blutes von Kaninchen, Arb. med. Fak. Okayama **6**, 279 (1939).

Asakawa, H.: Über den Einfluß des Strychnins und dessen drei neuer Derivate auf den Glutathiongehalt der Leber, der Milz und des Blutes, Arb. med. Fak. Okayama **6**, 295 (1939).

Aschner, B.: Biologie und Pathologie des Weibes, Halban und Seitz, Bd. I, Urban u. Schwarzenberg, Berlin-Wien 1924.

Aschoff, L.: Das retikulo-endotheliale System. 1. Morphologie des retikulo-endothelialen Systems, in: Enzyklopädie der klinischen Medizin, die Krankheiten des Blutes und der blutbildenden Organe, Berlin **2**, 473 (1925).

Aschoff, L.: (Altersveränderungen der Milz), Med. Klin. S. 1521 (1937).

Aschoff, L.: Über die arterio-venösen Anastomosen bei Tier und Mensch, Klin. Wschr. **17**, 1497 (1938).

Aschoff, L.: Über die lymphatischen Organe, Verh. Anat. Ges., Jena 46. Tgg. 1938; Erg-H. Anat. Anz., Jena **87**, 152 (1938/39).

Aschoff, L.: Die normale und pathologische Anatomie des Greisenalters, Urban u. Schwarzenberg, Berlin 1938.

Ask-Upmark, E.: Zur Frage der Pathogenese der sogenannten spontanen Milzrupturen, nebst einigen Bemerkungen zur Symptomatologie, Klin. Wschr. **16**, 897 (1937).

Askanazy, M.: Die durch Schistosomen erzeugte Lebercirrhose und Milzschwellung, Schweiz. med. Wschr. **10**, 50 (1929).

Askanazy u. *Bamatter:* Wirkliche und scheinbare Sideromykose, Zbl. allg. Path. **43**, 337 (1928).

Askanazy u. *Schweizer:* Über (sidero-) mykotische Splenomegalie, Schweiz. med. Wschr. **8**, 777 (1927).

Assmann, H.: Leber und Milz bei Morbus Basedow, Münch. med. Wschr. **78**, 221 (1931).
Astbury, W. T. J.: J. Intern. Leather Trades' Chem. **24**, 69 (1940).
D'Aunoy a. *Beven:* The so-called splenic lesions in canine rabies, J. Infect. Dis., Chicago **48**, 335 (1931).
Axthelm, W.: Über ein primäres Haemangiom der Milz, Inaug. Diss. Bonn 1935.

Baba, N.: Eine auf sieben Gramm atrophierte Milz bei einer Erwachsenen, Taiwan igakkai zasshi **33**, 1375 (1934).
Babes, A.: Gaucher-ähnliche Milzveränderungen bei Teerpinselungen der Kaninchenhaut, Virchows Arch. path. Anat. **272**, 411 (1929).
Babes, A.: Les modifications des formations lymphatiques de la rate chez les lapins avec cancer du goudron, Bull. Ass. franç. Etude cancer **19**, 765 (1930).
Bachmann, F.: Spontane Ruptur der Milz bei Impfmalaria, Münch. med. Wschr. **73**, 528 (1926).
Bacq, Z. M.: Action de la sympathine sur la rate, Compt. rend. Soc. biol., Paris **112**, 1552 (1933).
Bacq, Z. M.: La substance sympathicomimétique des extraits de rate, Compt. rend. Soc. biol., Paris **141**, 537 (1947).
Bacq et *Frédéricq:* Sur la nature adrénérgique de l'innervation motrice de la rate. Action de la cocaine et du 933 F, Compt. rend. Soc. biol., Paris **118**, 1611 (1935).
Bacq et *Frédéricq:* Transport humoral vers la membrane nictitante du chat de la sympathine libérée dans la rate par la faradisation du nerf splénique. Action du 933 F, Compt. rend. Soc. biol., Paris **118**, 1615 (1935).
Bacq et *Frédéricq:* Action de la sympathine splénique sur la membrane nictitante du chat. Sensibilisation par la Cocaine, désensibilisation par le 933 F, Arch. internat. physiol., Liège **41**, 334 (1935).
Bacq et *Frédéricq:* Sur la nature de l'innervation de la rate. Action de divers agents pharmacodynamiques, Arch. internat. physiol., Liège S. 322 (1935).
Baer, P.: Il ferro del siero in rapporto coll' emocataresi. 1. Influenza della fatica muscolare sul ferro del siero, Boll. Soc. ital. biol. sper. **13**, 439 (1938).
Bahr, G. F.: Arch. Dermat. Syph. **193**, 518 (1951).
Bahr, G. F.: Zschr. Anat. Entw.gesch. **116**, 134 (1951).
Baillière, A.: La rate et le taux de fer plasmatique, Acta brevia Neerl. physiol. pharmacol. microbiol. **9**, 225 (1939).
Baillif, R. N.: Splenic reactions to colloidal thorium dioxide in the albino rat, Amer. J. Anat. 92, 55 (1953).
Bairati, A.: Struttura e propièta fisiche del sarcolemma della fibra musculare striata, Zschr. Zellforsch. **27** (1937).
Bairati, A.: I caratteri ottici, mecanici, strutturali della tramula di Renaut e dello stroma di organi parenchimatosi (tessuto reticolare), Zschr. Zellforsch. **30**, 389 (1940).
Bairati, A.: La organizzazione delle proteine nelle strutture submicroscopiche analizzata con il microscopi elettronica, Boll. Soc. biol. sper., Napoli 28 (1952).
Bairati, Massari a. *Marsico:* Submicroscopic structure of reticular tissue fibres, Experientia, Basel **8/9** (1952).
Baker a. *Summit:* Splenomegalia lymphatica hyperplastica or generalized giant cells lymph follicle hyperplasia of lymph nodes and spleen, J. Amer. Med. Ass. **88**, 2035 (1927).
Balazs a. *Holmgren:* Wound extracts and their effects on the growth of hen fibroblasts, Nature **163**, 488 (1949).
Balazs a. *Holmgren:* The basic dye-uptake and the presence of a growth-inhibiting substance in the healing tissue of skin wounds, Exper. Cell Res. **1**, 206 (1950).
Balduini, M.: L'azione del rame colloidale sul sistema reticoloistiocitario, Boll. Soc. med.-chir., Pavia **4**, 367 (1933).
Bali a. *Furth:* A transplantable splenic tumor rich in mast cells. Observations on mast cells in varied neoplasms, Amer. J. Path. **25/4**, 605 (1949).
Ballin a. *Morse:* Myelophthitic splenomegaly, J. Amer Med. Ass. **89**, 1671 (1927).
v. *Balogh, E.:* Bilirubinbildung in Gewebekulturen, Verh. Dtsch. Path. Ges. **26**, 118 (1931).
Balozet, L.: Technique de la ponction de la rate chez le chien, Compt. rend. Soc. biol., Paris **110**, 917 (1932).
Bangle, jr. a. *Alford:* The chemical basis of the periodic acid Schiff reaction of collagen fibers with reference to periodate consumption by collagen und by insulin, J. Histochem. **2**, 62 (1954).
Barbieri, D.: Ulteriori studi sul comportamento del sistema reticoloistiocitario al Thorotrast, Boll. Soc. med.-chir., Pavia **3**, 251 (1933).
Barcroft, J.: Recent knowledge of the spleen, Lancet **1**, 319 (1925).
Barcroft, J.: Die Stellung der Milz im Kreislaufsystem, Erg. Physiol. **25**, 818 (1926).
Barcroft, J.: Some recent works on the functions of the spleen, Lancet 544 (1926).
Barcroft, J.: Some effects of emotion on the volume of the spleen, J. Physiol., London **68**, 375 (1929/30).

Barcroft, J.: Alterations in the volume of the normal spleen and their significance, Amer. J. Med. Sc. **179**, 1 (1930).

Barcroft a. *Elliott:* Some observations on the denervated spleen, J. Physiol. **87**, 189 (1936).

Barcroft a. *Florey:* Some factors involved in the concentration of blood by the spleen, J. Physiol., London **66**, 231 (1928).

Barcroft a. *Florey:* The effects of exercise on the vascular conditions in the spleen and the colon, J. Physiol., London **68**, 181 (1929/30).

Barcroft, Khanna a. *Nisimaru:* Rhythmical contraction of the spleen, J. Physiol., London **74**, 294 (1932).

Barcroft a. *Nisimaru:* Cause of rhythmical contraction of the spleen, J. Physiol., London **74**, 299 (1932).

Barcroft, Nisimaru a. *Puri:* The action of the splanchnic nerves on the spleen, J. Physiol., London **74**, 321 (1932).

Barcroft a. *Poole:* The blood in the spleen pulp, J. Physiol. **64**, 23 (1927).

Barcroft a. *Stevens:* The effect of pregnancy and menstruation on the size of the spleen, J. Physiol., London **66**, 32 (1928).

Barcroft a. *Stevens:* Alterations in the size of the spleen during pregnancy in dogs, Arch. sc. biol., Bologna **12**, 94 (1928).

Barelli, L.: Il distretto epato-splenico ed il suo apparato reticolo-istiocitario nel metabolismo dei grassi, Arch. Ist. biochim. ital. **3**, 215 (1931).

Barelli, L.: Prime linee di una anatomia stagionale del tessuto linfatico, Monit. zool. ital. **33**, 276 (1933).

Barge u. *van Oijen:* Betrachtungen anläßlich einer komplizierten Mißbildung von Eingeweiden und Gefäßen, Zschr. Anat. Entw.-gesch. **98**, 760 (1932).

Bargmann, W.: Zur Kenntnis der Hülsenkapillaren der Milz, Zschr. Zellforsch. **31**, 630 (1941).

Bargmann, W.: Über Milzveränderungen nach Peristonzufuhr, Dtsch. med. Wschr. **71**, 184 (1946).

Bargmann, W.: Über Milzveränderungen nach Zufuhr des Blutflüssigkeitsersatzes Periston, Virchows Arch. path. Anat. **314**, 162 (1947).

Bariété et *Kohler:* Excitations urétérales et changements du volume de la rate chez des chiens normaux, yohimbinisés, atropinés, cocainés et ésérinés, Compt. rend. Soc. biol., Paris **127**, 972 (1938).

Barner, F. R.: Über das Vorkommen der Peliosis in der Milz, Zbl. allg. Path. **88**, 411 (1952).

Barta u. *Dénes Görög:* Splenomegalia haemolytica mit paroxysmaler Haemoglobinurie, Virchows Arch. path. Anat. **273**, 266 (1929).

Bartsch u. *Posselt:* Mehrherdiger Echinococcus alveolaris mit besonderer Beteiligung der Milz, Virchows Arch. path. Anat. **285**, 665 (1932).

Basir, M. A.: The histology of the spleen and suprarenals of Echidna, Amer. J. Anat. **66**, 628 (1931/32).

Bassalleck, H.: Untersuchungen über die Wirkung von Milzextrakten auf das Knochenmark, Inaug. Diss. Freiburg i. Br. 1939.

Basso, R.: Rottura spontanea della milza nel decorso d'un angina, Giorn. venet. sc. med. **8**, 275 (1934).

Baud, Ch. A.: (Milzkapsel), Bull. histol. appl. **23**, 5 (1946).

Baudouin, Lewin et *Azérad:* Sur la régulation de la calcémie chez le chien. Influence de la rate, Compt. rend. Soc. biol., Paris **115**, 1633 (1934).

Bauer, K.: Über Milzexplantation, Arch. exper. Zellforsch., Jena **22**, 125 (1938/39).

Bauer, K. F.: Eine Reihe seltener Lageanomalien im Bauch- und Brustsitus menschlicher Neugeborener. (Thoracale Lage der Milz bei Hernia diaphragmatica), Anat. Anz., Jena **96**, 253 (1948).

Bauer, K. F.: Methodik der Gewebezüchtung, S. Hirzel, Stuttgart 1954.

Baum, H.: Das Lymphgefäß-System des Pferdes, J. Springer, Berlin 1928.

Baum, H.: Die Lymphgefäße des Magens und der Milz des Schweines, Berliner tierärztl. Wschr. **46**, 375 (1930).

Baumann, J.: Agenesie der Milz, Herz- und Gefäßmißbildung und Situs inversus partialis — ein charakteristischer Symptomenkomplex, Helvet. paediatr. acta **9/2**, 199 (1954).

Baumann u. *Schilling:* Die Darstellbarkeit der Milz im Röntgenbild als Untersuchungsmethode für die Milzfunktion, Klin. Wschr. **11**, 201 (1932).

Bazzocchi, G.: Dati per lo studio dell'Anatomia quantitativa della milza. 1. Nota. Dalla nascita alla piccola pubertà, Arch. ital. anat. embriol. **31**, 325 (1933).

Bean, H.: Composite studies of weight of vital organs in man, Amer. J. Physic. Anthrop. **9**, 293 (1926).

Bear, R. S.: Am. Soc. **64**, 727 (1942).

Beato, F.: Problemas actuales en inmulogia inmunidad y sistema reticolo-endotelio, Arch. cardiol. hemat., Madrid **14**, 295 (1933).

Beauvalet, H.: Contribution à l'étude de la physiologie de la rate chez quelques Téléostéens, Compt. rend. Soc. biol., Paris **113**, 983 (1933).

Beaver, D. C.: Persistent truncus arteriosus and congenital absence of one kidney with other developmental defects, Arch. Path., Chicago **15**, 51 (1933).

Beaver a. *Snell:* Nodular granulomatous lesions of the liver, spleen and lymph nodes, J.

Laborat. Clin. Med., S. Louis **20**, 236 (1934/35).

Beck, H.: Versuche zur Beeinflussung von Mäuseimpftumoren durch vorbehandelte Kaninchenmilzen, Zschr. Krebsforsch. **36**, 617 (1932).

Becker: Zschr. Exper. Med. **61**, 728 (1928).

van Beckum, Jongepier, Nieuwerkerk a. *Cohen:* The oxydative phosphorylation by mitochondria isolated from the spleen of rats after total body exposure to x-rays, Brit. J. Radiol. **27**, 127 (1954).

Begemann, H.: Zur Physiologie und Pathologie des lymphatischen Systems, Pro medico, Mainz 20 (1951).

Behrens, M.: Untersuchungen an isolierten Zell- und Gewebsbestandteilen. 2. Mitteilung: Isolierung und chemische Untersuchung des Hämosiderins in der Pferdemilz, Hoppe-Seyler's Zschr. physiol. Chem. **220**, 97 (1933).

Beküwe, M.: Experimentelle Untersuchungen über den Einfluß intravitaler Tuscheinjektionen auf die Autolyse des Milzgewebes, Inaug. Diss. Köln 1938.

Bellucci, B.: Influenza delle radiazioni Roentgen su organi isolati e mantenuti viventi in vitro, Scr. ital. radiobiol. **5**, 144 (1938).

Benecke, E.: Über die Bartonellenanämie der Ratte bei angeborenem Milzmangel, Zbl. allg. Path. **59**, 49 (1933).

Benedetti, E. L.: Sulle proprietà ottiche delle fibre reticolari, Rendic. Accad. Naz. Lincei, serie VIII 15/1—2 (1953).

Benedetti, E. L.: Über die Struktur des retikulären Stromas der Lymphknoten. Untersuchungen mit dem Elektronenmikroskop, Sc. med. ital. **3/1**, 154 (1954).

Beneke, F. W.: Die anatomischen Grundlagen der Konstitutionsanomalien des Menschen, Marburg 1878.

Beneke, R.: Milzruptur bei einem Huhn, Virchows Arch. path. Anat. **298**, 539 (1937).

Benhamou, E.: L'exploration fonctionelle de la rate, Masson et Cie., Paris 1933.

Bennet u. *Hartmann:* Über das Balkengerüstwerk in der menschlichen Milz, Zschr. Zellforsch. **5/5**, 620 (1927).

Bennett, G. A.: Splenic atrophy with calcium and iron incrustations (nodular splenic atrophy), Arch. Path., Chicago **7**, 71 (1929).

Benninghoff, A.: Über die Entstehung funktioneller Strukturen, Morph. Jb., Leipzig **65** (1930).

Benzoni, G.: Organtherapie mit Leber-, Magen- und Milzextrakten bei der Bartonellenanämie entmilzter Ratten, Arch. Schiffs-Tropenhyg., Leipzig **40**, 539 (1936).

Ber, A.: Der Einfluß der Milzexstirpation auf das Blutbild der Tiere. 2. Mitteilung, Arch. inn. Med., Stuttgart **13**, 223 (1938).

Berendes, J.: Versuche über den Einfluß saurer und basischer Ernährung auf das Gewebsbild und den Stoffwechsel lymphatischer Organe, Arch. Ohr.-Nas.-Kehlk.hk. **149**, 394 (1941).

Berg, W.: Zur Pigmentbildung in der Leber und Milz von Amphibien, Zschr. mikrosk.-anat. Forsch., Leipzig **33**, 401 (1933).

Berg, W.: Zur Entstehung der pigmentierten Zellen in der Leber und Milz der Amphibien, Anat. Anz., Jena **85**, 305 (1937/38).

Bergel u. *Flaum:* Untersuchungen über die Funktion der fetalen Milz bei entmilzten trächtigen Ratten, Zschr. exper. Med. **79**, 281 (1931).

Bergel u. *Gut:* Zur Frühentwicklung der Milz beim Menschen, Zschr. Anat. Entw.gesch. **103**, 20 (1934).

Bergenhem u. *Fåhraeus:* Über spontane Hämolysinbildung im Blut unter besonderer Berücksichtigung der Physiologie der Milz, Zschr. exper. Med. **97**, 555 (1936).

Berghoff, W.: Über Organveränderungen bei Mäusen nach Teerpinselung, Zschr. Krebsforsch. **26**, 468 (1927).

Berglund, Å.: Blodreservoirerna och blodstabiliteten,Hygiea,Stockholm **92**,677(1930)

Bergquist, B.: Eine Studie über das Vorkommen von Eisen in der Milz bei Lymphogranulomatose, Acta path. microbiol. Scand. **12**, 290 (1935).

Bergquist u. *Gripswall:* Beiträge zur Kenntnis der Differentialdiagnose zwischen Splenogranulomatosis siderotica (Nanta) und Lymphogranulomatose, Acta path. microbiol. Scand. **12**, 79 (1935).

Bergqvist, R.: The importance of splenomegaly in essential thrombopenia, Acta path. microbiol. Scand. 8, 1 (1931).

Bergsträsser, P.: Über den Einfluß von Blut- und Milzextraktinjektionen auf das weiße Blutbild des Kaninchens, Frankf. Zschr. Path **47**, 262 (1934).

Bermedes, J.: Versuche über den Einfluß saurer und basischer Ernährung auf das Gewebsbild und den Stoffwechsel lymphatischer Organe, Arch. Ohr.-Nas.-Kehlk.hk. **149**, 394 (1941).

Bérovitch et *Djuričić:* Influence de la splenectomie sur le taux des fractions du calcium et du potassium dans le sérum du sang des chiens, Acta path. Beograd **3**, 38 (1939).

Bersch, G.: Mitoseatypien im Walker-Tumor und ihre Ursache, Zschr. Krebsforsch. **59**, 44 (1953).

Bersch, G.: Über Mitoseatypien im Benzpyrentumor der Ratte, Zschr. Krebsforsch. **59**, 245 (1953).

Bertagni, P.: Variazioni del contenuto in ferro nel fegato e nella milza di feti bovini di diversa età, Biochim. terap. sper., Milano **27**, 45 (1940).

Bertelsen, A.: Über das Vorkommen von Myelocyten in der normalen menschlichen Milz, Beitr. path. Anat., Jena **100**, 232 (1938).

Betto, O.: Il comportamento della milza nell' occlusione intestinale acuta, Riv. pat. sper. **16/5**, 349 (1936).

Bézi, St.: Die Entstehungsweise der typhösen Milzinfarkte, Virchows Arch. path. Anat. **266**, 748 (1927).

Bhaskara Menon, T.: The splenic reaction in experimental cirrhosis and in pre-cirrhotic intoxication, J. Path. Bact. **46**, 521 (1938).

Bhaskara Menon, T.: Venous splenomegaly: a study in experimental portal congestion, J. Path. Bact. **46**, 357 (1938).

Bianchi, G. C.: Über Reaktionen an akut milzgestauten Tieren, Fol. haemat. 49, 275 (1933).

Di Biasi, W.: Über Krebsmetastasen in der Milz, Virchows Arch. path. Anat. **261**, 885 (1926).

Bibinowa, L. S.: Untersuchungen über Tuschespeicherung im Organismus bei Kreislaufstörungen in den Bauchorganen, Zschr. exper. Med. **71**, 395 (1930).

Bilger u. Tetzner: Acta haemat. **9**, 137 (1953).

Billings a. *Brown* jr.: Effect of splenectomy on changes in plasma and blood volume produced by inhalation of 30% and 40% CO_2 in dogs, Amer. J. Physiol. **180**, 363 (1955).

Binet, L.: La rate. Organe réservoire, Paris 1930.

Binet et *Rubinstein:* Rate et hyperthermie provoquée, Compt. rend. Soc. biol., Paris **113**, 122 (1933).

Biolato, D.: Autoinnesti di ghiandole linfatica nella milza, Arch. sc. med. vet., Torino **60**, 433 (1935).

Bittersohl u. *Neidhardt:* Über den Einfluß von Leberextrakten auf die Vitalspeicherung von Leber und Milz, Zschr. exper. Med. **86**, 854 (1933).

Björkman, S. E.: The splenic circulation. With special reference to the function of the spleen sinus wall, Acta med. Scand. 191 (1947).

Bjørreboe a. *Gormsen:* Experimental studies on the rôle of plasma cells as antibody producers, Acta path. microbiol. Scand. **20**, 649 (1943).

Blasius, W.: Heutiger Stand der Lehre von der Funktion der Milz, Zschr. ärztl. Fortb. **21**, 608 (1940).

Blechschmidt, E.: Vorweisungen von Mikrokorrosionen zur Frage der Architektur der roten Milzpulpa, Anat. Anz., Jena, Erg.-H. **85**, 252 (1937/38).

Blechschmidt, E.: Über die Topographie der Blutgefäße, Verh. Anat. Ges. **47**, Vers. Leipzig 1938, S. 335 (1939).

Bleyer, A.: Enlargement of the spleen of children, Amer. J. Dis. Child. **34**, 176 (192).

Bloom, W.: Splenomegaly (type Gaucher) and lipoid-hystiocytosis (type Niemann), Amer. J. Path. **1**, 595 (1925).

Bloom, W.: The development of elastic fibers in cultures of embryonic heart and aorta, Zschr. Zellforsch. **9** (1929/30).

Bloom, W.: Lymphocytes and monocytes, Chapter 5 of Downeys Handbook of Hematology, N. Y. 1938.

Bloom, W.: Embryogenesis of mammalian blood, Chapter 13 of Downeys Handbook of Hematology, N. Y. 1938.

Bloom, W.: Tissue cultures of blood and blood-forming tissues, Chapter 20 of Downeys Handbook of Hematology, N. Y. 1938.

Bloom a. *Taliaferro:* Regeneration of the malarian spleen in the canary after infarction and after burning, J. Infect. Dis., Chicago **63**, 54 (1938).

Blumenthal, I.: Die Milz des Elches (Alces alces L.), Zschr. mikrosk.-anat. Forsch., Leipzig **58**, 230 (1952).

Bock, H. E.: Beiträge zur Physiologie der Blutbildungsorgane. 3. Mitteilung: Über die Blutzellbildung in der überlebenden isolierten Milz, Zschr. exper. Med. **83**, 418 (1932).

Bock u. *Frenzel:* Splenogene Knochenmarkhemmung, Klin. Wschr. **17**, 1315 (1938).

Boecker, P.: Untersuchungen über das Vorhandensein darstellbaren Eisens in der Leber und Milz von Foeten und Neugeborenen, Zbl. allg. Path. **41**, 193 (1928).

Böhmer, R.: Gibt es beim Menschen Geschlechtsunterschiede in der Zahl der roten Blutkörperchen? Zschr. mikrosk.-anat. Forsch., Leipzig **46**, 375 (1939).

Börner, R.: Histogenetische und zellanalytische Untersuchungen an explantierter Meerschweinchenmilz, Arch. exper. Zellforsch., Jena **12**, 125 (1932).

Börner u. *Herzog:* Zbl. allg. Path. **44** (1928).

Bofill-Deulofeu, J.: Die argyrophilen Faserstrukturen in mesenchymalen Gewebekulturen, Zschr. Zellforsch. **14** (1932).

Bogliolo, L.: Über eine seltene Mißbildung des Kreislaufapparates und des Bauchfelles in einem 6 Tage alten Kinde mit Situs viscerum inversus partialis, Arch. ital. anat. pat. **5**, 996 (1934).

Bogniard a. *Whipple:* The iron content of blood-free tissues and viscera, J. Exper. Med. **55**, 653 (1932).

Bolduan a. *Bear:* J. polym. Sci. **5**, 159 (1950).

Bologna, A.: Sul comportamento dello glicemia nei soggetti normali e nei diabetici trattati con estratto splenico, Clin. med. ital. **72**, 325 (1941).

Bommer, G.: Histologische Untersuchungen an Leber und Milz, betreffend Ablagerungen intravenös injizierter Solteilchen, Inaug. Diss. Hamburg 1939.

Bonanno, A. M.: Milza e globuli bianchi. 1. Introduzione. Piano delle ricerche, Pathologica, Genova **26**, 758 (1934).

Bonanno, A. M.: Milza e globuli bianchi. 2. Variazioni leucocitarie dopo splenectomia, dopo trattamento con benzolo, con acido nucleinico, Pathologica, Genova **26**, 820 (1934).

Bonanno, A. M.: Milza e globuli bianchi. III, Variazioni leucocitarie dopo iniezioni di latte, di albume d'uovo, di adrenalina, Pathologica, Genova **27**, 48 (1935).

Bonanno, A. M.: Milza e globuli bianchi IV. Considerazioni generali, conclusioni e bibliografia, Pathologica, Genova **27**, 106 (1935).

Bonanno, A. M.: Milza e termoregulazione, Boll. Ist. sieroterap. milan. **18**, 427 (1939).

Bordasch, F.: Zur Klinik und Pathologie der thrombophlebitischen Milztumoren, Arch. klin. Chir., Berlin **185**, 546 (1936).

Borger, G.: Chemische Untersuchungen zur Frage der infektiösen Milzschwellung, Beitr. path. Anat., Jena **83**, 51 (1930).

v. Boros, J.: Über Größe, Volumen und Form der menschlichen Erythrocyten und deren Zusammenhang. I. Mitteilung: Die physiologische Anisocytose, Wien. Arch. inn. Med. **12**, 243 (1926).

v. Boros, J.: Über Größe, Volumen und Form der menschlichen Erythrocyten und deren Zusammenhang, II. Mitteilung: Die Mikrocytose beim hämolytischen Ikterus, Wien. Arch. inn. Med. **12**, 243 (1926).

v. Boros, J.: Über Größe, Volumen und Form der menschlichen Erythrocyten, IV. Mitteilung: Über Makrocytose, Wien. Arch. inn. Med. **14**, 220 (1927).

v. Boros, J.: Die Sphärocytose als Ausdruck einer pathologischen Funktion der Milz. Bemerkungen zur gleichnamigen Arbeit von *L. Heilmeyer* **179**/3, 292 dieses Archivs, Dtsch. Arch. klin. Med. **179**, 638 (1937).

Borromeo, G.: Le lesioni necrobiotiche siderotiche del connettivo della milza e degli altri organi, Riv. osp., Roma **23**, 37 (1933).

Borst, M.: Pathologische Histologie, 3. Aufl. J. F. Bergmann, München 1938.

Bouisset, Bugnard et *Soula:* Etude des rapports entre la rate et la masse sanguine: la rate considérée comme réservoir mécanique de globules, J. physiol. path. gén., Paris **28**, 31 (1930).

Bouisset et *Duclos:* Influence de la splénectomie sur le taux du calcium et du potassium sanguins, Compt. rend. Soc. biol., Paris **113**, 1358 (1933).

Bouisset et *Soula:* Influence des substances lipidiques insaponifiables extraites de la rate et d'autres organes et de la cholésterine sur les contractions de la rate, Compt. rend. Soc. biol., Paris **99**, 1931 (1928).

Bouisset, Soula et *Taillard:* Actions des extraits de rate sur la température centrale, Compt. rend. Soc. biol., Paris **105**, 355 (1930).

Bowes a. *Kenten:* Biochem. J., London **43**, 358 u. 365 (1948).

Boyd, E.: Normal variability in weight of the adult human liver and spleen, Arch. Path., Chicago **16**, 350 (1933).

Boyd, E.: A method of establishing the probable limits of normal variation in the weight of organs, Anat. Rec., Philadelphia **62**, 1 (1935).

Bozzi e *Ciurlo:* Modificazioni volumetriche della milza in seguito a eccitamento labirintico, Arch. ital. otol. Ser. **4**, 48, 83 (1936).

Braceo, R.: Modificazioni istologiche del fegato e delle ghiandole linfatiche dopo splenectomia, Riv. pat. sper. **23**, 41 (1939).

Brackertz, W.: Virchows Arch. path. Anat. **285**, 734 (1932).

Brahn u. *Pick:* Zur chemischen Organanalyse bei der lipoidzelligen Spleno-Hepatomegalie Typus *Niemann-Pick*, Klin. Wschr. **6**, 2367 (1927).

Brandberg, R.: Untersuchungen über splenomegale Lebercirrhosen, sogenannte thrombophlebitische Milztumoren und chronisch infektiöse Milzvergrößerungen, Acta chir. Scand. 38, Suppl. **11**, 247 (1935).

v. Brandenstein, F.: Gewichte und Maße des Herzens beim englischen Vollblutpferd, Inaug. Diss. Berlin 1923.

Brann u. *Bischoff:* Experimenteller Beitrag zur Hämoglobinresistenz. 1. Mitteilung. Versuche an milzexstirpierten und kastrierten Ratten, Zschr. Immunit.forsch., Jena **49**, 50 (1927).

Branner, Brücka u. *Kaindl:* Der Unterschied zwischen direkter und reflektorisch zentraler Sympathikuserregung auf Blutdruck, Milz- und Darmvolumen, Arch. internat.pharmacodyn.thérap.81,357(1950).

Braunstein, A.: Krebs und Malaria, Zschr. Krebsforsch. **29**, 330 (1929).

Braunstein, A.: Über immunbiologische Krebsprophylaxe und konstitutionelle Krebsdisposition, Zschr. Krebsforsch. **39**, 321 (1933).

Bray, E.: Alimentazione di larve di mosca con ghiandole endocrine e con milza, Scr. biol. **4**, 193 (1929).

Bray, E.: Grandezze ponderali di alcuni visceri umani in rapporto alle dimensioni esterne dei corrispondenti segmenti corporei, Arch. ital. anat. embriol. **30**, 198 (1932/33).

Brazioli, G.: Influenza del blocco del sistema reticoloendoteliale sul determinismo dell' ipertermia da iniezione in circolo di pirogene batterieo, Sperimentale, Firenze **90**, 121 (1936).

Brecher, Endicoll, Gump a. *Brawner:* Effects of x-ray on lymphoid and hemopoietic tissues of albino mice, J. Hematol., Baltimore **3**, 1259 (1948).

Bremer, H.: Über die Früh- und Spätfolgen der wegen Verletzung ausgeführten Milzexstirpationen, Dtsch. Zschr. Chir. **239**, 433 (1933).

Brendle, E.: Über den Bau der menschlichen Pfortader und ihrer Wurzeln, Acta anat., Basel **10**, 108 (1950).

Brindlay, Herrick a. *Mann:* Measurement of the blood flow of the spleen, Amer. J. Physiol. **127**, 106 (1939).

Broglie, M.: Familiäres Auftreten splenomegaler Zustände, Dtsch. Arch. klin. Med. **180**, 48 (1937).

Brougher, J. C.: The effect of desiccated spleen and splenectomy on serum calcium in normal and parathyrectomised dogs, Amer. J. Physiol. **92**, 648 (1930).

Brown a. *Egerton-Elliott:* The results of splenectomy in thrombocytopenic purpura, J. Amer. Med. Ass. **107**, 1781 (1936).

Brown, Pearce a. *van Allen:* Organ weights of normal rabbits, J. Exper. Med. **42**, 69 (1925).

Brown, Pearce a. *van Allen:* Effects of obscure lesions on organ weights of apparently normal rabbits, J. Exper. Med. **42**, 163 (1925).

Brown, Pearce a. *van Allen:* Effects of spontaneous disease on organ weights of rabbits, J. Exper. Med. **43**, 241 (1926).

Brüda, B. E.: Über die Beeinflussung des Tumorwachstums durch die Milz. 2. Mitteilung: in vitro, Zschr. Krebsforsch. **27**, 380 (1928).

Brüda, B. E.: Zum Krebsproblem, Wien. klin. Wschr. **42**, 166 (1929).

Brüda, B. E.: Über die Beziehungen der Milz zum Tumorwachstum, Münch. med. Wschr. **76**, 1671 (1929).

Brüda, B. E.: Die Bedeutung des Retikulo-Endothel-Systems für das Blastomwachstum. 6.—9. Mitteilung, Zschr. Krebsforsch. **34**, 185 (1931).

Brüll, L.: Méthode générale de confrontation sur un même organe de l'état d'un chien en expérience et d'un chien contrôlé. Reins, rate ou tête intercalés entre deux donneurs, Compt. rend. Soc. biol., Paris **113**, 894 (1933).

Brüll et *Roersch:* Rate énervée branchée sur la circulation cervicale. Mésure directe des débits veineux, Compt. rend. Soc. biol., Paris **113**, 65 (1933).

Brugsch, H.: Persistierende Eosinophilie mit Milztumor, Dtsch. Arch. klin. Med. **170**, 537 (1931).

Brugsch, H.: Zum Begriff der Milzvenenthrombose, Dtsch. med. Wschr. **58**, 1557 (1932).

Brugsch, H.: Persistierende Thrombocythämie und Leukämie nach Milzentfernung, Fol. haemat. **49**, 454 (1933).

Bruine, Harvey de: The embryology of the spleen in Amia calva, Pap. Michigan Ac. Sci. **22**, 573 (1937).

Brumpt, E.: Splénectomie et infections parasitaires, Arch. anat. microsc., Paris **25**, 49 (1929).

Brunelli, B.: Sistema reticolo-istiocitario e chemioterapia, Sperimentale, Firenze **84**, 5 (1930).

Brunelli, B.: Contributo alla fisiologia del sistema reticolo-istiocitario, Sperimentale, Firenze **84**, 25 (1930).

Bryce, A. G.: Splenectomy and thrombosis, Lancet, London **222**, 1423 (1932).

Buchbinder a. *Lipkoff:* Multiple peritoneal splenic implants following abdominal injury, Surgery, S. Louis **6**, 922 (1939).

Buchinger, L.: Vom Einfluß der Milz auf das Magenulcus, Schweiz. med. Wschr. **41**, 1053 (1946).

Büngeler, W.: Über Leukozytenbildung aus Histiocyten, Verh. Dtsch. Path. Ges. **22**, 243 (1927).

Büngeler, W.: Die Bedeutung der Milz für das Wachstum und den Stoffwechsel maligner Tumoren, Frankf. Zschr. Path. **43**, 409 (1932).

Bürger, U.: Drei Fälle von klinisch nachweisbarem Milzhämatom beim Pferd, Zschr. Veterinärk., Berlin **48**, 401 (1936).

Bürgers u. *Wolffheim:* Zum Tonsillenproblem, Klin. Wschr. **10**, 1064 (1931).

Bürker, K.: Die Verteilung des Hämoglobins auf die Oberfläche der Erythrocyten, S.-ber. Dtsch. Akad. Wiss., Kl. med. Wiss., Heft **15**, 140 (1922).

Bürker, K.: Die körperlichen Bestandteile des Blutes, Hdb. d. norm. u. path. Physiol. VI (1926).

Bürker, K.: Die Lebensvorgänge des menschlichen Körpers, in: Menschenkunde, Eckstein u. Stähle, Stuttgart 1926.

Bürker, K.: Neuere Ergebnisse über Blutgerinnung, Verh. Dtsch. Path. Ges. **28**, 185 (1935).

Bunting u. *Huston:* Fate of the lymphocyte, J. Exper. Med. **33**, 5, 593 (1921).

Burnett a. *Lush:* Austral. J. Exper. Biol. **16**, 261 (1938).

Butturini: Correlazioni spleno-ovariche. Modificazioni istologiche sperimentali di alcune ghiandole endocrine (ipofisi-surrene-ovaio) e comportamento della mestruazione in seguito a somministrazione di estratti splenici, Giorn. clin. med. **21**, 413 (1940).

Bykowa, O.: Über die Veränderung einiger blutbildender Organe bei Typhus recurrens, Virchows Arch. path. Anat. **200**, 169 (1926).

Bykowa, O.: Über die Veränderungen der blutbildenden Organe unter der Einwirkung einiger Bakterien und Toxine, Virchows Arch. path. Anat. **265**, 226 (1927).

Bykowa, O.: Zur Frage der Systemretikulose, Virchows Arch. path. Anat. **273**, 255 (1929).

Caffaratto, Mario e Pesce: Variazioni strutturali della milza nello stato puerperale in rapporto alla funzione eritrolitica ed emoregolatrice. III. Nota sul tema dell' emolisi in gravidanza, Ginecologia, Torino **2**, 999 (1936).

Caillet a. *Simonds:* Repeated exposure to high temperature. Effect on lymphoid tissue and on leucocyte count, Arch. Path., Chigaco **8**, 622 (1929).

Calder, R. M.: Autoplastic splenic grafts. Their use in the study of the growth of splenic tissue, Amer. J. Path. **49**, 351 (1939).

Callender, G. R.: Tumors and tumor-like conditions of the lymphocyte, the myelocyte. the erythrocyte and the reticulum cell, Amer. J. Path. **10**, 443 (1934).

Calò, A.: Das Verhalten des retikuloendothelialen Apparates beim Wachstum von Transplantationstumoren, Zschr. Krebsforsch. **37**, 151 (1932).

Calvi, P.: Ricerche sperimentali sui rapporti tra milza e vitamina-A, Boll. Soc. ital. biol. sper. **16**, 61 (1941).

Cameron, Kensler a. *Chambers*: Heptanal sodium bisulphite Methysalicylate and 2, 4, 6-Trimethylpyridine and its action on tissue cultures of human and mouse carcinoma and rat lymphosarcoma, Cancer Res. **4**, 495 (1944).

Cammarano, P.: Splenectomia e distrofie ossee rachitiformi (Ricerche radiografiche ed istologiche), Ann. ital. chir. **12**, 609 (1933).

Campellone, P.: La formazione del fibrinogeno e della trombina del sangue come funzione secretoria (olocrina) del tessuto reticoloendotelioide, Arch. fisiol., Firenze **33**, 92 (1934).

Canna, S.: Ricerche sulle fibre muscolari della milza in condizioni normali e patologiche col metodo di Carere-Comes, Boll. Soc. ital. biol. sper. **13**, 1088 (1938).

Cannon, P. R.: Occurence and significance of germinal centers, J. Anat. Physiol., London **39**, 55 (1934).

Capelli, C.: Sulla rigenerazione della milza, Arch. sc. med., Torino **53**, 30 (1929).

Carbonera, P.: Le modificazioni anatomiche della milza, del fegato e del pancreas in corso di malattia reumatica, Arch. Vecchi anat. pat., Firenze **14/9**, 403 (1950).

Carere-Comes, O.: Su di una particolare metacromasia delle trabecole della milza, Boll. Soc. ital. biol. sper. **12**, 265 (1937).

Carere-Comes, O.: Sulla natura e sull'istogenesi delle „aree sclerosiderotiche di Gamna“ nella milza, Boll. Soc. ital. biol. sper. **13**, 1094 (1938).

Carl, H.: Über die Entstehung und das Vorkommen von Nebenmilzen im menschlichen Organismus, mit einem eigenen Fall von Teilung der Hauptmilz in mehrere kleineMilzchen,Inaug.Diss.Heidelberg1935.

Casati, A.: I. Ricerche sperimentali intorno all'azione dei raggi X sulla milza, Pathologica, Genova **23**, Nr. 474, 227 (1931).

Casati, A.: II. Ricerche sperimentali intorno all'azione dei raggi X sulla milza esteriorizzata, Pathologica, Genova **23**, Nr. 475, 274 (1931).

Caspari u. *Flörcken:* Studien zur Geschwulstimmunität. 13. Mitteilung. Weitere Feststellungen über die Bedeutung der Milz für die Geschwulstimmunität, Zschr. Krebsforsch. **36**, 546 (1932).

Catsaras, J.: Vollständige Nekrose einer Wandermilz mit kompensatorischer peripherischer, vielknotiger Hyperplasie von Milzgewebe, Virchows Arch. path. Anat. **268**, 181 (1928).

Catsaras, J.: Über eine eigenartige Form von Milzfibrose mit ausgedehnten Eisen- und Kalkinkrustationen und multipler knotiger Pulpahyperplasie, Virchows Arch. path. Anat. **275**, 57 (1929).

Catsaras, J.: Zur Frage über die Kalkeiseninkrustationen in der menschlichen Milz. (Zugleich eine Erwiderung auf den Aufsatz von J. Kraus. Virchows Arch. path. Anat. 278), Virchows Arch. path. Anat. **284**, 491 (1932).

Cavallaro, V.: Epato-lienografia, Boll. Soc. ital. biol. sper. **7**, 1219 (1932).

Ceelen, W.: Über die blutabbauende Tätigkeit der Milz bei hämolytischer Anämie, Beitr. path. Anat., Jena **86**, 175 (1931).

Ceelen, W.: Anpassung auf dem Gebiete der pathologischen Anatomie, Dtsch. med. Wschr. **65**, 581 (1939).

Cellina, M.: Splenomegalie da alterato circolo portale e splenomegalie tromboflebitiche, Giorn. clin. med. **15**, 761 (1933).

Cellina, M.: Sindrome cronica spleno-priva e compenso reticolo-istiocitario, Atti Soc. lombard. sc. med. **1**, 238 (1934).

Ceriotti, G.: Le cellule enterochromaffini in animali splenectomizzati ed iniettati con estratti splenici, Monit. zool. ital. **52**, 158 (1941).

Ceriotti, G.: Influenza della splenectomia parziale sul contenuto in enteramina della milza residua, Boll. Soc. ital. biol. sper. **23**, 865 (1947).

Cesaris-Demel, A.: A proposito dei rapporti fra contrattilità della milza ed iperglobulia, Arch. sc. med., Torino **53**, 791 (1929).

Chahovitch, Arnovljevitch et *Chahovitch:* Influence de la splénectomie sur la rapidité de la sédimentation des globules sanguins, Compt. rend. Soc. biol., Paris **97**, 1532 (1927).

Chahovitch u. *Frajud:* Experimentelle Untersuchungen über die Beziehungen der Vitamine zur Milzfunktion, Acta path., Beograd **3**, 98 (1939).

Chahovitch, Vichnjitch et *Frajud:* Action des produits de digestion de la rate sur le sang des animaux dératés, Compt. rend. Soc. biol., Paris **116**, 678 (1934).

Chahovitch, Vichnjitch et *Frajud:* Action des produits de digestion de la rate sur la formation du sang, Compt. rend. Soc. biol., Paris **116**, 680 (1934).

Chaletzkaja, F. M.: Einfluß der Milzentfernung auf die Entstehung von Gewächsen durch chemische Reizstoffe, Russ. Arch. path. Anat. path. Physiol. **5/6**, 31 (1939).

Chamberlain, N.: The cholesterol content of normal tissues and the effect of intravenous injections of cholesterol thereon, J. Physiol. **66**, 249 (1928).

Chandard, A. et *B.* et *P. Chandard:* Action des agents parasympatho-mimétiques parasympatholytiques sur l'excitabilité de la rate, Compt. rend. Soc. biol., Paris **126**, 1171 (1937).

Chatterjee a. *Cruickshank:* A comparative histological study of the spleen of various vertrebrates with reference to the bone marrow and the blood, Indian. J. Med. Res. **16**, 870 (1928/29).

Chiancone, F. M.: Metodo per la registrazione grafica delle modificazioni di volume della milza negli animali, Boll. Soc. ital. biol. sper. **10**, 576 (1935).

Chiatellino e *Goldberger:* Modificazioni del sangue da soggiorni in alta montagna in rapporto con la funzione della milza, Boll. Soc. ital. biol. sper. **4**, 7 (1929).

Chiodi, S.: The relationship between the thymus and the sexual organs, Endocrinology **26**, 107 (1940).

Chlopin, N. G.: Studien über Gewebskulturen im artfremden Blutplasma. I. Allgemeines. II. Das Bindegewebe der Wirbeltiere, Zschr. mikrosk.-anat. Forsch., Leipzig **2**, 324 (1925).

Chlopin, N. G.: Über in vitro-Kulturen der Bindegewebselemente der Fische, Bull. Inst. rech. biol. Station biol. Univ. Perm. **4**, 57 (1925).

Chlopin, N. G.: Über die morphologische Bedeutung der Zellformen des Bindegewebes und des Blutes der Vertebraten im Lichte der modernen experimentellen Untersuchung, Bull. Inst. rech. biol. Station biol. Univ. Perm. **4**, 67 (1925).

Chlopin, N. G.: Das Verhalten und die Verwandlungen des menschlichen Mesenchyms im Explantat, Arch. exper. Zellforsch., Jena **12** (1931).

Christensen, S.: Method for determination of the mitotic activity in haemopoietic tissues, Acta anat., Basel **10/3**, 233 (1950).

Chrometzka u. *Kühl:* Über Änderungen im Purinstoffwechsel des Hundes durch Tuschespeicherung, Zschr. exper. Med. **95**, 140 (1935).

Ciminata, A.: Studio istologica delle glandole linfatiche addominali dopo la splenectomia nell'uomo, Minerva chir., Torino **2**, 178 (1947).

Ciocca, E.: Milza e sistema reticolo-endoteliale. Con speciale riguarda alle modificazioni strutturali nei vari organi e relativi raffronti in seguito alla splenectomia, alla legatura ed alla simpatectomia dell'arteria splenica, Arch. ital. chir. **40**, 143 (1935).

Cioglia e *Fradà:* Acido ascorbico e contrattilità splenica, Boll. Soc. ital. biol. sper. **13**, 40 (1938).

Cioglia e *Fradà:* Azione dell'acaprina sulla pressione arteriosa sul ritmo respiratorio e sulla contrattilità splenica, Boll. Soc. ital. biol. sper. **13**, 771 (1938).

Cioglia e. *Fradà:* Sostanze ad azione splenocontrattile. 2. Azione dell'acrapina, Arch. ital. med. sper. **5**, 849 (1939).

Cirillo e *Guardavaccaro:* Il peso dei reni, dei surreni, delle vescicole seminali e della milza in seguito a gonadectomia in *cavia cobaya*, Scr. biol. 8, 253 (1933).

Clara, M.: Milze accessorie ed i rapporti tra il tessuto splenico ed il tessuto pancreatico negli uccelli, Monit. zool. ital. **39**, 120 (1928).

Clara, M.: Beiträge zur Kenntnis der Gitterfasern, Zschr. Zellforsch. **37**, 389 (1952).

Clark a. *Clark:* Relation of monocytes of the blood to the tissue macrophages, Amer. J. Anat. **46**, 149 (1930).

Clausen, H. J.: An unusual variation in origin of the hepatic and splenic arteries, Anat. Rec., Philadelphia **123**, 335 (1955).

Clausnitzer, E.: Zum heutigen Stand der Lymphocytenfrage mit besonderer Berücksichtigung der Milz, Inaug. Diss. Berlin 1954.

Clemens u. *Richter:* Das Haemo-, Myelo- und Splenogramm der Wanderratte (Rattus norvegicus, braun) unter normalen Lebensbedingungen und nach Lauftraining, Morph. Jb., Leipzig (im Druck).

Cocquio, G.: Il sangue, gli organi ematopoietici ed il tessuto reticolo-endoteliale nell' anguilla, Riv. biol. **11**, 7 (1929).

Colalè, G.: Il comportamento del potassio nel siero di sangue dopo irradiazione Roentgen della regione splenica, Radiol. fisica med., Bologna **3/1**, 206 (1936).

Cole a. *Ellis:* Studies on the chemical nature of the radiation protection factor in mouse spleen. 1. Enzymatic inactivation by deoxyribonuclease and trypsin, Radiation Res. **1**, 347 (1954).

Cole a. *Ellis:* Spleen desoxyribonucleid acid content as an index of recovery in x-radiated mice treated with spleen homogenate, Cancer Res. **14**, 738 (1954).

Collin, Drouet, Watrin et *Florentin:* Action histophysiologique de l'hypoglycémie sur le foie, la rate et les glandes surrénales, Compt. rend. Soc. biol., Paris **108**, 66 (1931).

Colombi, C.: Sui mechanismi splenomotore, Ber. Physiol. **79** (1933).

Colombi e *Paolazzi:* Sulla leucocataresi splenica, Haematologica, Pavia **16**, 421 (1935).

Colombi e *Paolazzi:* La funzionalità della milza del cane e della pecora dopo la legatura delle arterie spleniche, Haematologica, Pavia **16**, 439 (1935).

Combres, T. J. C.: Observationes fisiológicas alejadas en un joven esplenectomizado, Rev. Soc. argent. biol. **9**, 186 (1933).

Concetti, F.: Ricerche sperimentali sul comportamento della milza in rapporto ad alcune secrezioni interne dell' apparato sessuale femminile, Ann. ostetr. ginec. **63**, 435 (1941).

Cook la. *Olmsted:* The effect of asphyxia on the spe en of curarized and uncurarized decapitated cats, Amer. J. Physiol. **92**, 249 (1930).

Cook a. *Rose:* The recovery of the spleen from contraction induced by exercise, Amer. J. Physiol. **92**, 240 (1930).

Cordier et *Cordier:* Etude spectrale de l'hémoglobine des hématies, du sang de rate; spectres d'absorption de l'hémoglobine dans les hématies, et en solution après hémolyse, Compt. rend. Soc. biol., Paris **144**, 125 (1950).

Cornil, Mosinger et *Harvey:* Les réactions ganglionnaires et spléniques, consécutives aux injections intrapéritonéales de suc de tomate, Compt. rend. Soc. biol., Paris **117**, 8 (1934).

Coronini u. *Obersohn:* Über Endophlebitis obliterans hepatica, Zbl. allg. Path. **59**, 190 (1933/34).

Corradetti, A.: Sul particolare comportamento microchimico di alcune cellule spleniche di gatto, Boll. Soc. ital. biol. sper. **8**, 1381 (1933).

Corradetti, A.: Su alcune cellule particolari rinvenute nella milza di gatto, Haematologica, Pavia **15**, 217 (1934).

Cortesi, F.: Le funzioni della milza, del surrene e del pancreas in rapporto all' influenza dei salassi sulla coagulabilità del sangue, Arch. fisiol., Firenze **33**, 231 (1934).

Costa, A.: L'anatomia patologica e il significato del morbo di Wilson nel quadro delle cirrosi epatiche, Sperimentale, Firenze **89**' 771 (1935).

Costa e *Mariotti:* Ricerche di istologia comparata sull' apparato capsulare splenico in riferimento al meccanismo della splenocontrattilità. Rendiconti delle adunanze dell' accademia medico-fisica fiorentina, Sperimentale, Firenze **85**, **141** (**1931**).

Coulouma, P.: La terminaison des nerfs pneumogastriques chez quelques vertébrés, Compt. rend. Ass. anat., Montpellier **30**, 120 (1935).

Coulouma, P.: La terminaison des nerfs pneumogastriques et ses variations chez Coelogenys paca, Compt. rend. Ass. anat. **32** Réun. Marseille S. 104 (1937).

Coulouma, P.: L'anatomie comparée du nerf intestinal chez les vertébrés, Bull. Assoc. trimestr. **49**, Progr. Réun. Budapest S. 88 (1939).

Couway, E. A.: Cyclic changes in lymphatic nodules, Anat. Rec., Philadelphia **69**, 487 (1937).

Couway, E. A.: Reaction of lymphatic tissue in early stages of Bacterium monocytogenes infection, Arch. Path., Chicago **25**, 200 (1938).

Couway, E. A.: Reaction of lymphatic tissue of rabbit to repeated injections of Bacterium monocytogenes, J. Infect. Dis., Chicago **64**, 217 (1939).

Craddock, Valentine a. *Lawrence:* J. Laborat. Clin. Med. **34**, 138 (1949).

Cramer, Drew a. *Mottram:* Similarity of effects produced by absence of vitamins and by exposure to X-rays and radium, Lancet **200**, 963 (1921).

Cramer, Drew a. *Mottram:* On the function of lymphocyte and of lymphoid tissue in nutrition, with special reference to the vitamin problem, Lancet **201**, 1202 (1921).

Crepet, M.: I rapporti funzionali tra milza e midollo osseo studiati attraverso l'osservatione dei mielogrammi di individui splenomegalici e splenectomizzati, Acta med. Patav. **1**, 235 (1940).

Crocetta, A.: Intervento della milza nella glicemia, Boll. Soc. ital. biol. sper. **7**, 518 (1932).

Crocetta, A.: Intervento della milza nella glicemia, Arch. fisiol., Firenze **31**, 388 (1932).

Cruickshank a. *Hill:* Histochemical identification of a connective tissue antigen, in: Randall, J. T., Nature and structure of collagen, S. 27, Butterworth, London 1953.

Cruickshank a. *Miller:* The weight of foetal organs. A study of the relations between organ weight and body weight in the later months of development, based upon the examination of 470 normal foetuses out of a series of 1000 foetuses and new born infants in Glasgow, Series **86**, London **1924**.

Dabelow, A.: Reaktionsweisen der Lymphknoten beim Fetttransport, Zschr. Zellforsch. **12** (1930).

Dabelow, A.: Die Blutgefäßversorgung der lymphatischen Organe, Verh. Anat. Ges., Jena 46. Tgg. 1938; Erg.-H. Anat. Anz., Jena **87**, 179 (1938/39).

Dale a. *Dudley:* The presence of histamine and acetylcholine in the spleen of the ox and the horse, J. Physiol., London **68**, 97 (1929/30).

Dalmatoff, M.: Senkungsreaktion der Erythrocyten bei Hunden in der Norm und bei Pankreas- und Milzentfernung, Arch. wiss. prakt. Tierhk., Berlin **62**, 157 (1930/31).

Daniljak, J.: Splenektomie bei völligem Situs viscerum inversus, Dtsch. Zschr. Chir. **228**, 406 (1930).

Davidsohn, L. W.: Ein Fall von Splenektomie bei der sogenannten *Gaucher*schen Krankheit, Arch. klin. Chir., Berlin **150**, 537 (1928).

Davis, J. E.: Response of the exteriorized spleen to ephedrine, acetyl cholino, pilocarpine and pituitrin, Proc. Soc. Exper. Biol. Med., N. Y. **36**, 71 (1937).

Dawson, A. B.: Differentiation and multiplication by mitosis of cells of the erythrocytic series in the circulation blood of several normal urodeles, Anat. Rec., Philadelphia **45**, 177 (1930).

Dawson, A. B.: Observations on mitosis in the erythrocytes of Necturus: The relation of the plane of division to the specific differentiation of the cell, Anat. Rec., Philadelphia **50**, 109 (1931).

Dawson, A. B.: The reaction of the erythrocytes of vertebrates, especially fishes, to vital dyes, Biol. Bull. **63**, 48 (1932).

Dawson, A. B.: Hemopoietic loci in Necturus maculosus, Anat. Rec., Philadelphia **52**, 367 (1932).

Dawson, A. B.: Vital and supravital staining of erythrocytes, Anat. Rec., Philadelphia **56**, 143 (1933).

Dawson, A. B.: An experimental study of hemopoiesis in Necturus: effects of lead poisoning on normal and splenectomized animals, J. Morph. **55**, 349 (1933/34).

Dawson, A. B.: Prolonged observations on splenectomized Necturus maculosus following intravascular injection of india ink, Arch. anat. microsc., Paris **32**, 235 (1936).

Decker a. *Little:* Malignant hyperplasia of the lymph follicles of the spleen, J. Amer. Med. Ass. **105**, 932 (1935).

Deleonardi e *Paolazzi:* Confronti qualitativi e quantitativi fra sangue periferico, midollare e splenico, Haematologica, Pavia **17**, 817 (1936).

Deleonardi e *Paolazzi:* Mutamenti paralleli nel sangue periferico e nel sangue midollare per effetto immediato e tardivo della splenectomia, Sperimentale, Firenze **90**, 512 (1936).

Delorenzi, E.: Caratteri dei trombociti nelle colture di milza, Boll. Soc. ital. biol. sper. **8**, 16 (1933).

Delorenzi, E.: I trombociti nelle colture dei tessuti, Arch. exper. Zellforsch., Jena **17**, 78 (1935).

Delorme, E. J.: A quantitative method for measuring red cell content of tissues in vivo, Quart. J. Exper. Physiol., London **38**, 47 (1953).

Dentici, L.: Il rapporto vaso-parenchimale nella milza, Boll. Soc. ital. biol. sper. **10**, 633 (1935).

Derman u. *Leites:* Experimentell-morphologische Studien über die Rolle der Lungen, Leber und Milz im Fett- und Lipoidstoffwechsel, Virchows Arch. path. Anat. **268**, 440 (1928).

Derman u. *Leites:* Experimentell-morphologische Studien über den Einfluß von Autolysaten unbestrahlten und bestrahlten Milzgewebes, Virchows Arch. path. Anat. **293**, 599 (1934).

Dettmer, N.: Elektronenmikroskopische Untersuchungen an elastischen Fasern im Flügelband der Taube und ihre Beziehungen zum übrigen Bindegewebe, Zschr. Zellforsch. **37**, 89 (1952).

Dettmer, Neckel u. *Ruska:* Elektronenmikroskopische Befunde an versilberten kollagenen Fibrillen, Zschr. wiss. Mikrosk., Stuttgart **60/5**, 290 (1951).

Diadiucha, G.: Sur le mécanisme de l'influence humorale de la rate sur la tumeur maligne, Med. Z. Akad. Nauk URSR **9**, 1253 (1940).

Dial, D. E.: Metastatic carcinoma in the spleen, Amer. J. Path. **6**, 79 (1930).

Didry, J.: Recherches expérimentales sur l'hypercholestérinémie consécutive à l'ablation de la rate, Compt. rend. Soc. biol., Paris **115**, 369 (1934).

Diehl u. *Roth:* Hepatolienale Syndrome bei *Bang*scher Krankheit, Dtsch. Arch. klin. Med. **178**, 271 (1935).

Dieterich, H.: Die Veränderungen der Leber nach Milzexstirpation, Mitt. Grenzgeb. Med. Chir. **40**, 183 (1927/28).

Diggs, L. W.: Siderofibrosis of the spleen in sickle cell anemia, J. Amer. Med. Ass. **104** 538 (1935).

Diller a. *Watson:* Effect of aqueous spleen extract on growth of tumor cells in mice, Growth **13**, 27 (1949).

Dinand, F.: Riesige epitheliale Solitärcyste der Milz, Arch. klin. Chir., Berlin **158**, 485 (1930).

Dittmar, W.: Ein Fall von Milzruptur beim Pferd mit Ausgang in Heilung, Zschr. Veterinärk., Berlin **46**, 329 (1934).

Doan, Ch. A.: The type of phagocytic cell and its relative proportions in human bone marrow and spleen as identified by the supravital technique, with special reference to pernicious anemia, J. exper. Med. **43**, 289 (1926).

Dobreff u. *Guntscheff:* Die Milzbeteiligung bei der alimentären Leukocytose. Untersuchungen an klinischem und tierexperimentellem Material, Zschr. exper. Med. **92**, 740 (1933).

Dobreff, Peneff u. *Wittkower:* Über den Einfluß von Gemütsbewegungen auf den Blutcholesteringehalt, Zschr. exper. Med. **98**, 428 (1936).

Doggett, T. H.: The capillary system of the dog's spleen, Anat. Rec., Philadelphia **110**, 65 (1951).

Dohrn u. *Rein:* Über unbekannte Milzfunktionen, Pflügers Arch. Physiol. **255**, 448 (1952).

Dolgo-Saburoff, B.: Von den Kollateralen außerhalb des Systems der Arteria lienalis, Zschr. Anat. Entw.gesch. **82**, 591 (1927).

Dolgo-Saburoff, B.: Morphologie der kollateralen Blutversorgung der Milz, Zschr. Anat. Entw.gesch. **88**, 611 (1929).

Doljansky u. *Roulet:* Studien über die Entstehung der Bindegewebsfibrillen, Virchows Arch. path. Anat. 291 (1933).

Doljansky u. *Roulet:* Zur Frage der Entstehung der bindegewebigen Strukturen, Roux' Arch. Entw. mech. 131 (1934).

Doljansky u. *Roulet:* Zur Frage der azellulären Entstehung der Silberfibrille, Protoplasma 23 (1935).

Domagk u. *Kikuth:* Ein Beitrag zur Entstehung der M. B. Schmidtschen Milzherde in der Leber bei splenektomierten Ratten und Mäusen, Zbl. allg. Path. **59**, 1 (1933/34).

Domenici, F.: Sulla morte per emorragia, Haematologica, Pavia **14**, 1 (1935).

Domenjoz u. Fleisch: Die Wirkung kreislaufaktiver Pharmaka auf die Speicherfunktion der Milz, Naunyn-Schmiedebergs Arch. exper. Path. **195/6**, 609 (1940).

Dominici, G.: Osservazioni sugli effetti clinici, ematologici e biologici recenti e lontani al seguito della splenectomia in sei casi di ittero emolitico costituzionale, Haematologica, Pavia **17**, 185 (1936).

Dominici e *Giordano:* La contrattilità della milza studiata particolarmente in rapporto alle modificazioni di volume dell'organo ed alle alterazioni periferiche del sangue, Arch. sc. med., Torino **53**, 401 (1929).

Donaldson a. *Meeser:* On the effects of exercise carried through seven generations on the weight of the musculature and on the composition and weight of several organs of the albino rat, Amer. J. Anat. **50**, 359 (1932).

Donatelli e *Martinetti:* Studio comparativo dell'azione degli adrenalinici sulla milza di coniglio, Boll. Soc. ital. biol. sper. **15**, 921 (1940).

Donati, D.: Milza ed equilibrio calcio-potassio, Arch. sc. med., Torino **59**, 641 (1935).

Donini, P.: Ricerche chimiche e biologiche sui nucleinati sodici di origine varia (Milza, Lievito), Rass. clin. terap., Roma **36**, 78 (1937).

Dougherty a. *White:* Influence of hormones on lymphoid tissue structure and function. The role of the pituitary adrenotrophic hormone in the regulation of the lymphocytes and other cellular elements of the blood, Endocrinology **35** (1944).

Dougherty a. *White:* Functional alterations in lymphoid tissue induced by adrenal cortical secretion, Amer. J. Anat. **77**, 81 (1945).

Drastich, L.: Le rôle de la rate dans les changements sanguins produits par un abaissement de la pression atmosphérique, Publ. Fac. méd. Brno **5** (1927).

Drastich, L.: Relation entre la rate et les autres organes hémato-poiétiques, Compt. rend. Soc. biol., Paris **98**, 1039 (1928).

Drebinger, K.: Entwicklung der Pulpamuskulatur in der Schafmilz im Vergleich zur übrigen Organdifferenzierung, Morph. Jb., Leipzig **95/3—4**, 305 (1955).

Dresel u. *Leitner:* Zur Physiologie und funktionellen Pathologie des Wasserhaushaltes. 1. Mitteilung: Die Beziehungen der Milz zum Wasserhaushalt, Zschr. klin. Med. **111**, 394 (1929).

Drouet et *Florentin:* Modifications du parenchyme splénique à la suite d'injections de suspensions colloidales, Compt. rend. Soc. biol., **103**, 1005 (1930).

Drouet et *Florentin:* Réaction du parenchyme splénique aux injections de sérum hétérogène, Compt. rend. Soc. biol., Paris **103**, 1007 (1930).

Drouet et *Florentin:* Monocytose expérimentale provoquée par le sérum de cheval chez le cobaye. Etude de la splenocontraction, Compt. rend. Soc. biol., Paris **111**, 73 (1932).

Drouet et *Florentin:* Adrénaline et pigment splénique, Compt. rend. Soc. biol., Paris **110**, 75 (1932).

Drouet, Florentin et *Entcheva:* Modifications du parenchyme splénique du cobaye après injection d'adrénaline, Compt. rend. Soc. biol., Paris **110**, 74 (1932).

Dünzen, H.: Über die Architektur der Milz bei Lacerta muralis und viridis, Zschr. Zellforsch. **29**, 374 (1939).

Duesberg, R.: Über den Auf- und Abbau des Blutfarbst., Klin. Wschr. **17**, 1353 (1938).

Duesberg, R.: Milzfunktion und Hypersplenie, Ärztl. Wschr., Berlin 13. Jahrg., **1**, 1 (1958).

Duesberg u. *Schroeder:* Zur Pathophysiologie und Therapie des Entblutungszustandes, Klin. Wschr. **21/45**, 981 (1942).
Dumming a. *Stevenson:* Microglia-like cells and their reaction following injury to liver, spleen and kidney, Amer. J. Path. **10**, 343 (1934).
Dumont, L.: Localisations histochemiques d' acéthylcholinestérase dans la rate et les ganglions lymphatiques, Compt. rend. Soc. biol., Paris **149**, 960 (1955).
Dustin, P.: Recherches sur les organes hématopoiétiques du Protopterus Dolloi, Arch. biol., Paris **45**, 1 (1934).
Dustin, P.: Note sur l'histologie comparée des housses artérielles spléniques, Bull. Acad. méd. Belgique, classe des sciences **6** (1935).
Dustin, P.: Les housses artérielles et la répartition du fer dans la rate du canard, Compt. rend. Ass. anat. 32. Réun. Marseille S. 164 (1937).
Dustin, P.: Les housses spléniques de Schweigger-Seidel. Etude d'histologie et d'histophysiologie comparées, Arch. biol., Paris **49**, 1 (1938).
Dustin, P.: Contribution à l'étude histologique normale et pathologique des capillaires à housse de la rate humaine, Ann. anat. path., Paris **15**, 983 (1938).
Dustin, P.: The ellipsoids of the spleen and fat metabolism, Fol. haemat., Leipzig **63**, 201 (1939).
Dustin, P.: La circolazione splenica, la permeabilità e la funzione emocateretica dei manicotti periarteriosi di Schweigger-Seidel, Acta med. Patav. **14**, 365 (1954).
Dustin et *Zylberszac:* Influence de la splénectomie sur la sensibilité du thymus aux agents caryoclasiques, Compt. rend. Soc. biol., Paris **108**, 1162 (1931).
Dwořak, R.: Zur Kenntnis der Hämochromatose, Münch. med. Wschr. **76**, 743 (1929).

Eaton, O. N.: Weights and measurements of the parts and organs of mature inbred and crossbred guinea pigs, Amer. J. Anat. **63**, 273 (1938).
Ecarius, O.: Beitrag zur Chirurgie der Milztumoren, Arch. klin. Chir., Berlin **163**, 55 (1931).
Edinger, A.: Zur Kenntnis der Silikose der Milz, Zbl. allg. Path. **55**, 1 (1932).
Egehøj, J.: Das Lymphgefäß-System des Schweines mit besonderer Berücksichtigung seiner Bedeutung für die Fleischbeschau, Zschr. Fleisch-Milch-hyg., Berlin **47**, 353 (1937).
Ehlers, H. W. E.: Zur Differentialdiagnose der Splenomegalien, Dtsch. Zschr. Chir. **213**, 280 (1929).
Ehrhardt, K.: Tierexperimentelle Untersuchungen über den Einfluß der Milzexstirpation auf die Genitalfunktion und auf die Nachkommenschaft, Mschr. Geburtsh. **91**, 323 (1932).
Ehrich, W.: Studien über das lymphatische Gewebe mit besonderer Berücksichtigung der Lymphopoese und der Histogenese der Sekundärknötchen, ihres Schicksals und ihrer Bedeutung, Beitr. path. Anat., Jena **86**, 287 (1931).
Ehrich a. *Harris:* J. Exper. Med. (Am.) **76**, 335 (1942).
Ehrich u. *Voigt:* Über die Reaktionen des Gefäßbindegewebsapparates auf intravenöse Staphylokokkeninjektionen und ihre Bedeutung. 2. Mitteilung; Beitr. path. Anat., Jena **93**, 348 (1934).
Ehrich u. *Wohlrab:* Über die Reaktionen des Gefäßbindegewebsapparates auf intravenöse Staphylokokkeninjektionen und ihre Bedeutung. 1. Mitteilung, Beitr. path. Anat., Jena **93**, 321 (1934).
Ehrlich u. *Derman:* Tumor amyloideus cysticus der Milz. Eine seltene Art von Splenomegalie, Verh. Dtsch. Path. Ges. **23**, 388 (1928).
Eickenbusch, F.: Ein Fall von primärem Sarkom der Milz, Frankf. Zschr. Path. **35**, 464 (1927).
Elefthériou, D. S.: Sur la question des formations scléropigmentaires dans la rate, Ann. anat. path., Paris **9**, 1 (1932).
Ellenberger, W.: Hdb. der vergleichenden mikroskopischen Anatomie der Haustiere. Bearbeitet von Ellenberger, W. u. H. Baum, 7. Aufl., Springer, Berlin 1932.
Ellis, Motley a. *Ellis:* Splenic derivatives and erythrocytic fragility, J. Pharmacol. Exper. Therap., Baltimore **53**, 273 (1935).
Ellison, E. H.: Spontaneous rupture of diseased spleen, Arch. Surg. **59**, 289 (1949).
Emerson, Shem, Ham u. *Castle:* J. Clin. Invest. **26**, 1180 (1947).
Emery, F. E.: Effects of splenectomy on pituitary gonadotropic substances, Proc. Soc. Exper. Biol. Med., N. Y. **37**, 455 (1938).
Emery, Bugelski a. *Schwabe:* The response of the ovaries to gonadotropic extracts in splenectomized rats, Endocrinology **26**, 167 (1940).
Enzer, N.: Necrosis of the Malpighian bodies of the spleen, Amer. J. Path. **2**, 511 (1926).
Eppinger, H.: Milz und Kreislauf, Verh. Dtsch. Ges. inn. Med. S. 537 (1928).
Eppinger, H.: Die Bedeutung der Blutdepots für die Pathologie, Klin. Wschr. **1**, 5 (1930).
Epstein, E.: Beitrag zur Theorie und Morphologie der Immunität. Histiocytenaktivierung in Leber, Milz und Lymphknoten des Immuntieres (Kaninchen), Virchows Arch. path. Anat. **273**, 89 (1929).

Epstein, E.: Über das gegensätzliche Verhalten der lipoidchemischen Beschaffenheit des Gehirnes bei Niemann-Pickscher Krankheit und infantiler amaurotischer Idiotie vom Typus Tay-Sachs und über die Beziehung der Pathochemie zur Pathologie beider Krankheiten, Virchows Arch. path. Anat. **293**, 135 (1934).
Epstein u. *Goedel:* Hämorrhagische Thrombocythämie bei vaskulärer Schrumpfmilz, Virchows Arch. path. Anat. **292**, 233 (1934).
Epstein u. *Lorenz:* Die Phosphatidzellverfettung in Gehirn, Leber und Milz bei Niemann-Pickscher Krankheit, Hoppe-Seyler's Zschr. physiol. Chem. **211**, 217 (1932).
Erdmann, R. H.: Wirkung von tumorzellfreiem und tumorzellhaltigem Material auf Leber, Milz und Niere von konstitutionell geeigneten und ungeeigneten Tieren, Zschr. Krebsforsch. **33**, 189 (1931).
Erdmann, Eisner u. *Laser:* Das Verhalten der fötalen, postfötalen und ausgewachsenen Rattenmilz unter verschiedenen Bedingungen in vitro. 1. Teil: Die Histiocyten, Arch. exper. Zellforsch., Jena **2**, 361 (1926).
Erf, A. L.: The disappearance of intravenously injected lymphocytes in the absence of the gastro-intestinal tract, Amer. J. Med. Sc. **200**, 1 (1940).
Ericksen a. *Rigler:* Roentgen visualization of liver and spleen with thorium dioxide sol, J. Amer. Med. Ass. **100**, 1758 (1933).
Erspamer, V.: Über den Enteramingehalt der menschlichen Milz in normalen und pathologischen Zuständen, Virchows Arch. path. Anat. **310/1**, 59 (1943).
Essbach, H.: Über die Gefäße in den Lymphogranulomherden der Milz, Beitr. path. Anat., Jena **110/3**, 507 (1950).
Eufinger, H.: Das retikulo-endotheliale System in der Gestationsperiode und im mensuellen Cyklus, Mschr. Geburtsh. **91**, 312 (1932).
v. Euler, U. S.: Über die Natur des sympathischen Wirkstoffes in Milznerven des Rindes, Schweiz. med. Wschr. S. 777 (1948).
v. Euler u. *Högberg:* Brenztraubensäure in Hefe, Blut und Milz, Ark. Kemi, Mineral. Geol. **14/29** (1941).
v. Euler a. *Purkhold:* Effect of sympathic denervation on the noradrenaline and adrenaline content of the spleen, kidney and salivary glands in the sheep, Acta physiol. Scand. **24**, 212 (1951).
Evans, L. Th.: The development of the spleen in the Gecko, Gymnodactylus Kotschyi, Zschr. Anat. Entw.gesch. **103**, 402 (1934).
Evans a. *Fowler:* Effect of splenectomy and other operative procedures on platelets as deternimedvol umetrically, Proc. Soc. Exper. Biol. Med., N. Y. **32**, 512 (1934).
Evans, Simpson a. *Lyons:* Atrophy of thymus of the rat resulting from administration of adrenotropic hormone, Proc. Soc. Exper. Biol. Med., N. Y. **38**, 419 (1938).
Evans, Spinner, Piccolo, Swirsky, White a. *Kiesewetter:* Recurrent hypersplenism due to accessory spleen, Acta haemat., Basel **10**, 350 (1953).
Ewerbeck, H.: Der Symptomenkomplex der „dynamischen Milzdekompensation", Zschr. Kinderhk. **65**, 228 (1947).
Ewerbeck, H.: Zur Klinik der „dynamischen Milzdekompensation", Zschr. Kinderhk. **65**, 247 (1947).
Ewerbeck, H.: Über einen Fall von sogenannter Milzvenenstenose, Aerztl. Wschr. **1/2**, 29 (1948).
Ewerbeck, H.: Die Milz als Organ des Pfortadersystems und ihr Versagen, Erg. inn. Med. **1** (1949).

Fabrini e *Marescotti:* Correlazioni splenogonadiche. Indagini sperimentali, Fol. endocr., Pisa 8, 955 (1955).
Falk, F.: Reaktion von Milz und Thymus beim Ascitescarcinom der weißen Maus, Zschr. exper. Med. **124**, 524 (1954).
Falk, R.: Erfolge der Milzexstirpation bei hämolytischem Ikterus und essentieller Thrombopenie, Fol. haemat., Leipzig **63/2**, 185 (1939).
Falke, H.: Die Lymphgefäße des Verdauungsapparates des Meerschweinchens, Vet. med. Inaug. Diss. Leipzig 1938.
Faller, A.: Das Gerüstwerk der menschlichen Milz, Schweiz. med. Wschr. **75/16**, 337 (1945).
Faller, A.: Polarisationsoptische Untersuchung der menschlichen Milzkapsel, 12. Tgg. fr. Ver. Anat. Schweiz. Hochsch., Bern 1946.
Faller, A.: Die experimentelle Prüfung der Gitterfasern auf Zugbeanspruchung mit Hilfe des Mikromanipulators, Experientia, Basel **2/4**, (1946).
Faller, A.: Experimenteller Beitrag zur Frage der Zugfestigkeit der Gitterfasern, gewonnen an der unfixierten post mortem durchspülten Milz des Menschen, Vjschr. Naturf. Ges. Zürich XCI (1946).
Fardon, Prince a. *Nivelle Berning:* Effect of beef spleen extract on mitosis in the small intestine of the mouse, Cancer Res. 8, 531 (1948).
Farr, R. S.: Experiments on the fate of the lymphocyte, Anat. Rec., Philadelphia **109**, 515 (1951).
Fasiani u. *Oselladore:* Über die experimentelle Erzeugung siderofibröser Milzveränderungen, Virchows Arch. path. Anat. **284**, 474 (1932).

Fass, H.: Experimentelle Untersuchungen über den Einfluß der Milz auf die corticotrope Partialfunktion der Hypophyse, Zschr. exper. Med. **125**, 540 (1955).
Fassrainer, S.: Tumorartige Tuberkulose der Milz, Dtsch. Zschr. Chir. **244**, 463 (1934).
Fazzari, I.: Culture „in vitro" di milza embrionale ed adulta, Arch. exper. Zellforsch., Jena **2**, 307 (1926).
Fehlings, K.: Untersuchungen über Blutreserven beim Huhn, Vet. med. Inaug. Diss. Hannover 1936.
Feldman, J. D.: Endocrine control of lymphoid tissue, Anat. Rec., Philadelphia **110**, 17 (1951).
Feldman, W. H.: Leiomyosarcoma of the spleen in a bovine, Amer. J. Path. **4**, 139 (1928).
Feldman, W. H.: Multiple focal splenitis of guinea pigs, Amer. J. Path. **5**, 371 (1929).
Feller, A.: Kavernöse Tuberkulose der Milz, Verh. Dtsch. Ges. Path. S. 254 (1948), Piscator, Stuttgart 1950.
Fellinger, K.: Experimentelle Untersuchungen über den Einfluß des Bilirubins auf die Erythropoese, Zschr. exper. Med. **85**, 369 (1932).
Ferguson, Ivy a. *Greengard:* Observations on the response of the spleen to the intravenous injection of certain secretin preparations, acetyl-choline and histamine, Amer. J. Physiol. **117**, 701 (1936).
Ferner, H.: Zur Kenntnis des Milzkreislaufes beim Leguan (Basiliscus americanus), Anat. Anz., Jena **89**, 364 (1940).
Ferrari, R.: Influenza della milza sulle variazioni determinate dalla castrazione e dal trapianto di gonadi eterosessuali nel numero degli eritrociti e dei leucociti, nella quantità di emoglobina e nella formula leucocitaria, Haematologica, Pavia **11**, 421 (1930).
Ferrata ed *Introzzi:* Splenomegalia primitiva follicoloiperplastica. Splenectomia — Guarigione, Haematologica, Pavia **14**, 159 (1933).
Fichera, S.: Milza e resistenza globulare, Bol. Soc. ital. biol. sper. **6**, 247 (1931).
Fichtelius, K. E.: On the fate of the lymphocyte, Acta anat., Basel Suppl. **19** (1953).
Fieschi, A.: Composizione chimica di alcune milze umane patologiche asportate chirurgicamente, Haematologica, Pavia **17**, 291 (1936).
Fieschi, A.: Semeiologia del midollo osseo, B. Bianchi, Pavia 1938.
Fiessinger et *Bénard:* La perfusion de la rate appliquée à l'étude de quelques fonctions spléniques, J. physiol. path. gén., Paris **32**, 395 (1934).
Fiessinger et *Cattan:* Influence de la splénectomie et des extraits spléniques sur la glycémie du chien, Compt. rend. Soc. biol., Paris **112**, 53 (1933).
Fiessinger et *Cattan:* L'hormone glycolytique de la rate, J. physiol. path. gén., Paris **31**, 380 (1933).
Fiessinger et *Gajdos:* A propos des retentissements hépatiques des autolyses spléniques. La réticulose hépatique d'origine splénique, Ann. anat. path., Paris **10**, **141** (1933).
Fiessinger, Garling-Palmer, Lançon et *Herbain:* De l'influence de la splénectomie sur la chute glycémique des chiens hépatéctomisés, Compt. rend. Soc. biol., Paris **110**, 1270 (1932).
Fiessinger et *Gothié:* Extrait splénique et glycémie de l'homme, Compt. rend. Soc. biol., Paris **112**, 171 (1933).
Fiessinger, Gothié et *Olivier:* L'hormone glycolytique de la rate, J. physiol. path. gén., Paris **31**, 759 (1933).
Fiessinger et *Leveuf:* Sur un cas de maladie de Gaucher, Ann. anat. path., Paris **9**, 945 (1932).
Fiessinger et *Messimy:* Les modifications lésionnelles de la rate au cours des cirrhoses. La spléno-sclérose, Ann. anat. path., Paris **13**, 27 (1936).
Filho, A. A.: Megacariocitos e fagocitose (Nota prévia), Ann. Fac. med. S. Paulo **17**, 164 (1941).
De Filippis, V.: Sistema reticolo-istiocitario e produzione di anticorpi, Ateneo parmense **2**, 457 (1930).
Fini, M.: Splenocontrazione e modificazioni ematiche da ß-fenil-isopropil-amina, Boll. Soc. ital. biol. sper. **13**, 1132 (1938).
Fischer, A.: Gewebezüchtung, Müller & Steinicke, München 1930.
Fischer, J.: Grundriß der Gewebezüchtung, Jena 1942.
Fischer, R.: Das Krebswachstum in der Parabiose, Dtsch. Zschr. Chir. **249**, 616 (1937).
Fischer, W.: Fremdkörperriesenzellen bei Milzamyloid, Zbl. allg. Path. **46**, 321 (1929).
Fischer, W.: Splenomegalie mit Riesenfollikeln, Virchows Arch. path Anat. **309/3**, 795 (1942).
Fischer u. *Dolschansky:* Über das Wachstum von Milzstromazellen in vitro, Arch. Entw. mech. Organ., Berlin **116**, 123 (1929).
Fisher, L. C.: Platelet counts after splenectomy and other operations, Proc. Soc. Exper. Biol. Med., N. Y. **29**, 316 (1932).
Fittipaldi, C.: Splenomegalia tubercolare con cirrosi epatica e sindromi bantiane tubercolari, Pathologica, Genova **29**, 275 (1937).
Flarer e *Fieschi:* Reticolo-endoteliosi cutanea sistematica con eritrodermia ed emoistiosi lenta, Haematologica, Pavia **14**, 125 (1933).
Flaschenträger u. *Lehnartz:* Die Stoffe. Physiol. Chem. Bd. I Springer, Berlin (1951).

Flaum, E.: Ein weiterer Beitrag zur Frage der inneren Sekretion der Milz, Wien. klin. Wschr. **44**, 1044 (1931).
Flaum u. *Schlesinger:* Ein Beitrag zur Erythrocytenspeicherfunktion der Milz, Zschr. exper. Med. **87**, 189 (1933).
Flick u. *Traum:* Über den Einfluß operativer Eingriffe am vegetativen Nervensystem und an der Milzarterie auf die Blutkörperchen, Dtsch. Zschr. Chir. **213**, 1 (1929).
Foà, P.: Influenza della milza sulla formazione nel fegato di sostanze stimolanti l'emopoiesi, Boll. Soc. ital. biol. sper. **13**, 1184 (1938).
Focke, W.: Spätuntersuchungen nach Milzentfernung beim Gesunden, Zbl. Chir. **23**, 965 (1954).
Fodor, Erös u. *Kúnos:* Über den Einfluß von Extrakten aus dem endokrinen Drüsensystem auf die Entwicklung des Mäusecarcinoms, Zschr. Krebsforsch. **38**, 1 (1932).
Foerster, O.: Allgemeine Symptomatologie. III. Rückenmark, Hirnstamm, Kleinhirn. Symptomatologie der Erkrankungen des Rükkenmarks und seiner Wurzeln, in Hdb. der Neurologie (Bumke-Foerster), Bd. V, J. Springer, Berlin 1936.
Fonakoshi, M.: Experimentelle Studien über Autotransplantation der peripheren Nerven in die Milz, Mitt. Med. Akad. Kioto **32**, 680 (1941).
Fonio, A.: Untersuchungen der Thrombocyten im Dunkelfeldnativpräparat, Schweiz. med. Wschr. S. 952 (1939).
Fontana, A.: Thrombophlebosklerose von Milzvene und Pfortader bei Splenomegalie, Arch. ital. anat. pat. **2**, 741 (1931).
Fontana, A.: Amartoma congenito in splenomegalia eritremica, Pathologica, Genova **24**, 100 (1932).
Fontana, M.: Anatomoklinischer Beitrag zur Kenntnis des primären Retikulumsarkoms der Milz, Pathologica, Genova **33**, 1 (1941).
Fontana, V. P.: Sur quelques points de l' architecture normale de la rate humaine, Bull. histol. appl. **5**, 287 (1928).
Fontana u. *Pattinari:* Die primäre anerythrämische splenomegale Myelose. Splenektomie, Fol. haemat. **49**, 341 (1933).
Fontana e *Stazzi:* Milza ed emopoiesi nell' avvelenamento da Pb, Giorn. clin. med. **14**, 251 (1933).
Foord, Parsons a. *Butt:* Leucemic reticuloendotheliosis (monocytic leucemia), J. Amer. Med. Ass. **101**, 1859 (1933).
Foot, N. Ch.: Chemical contrasts between collagenous and reticular connective tissue, Amer. J. Path. **4**, 525 (1928).
Foot a. *Olcott:* Report of a case of non-lipoid histiocytosis (reticulo-endotheliosis) with autopsy, Amer. J. Path. **10**, 81 (1934).
Forconi, A.: Ricerche ematologiche e biochimiche sul sangue splenico ottenuto per puntura, Boll. Soc. ital. biol. sper. **13**, 85 (1938).
Fränkel, E.: Beiträge zur Organotropie der Neoplasmatasen. Nach Versuchen am Mäusecarcinom Ehrlich, Zschr. Krebsforsch. **37**, 313 (1932).
Franceschini, P.: La milza nella distruzione dei globuli rossi, Sperimentale, Firenze **94**, 79 (1940).
Francescon, M.: Stasi lienale e coagulazione, Fisiol. e med., Roma **10**, 481 (1939).
Franck et *Grandpierre:* Action de la vagotonine sur l'intensité de la splénocontraction adrénalinique, Compt. rend. Soc. biol., Paris **126**, 347 (1937).
Frank u. *Husten:* Experimentelle Untersuchungen zur Frage der Arbeitshypertrophie des Herzens nach Milzexstirpation, Zschr. exper. Med. **119**, 450 (1952).
Frankenthal, L.: Splenomegalie infolge kavernöser Umwandlung größten Stils, Arch. klin Chir., Berlin **156**, 190 (1930).
Franz, K.: Inaug. Diss. Kiel 1937.
Frasson, U.: Contributo alla conoscenza di una rara malformazione splenica. Tessuto splenico dislocato nelle borse insieme al testicolo sinistro, Monit. zool. ital. **53/1**, 1 (1942).
Freese, H.: Doppelmilz bei situs solitus, Zschr. Konstit.lehre, Berlin **20**, 38 (1936).
Freifeld u. *Ginsburg:* Wirkung des Anilins auf Gewebekulturen mit histotypischem Wachstum. Organoides Wachstum von Nervengewebe, Milz und Leber, Arch. exper. Zellforsch., Jena **10**, 128 (1931).
Frenckell, G.: Experimentelle Studien zur Frage der hämolytischen Funktion der Milz. 1. Mitteilung: Über den Einfluß der Milz und der Leber auf die Resistenz der Erythrocyten, Zschr. exper. Med. **54**, 631 (1927).
Fresen, O.: Zur normalen und pathologischen Histologie des retikulo-endothelialen Systems, Retikulose-Monocytenleukämie, Habil.schr. Düsseldorf 1945.
Fresen, O.: Die formale Genese des Plasmocytoms, Verh. Dtsch. Ges. Path. **35** (1951).
Fresen, O.: Die Histomorphologie monocytärer Leukosen, Acta haemat. **6/5** (1951).
Fresen, O.: Die Pathomorphologie des retothelialen Systems (RS), Zbl. allg. Path. **90**, 473 (1953).
Friedman u. *Simon-Reuss:* Mitotic inhibition induced by phosphates, Experientia, Basel **10**, 494 (1954).
Friehlinghaus, E.: Die Entwicklung der Zugleistungsprüfungen für Kaltblutpferde und über die Verwertung der Prüfungsergebnisse, Vet.med.Inaug. Diss. Hannover 1941.
Fritzsch, W.: Blutungen im Milzgewebe bei Myelose, Zbl. allg. Path. **88**, 200 (1952).
Froboese, C.: Sprue-ähnliche oder pellagroide Erkrankungen, Zbl. allg. Path. **57**, 156 (1933).

Froboese, C.: Über Luftembolie der Milz, Virchows Arch. path. Anat. **314**, 39 (1947).
Frohberg, A.: Ein Beitrag zur multiplen Sinusektasie der Milz, Zbl. allg. Path. **89**, 208 (1952).
Fruton a. *Bergmann:* On the proteolytic enzymes of animal tissues I. Beef spleen, J. Biol. Chem., Baltimore **130**, 19 (1939).
Fruton, Irving jr. a. *Bergmann:* On the proteolytic enzymes of animal tissues. II. The composite nature of beef spleen cathepsin, J. Biol. Chem., Baltimore **138**, 249 (1941).
Fujikawa, T.: Wechselbeziehung zwischen der Schilddrüse und der Milz. III. Über das Schicksal fremder Erythrocyten, Okayama igakkai zasshi **48**, 28 (1936).
Fujimoto, O.: Über den architektonischen Bau der Vertebratenmilz, Ig. Fukuoka **8**, 274 (1934).
Fukahari, Y.: The response of the spleen to the stimulation of the depressor and vagus nerve in the rabbit, Ber. Physiol. **71** (1932).
Fukai, S.: Über die histologischen Veränderungen der Leber nach der Exstirpation der Milz, Okayama igakkai zasshi **51**, 1307 (1939).
Fukuhara, R.: Studien über die Wiederherstellung des Bluteiweißes sowie dessen kolloid-osmotischen Druckes im normalen und pathologischen Zustand. 4. Mitteilung: Versuche bei Splenektomie, Tohoku J. Exper. Med. **30**, 516 (1936).
Funakoshi, M.: Experimentelle Studie über Autotransplantation der peripheren Nerven in die Milz, Mitt. Med. Akad. Kioto **32**, 841 (1941).
Funder, F. A.: Lymphatic pathology in relation to the „toxin" of burns, Surg. Gyn. Obstetr. **57**, 612 (1933).
Furth a. *Krumdick:* Splenic reticulum tumor in mice, Amer. J. Path. **16**, 449 (1940).
Fuziwara, K.: Bedeutung der Gallensäure im Kohlehydratstoffwechsel. 24. Mitteilung: Blutzuckerkurve unter dem Einfluß von Gallensäure und Adrenalin mit oder ohne Milzextrakt bei splenektomierten Kaninchen, Biochem. Zschr. **256**, 384 (1932).
Fuziwara, K.: Bedeutung der Gallensäure im Kohlehydratstoffwechsel. 25. Mitteilung: Glykogenbildung in der Leber unter Einfluß der Gallensäure bei splenektomierten Kaninchen, Biochem. Zschr. **259**, 203 (1933).
Fuziwara, K.: Bedeutung der Gallensäure im Kohlehydratstoffwechsel. 26. Mitteilung: Die Glykogenbildung der Leber bei splenektomierten Kaninchen unter dem Einfluß von Adrenalin, Cholsäure und Milzextrakt, Biochem. Zschr. **265**, 76 (1933).
Gabathuler, A.: Über den Einfluß der Milz und des mehrtägigen Aufenthaltes in Luftverdünnung auf die Hämoglobin- und Erythrocytenvermehrung im Blute der Kaninchen, Zschr. exper. Med. **65**, 498 (1929).
Gabi e *Bini:* Splenomegalia emolitica, Giorn. clin. med. **15**, 1356 (1934).
de Gaetani e *Panebianco:* Sugli effetti della catramizzazione nel topino. Influenza della somministrazione di fegato e di milza, Sperimentale, Firenze **89**, 404 (1935).
Gall, D.: A simple technique for the microscopie of living tissues in situ, with some observations on the splenic circulation, Ann. Trop. Med., Liverpool **42**, 54 (1948).
Galli, G.: Studi sulle ghiandole a secrezione interna e sulla milza. (Asportazione delle tiroide, delle paratiroidi, della milza, e funzione gastrica) Nota I. Biochim. terap. sper., Milano **22**, 173 (1935).
Gamberini, P.: Contributo allo studio delle funzioni della milza sui processi dell'accrescimento, Nuova vet. **17**, 180 (1939).
Garau, B.: Sulla genesi dei focolai di Schmidt nel fegato di ratti splenectomizzati, Boll. Soc. ital. biol. sper. **9**, 282 (1934).
Gáspár, I.: Über Splenomegalien mit Gandy-Gamnaschen Herden, Beitr. path. Anat., Jena **92**, 74 (1933/34).
Gasparini, A.: La milza nel ricambio degli idrati di carbonio, Giorn. clin. med. **13**, 629 (1932).
Gasparini, A.: Sui rapporti di funzione fra tiroide e milza, Arch. sc. med., Torino **57**, 153 (1933).
Gastaminza, U.: Efectos de la esplenectomia en el cobayo y la accion de las sales metalicas, Arch. cardiol. haematol., Madrid **14**, 41 (1933).
Gatersleben, H.: Ein Beitrag zu den Milzcysten, Dtsch. Zschr. Chir. **212**, 139 (1928).
Gebauer, H.: Histologische Veränderungen von Milz und Leber von Albinoratten nach Vit. B_{12}- und Kobaltgaben, Vitamine u. Horm., Leipzig **6**, 98 (1954).
Gebauer, H.: Die Milz der Albinoratte bei Vitamin-A-Mangel, Naturwissenschaften **41**, 288 (1954).
de Gennes, Mahoudeau et *Laudat:* Etude expérimentale des variations de la lipidémie sous l'influence de la splénectomie, Bull. Soc. méd. hôp. Paris III. s. 50, 1099 (1934).
Geracitano, A.: Effetti sulla milza della legatura dei vasi venosi splenici, Fol. med., Napoli **22**, 291 (1936).
Gerlach, W.: Zur Frage mesenchymaler Reaktionen. 4. Die morphologisch faßbaren biologischen Abwehrvorgänge in den inneren Organen normergischer und hyperergischer Tiere, insbesondere Milz und Leber, Krkh.forschung, Leipzig **6**, 279 (1928).

Gerlach, W.: Untersuchungen über den Kupfergehalt menschlicher und tierischer Organe, Virchows Arch. path. Anat. **294**, 171 (1934).

Gerlach u. *Ruthardt:* Elementnachweis im Gewebe. 8. Mitteilung. Die quantitative Bestimmung von Kupfer im Gewebe mittels Spektralanalyse nebst Untersuchung eines Falles von fraglicher Kupfersulfatvergiftung, Beitr. path. Anat., Jena **92**, 347 (1933/34).

Geoffroy et *Poisson:* Télangiectasie d'origine parasitaire du foie et de la rate du porc, Bull. Soc. path. exot., Paris **24**, 611 (1931).

Ghey, P. H. R.: Ruptured spleen from a slight injury, Lancet **233**, 628 (1937).

Ghigi, C.: Il connettivo della milza umana nelle varie eta. Nota I. Il connettivo reticolare, Boll. Soc. ital. biol. sper. **7**, 205 (1932).

Ghigi, C.: Nota II. Il connettivo collageno, Boll. Soc. ital. biol. sper. **7**, 209 (1932).

v. Gierke, E.: Über Beziehungen zwischen Größe und Gewicht der Milz, Zbl. allg. Path. **55**, 129 (1932).

Gieschen, K. L.: Über die Histogenese der Zellformen in der Milzkultur vom erwachsenen Kaninchen und ihr Verhalten im Nährplasma mit und ohne Trypanblauzusatz, Zschr. Zellforsch. **15**, 398 (1932).

Giese, V.: Über die wechselnde Blutfülle der Leichenmilz, Verh. Dtsch. Path. Ges. **28**, 268 (1935).

Giuffrida, S.: L'azione degli estratti di milza sulla tromba uterina di donna ed il suo significato fisiologico, Boll. Soc. ital. biol. sper. **7**, 1211 (1932).

Giuffrida, S.: Azione sull'utero isolato dell' estratto di milza sul sangue di cavia normale e splenectomizzata, Boll. Soc. ital. biol. sper. **8**, 121 (1933).

Giunti, G.: Der elastisch-muskuläre Apparat des Milzstromas unter verschiedenen pathologischen Bedingungen, Arch. ital. anat. pat. **10**, 123 (1939).

Gladstone, S. A.: Iron in the liver and in the spleen after distruction of blood and transfusions, Amer. J. Dis. Child. **44**, 81 (1932).

Glaser, W.: Über die vasomotorische Innervierung der Blutgefäße der Milz nebst Bemerkungen zur intramuralen Nervenversorgung der Blutgefäße im Knochenmark, Zschr. Anat. Entw.gesch. **87**, 741 (1928).

Glasunow, M.: Über die sidero-fibrösen Knötchen der Milz. (Zur Frage über die Mykosen der Milz.), Virchows Arch. path. Anat. **278**, 110 (1930).

Glees, P.: Quantitativ-chemische Untersuchungen über die Schwankungen des Eisengehaltes der Leber und Milz in verschiedenen Lebensaltern und bei verschiedenen Krankheiten, Inaug. Diss. Bonn 1935.

Glimstedt, G.: Das Leben ohne Bakterien. Sterile Aufziehung von Meerschweinchen, Erg.-H. Anat. Anz., Jena **75** (1932).

Glimstedt, G.: Verh. Anat. Ges. Lund 1932.

Glimstedt, G.: Bakterienfreie Meerschweinchen, Acta path. mikrobiol. Scand. Suppl. **30**, 1 (1936).

Godard, Palios et *Coudounis:* Les modifications du sang après splénectomie (Essai sur la sécrétion interne de la rate), J. physiol. path. gén., Paris **30**, 640 (1932).

Goebel, F.: La rate et le métabolisme du cholestérol, Compt. rend. Soc. biol., Paris **106**, 233 (1934).

Goebel, F.: La rate et le métabolisme cholestérinique, J. physiol. path. gén., Paris **32**, 59 (1934).

Goebel, F.: L'histamine et le taux de la cholestérine dans le sang, nouvelle contribution au rôle de la rate dans le métabolisme cholestérinique, J. physiol. path. gén., Paris **32**, 408 (1934).

Goebel u. *Marczewski:* Beziehungen zwischen Milzkontraktion und Zahl der Retikulocyten, 4. Kong. int. Pat. compar., Rom **2**, 341 (1939).

Goebel et *Miller:* L'ablation de la rate et le système réticulo-endotheliale, Compt. rend. Ass. anat. **31**, 236 (1935).

Gödel, A.: Ungewöhnliche Milzbefunde bei Phthise mit allgemeiner Amyloidose und bei aleukämischer Lymphadenose, Zbl. allg. Path. **54**, 109 (1932).

Gohrbandt, P.: Experimentelle Untersuchungen über die Veränderungen der Milz bei Bauchfellentzündung, Virchows Arch. path. Anat. **272**, 763 (1929).

Golber, L. M.: L'influence de la splénectomie sur certains éléments chimiques du foie dans l'infiltration graisseuse de celui-ci, Eksper. Med. **2**, 28 (1940).

Golber u. *Wolpjanskaja:* Der Einfluß der Milzentfernung auf den Cholesteringehalt der normalen und phosphorvergifteten Leber, Russ. Arch. path. Anat. path. Physiol. **6/6**, 26 (1940).

Goldammer, H.: Vitamin B_1 und Milzgewicht Inaug. Diss. Breslau 1939.

Goldner, J.: Sur la néoformation des capillaires dans les tissus inflammatoires, Ann. anat. path., Paris **5** (1934).

Goldstein a. *Cameron:* Effect of 3,3-methylene-4-hydroxycoumarin (dicoumarol) on embryonic chick liver and spleen, Roc. Soc. exper. biol. med. Utica **68**, 646 (1948).

Goldzieher, M.: Über Fettmetastase bei Diabetes mellitus, Virchows Arch. path. Anat. **263**, 769 (1927).

Goleff, K.: Untersuchungen über das Verhalten der Haut, der Muskeln und der Milz des Frosches bei Wasserverlust, Inaug. Diss. Leipzig 1937.

Gollwitzer-Meier u. *Krüger:* Acetylcholin in Frischmilz und Frischblut, Arch. exper. Path. Pharmak., Leipzig **176**, 642 (1934).

Gon, K.: Über die Beziehungen zwischen Milz und Leber, J. Chosen Med. Ass. **30/2**, 11 (1940).

Gon, K.: Über die Beziehungen zwischen Leber und Milz. Über den Einfluß der Milz auf die Ausscheidung von Farbstoff in der Leber, J. Chosen Med. Ass. **30/3**, 26 (1940).

Gon, K.: Über den Einfluß der Milz auf die Ausscheidung von Kochsalz und Wasser in der Leber, J. Chosen Med. Ass. **30/4**, 37 (1940).

Gordon, A. J.: A quantitative approach to the study of splenomegaly, Arch. Path., Chicago **46/4**, 320 (1948).

Gordon u. *Kleinberg:* Proc. Soc. Exper. Biol. Med., N. Y. **37**, 507 (1932).

Gordon a. *Kleinberg:* A study of the relation of the spleen to erythropoiesis and red cell destruction in the guinea-pig, Amer. J. Physiol. **118**, 757 (1937).

Gordon, Kleinberg a. *Ponder:* Decreased red cell fragility after splenectomy, Amer. J. Physiol. **120**, 150 (1937).

Goreczky u. *Héthelyi:* Über den kolloid-osmotischen Druck des Depotserums der Milz, Biochem. Zschr. **311**, 15 (1942).

Goreczky u. *Héthelyi:* Über das Depotblut der Milz, Zschr. Immunit.forsch., Jena **104**, 310 (1943).

Goreczky u. *v. Ludàny:* Die phagocytosefördernde Eigenschaft des Depotserums der Milz, Zschr. exper. Path., Berlin **101**, 187 (1937).

Goreczky u. *v. Ludàny:* Über den Komplementgehalt des Depotserums der Milz, Klin. Wschr. **17**, 1444 (1938).

Gorer, P. A.: Morphological variation in the histiocytes of mice and men, Guys Hosp. Rep., London **95**, 7 (1946).

Gorjajew, N. K.: Die Milz — ein kontraktiles Blutreservoir, Zschr. exper. Med. **85**, 723 (1932).

Gorjajew u. *Achrem-Achremowitsch:* Zur Mikroanatomie der Milz, Zschr. exper. Med. **85**, 731 (1932).

Gosch, L.: Über das Vorkommen und die Gestalt glatter Muskelzellen im Parenchym der Milz einiger Säugetiere, Zschr. mikrosk.-anat. Forsch., Leipzig **25**, 455 (1931).

Gradinesco et *Degan:* La rate et la digestion des substances protéiques, Bull. Soc. chim. biol., Paris **21**, 1405 (1939).

Gradinesco et *Degan:* La rate et le métabolisme de l'azote, Compt. rend. Acad. Sc., Paris **5**, 339 (1941).

Gradzinsky, A.: Spontane Milzruptur infolge von Malariabehandlung bei progressiver Paralyse, Trav. Inst. anat. Path. Jagellone, Krakau **7/8**, (1937/38).

Grassi, A.: Sulla struttura contrattile della milza e sui processi ipertrofici ed iperplastici del tessuto muscolare liscio in quest'organo, Pathologica, Genova **27**, 553 (1935).

Grassmann u. *Trupke:* Hdb. Gerberei — chem. u. Lederfabrik (Bergmann-Grassmann) I, **1**, 359 (1944).

Graumann, W.: Kohlenhydrathistochemie der Bindegewebsfasern, Acta histochemica **3**, 226 (1957).

Gray, S. H.: Spontaneous rupture of the spleen following venous thrombosis in carcinoma of the pancreas, Arch. Path., Chicago **6**, 433 (1928).

Greco, G.: Ricerche sul residuo secco e sulla quantita di emoglobina della milza e sulla questione dell'edema della milza nell'uomo e sperimentalmente nel coniglio, Arch. Vecchi anat. pat., Firenze **3**, 36 (1941).

Greef, Koch, Plewa u. *Thauer:* Zur Analyse der quantitativen Beziehungen zwischen Blutverlust und Entspeicherungsvermögen der Milz, Pflügers Arch. Physiol. **259**, 454 (1954).

Greil, A.: Embryologische Theorie der Splenomegalie, Verh. Dtsch. Ges. inn. Med. S. 549 (1928).

Greppi: Der kontraktile Milztumor und seine Beziehungen zur thrombophlebitischen Splenomegalie, Verh. Dtsch. Path. Ges. **23**, 128 (1928).

Greppi, E.: Splenomegalia tubercolare primitiva con diffusione miliarica terminale, Haematologica, Pavia **14**, 101 (1933).

Gressner, J.: Histopathologische Veränderungen der Milz bei infektiöser Anämie, Inaug. Diss. Brünn 1935.

Grieshammer, W.: Beitrag zur Kenntnis des Verhaltens des lymphatischen Gewebes im Säuglings- und frühen Kindesalter, Beitr. path. Anat., Jena **99**, 283 (1937).

Grifoni e *Marinoni:* Sul fattore piastrinosizzante dell' estratto splenico, Fol. endocr., Pisa **3**, 789 (1950).

Grindlay, Herrick a. *Baldes:* Rhythmicity of the spleen in relation to blood flow, Amer. J. Physiol. **127**, 119 (1939).

Grindlay, Herrick a. *Mann:* Measurement of the blood flow of the spleen (Div. of Exp. Med. Mayo Found Rochester), Amer. J. Physiol. **127**, 106 (1939).

Groll, H.: Chemische und histologische Untersuchungen der Milz, Verh. Dtsch. Ges. inn. Med. S. 587 (1928).

Groll, H.: Experimentelle Untersuchungen über die Reaktion des lymphatischen Apparates der Milz bei Hunger, Blutverlust und Infektion, Verh. Dtsch. Path. Ges. S. 10 (1929).

Groll, H.: Zur Diagnose des Status thymicolymphaticus, Beitr. Path. Anat., Jena **83**, 144 (1930).

Groscurth u. *Glass*: Das Verhalten der Sauerstoffdissoziation des isoelektrischen Punktes des Hämoglobins, der Kohlensäurebindungskurven, der Wasserstoffionenkonzentration und der Chlorverteilung im Blut bei Hunden nach der Milzexstirpation, während der Ruhe und bei der Arbeit. 1. Mitteilung: Ruheversuche, Zschr. exper. Med. **85**, 768 (1932).

Groscurth u. *Glass:* 2. Mitteilung: Arbeitsversuche, Zschr. exper. Med. **85**, 802 (1932).

Groscurth u. *Glass:* Die Veränderung der physiko-chemischen Eigenschaften des Hämoglobins und des Säure-Basengleichgewichtes nach der Milzexstirpation bei Hunden, Klin. Wschr. **11**, 1071 (1932).

Groscurth u. *Glass:* Physiko-chemische Veränderungen im Blute bei milzexstirpierten Hunden nach der Arbeit, Klin. Wschr. **11**, 1113 (1932).

Gross, J.: J. Exper. Med. **89**, 699 (1949).

Gross, J.: Connective tissue fine structure and some methods for its analysis, J. Geront. **5**, 343 (1950).

Grunke, W.: Einfluß des Adrenalins auf die kreisende Plasma- und Blutmenge bei chronischer Milzvergrößerung, Zschr. klin. Med. **127**, 542 (1934).

Gualco, S.: Correlazioni spleno-tiroidee. Contributo clinico allo studio dei rapporti tra milza, funzionalità tiroidea e neurotono vegetativo, Arch. pat. clin. med. **17**, 301 (1937).

Guarnaschelli-Raggio, A.: Comportamento della composizione minerale dello scheletro in rapporto all'introduzione di lipoidi splenici inibenti il midollo osseo, Policlinico Sez. med., Roma **49**, 1 (1942).

Guccione, F.: Über knotenförmige Mißbildungen im Milzparenchym, Arch. ital. anat. pat. **2**, 341 (1931).

Gülzow, M.: Hunger und Hungerödem. Tierexperimentelle Untersuchungen über Organgewichte, Virchows Arch. path. Anat. **316**, 187 (1949).

Güthert u. *Fuchs:* Untersuchungen zur Frage der Hämosiderose von Leber und Milz bei alimentären Intoxikationen im Säuglingsalter, Beitr. path. Anat., Jena **110**, 244 (1949).

di Guglielmo, G.: La cellula di Gaucher nel sangue periferico, Haematologica, Pavia **12**, 615 (1931).

di Guglielmo, G.: La patologia della milza, Haematologica, Pavia **21**, 1 (1940).

Guibert, H. L.: Deux cas de splénomegalies primitives: réticulo-endothéliome typique et maladie de Gaucher, Bull. Ass. franç. cancer **19**, 575 (1930).

Guieysse-Pellissier, A.: Etude des leucocytes éosinophiles chez les tortues, Arch. anat. microsc., Paris **35**, 363 (1940).

Guillemet, R.: Sur la teneur en cuivre du foie et de la rate chez le chien; influence des saignées et de l'ingestion du cuivre, Compt. rend. Soc. biol., Paris **111**, 731 (1932).

Guillery, H.: Über die Bedingungen des Wachstums. Untersuchungen an der Gewebekultur, Verh. Dtsch. Path. Ges. **23**, 301 (1928).

Guillery, H.: Funktionen und Blutkreislauf der Milz, Verh. Dtsch. Path. Ges. **28**, 264 (1935).

Guillery, H.: Die hämodynamische Bedeutung der Milz und ihres Blutes für den Pfortaderkreislauf, Zschr. exper. Med. **102**, 263 (1938).

Guillery u. *Petersen:* Untersuchungen über die Funktionen der Milz. 1. Eine Methode zur Untersuchung der überlebenden durchströmten Milz, Zschr. exper. Med. **87**, 710 (1933).

Guillery u. *Petersen:* Untersuchungen über die Funktionen der Milz. 2. Die Bedeutung der Blutbeschaffenheit für die Milzfunktion, insbesondere für das Milzvolumen, Zschr. exper. Med. **96**, 336 (1935).

Guillery u. *Petersen:* Untersuchungen über die Funktionen der Milz. 4. Die Blutaufnahme und -abgabe und die Blutsperren der Milz, Zschr. exper. Path., Berlin **101**, 683 (1937).

Guttman, P. H.: Multiple necrosis of the spleen (speckled spleen of Feitis) with special reference to the associated renal lesions, Arch. Path., Chicago **17**, 187 (1934).

v. Haam, E.: Zur Frage des Einflusses der Milz auf den Eisenstoffwechsel, Zschr. exper. Med. **73**, 83 (1930).

v. Haam, E.: Importance of the spleen as a reservoir for erythrocytes, Proc. Soc. Exper. Biol. Med., N. Y. **31**, 1206 (1934).

v. Haam a. *Beard:* Pathological changes in liver and spleen in nutritional anemia in rat, Proc. Soc. Exper. Biol. Med., N. Y. **31**, 639 (1934).

v. Haam a. *Thatcher:* Influence of adrenal glands on the contractility of the spleen, Proc. Soc. Exper. Biol. Med., N. Y. **29**, 262 (1932).

v. Haam, Tripoli a. *Lehman:* A study of splenic contraction in various animals, Proc. Soc. Exper. Biol. Med., N. Y. **29**, 1056 (1932).

Habán, G.: Eine eigenartige Milzveränderung (Fibrosis circumscripta lienis), Zbl. allg. Path. **65**, 291 (1936).

Hadi: Über mantelförmige Lymphocyten-Hyperplasie der Lymphknoten, Virchows Arch. path. Anat. **268**, 189 (1928).

Häggquist, G.: Gewebe und Systeme der Muskulatur, in: Hdb. d. mikrosk. Anat. d. Menschen, II/3, J. Springer, Berlin 1931.

Händel u. *Malet:* Beiträge zur Pharmakologie des retikuloendothelialen Systems. 2. Mitteilung: Wirkung der Inkrete, Virchows Arch. path. Anat. **273**, 127 (1929).

Händel u. *Rosenzuaig:* Milz, Retikuloendothel und Entgiftung, Dtsch. med. Wschr. **52**, 320 (1926).

Hässelbarth, G.: Über tuberkulöse Splenomegalie, verbunden mit Lebercirrhose, Zschr. klin. Med. **124**, 525 (1933).

Haines a. *McIlroy:* Spontaneous rupture of a cavernous angioma of the spleen, J. Amer. Med. Ass. **100**, 1862 (1933).

Hall, Jakus a. *Schmitt:* Am. Soc. **64**, 1234 (1942).

Halperin, D.: Ein Fall von eigenartiger Eisenablagerung in der Milz, Zbl. allg. Path. **43**, 294 (1928).

Halpert a. *Eaton:* Lesions in accessory spleens, Arch. Path., Chicago **57**, 501 (1954).

Hamazaki, Y.: Über Fibrose der Milzfollikel nach Röntgenbestrahlung, Zbl. allg. Path. **54**, 323 (1932).

Hamazaki u. *Aibara:* Über die Beziehungen zwischen den an dem Omentum auftretenden sogenannten Splenoiden und den Milchflecken, Transact. Jap. Path. Soc. **18**, 305 (1928).

Hamazaki u. *Aibara:* Über den Einfluß des autotransplantierten Milzgewebes auf die Leber und Niere der entmilzten Ratten, Transact. Jap. Path. Soc. **18**, 392 (1928).

Hamazaki u. *Hayakawa:* Über die Veränderung der Milchflecke durch Entmilzung, Transact. Jap. Path. Soc. **17**, 149 (1927).

Hamilton a. *Horvath:* Immediate blood cell count response to epinephrine in splenectomized dogs, Amer. J. Physiol. **178**, 58 (1954).

Hammar, J. A.: Über die Lokalisation des C-Vitamins im Gewebe des Thymus und der Lymphknoten, Zschr. mikrosk.-anat. Forsch., Leipzig **43**, 23 (1938).

Hammett, F. S.: The role of thyroid apparatus in the growth of liver, kidneys and spleen, Amer. J. Anat. **39**, 239 (1927).

Hamperl, H.: Über die pathologisch-anatomischen Veränderungen bei Morbus Gaucher im Säuglingsalter, Virchows Arch. path. Anat. **271**, 147 (1929).

Hamre a. *Miller:* The spleen, hemoglobin and erythrocytes in nutritional anemia of the rat, Amer. J. Physiol. **111**, 578 (1935).

Hanke, H.: Experimentelle Untersuchungen biologischer Abwehrvorgänge bei Thoriumdioxydspeicherung des Retikuloendothels. 4. Der Einfluß des Milzexstirpation auf das Verhalten hyperergischer Tiere, Zschr. exper. Med. **88**, 391 (1933).

Hanke, H.: Experimentelle Untersuchungen biologischer Abwehrvorgänge bei Thoriumdioxydspeicherung. 3. Der Einfluß der Milzexstirpation auf das Verhalten normergischer Tiere, Zschr. exper. Med. **87**, 777 (1933).

Haranghi, L.: Deutung der Veränderungen der Milz bei Diphtherie auf Grund der Milzveränderungen nach Rizinvergiftung, Zbl. allg. Path. **60**, 161 (1934).

Haranghi, L.: Bemerkungen über J. Wätjen: Über retikuläre Reaktionen und Funktionen in den Milzlymphknötchen, Zbl. allg. Path. **63**, 57 (1935).

Haranghi, L.: Über Organveränderungen, insbesondere über Milzveränderungen bei akuten Infektionskrankheiten mit toxischmalignem Verlauf, Zbl. allg. Path. **69**, 263 (1938).

Haring, H. O.: Die Bedeutung des Blutbildes und der Blutreserve für die Lungen- und Herzfunktionsprüfung beim Pferd, Vet. med. Inaug. Diss. Hannover 1936.

Harris a. *Friedrichs:* Microscopic changes produced in tissues of animals injected with thorium dioxide for spleno-hepatography, Proc. Soc. Exper. Biol. Med., N. Y. **29**, 1047 (1931).

Harting, K.: Bemerkungen über das Vorkommen von Nervennetzen im Endausbreitungsgebiet der intramuralen Nerven, Zschr. mikrosk.-anat. Forsch., Leipzig **45**, 104 (1939).

Harting, K.: Vergleichende Untersuchungen über die mikroskopische Innervation der Milz des Menschen und einiger Säugetiere, Erg. Anat. Entw.gesch. **34**, 1 (1952).

Hartmann, A.: Über den feineren Bau der Milz bei urodelen Amphibien (Axolotl), Zschr. Anat. Entw.gesch. **80**, 454 (1926).

Hartmann, A.: Die Milz, in: Hdb. mikrosk. Anat. d. Menschen, Springer, Berlin **6**, 1, 397 (1930).

Hartmann, A.: Die Entwicklung der Milz vom ersten Auftreten der Anlage bis zur Differenzierung zum fertigen Organ. 1. Amphibien (Pleurodeles), Zschr. mikrosk.-anat. Forsch., Leipzig **34**, 553 (1933).

Hartwig, H.: Über den Blutgehalt der Milz, Beitr. path. Anat., Jena **83**, 431 (1930).

Hartwig, H.: Die Blutkörperchen-Senkungsgeschwindigkeit und ihre Beziehungen zum Pfortadersystem und gesamten Kreislauf, Med. Rdsch., Berlin **1**/8 (1947).

Hartwig, H.: Die makroskopischen und mikroskopischen Merkmale und die Funktion der Pferdemilz in verschiedenen Lebensaltern und bei verschiedenen Rassen, Zschr. mikrosk.-anat. Forsch., Leipzig **55**, 287 (1949).

Harvey a. *Orange:* Spontaneous rupture of the spleen, J. Amer. Med. Ass. **93**, 987 (1929).

Hasama Bun-ichi: Über die Beeinflussung der Elektrophänomene der Milz durch Adrenalin, Arch. exper. Path. Pharmak., Leipzig **181**, 367 (1936).

Hasama Bun-ichi: Über die vegetative Beeinflussung der Elektrophänomene an der isolierten Milz, Arch. exper. Path. Pharmak., Leipzig **184**, 619 (1937).
Haszler, K.: Zur Frage der Verfettung der Gewebekulturen, Beitr. path. Anat., Jena **92**, 101 (1933/34).
Haszler u. *Faragó:* Untersuchungen an Milzkulturen bestrahlter Meerschweinchen, Arch. exper. Zellforsch., Jena **17**, 306 (1935).
Hatai, S.: On the weights of the abdominal and the thoracic viscera, the sex glands, ductless glands and the eyeballs of the albino rat (Mus norvegicus albus) according to body weight, Amer. J. Anat. **15**, 87 (1913/14).
Hatzky, K.: Über einige Fälle von Splenomegalie mit Knochenmarkshemmung, Fol. haemat. **49**, 211 (1933).
Hausner, Essex a. *Mann:* Roentgenologic observations of the spleen of the dog under ether, sodium amytal, pentobarbital sodium and pentothal sodium anesthesia, Amer. J. Physiol. **121**, 387 (1938).
Hayashi, K.: Le sang et les organes hématopoiétiques dans l'anémie toxique maternelle. Influence sur le foetus et le nouveau-né, Arch. anat. micros., Paris **22**, 177 (1926).
Hayashi, K.: Sur l'erythropoièse surrénale expérimentale chez le cobaye splénectomisé, Compt. rend. Soc. biol., Paris **111**, 712 (1932).
v. Hayek, H.: Bau und Funktion der Arterien als Stütz- und Halteorgane, Zschr. Anat. Entw.gesch. **104**, 359 (1935).
Heberlein, H.: Über Regeneration innerer Organe beim Axolotl, Zool. Jb. **48**, 169 (1930/31).
Heckner, F.: Zytologie der Kaninchenmilz unter dem Einfluß des Cortisons, Materia med. Nordmark **8/1**, 7 (1956).
Heckner u. *Gehlmann:* Cytologische Beobachtungen zur Kollidon-Speicherung, Klin. Wschr. S. 448 (1955).
Hedin, S. G.: Über die proteolytischen Milzenzyme, Hoppe-Seyler's Zschr. physiol. Chem. **188**, 261 (1930).
Hedin, S. G.: Weitere Studien über die Einwirkung von Milzenzymen auf Eiweiß und dessen Spaltungsprodukte, Hoppe-Seyler's Zschr. physiol. Chem. **207**, 213 (1932).
Heggenhaugen, J.: (Milz v. Finnwal), Norsk Vet. tskr. **44**, 341 (1932).
Hegglin, R.: Über Organvolumen und Organgewicht. Nebst Bemerkungen über die Größenbestimmungsmethoden, Zschr. Konstit.lehre, Berlin **18**, 110 (1934).
Heilmann, P.: Über die Sekundärfollikel im lymphatischen Gewebe, Virchows Arch. path. Anat. **259**, 160 (1926).
Heilmann, P.: Die Milz bei Peritonitis, Virchows Arch. path. Anat. **264**, 669 (1927).
Heilmeyer, L.: Die Sphärocytose als Ausdruck einer pathologischen Funktion der Milz, Dtsch. Arch. klin. Med. **179**, 292 (1937).
Heilmeyer, L.: Physiologische Beziehungen zwischen Milz und Knochenmark, Klin. Wschr. S. 689 (1955).
Heilmeyer, L.: Physiologische Beziehungen zwischen Milz und Knochenmark, Bibl. haemat. **3**, 21 S. Karger, Basel-New York 1955.
Heilmeyer u. *Albus:* Die hämolytische Hypersplenie. Beitrag zur Frage des erworbenen hämolytischen Ikterus, Dtsch. Arch. klin. Med. **178**, 89 (1935).
Heimann, R.: Untersuchungen über die Größenverhältnisse und den Hämoglobingehalt der Erythrocyten des Reserveblutes bei Pferden, Vet. med. Inaug. Diss. Hannover 1936.
Heinlein, H.: Retikulo-Endothel und Fibrinogenbildung, Verh. Dtsch. Path. Ges. **27**, 177 (1934).
Held: Über den Blutweg in der Milz, Verh. Dtsch. Path. Ges. **23** (1928).
Held, A.: Die Funktionshemmung des Retikuloendothels. Speicherung, Intoxikation, Schock, Zschr. exper. Med. **88**, 733 (1933).
Held, H.: Über basale Lymphpforten, Verh. Anat. Ges., Jena 46. Tgg. 1938; Erg.-H. Anat. Anz., Jena **87**, 224 (1938/39).
Held u. *Behr:* Über die Bildung des Fibrinogens im Retikuloendothel, Zschr. exper. Med. **95**, 104 (1935).
Heller, H.: Über die Einwirkung von peroralen Walmilzgaben auf den Blutzuckerspiegel des Menschen, Inaug. Diss. Münster 1939.
Hellman, T.: Die normale Menge des lymphoiden Gewebes beim Kaninchen in verschiedenen postfetalen Altern, Upsala läk. fören. förh. Bd. **19** (1914).
Hellman, T.: Studium über das lymphatische Gewebe, Beitr. path. Anat., Jena **68**, 333 (1920).
Hellman, T.: Studien über das lymphoide Gewebe. 4. Zur Frage des Status lymphaticus. Untersuchungen über die Menge des lymphoiden Gewebes, besonders des Darmes, beim Menschen mittels einer quantitativen Bestimmungsmethode, Zschr. Konstit.lehre **8**, 191 (1921).
Hellman, T.: Die Altersanatomie der menschlichen Milz, Zschr. Konstit.lehre, Berlin **12**, 270 (1926).
Hellman, T.: Die Reaktionszentren des lymphatischen Gewebes, Verh. Anat. Ges. 46. Tgg 1938; Erg.-H. Anat. Anz., Jena **87**, 132 (1938/39).
Hellman, T.: (Lymphatische Organe), Hdb. d. mikrosk. Anat. d. Menschen, **VI/1**, 173, J. Springer, Berlin 1943.
Hellman och *White:* Den lymfatiska vävnadens förhållande under immunisierungsprocess, Acta Univ. Lund. N. F. **25/12**, 1 (1929).

Hellman u. *White:* Das Verhalten des lymphatischen Gewebes während eines Immunisierungsprozesses, Virchows Arch. path. Anat. **278**, 221 (1930).

Hellner u. *Kallius:* Milzfieber und Milzfunktionen, Arch. klin. Chir., Berlin **154**, 66 (1929).

Hellsten, H.: Zur Frage der Kontinuität der lymphatischen Umhüllung der menschlichen Milzarterien, Zschr. mikrosk.-anat. Forsch., Leipzig **13**, 43 (1928).

Helmke, K.: Untersuchungen über den Blut- und Flüssigkeitsgehalt der Milz und zur Frage des Milzvolumens, Virchows Arch. path. Anat. **295**, 86 (1935).

Helwig, C. F.: Multiple Milzen mit anderen angeborenen Anomalien, Arch. Path., Chicago **8**, Nr. 5 (1929).

Hemmert-Halswick: Chlorome beim Schwein, Berliner tierärztl. Wschr. **35**, 568 (1930).

Henke u. *Lubarsch:* Handbuch der speziellen pathologischen Anatomie und Histologie, I/1 u. **2**, J. Springer, Berlin (1926 u. 1927).

Henning, N.: Experimentelle Untersuchungen über die Milzsperre, Zschr. exper. Med. **54**, 317 (1927).

Hennings, K.: Ein Beitrag zur periarteriellen Kalkeiseninkrustation der Milz, Virchows Arch. path. Anat. **259**, 244 (1926).

Henschen, C.: Chirurgie der Milz, Int. Congr. Surg. **7**, 563 (1926).

Henschen, C.: Experimente zur Frage der Funktionen der Milz, Verh. Schweiz. Naturf. Ges. **108**, 268 (1927).

Henschen, C.: Die chirurgische Anatomie der Milzgefäße, Schweiz. med. Wschr. **9**, 164 (1928).

Henschen u. *Howald:* Die anatomischen und klinisch-physiologischen Folgen der operativen Entnervung der Milz. Experimentelle Untersuchungen, Arch. klin. Chir. **157**, 667 (1929).

Henschen u. *Reissinger:* Beiträge zur klinischen Physiologie der Milz. Experimentelle Untersuchungen über die Volumenschwankungen und die Kontraktilität der Milz, über ihre Durchblutung und über die Sperrmechanismen der Milzarterie, Dtsch. Zschr. Chir. **210**, 1 (1928).

Herbst, R.: Beobachtungen über den Verbleib infundierter geschädigter Erythrocyten im Organismus, 1958 (im Druck).

Herhaus, B.: Parenchymatöser Ikterus nach Splenektomie bei konstitutionellem hämolytischen Ikterus, Münch. med. Wschr. **84**, 1807 (1937).

Heringa, G. C.: The intercellular substance of connective tissue of animals, 8. Int. Congr. Cell Biol. Excerpta med. 8, 1664 (1954).

Herkel, W.: Über die Bedeutung des Kupfers (Zinks und Mangans) in der Biologie und Pathologie, Zieglers Beitr. **85**, 513 (1930).

Hermann, Th.: Das Gewicht der Neugeborenen-Milz, Anat. Anz., Jena **47** (1914).

v. *Herrath, E.:* Über einige Beobachtungen bei der Durchspülung verschiedener Säugermilzen, Anat. Anz., Jena **80**, 38 (1935).

v. *Herrath, E.:* Vergleichend-quantitative Untersuchungen an acht verschiedenen Säugermilzen, Zschr. mikrosk.-anat. Forsch., Leipzig **37**, 389 (1935).

v. *Herrath, E.:* Anatomische Bemerkungen zur Frage der Blutspeicherfunktion der Milz, Dtsch. med. Wschr. **48**, 1924 (1935).

v. *Herrath, E.:* Bau und Funktion der Milz, Zschr. Zellforsch. **23**, 375 (1935).

v. *Herrath, E.:* Einiges über die Beziehungen zwischen Bau und Funktion der Säugermilz, Erg.-H. Anat. Anz., Jena **81**, 182 (1936).

v. *Herrath, E.:* Experimentelle Untersuchungen über die Beziehungen zwischen Bau und Funktion der Säugermilz. 1. Der Einfluß des Lauftrainings auf die Differenzierung der Milz heranwachsender Tiere. a) Hunde, Zschr. mikrosk.-anat. Forsch., Leipzig **42**, 1 (1937).

v. *Herrath, E.:* Experimentelle Ergebnisse zur Frage der Beziehungen zwischen Bau und Funktion der Säugermilz, Verh. Anat. Ges., Jena **45** (1937); Erg.-H. Anat. Anz., Jena **85** (1938).

v. *Herrath, E.:* Zur vergleichenden Anatomie der Säugermilz und ihrer Speicher- und Abwehraufgaben. Zugleich ein Beitrag zur Typologie der Milz und zum Problem der artlich und individuell verschiedenen Milzgröße, Med. Klin. **41**, (1938).

v. *Herrath, E.:* Die Milztypen beim Säuger, Verh. Anat. Ges., Jena **46** (1938); Erg.-H. Anat. Anz., Jena **87**, 247 (1939).

v. *Herrath, E.:* Verschiedene Milzpräparate, Erg.-H. Anat. Anz., Jena **87**, 422 (1939).

v. *Herrath, E.:* Experimentelle Untersuchungen über die Beziehungen zwischen Bau und Funktion der Säugermilz. 1. Der Einfluß des Lauftrainings auf die Differenzierung der Milz heranwachsender Tiere. b) Hunde, Zschr. mikrosk.-anat. Forsch., Leipzig **45**, 111 (1939).

v. *Herrath, E.:* Milz und Wärmeregelung, Anat. Anz., Jena **91**, 1 (1941).

v. *Herrath, E.:* Milz und Wärmeregulation, Schweiz. med. Wschr. **71**, 10 (1941).

v. *Herrath, E.:* Beobachtungen an den Milzlymphknoten zweier Pferde, Zschr. mikrosk.-anat. Forsch., Leipzig **49**, 299 (1941).

v. *Herrath, E.:* Beobachtungen an den Milzlymphknoten des Pferdes, Schweiz. med. Wschr. **71**, 10 (1941).

v. *Herrath, E.:* Organgewicht und Wärmeregelung, Verh. Anat. Ges. Bonn 1946.

v. *Herrath, E.:* Beiträge und Fragestellungen zu einigen anatomischen Problemen des peripheren Kreislaufes, Med. Rdsch., Mainz **1/5** (1947).

v. *Herrath, E.:* Die Morphologie des Retothelialen Systems, Verh. Dtsch. Ges. Path. 137. Tgg. S. 13 (1953).

v. *Herrath, E.:* Milza, in: Enciclopedia Medica Italiana, Sansoni Edizioni Scientifiche **6**, 1119 (1954).

v. *Herrath, E.:* Experimentelle Untersuchungen über die Beziehungen zwischen Bau und Funktion der Säugermilz. 2. Der Einfluß der Außentemperatur auf die Differenzierung der Milz heranwachsender Tiere (Hunde, Katzen, Kaninchen). Bemerkungen über das Verhalten der Gewichte wachsender Organe unter Außentemperatur- und Trainingseinfluß, Morph. Jb., Leipzig, **96/1—2**, 162 (1955).

v. *Herrath* u. *Dettmer:* Elektronenmikroskopische Untersuchungen an Gitterfasern, Zschr. wiss. Mikrosk., Stuttgart **60/5**, 282 (1951).

v. *Herrath* u. *Dettmer:* Elektronenmikroskopische Untersuchungen an Gitterfasern, Verh. Anat. Ges. 49. Tgg. Heidelberg, 188 (1951).

v. *Herrath* u. *Lentz:* Elektronenoptische Befunde am Sinusendothel der menschlichen Milz, Verh. Anat. Ges., Jena 51. Tgg. Erg.-H. Anat. Anz., Jena S. 389 (1953).

Herrlinger, R.: Die Milzgefäße der weißen Ratte, Zschr. mikrosk.-anat. Forsch., Leipzig **43**, 34 (1938).

Herrlinger, R.: Das Blut in der Milzvene des Menschen, Anat. Anz., Jena **96**, 226 (1947).

Herrlinger, R.: Das Ende der arteriellen Bahn in der Pars subcapsularis der menschlichen Milz, Klin. Wschr. 7/8, 124 (1948).

Herrlinger, R.: Neue funktionell-histologische Untersuchungen an der menschlichen Milz, Zschr. Anat. Entw.gesch. **114**, 340 (1949).

Herrlinger, R.: Fol. haemat. **70**, 132 (1950).

Herrmann, G. R.: The heart of the racing greyhound. Hypertrophy of the heart, Proc. Soc. Exper. Biol. Med., N. Y. **23**, 856 (1925/26).

Herrmann, G. R.: The heart of the thoroughbred race horse. Studies on hypertrophy, Proc. Soc. Exper. Biol. Med., N. Y. **26**, 549 (1929).

Hertel, E.: Ein Beitrag zu den Pseudocyten, über eine spontane Splenomblutung und zur spontanen Ruptur der Milz, Zbl. Chir. **81**, 721 (1956).

Herzog, G.: Referat über die Bedeutung der Gewebezüchtung für die Pathologie, Verh. Dtsch. Path. Ges. **26**, 9 (1931).

Hesse, M.: Über das Wesen der Hyalinose der kleinen Arterien auf Grund der Untersuchungen von Kindermilzen, Virchows Arch. path. Anat. **292**, 465 (1934).

Hesse, R.: (Reihenregel), Zool. Jb. **38**, 243 (1921).

Hesse, R.: Die Größe des Herzens bei Wirbeltieren, Hdb. d. norm. u. path. Physiol. VII. 1. Hälfte, 1. Teil, S. 132 (1926).

Heudorfer, K.: Über den Bau der Lymphdrüsen, Zschr. Anat. Entw.gesch. **61**, 365 (1921).

Heüveldop: Ein Fall von Ruptur eines Aneurysmas der Milzarterie, Zbl. allg. Path. **61**, 277 (1934/35).

Highberger, Gross a. *Schmitt:* The interaction of mucoprotein with soluble collagen; an electron microscope study, Proc. Nat. Acad. Sc. USA **37**, 286 (1951).

Higuchi, K.: Die Beziehung der Amyloidablagerung zur Vaskularisation in der Milz, Virchows Arch. path. Anat. **279**, 538 (1931).

Hinsberg u. *Wedekind:* Die Milz, in: Lichtwitz-Liesegang-Spiro, Medizinische Kolloidlehre, Dresden u. Leipzig, S. 708 (1935).

Hirschfeld u. *Mühsam:* Chirurgie der Milz, Neue deutsche Chirurgie 46. Bd. Stuttgart 1930.

Hittmair, A.: Normale und pathologische Milzfunktionen, Bibl. haemat. 3, 1 S. Karger, Basel-New York 1955.

Hochrein, Keller u. *Matthes:* Zur Frage der Depotfunktion der Lunge, Arch. exper. Path. Pharmak., Leipzig **176**, 429 (1934).

v. *Hochstetter, A.:* Milzgewebe im linken Ovarium des linken Individualteiles eines menschlichen Thoracopagus, Virchows Arch. path. Anat. **324**, 36 (1953).

Hodgson a. *Olmsted:* Dilatation of spleen. Stimulation of nerves. Effect of autonomic drugs, Proc. Soc. Exper. Biol. Med., N. Y. **30**, 478 (1933).

Hoeglund, A. W.: Ectopic spleen, J. Amer. Med. Ass. **101**, 121 (1933).

Hoepke, H.: Über die Funktion gesunder und kranker Gaumenmandeln, Zschr. Laryng., Leipzig **22**, H. 1 (1931).

Hoepke, H.: Die Milz von Igel und Fledermaus in und nach dem Winterschlaf, Anat. Anz., Jena, Erg.-H. **72**, 216 (1931).

Hoepke, H.: Beiträge zur Morphologie und Physiologie des Lymphgewebes. 1. Die Milz winterschlafender Tiere, Zschr. Anat. Entw.gesch. **99**, 411 (1932).

Hoepke, H.: Zur Funktion der Gaumenmandeln, Med. Welt Nr. 30 (1934).

Hoepke, H.: Zur Physiologie und Pathologie der Tonsilla palatina, Beitr. path. Anat., Jena **88**, 207 (1932).

Hoepke, H.: Die Stellung des Lymphgewebes im Säure-Basen-Haushalt des Körpers, Klin. Wschr. **17**, 1644 (1938).

Hoepke, H.: Die Bedeutung der Lymphocyten, Verh. anat. Ges., Jena 46. Tgg. 1938; Erg.-H. Anat. Anz., Jena **87**, 230 (1939).

Hoepke, H.: Die Leistungen der Milz, Anat. Anz. **98**, 7 (1951/52).

Hoepke, H.: Die antiblastische Wirkung der Milz von Walker-Tumor-Ratten, Zschr. Krebsforsch. **58**, 378 (1952).

Hoepke, H.: Die Rolle des retikuloendothelialen Systems bei der Abwehr von Reiz-Tumoren, Verh. Dtsch. Path. Ges. S. 202 (1954).

Hoepke, H.: Geschwulstabwehr durch die Milz und das retikulo-endotheliale System, Verh. Anat. Ges., Jena S. 235 (1954).

Hoepke, H.: Über Grundlagen einer Geschwulstbekämpfung bei Ratten, Medizinische, Stuttgart **36**, 1205 (1954).

Hoepke, H.: Über biologische Krebs-Therapie, Dtsch. med. J. H. **1/2**, 15 (1955).

Hoepke, H.: Keimzentren oder Reaktionszentren? Eine Antwort an K. Köhn, Zschr. inn. Med., Leipzig **10/4**, 201 (1955).

Hoepke, H.: Die Reaktion von Milz und Thymus beim spontanen Mammakarzinom der Maus, Mikroskopie 10, 268 (1955).

Hoepke, H.: Milz- und Thymus-Zelltherapie bei Geschwülsten, Zellulartherapie in Klinik und Praxis, Hippokrates Stuttgart S. 70 (1956).

Hoepke u. *Fluhr:* Zellulartherapeutische Beobachtungen an experimentellen Rattentumoren, Therap.woche, Karlsruhe **5/15—16** 377 (1955).

Hoepke u. *Grüning:* Zschr. Hals-Nas.-Ohr.hk. **37** (1935).

Hoepke u. *Grundies:* Die Wirkung basischer und saurer Ernährung auf das Lymphgewebe des Igels, Zschr. Anat. Entw. gesch. **104**, 207 (1935).

Hoepke, Hempfing u. *Desaga:* Das Lymphgewebe der weißen Maus bei saurer und basischer Ernährung. Zschr. Anat. Entw.-gesch. **108**, 644 (1938).

Hoepke u. *Peter:* Verhalten des Igelthymus bei saurer und basischer Ernährung, Zschr. mikrosk.-anat. Forsch., Leipzig **39** (1936).

Hoepke u. *Spanier:* Die Wirkung basischer und saurer Ernährung auf das Lymphgewebe der weißen Ratte, Zschr. mikrosk.-anat. Forsch., Leipzig **46**, 542 (1939).

Hörhold, K.: Zur Frage der Retikuloendotheliosen unter besonderer Berücksichtigung eines Falles von aleukämischer Retikuloendotheliose, Virchows Arch. path. Anat. **299**, 686 (1937).

Hoffmann, A.: Der Einfluß des Trainings auf die Skeletmuskulatur, Zschr. mikrosk.-anat. Forsch., Leipzig **43**, 595 (1938).

Hoffmann, J.: Über das Vorkommen von Spurenelementen, insbesondere von Uran in Rinderleber und -milz, Hoppe-Seyler's Zschr. **273**, 115 (1942).

Hofmann, H.: Die Struktur der Milzkapsel und ihre funktionelle Bedeutung, Morph. Jb., Leipzig **90**, 1 (1949).

Hogenauer, F.: Zur Frage der ausgedehnten Eiseninkrustationen in der Milz, Virchows Arch. path. Anat. **269**, 685 (1928).

Hohl, R.: Über Eisenphosphatablagerungen in der Magenwand und im Netz infolge Einwirkung eiserner Fremdkörper, Zbl. allg. Path. **64**, 97 (1935/36).

Holmgren, H.: Vierundzwanzig-Stunden-Variationen des Gewichtes der Leber, Lunge und Milz der großen weißen Ratte (Mus norvegicus albinus), Morph. Jb., Leipzig **81**, 653 (1938).

Holtz, Bachmann, Engelhardt u. *Greeft:* Die Milzwirkung des Adrenalins und Arterenols, Arch. Physiol. **255**, 232 (1952).

Holyoke, E. A.: The role of the primitive mesothelium in the development of the mammalian spleen, Anat. Rec., Philadelphia **65**, 333 (1936).

Holyoke, E. A.: The potentialities of embryonic spleen as shown by homoiotransplants into the omentum of the adult rabbit, Amer. J. Anat. **66**, 87 (1940).

Holz, J.: Vergleichende Untersuchungen über das Verhalten von Toxoplasma gondii in normalen und entmilzten weißen Mäusen, Acta med. Turc. **6**, 35 (1954).

Horsters, H.: Milz und Kohlehydratstoffwechsel, Zschr. exper. Med. **97**, 473 (1936).

Hortolomei, Balan et *Burghele:* La splénomégalie mycosique, Ann. anat. path., Paris **9**, 145 (1932).

Hoshi, N.: X-ray action on the growth and the internal organs of new-born rabbits, J. Orient. Med., Dairen **9**, 61 (1928).

Hosoi, K.: Multiple necrosis of the spleen. With special reference to the „speckled spleen" of Feitis, Arch. Path., Chicago **6**, 26 (1928).

Houcke, E.: Emploi du mélange Rhodamine-bleu de méthylène dans la coloration des tissus splénique et lymphoide, Compt. rend. Soc. biol., Paris S. 788 (1928).

Houcke, E.: La rate en pathologie sanguine. Préface de Curtis, Paris 1936.

Houssay, del Castillo a. *Pinto:* Accion de la suprarenalectomie sobre el timo y los ganglios, Rev. Soc. argent. biol. **17**, 26 (1941).

Houssay et *Lascano-Gonzalez:* La rate des chiens hypophysoprives, Compt. rend. Soc. biol., Paris **118**, 487 (1935).

Hoyer, H.: Über den Bau der Milz, Schwalbes morph. Arbeit **3/2**, 299 (1894).

Hu, C. H.: Congenital malformation of heart with anomalous insertion of pulmonary veins, absence of spleen, situs inversus of abdominal viscera and other developmental errors, Amer. J. Path. **5**, 389 (1929).

Hu, C. H.: Studies on the mature and immature lymphoid cells of the spleen, lymph nodes and thymus of normal rats and rats

infected with Trypanosoma brucei, Amer. J. Path. **10**, 29 (1934).
Hubert, R.: Über Milzsperre und Streptokokkensepsis, Zbl. Gynäk. **53**, 848 (1929).
Hueck, L.: Über die Neubildung des Grundhäutchens in den Blutkapillaren, Virchows Arch. path. Anat. **296** (1935).
Hueck, W.: Über den Bau der Lymphknötchen in der Milz, Verh. Dtsch. Path. Ges. **22**, 238 (1927).
Hueck, W.: Die normale menschliche Milz als Blutbehälter, Verh. Dtsch. Ges. inn. Med. S. 472 (1928).
Hueck, W.: Über das Mesenchym. 2. Teil. Zirkulationsstörung, Degeneration, Hypertrophie und Hyperplasie des Mesenchyms am Beispiel der chronischen Milzvergrößerungen, Beitr. path. Anat., Jena **83**, 152 (1930).
Hummel, B.: Erfahrungen mit Splenomegalie unter besonderer Berücksichtigung eines riesenhaften Lymphangioms der Milz, Münch. med. Wschr. S. 1565 (1955).
Huzella, Th.: Der Entstehungsmechanismus und die organisatorische Bedeutung des Gitterfasersystems, Arch. Entw. mech. Organ., Berlin **116**, 430 (1929).
Huzella, Th.: Beziehungen zwischen Blut und Bindegewebe in der Milzkultur, Arch. exper. Zellforsch., Jena **11**, 170 (1931).
Huzella, Th.: „Aktive Elastizität“ des Gitterfasersystems, Anat. Anz., Jena **72**, 178 (1931).
Huzella, Th.: Die zwischenzellige Organisation, G. Fischer, Jena 1941.
Hwang, Lippincott a. *Krumbhaar:* The amount of splenic lymphatic tissue at different ages, Amer. J. Path. **14**, 809 (1938).

Ikegami, M.: A study on the hemostatic mechanism of the irradiation of spleen with hard X-ray for hemorrhagia uteri. IV. On the morphological change in the spleen and genitals by the irradiation of spleen with hard X-ray in the female rabbit, Jap. J. Obstetr. **20**, 37 (1937).
Imai, T.: Über den Bau und die funktionelle Bedeutung des Hülsengewebes in der Katzenmilz, Fukuoka acta med. **33/9**, 75 (1940).
Imai, T.: Über den Bau des roten Lymphknotens, Transact. Jap. Path. Soc. **30**, 34 (1940).
Im Obersteg, J.: Das Milzgewicht bei der CO-Vergiftung unter Berücksichtigung von Alter, Geschlecht und Körperbautypus, Dtsch. Zschr. gerichtl. Med. **40**, 392 (1951).
Ishida, T.: The spleen and blood platelets, Transact. Jap. Path. Soc. **24**, 232 (1934).
Ishihara, A.: Experimentelle Untersuchungen über die Eosinophilie. 4. Mitteilung: Über die Milz und die Eosinophilie, J. Chosen Med. Ass. **29/4**, 32 (1939).
Istomanowa u. *Chudoroschewa:* Über die Wirkung des Adrenalins auf das rote Blutbild, Zschr. exper. Med. **71**, 212 (1931).
Istomanowa, Mjassnikow u. *Swjatskaja:* Experimentelle Untersuchungen über Erythropoese. 3. Mitteilung: Über den Einfluß der Milz auf den Verlauf experimenteller Anämien, Zschr. exper. Med. **52**, 160 (1926).
Istomanowa u. *Tschilipenko:* Experimentelle Untersuchungen über Erythropoese. 4. Mitteilung: Über den Einfluß des Blutserums, speziell des Milzvenenblutserums auf die Erythropoese, Zschr. exper. Med. **53**, 91 (1926).
Itoh, T.: Experimentelle Studien über die Pathogenese des Toluylendiaminikterus, Beitr. path. Anat., Jena **86**, 488 (1931).
Ivemark, I.: Implications of agenesis of the spleen on the pathogenesis of conotruncus anomalies in childhood. An analysis of the heart malformations in the splenic agenesis syndrome with fourteen new cases, Acta paediatr., Stockholm **44**, Suppl. **104**, 7 (1955).
Iwadô, M.: Über den Einfluß der Gallensäure auf den Kalziumstoffwechsel. 8. Kalkausscheidung im Harn unter dem Einfluß von Gallensäure und Milzextrakt, Arb. Med. Univ. Okayama **4**, **346** (1933/35).
Iwadô, M.: 9. Blutkalkgehalt von normalen sowie von splenektomierten Kaninchen unter dem Einfluß von Gallensäure und Milz, Arb. Med. Univ. Okayama **4**, 356 (1933/35).
Iwadô, M.: 10. Blutkalkgehalt des normalen und splenektomierten Kaninchens unter dem Einfluß des Extraktes der normalen sowie der splenektomierten Leber mit Milzextrakt und Gallensäure, Arb. Med. Univ. Okayama **4**, 424 (1933/35).
Iwao u. *Ochiai:* Über die Blutbildung in der Milz und Leber beim Menschenfoetus in seinem 5.—10. Monat, Transact. Jap. Path. Soc. **29**, 202 (1939).
Iwao u. *Sato:* Über die Blutbildung und Eisenablagerung in der Milz bei Pflanzenfressern, Transact. Soc. Path. Jap. **26**, 317 (1936).
Iwatsuru u. *Minami:* Studien über die Phosphatase. 7. Mitteilung: Die Phosphatase in Blut, Milz, Leber und Nieren bei akuter lymphatischer Leukämie, Biochem. Zschr. **268**, 394 (1934).
Izquierdo, J. J.: Studies on the condition of activity in endocrine glands. 25. The polycythemia of acute anoxemia and its relation to the sympathico-adrenal system, Amer. J. Physiol. **86**, 145 (1928).
Izquierdo a. *Cannon:* Studies on the condition of activity in endocrine glands. 23. Emotional polycythemia in relation to sympathetic and medulloadrenal action on the spleen, Amer. J. Physiol. **84**, 545 (1928).

Jackson, C. M.: Postnatal growth and variability of the body and of the various organs in the albino rat, Amer. J. Anat. **15**, 1 (1913/14).
Jäger, B.: Über die morphologisch nachweisbaren Fettstoffe in Lymphknoten, Beitr. path. Anat., Jena **80**, 15 (1928).
Jäger, E.: Die Gefäßversorgung der Malpighischen Körperchen in der Milz, Zschr. Zellforsch. 8, 578 (1929).
Jäger, E.: Über Stauungsmilz, Verh. Dtsch. Path. Ges. **26**, 334 (1931).
Jäger, E.: Milzbau und Kreislaufstörung. 1. Ein Beitrag zur Entstehung von Milzveränderungen bei Stauungszuständen im Pfortadersystem, Virchows Arch. path. Anat. **299**, 531 (1937).
Jäger, E.: Milzbau und Kreislaufstörung. 2. Über die Beteiligung der Lymphgefäße am krankhaften Milzbau, Virchows Arch. path. Anat. **299**, 552 (1937).
Jaffé, R.: Anatomie und Pathologie der Spontanerkrankungen der kleineren Laboratoriumstiere, J. Springer, Berlin 1931.
Jaffé, R. H.: Zur Frage der mykotischen Natur der gestrüppförmigen Eisenablagerungen in der Milz, Zbl. allg. Path. **42**, 385 (1928).
Jaffé, R. H.: Histologic studies on the spleen in cases of leukemia, Arch. Path., Chicago **19**, 647 (1935).
Jakobs, H.: Über das normale Gewicht der Milz im Kindesalter und über seine Beeinflussung durch Infektionskrankheiten, Virchows Arch. path. Anat. **294**, 453 (1934).
Jármai, K.: Trauma und Leukämie, zugleich ein Beitrag zur Pathologie der Milzschädigung bei den Haustieren, Beitr. path. Anat., Jena **92**, 119 (1933/34).
Jaus, M.: Die Milz als Blutspeicher, Inaug. Diss. München 1936.
Jedlowki, P.: La funzione della milza nell' iperglobulia da ipertiroidismo, Boll. Soc. ital. biol. sper. 6, 1096 (1931).
v. Jeney, A.: Weitere Beobachtungen an blutbildenden Organen in Gewebekulturen, Virchows Arch. path. Anat. **287**, 373 (1933).
v. Jeney, A.: Weitere Beobachtungen an überlebenden blutbildenden Organen, Virchows Arch. path. Anat. **293**, 665 (1934).
Johnson, N.: Traumatic rupture of the spleen. A review of eighty-five cases, Austral. N. Zealand J. Surg. **24**, 112 (1954).
Jolly et *Lieure:* Sur la greffe de la rate, Compt. rend. Soc. biol., Paris **99**, 1919 (1928).
Jolly et *Lieure:* Sur la régénération de la rate, Arch. anat. microsc., Paris **25**, 601 (1929).
Jombres, P.: Zur Frage der Hemmungswirkung der Milz auf das Knochenmark, Zschr. exper. Med. **106**, 457 (1939).
Jonkin, G. A.: Über die Funktion der Milz und anderer Organe als Blutdepot bei Blutverlusten und Transfusionen, Russ. Arch. path. Anat. path. Physiol. **2/2**, 50 (1936).
Jordan, H. E.: A source of origin of pigmented leucocytes in amphibia, Anat. Rec., Philadelphia **29**, 387 (1925).
Jordan, H. E.: A study of the blood of the leopard frog, by the method of supravital staining combined with the injection of India ink into the dorsal lymph sac, with special reference to the genetic relationships among leucocytes, Amer. J. Anat. **35**, Nr. 1, 105 (1925).
Jordan, H. E.: The erythrocytogenic capacity of mammalian lymph nodes, Amer. J. Anat. **38**, 255 (1926).
Jordan, H. E.: The transformation of lymphocytes into erythroblasts in a lymph node of a rabbit, Anat. Rec., Philadelphia **32**, 369 (1926).
Jordan, H. E.: On the relations between the so-called plasmacells and erythroblasts in certain lymph nodes, Anat. Rec., Philadelphia **42**, 91 (1929).
Jordan, H. E.: The pigment content of the liver cells of urodeles, Anat. Rec., Philadelphia **48**, 351 (1931).
Jordan, H. E.: The significance of the lymphoid nodule, Amer. J. Anat. **57**, 1 (1935).
Jordan, H. E.: An unusual instance of eosinophil production in the spleen of the newt, Triturus viridescens, Anat. Rec., Philadelphia **71**, 313 (1938).
Jordan a. *Speidel:* Blood cell formation and distribution, etc. J. Exper. Anat. **38**, 529 (1923).
Jordan a. *Speidel:* Studies on lymphocytes, Amer. J. Anat. **32**, 155 (1923/24).
Jordan u. *Speidel:* Studies on lymphcytes. IV. Further observations upon the hemopoietic effects of splenectomy in frogs, J. Morphol. **40**, 461 (1925).
Jordan a. *Speidel:* Bloodcell formation in the horned toad, Phrynosoma solare, Amer. J. Anat. **43**, 77 (1929).
Jordan a. *Speidel:* Blood formation in the hagfish, Myxine glutinosa, Anat. Rec., Philadelphia **44**, 257 (1929/30).
Jordan u. *Speidel:* Blood formation in the larval lamprey, Lampetra wilderi, Anat. Rec., Philadelphia **45**, 257 (1929/30).
Jordan a. *Speidel:* Blood formation in the cyclostomes, Amer. J. Anat. **46**, 355 (1930).
Jordan a. *Speidel:* The hemocytopoietic effect of splenectomy in the salamander, Amer. J. Anat. **46**, 55 (1930).
Jordan a. *Speidel:* Blood formation in the african lungfish under normal conditions and under conditions of prolonged estivation and recovery, J. Morph. **51**, 319 (1931).
Jores, L.: Über das Fasergerüst der Milz bei Lebercirrhose, Zbl. allg. Path. **56**, 245 (1932/33).

Judina, N.: Oligocythämierender Faktor der Milz, Ž. med. ciklu, Kiev **2**, 365 (1932).

Judina, N.: Zur Frage der Rolle des Retikuloendothels bei der Regulation der Beständigkeit der Blutzusammensetzung, Ž. med. ciklu, Kiev **3**, 281 (1933).

Judina, N.: Über die spezifische Stimulation der Phagocytose mit einem Milzextrakt, Ž. med. ciklu, Kiev **3**, 407 (1933).

Juditzkaja, A. J.: Biochimia, Moskau **14**, 97 (1949).

Juiler, A.: Wie beeinflußt der Aderlaß das morphologische Verhalten und das Albumin-Globulin-Verhältnis des Blutes, Vet. med. Inaug. Diss. Hannover 1937.

Jungeblut, C. W.: The rôle of the reticuloendothelial system in immunity. 4. The action of diphteria toxin in splenectomized and blocked mice, J. exper. Med. **46**, 609 (1927).

Junius, P.: Krankheiten durch Störung des Lipoidstoffwechsels (Niemann-Picksche Krankheit, Morbus Gaucher, Schüller-Christiansche Krankheit, Xanthomatosen verschiedener Lokalisation) in Beziehung zum Sehorgan, Zschr. Augenhk., Berlin **76**, 129 (1932).

Kadrnka u. *Martin:* Zur Frage der Größenschwankungen des röntgenkontrastdargestellten Milzschattens, Klin. Wschr. **11**, 1147 (1932).

Kallós, P.: Beeinflussung des Blutdepots in der Milz durch Thyroxin, Klin. Wschr. **12**, 352 (1933).

Kallós, P.: Karzinomstudien; Stoffwechseluntersuchungen, Schweiz. Zschr. Path. **3**, 75 (1940).

Kallós, P.: Die sogenannte „ablastische Funktion" der Milz, Schweiz. med. Wschr. **7**, 192 (1944).

Kallós u. *Kallós-Deffner:* Karzinomstudien; weitere Beiträge zur Frage der Unempfänglichkeit der Milz für Karzinom, Schweiz. Zschr. Path. **3**, 149 (1940).

Kallós u. *Kallós-Deffner:* Karzinomstudien; experimenteller Beitrag zur Frage der Unempfänglichkeit der Milz für Karzinom, Schweiz. Zschr. Path. **3**, 11 (1940).

Kallós u. *Kallós-Deffner:* Karzinomstudien; die akute Milzschwellung, Schweiz. Zschr. Path. **3**, 141 (1940).

Kamerling u. *de Roo:* Der Einfluß der Milzexstirpation auf das Blutbild, Ned. tschr. geneesk. **13**, 7 (1940).

Kan, S.: Untersuchungen über den Phosphatidumsatz. Einfluß der Ultraviolett- und Röntgenbestrahlung der Milz des mit hämolysiertem Blut injizierten Hundes auf Lipoid-Phosphor, Lipoid-Stickstoff und Lipoid-Amino-Stickstoff im Blut, J. Biochem.,Tokyo **31**, 259 (1940).

Kan, S.: Biochemische Untersuchung über die Wirkung der Ultrakurzwellen. 2. Mitteilung: Einfluß der Durchflutung der Milz des Hundes auf den Lipoid-Phosphor des Blutes, Jap. J. Med. Sc. Biochem. **4**, 291 (1941).

Kaôriakis, L.: Experimentelle Studien über die Beziehungen der Milz zur Funktion der Genitalorgane, Klin. Wschr. **10/1**, 304 (1940).

Kasansky, W.: Osmotische Resistenz der Erythrocyten nach der Milzentfernung, Wien. klin. Wschr. **43**, 206 (1930).

Katase, A.: Der Einfluß der Ernährung auf die Konstitution des Organismus, Ergeb. exp.-biol. Forschungen, S. 162, Urban & Schwarzenberg, Berlin 1931.

Katsuki, J.: Über das Vorhandensein des tiefen Lymphgefäß-Systems in der Milz, Fukuoka ikwadaigaku zasshi **18**,393 (1925).

Katsuyama, S.: Beiträge zur experimentellen Untersuchung der Organkorrelation. 6. Mitteilung: Über das Verhalten der Milz und Leber bei der parenteralen Verabreichung von artfremdem Eiweiß oder beim anaphylaktischen Schock, Okayama igakkai zasshi **52**, 65 (1940).

Katzberg, A. A.: Tissue lysis by splenic preparations, Growth **16**, 15 (1952).

Kawanishi, H.: Experimentelle Studien über die Innervation der Milz, Okayama — igakkai — zasshi **46**, 319 (1934).

Keiderling, Wöhler u. *Altmeyer:* Zur Physiologie und Pathologie des Speichereisens. 2. Mitteilung: Tierexperimentelle Untersuchungen über Ferritin- und Hämosideringehalt von Leber und Milz unter physiologischen und pathologischen Bedingungen, Arch. exper. Path. Pharmak., Leipzig **223**, 375 (1954).

Kellert, E.: Miliary tuberculosis of the spleen with thrombopenic purpura hemorrhagica, J. Amer. Med. Ass. **96**, 2193 (1931).

Kempf, F. K.: Lipoidzellenhyperplasie der Milz und Leber bei chronischem Choledochusverschluß, Frankf. Zschr. Path. **61**, 116 (1949).

Kief, H.: Veränderungen der Milz im Tierversuch nach Gaben von Cortison und Desoxycorticosteron, Zbl. allg. Path. **91**, 359 (1954).

Kief, Knothe u. *Schürmeyer:* Strukturelle Umbauvorgänge in der Milz beiderseitig epinephrektomierter Ratten nach hohen Dosen Cortison oder Desoxycorticosteron, Virchows Arch. path. Anat. **325**, 624 (1954).

Kienle u. *Malamani:* Experimentelle Untersuchungen über die Rolle der Milzkontraktion für das periphere Blutbild, Zschr. exper. Med. **108/1**, 31 (1941).

Kihara, T.: Entwicklungsgeschichtliche und experimentelle Untersuchungen über die Retikulumfasern, Abh. d. dtsch.-jap. Kulturinstituts, Kyoto 1956.

Kikuth, W.: Die Bartonellen, eine neue Gruppe von Anämieerregern, Münch. med. Wschr. **75**, 1595 (1928).

Kimura, S.: Histologische Untersuchungen über das Schicksal intravenös infundierten Fettes im Organismus. Tohoku J. Exper. Med. **30**, 315 (1936/37).

Kimura, S.: Einfluß der Blockierung des R. E. S. auf den Wanderungsprozeß des infundierten Fettes im Körper, Tohoku J. Exper. Med. **30**, 329 (1936/37).

Kin, S.: Experimental studies on hyperergic changes in the spleen, J. Chosen Med. Ass. **28**, 85, (1938).

Kirkpatrick, C. M.: Body weights and organ measurements in relation to age and season in ring-necked pheasants, Anat. Rec., Philadelphia **89**, 175 (1944).

Klages, F.: Der thrombophlebitische Milztumor, Arch. klin. Chir., Berlin **171**, 157 (1932).

Klein, H.: Die periodischen Schwankungen der Blut-, Milz-, Darm- und Leberleukocyten, Exper. Beitrag zur periodischen Funktion der Organe, Virchows Arch. path. Anat. **316**, 97 (1948).

Kleine u. *Paal:* Endokrinologie, Leipzig **14** (1934).

Kleinschmidt, A.: Vergleichend-anatomische Untersuchungen an Milz, Leber, Darmtraktus und Niere des Gorilla, Anat. Anz., Jena **97**, 373 (1950).

Klemperer, P.: Relationship of reticulum to diseases of hematopoietic system, Dr. E. Libman, Anniv. Vols. N. Y. internat. Press **2**, 655 (1932).

Klemperer, P.: The spleen, Downey's Handbook of Hematol., P. B. Hoeber, Inc. N. Y. **3**, 1591 (1938).

Klenk, E.: Über die Natur der Phosphatide der Milz bei der Niemann-Pickschen Krankheit, Hoppe-Seyler's Zschr. physiol. Chem. **229**, 151 (1934).

Klenk u. *Rennkamp:* Über die Ganglioside und Cerebroside der Rindermilz, Hoppe-Seyler's Zschr. physiol. Chem. **273**, 253 (1942).

Klieneberger, C.: Die Blutmorphologie der Laboratoriumstiere, 2. Aufl., J. A. Barth, Leipzig 1927.

Klinge, F.: Versuche über die Auslösbarkeit hyperergischer Entzündungserscheinungen an überlebenden Organen sensibilisierter Kaninchen, Krkh.forschung, Leipzig **3**, 174 (1926).

Klinge, F.: Untersuchungen über die Beeinflußbarkeit der lokalen Serumüberempfindlichkeit durch Eingriffe am aktiven Mesenchym (Milzexstirpation und Speicherung) Teil II, Krkh.forschung, Leipzig **5** 458 (1927).

Klopper, P. J.: Splenic function in relation to blood pressure changes evoced by stimulation of the cerebral cortex, J. Physiol. **129**, 547 (1955).

Klotz a. *Simpson:* The spleen in west african yellow fever, Amer. J. Path. **3**, 483 (1927).

Knake, E.: Über die Auswirkungen der Milzexstirpation auf den Uterus von Ratten, Arch. Gynäk. **175**, 45 (1944).

Knake, E.: Über Transplantation von Milzgewebe, Virchows Arch. path. Anat. **321**, 508 (1952).

Knake, E.: Über eine Möglichkeit, das Schicksal von Milz-Homotransplantaten zu beeinflussen, Zschr. Naturforsch., Tübingen **8b/6**, 324 (1953).

Knake, E.: Über einen Angriffspunkt von Gewebsverträglichkeitsgenen nach Transplantationsexperimenten an homozygoten und heterozygoten Ratten, Zschr. Naturforsch., Tübingen 8 b, 298 (1953).

Knake, E.: Über Homotransplantation von Milzgewebe bei Ratten, Virchows Arch. path. Anat. **324**, 1 (1953).

Knake, E.: Über Heterotransplantationsexperimente und einige Folgerungen für die Auffassung der Gewebsverträglichkeit, Virchows Arch. path. Anat. **327**, 533 (1955).

Knake, E.: Über die Immunitätshypothese von Transplantabilität körperfremder normaler Gewebe, Virchows Arch. path. Anat. **327**, 509 (1955).

Knisely, M. H.: Microscopic observations on the circulatory system of living transilluminated spleens and parturient uteri, Proc. Soc. Exper. Biol. Med., N. Y. **32**, 212 (1934).

Knisely, M. H.: A method of illuminating living structures for microscopic study, Anat. Rec., Philadelphia **64**, 499 (1936).

Knisely, M. H.: Spleen studies. 1. Microscopic observations of the circulatory system of living unstimulated mammalian spleens, Anat. Rec., Philadelphia **65**, 23 (1936).

Knisely, M. H.: Spleen studies. 2. Microscopic observations of the circulatory system of living traumatized spleens, and of dying spleens, Anat. Rec., Philadelphia 65, 131 (1936).

Knopp, J.: Die Kreislauffunktion der Leber und der Querschnitt ihrer großen Gefäße, Virchows Arch. path. Anat. **325**, 470 (1954).

Knutti a. *Hawkins:* Bartonella incidence in splenectomized dogs, J. Exper. Med. **61**, 115 (1935).

Knutti a. *Hawkins:* Hemoglobin and bile pigment overproduction in the splenectomized bile fistula dog, J. Exper. Med. **61**, 127 (1935).

Kobliha, F.: Die Biochemie des Roussarcoms der Hühner. 1. Biophysik. 2. Gewicht der Tiere und ihrer Organe, Zschr. Krebsforsch. **32**, 344 (1930).

Koboth, I.: Über das Gitterfasergerüst der roten Milzpulpa mit einem Beitrag zu ihrer Gefäßstruktur und Blutdurchströmung, Beitr. path. Anat., Jena **103**, 11 (1939).

Koch, F.: Die Amyloidose, Münch. med. Wschr. **84**, 401 (1937).

Koch, Greef u. *Plewa:* Versuche zum Mechanismus der Milzentspeicherung bei Blutverlusten, 20. Tgg. Dtsch. Physiol. Ges. Homburg/Saar 1953, Ber. Physiol. **162**, 333 (1953/54).

Koch u. *Thauer:* Zur Methodik der quantitativen Registrierung der Speicherungs- und Entspeicherungsvorgänge in der Milz, Pflügers Arch. Physiol. **258**, 461 (1954).

Köhler, U.: Milz-Leber-System und Skelettmuskel, Ärztl. Forschg., Wörishofen 11 (1957).

Köhn, K.: Verh. Dtsch. Path. Ges. Marburg 1953.

Köhn, K.: Lymphgewebe und Milz im Tierversuch bei saurer und basischer Ernährung, bei Hunger und Hormonbehandlung, Frankf. Zschr. Path. **65**, 5 (1954).

Köhn, K.: Experimenteller Beitrag zur Frage der Abhängigkeit des Lymphgewebes von der Ernährung, Verh. Dtsch. Path. Ges. S. 193 u. 211 (1954).

König, W.: Experimentelle Untersuchungen über die Entstehung der Thrombose. Ein Beitrag zur Lehre von den Blutplättchen, Arch. klin. Chir., Berlin **171**, 447 (1932).

König u. *Weber:* Die Darstellbarkeit der Milz im Röntgenbild als Untersuchungsmethode für die Milzfunktion, Klin. Wschr. **11**, 552 (1932).

Kolpikow, N. W.: Der Einfluß der zur Zeit der Infektion schon lang vollendeten Splenektomie auf den therapeutischen Effekt des Salvarsans, Zschr. Immunit.forsch., Jena **48**, 182 (1926).

Komatsu, S.: Studien über bakterizide Stoffe in der Gewebezüchtung, Zschr. Immunit.-forsch., Jena **71**, 76 (1931).

Komissarenko, V. P.: Contribution à l'étude de la spécificité de l'action di liénolysate, Eksper. Med. **1**, 1 (1941).

Kondratjew, N.: Zur Lehre von der Innervation der Bauch- und Beckenhöhlenorgane beim Menschen. 1. Mitteilung. Über unmittelbare nervöse Verbindungen zwischen Organen verschiedener Funktionen, Zschr. Anat. Entw.gesch. **90**, 178 (1929).

Koppenhöfer, G. F.: Gewebliche Veränderungen nach der Einverleibung kolloidaler Kieselsäure, Zbl. allg. Path. **62**, 117 (1935).

Korbsch, R.: Das Aorten-Milzsyndrom in der Luesdiagnose, Med. Klin. **25**, 1998 (1929).

Korschun, Dwijkoff, Gorochownikowa u. *Krestownikowa:* Die Einwirkung der Tuberkelbazillen B. C. G. (Calmette) auf den Organismus des Meerschweinchen, Krkh.forschung, Leipzig **5**, 1 (1927).

Kosir, A.: Die Infiltrate in den Organen der Maus und die Geschwulstimmunität, Zschr. Krebsforsch. **38**, 487 (1932).

Kossmag, M.: Doppelmilz beim Bullen, Tierärztl. Rdsch. Nr. 48 (1934).

Kostič e *Vlatkovič:* L'azione della milza nell' accrescimento corporeo, Riv. biol. **21**, 369 (1936).

Kovács u. *Goretzky:* Neuere Beiträge zum Cholesteringehalt des Milzdepotserums. (Inst. f. allg. Pathol. Univ. Budapest.) Vortrag auf der Tagung der ung. physiol. Ges. (1942).

Krafka, McCrea a. *Vogt:* The activity of the spleen during anaphylactic shock, J. Physiol. **68**, 292 (1929/30).

Kraft, R.: Über die Rolle der Milz im Krankheitsbild der perniciösen Anämie, Dtsch. Zschr. Chir. **199**, 102 (1926).

Kramer a. *Little:* Nature of reticulin. In: Randall, J. T., Nature and structure of collagen, S. 33 u. **44**, Butterworth-London 1953.

Kramer a. *Luft:* Mobilization of red cells and oxygen from the spleen in severe hypoxia, Amer. J. Physiol. **165**, 215 (1951).

Kratky u. *Sekora:* J. macromol. Chem. **1**, 113 (1943).

Kraus, E. J.: Zur Frage der Eiseninkrustationen in der menschlichen Milz, Virchows Arch. path. Anat. **278**, 284 (1930).

Krauspe, K.: Über den Flüssigkeitsstoffwechsel im lymphatischen Gewebe, Verh. Dtsch. Path. Ges. **27**, 298 (1934).

Kreis, H.: Cholesterin-Fettresorption nach Milzexstirpation, Zschr. exper. Med. 88, 271 (1933).

Krekeler, A.: Über Blutungscysten der Milz, Virchows Arch. path. Anat. **274**, 60 (1929).

Kremer, J.: Über das Wesen und die Bedeutung der pigmentierten Zellen in der Leber hungernder Kaltblüter, Anat. Anz., Jena **85**, 310 (1937/38).

Kremer, J.: Das Problem der Pigmentablagerung in der Leber und Milz der Kaltblüter und seine Beziehungen zur Frage des Blutabbaues und Eisenstoffwechsels, Zschr. mikrosk.-anat. Forsch. Leipzig **44**, 234 (1938).

Kressbach u. *Sailer:* Klin. Wschr. S. 742 (1954).

Kretz, J.: Zwei Fälle von Milzvenenthrombose, Wien. Arch. inn. Med. **13**, 249 (1927).

Kretzschmar, H.: Rezidiv lebensbedrohender Uterusblutungen bei essentieller Thrombopenie nach Milzexstirpation, Zschr. klin. Med. **118**, 297 (1931).

Kritschewski u. *Friede:* Über eine bisher unbekannte Funktion des retikuloendothelialen Systems. 9. Über die Rolle des Retikuloendothels bei der Wirkung von Medikamenten und Giften, Zschr. Immunit.forsch., Jena **65**, 254 (1930).

Kritschewski u. *Heronimus:* Über die Bedeutung des retikuloendothelialen Apparates bei Infektionskrankheiten. 6. Der Einfluß der Entmilzung auf den Verlauf des Fleckfiebers, Zschr. Immunit.forsch., Jena **67**, 507 (1930).

Kritschewski u. *Schapiro:* Über die Natur der Immunität bei Rückfallfieber. 11. Über die Schutzfunktion der nicht mit Eisenzucker blockierten Histiocyten des außerhalb der Milz gelegenen Teiles des retikuloendothelialen Systems, Zschr. Immunit.-forsch., Jena **65**, 264 (1930).

Kritschewski, Semzowa u. *Ratner:* Über eine noch unbekannte Funktion des retikuloendothelialen Systems. 11. Die Unabhängigkeit der die chemotherapeutische Wirkung bestimmenden Funktion des Retikuloendothels von der Abwehrfunktion, Zschr. Immunit.forsch., Jena **67**, 417 (1930).

von Krogh, Chr.: Zur Morphologie der Primatenmilz, Anthrop. Anz., Stuttgart **13**, 89 (1936).

Krokiewicz, A.: Spontanruptur der Milz bei Endokarditis ulcerosa aortica, Virchows Arch. path. Anat. **262**, 328 (1926).

Krumbhaar, E. B.: Les modifications apportées à la formule sanguine par l'ablation de la rate normale chez les mammifères, Sang. Paris **6**, 717 (1932).

Krumbhaar a. *Lippincott:* The postmortem weight of the "normal" human spleen at different ages, Amer. J. Med. Sc. **197**, 433 (1939).

Krzywanek, Fr. W.: Weiteres über die neuerkannte Milzfunktion, Berliner tierärztl. Wschr. **45**, 69 (1929).

Krzywanek, Fr. W.: Die Vermehrung der Erythrocyten nach Sekretininjektion ist im wesentlichen auf die Milz zurückzuführen. Pflügers Arch. Physiol. **222**, 435 (1929).

Krzywanek u. *Berge:* Das Verhalten der Erythrocyten bei Ruhe und Bewegung bei einem milzlosen Pferd, Pflügers Arch. Physiol. **232**, 478 (1933).

Kühne, E.: Über Milzveränderungen bei Schlachtschweinen und ihre Ursachen mit besonderer Berücksichtigung der Milzgewebshernien, Inaug. Diss. Hannover 1937.

Külbs, F.: Neuere experimentelle Untersuchungen über Herz und Arbeit, Verh. Dtsch. Ges. inn. Med. S. 387 und S. 390 (1929).

Külbs, F.: Neuere Untersuchungen über Herz und Arbeit, Zschr. exper. Med. **67**, 822 (1929).

Kuhn, Sörensen u. *Birkhofer:* Über die Eisenproteide der Milz. Der Bauplan des Ferritins, Ber. Dtsch. Chem. Ges. **73**, 823 (1940).

Kulka, H.: Beitrag zur Kenntnis der Blutveränderungen nach Entfernung gesunder Milzen beim Menschen und ihre Bedeutung für die Klinik, Dtsch. Zschr. Chir. **219**, 119 (1929).

Kunisho, K.: Beiträge zur Pharmakologie der Milzmuskulatur, Okayama igakkai zasshi **47**, 2929 (1935).

Kunz u. *Weber:* Hämosiderose der Milz nach Bluttransfusionen, Arch. klin. Chir., Berlin **181**, 263 (1934).

Kunz u. *Zacherl:* Der Eisengehalt der Milz nach Bluttransfusion, Wien. klin. Wschr. **45**, 1406 (1932).

Kuriyama, T.: Transplantation der Milz der Bufo-Larven, Kaibôgaku Zasshi, Tokyo **3**, 1156 (1930).

Kuriyama, T.: Über die Regeneration der Milz von Bufolarven, Fol. anat. Jap. **9**, 511 (1931).

Kuro, M.: Klinische Untersuchungen über Milzfunktion. Unter besonderer Berücksichtigung des Vergleiches zwischen dem arteriellen und venösen Blute der Milz, Arch. klin. Chir., Berlin **174**, 280 (1933).

Kurosu, S.: Über die Krebsmetastase in der Milz, Transact. Jap. Path. Soc. **18**, 533 (1928).

Kyes, P.: The spleen, Cowdry's special cytology, Edition I, S. 537, B. P. Hoeber Inc., New York 1928.

Kyriakis, L.: Experimentelle Studien über die Beziehungen der Milz zur Funktion der Genitalorgane, Klin. Wschr. **13**, 304 (1940).

Labuzek, K.: Untersuchungen über das Verhalten der Gitterfasern bei pathologischen Prozessen. 1. Gitterfasern bei den atrophischen Prozessen der Leber, der Milz und der Bauchspeicheldrüse, Trav. Inst. anat. path. Univ. Jagellone, Krakau, Fasc. 7/8, (1937/38).

Laguesse, E.: Recherches sur le développement de la rate chez les poissons, J. anat. physiol., Paris **26**, 345 (1890).

Laguesse, E.: Le tissu splénique et son développement, Anat. Anz. **6**, 5, 131 (1891).

Dal Lago, M.: Ricerche sperimentali sui rapporti fra milza e avitaminosi C, Boll. Soc. ital. biol. sper. **16**, 59 (1941).

Lambertini, G.: Ricerche sullo stroma della milza di mammifero (coniglio), Monit. zool. ital. **42**, 156 (1931).

Landboe-Christensen, E.: Argentaffin cells and pernicious anemia, Amer. J. Med. Sc. **223**, 182 (1952).
Lange, K. H.: Über die Hypertrophie der glatten Muskulatur, Morph. Jb., Leipzig **84**, 363 (1940).
Lange, W.: Spontanrupturen der Milz bei Leukämien, Med. Klin. **24**, 1311 (1928).
Langendorff u. *Tonutti:* Zur Regulation des weißen Blutbildes. Lymphocyten und Nebennierenrindenfunktion, Ärztl. Forschg., Wörishofen IV/8, 197 (1950).
Langer, P.: Die Altersveränderungen der Milz beim Pferd mit besonderer Berücksichtigung der Gitterfasern. 5. Beitrag zur Altersanatomie des Pferdes, Vet. med. Inaug. Diss. Hannover 1941.
Latimer, H. B.: The prenatal growth of the cat. 10. The weight of the spleen in the fetal period and in the adult, Growth **4** Suppl. **3**, 259 (1940).
Latimer, H. B.: The prenatal growth of the cat. XVI. Changes in the relative weights of the organs, Growth **12**, 123 (1948).
Latimer, H. B.: The prenatal growth of the dog spleen, Growth **16/1**, 47 (1952).
Latta a. *Johnson:* Studies of lymphatic tissue grown in vitro with splenic extract as culture medium, Arch exper. Zellforsch., Jena **16**, 221 (1934).
Latten, W.: Ist die Entfernung der gesunden Milz für den Menschen gleichgültig? (Ein Beitrag zur Frage der Immunitätsänderung nach Milzexstirpation.), Münch. med. Wschr. **18** (1941).
Laubinger, W.: Über den systemartigen Zusammenhang der Gitterfasern in den Fettorganen und seine funktionelle Bedeutung, Morph. Jb., Leipzig **81** (1938).
Lauda, E.: Zur Frage des Einflusses der Milz auf den Eisenstoffwechsel, Wien. Arch. inn. Med. **11**, 293 (1925).
Lauda, E.: Weitere Beiträge zur infektiösen Anämie der Ratte, Zbl. Bakt. **98**, 522 (1926).
Lauda, E.: Bemerkungen zu „Beiträge zur Physiologie der Drüsen" von Leon Asher, Nr. 75. „Untersuchungen über den Eisenstoffwechsel in seiner Abhängigkeit von Milz und Ovarien" von Yuzuru Tominaga in Biochem. Zschr. **5/6**, 418 (1925), Wien. Arch. inn. Med. **13**, 189 (1927).
Lauda, E.: Zur Frage der inneren Sekretion der Milz, Wien. klin. Wschr. **45**, 989 (1932).
Lauda, E.: Normale und pathologische Physiologie der Milz, Urban & Schwarzenberg, Wien-Berlin 1933.
Lauda, E.: Die Milz — ein inkretorisches Organ, Bibl. haemat. **3**, 3, S. Karger, Basel-New York 1955.
Lauda u. *Flaum:* Zur Frage der innersekretorischen Funktion der Milz, Wien. klin. Wschr. **43**, 1105 (1930).
Lauda u. *Flaum:* Studien über die Beziehung der Milz zur Resistenz der Ratten gegen die infektiöse Anämie, Zschr. exper. Med. **73**, 293 (1930).
Lauda u. *Haam:* Die Beziehungen der Milz zum Eisenstoffwechsel, Erg. inn. Med. **40**, 750 (1931).
Lauda u. *Haam:* Zur Frage der Bedeutung der Milz als Blutkörperchenreservoir. 1. Mitteilung, Zschr. exper. Med. **80**, 640 (1932).
Lauda u. *Haam:* Zur Frage der Bedeutung der Milz als Blutkörperchenreservoir. 2. Mitteilung, Zschr. exper. Med. **80**, 657 (1932).
Lauda u. *Haam:* Importance of the spleen as a reservoir for red blood cells, Proc. Soc. Exper. Biol. Med., New York **29**, 260 (1932).
Lauda u. *Rezek:* Milz, in: Jaffé, R.: Anatomie und Pathologie der Spontanerkrankungen der kleineren Laboratoriumstiere, Springer, Berlin 1931.
Laufberger, V.: Ultrastructure of tissue cells, Vrač. delo, Charkov **20**, 21 (1937).
Laufberger, V.: Production of erythrocytes under normal conditions and in pernicious anaemia, Sborn. lék., Praha **43**, 236 (1941).
Laufer, S.: Zur Kenntnis der Fleckenmilz, Zbl. allg. Path. **58**, 113 (1933).
Lauson, Goldner u. *Severinghaus:* The rate of increase in hypophyseal gonadotropic content following ovariectomy in the rat, with obcervations on glands weights, Endocrinology **25**, 47 (1939).
Leahy, McNickle a. *Smith:* Fate of injected radiophosphorus-labeled leucocytes, Amer. J. Physiol. **179**, 570 (1954).
Lee, Kap-Soo: Über die Metallkolloidaufnahme der Gewebszellen, III. Mitt. Der Einfluß verschiedener lyophiler Kolloide auf die Metallaufnahme der Gewebszellen der überlebenden Milz sowie Niere, Fol. pharmacol. Jap. **21**, 33 (1935).
Legait, E.: Structure des vaisseaux spléniques et équipement nerveux de la rate chez quelques oiseaux, Compt. rend. Ass. anat. **62**, 302 (1951).
Leidel, G.: Ein Beitrag zur tuberkulösen Splenomegalie, Zbl. allg. Path. **48**, 54 (1930).
Leites, Koslowa u. *Jussin:* Milz und Fettstoffwechsel, Dtsch. med. Wschr. **59**, 214 (1933).
Lenarduzzi e *Chiorazzo:* Significato e importanza del riscontro radiologico de varici esofagee nelle splenomegalie, Minerva med. **28**, 613 (1937).
Lenin, H.: Die periodischen Schwankungen der Blut-, Milz-, Darm- und Leberleukocyten. Experimenteller Beitrag zur periodischen Funktion der Organe, Virchows Arch. path. Anat. **316**, 97 (1949).
Lennert, R.: Die hyalin-tropfige Eiweißspeicherung in den Pulpavenen der Milz, 34. Tgg. Dtsch. Ges. Path. 1950, Zbl. allg. Path. **86/11**, 452 (1950).

Lennert u. *Stirnweis:* Über Leukocytenabbau und Auftreten von Eiweißkristallen in der Kaninchenmilz, Virchows Arch. path. Anat. **318**, 631 (1950).

Lensing, A.: Untersuchungen über Blutreserven bei entmilzten Hühnern, Vet. med. Inaug. Diss. Hannover 1940.

Lentz, H.: Die Nervenversorgung der Kaninchenmilz, Zschr. Zellforsch. **37**, 494 (1952).

Léon, C.: Histogénèse de l'ébauche splénique chez les Salmonides, Arch. anat. microsc., Paris **28**, 363 (1932).

Leonardo, D.: L'azione splenoriduttrice delle basi ammoniche quaternarie, Boll. Soc. ital. biol. sper. **14**, 168 (1939).

Lepel, G.: Zur Frage der Pathogenese des hämolytischen Ikterus, Dtsch. Arch. klin. Med. **180**, 245 (1937).

Lesné, Zizine et *Briskas:* Teneur en fer et en cuivre du foie et de la rate de l'enfant aux différents ages, Compt. rend. Soc. biol., Paris **122**, 1271 (1936).

Letterer, E.: Hochgradige Milzhyperplasie bei experimenteller chronischer Phenylhydrazinvergiftung, Arch. Gewerbepath., Berlin **7**, 701 (1937).

Letterer u. *Bogendörfer:* Untersuchungen über den Einfluß des Nervensystems auf Speicherungsvorgänge am retikuloendothelialen System. 2. Mitteilung, Arch. exper. Path. Pharmak., Leipzig **157**, 251 (1930).

Levi, G.: Experimentelle Untersuchungen über die Gitterfasern, Arch. exper. Zellforsch., Jena **11**, 178 (1931).

Levi, G.: Ricerche sulla istogenesi delle fibre collagene e reticolare nelle colture in vitro, Arch. exper. Zellforsch., Jena **11**, 189 (1931).

Levi, G.: Explantation besonders die Struktur und die biologischen Eigenschaften der in vitro gezüchteten Zellen und Gewebe, Erg. Anat. **31** (1934).

Levi, M.: Zur Hämatologie der weißen Maus und Ratte, Fol. haemat. **32**, 125 (1926).

Levi e *Bairati:* Conseguenza immediata e remote della splenectomia sulle curve eritrocitometrica, reticolocitometrica e di resistenza osmotica dei globuli rossi in casi di ittero emolitico costituzionale, Arch. sc. med., Torino **59**, 717 (1935).

Levi e *Dogliotti:* Struttura e proprietà delle fibrille a graticcio e reticolari in alcuni tessuti viventi, Rendic. Accad. Nazion. dei Lincei **11** (1930).

Levi e *Micheletti:* Il sistema reticolo endoteliale durante l'assorbimento enterico del ferro, Boll. Soc. ital. biol. sper. **4**, 1174 (1929).

Lewin, I. E.: Zellenbestand und Eisengehalt der Milz von Feten und Neugeborenen, Virchows Arch. path. Anat. **273**, 168 (1929).

Lewin, O.: Die morphologischen Veränderungen in den blutbildenden Organen nach akuten Blutverlusten, Beitr. path. Anat., Jena **88**, 349 (1932).

Lewinsohn, Leuchtenberger a. *Laszlo:* Spleen extract in the treatment of transplanted and spontaneous malignant tumors in mice, Surg. Gynec. Obstetr. **71**, 274 (1940).

Lewis, O. J.: The development of the circulation in the spleen of the foetal rabbit, J. Anat.,London **90**, 282 (1956).

Lewy, M.: Zur Hämatologie der weißen Maus und der Ratte, Fol. haemat. **32**, 125 (1926).

Ley u. *Suchenwirth:* Benigne und maligne Retikulohistiocytosen, Dtsch. med. Wschr. **81/44**, 1737 (1956).

Li, Garven a. *Howard Mole:* The microscopic anatomy of the vascular system of the dog's spleen, J. Roy. Microsc. Soc. **3**, 109 (1929).

Liaci, L.: Influenze della segale corunta sull' attività contrattile della milza, Arch. farmacol. sper., Roma **68**, 163 (1939).

Liaci, L.: Possiede la ergobasina azione splenocontrattile? Biochem. terap. sper., Milano **27**, 169 (1940).

Liberti, V.: Esiti a distanza delle modificazioni istologiche degli organi di animali splenectomizzati, Ormoni **11**, 241 (1940).

Licheri, G.: Le plasmacellule negli organi emopoietici della serie animale, Monit. zool. Ital. **44**, 179 (1933).

Lichtenstein u. *Plenge:* Zur Pathologie und Klinik der sog. Milzvenenthrombose, Dtsch. Arch. klin. Med. **175**, 520 (1933).

van Liere, E. J.: The effect of prolonged anoxemia on the heart and spleen in the animal, Amer. J. Physiol. **116**, 290 (1936).

Lierse, W.: Experimentelle Untersuchungen über den Einfluß weiblicher Geschlechtshormone auf die Milzen von Katzen und Kaninchen, Inaug. Diss. Berlin 1955.

Lifshitz, M.: Influence of spleen on leucocyte count of the albino rat, Proc. Soc. Exper. Biol. Med., N. Y. **36**, 612 (1937).

Ligas, A.: Sul tasso colesterinemico e sul contenuto in grassi e lipoidi della corteccia surrenale in animali splenectomizzati, Arch. farmacol. sper., Roma **59**, 210 (1935).

Ligas, A.: Sulle variazioni dei processi ossidoriduttivi del sangue e dei tessuti in animali splenectomizzati, Boll. Soc. ital. biol. sper. **17**, 7 (1942).

Lillie, R. D.: Reticulum staining with Schiff reagent after oxydation by acidified sodium periodate, J. Laborat. Clin. Med., S. Louis **32**, 910 (1947).

Lillie, R. D.: Histochemistry of connective tissues. Collagen, Reticulum, Basement membranes, Sarcolemma, Ocular membranes, Laborat. Invest. **1**, 30 (1952 a).

Lillie, R. D.: Staining of connective tissue, Arch. Path., Chicago **54**, 220 (1952 b).

Limousin et *Bouffanais:* Rates multiples chez un aguean. Recherches sur l'origine des rates accessoires et des rates multiples chez l'homme et les animaux, Bull. méd. vét. **80**, 276 (1927).

Lindgren, A. G. H.: On the amount of the blood in the peripheral vascular system in some pathological conditions, especially peritonitis, Acta chir. Scand. **77**, Suppl. 39 (1935).

Linn a. *Elias:* Epidermoid cyst of the spleen. Report of a case, Amer. J. Clin. Path. **19/6**, 558 (1949).

Lintzel, W.: Notiz über die Funktion der Milz als Blutkörperchenreservoir bei der weißen Ratte, Pflügers Arch. Physiol. **226**, 305 (1930).

Lippai, Mitchell a. *Irving:* Rhythmically activity of the isolated mammalian spleen, Austral. J. Exper. Biol. **31**, 267 (1953).

Little a. *Kramer:* Nature of Reticulin, Nature **170/1**, 499 (1952).

Liverani, E.: Studio comparativo sul potere splenocontrattile dell' adrenalina e del' efedrina, Arch. farmacol. sper., Roma **52**, 101 (1931).

Liverani, E.: L' influenza della milza sul ricambio della colesterina, Arch. farmacol. sper., Roma **53**, 166 (1932).

Llombart, A.: Estudios histo-fisiológicos sobre el bazo en los cultivos de tejidos, Bol. Soc. españ. hist. natur. **31**, 581 (1931).

Lloyd, J. H.: On abnormalities in Rana temporaria chiefly effecting the vascular system, P. Zool. Soc. London, Part **2**, S. 307 (1928).

Locchi, R.: Sobre algumas relacões do estomago, do pancreas e do baço „Bradypus tridactylus L.", Bol. Soc. med. cir. S. Paulo **11** (3), Nr. 6/7, 13 (1928).

Loeffler, L.: Über die Ursachen der Verteilung von Vitalfarbstoffen, Verh. Dtsch. Path. Ges. **23**, 336 (1928).

Loeffler, L.: Lungenspitzenverdichtung und Milzkapselverdickung, Zbl. allg. Path. **54**, 118 (1932).

Loeffler, L.: Der Seitenkreislauf nach Unterbindung der Milzvene, Dtsch. Zschr. Chir. **244**, 223 (1934).

Loerbroks, E.: Die Milz von Scyllium Canicula, Zschr. Anat. Entw.gesch. **117**, 120 (1953).

Loi e *Santoboni:* Legatura della vena splenica ed asportazione dei ganglii linfatici mesenterici, Boll. Soc. ital. biol. sper. **9**, 772 (1934).

Lojewski, K. H.: Über sogenannte Spontanrupturen scheinbar normaler Milzen unter Mitteilung eines eigenen Falles, Zbl. allg. Path. **91**, 359 (1954).

Lompe, I.: Der Entfaltungsgrad der Lymphknoten nach dem Gewicht an Ratten bei pflanzlicher, tierischer und gemischter Nahrung, Morph. Jb., Leipzig **79**, 495 (1937).

London u. *Entin:* Die hyperglykogenämische Kurve und ihre Abhängigkeit von der Milz, Hoppe-Seyler's Zschr. physiol. Chemie **225**, 279 (1934).

London u. *Kryzanowskaja:* Der Ort der Bilirubinbildung nach Versuchen an angiostomierten Hunden, Hoppe-Seyler's Zschr. physiol. Chemie **227**, 229 (1934).

Longhitano, A.: Ricerche sul tessuto linfoide, Sperimentale, Firenze **83**, 257 (1929).

Longhitano, A.: Ricerche sul tessuto linfoide. Nota 2, Sperimentale, Firenze **83**, 299 (1929).

Longo, V.: Ricerche sperimentali sulla tossicità del sangue degli epilettici. Reperti istopatologici della milza, Rez. in Rass. internaz. clin. terap., Napoli **17**, 799 (1936).

López, F. S.: De las alteraciones del higado y rinores en los animales esplenectomizados, Rev. españ. biol. **3**, 5 (1934).

López, F. S.: Alcunas observaciones histológicas que contribuyen a aclarar el mecanismo de la producción de metástasis en los ganglios linfaticos, Rev. españ. biol. **4**, 149 (1935).

Loreti, F.: Sulla fine struttura dei manicotti pericapillari (Capillarhülsen) della milza. (Ricerche in Erinaceus europaeus, Linn.), Haematologica, Pavia **16**, **85** (1935).

Loreti e *Sabbia:* Ulteriori osservazioni sulla struttura e sulle funzioni dei manicotti pericapillari della milza. (Ricerche nell' uomo), Haematologica, Pavia **24**, 371 (1942).

Lubarsch, O.: Die pathologische Anatomie der Milz, Hdb. der spez. path. Anat. u. Histol. I, 2, 373 (1927).

Lubarsch, O.: Pathologische Anatomie der Milzvergrößerungen, Verh. Dtsch. Ges. inn. Med. S. 527 (1928).

Lubarsch, O.: Über Cysten und Verkalkungen in der Milz, Zbl. allg. Path. **54**, **190** (1932).

Lucchese, G.: La simpatectomia dell' arteria splenica, Arch. ital. chir. **33**, 585 (1933).

Lucchese, G.: Le alterazioni della milza nello occlusioni intestinali sperimentali, Clin. chir. **11**, 241 (1935).

Lucchini e *de Micheli:* Ricerche sperimentali sull' azione di estratti di milza normale sulla crasi sanguigua, Haematologica, Pavia **22**, 891 (1940).

Lucchini e *de Micheli:* Ulteriore ricerche su di un fattore determinante piastrinopenia contenuto negli estratti di milza normale, Haematologica, Pavia **23**, 1171 (1941).

v. Ludány, G.: Die Wirkung der Galle und deren Bestandteile auf das Milzvolumen, Arb. Ungar. biol. Forsch.-Inst., Tihany 8, 334 (1935/36).

v. Ludány u. *Sárfi:* Weitere Untersuchungen über das Depotserum der Milz, Zschr. exper. Med. **108**, 223 (1941).

v. Ludány u. *Sarkady:* Die Wirkung der Milz auf das Verschwinden von in die Blutbahn injiziertem Bilirubin, Biochem. Zschr. **294**, 101 (1937).

v. Ludány u. *Versàr:* Der Einfluß der Milz auf den Bilirubingehalt des Blutserums. Versuche über die Wirkung von Milzexstirpation, Milzkontraktion, Anämie und Asphyxie, Biochem. Zschr. **257**, 130 (1933).

Ludwig, H.: Zur Funktion der Blutdepots. (Ein Versuch zum Nachweis von Plasmadepots), Zschr. exper. Med. **80**, 36 (1932).

Lurye, A.: Spontaneous rupture of the spleen, Amer. Rev. Soviet Med. **4**, 223 (1947).

Lustig u. *Mandler:* Die Zusammensetzung der Lipoide normaler und pathologischer Organe. 3. Mitteilung: Die Lipoide der normalen und melanosarcomatösen Pferdemilz, Biochem. Zschr. **249**, 366 (1932).

Luther u. *Lorenz:* Über die histologischen Veränderungen der Mäusemilz nach Röntgenbestrahlung und Urethanbehandlung, Strahlentherapie **77**, 27 (1947).

Ma, Wen-Chao: Blood changes during intoxication and detoxication in chronically morphinized rats. V. Changes in the spleen, Chin. J. Physiol. **14**, 411 (1939).

di Macco, G.: Azione della tirotossina nell' ipertermia passiva, Athena, Roma **5**, 61 (1936).

MacDonald, R.: Blood changes following splenectomy, Amer. J. Surg. **23**, 514 (1934).

MacFarlane, Schmock a. *Nadeau:* Effect of calf and of beef spleen extract on dbr. B mouse, Cancer Res. **8**, 438 (1948).

MacFate, R. P.: The chemical analysis of liver and spleen from a case of lipoid histiocytosis (Niemann-Pick's disease), Arch. Path., Chicago **6**, 1054 (1928).

MacKay a. *Scott Polland:* Compensatory hypertrophy of the spleen, J. Exper. Med. **53**, 317 (1931).

della Maggiore, B.: Effetti del salasso e della splenectomia sul numero e sul diametro delle piastrine, Boll. Soc. ital. biol. sper. **13**, 69 (1938).

Magno: Fisiol. e med. **8**, 259 (1937).

Magnus, H. A.: Multiple necrosis of the spleen, J. Path. Bact. **44**, 103 (1937).

Mai, H.: Chemische Untersuchung einer Gaucher-Milz, Zschr. Kinderh. **55**, 12 (1933).

Maione, M.: Sulla influenza della milza nella calcioemoregolazione, Boll. ital. biol. sper. **16**, 66 (1941).

Malamani, V.: L' effetto sulla milza dell' acido l-ascorbico in rapporto alla sua azione emopressoria, Biochim. terap. sper., Milano **25**, 67 (1938).

Malato, M. T.: Ricerche sul potere lecitinolitico della corteccia surrenale e sul potere lisocitinolitico della corteccia surrenale, del pancreas e della milza nello scorbuto sperimentale, Biochim. terap. sper., Milano **25**, 318 (1938).

Mallory a. *Parker:* Reticulum. Amer. J. Path. **3**, 515 (1927).

Malyschew, B. Th.: Über die Haematopoese beim Axolotl nach Entfernung der Randzone der Leber, Zieglers Beitr. **88**, 315 (1932).

Manai, A.: Il comportamento dell' emolisi in vitro nel sangue della vena splenica di animali sottoposti a salasso, Riv. biol. **18**, 216 (1935).

Manai, A.: Sui mecanismi di regolazione dell' emolisi, Boll. Soc. ital. biol. sper. **13**, 195 (1938).

Mannheimer, W.: Beitrag zur Frage des Einflusses der Milz auf den normalen und hyperthyreotischen Gas-Stoffwechsel, Inaug. Diss. Basel **1934**.

Manoukine, J.: La rate considérée comme un organ à sécrétion interne. (A propos d'un récent article de G. P. Sakharoff), Rev. frc. endocr. **8**, 527 (1930).

Manzini, C.: Polipeptidemia e funzione di arresto e di fissazione del fegato, Boll. Soc. ital. biol. sper. **9**, 622 (1934).

Marcheselli, J.: Contributo allo studio delle funzioni spleniche, Ateneo parmense **2**, 488 (1930).

Marcus, H.: Über die Entwicklung der Milz und die primäre Asymmetrie, S. ber. Ges. Morph. München **41** (1932).

Marcus, H.: Die primäre Ursache der Asymmetrie im Körper, Anat. Anz., Jena **75**, 51 (1932/33).

Marcus, H.: Beitrag zur Kenntnis der Gymnophionen. 31. Das Integument, Zschr. Anat. Entw.gesch. **103**, 189 (1934).

Margorin, E. M.: Der Plexus lienalis und sein Verbreitungsgebiet beim Menschen, Zschr. Anat. Entw.gesch. **97**, 356 (1932).

Marino, S.: I lipoidi del sangue negli animali smilzati, Arch. farmacol. sper., Roma **52**, 73 (1931).

Marino, S.: Sul comportamento dei lipidi delle capsule surrenali negli animali smilzati, Arch. farmacol. sper., Roma **55**, 243 (1933).

Marino, S.: La lipemia alimentare dopo somministrazione di grassi negli animali smilzati, Arch. farmacol. sper., Roma **56**, 289 (1933).

Marino, S.: Sulle modificazioni quantitative del glicogeno del fegato e dei muscoli negli animali smilzati, Riv. pat. sper. **17/6**, 45 (1936).

Marino e *de Bonis:* Contributo allo studio del potere emolitico della milza. Nota 1. Azione degli estratti splenici sui globuli rossi in vitre, Arch. farmacol. sper., Roma **50**, 1 (1930).

Mario, T.: Le modificazioni qualitativi del pigmento ematico dedotte dalle variazioni del quoziente spettrofotometrico di estinzione dopo splenectomia, Pathologica, Genova **21**, 497 (1929).
Mark, R. E.: Zur Stoffwechselphysiologie und -pathologie der Milz, Erg. inn. Med. **43**, 667 (1932).
Marmorston-Gottesman a. *Perla:* Protective action of copper and iron against Bartonella muris anemia, Proc. Soc. Exper. Biol. Med., N. Y. **29**, 989 (1931).
Marmorston-Gottesman a. *Perla:* Studies on Bartonella muris anemia. 5. Compensatory phenomena following splenectomy in the adult albino rat, J. Exper. Med. **53**, 877 (1931).
Marnay et *Lapique:* Cholinestérase dans le pancréas et la rate de quelques mamifères, Compt. rend. Soc. biol., Paris **128**, 519 (1938).
Marrassini, A.: Ricerche sperimentale sulla presunta funzione emoregolatrice della milza, Giorn. clin. med. **16**, 1651 (1935).
Martin, R.: (Milzkapsel und -balken), Zschr. Anat. Entw.gesch. **116**, 96 (1951).
Martin, J. D. et al: Calcified cyst of the spleen with preliminary report of experimental occlusion of the blood supply of the spleen, Ann. Surg. **131**, 764 (1950).
Martinetti e *Donatelli:* L'azione comparativa degli adrenalinici sulla milza di coniglio funzionante in vitro, Boll. Soc. ital. biol. sper. **15**, 947 (1940).
Martino, L.: Sulla genesi delle piastrine, Haematologica, Pavia **16**, 177 (1935).
Maschmann u. *Laibach:* Über Wuchsstoffe, Biochem. Zschr. **255**, 446 (1932).
Matsumoto, T.: Die Temperaturveränderungen der Milz bei Kontraktionen, Ber. Physiol. **79** (1934).
Matteace, F.: Sulla correlazione tra milza e preipofisi, Ann. ostetr. ginec. **61**, 153 (1939).
Mattioli, G.: La jaluronidasi e la impregnazione argentica del reticulo, Boll. Soc. ital. biol. sper. **28**, 751 (1952).
Mattioli, M.: Azione del liquido di cisti da echinococco sulla struttura della milza, Boll. Soc. ital. biol. sper. 8, 539 (1933).
Matzdorff, F.: Tuberkulöse Splenomegalie (Sektionsbeobachtung), Beitr. path. Anat., Jena **86**, 451 (1931).
Maximow, A.: Behavior of blood leucocytes in tissue cultures, Anat. Rec., Philadelphia **29**, 369 (1925).
Maximow, A.: Tissue-cultures of young mammalian embryos, Contr. Embryol. Carnegie Inst. Washington **80**, 47 (1925).
Maximow, A.: Über undifferenzierte Blutzellen und mesenchymale Keimlager im erwachsenen Organismus, Klin. Wschr. **5**, 2193 (1926).
Maximow, A.: Über die Entwicklung argyrophiler und kollagener Fasern in Kulturen vom erwachsenen Säugetiergewebe, Zschr. mikrosk.-anat. Forsch., Leipzig **17** (1929).
May, W.: Das Vorkommen von eisenhaltigem Pigment in den Organen des Schafes, unter normalen und pathologischen Bedingungen, nachgewiesen auf histochemischem Wege, Vet. med. Inaug. Diss. Hannover 1938.
Mayo, W. J.: The interrelations of lesions of bone marrow, liver and spleen, J. Amer. Med. Ass. **87**, 1609 (1926).
Mayr u. *Moncorps:* Eosinophilie und Milz, Münch. med. Wschr. **73**, 1777 (1926).
Mayr u. *Moncorps:* Studien zur Eosinophilie. 2. Mitteilung, Virchows Arch. path. Anat. **264**, 774 (1927).
McCance a. *Widdowson:* The size and function of the spleen in young puppies, J. Physiol. **129**, 636 (1955).
McCrea, Marion, Tyson a. *Kawanagh:* The effect of alcohol upon spleen volume, J. Laborat. Clin. Med., S. Louis **20**, 350 (1934/35).
McFadzean a. *Davis:* Glasgow Med. J. **28**, 237 (1947).
McKenzie jr., *Whipple* a. *Wintersteiner:* Studies on the microscopic anatomy and physiology of living transilluminated mammalian spleens, Amer. J. Anat. **68**, 397 (1941).
McKinney, R. L.: The development of reticulum into collagenous fibers in cultures of adult rabbit lymph nodes, Arch. exper. Zellforsch., Jena **9** (1929/30).
McLaughlin a. *Beck:* Multiocular cystic lymphangioma of the spleen, Arch. Path., Chicago **15**, 655 (1933).
McMaster a. *Hudack:* J. Exper. Med. (Am.) **61**, 783 (1935).
McMaster a. *Kidd:* J. Exper. Med. (Am.) **66**, 73 (1937).
McNaught, Woods a. *Scott:* Bartonella bodies in the blood of a nonsplenectomized dog, J. Exper. Med. **62**, 353 (1935).
McNee, J. M.: The spleen; its structure, functions and diseases, Lancet, London **220**, 951 (1931).
McNee, J. W.: Croonian lectures on liver and spleen; their clinical and pathological associations. Lecture **1**, Brit. Med. J. **1**, 1017 (1932).
McNee, J. W.: Croonian lectures on liver and spleen; their clinical and pathological associations, Lecture **2**, Brit. Med. J. **1**, 1068 (1932).
McNee, J. W.: Croonian lectures on liver and spleen; their clinical and pathological associations, Lecture **3**, Brit. Med. J. **1**, 1111 (1932).
McRobert, G. R.: (Blutspeicherfunktion und Milzgröße), Ind. J. Med. Res. **16**, 553 (1928).

Medlar a. *Sarano:* The interplay of the cells of the hematopoietic tissues in rabbits infected experimentally with the tubercle bacillus, Amer. J. Path. **12**, 825 (1936).

Meerson, I. S.: Über eine noch unbekannte Funktion des Retikuloendothelialsystems. 15. Transplantierung der Milz als Methode zur Erforschung des Mechanismus jener Funktion des Retikuloendothelialsystems, welche den Vollwert der chemotherapeutischen Wirkung im Organismus bedingt, Zschr. Immunit.-forsch., Jena **73**, 326 (1931/32).

Meesmann u. *Schmier:* Unterschiedliche Wirkungen körpereigener Stoffe und des Milz-Leber-Mechanismus auf Herz und Kreislauf, 21. Tgg. Dtsch. Ges. Physiol. 1954.

Mellanby u. *Suffolk:* Experimentell herbeigeführte Herabsetzung der Blutkörperchenzahl und Milzvergrößerung, J. Physiol. **96**, 74 (1939).

Meller, O.: Beitrag zur Kenntnis der Lymphgefäße der Lunge — eine anatomisch-röntgenologische Studie, Fortschr. Röntgenstr. **43**, 66 (1931).

Mertens, O.: Die Milz als Kreislauforgan, Nachr. Ges. Wiss. Göttingen (Math.-naturw. Kl.) Fachgruppe **6**, 1/15, 261 (1935).

Messimy, R.: Contribution à l'étude des réticulofibroses de la rate, Ann. anat. path., Paris **12**, 85 (1935).

Messina, A. U.: Contributo allo studio delle piastrine dei mammiferi: Milza e piastrine, Riv. pat. sper. **2**, 299 (1934).

Messina, R.: Ipoglicemia e reticolo-endotelio, Arch. farmacol. sper., Roma **52**, 197 (1931).

Messina, R.: Azione della milza sulla fagocitosi, Clin. med. ital. N. s. **67**, 239 (1936).

Meyer, G.: Die Lymphocytenbildung im Lymphknoten, Zschr. Zellforsch. **32**, 435 (1942).

Meyer, J. R.: Cultura „in vitro" das cellulas esplenicas. 1. Acerca das varias cellulas que crescem em culturado tecido esplenico, An. Fac. med. Univ. S. Paulo **3**, 117 (1928).

Meyer, J. R.: Cultura „in vitro" das cellulas esplenicas. 2. Comportamento das cellulas esplenicas de animaes corados intra-vitalmente, nas culturas „in vitro", An. Fac. med. Univ. S. Paulo **3**, 121 (1928).

Meyer, K.: Summary of recent progress in the chemistry of connective tissue, Amer. J. Med. **1**, 676 (1946).

Meyer, K.: The mucopolysaccharides of the interfibrillar substance of the mesenchyme, Ann. N. Y. Acad. Sc. **52**, 961 (1950 a).

Meyer, K.: Diskussionsbemerkungen, Trans. Conf. Connect. Tiss. (Jos. Macy Found.) Edt. Ch. Ragan **1**, 26; 32; 151 (1950 b).

Meyer, K.: The chemistry of the ground substance of connective tissue, in: Asboe-Hansen, G., Connective tissue in health and disease, S. 54, Munksgaard, Kopenhagen 1954.

Meyer, R.: Steinbildung in der Milz nach Malaria als Krankheitsursache, Wien. klin. Wschr. **49**, 1496 (1936).

Meyer-Arendt, J.: Mikroelektrophoretische Untersuchungen an der Milz, 34. Tgg. Dtsch. Ges. Path. 1950, Zbl. allg. Path. **86**/**11**, 452 (1950).

Meyer-Arendt, J.: Über den Zellstoffwechsel in der Milz nach Sensibilisierung, Virchows Arch. path. Anat. **321**, 378 (1952).

Micheli, F.: Anemia (splenomegalia) emolitica con emoglobinuria-emosiderinuria tipo Marchiafava, Haematologica, Pavia **12**, 101 (1931).

Michels, N. A.: The variational anatomy of the spleen and splenic artery, Amer. J. Anat. **70**, 21 (1942).

Midorikawa, K.: Die Bedeutung der Milz für den Kohlehydratstoffwechsel, Transact. Jap. Path. Soc. **19**, 312 (1929).

Migale, R.: Sul comportamento di alcune frazione azotate del plasma sanguigno dopo la splenectomia, Riv. pat. sper. **9**, 428 (1932).

Migliavacca, A.: Ricerche sperimentali sul metabolismo dei grassi nella placenta e nel feto, Riv. biol. **12**, 18 (1930).

Mikami, M.: Über einen Fall von multiplem kavernösen Hämangiom der Milz, Keijo J. Med. **4**, 53 (1933).

Milla, E.: L'influenza del blocco del reticolo-endotelio splenico da biossido colloidale di Torio su alcune funzioni della milza, Haematologica, Pavia **17**, 241 (1936).

Millbourn, E.: Studien über die Ausbildung des lymphatischen Gewebes und der Sekundärknötchen in der menschlichen Milz bei verschiedenen Krankheitszuständen, Zschr. Konstit.lehre, Berlin **16**, 147 (1931).

Minioni e *Magnani:* Splenocontrazione da adrenalina e da sostance adrenalinosimili, Riforma med., Napoli 835 (1940).

Missmahl u. *Hartwig:* Spezifischer polarisationsoptischer Nachweis retikulärer Fasern, Zschr. wiss. Mikrosk., Stuttgart **62**, 234 (1954/55).

Miwa, T.: Studies on the splenic hormone, especially on its role in calcium metabolism, Keijo J. Med. **3**, 403 (1932).

Mjassnikow, A. L.: Über den Einfluß der Aderlaß- und Pyridinanämie und der Splenektomie auf den Blutcholesteringehalt des Kaninchens, Zschr. exper. Med. **52**, 171 (1926).

Modena, A.: Rapporti spleno-colicistici, Med. sper. Arch. ital. **10**, 197 (1942).

von *Möllendorff, M.:* Über Histiocytenbildung aus Fibrocytenreinkulturen des erwachsenen Kaninchens nach leichten chronischen Reizungen, Zschr. Zellforsch. **12**, 559 (1931).

von Möllendorff, M.: Phagocytoseversuche mit Fibrocyten, Zschr. Zellforsch. **15**, 161 (1932).
von Möllendorff, W.: Die Entstehung von Histiocyten in Kulturen erwachsenen Bindegewebes, Arch. exper. Zellforsch., Jena **11**, 157 (1931).
von Möllendorff, W.: DasMutterstück von Bindegewebskulturen. Ein Beitrag zur Frage, wie konstruktive Fasersysteme und Hartsubstanzen entstehen, Zschr. Zellforsch. **15**, 131 (1932).
Möschl, H.: Kalksteine in Milzen, Virchows Arch. path. Anat. **298**, 37 (1936).
Moeschlin, S.: Die Morphologie des Milzpunktates, Schweiz. med. Wschr. **7**, 243 (1947).
Moeschlin, S.: Die Milzpunktion, B. Schwabe u. Co., Basel 1947.
Molnár, M.: Zweizeitige Milzruptur bei einem Fall der idiopathischen Splenomegalie, Zbl. Chir. **63**, 2310 (1936).
Momigliano-Levi, G.: Formazione e maturazione delle fibre collagene nelle colture di tessuti etc., Zschr. Zellforsch. **16** (1932).
Momose, M.: (Milz und Hyperthyreoidismus), Fol. endocr. Jap. **9**, 103 (1934).
Monanni u. *Bartsch*: Med. Klin. **30**, 1594 (1934).
Monetti, G.: Rapporti tra milza e vitamina C, Riv. pat. sper. **25**, 167 (1940).
Montanini, N.: Considerazioni statistiche sulle autopsie eseguite dal 1. 5. 28 al 31. 12. 30, Tumori 17, Ser. 2. 5. 543 u. 609 (1931).
Montanini, N.: Considerazioni sulle autopsie eseguite dal 1. 5. 28 al 31. 12. 30, Tumori 18, Ser. **2**, 6. 11 (1932).
Montpellier et *Chiapponi*: Folliculine et glandes à sécrétion interne: thyroide, surrénales, rate, foie, Compt. rend. Soc. biol., Paris **104**, 375 (1930).
Moon, V. H.: Racial variation in size of the spleen, Arch. Path., Chicago **5**, 1040 (1928).
Mordasini, E.: Über Splenome (Hamartome) der Milz, Virchows Arch. path. Anat. **298**, 594 (1936).
Morgenstern, S.: Fall einer Agenesie der Milz, Russ. Arch. path. Anat. path. Physiol. **4/3**, 139 (1938).
Mori, A.: Studien über Funktionsumstimmung der Organe, besonders der Milz und der Epithelkörperchen, durch Injektion von Ca-Salz-Lösung, J. Chosen Med. Ass. **29/4**, 38 (1939).
Mori, A.: Studien über die Funktionsumstimmung der Organe. Umstimmung der Milz und der Epithelkörperchen durch Zuführung des eigenen Hormons und gegenseitiges Verhältnis der beiden Organe, J. Chosen Med. Ass. **29/7**, 296 (1939).
Morioka, T.: Haemosiderose der Milz nach Bluttransfusion, Arch. jap. Chir. **16**, 1 (1939).
Morito, K.: Beiträge zur Kenntnis der Wechselbeziehungen zwischen Knochenmark und Milz, Transact. Jap. Path. Soc. **20**, 480 (1930).
Morosow, B. D.: Weitere Explantationsversuche an getrockneten Geweben der Wirbeltiere (Gehirn, Herz, Milz, Testikel und Haut), Arch. exper. Zellforsch., Jena **10**, 157 (1931).
Mosse, M.: Die Milz in Experiment und Krankheitslehre, in Th. Brugsch: Erg. ges. Med. **10**, 29 (1927).
Motida, Koyemuna u. *Sasao*: Histologische Untersuchungen an der Rattenmilz bei Langzeitschwachbestrahlung, Radiologica, Berlin **1**, 213 (1937).
Mount, G., F. R. Mount a. *Hunter*: Calcifications in the spleen, J. Amer. Med. Ass. **107**, 203 (1936).
Mountain, I. M.: Antibody production by spleen in vitro. I. Influence of cortisone and other chemicals, J. Immunol., Baltimore **74**, 270 (1955).
Mrowka: Die normale Milz des Pferdes und ihre pathologischen Veränderungen bei chronischer infektiöser Anämie, Zschr. Veterinärk., Berlin **31**, 49 (1919).
Mühlmann, M.: Splenomegalie und Splanchnomegalie, Beitr. path. Anat., Jena **90**, 180 (1932/33).
Müller, E. F.: Über Wesen und Bedeutung der körperlichen Abwehrkräfte bei der Infektion und ihre therapeutische Verwertung, Med. Welt **6**, 1489 (1932).
Müller, G.: Beitrag zur Kenntnis der Milzcysten, Inaug. Diss. Göttingen 1936.
Müller, H. K.: Versuche über den Einfluß der Milz auf die Blutzusammensetzung nach großen Aderlässen, Zschr. Biol. 87, 307 (1928).
Müller, I.: Über die plasmazelluläre Reaktion der Milz, besonders beim Karzinom, Zbl. allg. Path. **55**, 180 (1932).
Müller, P.: Histochemisch nachweisbarer Eisengehalt in Leber, Milz und Niere beim Rind in verschiedenen Altersstufen, Inaug. Diss. Hannover 1940.
Müller a. *Boles*: Abdominal manifestations of Hodgkins disease, J. Amer. Med. Ass. 88, 301 (1927).
Müller a. *Scorpio*: Experimental bone marrow reactions. 6. The adequacy of kidney, pancreas, spleen and brain for blood regeneration in pigeons with nutritional anemia produced by starvation, Amer. J. Physiol. **88**, 259 (1929).
Muscatello, E.: Rilievi e considerazioni sulla milza doppia e sulle incisure spleniche, Pathologica, Genova **30**, 190 (1938).
Musotto, G.: Beitrag zum Studium der knötchenartigen Gebilde bei Mißbildung der Milz, Riv. san. sicil. **26**, No 1, 16 (1938).

Muto, K.: Zur Kenntnis der Basalmembran, Virchows Arch. path. Anat. **300**, 652 (1937).

Naegeli, O.: Die Klinik der chronischen Megalosplenien, Verh. Dtsch. Ges. inn. Med. 511 bis 526 (1928).

Naegeli, O.: Vorschläge über Benennungen und Begriffsbestimmungen der Leukämien, Zbl. allg. Path. **56**, 243 (1932/33).

Naegeli, O.: Blutkrankheiten und Blutdiagnostik, Springer, Berlin 1931.

Naegeli, Th.: Die Stromverhältnisse im Pfortadersystem, Dtsch. Zschr. Chir. **222**, 92 (1930).

Naegeli, Th.: Zwei seltene Milztumoren, Schweiz. med. Wschr. **15**, 652 (1934).

Naegeli, Th.: Milz. Aus: Pathologische Physiologie chirurgischer Erkrankungen, J. Springer, Berlin 1938.

Naegeli, u. *Derra:* Auswirkungen der Pfortader- und Milzvenenunterbindung auf Blutgase und Blutmenge, Schweiz. med. Wschr. **16**, 86 (1935).

Naegeli u. *Meythaler:* Die Beteiligung der Milz an der Gallenfarbstoffbildung, Arch. exper. Path. Pharmak., Leipzig **165**, 571 (1932).

Naegeli u. *Reinbold:* Experimentelle Untersuchungen über den Einfluß der Entnervung, der Arterienunterbindung und der Entfernung der Milz auf das periphere Blutbild, Dtsch. Zschr. Chir. **228**, 404 (1930).

Naegeli u. *von Scanzoni:* Experimentelle Untersuchungen der Milzfunktion an Hand der Röntgendarstellbarkeit der Milz, Dtsch. Zschr. Chir. **228**, 397 (1930).

Naegeli u. *von Scanzoni:* Weitere experimentelle Untersuchungen der Milzfunktion mit Hilfe der Röntgendarstellbarkeit der Milz, Dtsch. Zschr. Chir. **232**, 147 (1931).

Naegeli u. *von Scanzoni:* Die Darstellbarkeit der Milz im Röntgenbild als Untersuchungsmethode für die Milzfunktion, Klin. Wschr. **11**, 200 (1932).

Nagasawa, S.: Über die Beziehungen zwischen Milz, Ammonstickstoff und insulinhypoglykämischem Krampf, Nagoya J. Med. Sc. **9**, 191 (1935).

Nagel, A.: Die mechanischen Eigenschaften der Kapillarwand und ihre Beziehungen zum Bindegewebslager, Zschr. Zellforsch. **21** (1934).

Nagel, W.: Über einen Fall von primärer Abdominalgravidität mit Sitz in der Milz, Mschr. Geburtsh. **101**, 23 (1935).

Nageotte, J.: Coagulation fibrillaire in vitro du collagène dissous dans un acide dilué, Compt. rend. Acad. c s., Paris A. T. **184** (1927).

Nageotte, J.: Metastructure et croissance des fibrilles, formation des faisceaux dans le caillot artificiel du collagène, Compt. rend. Soc. biol., Paris **96** (1927).

Nageotte, J.: Sur la solubilité du collagène dans les acides dilués, Compt. rend. Soc. biol., Paris **98** (1928).

Nageotte, J.: Collagène A et collagène B, Compt. rend. Soc. biol., Paris 104 (1930).

Nageotte, J.: Essais de reproduction in vitro de la trame collagène et hypothèses relatives à la construction de cette trame in vivo, Ann. anat. path., Paris I (1931).

Nageotte, J.: Sur la structure et la metastructure de la trame collagène chez l'adulte, Bull. histol. appl. 4 (1934).

Nageotte a. *Guyon:* Reticulin, Amer. J. Path. **6**, 631 (1930).

Nageotte et *Guyon:* Considérations générales sur la trame conjonctive, Arch. biol., Paris 41 (1930).

Naito, E.: Über die Lymphgefäße im Inneren der Milz, Jap. J. Med. Sc. - Anat. **4**, 2 (1932).

Nakajima, A.: Beiträge zur Histologie der Amphibienmilz, mit besonderer Berücksichtigung auf ihre jahreszeitlichen Veränderungen, Fol. anat. Jap. **6**, 497 (1928).

Nakajima, A.: Über die Morphogenese der Milz von Megalobatrachus japonicus, Fol. anat. Jap. **7**, 93 (1929).

Nakajima, A.: Zur Morphologie und Entwicklungsgeschichte der Milz von Hynobius fuscus, Fol. anat. Jap. **7**, 305 (1929).

Nakano, A.: Zur physischen Anthropologie der Ainu. Makroskopische Untersuchungen der Eingeweideorgane. 8. Die Milz, Hokkaido Ig. Z. Sapporo **11**, 76 (1933).

Nakano, T.: Studien über die argentaffinen Fasern der Milz des Menschen. 2. Mitteilung. Der normale Bau, Transact. Jap. Path. Soc. **30**, 68 (1940).

Nanta, A.: Une mycose splénique, Ann. anat. path., Paris **4**, 573 (1927).

Nanta et *Sendrail:* Les aspergilloses expérimentales de la rate, Ann. anat. path. **10**, 677 (1933).

Napier, E.: A spleen-puncture syringe, Indian J. Med. Res. **16**, 149 (1928/29).

Nathan, H.: Zwei seltene Befunde bei Oxyureninfektion des Menschen, Frankf. Zschr. Path. **36**, 82 (1928).

Nemiloff, A. W.: Arch. russ. anat. **15**, 40 (1936).

Neubert, K.: Der Übergang der arteriellen in die venöse Blutbahn bei der Milz, Zschr. Anat. Entw.gesch. **66**, 424 (1922).

Neufeld u. *Loewenthal:* Phagocytose, in: Handb. der norm. u. path. Physiol. **13**, 813, Springer, Berlin 1929.

Neugarten, L.: Über das Gewicht der Milz bei gesunden Erwachsenen, Anat. Anz., Jena **54**, Nr. 11, 229 (1921).

Newman a. *Whipple:* 4. Hemoglobin injections and conservation of pigment by kidney, liver and spleen. The influence of diet and bleeding, J. Exper. Med. **55**, 637 (1932).
Nice a. *Lindsay:* The relation of the spleen to changes in the specific gravity of the blood, Amer. J. Physiol. **101**, 79 (1932).
Nicod, J. L.: Les nécroses de la rate dans les néphrites chroniques urémiques, Ann. anat. path., Paris **7**, 1029 (1930).
Nicolosi, G. S.: Sulla cosidetta associazione splenomegalia cronica ed ulcera gastroduodenale, Arch. ital. chir. **46**, 265 (1937).
Nieschulz u. *Roentoe:* Über den Einfluß der Milzexstirpation bei Infektionen mit Trypanosoma gambiense und Schizotrypanum cruzi. Immunit.forsch., Jena **65**, 312 (1930).
Nieschulz u. *Wawo-Roentoe:* Über den Einfluß der Milz auf den Infektionsablauf der Surra bei verschiedenen Versuchstieren, Zschr. Inf. Haustiere, Berlin **38**, 14 (1930).
Niesner, F.: Über eine fast vollständige, vermutlich traumatische Milznekrose, Med. Klin. **28**, 755 (1932).
Niessing, K.: Nierenkapsel und Gitterfasersysteme in ihren funktionellen Beziehungen zur Form und Architektur der Niere, Morph. Jb., Leipzig 75 (1935).
Niessing, K.: Kontraktionsvorgänge am Netz und Mesenterium unter besonderer Berücksichtigung des Verhaltens der Zellkerne, Verh. Anat. Ges., Jena **46** (1938), Erg.-H. Anat. Anz., Jena **87**, 106 (1938/39).
Niosi, G. S.: Degenerazione amiloide e splenectomia, Pathologica, Genova **29**, 155 (1937).
Nishikawa, N.: Experimentelle Studien über die Beziehungen zwischen der Empfindlichkeit und den Elektrolyten der Haut. 2. Mitt. Über den Einfluß von Milzexstirpation und Schilddrüsenexstirpation auf die Empfindlichkeit und Elektrolyte der Haut, Okayama igakkai zasshi **52**, 406 (1940).
Nisimaru a. *Steggerda:* Observations on the structure and function of certain blood vessels in the spleen, J. Physiol., London **74**, 327 (1932).
Nissen, R.: Die Blutreservoire des Menschen, Klin. Wschr. I, 16 (1930).
Nitsche, O.: Die pathologischen Veränderungen in der Milz bei Vogelmalaria, Arch. wiss. prakt. Tierhk., Berlin **60**, 410 (1929).
Nixon, P. I.: Spontaneous rupture of the normal spleen, J. Amer. Med. Ass. **96**, 1767 (1931).
Noerthen, K.: Die Nervenversorgung der Katzenmilz, Morph. Jb., Leipzig **95/1—2**, 55 (1955).
Noguchi, H.: Etiology of Oroya Fever. 6. Pathological changes observed in animals experimentically infected with Bartonella bacilliformis. The distribution of the parasites in the tissues, J. Exper. Med. **45**, 436 (1927).
Nomura, T.: Über die Innervation der Milz und die Veränderungen der Milznerven der Taube bei der Reiskrankheit, Transact. Jap. Path. Soc. **18**, 318 (1928).
Nomura, T.: Über die Innervation der Milz, insbesondere hinsichtlich ihrer Histopathologie, Mitt. Med. Akad. Kioto **4**, 109 (1930).
Nordlander, N. B.: Über das Auftreten von Kalium aus den roten Blutkörperchen im Reservoirblut der Milz, Acta physiol. Scand. **4**, 323 (1942).
Norton a. *Wolfe:* The growth of the spleen in the chicken, Anat. Rec., Philadelphia **105**, 83 (1949).
Norton, Wolfe a. *Crow:* Effect of injections of soluble antigen on the spleen size and antibody production in chickens, Anat. Rec., Philadelphia **107**, 133 (1950).
Nothhaas u. *Mayeda:* Über den Einfluß der Milzexstirpation auf den Verlauf der experimentellen Kaninchensyphilis, Münch. med. Wschr. **75**, 1603 (1928).
Nugimura, M.: Über Milzentnervung, Arch. klin. Chir. **197**, H. **1/2**, 169 (1939).
Nungester a. *Watrous:* Accumulation of bacteriophage in spleen and liver following its intravenous inoculation, Proc. Soc. Exper. Biol. Med., N. Y. **31**, 901 (1934).
de *Nunno, R.:* Azione di alcuni sali doppi di antimonio sulla milza e sul sistema cardiovasculare, meccanismo della splenocontrazione da Sb., Arch. ital. med. sper. **7**, 65 (1940).
de *Nunno, R.:* Ritmo d'accumulo e d' eliminazione dell' antimonio (Ricerche sulla radiopacità epato-splenica da tartaro stibiato per os), Studi Sassaresi **18**, 9 (1940).

Oberg, I.: Amyloidartige Ablagerungen in Milz und Nieren eines $2\frac{1}{2}$ Monate alten Säuglings, Virchows Arch. path. Anat. **286**, 476 (1932).
Obiger, L.: Untersuchungen über Altersveränderungen in der Milz bei Hunden. (2. Beitrag zur Altersanatomie des Hundes), Inaug. Diss. Hannover 1940.
Oda, K.: Einwirkung des Milzhormons auf den Cholesterinstoffwechsel, Okayama igakkai zasshi **44** (1932).
Oesterlind, G.: Acta path. microbiol. Scand., Suppl. **34** (1938).
Oesterlind, G.: Über die Mengenverhältnisse der Sekundärknötchen in der Milz des normalen Kaninchens in verschiedenen Altersstufen, Zschr. Altersforsch. **2**, 318 (1940).
Ohuye, T.: Hemocytopoietic effects of splenectomy in the Newt, Diemyctylus pyrrhogaster, Sc. Rep. Tohoku Univ. **7**, 49 (1932).

Oka, M.: Klinische Anwendung der „Lienographie", einer neuen Methode zur röntgenologischen Darstellung von Milz und Leber, Fortschr. Röntgenstr. **41**, 892 (1930).

Okada, H.: Über den Unterschied der Wirkung von 3- und 5wertigen Arsenverbindungen auf das Milzexplantat vom Hühnerembryo, Fol. pharmacol. Jap. **19**, 271 (1935).

Okamoto, R.: Plasma cells of human spleen, Transact. Jap. Path. Soc. **19**, 191 (1929).

Okamoto u. *Kikitsu:* Über den Einfluß von Arsensäure und Kohlenteer auf das hühnerembryonale Milzgewebe in vitro, Transact. Jap. Path. Soc. **20**, 303 (1930).

Okkels, H.: Sur la disposition particulière du fer dans les organes parenchymateux après injection intraveineuse de diverses combinaisons ferrugineuses, Bull. histol. appl. **6**, 321 (1929).

Okunew, D. F.: Zur Frage des Milzhormons; sein Einfluß auf die physikalischen Eigenschaften der Erythrocyten und die Erythropoese, Zschr. exper. Med. **53**, 513 (1926).

Oliva e *Moschini Antinori:* Comportamento delle cuore sideremiche in splenectomizzati ed intervento della milza nella regolazione del ricambio del ferro, Boll. Soc. ital. biol. sper. **16**, 734 (1941).

Olivo, O.: Differenziazione in vitro di fibre collagene, Boll. Soc. biol. sper., Napoli 5 (1930).

Olivo, O.: Differenziazione di fibre collagene nelle colture in vitro in mezzo liquido, Boll. Soc. ital. biol. sper. (1933).

Omegna, G.: Rapporti dei trigoni lombari con alcuni visceri, Arch. ital. anat. **35**, 216 (1935).

Omori, Y.: Cytological studies on reticuloendothelial system, Acta med. biol., Niigata **2**, 439 (1954).

Ono, K.: Untersuchungen über die Entwicklung der menschlichen Milz, Zschr. Zellforsch. **10**, 573 (1930).

Oppermann, Meyer u. *Löwe:* Untersuchungen über die Beziehungen zwischen Blutausrüstung und Leistung bei Truppenpferden, Zschr. Veterinärk. **49**, 157 (1937).

Oppermann, Th.: Über Blutreserven des Pferdes und ihre Bedeutung für die Pferdezucht, Zschr. Gestütskde. u. Pferdezucht 9/10 (1938).

Oppermann, Th.: Über Blutreserven der Haustiere, insbesondere der Pferde, M. u. H. Schaper, Hannover 1947.

Orsós, F.: Das Bindegewebsgerüst der Lymphknoten im normalen u. pathologischen Zustand, Beitr. path. Anat. **75**, 15 (1926).

Orsós, F.: Über die subkapsulären Schichten der Milz, Verh. Dtsch. Path. Ges. **25**, 220 (1930).

Orsós, F.: Über Splenome, Ges. Ungar. Path. 1943, Zbl. allg. Path. **82/5/6**, 235 (1944).

Ottaviani, G.: Ricerche comparative sui linfonodi, sui tronchi collettori linfatici e sulle reti linfatiche dell' intestino tenue e dell' intestino crasso e ricerche comparative sul tronco mesenteriale, Arch. ital. anat. embriol. XXX, Fasc. **3**, L. Niccolai, Firenze 1932.

Ottaviani, G.: Ricerche comparative sulla topografia e sulla morfologia delle reti sanguifere e linfatiche dello stomaco, dell' intestino tenue, dell' intestino crasso e confronti tra le reti, Tipografia del Seminario, Padova 1933.

Ottaviani, G.: Contributi al sistema linfatico dei roditori, Atti Ist. Veneto Sc., S. 895 (1934/35).

Ottaviani, G.: Contributi al sistema linfatico dei roditori, Arch. Ist. biochim. ital. 3 (1937).

Ottensooser, F.: Studien zur Geschwulstimmunität. 11. Mitteilung, Behandlung von Mäusen mit Blut und Milzextrakt normaler oder immunisierter Kaninchen, Zschr. Krebsforsch. **34**, 45 (1931).

Oudendal, A. J. F.: The iron pigments in liver, spleen and kidneys, Meded. Dienst volksgezd. Ned.-Indië, P. **3**, 166 (1926).

Outeirino Nunez y *Goyanes Alvarez:* Estudio experimental de las variaciones morfologicas de la sangre bajo el influjo de la inoculacion de productos tuberculosos en cobayos normales y esplenectomizados, Arch. cardiol. hemat., Madrid **14**, 222 (1933).

Pacetto, G.: Ricerche sperimentali sulla funzione endocrina della milza nell' ematopoiesi e sulla demedullizzazione delle ossa lunghe, Arch. sc. biol., Bologna **11**, 1 (1928).

Pagliani, F.: Sulle modificazioni che l'ablazione della milza induce sul tasso die colesterina del sangue, Arch. Soc. ital. chir. S. 739 (1936).

Pahl, M.: Kann durch mechanische Milzreizung beim Pferde das periphere Blutbild, insonderheit der Erythrocytengehalt des Blutes geändert werden? Arch. wiss. prakt. Tierhk., Berlin **62**, 132 (1930/31).

Palitz a. *Morse:* A simple method for recording splenic volume changes in the intact anesthetized dog, Amer. J. Physiol. **116**, 118 (1936).

Pana, C.: Alienia congenita: Reazioni secondarie vicarianti nell' apparato emo-linfatico, Haematologica, Pavia **15**, 469 (1934).

Pando, G.: Zur Schutzwirkung von Kupfer und Milzextrakten bei der Bartonellenanämie der Ratten, Zschr. Immunit.forsch., Jena **82**, 63 (1934).

Paolazzi, L.: Modificazioni ematiche e metaboliche indotte dalla legatura dell' arteria splenica, Haematologica, Pavia **15**, 191 (1934).

Papayanopulos u. *Thaddea:* Blutdiastase und Milz, Zschr. exper. Med. **108**, 708 (1941).

Papilian et *Russu:* La mort rapide après ligature de la veine splénique, Compt. rend. Soc. biol., Paris **115**, 891 (1934).

Parhon, T. Cahana et *M. Cahana:* Influence de l'exstirpation du thymus et de l'hyperthymisation sur la morphologie de la rate, Bull. Soc. roum. endocrin. **5**, 356 (1939).

Parin, V. V.: Der Mechanismus der Milzkontraktion, Pflügers Arch. **228**, 320 (1931).

Parin u. *Tschernigowski:* Der Einfluß einer lokalen Wärmereizung der Haut auf die Zusammenziehung der Milz, Fiziol. Z. **20**, 624 (1936).

Parkas, K.: Veränderung der Gitterfaserstruktur der Milz bei Amyloidose, Frankf. Zschr. Path. **48**, H. 3 (1935).

Parker Weber u. *Schlüter:* Über eine große, nicht parasitäre, unilokuläre Milzcyste, Virchows Arch. path. Anat. **290**, 71 (1933).

Parks, A. E.: Kasuistisches zur Frage der Retikulo-Endotheliose, Beitr. path. Anat., Jena **94**, 245 (1934/35).

Patay et *Verne:* Recherches sur un pigment particulier de la rate des bovides, Compt. rend. Soc. biol., Paris **110**, 464 (1932).

Paternò, P.: Prime esperienze con un nuovo metodo di stimolazione electrica della milza, Pathologica, Genova **28**, 56 (1936).

Patrassi, G.: Sul reperto di aree di Gamma in milze di luetici, Pathologica, Genova **23**, 266 (1931).

Patsouri, E.: Experimentelle Untersuchungen über die Wirkung der ultravioletten Strahlen auf die retikuloendothelialen Zellen der Leber und Milz, Zschr. exper. Med. **98**, 371 (1936).

Patsouri, E.: Experimentelle Untersuchungen über die Wirkung der Blockierung des retikuloendothelialen Systems auf den Widerstand des Organismus gegen Abkühlung, Zschr. exper. Path., Berlin **101**, 149 (1937).

Patzelt, V.: Hdb. d. mikrosk. Anat. d. Menschen, V/3, J. Springer, Berlin 1936.

Paul, M.: Accessory spleens, Lancet **233**, 74 (1937).

Payne, R. L.: Relation of the spleen to jaundice, J. Amer. Med. Ass. **95**, 1064 (1930).

Peck a. *Hoerr:* The intermediary circulation in the red pulp of the mouse spleen, Anat. Rec., Philadelphia **109**, 447 (1951).

Peck a. *Hoerr:* The effect of environmental temperature changes on the circulation of the mouse spleen, Anat. Rec., Philadelphia 109, 479 (1951).

Pelloja, M.: Sulla leucocateresi della milza. Influenza della splenectomia e della legatura dell' arteria splenica sulla soprovivvenza leucocitaria, Haematologica, Pavia **23**, 1185 (1941).

Pelosio, C.: Contributo sperimentale allo studio dei rapporti fra timo e milza, Ormoni **3**, 587 (1941).

Pende e *Bufano:* Su alcune modificazioni ematiche provocate da abbondanti e ripetute introduzione rettali di milza fresca, Haematologica, Pavia **12**, 45 (1931).

Pennati, V.: Sui rapporti fra milza e midollo delle ossa, Giorn. clin. med. **13**, 535 (1932).

Perazzo, G.: La colesterinemia dopo splenectomia, Arch. sc. med., Torino **61**, 183 (1936).

Perazzo, G.: Ricerche quantitative ed istologiche sul contenuto in colesterina del fegato, polmone e surrene negli animali splenectomizzati, Arch. sc. med., Torino **61**, 303 (1936).

Perazzo, G.: Le modificazioni istologiche del fegato e delle ghiandole linfatiche dopo la splenectomia, Sperimentale, Firenze **91**, 144 (1937).

Perez, R. M.: Systematisierte Retikulogranulomatose der hämatopoetischen Organe mit starker Beteiligung der Leber, Beitr. path. Anat., Jena **97**, 22 (1936).

Perla, D.: Effect of splenectomy on natural resistance of albino rats and mice to histamine poisoning, Proc. Soc. Exper. Biol. Med., N. Y. **31**, 982 (1934).

Perla, D.: Compensatory changes following splenectomy in bartonella free rats, Proc. Soc. Exper. Biol. Med., N. Y. **31**, 983 (1934).

Perla, D.: Relation of the hypophysis to the spleen. 1. Effect of hypophysectomy on growth and regeneration of spleen tissue. 2. The presence of a spleen-stimulating factor in extracts of anterior hypophysis, J. Exper. Med. **63**, 599 (1936).

Perla, D.: The regeneration of autoplastic splenic transplants, Amer. J. Path. **12**, 665 (1936).

Perla, D.: The relation of the hypophysis to the spleen, Amer. J. Path. **12**, 792 (1936).

Perla a. *Marmorston-Gottesman:* A "lipoid" extract of spleen that prevents Bartonella muris anemia in splenectomized albino rats, Proc. Soc. Exper. Biol. Med., N. Y. **29**, 987 (1931).

Perla a. *Marmorston-Gottesman:* Studies on Bartonella muris anemia. 6. A lipoid extract of the spleen that prevents Bartonella muris anemia in splenectomized albino rats, J. Exper. Med. **56**, 777 (1932).

Perla a. *Marmoston-Gottesman:* Studies on Bartonella muris anemia. 7. The protective action of copper and iron against Bartonella muris anemia, J. Exper. Med. **56**, 783 (1932).

Pernkopf, E.: Ein neuer Fall von partiellem Situs inversus der Eingeweide beim Menschen mit besonderen Mißbildungen am Herzen (Fall 6), Zschr. Anat. Entw.gesch. **87**, 661 (1928).

Peter, H.: Die Gaumenmandeln des Igels im Winterschlaf, Zschr. Anat. Entw.gesch. **99**, 477 (1932).

Peterman, M. G.: Congenital absence of spleen and left kidney, J. Amer. Med. Ass. **99** (1932).

Petersen, R.: Frecuencia y formas de la cirrosis hepatica en concepcion (Chile), Bol. Soc. biol. Concepción 7 (1933).

Petridis, P.: La splénomegalie égyptienne, Ann. anat. path., Paris **7**, 637 (1930).

Petroff, Th.: Histologische Veränderungen in der Milz bei chronischer Lungentuberkulose, Beitr. Klin. Tbk. **66**, 660 (1927).

Petzold, H.: Die Wirkung von Injektionen leukämischer und „gesunder" Knochenmarks- und Milzsubstanzen auf das weiße Blutbild der Maus, Frankf. Zschr. Path. **53/3**, 278 (1939).

Pfeiffer, G.: Die Cholesterine im Strukturverbande des Protoplasmas. 6. Mitteilung: Untersuchungen an der Rindermilz, Biochem. Zschr. **231**, 239 (1931).

Pfeiffer, H.: Versuche über die Deformation kleiner Lymphocyten und Retikulumzellen aus der in vitro kultivierten Milz von Petromyzon fluviatilis, Arch. exper. Zellforsch., Jena **17**, 456 (1935).

Pfuhl, W.: Zschr. Zellforsch. **26**, 565 (1937).

Pfuhl, W.: Zschr. mikrosk.-anat. Forsch., Leipzig **41**, 569 (1937).

Pfuhl, W.: Die Lymphknoten als Brutstätte der Monocyten, Verh. Anat. Ges. **47**. Vers. Leipzig 1938/39.

Photakis, B. A.: Veränderungen der Milz bei Malaria, Virchows Arch. path. Anat. **271**, 194 (1929).

Piccoli, G.: Sopra una forma di stasi portale determinata da ostacolato circolo intraepatico simulante il morbo di Banti, Arch. pat. clin. med. **11**, 180 (1931).

Pick, L.: Über die lipoidzellige Splenohepatomegalie Typus Niemann-Pick als Stoffwechselerkrankung, Med. Klin. **23**, 1483 (1927).

Pierangeli, M.: Sulla struttura e sull' architettura della capsula e delle trabecole della milza in rapporto all' età, Ric. morf. XXIII (1954).

Pijoan, M.: The action of testicle, kidney and spleen extracts on the infective power of bacteria, J. Exper. Med. **53**, 37 (1931).

Pinkston, J. L. a. *J. O. Pinkston:* Changes in spleen size, blood pressure, and erythrocyte count after the administration of benezedrin sulfate, J. Laborat. Clin. Med., S. Louis **24**, 1038 (1939).

Pischinger, A.: Über den Bau des Lymphgewebes und die Vermehrung der Lymphozyten, Zschr. Zellforsch. **40**, 101 (1954).

Pizzini. B. R.: Influenza della milza sul contenuto in colesterolo delle capsule surrenali, Boll. Soc. ital. biol. sper. **6**, 677 (1931).

Plenk, H.: Über argyrophile Fasern (Gitterfasern) und ihre Bildungszellen, Erg. Anat. **27**, 302 (1927).

Plenk, H.: Aktive Elastizität der Gitterfasern, Anat. Anz., Jena **69** (1930).

Plum, C. M.: Über die Entwicklung des basophilen Kugelhaufens bei Ratten, Fol. haemat., Leipzig **66**, 58 (1942).

Plum, C. M.: Extramedullary blood production, Blood **4**, 142 (1949).

Pockels, W.: Organextrakte des R. E. S., insbesondere der Milz, in ihren Beziehungen zur Immunität, Jb. Kinderhk., Berlin **130**, 172 (1931).

Pöpping, H.: Ein Fall von persistierender Bluteosinophilie mit Milztumor, Med. Welt **11**, 1209 (1937).

Pohle, W.: Über Milzcysten, Dtsch. Zschr. Chir. **221**, 211 (1929).

Pohle u. *Bunting:* Histologische Untersuchungen an der Rattenmilz nach abgestuften Röntgenstrahlendosen, Strahlentherapie **57**, 121 (1936).

Pohle a. *Ritchie:* Histological studies of the liver, spleen and bone marrow in rabbits following the intravenous injection of Thorium dioxide, Amer. J. Roentgenol. **31**, 512 (1934).

Poinso et *Poursines:* Les lésions spléniques dans la diphtérie maligne, Ann. anat. path., Paris **10**, 644 (1933).

Polerà e *Giacopello:* Ha il cloruro di calcio un' azione splenocontrattile? Riv. pat. sper. **8**, 336 (1932).

Policard, A.: Le poumon, Masson, Paris 1938.

Polonowski, Warenbourg et *Driessens:* L'influence des injections d'extrait de rate sur le métabolisme des glucides, Compt. rend. Soc. biol., Paris **120**, 181 (1935).

Polosucchin, A. P.: Reflexe von dem Carotidensinus auf die Milz, Fiziol., ž. SSSR **20**, 270 (1936).

Polosucchin, A. P.: Die altersbedingten Besonderheiten der nervösen und humoralen Regulation des Milzvolumens, Bull. biol. méd. expér. URSS **3**, 564 (1937).

Polosucchin, A. P.: Ontogenese der Carotisreflexe auf die Milz, Bull. biol. méd. expér. URSS **4**, 349 (1937).

Polosucchin, A. P.: Der Einfluß emotioneller und bedingt-reflektorischer Reize auf das Milzvolumen im Laufe der Ontogenese, Bull. biol. méd. expér. URSS **5**, 154 (1938).

Polosucchin, A. P.: Effect of thermal stimulation upon the volume of the spleen in ontogenesis, Fiziol. Z. SSSR **27**, 185 (1939).

Pommer, W.: Über die Korrelation zwischen E-Gehalt, Hb-Gehalt und Pulszahl bei Kleinpferden unter besonderer Berücksichtigung der Blutreserven, Vet. med. Inaug. Diss. Wien 1941.

Popescu, P.: Beitrag zum Studium der Topographie und der Punktionstechnik der Milz beim Rinde, Inaug. Diss. Bukarest 1937.

Porsio, A.: Struttura della capsula e dello stroma di alcuni organi, Scr. biol. **7**, 69 (1932).

Potter a. *Medlen:* Organography of Gambusia patruelis (Baird and Girard), J. Morph. **57**, 303 (1935).

Pozzan, A.: Milza e crescenza, Arch. sc. med., Torino **59**, 293 (1935).

Prader, A.: Milz und Häminstoffwechsel, Experientia, Basel **4**, 153 (1948).

Prigge, R.: Experimentelle Untersuchungen über den Zusammenhang zwischen chemotherapeutischer Wirkung und retikuloendothelialem System, Med. Klin. **27**, 1000 (1931).

Princigalli, S.: Misura della velocità di riparazione del tessuto ematico comparticolare riguardo alla attività splenica, Ber. Physiol. **79** (1933).

Princigalli, S.: Correlazioni splenotesticolari, Giorn. clin. med. **15**, 1115 (1934).

Princigalli, S.: Sulla concentrazione idrogenionica del sangue negli animali smilzati, Clinica **7**, 163 (1941).

Proctor, R.: Chronic thrombocytopenic purpura hemorrhagica cured by splenectomy, J. Amer. med. Ass. **96**, 109 (1931).

Provenzale, L.: Influenza di un iper- e di un iposplenismo sperimentale sui processi ossidoriduttivi cellulari di tessuto in attiva proliferazione tipica, Boll. Soc. ital. biol. sper. **17**, 57 (1942).

Puoz de, J.: Milzentfernung und Auswirkung ihres Funktionsausfalls, Helvet. med. acta **11/7**, 961 (1944).

Putschar, W.: Die Entwicklungsstörungen der Milz. In Schwalbe-Gruber: Die Morphologie der Mißbildungen des Menschen und der Tiere, Teil 3, S. 759, G. Fischer, Jena 1927.

Putschar, W.: Freie Autotransplantation von Milzgewebe, Verh. Dtsch. path. Ges. **26**, 259 (1931).

Putschar, W.: Die Entwicklungsstörungen der Milz, in: Die Morphologie der Mißbildungen des Menschen und der Tiere, Fischer, Jena **3**, 760 (1934).

Putschar, W.: Über angeborenen Milzmangel. (3 Fälle und Übersicht der neueren Literatur), Zbl. allg. Path. **92**, 390 (1954).

Putschar a. *Manion:* Splenic-gonadal fusion, Amer. J. Path. **32**, 15 (1956).

Queen, Hawkins a. *Whipple:* Splenectomy in bile fistula dogs. Bile pigment overproduction, anemia and intoxication, J. Exper. Med. **57**, 399 (1933).

Quinto, C.: La milza come organo regolatore della pressione osmotica e della resistenza globulare, Riv. biol. **14**, 14 (1932).

Raabe, K.: Der Verbleib geschädigter Erythrocyten in der Milz, 1958 (im Druck).

Rabboni, F.: Comportamento della glicemia dopo irradiazione della milza, Biochim. terap. sper., Milano **22**, 56 (1935).

Rachmilewitz, M.: Hypercholesterinemia associated with hepatosplenomegaly and nephrosis, J. Amer. Med. Ass. **93**, 604 (1929).

Radosavljevic u. *Sekulic:* Über die Beziehung der Adrenalin-Erythrocytose und -Lymphocytose zur Milz und ihre diagnostische Verwertbarkeit, Wien. Arch. inn. Med. **20**, 81 (1930).

Rake, G.: Multiple infarcts and necroses of the spleen (Fleckmilz), Amer. J. Path. **8**, 107 (1932).

Randless a. *Knudson:* Studies on cholesterol. 3. The relation of the suprarenal gland and the spleen to cholesterol metabolism, J. Biol. Chem., Baltimore **76**, 89 (1928).

Randoin et *Michaux:* Variations comparatives de la teneur du foie et de la rate en eau, acides gras, et cholestérol, chez le Cobaye normal et chez le Cobaye soumis à un régime privé de vitamine antiscorbutique, Compt. rend. Acad. sc., Paris **187**, 146 (1928).

Rapant, V.: Milzaktinomykose, Zbl. Chir. **63**, 1699 (1936).

Rarei u. *Gummel:* Prolanhaushalt nach Milzexstirpation, Klin. Wschr. **17**, 1721 (1938).

Rathery et *Cosmulesco:* Influence de l'injection d'extrait de rate sur les glycémies et le glycogène du foie chez le chien normal et chez le chien splenectomisé, Compt. rend. Soc. biol., Paris **113**, 834 (1933).

Rathery et *Cosmulesco:* Influences de la splénectomie sur les glycémies et la glycosurie chez le chien dépancréaté, Compt. rend. Soc. biol., Paris **113**, 837 (1933).

Rathery et *Cosmulesco:* Sur l'influence de l' extrait de rate sur les glycémies et l'épreuve de l'hyperglycémie provoquée chez le chien dépancréaté avant ou après la splénectomie, Compt. rend. Soc. biol., Paris **113**, 1430 (1933).

Rathery, de Traverse et *Patin:* Glycogene du foie et splénectomie, Sompt. rend. Soc. biol., Paris **113**, 1433 (1933).

Raunich, L.: Sul comportamento di frammenti di milza adulta trapiantati nella camera anteriore dell' occhio, con osenza cristallino, in Anfibi urodeli (Triton cristatus), La Ricerca Scientifica, Roma **18**, 602 (1948).

Ravenna, E.: Sui nodi intrasplenici di tessuto splenico, Arch. Sc. med., Torino **53**, 481 (1929).

Ray, G. B.: Chemical studies on the spleen. 2. Changes in hemoglobin following removal of the spleen, Amer. J. Physiol. **86**, 138 (1928).

Rebensburg, H.: Untersuchungen über die Funktionen der Milz. 3. Einwirkungen der Milz auf rote Blutkörperchen, Zschr. exper. Med. **96**, 770 (1935).

Reeke, Th.: Über den Einfluß der Milz auf das Tumorwachstum bei weißen Mäusen, Münch. med. Wschr. **77**, 1706 (1930).

Regendanz u. *Kikuth:* Über die Bedeutung der Milz für die Bildung des vermehrungshindernden Reaktionsproduktes (Taliaferro) und dessen Wirkung auf den Infektionsverlauf der Ratten-Trypanosomiasis (Tryp. lewisi). Versuche der Übertragung des Tryp. lewisi auf die weiße Maus, Zbl. Bakt. **103**, 271 (1927).

Rein, H.: Die Blutreservoire des Menschen, Klin. Wschr. Nr. 1—5 (1933).

Rein, H.: Hepatolienale Steuerung des oxydativen Stoffwechsels bei physiologischen Hypoxybiosen, Tgg. Dtsch. Ges. Physiol. 1950.

Rein, Mertens u. *Bücherl:* Über ein Regulationssystem „Milz — Leber" für den oxydativen Stoffwechsel der Körpergewebe und besonders des Herzens, Naturwissenschaften **36**, 233 u. 260 (1949).

Reinhardt, W. O.: Growth of lymph nodes, thymus and spleen, and output of thoracic duct lymphocytes in the normal rat, Anat. Rec., Philadelphia **94**, 197 (1946).

Reinhardt u. *Hempel:* Milzruptur infolge akuter Hefeerkrankung (Blastomykotischer Splenitis), Arch. klin. Chir., Berlin **164**, 341 (1931).

Reinstorff, E.: Ein Beitrag zur Kenntnis der atypischen Lymphogranulomatose, Frankf. Zschr. Path. **38**, 480 (1930).

Reinwein u. *Rösing:* Beitrag zur Symptomatologie der tuberkulösen hepato-lienalen Erkrankung und myeloischen Reaktion, Beitr. Klin. Tbk. **92**, 413 (1939).

Reiss, P.: L' action du potentiel d' oxydation-réduction du milieu sur la protéolyse de la pulpe de rate, Compt. rend. Soc. biol., Paris **128**, 1197 (1938).

Reissner, H.: Untersuchungen über die Form des Balkengerüstwerkes der Milz bei einigen Haussäugetieren sowie über die Verteilung von elastischem und kollagenem Bindegewebe und glatter Muskulatur in Kapsel und Trabekeln, Zschr. mikrosk.-anat. Forsch., Leipzig **16**, 598 (1929).

Reitano, R.: Sul rapporto polpa splenica-follicoli linfatici di Malpighi, Boll. Soc. ital. biol. sper. **8**, 250 (1932).

Reitano, R.: Sul rapporto polpa splenica-follicoli linfatici di Malpighi. II. Ricerche su colombi a digiuno e in avitaminosi B, Boll. Soc. ital. biol. sper. **8**, 812 (1933).

Reitano, R.: Sul rapporto polpa splenica — follicoli linfatici di Malpighi, Monit. zool. ital. **44**, 173 (1933).

Reitano e *Duchini:* Sul cosidetto „tumore spodogeno di milza" nella polmonite lobare. (La milza nella polmonite crupale e nella broncopolmonite fibrinosa dei bambini), Giorn. clin. med. **14**, 804 (1933).

Reitano e *Virgillo:* Sulla interpretazione eziopatogenetica di un caso di atrofia giallo-acuta in corso di splenomegalia tubercolare, Giorn. clin. med. **13**, 337 (1932).

Renfer, H.: Über Milzruptur, Schweiz. med. Wschr. **15**, 732 (1934).

Renfer, H.: Das Schicksal der Entmilzten. Zur unfallmedizinischen Bewertung des Milzverlustes aus akzidentell-traumatischer Ursache, Schweiz. med. Wschr. **15**, 850 (1934).

Repetto, E.: Ricerche sperimentali sulle alterazioni istologiche del fegato, della milza, del vene, del testicolo e dell' ovaio in seguito alla tiroidectomia ed alla emitiroidectomia, Ann. ital. chir. **15**, 701 (1936).

Rich, A. R.: Acute splenic tumor produced by non-bacterial antigens, Proc. Soc. Exper. Biol. Med., N. Y. **32**, 1349 (1935).

Rich, Levis a. *Wintrobe:* The activity of the lymphocyte in the body's reaction to foreign protein, as established by the identification of the acute splenic tumor cells, Bull. Johns Hopkins Hosp. **65**, 311 (1939).

Richberg, E.: Die Druckentwicklung in der Milz bei Reizung des Milznerven, Zschr. Biol. **89**, 481 (1930).

Richter, H.: Vergleichende Untersuchungen über das Hämo-, Myelo- und Splenogramm bei Tieren mit Stoffwechsel- und Speichermilz, Zschr. Zellforsch. **38**, 509 (1953).

Riddle, O.: Sex and seasonal differences in weight of liver and spleen, Proc. Soc. Exper. Biol. Med., N. Y. **25**, 474 (1928).

Riddle a. *Tange:* Studies on the physiology of reproduction in birds. 25. The action of the ovarian and placental hormone in the pigeon, Amer. J. Physiol. **87**, 97 (1928/29).

Riedel, H.: Das Gefäßsystem der Katzenmilz, Zschr. Zellforsch. **15**, 459 (1932).

Riegele, L.: Über die mikroskopische Innervation der Milz, Zschr. Zellforsch. **9**, 511 (1929).

Riegele, L.: Die Bedeutung des retikuloendothelialen Syncytiums als Scheidenplasmodium des fibrillären nervösen Endnetzes in Leber, Milz und Nebennieren, Zschr. Zellforsch. **15**, 311 (1932).

Rienhardt, J. F.: Reticulum. Its origin. The occurence of reticulum fibres in capillary endothelium. A new method of demonstration. II. The finer capillary bed, Amer. J. Path. **61**, 525 (1930).

Rienhardt a. *Holmes:* Thymus and lymph nodes following adrenalectomy and maintenance with NaCl in the rat, Proc. Soc. Exper. Biol. Med., N. Y. **45**, 267 (1940).

Ries, E.: Grundriß der Histophysiologie, Leipzig 1938.
Rigano-Irrera, D.: Mielosi splenica da iniezioni locali di catrame, Pathologica, Genova **23**, 147 (1931).
Rigano-Irrera, D.: L'importanza della milza nel processo di riparazione delle ferite cutanee, Riv. pat. sper. **9**, 278 (1932).
Riolo, S.: Influenza della milza e di alcune ghiandole a secrezione interna sulla ipercalcemia provocata, Boll. Soc. ital. biol. sper. **12**, 293 (1937).
Ritter, H.: Untersuchungen über die Resistenzbreite der Erythrocyten der Blutreserven beim Pferde, Vet. med. Inaug. Diss. Hannover 1936.
Rcberson, J. M. jr.: Hemopoiesis in Amia calva, Zschr. Zellforsch. **16**, 305 (1932).
Robbins, Cooper a. *Alt*: Effect of corticotropin on cellularity and mitosis in the rat marrow, spleen and thymus, Endocrinology **56**, 161 (1955).
Robinson, W. L.: The vascular mechanism of the spleen, Amer. J. Path. **2**, 341 (1926).
Robinson, W. L.: Some points on the mechanism of filtration by the spleen, Amer. J. Path. **3**, 568 (1927).
Robinson, W. L.: The venous drainage of the cat spleen, Amer. J. Path. **6**, 19 (1930).
Rocca, C. La: (Milzligamente), Cult. med. mod., Palermo **11**, 7 (1933).
Röhlich, K.: Beitrag zur Kenntnis der Kapillarhülsen der Milz, Erg.-H. Anat. Anz., Jena **81**, 240 (1936).
Röhlich, K.: Über die Pulpamuskulatur der Milz, Zschr. Anat. Entw.gesch. **110**, 740 (1940).
Roemer, H.: Untersuchungen an den Lymphknoten des Igels im Winterschlaf, Zschr. Anat. Entw.gesch. **99**, 492 (1932).
Roersch et *Brüll*: Régime circulatoire de la rate énervée mise au cou, Compt. rend. Soc. biol., Paris **113**, 897 (1933).
Rössle, R.: Das Verhalten der Milz nach Blutungen, Verh. Dtsch. Ges. inn. Med., S. 569 (1928).
Rössle u. *Roulet*: Maß und Zahl in der Pathologie. (Pathologie und Klinik in Einzeldarstellungen.) Bd. **5**, Springer, Berlin u. Wien 1932.
Rötten, J.: Untersuchungen über Blutreserven bei rheinisch-deutschen Kaltbluthengsten, Vet. med. Inaug. Diss. Hannover 1938.
Röttgen, W.: Untersuchungen über Blutreserven bei Pferden einer Vet. Ers.-Abtlg., Vet. med. Inaug. Diss. Hannover 1944.
Roffo, A. H.: Cultivo „in vitro" de bazo sometido a las irradiaciones Roentgen, Rev. Soc. argent. biol. **3**, 378 (1927).
Roffo, A. H.: Eine biologische Reaktion der Milz, hervorgerufen durch Blut tumorbehafteter Ratten, Zschr. Krebsforsch. **30**, 180 (1930).
Roffo, A. H.: Der Cholesteringehalt der Milz im Verhältnis zum Tumorwachstum, Zschr. Krebsforsch. **41**, 44 (1934).
Roffo, A. H.: La reaccion esplénica por sangre de embarazada y sus relaciones con el cancer, Bol. Inst. med. exper. cáncer, B. Aires **12**, 38 (1935).
Rogers a. *Lackey*: The variations of the water content of the blood induced by atmospheric temperature changes in normal and splenectomized animals, Amer. J. Physiol. **86**, 34 (1928).
Rohr, K.: Das menschliche Knochenmark, G. Thieme, Stuttgart 1949.
Romanenko, P.: Über pathologisch-histologische Veränderungen an den inneren Organen des Hundes nach der Unterbindung der Milzgefäße. Experimentelle Untersuchung, Arch. klin. Chir., Berlin **153**, 123 (1928).
Romeis, B.: Über den Einfluß erhöhter Außentemperatur auf Leber und Milz der weißen Maus, Virchows Arch. path. Anat. **247**, 225 (1923).
Romeis, B.: Fütterungsversuche an Kaulquappen bei verschiedenen Bodenverhältnissen. 1. Die Beeinflussung von Entwicklung und Wachstum durch Fütterung von Thymus, Milz oder Leber, Arch. Entw. mech. Organ., Berlin **140**, 656 (1940).
Romeo, F.: Influenza della milza sui processi ossido riduttivi del sangue e dei tessuti, Biochim. terap. sper., Milano **24**, 99 (1937).
Romhányi, G.: Histologische Untersuchungen an tumorempfänglichen und resistenten Tieren, Zbl. allg. Path. **66**, 313 (1936/37).
Rordorf, R.: Sulla bartonellosi, Giorn. batt. immun., Torino **11**, 351 (1933).
Rosenthal, S. R.: Significance of tissue lymphocytes in the prognosis of lymphogranulomatosis, Arch. Path., Chicago **21**, 628 (1936).
Rosin, A.: Morphologische Organveränderungen beim Leben unter Luftverdünnung, Beitr. path. Anat., Jena **80**, 622 (1928).
Roskin, G.: Milz und experimenteller Krebs, Cancer, Berlin **11**, 91 (1934).
Rossi, C.: Funzione della milza in rapporto al volume del sangue, Riv. Pat. sper. **3**, 324 (1928).
Rossi e *Ventura*: Splenectomia e sviluppo scheletrico, Arch. Maragliano pat., Genova **4**, 693 (1949).
Roth, H.: Experimentelle Untersuchungen zur Frage der Milzfunktion bei der Bartonella-Infektion der Ratte, Zschr. Immunit.forsch., Jena **74**, 483 (1932).
Rothe, H.: Die Größe des Herzens und einiger Organe (Leber, Milz, Nieren) bei der grauen

und weißen Hausmaus, Zool. Anz. **105**, 281 (1934).
Rothermel, J. E.: A note on the megacaryocytes of the normal cat's spleen, Anat. Rec., Philadelphia **47**, 251 (1930).
Rotter, W.: Über seltenere Milzerkrankungen, Virchows Arch. path. Anat. **259**, 631 (1926).
Rousselot, L. M.: The role of congestion (portal hypertension) in so-called Banti's syndrome, J. Amer. Med. Ass. **107**, 1788 (1936).
Roux et *Binet:* Les anévrysmes de l'artère splénique, Presse méd., S. 400 (1954).
Rubegni, R.: Contributo allo studio dei rapporti fra milza e ricambio degli idrati di carbonio, Arch. fisiol., Firenze **35**, 422 (1936).
Rubinstein, M.: Über die Rolle der Milz im Kohlehydrat- und Fettstoffwechsel, Biochem. Zschr. **253**, 193 (1932).
Rubinstein u. *Golebewa:* Über eine noch unbekannte Funktion des retikuloendothelialen Systems. 10. Der vikariierende Ersatz der Milzfunktion in dem chemotherapeutischen Effekt, Zschr. Immunit.forsch., Jena **66**, 1 (1930).
Rubio, H. H.: El bazo injertado en el cuelle como reactivo de substancias vasomotrices, Rev. Soc. argent. biol. **9**, 258 (1933).
Rudebeck, J.: Experimentelle Untersuchungen über die Sekundärknötchen in den Knielymphknoten des Kaninchens bei Staphylokokkeninfektion, Virchows Arch. path. Anat. **284**, 504 (1932).
Ruffo, A.: Ricerche sulle fosfatasi del fegato e della milza, Arch. sc. biol., Bologna **24**, 399 (1938).
Ruhenstroth-Bauer u. *Maier:* Versuche zum Nachweis eines spezifischen erythropoetischen Hormons. II. Mitt., Arch. exper. Path. Pharmak., Leipzig **214**, 464 (1952).
Rumjantzew u. *Suntzowa:* Untersuchungen über Entstehung und Differenzierung fibrillärer Strukturen in mesenchymalen Geweben in vitro, Arch. exper. Zellforsch., Jena **17** (1935).
Rummel, H.: Stieldrehung einer Wandermilz, unter dem klinischen Bild der Stieldrehung eines Ovarialtumors verlaufend. (Zugleich ein Beitrag zur Ätiologie der Wandermilz), Münch. med. Wschr. **76**, 371 (1939).
Rumyantsew, N. N.: On the reticulo-endothelium and the structure of hematopoietic organs in certain species of fish, Arch. Anat. **21**, 260 (1939).
Runco, A.: Su due casi di cisti da echinococco della milza, Giorn. clin. med. **16**, 775 (1935).
Ruppanner, E.: Über das Vorkommen von Nebenmilzen nach Milzverletzung, Zbl. Chir. 1113 (1942).
Ruppanner, E.: Beitrag zur Kasuistik seltener Milzverletzungen, Schweiz. med. Wschr. **15**, 462 (1943).
Ruscica, G.: Sulla istogenesi delle „aree sclerosiderotiche die Gamna“ in splenomegalopatie die diversa origine, Arch. ital. chir. **36**, 217 (1934).
Ruska u. *Wolpers:* Klin. Wschr. S. 695 (1940).
Rydh-Ehrenswärd u. *Schmidt:* Über den Einfluß des Carotins auf den Guanasegehalt der Rattenmilz, Hoppe-Seyler's Zschr. physiol. Chem. **227**, 177 (1934).
Rystedt, G.: On splenektomi från invärtes medicinsk synpunkt, Hygiea, Stockholm **92**, 21 (1930).

Saathoff, J.: Über die Latenzzeit des Reticulocytenanstieges bei Sauerstoffmangel. (Versuche an Meerschweinchen und Kaninchen), Virchows Arch. path. Anat. **319**, 107 (1950).
Saathoff, J.: Über das Verhalten der Milzpulpa bei Sauerstoffmangel, Zschr. Zellforsch. **35**, 370 (1951).
Sachodnik, J.: Sur un cas de transposition partielle du tube digestif, avec sinistroposition du gros intestin, compliqué d'autres anomalies, Arch. Anat. **18**, 275 (1934).
Sänger: Verblutung im 8. Schwangerschaftsmonat infolge Ruptur eines Aneurysmas der Milzarterie, Zbl. Gynäk. 20.
Sakai, H.: Untersuchung über Cholesterinstoffwechsel in seiner Abhängigkeit von Schilddrüse und Milz, Biochem. Zschr. **216**, 32 (1929).
Sakakibara, T.: Über den funktionellen Zusammenhang zwischen Nebenniere und Milz. Transact. Jap. Path. Soc. **16**, 86 (1926).
Sakharoff, G. P.: La rate doit-elle être considérée comme un organ à sécrétion interne ? Rev. frc. endocr. **8**, 332 (1930).
Sakurai, M.: Situs inversus partialis with malformation of heart, Sei-i-kwai Med. J., Tokyo **44**, 9 (1927).
Sakurai, T.: Beitrag zur Kenntnis der Nervenversorgung der Milz, besonders über die spinalparasympathische Innervation der Milz, Mitt. Med. Ges. Tokyo **51**, 1323 (1937).
Sakurai, H.: On the sugar tolerance of rabbits after removal of the spleen, Jap. J. Med. Sc. Biophysics **6**, 82 (1940).
Saladino, E.: Sulla organospecificità della milza, Ormoni **1**, 123 (1939).
Saller, K.: Untersuchungen über das Wachstum bei Säugetieren (Nagern), III. Teil: Das extrauterine Wachstum der Milz bei der weißen Hausmaus, Arch. Entw. mech. Organ., Berlin **124**, 298 (1931).
Salmon et *Dor:* Recherches sur l'anatomie descriptive de la rate, Ann. anat. path., Paris **10**, 652 (1933).

Sandberg a. *Holly:* Note on the metabolism of copper in splenectomized rabbits, Proc. Soc. Exper. Biol. Med., N. Y. **32**, 307 (1934).
Sandberg a. *Perla:* The metabolism of copper and iron in splenectomized rats free from Bartonella muris infection, J. Exper. Med. **60**, 395 (1934).
Sandstrom, C. J.: Heteroplastic transplants of duck kidney tissue on the chorio-allantoic membrane of the chick in conjunction with adult chicken spleen grafts, Anat. Rec., Philadelphia **52**, 69 (1932).
Sarvan, M.: Über die Rolle der Milz bei der experimentellen Tuberkulose, Beitr. Klin. Tbk. **71**, 182 (1931).
Sassuchin, P.: Über die kindliche Milz, Inaug. Diss. St. Petersburg 1899.
Sasybin, N.: Histopathologische Veränderungen des Blutes bei Einwirkung hoher Temperatur, Virchows Arch. path. Anat. **292**, 96 (1934).
Sasybin, N.: Histopathologische Veränderungen der blutbildenden Organe bei Einwirkung hoher Temperaturen, Virchows Arch. path. Anat. **292**, 114 (1934).
Sasybin, N.: Zur Frage der Herkunft der Monocyten, Virchows Arch. path. Anat. **292**, 129 (1934).
Sauerbruch u. *Knake:* Über die Bedeutung der Milz bei Parabiosetieren, Klin. Wschr. **15**, 884 (1936).
Scapatizzi, R.: Influenza della splenectomia sulla ipertermia sperimentale del coniglio, Arch. fisiol., Firenze **35**, 332 (1936).
Scapatizzi, R.: Osservazioni su l'influenza di estratti di organi e di componenti ematici sulla ipertermia sperimentale del coniglio, Boll. Soc. ital. biol. sper. **12**, 286 (1937).
Scapatizzi, R.: Influenza della timectomia e della splenectomia sullo sviluppo del coniglio, Boll. Soc. ital. biol. sper. **13**, 110 (1938).
Scartozzi e *Parra:* Ricerche sull' ipo-splenismo e iper-splenismo sperimentale, Arch. ital. chir. **62**, 1 (1942).
Scatizzi, I.: La milza di Tropidonotus natrix, Arch. Zool. ital. **14**, 341 (1930).
Scatizzi, I.: Continuita di rapporti fra il connettivo reticolare della milza e del pancreas in Tropidonotus natrix, Monit. zool. ital. **41**, 100 (1930).
Scatizzi, I.: La milza di Chimaera monstrosa, Arch. ital. anat. embriol. **29**, 560 (1931/32).
Schabadasch, A.: Beiträge zur vergleichenden Anatomie der Milzarterien. Versuch einer Analyse der Evolutionsbahnen des peripherischen Gefäßsystems, Zschr. Anat. Entw.gesch. **104**, 502 (1935).
Schachnowitz, J.: „Spontanruptur" der Milz, Dtsch. Zschr. Chir. **213**, 283 (1929).
Schaffer, J.: Lehrbuch der Histologie und Histogenese, Leipzig, S. 305 (1922).
Schairer u. *Rechenberger:* Vergleichende Untersuchungen über den chemisch und mikrochemisch bestimmten Eisengehalt in Leber und Milz, Virchows Arch. path. Anat. **315**, 320 (1948).
Schairer u. *Rechenberger:* Das Leber- und Milzeisen bei Mann und Frau in verschiedenen Lebensaltern, Virchows Arch. path. Anat. **315**/H. **3/4**, 309 (1948).
Schallock, G.: Funktion und Struktur des lymphoreticulären Systems, Regensb. Jb. ärztl. Fortb. **4**, 179 (1955).
Scheiner, H.: Action hypertensive de l'extrait ultrafiltré de rate chez le chien préalablement traité par l'extrait posthypophysaire, Compt. rend. Soc. biol., Paris **125**, 125 (1937).
Scheiner et *Tiffeneau:* Action hypertensive des extraits de rate sur le chien atropinisé et cocainisé, Compt. rend. Soc. biol., Paris **124**, 877 (1937).
Scheiner et *Tiffeneau:* Effets hypertenseurs produits par l'excitation du nerf splenique chez le chien atropinisé et cocainisé, Compt. rend. Soc. biol., Paris **124**, 1219 (1937).
Schenker, P.: Über die plättchenbildende Funktion der Megakaryocyten, Fol. haemat. **63**, 223 (1939).
Scheppokat, K. D.: Strahlenwirkung und Strahlenschutz im Tierversuch unter besonderer Berücksichtigung der Milz, Materia med. Nordmark **8/2**, 61 (1956).
Scherer u. *Wichmann:* Beobachtungen über den Ablauf der Strahlenreaktion im Milzgewebe der Maus bei Anwendung der Phasenkontrastmikroskopie, Strahlentherapie **95**, 195 (1954).
Schermer, S.: Die Blutmorphologie der Laboratoriumstiere, J. A. Barth, Leipzig 1954.
Scheunert u. *Krzywanek:* Die Milz als Blutkörperchenreservoir. Methodische Bemerkungen zur Frage des Zusammenhanges von Blutbeschaffenheit und Konstitution, Zschr. Tierzüchtg. **9**, 113 (1927).
Scheunert u. *Krzywanek:* Die Unersetzbarkeit der Milz als Blutkörperchenreservoir, Pflügers Arch. Physiol. **221**, 435 (1928).
Schilling, V.: Physiologie der blutbildenden Organe, in: Handb. norm. u. pathol. Physiologie, VI/**2**; 857, Springer, Berlin 1928.
Schilling, V.: Anzeichen der hormonalen Tätigkeit der Milz, Dtsch. med. Wschr. **58**, 648 (1932).
Schipowsky, P. W.: Über den Einfluß der Röntgenstrahlen auf die Milz des Frosches und des Axolotls, Beitr. path. Anat., Jena **88**, 413 (1932).
Schittenhelm, A.: Normale und pathologische Physiologie des retikulo-endothelialen Systems, in: Enzyklopädie der Klin. Med. Handb. der Krankheiten des Blutes und

der blutbereitenden Organe, Springer, Berlin. Bd. 2, 492 (1925).

Schlack, H.: Versuche unspezifischer Immunisierung durch Behandlung mit Extrakt aus Milzgewebe, Zschr. Immunit-forsch., Jena **57**, 499 (1928).

Schlarb, E.: Die Milz von Torpedo ocellata und marmorata, Pubbl. Staz. Zool., Napoli XXIV. Fasc. I, 9 (1953).

Schlegel u. *Böttner:* Erythrocytenabbau nach Milzexstirpation, Klin. Wschr. **29/30**, 692 (1954).

Schleicher, E. M.: A simple method for the demonstration of the trabecular framework of the human and mammalian spleen, Anat. Rec., Philadelphia **79**, 479 (1941).

Schleussing, H.: Nekrosen in Leber, Milz und Nebennieren bei nicht vereiterten Varizellen, Verh. Dtsch. Path. Ges. **22**, 288 (1927).

Schliephake, E.: Wechselbeziehungen zwischen Milz und Schilddrüse, Arch. exper. Path. Pharmak., Leipzig **148**, 1 (1930).

Schliephake, E.: Die Anregung der Phagocytose beim Menschen durch das Milzhormon Prosplen, Dtsch. Arch. klin. Med. **171**, 218 (1931).

Schliephake, E.; Die Milz als hormonales Organ, Dtsch. Arch. klin. Med **172**, 523 (1932).

Schliephake, E.; Über den Einfluß von Milzstoffen auf den Cholesteringehalt des Blutes Klin. Wschr. **12**, 1936 (1933).

Schliephake, E.: Krankheitsabwehr und antiallergisches Prinzip der Milz, Dtsch. med. Wschr. **39/40**, 478 (1948).

Schliephake u. *Kronsohn:* Über den Einfluß von Milzstoffen auf die Magensekretion, Dtsch. Arch. klin. Med. **170**, 38 (1931).

Schliephake u. *Probst:* Milz und Chlorhaushalt, Klin. Wschr. **11**, 1863 (1932).

Schliephake u. *Renk:* Die Beeinflussung der Magenabsonderung durch Milzextrakte, Klin. Wschr. **37/38**, 660 (1943).

Schlopsnies, W.: Über ein systematisiertes angioplastisches Sarkom in Milz, Leber und Knochenmark, Virchows Arch. path. Anat. **274**, 85 (1929).

Schmalhausen, J.: Beiträge zur quantitativen Analyse der Formbildung. 2. Das Problem des proportionalen Wachstums, Arch. Entw. mech. Organ., Berlin **110**, 35 (1927).

Schmelzer, W.: Zum Bau der Milz. Übersichtsbilder von Hülsenarterien und Lymphknötchen durch Isolieren ganzer Arterienbäumchen mittels Walkverfahren, Zschr. Zellforsch. **24**, 303 (1936).

Schmid, B.: Über Carcinommetastasen und isolierte Lymphogranulomknoten der Milz, Zschr. Krebsforsch. **45**, 298 (1936).

Schmidt, W.: Beitrag zur Frage der Hypersplenie, Zschr. Kinderhk. **58**, 790 (1936).

Schmidt, W. J.: Die Bausteine des Tierkörpers in polarisiertem Lichte, Friedrich Cohen, Bonn 1924.

Schmidt, W. J.: Die Doppelbrechung von Karyoplasma, Zytoplasma u. Metaplasma, Berlin 1937.

Schmidt, W. J.: Molekulare Bauweisen tierischer Zellen und Gewebe und ihre polarisationsoptische Erforschung, Naturwiss. **26**, 481 u. 509 (1938).

Schmidt-Nielsen, K.: Lien succenturiatus bei der Forelle (Salmo trutta), Norske Vid. Selsk. Forh. **12/6**, 19 (1939).

Schmidt-Nielsen, S. u. *K. Schmidt-Nielsen:* Größe und Eisengehalt der Milz bei der Forelle, Norske Vid. Selsk. Forh. **12**, 63 (1939).

Schmidt-Nielsen, S. u. *K. Schmidt-Nielsen:* Über den Eisengehalt der Milz einiger Fische, Norske Vid. Selsk. Forh. **12**, 67 (1939).

Schmidt u. *Vogel:* Untersuchungen über die Gewichte von inneren Organen bei Mastschweinen und ihre Beziehungen zu Leistung und Körperform, Züchtungskunde **6**, 224 (1931).

Schmidtmann, M.: Fütterungsversuche am milzlosen Tier, Verh. Dtsch. Ges. inn. Med. 589 (1928).

Schmitt u. Gross*:* J. amer. Leather Chem. Ass. **43**, 658 (1948).

Schmitz u. *Heymann:* Über die Bedeutung der Milz für den Baustoffwechsel des Zentralnervensystems, Biochem. Zschr. **308/4—5**, 230 (1941).

Schneider, F.: Collegium, Darmstadt S. 522 (1937).

Schneider, F.: Collegium, Darmstadt S. 97 (1940).

Schneider, F.: Vortrag Frankfurt 1948, Angew. Chem. **61**, 259 (1949).

Schneider, G.: Studien zur Korrelation der Eiweißkörper des Blutplasmas und der Organe bei experimenteller Dysproteinämie. I. u. II. Mitt.: Quantitative Änderungen des Eiweiß- und Stickstoffgehaltes von Leber, Milz und Nieren im Verlauf einer experimentell erzeugten Dysproteinämie, Virchows Arch. path. Anat. **327**, 354 (1955).

Schneider, J.: Das absolute und relative Gewicht von Herz, Lunge, Leber, Niere und Milz des Rindes, Zschr. Fleisch-Milchhyg., Berlin 14 (1904).

Schneider, P.: Eine splenomegalische Epidermoidcyste, Verh. Dtsch. Path. Ges. **24**, 280 (1929).

Schönberg, F.: Über Nebenmilzen bei acht Schweinen mit gleichzeitiger Einsprengung von Pankreasläppchen in das Milzgewebe, Berliner tierärztl. Wschr. **42**, 428 (1926).

Schöne, G.: Über das Individuelle in Menschen, Tieren und Pflanzen, Berlin-Spandau 1950.

Scholderer, H.: Das Verschwinden von in die Blutbahn injiziertem Bilirubin aus dieser und der Einfluß der Milz hierauf, Biochem. Zschr. **257**, 137 (1933).

Scholderer u. *v. Ludàny:* Der Einfluß der Milz auf den Bilirubingehalt des Blutserums, Schweiz. med. Wschr. **13**, 264 (1932).

Scholl, R.: Über stumpfe Bauchverletzungen. Mitt. Grenzgeb. Med. Chir., Jena **44**, 307 (1935—37).

Scholl, R.: Über Stich- und Schußverletzungen des Abdomens, Mitt. Grenzgeb. Med. Chir., Jena **44**, 354 (1935—37).

Schopper, W.: Thymusgewebe in der Kultur mit vergleichenden kinematographischen Aufnahmen von Thymus- und Milzkulturen, Verh. Dtsch. Path. Ges. **27**, 216 (1934).

Schudy, G.: Beitrag zur Funktion des lymphatischen Gewebes, Verh. Anat. Ges., Jena **46** (1938), Erg.-H. Anat. Anz., Jena **87**, 89 (1938/39).

Schümann, H. J.: Vergleichende Untersuchungen über die Wirkung von Adrenalin, Arterenol und Epinin auf Blutdruck, Milzvolumen, Darm und Blutzucker, Naunyn-Schmiedebergs Arch. exper. Path. **206**, 164 (1949).

Schürch, K.: Der humorale Einfluß der Milz auf die Erregbarkeit des Zentralnervensystems, Zschr. exper. Med. **96**, 414 (1935).

Schürer-Waldheim, F.: Milzbestrahlung und retikulo-endothelialer Apparat, Wien. klin. Wschr. **43**, 201 (1930).

Schuijl a. *Groen:* The weight of the spleen of rats fed on a diet free from lactoflavine, Acta brevia Neerl. physiol. pharmacol. microbiol. **8**, 195 (1938).

v. Schulz, D.: Zur Frage der angeborenen Gewebsmißbildungen in der Milz, Beitr. path. Anat., Jena **99**, 251 (1937).

Schulz, E.: Über die Funktion der Blutspeicher, insbesondere der Milz. Veränderungen des roten Blutbildes nach Adrenalin, Inaug. Diss. Berlin 1935.

Schulz u. *Rennkang:* Über die Ganglioside und Cerebroside der Rindermilz, Hoppe-Seyler's Zschr. physiol. Chem. **273**, 253 (1942).

Schulz, W.: Über nicht-embolisch entstandene keilförmige Milznekrosen. (An Hand eines Falles von aleukämischer Myelose), Frankf. Zschr. Path. **37**, 489 (1929).

Schuster, N. H.: Familiäre Teleangiektasie mit Aneurysma der Milzschlagader, J. Path. Bact. **44**, 29 (1937).

Schusterowna, H.: De l'influence des rayons X sur les éléments réticuloendothéliaux de la rate, Compt. rend. Soc. biol., Paris **108**, 168 (1931).

Schwanen, H.: Zur Bedeutung der Sekundärknötchen im lymphatischen Gewebe, Frankf. Zschr. Path. **37**, 353 (1929).

Schwarz, E.: Fütterungsversuche an Kaulquappen bei verschiedenen Bodenverhältnissen. 2. Die Beeinflussung der Schilddrüse durch Verfütterung von Thymus, Milz oder Leber, Arch. Entw. mech. Organ., Berlin **140**, 710 (1940).

Schwarz, L.: Zur Frage der Eisenspeicherung und des Eisenstoffwechsels, Verh. Dtsch. Ges. inn. Med. 604—609 (1928).

Schwarz, L.: Einfluß der Ernährung auf die Eisenspeicherung der Leber und Milz der weißen Maus, Virchows Arch. path. Anat. **269**, 638 (1928).

Schwarz, L.: Über ein primäres Hämangiom der Milz von seltener Größe, Beitr. klin. Chir., Tübingen **150**, 130 (1930).

Schwarz, N. W.: Zur Diagnostik und operativen Behandlung der Splenomegalie, Arch. klin. Chir., Berlin **149**, 356 (1928).

Schwarz, W.: Elektronenmikroskopische Untersuchungen über die Differenzierung der Cornea- und Sklerafibrillen des Menschen, Zschr. Zellforsch. **38**, 78 (1953).

Schwarz u. *Dettmer:* Elektronenmikroskopische Untersuchung des elastischen Gewebes in der Media der menschlichen Aorta, Virchows Arch. path. Anat. **323**, 243 (1953).

Schweizer, A.: Über ägyptische Splenomegalie, Schweiz. med. Wschr. **8**, 1017 (1927).

v. Skramlik, E.: (Milzdurchströmung), Abderhaldens Hdb. der biol. Arb.methoden S. 503 (1926).

v. Skramlik, E.: Die Milz. Mit besonderer Berücksichtigung des vergleichenden Standpunktes, Erg. Biol. **2**, 505 (1927).

v. Skramlik u. *Duran-Cao:* Über Beziehungen des Vagus zum Sympathikus bei der Milz, Zschr. exper. Med. **45**, 460 (1925).

Scriba, K.: Ungewöhnlicher Milzbefund bei splenomegaler Knochenmarkshemmung im Säuglingsalter, Zbl. allg. Path. **91**, 494 (1954).

Seemann, G.: Weitere experimentelle Untersuchungen zur Biologie des Lungengewebes und über die mesenchymalen Abwehrvorgänge im allgemeinen. 1. Mitteilung: Über einige histo-physiologische und -pathologische Besonderheiten der Mäuseorgane, Beitr. path. Anat., Jena **78**, 526 (1927).

Seemann, G.: Über die Beziehungen zwischen den einkernigen Blut- und Bindegewebselementen und über ihre Rolle bei Entzündung, Arch. exper. Zellforsch., Jena **11**, 162 (1931).

Seemann, G.: Über die Beziehungen zwischen Lymphocyten, Monocyten und Histiocyten insbesondere bei Entzündung, Beitr. path. Anat., Jena **85**, 303 (1930).

Segre, M.: Ricerche sulle modificazioni del tempo di coagulazione, del tempo di emorragia e della composizione morfologica del sangue dopo irradiazione con raggi Roentgen della milza e dell' ipofisi, Arch. sc. med., Torino **65**, 255 (1938).

Seki, M.: Zur Kenntnis der intra- und supravitalen Färbung. 9. Färbbarkeit der Plasmagrundsubstanz der fixierten Histiocyten, Retikuloendothelien und der weißen Blutkörperchen von Vögeln, Reptilien und Amphibien, Zschr. Zellforsch. **23**, 314 (1936).

Selye, H.: The general adaptation syndrome and the diseases of adaptation, J. Clin. Endocr., Springfield **6**, 117 (1946).

Serra, G.: La epato-splenomegalia egiziana, R. Accad. Ital. Cl. Sci. fis. **1**, 3 (1930).

Severi, L.: La sostanza granulo-filamentosa (reticolociti) nel ratto normale e dopo la splenectomia, Boll. Soc. ital. biol. sper. **9**, 551 (1934).

Sevitt, S.: Splenic eosinopenia and adrenocortical hyperactivity, J. Path. Bact. **70**, 65 (1955).

Shaw a. *Shafi:* Traumatic autoplastic transplantations of splenic tissue in man with observations on the late results of splenectomy in six cases, J. Path. Bact. **45**, 215 (1937).

Shen, T.C.: The effect of experimental anaemia on the size of the spleen, J. Physiol., London **66**, 74 (1928).

Shindo, T.: Veränderungen des fibrohistocytären und retikuloendothelialen Systems der Katze durch die intravenöse Injektion des Diphtherietoxoides, Arch. histol. japon. **4**, 503 (1953).

Siderius, P.: The role of the spleen in the white blood count changes following adrenaline treatment in the rat, Acta endocr., Khvn **12**, 326 (1953).

Siegmund, H.: Lipoidzellhyperplasie der Milz bei chronischem Nierenleiden, Zbl. allg. Path. **70**, 328 (1938).

Siirala u. *Esko Määtänen:* Über die bösartigen Hämangiome in der Milz und Leber, Acta path. microbiol. Scand. **17/4** (1940).

Silberberg, M.: Über die morphologischen Veränderungen der Leber nach Milzexstirpation, Arch. klin. Chir., Berlin **159**, 632 (1930).

Silberberg, M.: Behavior of transplanted spleen, with special reference to the tissue differential of hemopoietic organs, Arch. Path., Chicago **20**, 216 (1935).

Silberstein u. *Kretz:* Experimentelle Ableitung des Milzvenenblutes in die Vena cava inferior, Wien. klin. Wschr. **42**, 443 (1929).

Simic, V.: Zur Anatomie des Carnivorenherzens. (Untersuchungen an Feliden, Hyäniden, Caniden, Procyoniden und Musteliden), Morph. Jb., Leipzig **82**, 499 (1938).

Simoes-Raposo et *Fevereiro:* Mécanisme de l'érythrocytose. La rate et la polyglobulie adrénalinique, Compt. rend. Soc. biol., Paris **105**, 813 (1930).

Simpson, Dennison a. *Korechewsky:* Some effects of adrenalectomy in male rats, J. Pah. Bact **39**, 569 (1934).

Sindoni, M.: Contributo allo studio della cisti sierosi della milza, Morgagni, Milano **75**, 131 (1933).

Sindoni ed *Aragona:* Poliglobulia da asfissia e milza, Bol. Soc. ital. biol. sper. **7**, 1130 (1932).

Sindoni ed *Aragona:* La poliglobulia asfittica e la concezione „milza riserva di corpuscoli rossi", Riv. pat. sper. **9**, 459 (1932).

Singer, K.: Studien zum Problem der Blutmauserung. 4. Mitteilung. Milzhämolyse und Stercobilinausscheidung, Zschr. exper. Med. **73**, 83 (1930).

Singer, K.: Polycythämie und Milzgefäßzirkulationsstörungen. Beitrag zur Pathogenese der Erythrämie, Dtsch. Arch. klin. Med. **175**, 355 (1933).

Singer u. *Hoder:* Wachstum vitalgefärbter Meerschweinchenmilz im Explantat, Zschr. exper. Med. **68**, 408 (1929).

Singer, Miller a. *Dameshek:* Hematologic changes following splenectomy in man, with particular reference to target cells, hemolytic index and lysolecithin, Amer. J. Med. Soc. **202**, 171 (1941).

Sinz, P.: Über Entstehung und weiteres Schicksal größerer Milzhämatome, Zbl. allg. Path. **58**, 181 (1933).

Sitsen, A. E.: The normal weight of several organs with the malay race, Meded. Dienst volksgezd. Ned.-Indie **16**, 490 (1927).

Sitsen, A. E.: Zur Kenntnis des Normalen, Zschr. Konstit.lehre, Berlin **16**, 308 (1931)

Siwe, St. A.: Die Retikuloendotheliose — ein neues Krankheitsbild unter den Hepatosplenomegalien, Zschr. Kinderhk. **55**, 212 (1933).

Sjövall, H.: Experimentelle Untersuchungen über das Blut u. die blutbildenden Organe — besonders das lymphatische Gewebe — des Kaninchens bei wiederholten Aderlässen, Acta path. scand. microbiol. Scand. **27**, 308 (1936).

Sjövall, A. u. *H. Sjövall:* Experimentelle Studien über die Sekundärknötchen in den Kniekehlenlymphknoten des Kaninchens bei Bacillus pyocyaneus-Infektion, Virchows Arch. path. Anat. **278**, 258 (1930).

Sleeth a. *van Liere:* The size of the spleen and the adrenals during pregnancy and the puerperium, Endocrinology **25**, 867 (1939).

Smallwood a. *Derrickson:* The development of the carp, Cyprinus carpio. 2. The development of the liver-pancreas, the islands of Langerhans, and the spleen, J. Morph. **55**, 15 (1933/34).

Smetana, H.: Ein Fall von Niemann-Pickscher Erkrankung, Virchows Arch. path. Anat. **274**, 697 (1929).
Smith, Ph. E.: Hypophysectomy and a replacement therapy in the rat, Amer. J. Anat. **45**, 205 (1930).
Smith, Flynn, Grace a. *Wang:* Effect of splenectomy on oxygen saturation of hepatic blood in the anesthetized dog, Amer. J. Physiol. **180**, 475 (1955).
Smith, Marston, Ruth a. *Cornfield:* Granulocyte count, resistance to experimental infection and spleen homogenate treatment in irradiated mice, Amer. J. Physiol. **178**, 288 (1954).
Smith, Morrison a. *Sladden:* Spontaneous rupture of the spleen in a pregnant woman, Lancet **224**, 694 (1933).
Smith, Seitner a. *Wang:* Aging changes in the tunica media of the aorta, Anat. Rec., Philadelphia **109**, 13 (1951).
Snessarew, P.: Über die interstitiellen Stützfasern in der Anfangsperiode der Entwicklung des Hühnerembryos. Die Strukturbesonderheiten, ihre Genese, lokale Architektonik und organogenetische Bedeutung, Erg. Anat. 29 (1932).
Snook, T.: The guinea-pig spleen. Studies on the structure and connections of the venous sinuses, Anat. Rec., Philadelphia **89**, 413 (1944).
Snook, T.: Deep lymphatics of the spleen, Anat. Rec., Philadelphia **94**, 43 (1946).
Snook, T.: A comparative study of the vascular arrangements in mammalian spleens, Amer. J. Anat. **87**, 31 (1950).
Sobotta, J.: Anatomie der Milz, in v. Bardelebens Hdb. der Anatomie, G. Fischer, Jena 1914.
Soejima, R.: Über die extrahepatische Bilirubinbildung, Arch. klin. Chir., Berlin **149**, 206 (1928).
Soli, D.: I riflessi anatomo-istologici dell' occlusione intestinale sperimentale sul fegato, rene, milza, cuore, Pathologica, Genova **31**, 477 (1939).
Soli, D.: Le modificazioni del fegato e del sistema reticolo-endotelio in seguito ad interventi sulla milza, Boll. sc. med., Bologna **112**, 16 (1940).
Solnitzky, O.: The Schweigger-Seidel sheath (ellipsoid) of the spleen, Anat. Rec., Philadelphia **69**, 55 (1937).
Sólymósy, L.: Beiträge zur Histologie der Spechte, Congr. intern. zool., Lisbonne **12**, 1 (1935).
Sonata e *Fontana:* Influenza esercitata dalle vitamine B_1, C e PP sulla contrattilità della milza, Boll. Soc. ital. biol. sper. **16**, 694 (1941).
Sonata e *Fontana:* Studio radiologico sulle modificazioni di volume della milza in conigli iniettati con adrenalina e con alcune sostance adrenalinosimili (efetonina, simpamina e prodotti Nr. **25** e 26), Boll. Soc. ital. biol. sper. **16**, 692 (1941).
Sondermann, J.: Über den Gehalt an gonadotropem Hypophysenvorderlappenhormon im Urin von Gesunden und Splenektomierten, Klin. Wschr. **2**, 973 (1941).
Sorina, E.: Anämie der Ratten nach Entmilzung, Virchows Arch. path. Anat. **270**, 698 (1928).
Soula, L. C.: Rate et croissance, J. physiol. path. gén., Paris **26**, 609 (1928).
Spadolini, I.: Contributo allo studio della fisiologia della milza. Le piastrine e il pigmento ematico nel sangue della vena lienale durante la contrazione della milza. Osservazioni sull' origine delle piastrine in rapporto al materiale nucleare accumulato nella milza, Arch. fisiol., Firenze **26**, 651 (1928).
Spadolini, I.: Sull' intervento della milza nella coagulabilita del sangue, Boll. Soc. ital. biol. sper. **4**, 1119 (1929).
Spadolini, I.: Sull' origine delle piastrine del sangue negli organi emolinfatici, Boll. Soc. ital. biol. sper. **4**, 1121 (1929).
Spadolini, I.: Su alcuni fenomeni di disintegrazione nucleare nei monociti endoteliodi della polpa splenica in rapporto alla origine delle piastrine, Monit. zool. ital. **40**, 378 (1930).
Spadolini, I.: Fenomeni olocrini nel sistema reticoloendoteliale. L'origine delle piastrine del sangue come processo di plasmatosi negli istiociti endotelioidi degli organi emolinfatici, Arch. ital. anat. embriol. **32**, 295 (1934).
Spier, B.: Über die Fleckmilz und ihre Beziehung zur Arteriolosklerose, Frankf. Zschr. Path. **41**, 160 (1931).
Spirito, F.: Milza e genitali, Arch. ostetr. ginec. Napoli, Bd. **13**, Nr. 4, S. 164 (1926).
Spöttel, W.: Der Einfluß der Fütterung auf die Körperform, die Organe und Leistungen der Schafe, Zschr. f. Züchtungskunde Bd. **7**, (1932).
Springorum, W.: Arterienschlängelung und Arteriosklerose. Untersuchungen an der Arteria lienalis, Virchows Arch. path. Anat. **290**, 733 (1933).
Ssacharoff u. *Suboff:* Über einige Funktionen der Milz und über ihre Beziehungen zu anderen innersekretorischen Organen, Zschr. exper. Med. **51**, 346 (1926).
Ssipowsky, P. W.: Über den Einfluß der Röntgenstrahlen auf die Milz des Frosches und des Axolotls, Beitr. path. Anat., Jena **88**, 413 (1932).
Ssokolow, P. A.: Projektion des Zwölffingerdarmes, der Bauchspeicheldrüse und der Milz auf die vordere und hintere Bauch-

wand, P. 4. Kongr. Zool., Anat. Hist. USSR, S. 273, Kiew 1930.
Stämpfli, E.: Der Einfluß der Milz auf die Ziegenmilchanämie, Zschr. Biol. **93**, 383 (1933).
Starck, D.: Über das Vorkommen von Sperrvorrichtungen in den Lebervenen des Kaninchens, Klin. Wschr. **12/19**, 735 (1933).
Starck, D.: Über muskuläre Drosselvorrichtungen in den Lebervenen einiger Nagetiere, Zschr. exper. Med. **93**, 600 (1934).
Steger, G.: Zur Biologie der Milz der Haussäugetiere, Dtsch. tierärztl. Wschr. **46**, 609 (1938).
Steger, G.: Die Artmerkmale der Milz der Haussäugetiere, Morph.Jb., Leipzig **83**,125 (1939).
Stein, A. A.: Über die experimentelle Cholesterinverfettung bei weißen Ratten, Zbl. allg. Path. **54**, 296 (1932).
Steinmann, B.: Zur Frage der Blutspeicher, Klin. Wschr. **17**, 1641 (1938).
Stenquist, H.: Die „Zellenwanderung" durch das Darmepithel, Anat. Anz. **78**, 68 (1934).
Stephens, J. G.: Concentration and sedimentation rates of blood from the splenic artery and vein, J. Physiol. **94**, 411 (1938).
Stephens, J. G.: Verlängerung des Lebens der roten Blutkörperchen durch die Milz, J. Physiol. **95**, 92 (1939).
Stephens, J. G.: Die Größe der Milz in Beziehung zu der Senkungsgeschwindigkeit des Blutes, J. Physiol. **95**, 132 (1939).
Stephens, J. G.: Surface and fragility differences between mature and immature red cells, J. Physiol. **99**, 30 (1940).
Stephens, I. G.: Wirkungen an vasodilatatorischen und vasokonstriktorischen Stoffen auf normale und entnervte Milzen, J. Physiol. **99**, 127 (1940).
Sterba, G.: Untersuchungen an der Milz des Krallenfrosches (Xenopus Laevis Daudin), Gegenbaurs Morph. Jb. **90**, 221 (1950).
Sternberg, C.: Über Sphäroide und Eiseninkrustationen in der Milz, Virchows Arch. path. Anat. **275**, 50 (1929).
Stetter, K.: Beitrag zur Frage der traumatischen Milzruptur (Mißhandlung oder Sturz im Rausch), Dtsch. Zschr. gerichtl. Med. **15**, 379 (1930).
Stieve, H.: (Reihenregel und Wärmeregulation), Verh. Anat. Ges. **42**, 86 (1934); Zschr. Anat. **104**, 502 (1935).
Stieve, H.: Über den Einfluß der Umwelt auf die Größe des Herzens, Med. Klin. 1 u. 2 (1938).
Stieve, H.: Die Milz erwachsener Menschen im Explantat, Verh. Anat. Ges., Jena **46** (1938), Erg.-H. Anat. Anz., Jena **87**, 235 (1938/39).
Stieve, H.: Das Verhalten der Zellen im Randschleier ausgepflanzter Milzstückchen von erwachsenen Menschen, Zschr. mikrosk.-anat. Forsch., Leipzig **45**, 1 (1939).
Stieve, H.: Die Milz erwachsener Menschen im Explantat, Arch. exper. Zellforsch., Jena **22**, 109 (1938/39).
Stöhr, Ph. jr.: Das peripherische Nervensystem, in: Hdb. d. mikrosk. Anat. d. Menschen, **IV/1**, 202, J. Springer, Berlin 1928.
Stöhr, Ph. jr.: Mikroskopische Anatomie des vegetativen Nervensystems, in: Hdb. d. mikrosk. Anat. d. Menschen, **IV/5**, J. Springer, Berlin 1957.
Stodtmeister, R.: Über die klinische Beurteilung von Knochenmarks- und Blutbild. 1. Mitteilung: Besondere Knochenmarksbefunde bei Agranulocytose und verwandten Krankheitszuständen, Dtsch. Arch. klin. Med. **179**, 163 (1937).
Storti, E.: Die hämatopoetische Fähigkeit des Endothels der Amphibien. 1. Teil: Erscheinungen nach Splenektomie, Zschr. mikrosk.-anat. Forsch., Leipzig **28**, 451 (1932).
Storti, E.: Modificazioni della crasi sanguigna, del ricambio emoglobinico e degli organi ematopoetici in seguito alla legatura dell' arteria splenica, Boll. Soc. ital. biol. sper. **8**, 1342 (1933).
Storti, E.: L'allacciatura dell'arteria splenica e la splenectomia, Haematologica, Pavia **15**, 107 (1934).
Stott a. *Cornwall:* Case of pathological calcification, Lancet **225**, 755 (1932).
Strandskov, Herlup H.: Differences in internal organs of two highly inbred strains of guinea pigs, Genetics **22**, 211 (1937).
Stransky, E.: Über die funktionelle Milzuntersuchung und ihre Bedeutung für Klinik und Diagnose, Wien. med. Wschr. **1/2**, 73 (1950).
Straus, A.: Über die Milz und ihre Proteolyse bei Krankheit und Blutung, Beitr. path. Anat., Jena **85**, 251 (1930).
Strotmann, P.: Untersuchungen über Blutreserven bei Kaninchen und Meerschweinchen, Vet. med. Inaug. Diss. Hannover 1933.
Studnička, F. K.: Die Organisation der lebendigen Masse, in: Hdb. d. mikrosk. Anat. d. Menschen, **I/1**, 510, J. Springer, Berlin 1929.
Stüer, M.: Histochemische Untersuchungen über den Eisengehalt in Leber und Milz vom gesunden und tuberkulösen Rinde und Pferde. Vet. med. Inaug. Diss. Hannover 1930.
Stühlinger, H.: Haemangioma cavernosum permagnum der Milz, Zbl. allg. Path. **80/10—11**, 364 (1943).
Suarez Lopez, F.: Über das Verhalten der Bindegewebsfasern (kollagene Fasern und Gitterfasern) in den nekrotischen Herden bei verschiedenen pathologisch-anatomischen Zuständen, Frankf. Zschr. Path. **47**, 382 (1934).

Subakowa-Borosdina, T. K.: Der Einfluß von Chinin und Akrichin auf das Milzvolumen, Bull. biol. Méd. exper. URSS 8, 346 (1939).

Sümegi, St.: Über die Neubildung der Gitterfasern, Frankf. Zschr. Path. **47**, 123 (1934).

Sümegi u. *Csaba:* Bilirubinbildung in Milzgewebskulturen, Arch. exper. Zellforsch., Jena **11**, 339 (1931).

Sümegi, Csaba u. *v. Balogh:* Weitere Untersuchungen über Gallenfarbstoffbildung in Milzgewebskulturen, Virchows Arch. path. Anat. **293**, 320 (1934).

Sugimura, M.: Über Milzentnervung, Arch. klin. Chir., Berlin **197/1—2**, 169 (1939).

Sumita, R.: Helle Herde in Milzfollikeln, Juzenkai Z. Kanazawa **40**, 2588 (1935).

Sumori, S.: Über die histologische Veränderung des Eierstocks nach Milzexstirpation beim Huhn, besonders über den Einfluß derselben auf den Golgischen Apparat der Eierstockzellen sowie auf den Fettgehalt des Eierstocks mit Berücksichtigung des Befundes der Vitalfärbung, Jap. J. Med. Sc. – Anat. **5** (1933).

Suno, K.: Changes in iron metabolism after extraction of the spleen, J. Orient. Med., Dairen **16**, 61 (1932).

Sutherland, D. M.: Haemolytic jaundice, Lancet **225**, 864 (1932).

Swensson, H.: Über das Vorkommen von eosinophilen Granulocyten in der menschlichen Milz, Beitr. path. Anat., Jena **98**, 24 (1936/37).

Szego a. *Roberts:* The failure of splenectomy to influence the uterine response to alphaestradiol in castrate and partially hepatectomized castrate rats, Endocrinology **41**, 269 (1947).

Takahashi, I.: Über den Einfluß der Milzentfernung auf einige Eigenschaften des Blutes. 1. Mitteilung, Okayama igakkai zasshi **51**, 2142 (1939).

Takahashi, I.: Über den Einfluß der Milzentfernung auf einige Eigenschaften des Blutes. 2. Mitteilung: Über den Einfluß des Niederdruckes auf die Bluteigenschaften des normalen Kaninchens, Okayama igakkai zasshi **51**, 2425 (1939).

Takahashi, I.: Über den Einfluß der Splenektomie und des Niederdruckes auf einige Eigenschaften des Blutes. 3. Mitteilung: Über Blutveränderung des milzlosen Kaninchens bei verdünntem Luftdruck, Okayama igakkai zasshi **52**, 308 (1940).

Takiazumi, M.: Histologisches Studium über den Einfluß der Röntgenstrahlen auf hämatopoetische Organe, Transact. Jap. Path. Soc. **18**, 61 (1928).

Takeguti, H.: Über den Einfluß von verschiedenen Narkotika auf das Wachstum von embryonalen Hühnerherz- und -milzgeweben in vitro-Kulturen, Fukuoka acta med. **30**, 127 (1937).

Takenouti, T.: Zirkulierende Blutmenge beim milzlosen Tier und deren Veränderung durch Muskelarbeit, Tohoku J. Exper. Med. **37**, 476 (1940).

Tannenberg, J.: Blut und Bindegewebe. Über die Umwandlungsfähigkeit der Fibroblasten in Makrophagen, Arch. exper. Zellforsch., Jena **11**, 165 (1931).

Tanzi, B.: Ricerche sul metabolismo dei lipidi. 2. Quadro istolipidico splenico e ormone follicolare nel pollo, Arch. sc. med., Torino **66**, 37 (1938).

Tanzi, B.: Influenza delle radiazioni di Roentgen e del radio sulle catepsine spleniche, Boll. Soc. ital. biol. sper. **14**, 732 (1939).

Tarantola, R.: Sul comportamento degli elementi del S. R. I. in seguito alla splenectomia ed alla legatura della vena lienale, Pathologica, Genova **25**, 848 (1933).

Tateishi, Ch.: Die Z. A. S. der Gallenblasenfistelkaninchen unter Einfluß des Milzextraktes und der Gallensäure, J. Biochem., Tokyo **21**, 55 (1935).

Tehver a. *Graham:* The capsule and trabeculae of the spleens of domestic mammals, J. Anat., London **65**, 473 (1931).

Teitel-Bernard, A.: Über die Blutzirkulation in der Hundemilz, Zschr. Zellforsch. **12**, 544 (1931).

Telges, F.: Über die pharmakologische Wirksamkeit von Milzextrakten, Inaug. Diss. Münster 1936.

Tempka u. *Kubiczek:* Das normale und pathologische Splenogramm im Lichte eigener Untersuchungen, Fol. haemat. **60**, 18 (1938).

Teodori e *Sante Giudizi:* Ricerche sulle correlazioni splenoipofisarie. 2. L'influenza della splenectomia e dell' ipersplenismo sul quadro istologico dell'ipofisi da castrazione e dell'ipofisi gravidica, Rass. neurol. vegetat., Firenze **3**, 180 (1942).

Tesoriere, A.: Influenza della milza sulla velocità di cicatrizzazione della ferite cutanee, Boll. Soc. ital. biol. sper. **23**, 1 (1947).

Testa, M.: Le milze accessorie non presentano sempre le stesse alterazioni della milza principale, Fol. med., Napoli **22**, 579 (1936).

Testoni, P.: La milza e la nutrizione, Arch. internat. pharmacodyn. thérap. **45**, 1 (1933).

Testoni, P.: Poliglobulia da contrazione splenica e resistenza osmotica degli eritrociti, Arch. ital. sc. farmacol. **2**, 1 (1933).

Teunissen, P. H.: Beitrag zur Kenntnis der Chemie der Lipoidosis phosphatidica,

Hoppe-Seyler's Zschr. physiol. Chem. **248**, 142 (1937).

Thannhauser a. *Setz:* Studies on animal lipids. 11. The reineckate of the polydiaminophosphatide from spleen, J. Biol. Chem., Baltimore **116**, 527 (1936).

Thauer, R.: Der Mechanismus der Wärmeregulation, Erg. Physiol. **41**, 607 (1939).

Thörner, W.: Trainingsversuche an Hunden. I. Der Einfluß der Laufarbeit auf das Herz, Arbeitsphysiologie **3**, 1 (1930).

Thörner, W.: Die Physiologie d. Sympathikus und Parasympathikus, Med. Welt 51 (1936).

Thörner, W.: Sportphysiologische Untersuchungen an trainierenden Hunden, Forsch. u. Fortschr. **13**, 12 (1937).

Thomson, A. P.: Acholuric jaundice with increased fragility of the red blood corpuscles appearing after splenectomy, Lancet **225**, 1139 (1932).

Thompson, W. P.: Hemolytic jaundice, J. Amer. Med. Ass. **107**, 1776 (1936).

Tietze, K.: Über die Beziehungen zwischen Schilddrüsensekretion und Milzgröße, Zschr. Anat. Entw.gesch. **80**, 726 (1926).

Tillich, A.: Ein Fall von latenter Malaria, Münch. med. Wschr. **83**, 1882 (1936).

Tinozzi, F. P.: Über die Einwirkung der Milztransplantation auf das Verhalten tierischer Tumoren, Z. Krebsf. **34**, 148 (1931).

Tinozzi, F. P.: Über die Einwirkung der heteroplastischen Milztransplantation auf Tumortiere, Zschr. Krebsforsch. **36**, 372 (1932).

Tinti, M.: Rottura spontanea di milza in febbre maltese, Minerva med. **28**, 111 (1937).

Tironi, M.: Contributo alla conoscenza delle variazioni stagionali nella milza di passero, Arch. ital. anat. embriol. **38**, 275 (1937).

Tischendorf, F.: Beobachtungen ü. d. feinere Innervation der Milz, B. Pick, Köln 1948.

Tischendorf, F.: Beobachtungen über die feinere Innervation der Säugermilz, Klin. Wschr. **7/8**, 125 (1948).

Tischendorf, F.: Die Pulpamuskulatur der Milz und ihre Bedeutung, Zschr. Zellforsch. **36** (1951).

Tischendorf, F.: Über die Elefantenmilz. Ein Beitrag zur Frage der Milztypen, Zschr. Anat. Entw.gesch. **116**, 577 (1953).

Tischendorf, F.: Milz, in: Kükenthals Handbuch der Zoologie, VIII/5 (2), 1, W. de Gruyter & Co., Berlin 1956.

Tischendorf, F.: Die Innervation der Säugermilz. Ein Beitrag zur neurohistologischen Analyse funktioneller Organstrukturen, Biologica Latina **9**, 307 (1956).

Tischendorf, F.: Neue Beobachtungen zur Frage der arteriellen Endigungen in der menschlichen Milz, Anat. Anz., Jena **103**, 437 (1956).

Tischendorf, F.: Mesenchymbeeinflussung durch Zwischenhirn-Lipoidextrakte (nach experimentellen Untersuchungen an der Rattenmilz), Naturwissenschaften **10**, 310 (1957).

Tischendorf, F.: Azione di frazioni lipidiche diencefaliche sul sistema linfo-reticolare e reticolo-endoteliale (Ricerche sulla milza di ratto), Riv. anat. pat. oncol., Parma XIII, Fasc. I 128 (1957).

Tischendorf, W.: Problematisches von der Milz, Dtsch. med. Wschr. **21/24**, 238 (1946).

Tischendorf, W.: Klinische Beiträge zur Monocytenabstammung und Unterscheidung dreier Blutmonocytentypen, Dtsch. med. Wschr. Nr. 9—12, 123 (1947).

Tischtschenko, E.: Die experimentellen Untersuchungen am Frosch über die Kernverschiebung und deren Beziehung zu dem hämatopoetischen System, Fol. haemat. **44**, 261 (1931).

Tislowitz, R.: Milz und Wasserhaushalt, Bull. internat. Acad. pol. sc. Cl. méd., Krakow S. 397 (1934).

Tislowitz, R.: Milz und Wasserhaushalt, Zschr. exper. Med. **95**, 708 (1935).

Toeppner, R.: Das Myelogramm der weißen Laboratoriumsratte, Fol. haemat. **66**, 48 (1942).

v. Törne, H.: Beitrag zur Frage der Retikuloendotheliosen, Beitr. path. Anat., Jena **100**, 364 (1938).

Törö, E.: Das organoide Wachstum der Darmkulturen, Arch. exper. Zellforsch., Jena. Bd. **9** (1930).

Törö, E.: Über Einpflanzung von Gewebekulturen, Arch. exper. Zellforsch., Jena, Bd. **5** (1934).

Tomioka, R.: Über die Entwicklung der Milzanlage bei Vögeln, besonders bei Embryonen von Columba domestica, Okayama igakkai zasshi **25**, 295 (1933).

Tomlin, S. G.: Reticulin and Collagen, Nature **171/1**, 302 (1953).

Tomoda, M.: Bedingungsreaktion als spezifische Funktion der Milz und ihre klinische Bedeutung, Bruns' Beitr. klin. Chir. **190**, 222 (1955).

Torchiana, F.: Sul comportamento dei megacariociti dopo splenectomia ed allacciatura dell'A. splenica, Pathologica, Genova **32**, 296 (1940).

Torrioli e *Galeazzi:* Azione di estratti di milza sull' emoistioblasto in cultura, Boll. Soc. ital. biol. sper. **10**, 738 (1935).

Torrioli e *Galeazzi:* Studi sulla biologia dei megacariociti sopravviventi in vitro. 4. Azione di estratti di linfoglandola, Boll. Soc. ital. biol. sper. **10**, 124 (1935).

Torrioli e *Puddu:* Azione di estratti di milza di soggetti piastrinopenici sui megacariociti sopraviventi in vitro, Boll. Soc. ital. biol. sper. **9**, 41 (1934).

Torrioli e *Puddu:* Studi sulla biologia dei megacariociti sopravviventi in vitro. 5.

Azione del sangue venoso splenico, Policlinico sez. med., Roma **42**, 129 (1935).

Torrioli u. *Puddu:* J. Amer. Med. Ass. **111**, 1455 (1938).

Torrioli e *Pusic:* Azione di estratti eterei splenici sul S. R. I. e sugli organi emolinfopoietici, Pathologica, Genova **28**, 107 (1936).

Toryo, Y.: Haemopoiesis in the liver and the bone-marrow of the Carrier-pigeon following splenectomy, J. Jap. Soc. Vet. Sc. **10**, 381 (1931).

Tournade et *Sarrouy:* Effet de l'injection intraveineuse d'acétylcholine sur le rein „irrigué", la rate, le flux lymphatique, Compt. rend. Soc. biol., Paris **124**, 55 (1937).

Toyama, M.: Über den Einfluß der Milzfunktion auf die osmotische Resistenz der Erythrocyten, Mitt. Med. Ges. Chiba **16/12**, 123 (1938).

Toyoda, M.: Immunisierung von Meerschweinchenmilz gegen Tetanustoxin in der Gewebekultur, Arch. exper. Zellforsch., Jena **10**, 463 (1931).

Trautmann-Fiebiger: Lehrbuch der Histologie und vergleichenden mikroskopischen Anatomie der Haussäugetiere, P. Parey, Berlin **1941**.

Troisier, Bariéty et *Kohler:* Sur le balancement circulatoire poumonts-rate (talantémie spleno-pulmonaire), Compt. rend. Soc. biol., Paris **134**, 326 (1940).

Tropp u. *Wiedersheim:* Untersuchungen über Lipoide tierischer Organe. 8. Mitteilung: Über das Vorkommen des Lignoceryl sphingosins in der Rindermilz, Hoppe-Seyler's Zschr. physiol. Chem. **222**, 39 (1933).

Tscherikower, R. S.: Von der Bedeutung des retikuloendothelialen Apparates bei Infektionskrankheiten. 7. Das retikuloendotheliale System bei Trypanosomeninfektionen, Zschr. Immunit.forsch., Jena **68**, 182 (1930).

Tschernigowski, W. N.: Untersuchungen über die Receptoren einiger innerer Organe. 1. Reflektorische Reaktionen auf die Reizung von Rezeptoren der Milz und der Darmgefäße, Fiziol. ž. SSSR 29, 3 (1940).

Tschernigowski, W. N.: Untersuchungen über die Rezeptoren einiger innerer Organe. 2. Der Einfluß von Kohlensäure und von Sauerstoffmangel auf die Rezeptoren der Milz und des Darmes, Fiziol. ž. SSSR **29**, 15 (1940).

Tschernigowski, W. N.: Investigations on the reception of some visceral organs. 3. The effect of acetylcholine, nicotine, histamine and potassium chloride on the receptors of the spleen, Fiziol. ž SSSR **29**, 526 (1940).

Tschernigowski u. *Kellman:* Über den Einfluß thermischer Reize auf die Milz, Fiziol. ž. SSSR **29**, 26 (1940).

Tudhope, G. R.: Splenomegaly with myeloid transformation, J. Path. Bact. **44**, 99 (1937).

Tutajew u. *Philippowa:* Über die Wirkung der Ovarialdrüsen und der Milz auf die Metamorphose des Axolotl, Zschr. Biol. **91**, 278 (1931).

Tutkewitsch, L.: Die Milz als Regulator des Aminosäurengleichgewichtes des Blutes. 1. Mitteilung: Der Einfluß der Milzexstirpation auf den Aminosäuregehalt des Blutes, der roten Blutkörperchen und des Plasmas, Biochem. Zschr. **198**, 47 (1928).

Tutkewitsch, L.: Die Milz als Regulator des Aminosäurengleichgewichtes des Blutes. 2. Mitteilung: Der Einfluß der Desinnervation der Milz auf den Aminosäuregehalt des Blutes, der roten Blutkörperchen und des Plasmas, Biochem. Zschr. **198**, 60 (1928).

Tuzioka, S.: Über den Einfluß des Milzextraktes auf den Adrenalingehalt der Nebenniere von normalen sowie von splenektomierten Kaninchen, Arb. Med. Univ. Okayama **4**, 465 (1933/35).

Tuzioka, S.: Über den Einfluß des Milzextraktes und einiger vegetativer Nervengifte auf den Kalkgehalt des Blutes splenektomierter und thyreo-parathyreopriver Hunde, Arb. Med. Univ. Okayama **5**, 229 (1937).

Twort a. *Lyth:* Correlation of pituitary and spleen in experimental and control mice, Endocrinology **26**, 170 (1940).

Uchiyama, K.: Über den photodynamischen Einfluß auf die Leukocytenzahl und die Milzfunktion, J. Chosen Med. Ass. **30/2**, 181 (1940).

Ugo, M. A.: Contributo allo studio delle piastrine dei mammiferi: milza e piastrine, Riv. pat. sper. **13**, 209 (1934).

Ugriumow, B.: Kurzer Bericht über 60 Fälle von Splenomegalie, Verh. Dtsch. Ges. inn. Med. S. 567 (1928).

Uhlenbruck, P.: Familiäre Hämochromatose mit Melanurie. (Nebst Bemerkungen über den Eisengehalt der Organe), Dtsch. Arch. klin. Med. **167**, 80 (1930).

Underhill a. *Gross:* Is there a relationship between the spleen and calcium metabolism, J. Biol. Chem., Baltimore **81**, 63 (1929).

Ungar, G.: Etudes biochimiques et physiologiques sur deux substances actives produites par la rate, J. physiol., Paris **39**, 219 (1947).

Ungley, C. C.: Pernicious anaemia following gastrectomie and splenectomie, Lancet **222**, 1426 (1932).

Urieva a. *Shick:* The significance of the carotid sinuses in the change of spleen volume upon decreased oxygen content in the inhaled air, Arch. biol. nauk, Leningrad **57**, **2/3**, 55 (1940).

Utterback, R. A.: The innervation of the spleen, J. Comp. Neurol., Philadelphia **81**, 55 (1944).

Vaghi, A.: Influenza della milza sulla eliminazione del colesterolo biliare, Boll. Soc. ital. biol. sper. **6**, 795 (1931).

Vairel, J.: Action de l'adrénaline et de l' acétylcholine sur la rate, J. physiol. path. gén., Paris **31**, 42 (1933).

Valentine, Craddock jr. a. *Laurence:* Relation of adrenal cortex hormone to lymphoid tissue and lymphocytes, Blood **3**, 729 (1948).

Vannotti u. *Lanini:* Milz und Eisenstoffwechsel, Bibl. haemat. **3**, 53, S. Karger, Basel-New York 1955.

Varičak, Th.: Beitrag zur Kenntnis der Endothelzellen in der Leber der Fische, Zschr. Zellforsch. **27**, 46 (1938).

Vaubel, E.: Die Eiweißüberempfindlichkeit (Gewebshyperergie) des Bindegewebes. 2. Teil. Experimentelle Untersuchungen zur Erzeugung des rheumatischen Gewebsschadens im Herzen und in den Gelenken, Beitr. path. Anat., Jena **89**, 374 (1932).

de Vecchi, B.: Considerazioni istogenetiche sui cosidetti „noduli di Gamna", Haematologica, Pavia **9**, 459 (1928).

de Vecchi u. *Patrassi:* Über die Splenopathien mit Kalkeiseninkrustationen (Milzen mit Gamnaschen Höfen), Virchows Arch. path. Anat. **279**, 553 (1931).

von den Velden u. *Nipperdey:* Neue Ergebnisse über die Funktion der Milz und ihre praktische Verwendung in der Therapie, Dtsch. med. Wschr. **58**, 591 (1932).

Veller, N. S.: The effect of insulin upon the „antiblastic" properties of the spleen, Bull. biol. méd. expér. URSS 8, 239 (1939).

Velten, C.: Intimagranulome der Milz bei perniziöser Anämie, Zbl. allg. Path. **67**, 4 (1937).

Venzoni, M.: Sullo speciale significato delle punteggiature verdi putrefattive della milza e del fegato, Pathologica, Genova **29**, 101 (1937).

Vercellana, G.: L'influenza dell'ictus anafilattico sulle modalità colle quali si effettua il cosiddetto blocco del sistema reticoloendotheliale (S. R. E.), Pathologica, Genova **24**, 148 (1932).

Vercellana, G.: La fisiologia della milza, Serafino, Belfanti, Milano 1940.

Vereby, K.: Vergleichende Untersuchungen über die Kapsel, Trabekel und Gefäße der Milz. I. Die Milz des Schafes und Rindes, Zschr. Anat. Entw.gesch. **112**, 634 (1943).

Viale, G.: Rôle de la rate dans la saignée, Compt. rend. Soc. biol., Paris S. 1436 (1928).

Viale, G.: Rôle de la rate dans la régulation de la pression sanguine, Compt. rend. Soc. biol., Paris S. 1437 (1928).

Viale, G.: Irradiazione e coagulazione del sangue. Ufficio della milza e dei surreni, Boll. Soc. ital. biol. sper. **6**, 185 (1931).

Viale, G.: La milza e la coagulazione del sangue, Boll. Soc. ital. biol. sper. **7**, 82 (1932).

Viale et *Soncini:* Variations de volume de la rate énervée, Compt. rend. Soc. biol., Paris S. 1438 (1928).

De Victoriis-Medori, F.: La velocità di sedimentazione delle emazie e l'indice refrattometrico del siero di sangue in seguito alla legatura dell'arteria splenica. (Ricerche sperimentali), Pathologica, Genova **27**, 386 (1935).

Videbaek, A.: Hypersplenism associated with hamartomas of the spleen, Acta med. Scand. **146**, 276 (1953).

Vierordt, H.: Anatomische, physiologische und physikalische Daten und Tabellen, Jena 1906.

Viikari, S. J.: Benign hemangioma of the spleen, Ann. chir. gynaec. Fenn. **43**, 235 (1954).

de Vincentiis, A.: Le variazioni nel sangue del Ca, K, P, Mg, dopo la splenectomia sperimentale, Fol. med., Napoli **27**, 449 (1941).

Vitetti, G.: Stato degli organi ematopoietici nella varicella, Pediatria **36**, 1107 (1928).

Vitetti, G.: Contributo sperimentale alla conoscenza della funzione della milza sull'accrescimento sulla voracita sullo sviluppo di giovanni animali, Pediatria **36**, 1058 (1928).

Volicer u. *Věsin:* Die Veränderungen der Milz nach Adrenalin im Röntgengebilde und die gleichzeitigen Veränderungen des Blutbildes, Zschr. klin. Med. **122**, 57 (1932).

Vollmer u. *Serebrijski:* Bluttransfusion und Milzgröße, Zschr. exper. Med. **50**, 621 (1926).

Vosskühler: Lungen-, Leber- und Milztuberkulose bei einem 18 Tage alten Kind, Beitr. path. Anat., Jena **98**, 349 (1936/37).

Waddell, Geyer, Clarke u. *Stare:* Function of the reticuloendothelial system in removal of emulsified fat from body, Amer. J. Physiol. **117**, 90 (1954).

de Waele et *von de Velde:* Contribution a l'étude de la physiologie de la rate, Arch. internat. physiol **36**, 382 (1933).

Wätjen, J.: Über retikuläre Reaktionen und Funktionen in den Milzlymphknötchen, Zbl. allg. Path. **62**, 1 (1935).

Wätjen u. *Münzesheimer:* Perisplenitis und Spirochätenbefund bei angeborener Sy-

philis, Virchows Arch. path. Anat. **269**, 325 (1928).
Wahlberg, J.: Das histophysiologische Bild im Retikuloendothel der Milz bei „essentieller Thrombopenie", Arb. Path. Inst. Helsingfors 8, 206 (1935).
Wallbach, G.: Über die „Spezifität" der Zellreaktion in Bauchhöhle und Milz, Virchows Arch. path. Anat. **262**, 61 (1926).
Wallbach, G.: Über die Entstehung des Hämosiderins vom Standpunkt der Zellaktivität betrachtet, Verh. Dtsch. Path. Ges. **22**, 163 (1927).
Wallbach, G.: Über die Stellung der Milz bei der vitalen Farbspeicherung, Verh. Dtsch. Ges. inn. Med. S. 595 (1928).
Wallbach, G.: Farbspeicherungsstudien an der Gewebekultur, Arch. exper. Zellforsch., Jena **10**, 383 (1931).
Wallbach, G.: Die Histologie und Chemie des Eisenstoffwechsels in vergleichender Betrachtung. Über die Berechtigung einer formalen Untersuchung des exogenen Eisenstoffwechsels, Zschr. exper. Med. **83**, 641 (1932).
Wallbach, G.: Weitere mikroskopisch-chemische Untersuchungen über die Beeinflussung der Eisenresorption, Zschr. exper. Med. **83**, 657 (1932).
Walter u. *Müller:* Beziehungen zwischen Milz und Innenkörperbildung bei der weißen Maus, Zschr. exper. Med. **119**, 195 (1952).
Walther, H. E.: Untersuchungen über die Krebsmetastasen. 5. Mitteilung: Die sogenannte „antiblastische Funktion" der Milz, Schweiz. med. Wschr. **29**, 907 (1943).
Waneck, K.: Der Einfluß von Milzextrakt (Splenoderm) und weiblichem Sexualhormon (Progynon) auf die Thrombocytenkrise beim Kaninchen, Inaug. Diss. Göttingen 1939.
Warburg, O.: Über den Stoffwechsel der Tumoren, Berlin 1926.
Ward, MacNeal a. *Ravid:* Arrangement of the smaller arterial vessels in the spleen, Arch. Path., Chicago **7**, 1126 (1929).
Warner a. *Dobson:* Disturbances in the reticulo-endothelial system following thermal injury, Amer. J. Physiol. **179**, 93 (1954).
Washburn, A. H.: Splenectomy in thrombopenic purpura, J. Amer. Med. Ass. **94**, 313 (1930).
Wassermann, F.: Wachstum und Vermehrung der lebendigen Masse, Hdb. d. mikrosk. Anat. d. Menschen, J. Springer, Berlin **1**, **2**, 594 (1929).
Wassermann, F.: Electron microscopic study of the submicroscopic network of fibrils as a component of connective tissue, Anat. Rec., Philadelphia **111**, 145 (1951).
Wassermann, F.: The intercellular components of connective tissue: origin, structure and interrelationship of fibers and ground substance, Erg. Anat. **35**, 240 (1956).
Wassiljeff u. *Protassewitsch:* Über die diffuse Hämangiomatose der Milz, Virchows Arch. path. Anat. **279**, 79 (1931).
Waterman, N.: Zellstruktur, Strahlung und Ferment, Protoplasma **12**, 112 (1931).
Waterman, N.: Über die myeloiden Strukturveränderungen der Milz bei der teergepinselten Maus, Frankf. Zschr. Path. **44**, 540 (1932).
Watson, G. F.: Fresh raw aqueous spleen extract in tuberculosis, Proc. Soc. Exper. Biol. Med., N. Y. **29**, 13 (1931).
Watzka, M.: Zur Kenntnis der Milz der Säugetiere (Kapillarhülsen, Megakaryocyten, Sinusendothel und Plasmaabbau), Zschr. mikrosk.-anat. Forsch., Leipzig **41**, 498 (1937).
Watzka, M.: Zur Thrombocytenfrage, Verh. anat. Ges., Jena 45 (1937), Erg.-H. Anat. Anz., Jena 85, 47 (1938).
Waxler u. *Enger:* Organ weights and obesity in mice, J. Nutrit. **54**, 209 (1954).
Weber, F.: Symphysis of the spleen with the liver: Spontaneous rupture of the right ventricle and syphilitic aortitis, Brit. Med. J. **2**, 15 (1929).
Webster, H. W.: Organ: body weight for liver, kidneys and spleen of laboratory animals. I. Albino rats, Amer. J. Anat. **81**, 477 (1947).
Webster a. *Liljegren:* Organ: body weight ratios for liver, kidneys and spleen of laboratory animals. II. Guinea pig, Amer. J. Anat. **85**, 199 (1949).
Webster, Liljegren a. *Zimmer:* Organ: body weight ratios for liver, kidneys and spleen of laboratory animals. I. Albino rat, Amer. J. Anat. **81**, 477 (1947).
Wegener, F.: Anatomische Befunde bei Bangscher Krankheit, Zbl. allg. Path. **64**, 33 (1935/36).
Weidenreich, F.: Das Gefäßsystem der menschlichen Milz, Arch. mikrosk. Anat. **58**, 247 (1901).
Weidenreich, F.: Geschlossene oder offene Blutbahn d. Milz? Anat. Anz. **20**, 204 (1901).
Weigner, K.: Le contrôle anatomique des résultats fournis par la percussion de la rate, du coeur et du foie, Arch. anat. histol., Strasbourg **9**, 173 (1928/29).
Weigner, K.: Le contrôle anatomique des résultats fournis par la percussion de la rate, du coeur et du foie, Arch. anat. histol., Strasbourg **11**, 345 (1930).
Weil, Grégoire et *Flandrin:* Anatomie pathologique de la splénomégalie mycosique, Ann. anat. path., Paris **4**, 587 (1927).
Weilacher, S.: Die Milz der Gymnophionen. Beitrag zur Kenntnis der Gymnophionen Nr. XVII., Morph. Jb., Leipzig **72**, 469 (1933).

Welt, Rosenthal a. *Oppenheimer:* Gaucher's splenomegaly. With especial reference to skelete changes, J. Amer. Med. Ass. **92**, 637 (1929).

Wendrowsky, V.: Die Wirkung der gemischten und monochromatischen Röntgenbestrahlung auf das Gewebewachstum der Milz in vitro, Arch. exper. Zellforsch., Jena **14**, 412 (1933).

Wendt, H. J.: Die Milz unter Kälteeinwirkung, Fortschr. Röntgenstr. **69/5—6**, 182 (1944).

Werner, W.: Die epithelialen Milzcysten, Zbl. allg. Path. **89**, 167 (1952).

Westenhöfer, M.: Über die Erhaltung von Vorfahrenmerkmalen beim Menschen, insbesondere über eine progonische Trias und ihre praktische Bedeutung, Med. Klin. **19**, 1247 (1923).

Wetzel, G.: Die blutbildenden Organe, in: Hdb. der Anatomie des Kindes, Bd. I, J. F. Bergmann, München 1928.

White a. *Dougherty:* Effect of prolonged stimulation of the adrenal cortex and of adrenalectomy on the numbers of circulating erythrocytes and lymphocytes, Endocrinology **36** (1945).

Wieden, L.: Über Milzexstirpationen und Nachuntersuchungen an Milzexstirpierten, Mitt. Grenzgeb. Med. Chir. Jena **44**, 13 (1935).

Wienbeck u. *Kindler:* Hülsenarteriengeschwulst der Milz, Zschr. Krebsforsch. **47**, 135 (1937/38).

Wille-Baumkauff, H.: Über Lipoidzellenhyperplasie der Milz, Frankf. Zschr. Path. **41**, 14 (1931).

Williams, D.: The pathogenesis of multiple aneurysms, Lancet **233**, 955 (1937).

Williams, R. G.: The microscopic structure and behavior of spleen autografts in rabbits, Amer. J. Anat. **87**, 459 (1950).

Wilson a. *Krumbhaar:* The role of the spleen in iron metabolism, Amer. J. Physio. **101**, 102 (1932).

Wilson a. *Krumbhaar:* The role of the spleen in iron metabolism as elucidated by changes in the iron balance after splenectomy, J. Exper. Med. **57**, 65 (1933).

Wiltschke, L.: Über Nebenmilzen in einem von der Milz zur Mesosalpinx ziehenden Strang, Virchows Arch. path. Anat. **273**, 742 (1929).

Wimmer, K.: Die Stellung des Retikuloendothels im Vitaminstoffwechsel nach lumineszenzmikroskopischen Beobachtungen am lebenden Tier, Anat. Anz., Jena, Erg.-H. Bd. 88, 42 (1939).

Windholz, F.: Die Frühreaktion der leukämischen Milz nach Röntgenbestrahlung, Klin. Wschr. **11**, 323 (1932).

Windholz, F.: Demonstrationen zur Röntgenstrahlenwirkung, Zbl. allg. Path. **69**, 256 (1938).

Winkelmann, H.: Die Lymphknoten des Meerschweinchens, Zschr. Inf. krkh. Haustiere, Berlin **52**, 232 (1937).

Winter, E. W.: Milz und weiblicher Genitalapparat, Klin. Wschr. **11**, 1824 (1932).

Wirth, D.: Befund einer Blutkrise bei einer Anämie eines Hundes mit Blutplättchen-Riesen, Wien. tierärztl. Mschr. **23**, 587 (1936).

Wirth, D.: Die besondere Reaktionsweise der hämatopoetischen Organsysteme bei unseren Haustierarten, Wien. tierärztl. Mschr. H. **26**, 161 (1939).

Wislicki, L.: Die Schilddrüse als ein Regulator der kreisenden Blutmenge und ihre Wirkung auf das Blutdepot der Milz, Zschr. exper. Med. **71**, 696 (1930).

Woldrich, A.: Blut- und Stoffwechseluntersuchungen bei Milzlosen, Mitt. Grenzgeb. Med. Chir., Jena **44**, 44 (1935).

Wolf, F.: Untersuchungen an Pferden über den Einfluß der Fütterung auf den Gehalt des Blutes an P, Ca und Alkalireserven mit besonderer Berücksichtigung der Blutreserven, Vet. med. Inaug. Diss. Hannover 1938.

Wolf-Heidegger, G.: Zur Frage der Lymphocytenwanderung durch das Darmepithel, Zschr. mikrosk.-anat. Forsch., Leipzig **45**, 90 (1939).

v. Wolff, K.: Über die sogenannten „septischen" Milzentzündungen, Frankf. Zschr. Path. **44**, 161 (1932).

v. Wolff, K.: Die durch Urämie verursachten Milzentzündungen, Beitr. path. Anat., Jena **92**, 230 (1933/34).

v. Wolff, K.: Durch experimentelle Urämien verursachte Milzveränderungen bei Kaninchen, Arch. exper. Path. Pharmak., Leipzig **177**, 351 (1934).

Wollheim, E.: Die Blutreservoire des Menschen, Klin. Wschr. **1**, 12 (1930).

Wollstein a. *Kreidel:* Blood picture after splenectomy in children. With special reference to platelets, Amer. J. Dis. Child. **51**, 765 (1936).

Wolpers, C.: Klin. Wschr. **22**, 624 (1943).

Wolpers, C.: Virchows Arch. path. Anat. **312**, 292 (1944) u. Klin. Wschr. **169** (1944).

Wolpers, C.: Biochem. Zschr. **318**, 373 (1948).

Wolpers, C.: Macromol. Chemie **2**, 37 (1949).

Wolpers, C.: Das Leder **1**, 3 (1950).

Wright, A. W.: Primary malignant hemangioma of the spleen with multiple liver metastases, Amer. J. Path. **4**, 507 (1928).

Wüstenfeld, E.: Experimentelle Beiträge zur Frage der Volumenänderungen und Eindringdauer in der histologischen Technik. I. Mitteilung. Der Einfluß von 5 Fixierungsflüssigkeiten auf das Volumen von Leber, Niere, Milz und Muskel bei Zimmertemperatur, Zschr. wiss. Mikrosk., Stuttgart **62**, 241 (1955).

Wüstenfeld, E.: Experimentelle Beiträge zur Frage der Volumenänderungen und Eindringdauer in der histologischen Technik. (II. und III. Mitteilung). II. Mitteilung: Die Diffusionsgeschwindigkeit der Fixierungsflüssigkeiten bei Sofortfixierung und Zimmertemperatur, Zschr. wiss. Mikrosk., Stuttgart **63**, 8 (1956).

Wüstenfeld, E.: Experimentelle Beiträge zur Frage der Volumenänderungen und Eindringdauer in der histologischen Technik. (II. und III. Mitteilung). III. Mitteilung: Eindringdauer der Intermedien und Schrumpfung fixierter Organe bei der Paraffineinbettung, Zschr. wiss. Mikrosk., Stuttgart **63**, 8 (1956).

Wüstenfeld, E.: Experimentelle Beiträge zur Frage der Volumenänderungen und Eindringdauer in der histologischen Technik. (IV. und V. Mitteilung). IV. Mitteilung: Temperatureinfluß der Konservierungs- und Einbettungsmedien auf Gewebsvolumen und Eindringgeschwindigkeit, Zschr. wiss. Mikrosk., Stuttgart **63**, 86 (1956).

Wüstenfeld, E.: Experimentelle Beiträge zur Frage der Volumenänderungen und Eindringdauer in der histologischen Technik. (IV. und V. Mitteilung). V. Mitteilung: Einfluß des Fixierungsbeginnes auf Gewebsvolumen und Eindringgeschwindigkeit, Zschr. wiss. Mikrosk., Stuttgart **63**, 95 (1956).

Wüstenfeld, E.: Experimentelle Beiträge zur Frage der Volumenänderungen und Eindringdauer in der histologischen Technik. VI. Mitteilung. Der Einfluß von Fixierungsmitteln, -beginn, Temperatur und Färbung auf die Kerngröße, Zschr. wiss. Mikrosk., Stuttgart **63**, 193 (1957).

Wylegschanin, N. I.: Zur Frage der Herdablagerungen eisenhaltiger Pigmente in der Milz und ihres mutmaßlichen Zusammenhanges mit dem Mykoseprozeß, Frankf. Zschr. Path. **38**, 119 (1930).

Yamagishi, M.: Untersuchung über die Zellen der Leber- und Milzlymphe, besonders über die Monocyten und die durch Pyronin färbbaren lymphoblastischen Zellen, Arb. 3. Abt. Anat. Inst. Kyoto **5**, 243 (1935/36).

Yamagishi, M.: Untersuchung über die Zellen der Leber- und Milzlymphe, besonders über die Monocyten und die durch Pyronin färbbaren lymphoblastischen Zellen, Arb. 3. Abt. Anat. Inst. Kyoto **7**, 26 (1938).

Yamaguchi, M.: Zytologische und histologische Untersuchungen von Milzkulturen der eben geborenen Ratte, Arch. exper. Zellforsch. Jena **10**, 43 (1930).

Yamamoto, Y.: Über den Einfluß der Milz auf die stickstoffhaltigen Substanzen im Blut, Nagoya J. Med. Sc. **10**, 11 (1936).

Yamasaki, Sh.: Über Bindegewebsfasern und ihre Bildungszellen. IV. Mitt. Über die Entstehung der interstitiellen Bindegewebsfasern in der Milz, besonders über die Retikulumfasern und ihre Bildungszellen, Jap. J. Med. Sc. – Anat., II, 3 (Abstr. Nr. 57) 1930.

Yater a. *Otell:* Hepatosplenography with thorium dioxide sol, J. Amer. Med. Ass. **101**, 507 (1933).

Yobie, G. H.: Splenosis, Canad. Med. Ass. J. **56**, 374 (1947).

Yoffey, J. M.: A contribution to the study of the comparative histology and physiology of the spleen, with reference chiefly to its cellular constituents. 1. In fishes, J. Anat., London **63**, 314 (1929).

Yoffey, J. M.: The quantitative study of lymphocyte production, J. Anat. London **67**, 250 (1933).

Yoffey a. *Drinker:* The cell content of peripheral lymph and its bearing on the problem of the circulation of the lymphocyte, Anat. Rec., Philadelphia **73**, 417 (1939).

Yoffey a. *Parnell:* The lymphocyte content of rabbit bone marrow, J. Anat., London **78**, 100 (1944).

Yokoyama, T.: Experimentelle Beeinflussungen des anaphylaktischen Antikörpers. 1. Mitt. Über den Einfluß der Milz auf die Antikörpermenge, Okayama igakkai zasshi **51**, 1570 (1939).

Yoshida u. *Hayakawa:* Über die am großen Netz des Hundes gefundenen Splenoide, Transact. Jap. Path. Soc. **17**, 152 (1927).

Zacharias, C. H.: Das Verhalten der Blutplättchen nach Milzvenenunterbindung, Inaug. Diss. Leipzig 1933.

Zancan, B.: Disordini del ricambio lipidico dopo splenectomia, Arch. sc. med., Torino **63**, 319 (1937).

Zangemeister, W.: Altersbestimmung des Foet nach graphischen Methoden, Zschr. Geburtsh., Stuttgart **69**, 127 (1911).

Zankin, H. O.: The size of the liver and the spleen in apparently normal children, Arch. Pediatr., N. Y. **43**, 169 (1926).

Zappala, G.: Contributo allo studio dei rapporti funzionali tra milza e midollo osseo, Policlinico, Sez. chir., Roma **41**, 139 (1934).

Zeiger, K.: Die Methoden der histologischen Technik vom Standpunkt der Kolloidlehre, in Lichtwitz-Liesegang-Spiro: Medizinische Kolloidlehre, Steinkopf, Dresden u. Leipzig 1935.

Zeiger, K.: Physikochemische Grundlagen der histologischen Methodik, Steinkopff, Dresden u. Leipzig 1938.

Zimmerl, Bruni, Mannu u. *Preciosu:* Trattato di Anatomia Veterinaria, Mailand 1930.

Zinninger, M. M.: Surgery of the spleen, China Med. J. **43**, 775 (1929).

del Zoppo, R.: Ricerche sul glicogene del fegato e del miocardio dopo splenectomia, Fol. med., Napoli **21**, 596 (1935).

del Zoppo, R.: Ricerche ematologiche in animali trattati con estratti di milza, Fol. med., Napoli .**22**, 243 (1936)

del Zoppo, R.: Azione della milza sulla colesterinemia, Riv. pat. sper. **16**, 135 (1936).

del Zoppo, R.: Azione degli estratti di milza sugli organi emopoietici e sulle ghiandole e secrezione interna, Fol. med., Napoli **23**, 1153 (1937).

Zweibaum, J.: Sur la caractéristique des fibroblastes et des cellules migratrices (histiocytes et lymphocytes) basée sur la coloration vitale, Arch. exper. Zellforsch., Jena **22**, 95 (1938/39).

Zweibel, L.: Studies on the effect of splenectomy on genitalia of white mice, Amer. J. Surg. **19**, 126 (1933).

Zypkin u. *Mannheim:* Über die Wirkung der Splenektomie auf die Heilung der Knochenbrüche, Arch. klin. Chir., Berlin **147**, 623 (1927).

Sachverzeichnis

Kolibri 360 GmbH
Ferdinand-Jühlke-Straße 7
99095 Erfurt, Deutschland
produktsicherheit@kolibri360.de